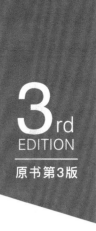

3rd
EDITION
原书第3版

Pediatric Sedation Outside of the Operating Room

手术室外儿童镇静

多专业国际合作

*A Multispecialty
International Collaboration*

原著 [美] Keira P. Mason
主译 张加强 王英伟

中国科学技术出版社
·北京·

图书在版编目（CIP）数据

手术室外儿童镇静：多专业国际合作：原书第 3 版 /（美）凯拉·P. 梅森 (Keira P. Mason) 原著；张加强，王英伟主译 . — 北京：中国科学技术出版社，2025.1. — ISBN 978-7-5236-0989-7

Ⅰ . R726.14

中国国家版本馆 CIP 数据核字第 202466GC39 号

著作权合同登记号：01-2024-1343

策划编辑	丁亚红　孙　超
责任编辑	张凤娇
装帧设计	佳木水轩
责任印制	徐　飞

出　　版	中国科学技术出版社
发　　行	中国科学技术出版社有限公司
地　　址	北京市海淀区中关村南大街 16 号
邮　　编	100081
发行电话	010-62173865
传　　真	010-62179148
网　　址	http://www.cspbooks.com.cn

开　　本	889mm×1194mm　1/16
字　　数	1192 千字
印　　张	48
版　　次	2025 年 1 月第 1 版
印　　次	2025 年 1 月第 1 次印刷
印　　刷	北京盛通印刷股份有限公司
书　　号	ISBN 978-7-5236-0989-7/R・3333
定　　价	498.00 元

译者名单

主　译　张加强　王英伟

副主译　李　军　姜丽华　魏　嵘　周　军

译　者　（以姓氏笔画为序）

丁卫卫　河南省人民医院

王　琦　复旦大学附属华山医院

王　瑜　河南省儿童医院

王玉霞　郑州大学第三附属医院

王英伟　复旦大学附属华山医院

牛鹏飞　河南省人民医院

田　迪　河南省儿童医院

代　山　河南省人民医院

丛旭辉　河南省人民医院

邢　娜　郑州大学第一附属医院

朱　宝　上海市儿童医院

伍晓莹　河南省人民医院

刘冰涵　河南省人民医院

刘好攀　河南省人民医院

闫向彪　河南省儿童医院

池炳焕　温州医科大学第二附属医院

孙庆蕊　温州医科大学第二附属医院

苏怡蝶　复旦大学附属华山医院

李　军　温州医科大学第二附属医院

李　源　复旦大学附属华山医院

李平乐　郑州大学第一附属医院

李传达　温州医科大学第二附属医院

李红云　上海市儿童医院

李陈茜　河南省人民医院

李站稳　河南省人民医院

杨　波　郑州大学第三附属医院

吴　红　温州医科大学第二附属医院

邹天笑　上海市儿童医院

张　琳　河南省人民医院

张　瑜　复旦大学附属华山医院

张正德　河南省儿童医院

张加强　河南省人民医院

张丽嫒　河南省人民医院

张景亮　河南省人民医院

陈雪杰　河南省儿童医院

周　军　河南省人民医院

周　斐　郑州大学第三附属医院

周盈丰　温州医科大学第二附属医院

赵　宁　河南省人民医院

胡　月　复旦大学附属华山医院

侯铁柱　河南省人民医院

姜丽华　郑州大学第三附属医院

贾英萍　河南省儿童医院

涂梦云　复旦大学附属华山医院

陶　渊　河南省人民医院

黄　三　复旦大学附属华山医院

符　强　郑州大学第三附属医院

渠明翠　郑州大学第一附属医院

董婧婧　复旦大学附属华山医院

樊青珠　河南省儿童医院

魏　嵘　上海市儿童医院

内容提要

　　本书引进自 Springer 出版社，是一部聚焦儿科患者手术室外安全和有效镇静的实用指南。本书为全新第 3 版，共四篇 47 章。作者在介绍儿童镇静领域历史发展的同时，探讨了程序化镇静、镇静前评估的基础知识，以及不同专业和世界各地的镇静政策，并根据地理位置和亚专业划分全面分析了多种镇静模型及镇静的安全标准，如法医学风险因素、神经认知不良反应和吸入风险。本书可供多学科人士参考阅读，为所有镇静提供者提供宝贵的专业知识和必要的拓展补充。

　　补充说明　书中参考文献条目众多，为方便读者查阅，已将本书参考文献更新至网络，读者可扫描右侧二维码，关注出版社医学官方微信"焦点医学"，后台回复"9787523609897"，即可获取。

主译简介

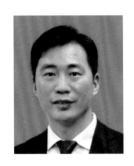

张加强

博士，主任医师、教授，博士研究生导师，河南省人民医院麻醉与围术期医学科主任。中国医师协会麻醉学医师分会副会长，中华医学会麻醉学分会委员，河南省医师协会麻醉学医师分会会长，河南省医学会麻醉专科分会候任主任委员。曾荣获"中原名医"，河南省"杰出青年"称号。曾在美国佛罗里达大学、哈佛大学、德国汉堡大学留学 2 年。主要研究方向为急危重症、器官移植手术的围术期麻醉管理，术后认知功能障碍，麻醉与老年痴呆。在国内率先建立麻醉重症监护治疗病房及围术期疼痛管理云病房，引领并践行麻醉学向围术期医学转变。在学术上率先提出麻醉后患者认知功能长期变化轨迹，并阐明机制。结合单细胞测序，首次绘制了麻醉/手术后患者免疫变化图谱。先后主持国家自然科学基金 5 项，科技部重大研发专项子课题 1 项，河南省杰出青年等省级项目 10 余项。获得专利 12 项，多项专利获得转化。先后获得河南省科学技术进步一等奖、河南省自然科学奖二等奖、中国抗癌协会二等奖等 10 余项科技奖项。曾荣获 2022 年度全国麻醉医学领域高产学者排行榜全国第一。以第一作者或通讯作者身份发表学术论文 120 余篇，研载期刊包括国际知名期刊 *Brain*、柳叶刀子刊 *Eclinicalmedicine*、*JAMA* 子刊、麻醉领域核心期刊 *Br J Anaesth* 等。

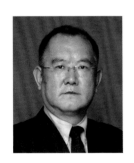

王英伟

教授，博士研究生导师，复旦大学附属华山医院麻醉科主任。中华医学会麻醉学分会常务委员、秘书长兼人工智能学组组长，中国神经科学学会麻醉与脑功能分会副主任委员，中国医学装备协会麻醉学分会主任委员，上海市医学会麻醉科专科分会候任主任委员，中国研究型医院学会麻醉专业委员会副主任委员，国家自然科学基金二审专家，*Molecular pain* 期刊编委兼中文版主编，《国际麻醉学与复苏杂志》副总编，《中华麻醉学杂志》常务编委。曾留学美国华盛顿大学并获美国医师执照。作为项目负责人获得国家 863 重点攻关课题 1 项、科技部重点专项课题 1 项，国家自然科学基金 7 项（其中包括重点项目 1 项）。荣获上海市卫生系统"银蛇奖"二等奖，上海市卫生局（现上海市卫生健康委）"先进工作者"，行政记大功 1 次。获教育部"新世纪优秀人才"，上海市科学技术委员会"启明星""启明星后""优秀学术带头人"，上海市教育委员会"曙光学者"，上海市卫生局"优秀学科带头人"等称号。主编专著 6 部、副主编专著 3 部。被 SCI 收录以通讯作者身份发表的论文近 70 篇（近 5 年 30 篇），其中一区论文 20 篇，包括神经科学权威期刊 *Advanced Science*、*eLife*、*Journal of Biomedical Science*、*Journal of Neuroscience*、*Pain* 等，麻醉学权威期刊 *Anesthesiology*、*Journal of clinical Anesthesia*、*Anesthesia Analgesia* 等，以及危重症医学权威期刊 *Critical Care*、*Critical Care Medicine* 等。

译者前言

近年来我国出生率逐年下降，人们对儿科医疗的重视程度逐步加强。由于儿童自身的生理解剖特点，不能简单地将其视为成人的缩小版。当儿童为接受手术或检查而需要麻醉镇静时，其生理特点亦带来相应的风险及管理的难度。因此，麻醉工作者应成为保障患儿医疗安全、提供舒适化医疗的关键力量。

作为麻醉医师，最不能忽视的是患者的疼痛，即使是相关检查带来的疼痛或不适。我们应当认识到，婴幼儿、新生儿同样能够感知疼痛，只是不能通过语言表达。尽管目前已开展了多种疼痛的治疗，但对儿童疼痛的认知和诊疗仍十分有限，因此重视生命早期疼痛及其带来的不良结局，是麻醉医生重要的任务和挑战。

尽管麻醉药物和监测技术的进步已经显著降低了儿科手术的风险，但儿童围术期不良事件仍高于成人，而麻醉相关的呼吸、循环系统并发症仍是其主要原因。沉痛的事实提醒麻醉医师，时刻关注儿童麻醉镇静安全是我们永恒的主题和责任。

近年来，随着日间手术的推行和舒适化医疗的规范与质量控制，儿科麻醉领域亦随之拓宽至手术室外。但在我国，此领域仍存在较大空白。由 Keira P. Mason 主编的 *Pediatric Sedation Outside of the Operating Room: A Multispecialty International Collaboration* 一书，向我们描述了儿科手术室外镇静的知识和实践，其内容翔实，不仅涵盖了镇静领域，还涉及法律、伦理、儿童心理学、儿童发育学、模拟教学、药物研发、急诊医学、重症（儿科和新生儿）护理医学、口腔医学、精神病学、神经病学、行为医学和药理学等专业。参编者来自澳大利亚、比利时、巴西、智利、中国、以色列、荷兰、新西兰、南非、瑞士和英国等世界各地，他们从不同视角探索了儿童镇静的现状及未来发展等主题。尤其是临床实践部分，列举了极具代表性的真实病例。因此，本书对儿童镇静领域具有重要贡献。

在此特别感谢来自河南省人民医院、复旦大学附属华山医院、温州医科大学附属第二医院、上海市儿童医院、郑州大学第三附属医院、郑州大学第一附属医院及河南省儿童医院各位教授对本书翻译工作的奉献。尽管我们秉持"忠于原著"的翻译原则，但由于中外术语规范及语言表述习惯有所不同，中文版中可能遗有一些不妥之处，恳请各位专家同仁批评指正。为了儿童麻醉学科的发展，我们愿与全国同仁携手并进、不懈奋斗！

原书前言

我很荣幸也很激动，在短短 5 年时间内推出了这部全新第 3 版。全书共 47 章，在半年时间里，我们对每一章都进行了更新，相比第 2 版新增了 12 章，最新章节于 2020 年 12 月更新。所有参编者（来自美国和其他国家）均为各专业领域的先驱者和领导者，不仅有镇静领域，还包括法律、伦理、儿童心理学、儿童发育学、儿科学、新生儿学、模拟教学、药物开发、患者安全、急诊医学、重症（儿童和新生儿）护理医学、麻醉学、口腔麻醉学、口腔医学、精神病学、神经病学、行为医学和药理学等领域。本书体现了所有参编者对推进儿童镇静知识和实践的热情和承诺。*Pediatric Sedation Outside of the Operating Room*: *A Multispecialty International Collaboration* 力图适用于全世界各专业的镇静治疗。本书的参编者来自澳大利亚、比利时、巴西、智利、中国、以色列、荷兰、新西兰、南非、瑞士和英国等世界各地。非常感谢他们的付出，并向大家表示最诚挚的谢意。

本书新增的 12 章，涵盖了探索现状、镇静的发展与展望等主题。更新的章节，如第 38 章不仅包括了波音 MAX 面临的问题，还详细描述了 2018 年 6 月的泰国洞穴救援事件，当时 12 名男孩和他们的教练在水上营救中被实施镇静。这一章的特别之处在于，来自澳大利亚的麻醉医生 Richard Harris 在现场直接参与了策划、指导、管理镇静及实施洞穴救援，而他正是本章的作者之一。还有其他令人兴奋的新内容，解决了如今一些新问题，如关于镇静与大麻的思考、焦虑和镇静的行为技术、孤独症谱系障碍镇静的临床视角和方法、临终镇静的方法、禁食状态、误吸风险和镇静结果、神经监测对镇静的作用、肥胖儿童的镇静基本原则、不良事件的风险因素、预测和结局、疼痛牙科手术的镇静策略和技术等。

本书在儿童镇静领域独具特色且权威。它面向所有专业，并明确认可和回顾了广泛国际社会和专家的贡献和观点。镇静已涉及各个专业领域，虽然每一章都是由专家和世界著名的医生结合自己的专业领域撰写，但对于那些不在该领域实践的人同样具有价值。例如，可将美国的儿科医生在"南美洲的儿童镇静"一章中学到的知识，运用到自己的工作中去。由亚洲、非洲、欧洲、南美洲、大洋洲的临床医生和科学家专门撰写的章节，也都介绍了各国的镇静实践。

临床方面的篇章内容以个案研究为结尾，这些个案都是具有挑战性的临床病例。这种独特的结尾，是作者对真实病例的陈述。这些个案研究的目的是通过挑战思考和管理各种状况来指导读者。当然，每种状况都可能有多种解决方案，书中呈现的解决方案仅提供了一种独特具有价值的视角，经验丰富的读者可以结合自己的实际情况进行思考。

本书可以按顺序逐页阅读，也可以不分先后地按章阅读。大家在阅读过程中会发现书中存在一些少量刻意的重复，这些重复的目的不仅是为了向读者巩固重要的信息，也是为了给那些可能不会从头到尾阅读本书的人传达相关信息。即使"重复"，作者也是以不同形式呈现的，尽量掩盖了重复的元素。

本书的终稿于 2021 年 1 月提交给出版商。即使是在交稿前的最后几周，我们还更新了每一章最近发表的论文。

　　本书是一次全球性合作的结晶。目前镇静领域正受到不同观点无法达成共识的挑战，因此，我们携手并进对未来的儿童镇静领域的发展至关重要。

　　接下来还会有临床和探索研究来推进我们的镇静知识。预计在未来 10 年，将会有新的镇静药物、生理监测和镇静传输系统被推出。可以说，书中传达的镇静方法和信息，将成为镇静领域重要时代的一个永恒印记。

Keira P. Mason

Boston, MA, USA

致 谢

在此，由衷感谢我的家人，尤其是我的两个儿子 Colin 和 Tyler。在我的职业生涯中，你们接受了没有母亲的周末和夜晚，那时我在旅途中或在与世界各地的同事分享我对镇静领域的热情和知识。你们不仅对这本书，也对我的整个职业生涯都给予了支持，因为与他人分享镇静经验、推进镇静实践、安全知识是我的激情所在，正是这些让我离开了家，甚至有时错过了与你们在一起的重要时光，感谢你们能够理解。谢谢 Tyler，无论清晨还是深夜，你都会读着书陪伴在我身边，鼓励并帮助我整理和修改书中内容。我为我的两个儿子感到骄傲，也很荣幸成为你们的母亲。

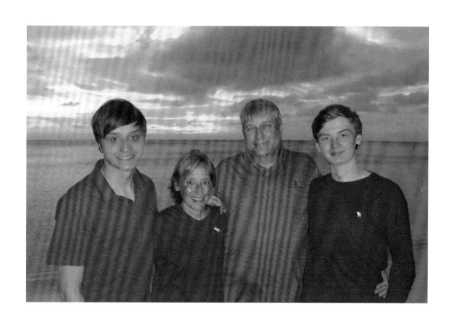

我要向 *Clinical Medicine* 的主编 Gregory Sutoriu，以及 *Springer* 发展部的编辑 Lorraine Coffey 表达我的尊敬、感激和赞赏，感谢你们两位在短期内，完成了全新第 3 版的启动、接收、编辑和排版，并在短短的 6 个月内将其出版！你们温和的督促、对细节的关注、友好的态度、专业的精神，激励着我在限期内完成工作。最重要的是，你们始终致力于这项工作，支持那些为完成 *Pediatric Sedation Outside of the Operating Room* 所做的工作，这是你们为本书做出的重要贡献。

最后还要感谢 Kimberly Manning 女士，你从本书第 3 版的筹划到最终付印前清样，甚至在下班后，都在确认所有的参考文献、图表和来源信息是否准确无误，纠正语法及文字错误，争取获得版权，使得从目录到最后一章的所有内容都能够顺利完成。你总是能够发现一些被忽视的错误。我敬重你对全新版本的承诺，你的筹备、鼓励、孜孜不倦的热情和敏锐的察觉，是对本书重要且无价的贡献，我将一直心怀感激。

献 词

　　谨以此书献给我的父亲和母亲，他们的奉献、爱和鼓励使我能够追逐目标和梦想。他们以身作则，告诉我要坚持不懈，保持积极、乐观的态度，并始终努力做到最好。

　　感谢上帝赐予我两个儿子，Tyler 和 Colin。我也将像我的父母一样，努力引导、培养他们，做他们的榜样，为他们提供帮助。

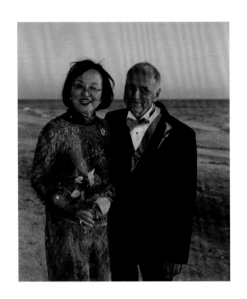

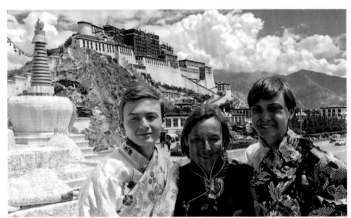

目 录

第一篇 手术室外的儿童镇静

第二篇 不同专业提供的镇静模型：全球之旅

第三篇　镇静的安全性

第四篇　展望 22 世纪的镇静

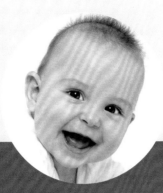

第一篇　手术室外的儿童镇静

Pediatric Sedation Outside the Operating Room

第1章 镇静的历史
The History of Sedation

Robert S. Holzman 著

张 琳 丁卫卫 译

一、对儿童的认知

通过诱导改变人的意识状态以达到"承受无法忍耐的事情"，是和人类存在一样古老的事情。长久以来，人们对此有时欢迎、有时崇拜、有时诋毁[1]。然而讽刺的是，这三种态度在古代是共存的[2-4]。

镇静与麻醉是否有着共同的历史？实际上对于儿童来说，两者在过去、现在乃至将来始终是密不可分的①。因此，我们将怀着对历史的敬畏之心，追溯时间的推移去着重了解镇静和麻醉的各种形式和实践，目的是重点掌握两者的相似点及差异之处。

在古埃及大多数孩子没有上学的机会。男孩从父亲那里学习农业或其他行业技能，女孩则从母亲那里学习缝纫、烹饪和其他手艺。如果家庭条件不错，一些女孩也可以学习读书写字，男孩则可以通过学习成为抄写员。在希腊，人们会在孩子出生后第5天举行一个特殊的仪式，只有这样这个孩子才会被认可为一个人，并正式成为家庭的成员。根据法律，父母有权遗弃新生儿，这

往往会导致新生儿死亡。这些被遗弃的婴儿有时会被陌生人收养，因此他们也会成为奴隶。在斯巴达，儿童遭受到非常严苛的对待。7岁时男孩们被迫离开家庭并进入兵营生活，他们在那里会接受严酷的训练以成为勇敢的战士。他们被故意克扣食物，所以不得不偷东西吃——这就教会了他们鬼祟和狡猾。斯巴达的女孩要学习田径和舞蹈，这使她们更加健康，以便长大后生育更多健康的男孩，为国家提供更多的士兵。罗马的许多居民都是奴隶，战俘被当作奴隶，任何奴隶的孩子也都世代成为奴隶。罗马富人的子女们在7岁时会到一所叫作 ludus② 的小学学习读写和简单的算术。女孩在12岁或13岁时离开学校，只有男孩才能上中学，并在那里继续学习几何、历史、文学和演讲（公共演讲的艺术）。

如果父母不想要孩子，他们有权利决定孩子的生死，这导致杀害婴儿的现象非常普遍。例如，斯巴达人会检查新生儿有没有身体畸形和"精神"问题，如果发现异常，孩子就会被扔下悬崖。与其他希腊城邦不同，在斯巴达，决定一

---

① 美国儿科学会药物委员会强调："深度镇静的状态和风险可能与全身麻醉难以区分"[2]。美国口腔协会教育委员会规定全身麻醉包括深度镇静[3]。深度镇静和全身麻醉之间的最小区别也被当前作者认可[4]。

② 罗马的角斗士培训学校也使用这一名称。

个新生男婴生死的不是他的父亲，而是国家意志。这是因为斯巴达是一个军事强权地区，需要大量强健的婴儿。

研究近代的历史会发现缺乏文献支持，因而难以评估对待儿童的态度，尤其是在医疗护理方面[5]。Aries 认为孩子"不过是成年人的缩小版"，这种理论普遍被视为真理。中世纪艺术作品中儿童是穿着成人服装的形象（图 1-1）。人们给孩子穿上成年人的衣服，以期望他们能具有和成年人一样的行为表现。同样在文学作品里也很少会触及人物的童年。学识渊博的医生也不会去为生病的孩子诊治，而是把这一工作交给了护士和母亲，在他们看来，这些不会说话和无法抱怨投诉的婴幼儿是不值得被医生诊疗的。

上述观点目前尚缺乏原始依据，很可能低估了古代和中世纪父母对孩子的爱。因为尽管没有大量中世纪艺术作品来描绘儿童，但少量存世的作品中儿童也不是全都穿着成人服装。此外，中世纪的法律也存在保护孤儿权利的内容。到了 13 世纪初，特别是在黑死病流行时期（1848—1850 年），英国法律承认了年幼者具有依赖性，并指出他们是需要被保护和有所依靠的。与伦敦一样，布里斯托官员们为了保护孤儿的遗产，将孤儿的监护问题列为公众关注事项。但无论是在伦敦还是在布里斯托，那些贫穷和没有财产的孤儿是不受保护的。例如，在中世纪的伦敦，孤儿院会把孤儿托付给一个不能从孩子死亡中获益的人，只有市长具有这个孩子的资金和不动产的管辖权。同样，中世纪的医疗是将儿童与成人区分治疗的。一般来说，儿童被认为是脆弱的，需要给予特别的保护。夭折是一件不幸但发生率很高的事件。

在 18 世纪之前，儿童群体享有的医疗护理严重不足，没有任何群体像他们那样被如此严重地忽视。由于各种原因，儿童的死亡率很高，其中最主要的原因是传染病。此外，孕产期保健的不足和早产也是导致患病婴儿因护理困难而死亡的重要原因。这种情况不仅只发生在穷人身上，

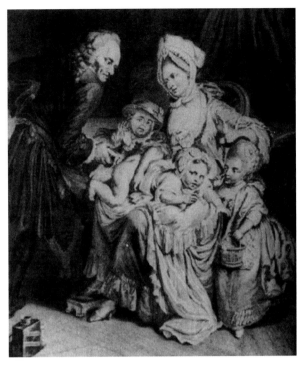

▲ 图 1-1 孩子"不过是成年人的缩小版"

1702—1714 年统治英国的安妮女王，在 1684—1688 年间经历了 4 次流产，她的 18 个孩子均未能活到成年。然而这样高的儿童死亡率却被认为是正常的。父母们认为 75% 的婴儿 2 岁之前死亡属于正常现象，甚至他们还被社会鼓励应该接受并认可这样的情况。此外，大多数医生对于婴儿的高死亡率也并不感到惊慌，他们认为儿童诊疗不属于他们的执业范围。一旦儿童接受任何治疗时，就会像成人一样被麻醉和放血，因为他们被视为成人的缩小版。

18 世纪，一场日益壮大的人道主义运动使医学界意识到他们应具有对儿童和贫困人口救护的义务。Thomas Coram（1668—1751 年）学士对许多被遗弃在通往伦敦公路上的婴儿十分关注。1739 年，他建立了伦敦育婴医院，虽然不是现代意义上的医院，但这个儿童收容场所得到了医学专业人士的慷慨援助，并致力于相关的儿童保育[6]。尽管世界上最著名的育婴医院可能是 Ospedale degli Innocenti（图 1-2），但第一所育婴医院是 787 年由米兰大主教主持建立的。

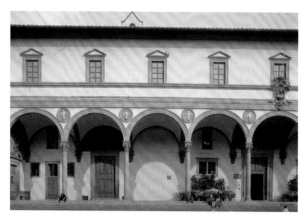

▲ 图 1-2　育婴医院 Ospedale degli Innocenti
医院位于意大利佛罗伦萨，1419 年获得批准，1445 年投入使用。若干蓝色琉璃瓦材质的大奖章安装在拱门之间，上面有 Andrea dellaRobbia 设计的婴儿浮雕，彰显着该建筑的功能特色，美国儿科学会的徽章就是基于其中一个大浮雕设计的

18 世纪 40 年代涌现出的先驱"儿科医生"中，最善雄辩的教育家是伦敦的威廉·卡多根（William Cadogan）医生（图 1-3）。他告诉母亲们，过于紧实地包裹婴儿是危险的（与图 1-2 徽章上雕刻的婴儿襁褓相比）。他在 1748 年发表的 *Essay Upon Nursing* 中严厉批评用残羹剩饭喂养婴儿的陋习。他观察到许多母亲"因为害怕变胖"而不愿喂孩子母乳。他也主张增加更换尿布的频率以预防某种疾病，以及允许婴儿在襁褓中自由踢腿[7]。

中世纪的人们普遍认为，儿童并不是家庭或社会中一个完整的人。古希腊、古罗马时期和中世纪一样都处于农业社会，家庭是农业社会的基本单元，从经济学角度看，对一个家庭来说，最重要和最有意义的事情就是儿子能够帮忙耕地，女儿能够帮忙做家务。从本质上讲，结婚的主要目的之一是为了生育。但这些理由并不能为一个社会对儿童漠不关心的普遍认知开脱责任。在几千年的文化背景中，应该能够找到具体的实例，以证实社会对儿童医疗护理保持善意及采取逐渐开明的态度。面对这些实例，古代和中世纪的人们对于儿童是他们未来的认知明显少于今天。回望历史，值得深思的是未来的历史是否会

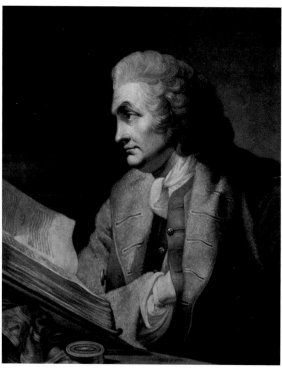

▲ 图 1-3　威廉·卡多根医生，"儿科学"名词诞生前的伦敦儿科学者，图中还列出了他的 *An Essay Upon Nursing, and the Management of Children, from their Birth to Three Years of Age* 的标题页

揭示，我们现代社会对儿童投入了足够的关注和感情。

二、醉酒、中毒、幻觉和麻醉

持续镇静的初始形式

酒精是许多水果和谷物的发酵产物，其水溶性使其通过谷氨酸抑制作用迅速产生镇痛效果，通过 γ- 氨基丁酸活化作用产生催眠效果。早在 6000～8000 年前中东地区已经学习酿酒，到了古埃及时期已经发展完善。古希腊的葡萄酒制造业并不发达，为了满足医疗使用的需求而从其他国家进口了大量的葡萄酒。得益于罗马帝国疆土的广阔和有各种机会接触酿酒技术，罗马的酿酒业发展得如火如荼。

在古代，世界各地的人们都在酿酒——摩尔人的椰枣酒、日本人的米酒、墨西哥印第安人的龙舌兰酒、维京人用发酵蜂蜜制作的蜂蜜酒、印加人用玉米制作的吉开酒。现代啤酒酿造技术（酵母－酿酒酵母）很可能起源于公元前 5000 年至公元前 6000 年的巴比伦，而加入啤酒花的技术则是近现代的事情。喝啤酒在古埃及人的生活中很常见，希腊人从他们那里学会了酿酒，英国人和希伯尼人 ① 喝 courni（由大麦发酵制成）。

在 10 世纪蒸馏技术发展起来之前，葡萄酒一直占据着酒的主流地位。蒸馏技术是利用酒精的沸点低于水的原理，使其从液体混合物中汽化，进而冷凝、浓缩，并尽可能地提纯，最高浓度可达到 95%，例如，朗姆酒或威士忌这样的烈性酒分别是通过甘蔗和大麦发酵制成。利口酒（餐后甜酒）通常是把水果和（或）草药放在白兰地或伏特加中浸泡，然后过滤去除果皮、根茎残渣后制成。同样，苦艾酒的主要原料是大艾草（苦艾、海洋蒿、蓬蒿）、茴芹（茴香属洋茴香）和茴香（茴香属小茴香），再加入肉豆蔻、杜松

和其他各种草药，浸泡在 85% 的酒精中，然后进行过滤、稀释到 75% 制成。其中苦艾是最重要的成分，由于它具有精神药物特性，得到了包括 Georg Ebers、Hippocrates、Dioscorides 和 John Gerard 在内的古代和中世纪著名的草药医生们的推崇。

酒精可以使人由镇静状态逐渐进展到全身麻醉的状态，这种与剂量相关的反应是一种十分有趣的现象。当酒精在血液中的浓度达到 30～50mg/dl（0.03%～0.05%）时，人们会出现轻度中毒的表现，并有轻度的欣快感。一旦浓度达到 100mg/dl（0.10%），则产生严重的神经功能障碍，出现言语不清和蹒跚步态。当浓度达到 200mg/dl（0.20%）时，人的视力和运动能力就会受到影响，浓度再升高 1 倍就会使人陷入昏迷。

三、古代史

在 21 世纪，可以产生镇痛和催眠效果的方法大多来自世界各地的古文明留存下来的书面记录，如中国、印度、苏美尔和埃及。这些记录大约诞生于公元前 4000 年，但实际上口头流传的药物使用比书面记录要早几个世纪。在介绍这些药物的历史时，我们并不是按照药物开始使用的时间顺序，而是按照相关记录的大致时间顺序，以下从中国药学开始介绍。

（一）中国药学

据说由神农撰写了被誉为草药汇编代表性著作的《本草经》②。神农被称为农业之父，神农尝百草的故事在中国家喻户晓。同样，《黄帝内经》据说是由黄帝撰写。虽然这些书籍详细描述了天然草药的功效，但从草药中制备药物被认为是商朝著名贤相伊尹的创举。而这些药物制备方法的很多细节是通过在细竹竿上垂直编打绳结而记录下来的。这种使用表意符号的方法与埃及医

---

① 希伯尼是爱尔兰的拉丁名字；希伯尼人民被称为希伯尼人。

② ben（pen；本 "root"），cao（tsao；草 "herb"）。

生在象形文字中选择的表意文字惊人地相似①。随着记录方法从结绳记事过渡到纸笔记录，以"医圣"张仲景和"神医"华佗（145—208年）为代表的古代医学家们将大量的临床病例和治疗方案记录下来。华佗最为人津津乐道的就是他使用含曼陀罗花的"麻沸散"②来完成外科手术。有充分迹象表明，由于佛教在中国很多地方得到广泛传播，华佗的许多医学思想可能是从阿育吠陀医学（印度的医学体系之一，最古老的医学体系）的实践中发展出来的。

（二）印度药物

在最早有记录的历史中，婆罗门祭司和学者是印度医学的领导者，其中有三个人物是阿育吠陀医学的中流砥柱。

• CharakaSamhita，2世纪，著有 Compendium of Charaka，是早期医学文稿的翻版。

• Sushruta Samhita，5世纪，著有 Sushruta's Compendium。

• Vagbhata，7世纪。

Susruta 详细介绍了700多种药用植物，最常见的是调味品，如糖、肉桂、胡椒粉和各种其他香料，也包括了对具有抑制作用的莨菪（莨菪碱的原料）和印度大麻的描述。公元前700年至公元前600年，以 Susruta 命名的一篇文本里描述了 Susruta 在准备外科手术时会让患者喝到酩酊大醉，还会给他们吸食大麻的场景。因为没有对诸多药物进行有序的汇总，导致药物的合理使用存在困难，许多医生仅仅依靠观察药物的（临床）效果就随意地开出了处方[9]。

（三）苏美尔药物

位于底格里斯河和幼发拉底河之间的地带（当今的伊拉克）适于农业发展，许多药用植物的种植技术十分先进，并得到了详细的记载。19

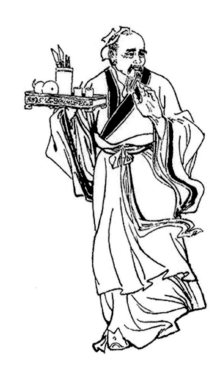

▲ 图 1-4 华佗
中国古代文献《三国志》和《后汉书》记载了华佗是中国第一个在手术中使用麻醉药物的人，并特别提及了"麻沸散"。插图描绘了华佗的外科技术、用药技能及艾灸技术[8]

世纪中叶，在新亚述帝国的首都尼尼微附近，发现了近3万块亚述帝国亚述巴尼拔时代的泥板文书，其中记录了许多关于植物的疗法。啤酒业在古代巴比伦尤其发达，C.indica 因能使人产生醉意、欣快感和幻觉而闻名，尤其是在与大麻合用后效果加强，而这一切都处在祭司的监督下。此外，苏美尔人还会使用具有致幻作用的毒蘑菇。罂粟在苏美尔人的生活中主要被用作调味品。罂粟的叶子、果实和根没有药物活性，但如果未成熟的种子皮被割开，流出的白色汁液干燥凝固后会形成生的鸦片，但鸦片并没有在亚述巴尼拔时代的泥板中被刻画记录。

---

① "医生"的表意符号（发音为i）的上半部分有一个箭头或柳叶刀，下半部分有一个药物或带血的玻璃。

② "麻沸散"的名称由麻（印度大麻、大麻、麻木的）、沸（沸腾、冒泡）和散（碎裂、分散、粉末状药物）三个字组成。其中"麻"可以解释为印度大麻、麻木的、麻刺感的。一些历史学家提出假设，他们认为加入酒中使用的是曼德拉草或曼陀罗，而不是大麻。还有一些学者认为使用的印度大麻（bhang）的提取物或鸦片。

（四）犹太医学

公元前 597 年至公元前 538 年，巴比伦统治时期和埃及统治时期，犹太医学受到巴比伦医学和埃及医学的显著影响（具体时间不详，根据《出埃及记》之前 430 年的统治时间，一般认为是犹太教文献记载的公元前 1313 年）[10]。后来，犹太医学采纳了希腊语和古希腊 – 罗马医学的医疗实践方法。负责公众保健的神父会准备一些犹太药剂，用于实施外科手术、静脉切开放血治疗和水蛭吸血法时缓解疼痛和诱导睡眠。人们不再把疾病看成是神灵的惩罚，而是把医生看成是可以治愈疾病的上帝使者，尽管有时候治疗并不完善。犹太医生开始具有了一种使命感，他们要么治疗疾病，要么缓解痛苦，或者给予精神上的抚慰。鸦片开始被用于镇痛和催眠，但使用者会被警告不要过量。人们使用的"安眠药"（Samme de shinda）应该不是鸦片的衍生物，可能是大麻药剂[11]。

（五）埃及医学

新兴希腊医学界的发展主要受到埃及医学的影响。公元前 2000 年至公元前 1200 年，埃及人使用纸草书进行了相当完善的汇编，其中大多数使用的是象形文字或表意文字（表 1-1）。这些纸草书很可能是更古老的原始文献的汇编和翻本，其中使用的古代术语具有公元前 3000 年左右的语言特征，从而佐证了我们的推断。

目前令人困惑的问题是，尽管史料众多但关于古埃及麻醉药和镇静药的信息却很少，大多数关于使用这类药物的建议都是通过推理得出的。比如，*Ebers Medical Papyrus* 文稿 782 号药方显示，可以使用罂粟种子来安抚哭泣不止的孩子。其实罂粟种子中吗啡的含量相对较少，只有种子外皮割开后产生的白色乳胶中才真正含有活性成分。另一种推测依据是，大约公元前 1500 年一种基环壶被用来从塞浦路斯进口鸦片，因为把壶倒过来其外形与罂粟头极为相似（图 1-5）。另有报道指出，在埃及第十九王朝的墓葬中曾出土一个基环壶，里边发现了吗啡，但这些仍存在一定的争议[12, 13]。印度大麻（C. sativa）可以通过口腔、直肠、阴道，以及经皮和熏蒸等方式给药，但尚未发现其对中枢神经系统影响的记录。London 和 Ebers 医学纸皮书中提到的 mantraguru，应该是曼德拉草或曼陀罗草的共同起源。原产于埃及的一些莲花（蓝睡莲和 N. 莲花）含有若干种可以用酒精萃取的麻醉性生物碱，人们据此推测含莲花成分的葡萄酒可能具有额外的麻醉作用。Ebers 医学纸皮书 209 号药方和 479 号药方中分别提到了用于缓解右侧腹痛和黄疸的制剂，其中包含了

文　稿	时　间	说　明
表 1-1　埃及医疗记录清单		
Kahun Papyrus	公元前 1900 年	主要是兽医学
Edwin Smith Papyrus	公元前 1600 年	记录了 48 个外科病例，条理清晰，记录完善
Ebers Medical Papyrus	公元前 1550 年	关注各种疾病，不包含外科手术内容，记载大量方剂
Hearst Medical Papyrus	公元前 1550 年	欠缺系统化，是一个实习医生的处方集
The Erman Document	公元前 1550 年	大量关于分娩和儿童疾病的案例
The London Papyrus	公元前 1350 年	欠缺系统化，是一个实习医生的处方集
The Berlin Papyrus	公元前 1350 年	欠缺系统化，是一个实习医生的处方集
The Chester Beatty Papyrus	公元前 1200 年	肛肠疾病的处方集，包含 1 个病例报告

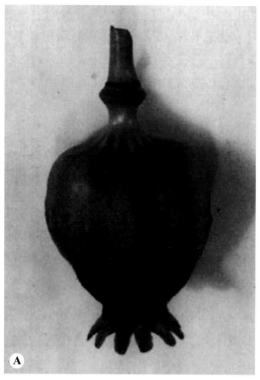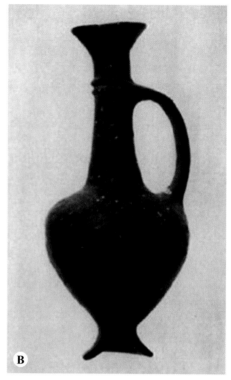

▲ 图 1-5　罂粟种子和基环壶的比较

A. 一个倒置的罂粟种子；B. 一个来自青铜时代（可以追溯到埃及第十八王朝）的基环壶。注意：坚实的陶质底足与罂粟种子的锯齿状上部相吻合，呈现的弧度几乎是相同的；基环壶细长的壶颈也与罂粟的茎秆相吻合，总的来说，壶身轮廓几乎与罂粟种子的轮廓完全一致

莲花成分，而莲花必须在葡萄酒或啤酒中浸泡一夜，才可能萃取到麻醉性生物碱。因此，基于莲花可能具有一定的药性而嗅闻莲花，最多是一种心理暗示的效果（图 1-6）。

人们普遍认为啤酒能够"令人愉悦"。与啤酒混合的药物，如果再被施加上"魔法"，就会更加有效。啤酒和葡萄酒也被当作药品开给孩子和母亲们。例如，按照 Georg Ebers 的处方，患有尿失禁的孩子母亲要连续 4 天喝混合了草籽和香附子的啤酒，喝完后用母乳喂养孩子，用于治疗儿童尿失禁[14]。

世界各地的原住民已经了解到他们所处环境中植物的药用特性。大量的知识积累起来后，最初会通过特定的专业权威人士（医生、神父、专门的药物采集者和制备者）以口头传授的形式传播，然后再经过相当长的时间为系统分析药物的功效积累丰富的经验。它的非凡之处还在于它历久弥新、一脉相承，为古典文明乃至以后的文明发展奠定了基础。

四、古典历史

（一）希腊医学

迦勒底 - 古埃及人的魔法、文化和医学被迁徙的闪米特族的腓尼基人和犹太人带到了克里特岛海岸和希腊海岸，开始了将古埃及药学知识融入希腊医学的历史。两个著名的医学学派在小亚细亚地区发展起来（位于亚洲西南部，包括今天土耳其的大部分地区）：一个是早期的尼多斯学派，另一个是科斯岛学派，希波克拉底（公元前 460 年至公元前 380 年）是其中的一员。虽然他们都是成就卓著的外科医生，但通常不使用药物，他认为大多数患者无论治疗与否都会痊愈。尽管希波克拉底没有记载他的草药疗法，但他确实使用草药进行治疗，并引起当时人们热衷于挖

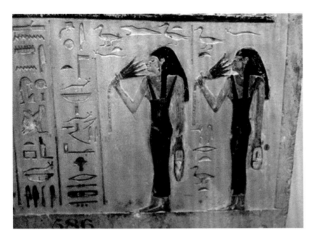

▲ 图 1-6　Ity 石碑

石碑是指一种直立的石板或石柱，通常带有纪念铭文或浮雕，常作为墓碑使用。Ity 石碑现收藏于大英博物馆，编号 EA 58，是一座彩绘的石灰石碑，其历史可以追溯到公元前 1942 年的埃及第十二王朝时期。石碑上雕刻了 Ity 的许多头衔，以及他的母亲、妻子、儿子和女儿的名字。此外石碑上还刻画了嗅闻莲花场景的插图

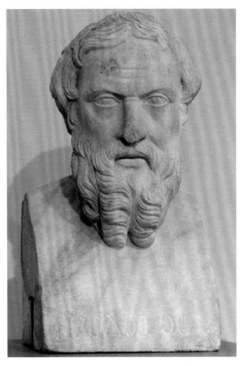

▲ 图 1-7　希罗多德半身像

罗马帝国时代（公元 2 世纪）的副本，得名于公元前 4 世纪上半叶的一件希腊青铜。希腊和罗马 ss 艺术部，纽约大都会艺术博物馆 162 号画廊［图片来源：Nguyen，PBM（2017 年 4 月 12 日），希罗多德，古代历史百科全书，从 https://www.ancient.eu/image/6501/ 获取。根据创作共用署名许可发布 https://creativecommons.org/licenses/by/4.0/］

掘植物的热潮，促使了药商的发展。在希腊，草药不仅用于治疗，还用于自杀或是处决（作为诱导死亡的手段），苏格拉底即因此死亡[①]。后来，亚里士多德（Aristotle，公元前 384 年至公元前 322 年）的学生泰奥弗拉斯托斯（Theophrastus，公元前 380 年至公元前 287 年），对植物进行了分类并记录了它们的药用特性。这与以往的记录方式不同，泰奥弗拉斯托斯根据植物各自的特点来分析记录，而不像埃及的处方书里那样组合汇编，并且他是希腊文学中最早提及曼陀罗的人[15]。

"历史之父"希罗多德（Herodotus，公元前 484 年至公元前 425 年，图 1-7）详细描述了在斯基泰人沐浴时大量吸入大麻的场景——斯基泰人拿了一些大麻种子，爬进毛毡被子里，并把种子撒在烧红的石头上，烟雾缭绕，形成的蒸汽是希腊其他任何蒸汽浴无法比拟的。斯基泰人兴奋地叫喊着，他们从来不用水洗澡，而用这种蒸汽沐浴[16]。

压迫颈部大血管可以导致意识丧失[②]。通常来讲，压迫颈动脉会导致意识和感觉消失，压迫颈静脉也会出现同样的情况。亚里士多德认同压迫颈静脉的说法，"如果这些静脉受到外部压迫，人虽然没有真正窒息，但会失去知觉，闭上眼睛，平躺在地上"[17]。

诗人维吉尔（Virgil）和奥维德（Ovid）描述

---

① 正如柏拉图在《斐多篇》中所述，苏格拉底被判处死刑，饮毒芹而死。毒芹碱是摄入后的生物转化产物，它的化学结构与尼古丁类似，通过抑制尼古丁乙酰胆碱受体引起神经肌肉阻滞，导致呼吸衰竭和死亡。
② 希腊单词 carotid 的意思是困倦、麻木或昏昏欲睡。因此，颈动脉(carotid artery)被称为睡眠动脉。盖伦把它作为一个形容词来使用，他说："我比任何人都厌恶昏昏欲睡的药物（ carotid drug ）。"

了鸦片的催眠作用。维吉尔（公元前 70 年至公元前 19 年）通过拟人手法描述罂粟的力量："罂粟花荡漾在 Lethe 女神的梦乡①。"而奥维德（公元前 43 年至公元前 17 年或 18 年）引用了拟人化的 Lethe，他说："罂粟花让人昏昏欲睡，被征服的眼睛在 Lethe 女神之夜沉沦②。"

（二）罗马医学

亚历山大大帝死后（公元前 323 年），希腊帝国衰落，希腊医学由身为奴隶的希腊医生在整个罗马帝国广泛传播。迪奥斯科里德斯（Dioscorides，40—90 年）描述了大约 600 种植物和非植物材料，包括金属。他对曼陀罗的描述非常出名。他指出曼陀罗的根可以被制成药剂，通过各种途径使用，能够引起一定程度的困倦并缓解疼痛[18]。老普林尼（Pliny the Elder，23—79 年）描述曼陀罗的麻醉效果——（曼陀罗）用于蛇咬伤处、在刺破或切开皮肤之前使用，能够抑制疼痛。事实上，对于某些人，曼陀罗的气味足以达到催眠的效果[19]。

公元 1 世纪，斯克里博尼乌斯·拉古斯（Scribonius Largus）编写了《医学著作》，并在西方医学中第一次描述鸦片，如鸦片的汁液如何从未成熟的果皮中提取，以及干燥后如何收集备用。他建议以水乳剂的形式服用，达到促进睡眠、缓解疼痛的目的[20]。另一位希腊人盖伦（129—199 年）在《论简单》（约公元 180 年）一书中系统地描述了植物、动物和矿物质的特性。在他的处方中，建议将鸦片和莨菪作为药用，他的配方被称为盖伦酸盐。

（三）伊斯兰医学

公元 640 年，撒拉逊人征服了埃及古希腊文化的发源地——亚历山大港。至公元 711 年，他们逐步学习、收集医学知识。与基督徒认为治愈的过程必须忍受痛苦不同的是，撒拉逊人试图缓解患者的不适，他们用橘子皮和糖果给苦药调味，在难吃的药片上涂上糖衣，研究希波克拉底和盖伦的医学知识。公元 749 年左右，巴格达哈里发崛起后，波斯医生成为主要的医学专业传播者，他们的教义传至远东的印度和中国。公元 887 年，北非的凯鲁安（现为突尼斯）建立了一个带有医院的医疗培训中心。

医学和药学方面最杰出的阿拉伯作家是拉泽斯（Rhazes，865—925 年）和阿维森纳（Avicenna，980—1037 年，图 1-8），阿维森纳的主要著作是《医典》。这本记录了古代医学思路的著作具有一定的历史意义，其保存下来的知识在 11 世纪和 12 世纪十字军东征期间，被传回到基督教统治的欧洲。阿维森纳注意到鸦片、莨菪和曼陀罗具有特殊的镇痛和催眠作用[21]。

五、中世纪的医学

中世纪早期的基督徒第一次提到麻醉是在 4 世纪普瓦捷主教圣·希拉里（St·Hilary）的著作里[22]。在他的《论三位一体》专著中，希拉里区分了由疾病引起的麻醉和由药物引起的"意向"麻醉。虽然希拉里并没有描述催眠灵魂的药物，但在当时（以及随后的几个世纪），重点仍然是曼陀罗。

500—1400 年，教会是各行各业的主导机构，7 世纪（或 8 世纪）至 11 世纪的西欧，医学和其他学科均在神职环境中生存。修道士传抄或阅读医学书籍不仅是为了学术活动。卡西奥多鲁斯（Cassiodorus，485—585 年）努力将希腊的文化带给拉丁读者，他分别保存了宗教医学文本和人类医学文本，大力推荐了希波克拉底、盖伦和迪奥斯科里德斯的书籍，同时将医学阅读的目的与慈善关怀和救助联系起来。

传统的希腊－罗马药物著作，由穆斯林组

---

① Virgil，田园诗 1.78。
② 正如罗马目历 4：661 法斯蒂（Fasti）所记载的。

片、未成熟的桑葚、莨菪、毒芹、曼陀罗、常青藤、森林桑树、莴苣种子和水毒芹（图1-9）。

（一）乙醚

1275年，乙醚由西班牙化学家雷蒙杜斯·卢卢斯（Raymundus Lullus，1232—1315年）发现。这项新发现被命名为"甜硫酸"。1540年，德国科学家瓦莱里乌斯·科杜斯（Valerius Cordus，1514—1544年）描述了乙醚的合成，他详细说明了使用的材料、设备和流程步骤，以便用"硫酸的酸油"（硫酸）蒸馏出"烈性酒"（酒精）。他推荐用乙醚治疗咳嗽和肺炎[25]。帕拉塞尔苏斯（Paracelsus，1493—1541年），与同时代的科杜斯（Cordus），均发现乙醚可作为麻醉药[26]。1730年，德国科学家W.G.弗洛比尼斯

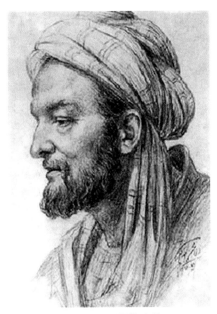

▲ 图 1-8 阿维森纳

若要使人的意识迅速消失并感觉不到伤害，就在酒里加入有香气的苔藓或沉香。如果想要获得完全无意识的状态，使一个承受痛苦的人能够忍受痛苦，那就在酒中加入达奈尔水，或者服用烟熏鸦片、莨菪（每种半打兰剂量）；肉豆蔻、粗沉香木（每种4粒）。把这个加到酒里，按需抓取。或者在水中煮黑莨菪和曼陀罗树皮，直到它变成红色，然后把它加到酒里

织和保存，9世纪中期主要通过意大利西南海岸的一个重要贸易中心萨莱诺传回欧洲。萨莱诺的记载显示，令人印象深刻的做法之一是"意向"手术麻醉。由外科医生罗杰·弗拉加迪（Roger Frugardi，Roger of Salerno，1140—1195年）在1170年《外科实践》一书中描述过，他将一块浸泡过"麻醉药"的海绵，贴在患者鼻子上。卢卡的休（Hugh of Lucca，1160—1252年）根据后来意大利的西奥多里克（Theodoric,1205—1296年）描述的方法，制备了这种催眠海绵。作为额外的预防措施，西奥多里克还在手术前把患者绑起来。西奥多里克关于催眠海绵的描述在文艺复兴时期得以保留，很大程度上是因为盖·德·乔利亚克（Guy de Chauliac，1300—1367年）的《大手术》，汉斯·冯·格斯多夫（Hans von Gersdorff，约1519年）和詹巴蒂斯塔·德拉·波尔塔（Giambattista della Porta，1535—1615年）的临床实践，他们基本上使用了相同配方：鸦

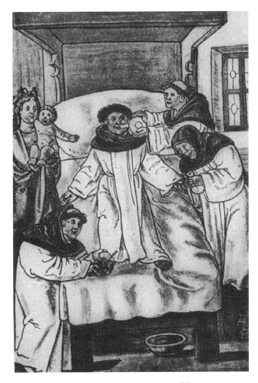

▲ 图 1-9 催眠海绵 [23]

取鸦片、未成熟的桑葚汁、莨菪、毒芹汁、曼陀罗叶汁、常青藤汁、桑树汁、莴苣籽、苹果籽、水毒芹，每种31.1g（1盎司）；把这些都混合在一个铜器皿里，然后在里面放一块新海绵。在阳光照射下持续煮沸，直到煮干被海绵全部吸收。使用时把海绵放在热水里浸泡1h，然后敷在术前患者鼻孔上，直至入睡，然后实施手术。手术完毕时，将另一块蘸过醋的海绵擦鼻子，或者把胡芦巴根的汁水倒进鼻孔里，不久就可以催醒患者[24]

（W.G.Frobenius）把甜硫酸的名字改为乙醚。

（二）不同制剂，不同效力

植物成分与脂肪或油结合，极易渗透皮肤或通过腋窝的汗腺管、阴道或直肠被身体吸收。这将使具有神经活性的莨菪烷生物碱，特别是莨菪碱，无须口服通过肠道进入血液和大脑，可以避免中毒的风险。一些著名的外科医生陈述了这种药膏或"软膏"的应用方法。约翰·阿德恩（John Arderne，1307—1380 年）（图 1-10），因成功治疗肠瘘而闻名，安德烈斯·德·拉古纳（Andres De Laguna，1499—1560 年，图 1-11），查理五世和菲利普二世的医生，对嗜睡症进行了明确的描述。

由于麻醉药效力和作用的不确定性使其应用变得危险，到 16 世纪末，麻醉药基本上已经声名狼藉，不再被使用。事实上，17 世纪中期，如果医生试图使用麻醉草药，他们就会因施行巫术而受到谴责、逮捕、鞭打或审判[30]。许多早期的书籍都是关于草药的，杰拉德（Gerard，1545—1612 年）警告说，生物碱"……这种龙葵会使人入睡……它会使吃了它的人昏睡，许多人因此而死亡"[31]。

六、科学时代或现代

草药学和医学的分离始于 17 世纪，是更大运动的一部分，更大的运动又称为自然哲学，科学自然神论和科学革命。发展定量方法论的尝试以科学为特征，对药用植物活性成分的化学分析处于这些尝试的前沿。

临床观察到误把水毒芹当成防风草根导致儿

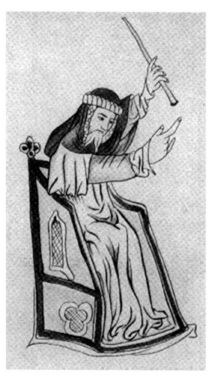

▲ 图 1-10　约翰·阿德恩

人若用这药膏，身上任何一处被割破，不觉得痛。取凤仙花、曼陀罗、毒芹、莴苣、黑罂粟和白罂粟等的汁液，以及上述所有药草的等量种子、1～2 德拉克姆（古希腊的重量单位）底比斯罂粟加足够的猪油。将所有材料放在研钵里一起煮沸、放凉。如果药膏不够浓重，加一点白蜡，然后保存起来备用。使用时涂在额头、脉搏、颞区（太阳穴）、腋窝、手掌和足底，患者立即进入睡眠，切割没有任何痛觉[27, 28]

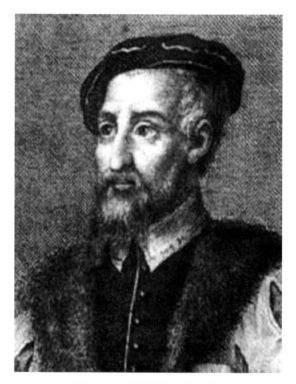

▲ 图 1-11　安德烈斯·德·拉古纳

"……某种绿色油膏……他们正在用这种油膏涂抹自己……它是由草药制成的……如毒芹、龙葵、莨菪和曼陀罗……我让刽子手的妻子从头到脚涂上它……她……完全失去了睡眠能力……我刚涂完，她就睁大眼睛，像兔子一样，很快她陷入沉睡，像一只被煮熟的野兔，我以为我再也不能唤醒她了……经过 36h，我才使她恢复了感觉和理智"[29]

童中毒的现象，约翰·雅各布·韦普弗（Johann Jakob Wepfer，1620—1695 年）最终证明了毒芹碱对狗的毒性作用呈剂量依赖性，随后分离出马钱子碱、尼古丁和锥碱[32, 33]。这种早期的定量方法促进了现代化学和药理学的发展。这是首次成功地应用由弗里德里希·威廉·亚当·瑟特纳（Friedrich Wilhelm Adam Serturner，1783—1841 年）创立的麻醉药理学，1805 年，他描述了从鸦片粗提取物中分离出二羧酸的方法，1806 年提取出鸦片。他在狗身上进一步验证，鸦片具有催眠和镇痛作用，为了纪念希腊神话中的梦之神莫斐斯（Morpheus），他将这种新物质命名为吗啡。药理学，即化学与生命物质的相互作用，开始取代古老的描述性的草药学，并为 19 世纪下半叶的进步奠定了基础，其中包括现代手术麻醉。

将药物直接注入血管系统是由牛津大学的克里斯托弗·雷恩（Christopher Wren）提出的。1656 年，他说服朋友罗伯特·波义耳（Robert Boyle，1627—1691 年），用一根连在注射器上的羽毛做实验，通过注射器将鸦片注射到狗体内。他们发现鸦片使狗昏迷但并未致死。1665 年，约翰·西格斯蒙德·艾尔肖尔兹（Johann Sigismund Elsholtz，1623—1688 年）通过静脉注射阿片类物质使人失去知觉，并在 1667 年发表的著作 *Clysmatica Nova*（图 1-12）中描述了这一事件[34]。他还对输血和输液疗法进行了早期研究，并推测"性格忧郁"的丈夫可以通过输"充满活力"的妻子的血液恢复活力，从而促成一段和谐的婚姻。同年，动物间直接输血完成，2 年后人类异体间输血开始。前期通常是羊之间输血，直到詹姆斯·布伦德尔（James Blundell，1791—1878 年）将人血输入人体。

19 世纪 30 年代，生理学家和精英医生设想了一种无意识的生命水平，它与更高的功能和思想（包括痛苦）是分离的。外科思想，包括保守和缓慢的术式均不断进步，疼痛成为患者和外科医生特别关注的问题。到了 19 世纪 40 年代中

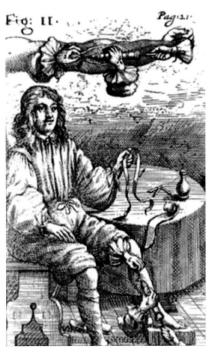

▲ 图 1-12 静脉注射插图，注意描绘血管解剖和技术说明的无实体手
经许可引自 *Clysmatica Nova*（1667 年）

期，疼痛不再是正常的生理现象，不再被社会接受，但大量使用已知的可以减轻手术疼痛的药物是危险的，而非药物疗法，如催眠术极具争议性。

催眠术，催眠的前身，是基于弗朗茨·安东·梅斯默（Franz Anton Mesmer，1734—1815 年）的理念，即人的周围存在磁场，可以通过控制磁场促进健康，治愈患者。梅斯默的策略是诱导恍惚状态，让患者在睡眠时高度警觉，一种被普西格侯爵（Marquis de Puysegur，1751—1825 年）称为人造梦游症的状态，最终被称为"催眠"[德·库维莱尔（de Cuvillers），1820 年，图 1-13][35]。19 世纪 30 年代，催眠被 Cloquet 和 Elliottson 用作手术（乳房切除术）的辅助手段。1846 年，艾斯戴尔（Esdaile，1808—1859 年）报道了在印度大约 300 名外科患者使用催眠麻醉[36]。但同时，随着乙醚的公开演示，催眠麻醉在医学上的应用很快就被淘汰了，而且降级为娱乐性使用——其角色如同化学诱导麻醉普及

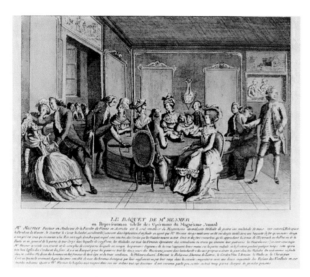

▲ 图 1-13 梅斯默练习动物磁性

经许可转载，引自霍兰德 1921 年出版的 *Die Karikatur und Satire in der Medizin*。标题"Le Baquet de M. Mesmer"指的是梅斯默的"浴缸"或橱柜，一群患者围坐在浴缸周围，把他们患病的身体部位压在浴缸凸起的金属杆上。患者将他们的手指连接起来，完成一个"电子"回路。房间的环境同样富有戏剧性——弥漫着香薰的房间、令人难忘的背景音乐、镜子、厚重的窗帘和占星符号。人们对应用电疗非常感兴趣。当时本杰明·富兰克林正是美国驻法国大使

之前的氧化亚氮（N_2O）一样。时间做出了公平的选择，催眠成为镇静新疗法，特别适用于儿童[37~39]，并可减少丙泊酚和利多卡因的需要量，同时具有减轻疼痛、恶心、疲劳、不适和情绪不安的作用。此外，由于缩短手术时间，可以平均降低每位患者至少 750 美元的费用[40, 41]。

科学与医学结合的时机已经成熟，托马斯·贝多斯（Thomas Beddoes，1803—1849 年）引入了气动医学。他坚信化学，尤其是医用气体的使用，可以改变医学，并深信新发现的可吸入气体，如氮、氢和氧，可以治疗各种肺部疾病，如肺结核等[42]。他的雇员汉弗莱·戴维（Humphrey Davy）使用氧化亚氮进行实验，实验验证了使用氧化亚氮比其他实验气体（空气和氧气除外）具有更持久的呼吸支持时间，实验动物最初表现出兴奋，然后是抑制，这些研究推动了气体治疗的发展。他指出动物完全抑制之前即使停止了呼吸，也可以通过做呼吸运动输送空气来

恢复"健康的生命行为"。因此，血液和器官的"特殊变化"是可逆的。死亡是一个过程、一种持续并非绝对的状态，这一概念是一种革命性的进化，对于非生即死的古代观念是一种嘲讽。

亨利·希尔·希克曼（Henry Hill Hickman，1800—1830 年）出生的那一年，汉弗莱·戴维（Humphrey Dary）提出氧化亚氮可以用于手术镇痛。希克曼是一名乡村医生，他构思、推广并试图实践"无痛手术"。希克曼做实验的时候，人们对窒息的理解正在发生改变，认识到死亡是一个过程，开始把医学研究的重点放在复苏和使失去脉搏或呼吸的人恢复生命的技术上。因此，希克曼将假死理解为窒息的一种形式，即呼吸暂停但生命仍然存在的一种状态。在 17min 的狗腿截肢过程中他使用了风箱。很明显，希克曼从英国的查尔斯·贝尔（Charles Bell，1774—1842 年）和 19 世纪 10 年代法国的弗朗索瓦·马根迪（François Magendie，1783—1855 年）的著作中整合，支持精神和身体的分离，对神经系统有了新的理解。希克曼的实验基于这样一种信念：如果将其应用于人体，其主要好处将是患者的思维暂停，从而没有预期的痛苦，同时也减轻身体上的疼痛。希克曼也主张在人体手术中使用他所谓的"假死"（全身麻醉）。他对吸入麻醉的想法是正确的，但选错二氧化碳当作麻醉药。二氧化碳确实可以使人失去知觉，但这种气体通常导致惊恐发作，大剂量使用可以致命。

1826 年，《柳叶刀》发表了一篇题为《外科手术的骗局》的文章，严厉地指责了希克曼的工作[43]。为了寻求国外的支持，1828 年，希克曼决定到巴黎碰碰运气，他向国王查理十世提交一篇论文。这篇论文被转发给皇家医学院。皇家医学院成立一个委员会来调查希克曼提出的对人体进行无痛手术的建议，但未得到法国科学家的支持。他回到英国，继续努力实践，2 年后死于肺结核，年仅 30 岁。

静脉注射的用法也一直存在。1872 年，Pierre-Cyprien Oré 注射水合氯醛，使人体产生麻

醉状态（在动物实验之后）。不幸的是，又一次选错了药物，因为静脉注射水合氯醛的治疗范围很窄。1902年，埃米尔·费舍尔（Emil Fischer，1852—1919年）合成巴比妥，但它作为静脉麻醉药因为起效和终止太慢而无效。30年后，己巴比妥出现了，并在1932年首次被报道用于麻醉。1943年，硫喷妥钠上市。

（一）麻醉的现代故事

麻醉的现代故事始于费城人对汉弗莱·戴维（Humphry Davy，1778—1829年）关于氧化亚氮及其生物效应的描述反应。1808年，威廉·P.C.巴顿（William P. C. Barton，1786—1856年）强调了吸入氧化亚氮导致大脑错乱，并引用了戴维的理论。与此同时，一份通常被认为是迈克尔·法拉第（Michael Faraday）写的匿名字条指出，吸入乙醚会产生类似于氧化亚氮的效果。

1839年，纽约罗切斯特的医学生威廉·E.克拉克（William E. Clarke，1818—1878年）在年轻人中掀起乙醚狂欢的风潮。据说1842年他拔牙时吸入乙醚。佐治亚州的杰斐逊市的克劳福德·W.朗（Crawford W. Long，1815—1878年）注意到，乙醚狂欢时的一个参与者严重摔伤，但感觉不到疼痛。1842年3月30日，朗为了切除颈部肿瘤，给患者吸乙醚，达到无痛的目的。朗首次将麻醉应用于现代儿科手术，1842年7月3日，他为一名8岁的名叫"杰克"的男孩行截趾手术时实施乙醚麻醉。该男孩对截趾无反应，报告称"手术时不疼，也回忆不起来手术过程"[44]。直到那时，许多做手术的儿童才受益于麻醉，因为他们"似乎不喜欢疼痛，甚至在手术时也不省人事"。另一些人则认为，年幼的儿童缺乏忍受痛苦的能力，因此在任何情况下都是接受手术的理想人选[45]。不幸的是，之后几年都未曾报道他的麻醉成功。

威廉·T. G.莫顿（William T. G. Morton，1819—1868年）是一名哈佛大学医学院的学生，他学会了使用乙醚，并在家里练习麻醉各种小动物。他试图改善吸入装置，并于1846年10月16日在麻省总医院进行演示，这是医学史上的一个转折点。1844年加德纳·昆西·科尔顿（Gardner Quincy Colton，1814—1898年）首次将氧化亚氮用于麻醉霍勒斯·威尔斯（Horace Wells），1863年恢复了它在口腔拔牙术中的使用。1864年科尔顿和史密斯在纽约建立科尔顿口腔研究所，30年间治疗了186 500名患者，没有发生过一起"气体事故"[46]。在英国，阿尔弗雷德·科尔曼（Alfred Coleman，1828—1902年）成为在口腔手术中使用氧化亚氮的主要倡导者。当然，临床应用并非没有风险。19世纪下半叶，在联合用氧之前，使用100%浓度的氧化亚氮，坐姿（头部弯曲，以防舌后坠落在硬腭上），直到呼吸急促，患者的脸色（起初）苍白，然后青紫，这时患者的样子非常可怕，一切迹象都表明他即将窒息，这种迹象与麻醉深度相一致，足以满足小手术的需要，此时必须取出吸入器，迅速进行手术[47]。

19世纪中期以前，儿童的医疗保健与成人存在鲜明的对比。随着现代麻醉的开始，所有外科患者的保健均取得了巨大的进步。儿科患者一般无基础疾病，符合麻醉适应证，为了使生理和情感上的手术体验更加人性化，因此儿科患者早期涉及了各种形式的麻醉。继1846年麻省总医院的"乙醚大厅"演示之后，儿科报告很快跟进。同年，詹姆斯·罗宾逊（James Robinson）医生的一名8岁的患者说，他在乙醚麻醉的口腔手术中已经"在天堂或其他地方"[48]。约翰·斯诺（John Snow）——第一位全职麻醉医师，在同一年观察到"儿童确实是乙醚麻醉最有利的研究对象之一，诱导快，苏醒也快[49]。"

19世纪末20世纪初，随着氯仿发展，其成为英国主要的吸入麻醉药，斯诺的工作进一步阐述了现在更容易理解但很难更优雅地描述关于吸入药代动力学的发现。

儿童与成人相比，氯仿起效快，作用消失快，无疑归因于儿童呼吸频率快和心率快等[50]。

斯诺研究了186名1岁以内的婴幼儿，他热情洋溢地讲述了他的经历。

无论是这些病例还是那些年龄较大的儿童，均未出现氯仿的不良反应。值得注意的是，记录在案的氯仿造成的所有事故也均未发生在儿童身上[50]。

随着麻醉药物在儿童外科手术中的适用性，以及麻醉药物的普及和使用相对容易，不可避免地要认识到伴随的风险。首次记录的麻醉死亡病例[一名健康的名叫汉娜·格林（Hannah Greener）的15岁女孩，在氯仿麻醉下接受趾甲切除手术]发生在1848年，也就是"乙醚大厅"演示后的2年。整个19世纪下半叶，因心脏停搏和肝衰竭死亡的报道不断，而氯仿的普及其安全性无法被乙醚取代。通常，这些死亡发生在年轻人身上，麻醉刚开始的阶段，当时患者处在浅麻醉、很紧张的状态。20世纪早期，人们清楚地认识到高水平的内源性儿茶酚胺和轻度氯仿麻醉的相互作用会导致心室颤动。偶尔，氯仿和乙醚混合使用可降低循环不稳定和心律失常的风险[51]。

博丁顿（Bodington）在麻醉史的早期（1873年）就氧合作用对结果的贡献所做的观察是有先见之明的。

根据所读到的资料，我的印象是，偶尔发生的不良后果不是由于麻醉药本身引起的，而是尽管采用了恰当的给药方法，由于吸入药物过程中所突发的缺氧所导致的[52]。

世纪之交，休伊特（Hewitt）引入了补充吸入氧气的方法[53]。1939年C. B. 库尔维尔（C. B. Courville，一位神经病理学家）最终证实了氧化亚氮所导致的缺氧[55]（特别是自19世纪晚期以来临床医生所采用的"二次饱和"技术[54]），但这个概念直到第二次世界大战之后才真正进入临床实践。最主要的进步是重新制订氧化亚氮的给药目标——基于它的镇静而不是麻醉或镇痛特性。由于患者从来没有达到兴奋阶段，氧化亚氮被用来做镇静和通过局部麻醉作用来控制疼痛。

1953年美国口腔麻醉学协会的成立进一步推广了这一概念。

在19世纪下半叶，出现了额外的"催眠"药物。例如，罗伯特·格洛弗（Robert Glover）认识到溴化钾会导致动物嗜睡；查尔斯·洛克（Charles Locock）认识到溴化钾可以有效治疗妇产科痛经患者的癫痫发作；贝伦德（Behrend）报告说溴化钾可治疗失眠、神经兴奋和易怒。这开辟了"溴化物"（锂、钠和钾）作为抗惊厥药的治疗用途。不久之后，水合氯醛被利布里奇（Liebreich）作为一种催眠药引入医疗[56]，它还被用于更恶劣的目的（它是"Mickey Finn"鸡尾酒的主要成分，调酒师Michael Finn于1903年在芝加哥被审判）。另外，催眠药还有三聚醛、乙醇、磺胺、二乙基丙二酰脲（维妥或巴比妥）和苯乙基丙二酰脲（苯妥或巴比妥）。

（二）"现代"镇静和镇痛服务

全身麻醉和镇静镇痛之间是一个不可分割的连续体，尤其是在儿科。不足为奇的是，正是20世纪初口腔手术医生的努力，引领了门诊麻醉，就像早期的全身麻醉与口腔手术联系在一起一样。许多牙医生产、提纯和储存他们自己的氧化亚氮。"第一天手术"始于格拉斯哥皇家儿童医院的儿科医生詹姆斯·尼克尔（James Nicholl），他开始为儿童做门诊手术。1909年，他报告了10年近9000名儿童门诊手术，但不幸的是，没有提到麻醉[57]。1916年，拉尔夫·沃特斯（Ralph Waters，1883—1979年）在爱荷华州苏城开设了市中心麻醉诊所，为口腔和小手术患者提供服务，但没有使用乙醚，选择的是氧化亚氮，用于适当的短小手术，如拔牙、包皮环切、简单骨折或脓肿切开引流[58]。断断续续地，小儿麻醉医师开始扮演镇静专家的角色，让孩子们能够忍受令人不快的诊断程序（图1-14）。

"朦胧麻醉"也在20世纪早期被引入，这个词一直沿用至今，其色彩斑斓的名字源于德语"Dammerschlaf"，由高斯（Gauss）于1906年引入，描述由东莨菪碱和吗啡联用产生的意识模糊状

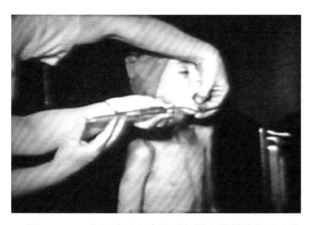

▲ 图 1-14 一名恶病质儿童通过气管内导管进行肺内造影剂注射，用于肺结核的放射学评估。气管支气管树用局部麻醉药实施局部麻醉，通过吸入氧化亚氮进行间歇镇静

经许可转载，引自 M. Digby-Leigh 医生 1947 年拍摄的儿科麻醉训练影片

态。这项技术实际上早在几年前就已经被引入，但是高斯（和妇产科医生 Bernhard Kronig）在弗莱堡州立大学的弗劳恩克林尼克将其应用于数百名患者并报告了他们在 500 名患者中的应用[59]。这种影响，特别是在女性中的影响，在 20 世纪初是令人震惊的。来自《妇女家庭杂志》《妇女家庭伴侣》和《麦克卢尔杂志》的记者们前往德国，探讨产科镇痛新时代的到来。大众的正面报道迅速跟进，激起了一场主要由女性推动的，旨在缓解产科疼痛的政治运动。在一份团结一致的声明中，这位《妇女家庭杂志》的记者最终撰写了《朦胧麻醉的真相》一书，她写道：

我现在向每一位读过这本书的女性发出最后的呼吁，让她们在我离开的地方为无痛分娩而战，不要只为你自己而战，也要为你的姐妹，为你的性别，为人类的摇篮而战……通过朦胧麻醉，一个新时代为女性而破晓，通过她，整个人类都迎来了新时代[60]。

这项技术并不完美。联合用药的反应差异很大，从不完全镇痛到不完全消除记忆。患者持续痛苦地呻吟和尖叫，只是她们事后不记得了。因此，克罗尼格（Kronig）不允许任何家属在场，也不允许记者或专业观察员直接验证这项技术的

有效性。然而，最终的结果是，大多数患者都不记得分娩的任何事情，她们在分娩后醒来，并希望分娩尽快开始，这就引发了"如果没有疼痛的记忆，是否有疼痛"的争论。

这进一步强化了高斯每天都要面对的一个问题——他试图将剂量标准化的努力是极其困难的。他陈述得很清晰："如果你确信有一个标准的女性，你就可以使用一个标准的剂量；但剂量相对女性更容易标准化。"相互竞争的机构采纳了高斯的建议，结果褒贬不一。在美国，也遇到了类似的矛盾。在布鲁克林的长岛学院医院（应患者要求），人们全心全意、热情地采用了朦胧麻醉，但在约翰·霍普金斯医院却被弃用了。这种争议反映了该技术狭窄的治疗范围，再次简要总结。

高斯说："朦胧麻醉是一种（宽度）极其狭窄的麻醉状态，就像狭窄的山峰。左边是行动太过的危险，会导致麻醉和没有分娩疼痛；右边是行动太浅的危险，会保留意识和对疼痛敏感。"医学专业、医学媒体和公众之间的紧张关系在卡顿（Caton）的《她有氯仿是多么幸运》（1999 年）一书中得到了非常详尽的概述。

自沃特斯的先见之明之后是一个很长的空白，直到 20 世纪 60 年代，在 CT（1974 年）、MRI（1977 年）、介入放射学程序、心导管（诊断性和介入性）和各种其他成像方式出现在医疗诊断领域之前，人们已经对使用更短作用的麻醉策略、更快地恢复"街头适应能力"的兴趣越来越大。此外，胃肠镜和肺内镜的小型化和工程改进仍在继续，放射治疗作为癌症患者手术和内科治疗的辅助手段也在继续。所有这些都发生在非传统的麻醉场所，通常被称为"外场"麻醉。

七、镇静的未来

随着越来越多的经皮、血管或自然孔道进行的手术被开发出来，患者无论是清醒还是睡眠状态，都不会那么痛苦。然而，儿童和成人对静止

不动的需求仍将存在，特别是由于这些成像技术和程序需要的时间可能更长，需要的仪器越来越复杂。与此同时，对疼痛机制和意识的神经生理学的理解无疑将继续取得进展。自从手术麻醉开始以来，随着科学和临床的发展，有创造力的个体能够适应因照顾儿童带来的挑战。这段精彩的历史是麻醉遗产的一部分，也是对儿童人道和安全护理做出的贡献。

第 2 章　跨专业领域的镇静政策、建议和指南

Sedation Policies, Recommendations, and Guidelines Across the
Specialties and Continents

Joseph P. Cravero　著

贾英萍　陈雪杰　王　瑜　译

一、小儿镇静

小儿镇静涉及各类的小儿外科和其他医学亚专科。不同的专科协会已经颁布了许多关于镇静管理的指南、政策和建议。没有"普遍"适用大多数人认同的指南适用于所有参与儿童镇静的医生和护士。在过去的 40 年里，不同的专科协会已经颁布了许多有关镇静管理的指南、政策和建议。本章将探讨制订这些准则，并将其纳入不同背景和视角中。

指南以"声明""实践咨询""临床政策""临床实践指南""建议"等多种形式呈现。这些指南非常具体地描述了常规监测和治疗、对特定药物的使用及镇静前禁食禁饮时间等。儿科亚专业协会就镇静护理的具体情况提出了不同的建议，但最重要的部分是非常相似的。应当注意的是，不同组织之间制订这些准则的方法是有差异的。例如，在美国儿科学会（American Academy of Pediatrics，AAP），指南是由药物委员会的镇静工作小组制订的[1-3]。虽然这些指南是基于对现有文献的认真考虑且由儿科专家审查，但具体研究如何权重及得出的结论并没有明确描述。此外，来自英国国家卫生与临床优化研究院（National Institute of Health and Clinical

Excellence，NICE）（见国际指南部分），美国麻醉医师协会（American Society of Anesthesiologists，ASA）和美国急诊医师协会（American College of Emergency Physicians，ACEP）的最新指南[3, 4]是建立在结构化、循证的儿童镇静文献综述的基础上，方法是明确的。即使在此类出版物中，由于缺乏儿童镇静的高质量的对照试验，这些指南的许多最重要方面都是基于"共识"（或对数据的一些解释），而不是严格基于证据发布的。本章将回顾以美国为中心、国际化组织的一些镇静指南。有些发表在同行评议的文献中，有些可以在社会网站上找到。由于指南的比较可能非常细微，而且各种组织的首字母缩略词比较混乱，因此本章中的各种指南将依据其主办单位名称来组织。

二、美国儿科学会指南

《儿科患者在镇静期间诊断、治疗和之后监测及管理的 AAP 指南》是儿童镇静引用和应用最广泛的指南。虽然 AAP 的其他声明已经强调了儿童镇静和镇痛的重要性[5-7]，但镇静指南是专门针对儿童镇静的临床规定。这些指南影响了美国及国际范围内安全镇静系统的创建。联

合委员会（The Joint Commission，TJC），以及欧洲和澳大利亚的监管机构广泛采纳了他们的术语和建议，以评估机构对安全镇静标准的遵守情况。AAP 麻醉学分会于 1983 年针对 3 名口腔死亡病例编写了首份儿童镇静指南（1985 年出版）[8]。该指南是与美国儿科口腔学会（American Academy of Pediatric Dentistry，AAPD）和 ASA 合作编写的，目的是建立一个框架，以便为必要手术而需要镇静的儿童提供更安全的环境。最初的指南强调了在以下问题上的标准化，如需要知情同意、镇静前适当禁食、实时监测和记录生命体征、提供适合年龄和大小的设备、使用生理监测、需要基础生命支持技能，及适当的恢复和出院程序。为深度镇静的儿科患者引入了"独立观察员"的概念，他的唯一职责是监测患者。鼓励使用高级的气道和复苏技能，但对深度镇静医生并不强制要求。这些最初的指南定义了三类镇静深度：清醒镇静、深度镇静和全身麻醉。描述性术语"清醒镇静"被定义为"一种受药物控制的意识抑制状态"，允许维持保护性反射；保持患者独立和持续维持气道通畅的能力；允许患者对物理刺激或言语命令做出适当反应，如"睁开眼睛"。

1992 年，AAP 药物委员会修订了 1985 年的指南[1]。这一更新指出，患者可以很容易地从一种镇静深度进展到另一种镇静深度，并且实施镇静者应随时根据需要提高警惕和加强监测，建议对所有接受镇静的患者进行脉搏血氧饱和度监测。这项新指南也不鼓励家长在家中使用镇静药——这种做法在当时的口腔和影像科中并不罕见。该指南的附录由 AAP 药品委员会在 2002 年编制[9]，停止使用"清醒镇静"一词（如上所述），并澄清了这一事实，即这些指南适用于儿童使用镇静药的地点——无论是在医院内还是在医院外。这些指南使用了"最小镇静、中度镇静、深度镇静和麻醉"。ASA、TJC 和各种国际组织都采纳了这些。该附录强调，镇静药只能由那些熟练掌握气道管理和心肺复苏技术人员使用[9]。

AAP 镇静指南的后续迭代于 2006 年 12 月发布[10]。随着本文件的发布，联合委员会、ASA、AAP 和 AAPD 首次正式采用了通用语言来定义镇静类别（轻度、中度、深度和麻醉）及每个类别的预期生理反应。该指南作者强调，镇静是一个连续过程，镇静人员必须具备能够抢救比预期镇静程度更深一步的患者的能力。他们建议"持续保持呼吸道抢救的关键技能"并参考一些资源，但缺乏关于如何最好地教授或保持关键能力的具体指导。

深度镇静需要特殊的专业知识和人力资源。实施深度镇静所需的专业人员的要求。

1. 必须有一名专人负责持续观察患者的生命体征、气道通畅度和通气充分性，并且能管理药物或指导给药。

2. 必须至少有 1 名训练有素且有能力提供儿童高级生命支持、气道管理和心肺复苏的人员在场。

这个版本的指南强调，由于这些建议适用于所有给予镇静药的场所，因此必须为独立诊所或办公室等场所制订明确的紧急医疗系统（emergency medical system，EMS）救援计划。

该指南作者纳入了关于药物相互作用的内容和替代药物（如贯叶连翘、卡瓦和紫锥菊等）的注意事项，以及其对凝血和镇静的可能影响。

该版本的 AAP 指南根据镇静深度和环境提出了不同监测要求。中度镇静期间建议使用脉搏血氧饱和度、心率和间断血压监测。对于深度镇静，"建议对难以观察的患者［如用磁共振成像（magnetic resonance imaging，MRI）］实施心前区听诊器或 CO_2 描记图，辅助监测通气情况性"。CO_2 描记图是"鼓励"但不是必需的，尤其是在其他评估通气方法有限的情况下。

这些指南保留了（来自先前版本的）建议，即预测镇静药给药后的确切镇静深度（除了最轻的镇静）是不可能的。鉴于这一事实，该指南作者对镇静前的禁食时间提出了建议（表 2-1），其中假设在中度或深度镇静期间，气道保护性反射可能随时消失，因此应参照全身麻醉的禁食时间。

这些指南中还列举了复苏标准和注意事项，包括建议使用简单的"清醒"标准作为出院标准的一部分，即仅观察儿童在出院前一段特定时间内（15～20min）保持清醒的能力。

AAP 指南《对于诊断和治疗过程中儿科患者镇静前、镇静期间和镇静后的监测和管理：2016年版》对这些指南的老版本进行了拓展[2]。这个版本延续了之前版本中的概念。该指南作者继续强调，由于镇静深度可能随时间而变化，因此镇静人员必须能够将患者从至少比预期深度深一级的镇静状态中挽救出来。因此，如果镇静人员打算进行深度镇静时，他们必须具备从全身麻醉状态中救治患者所需的技能[2]。"他们必须有能力识别不同程度的镇静，并具备必要的技能、年龄和大小合适的设备，以便在需要时提供适当的心肺支持"。本指南还非常具体地介绍了抢救患有呼吸暂停、喉痉挛和（或）气道阻塞的儿童所需的能力，包括打开气道、吸引、进行蓄氧面罩通气、置入口咽通气道、鼻咽通气道、喉罩，以及进行气管插管。此版本的指南更加具体地建议通过频繁的模拟和团队培训来保持应对罕见事件的能力。除了这些技能外，指南还建议：对于危及生命的并发症，（非医院设施）必须建立并保持立

即启动 EMS 系统的方案。

该指南清楚地概述了中度镇静与深度镇静的监测和管理要求（表 2-2），这对于区分两者细微差别非常有帮助，因为差异比较小。值得注意的是，中度镇静建议使用 CO_2 监测，而对于深度镇静则要求必须使用 CO_2 监测。指南最后对局部麻醉药及其药理学进行了非常全面的回顾，并提出了用脂肪乳剂治疗局部麻醉药中毒的建议。

AAP 镇静指南的最新版本是在 2019 年发布的[3]。同样，大部分内容都是从以前的指南，尤其是 2016 年的那些指南中延续下来的。值得注意的是，尽管该指南作者认识到镇静过程与麻醉的误吸发生率可能不同，但这些指南继续警示镇静的禁食时间应与麻醉相似，因为目前并不了解镇静过程中误吸的实际发生率。对于紧急情况紧急镇静，指南建议必须权衡镇静的必要性与禁食时间不足可能带来的风险[3]。

在这个版本的 AAP/AAPD 指南的最新版本中，建议在口腔诊所中对患者进行深度镇静或全身麻醉时，在整个过程中必须至少有 2 名人员陪伴患者。此外，该指南要求这两个人都接受过适当的培训，并获得了患者救援方面的最新认证。该培训应包括儿童高级生命支持（pediatric advanced life support，PALS）或高级儿童生命支

表 2-1　禁食指南	
摄入种类	最短禁食时间（h）
透明液体：水、无果肉果汁、碳酸饮料、清茶、黑咖啡	2
母乳	4
婴儿配方奶粉	6
母乳之外的乳类：由于母乳之外的乳类在胃排空时间上与固体相似，所以在确定合适的禁食时间时必须考虑摄入的量	6
简餐：简餐通常包括吐司和清澈的液体。肉类、油炸等高脂肪食物可能会延长胃排空时间。在确定适当的禁食时间时，必须考虑摄入的食物数量和类型	6

经许可转载自美国儿科学会、美国儿科口腔学会等[10]

项　目	中度镇静	深度镇静
人员	1 名观察员，他将监测患者，但也可以协助完成易被打断的任务；应该接受 PALS 培训	1 名独立的观察者，他唯一的责任是持续监测患者；接受 PALS 培训
主治医师	熟练抢救呼吸暂停、喉痉挛和（或）气道阻塞的患儿，包括能够打开气道、吸引分泌物、进行持续气道正压通气（CPAP）和成功进行蓄氧面罩通气；建议至少有 1 名医师应熟练掌握儿童血管通路，并接受 PALS 培训	熟练抢救呼吸暂停、喉痉挛和（或）气道阻塞的患儿，包括能够打开气道、吸引分泌物、进行 CPAP、成功进行蓄氧面罩通气、气管插管和心肺复苏；需要接受 PALS 培训；至少有 1 名熟练的医师能立即建立儿童血管通路
监测	• 静脉血氧 • 心电图（推荐） • 心率 • 血压 • 呼吸 • CO_2 描记图（推荐）	• 静脉血氧 • 心电图（必须） • 心率 • 血压 • 呼吸 • CO_2 描记图（必须）
其他设备	吸引设备，充足的氧气源 / 供应	吸引设备，足够的氧气源 / 供应，需要除颤器
记录	• 姓名、路线、地点、给药时间 • 所有药物的剂量 • 持续的氧饱和度、心率和通气（推荐 CO_2 描记） • 每 10 分钟记录 1 次参数	• 姓名、路线、地点、给药时间 • 所有药物的剂量 • 连续氧饱和度、心率和通气（CO_2 描记必须） • 至少每 5 分钟记录 1 次参数
紧急情况：核查单	推荐	推荐
抢救车——备有抢救药和适合年龄、地点的设备（见附录 3 和附录 4）	推荐	推荐
专用复苏区备有抢救车（抢救车上备有抢救药和适合年龄和地点的设备）（见附录 3 和 4）专门的复苏人员 充足的氧气供应	推荐；最初可能需要至少每 10 分钟记录 1 次生命体征，直到孩子醒来，然后可以增加记录间隔	推荐；最初可能需要至少每 5 分钟记录 1 次生命体征，直到孩子醒来，然后记录间隔可增加到每 10～15 分钟 1 次

表 2-2　中度镇静和深度镇静的要求

PALS. 儿童高级生命支持

持（advanced pediatric life support，APLS）。建议两人中的一人必须是独立观察员，不执行或协助手术——该职位可以由麻醉医师、注册麻醉护士、第二位口腔外科医生或牙医麻醉医师担任。对于在医院或手术中心进行深度镇静 / 麻醉，也提出了类似的建议。

三、美国麻醉医师协会的政策和建议

虽然 ASA 没有为儿童镇静制订专门的文件，但在其编写许多与镇静药有关的出版物过程中提到或引用了与儿科患者有关的问题。其中最相关的文件是最近的《2018 年中度镇静和镇痛技术实践指南》[11]，该指南取代了之前的《非麻醉医师镇静和镇痛实践指南：美国麻醉医师学会（ASA）非麻醉医师镇静和镇痛工作组的最新报告》[12]。这些指南由多个专业的作者组成，包括美国口腔颌面外科协会、美国放射协会、美国口腔协会、美国口腔麻醉医师协会和介入放射学协会的代表。这些建议特别适用于中度镇静，其定义（如 AAP 指南）是指患者意识下降，但对声音或刺激反应，并且气道通畅性不受影响。该指南作者们对文献进行了严格和系统的回顾。他们的研究结果根据现有证据的质量进行分级，以此作为建议的基础。文件的每一部分还包含对该领域专家的审查，旨在增强说明这些领域的结论，在这些领域已公布的证据不足以支持确切结论。这些指南涵盖了镇静的 6 个方面，其中包括镇静前评估、监测标准（包括 CO_2 描记以补充脉搏血氧饱和度的标准监测）、人员要求（训练有素的观察者）、镇静药物审查、复苏标准和所需的 QA/QI 流程。虽然它们没有专门解决涉及儿童的相关问题，但从所述的纳入标准和搜索结果中可以清楚地看出，它们不仅适用于成年人，也适用于儿童。有一个扩展部分介绍了可以用于中度镇静的各种药物组合。该指南作者非常明确地指出了右美托咪啶的使用及其在提供中度镇静时取代苯二氮䓬类药物的潜力。他们还特别强调建议，在需要了解药代动力学知识的情况下，谨慎地对镇静药物进行滴定，以避免剂量叠加和过度镇静。其中一些关于药物的讨论有些难以理解，因为涉及丙泊酚和瑞芬太尼的组合，氯胺酮（以及镇静药和氯胺酮的组合）——这些组合似乎都并不适用于一套仅涉及"中度镇静"的指南。尽管有不协调的部分，但指南写得很清楚，在大多数方面与 AAP 的建议保持一致。

ASA 还有许多其他与镇静有关的声明发布在他们的网站上。与镇静有关的声明包括：区分监测麻醉护理与中度镇静镇痛，授予执业医师行使中度镇静管理权限的声明，授予非麻醉医师监督深度镇静权限的声明，以及关于安全使用丙泊酚的声明。ASA 还制订了一些专家共识文件，其目的是传播"促进麻醉学实践的政策、立场、建议和定义"。这些专家共识文件同样可在 ASA 网站上找到，包括向非麻醉科医生授予深度镇静特权的建议、ASA 身体状况分级系统、镇静深度连续性：全身麻醉的定义和镇静／镇痛水平，以及麻醉学中临床特权的描述指南。

其中一些声明／准则值得特别提及和审查。《授予从业人员中度镇静管理权限的声明》一开始就宣布，非麻醉医师镇静从业人员只有在"接受教育、培训并获得中度镇静权限资格许可"的情况下，才应该监督中度镇静操作。（应注意的是，一些专家反对"非麻醉医师"一词，因为有人提出，这个术语不恰当地将不同技能水平、培训和经验的医生包括在一个队列中）[13]。该声明进一步定义了镇静专业人员的各种核心能力，包括征得同意、采集病史、误吸风险评估、了解镇静药物药理学及供氧相关问题、熟练气道管理、了解合适的镇静监测、描述文档记录原则和适当的复苏技能。该指南作者包括了对这些从业者的适当许可、实践模式和技能提升的描述。

2017 年 10 月更新了《关于给予非麻醉医师亲自管理或监督深度镇静特权的声明》。该声明非常简短，措辞如下："由于接受深度镇静的患者有可能进入全身麻醉状态的重大风险，因此深度镇静的权限应仅授予在深度镇静的医疗实践以及全身麻醉的识别和抢救方面具有资质和受过培训的非麻醉科医师"。本指南还建议，禁止非麻醉医师授权或监督不具备类似资格的个人实施镇静。同时，ASA 关于授予非麻醉医师深度镇静特权的建议是一份更为详细的文件，概述了个

人提供深度镇静所需的培训、能力和执照。该文件引用了当前美国医疗保险和医疗补助服务中心（Center for Medicare and Medicaid Services，CMS）关于有资格提供这种镇静的从业者的声明，以及任何提供这种护理的组织中应该到位的镇静监督组织。

ASA《安全使用丙泊酚声明》最近一次修订是在 2019 年，并建议"麻醉医师参与每个接受麻醉患者的护理是最佳的"。然而，当无法做到这一点时，给予丙泊酚的非麻醉人员应该有资格抢救那些镇静水平比最初预期的要深且短暂进入全身麻醉状态的患者。本文件接着描述了此类管理的教育和培训要求，以及此类管理应配备的适当监测和设备。

镇静、深度镇静和监测下麻醉管理（monitored anesthesia care，MAC）之间的区别经常被误解。为了澄清这些定义，2018 年，ASA 修订了题为"区分 MAC 和中度镇静/镇痛（有清醒镇静）"的文件，以区分这两个级别的护理。需要注意的重要区别是：MAC 需要麻醉评估，并且 MAC 需要由具备全身麻醉人员实施镇静，此专业提供者需要评估和管理，并能转换为全身麻醉。否则，接受中度镇静的患者无法保证通气安全。

2019 年，ASA 发布了声明，题为《基于医院的镇静、镇痛和麻醉原则》，解决了镇静过程中一些常见（有争议的）问题。该声明可在网站 https://www.asahq.org/quality-and-practice-management/quality-improvement/qmda-regulatroy-toolkit/guide-to-anesthesia-department-administration 上查到。本文件回顾了美国医疗补助和医疗保险服务中心关于镇静管理的建议。然后，它概述了麻醉学科与其他学科同事合作的策略，以满足监督和质量改进的任务，这是美国联邦政府提出的标准的一部分。在这项相当独特的建议中，ASA 逐点概述了麻醉医师应如何与同事进行谈判，以建立关于镇静问题的共识和富有成效的讨论。该文件的很大一部分专门提到了美国急诊医师学会（ACEP）关于"计划外镇静"的新建议（见下文），并将

该文件与 ASA 就相同问题所提出的结论进行了对比。虽然对于如何解决不同组织在镇静原则上的分歧几乎没有定论，但对涉及的各种主题的讨论证明了人们已经认识到会存在争议，并且以便优化管理。

四、医疗保险和医疗补助服务中心

美国医疗保险和医疗补助服务中心（CMS）已编写了《医院麻醉服务参与条件 2010 年第 42 号 CFR 482.52（a）》[14]，它概述了镇静服务提供中涉及的几个概念，以及这些服务应该如何在通过 CMS 获得报销的医院中开展。虽然这与国际读者无关，但该机构对美国医院和组织的报销至关重要。因此，其建议在全国范围内具有重要的影响力。也许本指南中最值得注意的部分是建议所有的麻醉都由一个人执行，并且整个麻醉管理标准应保持一致。该文件指出，从逻辑上讲，负责镇静服务的人应该是麻醉学主任，但其他符合条件的人也可以担任这个职位。它概述了不同程度的镇静，以及"麻醉"和"镇痛"之间的区别。该文件围绕所有镇静/麻醉领域开展质量改进活动的必要性，以及镇静/麻醉前评估和镇静/麻醉后评估的必要性，有非常具体的描述。

2011 年 1 月，PUB 100-07《国家运营商认证》中修订了 CMS 关于非麻醉医师实施镇静的指南，其中修订了附录 A 中有关麻醉服务的建议（42 CFR 482.52）的各项规定。这些修订是根据从业者的反馈做出的。这些指南中的重要变化源于 CMS 接受，各医院可以根据可实施镇静人员的资格，以及区分麻醉和镇痛的临床情况制订自己的政策和程序。这些政策必须遵循国家认可的准则，并且可以包括一个或多个专业协会的准则。

五、联合委员会

有关镇静条例和指南（一般）和儿童镇静（具体）的问题可在联合委员会手册和网站（http://

www.jointcommission.org ）的 不 同 位 置 找 到 。《JCAHO 2004 医院综合认证手册》旨在为任何环境下的患者制订镇静和麻醉管理标准。

在考虑镇静药提供者的资格认证和特权时，联合委员会的建议是很重要的。它们要求医院明确执业医师的执业范围。区分术语"资质认证"和"权限授予"是很重要的。"资格认证"是指指定医院的被任命者要确保在医院工作的医生接受过适当的教育、培训并获得在该机构行医的执照的过程。"权限授予"具体指允许医院工作人员在各种临床环境中提供护理或在特定机构中执行特定操作。关于镇静特权，由联合委员会每个医疗机构要求授权批准此项计划，提供镇静和麻醉管理。每个机构必须列出准则，以确定有哪些医生有资格执业。

正如联合委员会所概述的那样，认识到麻醉科在提供镇静中作用的演变是很重要的。联合委员会早期的出版物将镇静监督的责任直接交给麻醉科及其负责人。本文件的后续修订了语言：麻醉科发挥着重要的咨询作用，但不直接负责镇静管理、特权或质量保证。

在目前的联合委员会手册中，对其他镇静治疗提供者的培训有一些建议："实施中度或深度镇静和麻醉人员应获得证书并具备相应的资格管理患者，无论达到何种镇静或麻醉水平，无论是有意还是无意。"特别提到深度镇静，它指出，"个人必须有能力从全身麻醉中抢救患者，并有能力管理不稳定的心血管系统、受损气道和氧合通气不足。"它还说："每个机构都可以自由定义它将如何确定个是否能够执行相应类型的抢救措施。可接受的例子包括但不限于 ACLS 认证、与麻醉科共同制订的书面考试、由麻醉科医生评估的模拟救援演习。"

尽管联合委员会仍然认为麻醉科应该在制订镇静训练和权限授予中发挥作用，但他们不再是"主管"镇静服务的中心角色。镇静管理的关键角色可能由许多不同亚专业的合格专家担任。

六、美国急诊医师学会指南

美国急诊医师学会（ACEP）已经提出了一系列关于儿童镇静程序的声明、临床实践咨询和临床政策声明。2019 年美国 ACEP 政策汇编包含了一份急诊科的程序化镇静声明，该声明自 1992 年发布以来已多次更新。本声明强调了程序化镇静的重要性——提高急诊科护理的质量和安全性。它提到了在治疗过程中改善护理的各种药物和非药物干预措施。重要的是，该文件明确指出"禁食状态可降低急诊程序化镇静中呕吐或误吸的风险未得到证明"。它还确定"ACEP 是制订急诊科患者镇静指南的权威机构"。这可以被解释为对 CMS 指南的挑战，该指南将一个特定机构的所有镇静药物的监管置于一个人的监管之下。

该组织还有多份其他镇静声明。2005 年和 2014 年，ACEP 发布了《临床政策：急诊科的程序化镇静镇痛》[4, 15]。与 ASA 指南相似，ACEP 指南适用于所有接受镇静治疗的患者（成人和儿童）。它们是在结构化文献综述的基础上制订的，并根据证据的强度对建议进行分级。他们认识到镇静是一个连续的过程，并坚持认为从业者应具备心肺复苏和气道管理方面的能力，其中应包括已达到全身麻醉的患者。ACEP 认为这些技能，包括使用丙泊酚和管理深度镇静都是急诊医学培训课程的基本部分，包括所有经委员会认证的急诊医生所需的培训 [15, 16]。

ACEP 指南与 AAP 和 ASA 的禁食指南略有不同。AAP 和 ASA 都建议择期患者禁食间隔与全麻患者相似。这些指南并没有特别针对非择期镇静患者提出建议。如上所述，急诊镇静医师必须应对不符合禁食标准且未进行"择期"操作的患者。在过去的 20 年中，急诊医学文献中有几项研究报告了，在不符合 AAP 或 ASA 的禁食建议的情况下进行镇静的患者，误吸或肺部并发症的发生率非常低 [17-19]。ACEP 之前的出版物得出结论，没有足够的证据表明禁食确实会改变镇静效果（见上文）[20]。这项临床政策建议提供者"不要根据禁食时间延迟成人或儿童在急诊室的程序化镇静"。它还包括支持将 CO_2 描记用于程序化镇静，并建议在急诊科操作中使用各种强效镇静药 [4]。

2007 年，ACEP 制订了一项专门针对镇静前的禁食问题的指南。该临床实践咨询的标题为《禁食和急诊科程序化镇静镇痛：基于共识的临床实践咨询》[21]。本文首先对 ACEP、AAP 和 ASA 制订的关于禁食状态的指南进行了广泛回顾，并在急诊科环境下对这些指南进行了考虑。这项基于共识的临床咨询得出的结论是，实际上很少有文献记录不同的禁食时间镇静造成并发症的风险。该指南建议，需要结合手术的紧迫性和持续时间，以及患者的风险分层、食物摄入的性质和目标镇静的深度 / 类型来考虑禁食时间的问题。结果是一个有点复杂的策略，需权衡禁食时间与镇静是否紧急和紧迫 / 半紧急性质和持续时间来决定。图 2-1 描述了这些指南产生的建议 [21]。NPO 的这些建议得出结论："近期的食物摄入不是实施程序化镇静镇痛的禁忌证，但应在选择镇静时间和镇静深度应予以考虑 [15, 21]。"

2004 年，ACEP 发布了关于儿童镇静中使用特定药物的循证指南。《临床政策：急诊科在对儿童镇静和使用镇痛药物的循证方法》[22] 是一份详尽的文件，尚未更新，（可能）已被关于使用丙泊酚和氯胺酮等药物的单独临床政策声明所取代（见下文）。另一份研究充分的出版物《临床政策：急诊科儿科患者镇静的关键问题》[20] 于 4 年后出版。"关键问题"声明支持早先关于禁食状态的建议，并回顾了诸如氧化亚氮、水合氯醛和蔗糖等镇静药的使用。他们建议的外科和护理组织已被广泛接受，并在相应的期刊上发表 [23, 24]。

ACEP 网站包括一份立场声明，标题为《急诊科程序化镇静镇痛：医师资格认证、特权和实践建议》，该文件定义了镇静 / 麻醉的各种状态，并进一步指出"急诊医学住院医师和奖学金项目的毕业生……有资格对所有年龄段患者实施各种形式的镇痛和各种级别的镇静。"对于没有接受过急救医学培训的医生，在允许这些医生进行镇静治疗之前，单位（或科室）负责人需要制订培训和监督执业的标准。

ACEP 最近更新了急诊科使用丙泊酚的临床实践建议 [16, 25]。该指南与其他 ACEP 出版物一致，它不认为禁食时间不足是丙泊酚给药的禁忌证。它指出，提供丙泊酚镇静药的人必须具备深度镇静资格。与美国儿科学会（AAP）或美国儿科协会（ASA）的指南不同的是，这一实践咨询允许单人使用丙泊酚镇静和执行过程，只要那个人是"准备好中断手术进行复苏"。还有一些关于丙泊酚作为单一药物，以及与氯胺酮或阿片类物质联合用药建议。

ACEP 还制订了急诊科使用氯胺酮的实践指南，该指南最初于 2004 年编写，并于 2011 年更新 [26, 27]。该指南作者指出，氯胺酮具有独特的镇静特性，并具有分离的镇静"水平"称为"分离"镇静，适用于氯胺酮诱导的状态。该指南作者指出，氯胺酮具有独特的镇静作用，并具有单独的镇静"水平"，称为"分离"镇静，适用于氯胺酮诱导的状态（这一定义未得到其他已发布镇静实践指南的主要组织认可）。由于其独特的特性，作者认为，除了急诊科使用镇静药物的建议外，还需要单独的临床政策 [22]。本文件概述了最佳使用方法（轻度疼痛手术）并列举了一些可能的禁忌证（"气道不稳定"）。虽然通过肌内注射时不需要静脉通路，但建议实施分离镇静时有两名医生在场。指南还包括了复苏和出院的建议。

2019 年，ACEP 发布了专门针对与计划外程序化镇静管理有关问题的指南。标题为《计划外程序化镇静：共识实践指南》，它回顾了与程序化镇静相关的大多数问题，特别关注计划外病例情况。该指南基于 2000—2018 年间现有文献的临床分析，并得到多个组织的认可（图 2-2）[28]。该文件的 21 页中，大部分概述了与 ACEP 一般程序化镇静建议相似的概念。需要 2 名镇静医生，1

标准风险患者

前 3h 内经口摄入	程序性紧急情况			
	紧急程序	紧迫程序	半紧急	非紧急
无	所有水平镇静	所有水平镇静	所有水平镇静	所有水平镇静
仅清液体	所有水平镇静	所有水平镇静	直到并包括短暂深度镇静	直到并包括持续中度镇静
清淡食物	所有水平镇静	直到并包括短暂深度镇静	直到并包括分离性镇静，非持续中度镇静	仅最低程度镇静
油腻食物或肉	所有水平镇静	直到并包括持续中度镇静	仅最低程度镇静	仅最低程度镇静

程序化镇静和针对深度和持续时间的镇痛

↓

仅最低程度镇静

分离性镇静；短暂中长程中度镇静

持续中度镇静

短暂深度镇静

↓

中长程深度镇静

高风险患者

前 3h 内经口摄入	程序性紧急情况			
	紧急程序	紧迫程序	半紧急	非紧急
无	所有水平镇静	所有水平镇静	所有水平镇静	所有水平镇静
仅清液体	所有水平镇静	直到并包括短暂深度镇静	直到并包括持续中度镇静	仅最低程度镇静
清淡食物	所有水平镇静	直到并包括分离性镇静，非持续中度镇静	仅最低程度镇静	仅最低程度镇静
油腻食物或肉	所有水平镇静	直到并包括分离性镇静，非持续中度镇静	仅最低程度镇静	仅最低程度镇静

短暂：＜10min
中间：10～20min
持续：＞20min

▲ 图 2-1　**ACEP 禁食的考虑因素和误吸风险**
ACEP. 美国急诊医师学会（经 Elsevier 授权，转载自 Green 等 [21]，Epub2006 Nov.1）

名镇静给药者和一个镇静监督员。本文件中的建议与 AAP 和 ASA 指南略有不同，因为"程序化镇静监督员"的资格不太复杂，且不针对特定的镇静水平。该人员可以是"护士、呼吸治疗师或其他经过当地培训和技能考核而享有权限的医疗专业人员。"这些技能仅限于监测患者，能够协助镇静医师（如正在行该镇静时）进行复苏和有效地呼叫帮助。此外，它们允许镇静监督员的某些双重任务——镇静监督员可以协助完成一些次要的、可中断的任务，只要这些任务不会对有效的程序化镇静监测产生干扰。鉴于本文件中提到的计划外镇静性质，以及缺乏误吸与禁食时间相关

的数据，作者得出结论，考虑到程序化镇静下肺误吸的风险极低，且没有证据表明禁食会产生影响，对有关镇静前口服摄入的建议进行改革是合理的 [28]。

程序化镇静促进国际委员会关于程序化镇静禁食的共识声明

几乎所有已发布的镇静指南都提到了实施程序化镇静之前所需的禁食时间。如本章 AAP、ASA 和 ACEP 部分所述，这些建议并不总是完全一致的。这很大程度上是由于缺乏关于这一主题的高质量数据。为了解决这一问题和镇静药中的其他热点问题，成立了一个国际专家合作组

参与和批准该指导方针的组织
- 美国急诊医师学会
- 美国急诊医学学会
- 美国急诊医学委员会
- 美国心脏病协会
- 美国医学毒理学学院
- 美国骨科急诊医师学会
- 急诊医学学术主席协会
- 急诊医学居民协会
- 急诊护士协会
- 学术急诊医学学会
- 儿童镇静学会

参与并提供投入的组织
- 美国儿科学会
- 美国儿科学会重症监护部
- 美国儿科学会儿科急诊医学分会
- 美国胃肠内镜学会
- 急诊医学住院医师主任委员会
- 美国口腔颌面外科医师协会
- 重症监护医学学会
- 介入放射学会

参与审查意见的组织
- 美国麻醉护士协会

另外 8 个代表全科医学、麻醉学、口腔和消化病学的组织被邀请参加，但被拒绝或没有回应

▲ 图 2-2　批准 ACEP 计划外镇静共识实践指南的组织
经 Elsevier 许可，转载自 Green 等 [28]

织，即促进程序化镇静国际委员会（International Committee for the Advancement of Procedural Sedation，ICAPS）。该小组通过对现有文献的回顾，结合 Delphi 法，提出了一套关于镇静前禁食时间的共识建议 [29]。这些专家得出结论，"误吸与遵守禁食指南之间没有关联。"他们建议，程序化镇静的禁食指南应该比全身麻醉的禁食指导限制更少，他们建议的程序前禁食如图 2-3 所示。

七、美国口腔协会镇静指南

如 AAP 镇静指南一节（上文）所述，美国儿科口腔学会（AAPD）从一开始就参与了 AAP/AAPD[3] 镇静指南的编写和宣传。多年来，AAP 指南的大多数版本都是与 AAPD 共同编写的，包括当前版本。当前最重要的补充是，建议口腔应由两名具有特定镇静救援培训和资质（儿童高级生命支持）的医师进行镇静。与早期版本相比，这是一个重大的变化，早期版本仅仅建议有一名合格的镇静医生进行此类镇静。

除上述合作指南外，美国口腔协会（American Dental Association，ADA）还单独发布了关于镇静的指南《牙医使用镇静和全身麻醉指南》。指南概述的镇静深度与 AAP/AAPD 和 ASA 所描述的一致。它包括镇静药物的给药途径、镇静患者 ASA 分级及镇静患者的监测指南。有一个非常具体的概述说明对牙医在不同程度的镇静方面的教育要求，包括特定的项目和生命支持培训。在这方面，这个指南比其他组织提供的指南更详细。深度镇静要求至少有 3 人在场：一名有资格实施深度镇静或麻醉的牙医，以及另外 2 名已取得医师资格所需的基础生命支持（basic life support，BLS）课程证书的人员。牙医有两种完成获得深度镇静资格认证的途径：①完成深度镇静或完成麻醉的管理，以及管理的高级教育课程，必须通过 ADA 口腔认证委员会的认证，并在 BLS（医疗保健提供者）和加强心脏生命支持（Advanced Cardiac Life Support，ACLS）中获得通用的认证；②适当的口腔镇静 / 麻醉紧急管理课程。本指南还建议，在患者达到出院标准（或出院）之前，进行深度镇静或全身麻醉的牙医必须留在院内，并且必须持续监测患者，直到患者达到康复标准。那些实施儿童镇静的人员除了有专业的儿科培训和教育资格外，还必须有儿童高级生命支持（PALS）。

ADA 的指南部分章节介绍，按镇静程度划分为轻度、中度和深度镇静。针对镇静人员的培训、患者术前准备、监测和记录、康复和出院标准及人员 / 设备要求，提出了具体的建议。该指南适用于成人和 ≥12 岁的儿童。美国口腔协会（ADA）参考了 APP/AAPD 的《儿童患者接受诊断和治疗过程中镇静和镇静后监测和管理指南》，用于幼儿、婴儿和学步儿童的镇静指南 [30]。

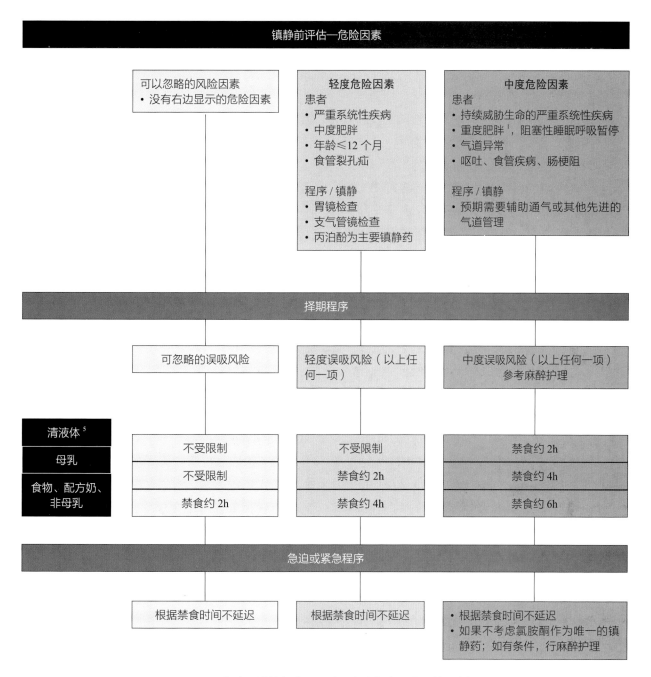

▲ 图 2-3　程序化镇静促进国际委员会的程序化镇静前禁食规则
经 John Wiley and Sons 授权，转载自 Green 等 [29]

这些指南解决了私立口腔诊所和有特殊需求儿童特有的一些问题。如果接受深度镇静或全身麻醉的口腔患者有精神和（或）身体障碍，可能无法在治疗前进行全面的体格检查或适当的实验室检查。在这些情况下，负责实施深度镇静或全身麻醉的牙医应在实施镇静前记录影响术前评估的原因 [10]。氧化亚氮是公认的可接受的镇静药，可单独使用或与其他镇静药联合使用。

2018 年，AAPD 更新了 2012 年发布的《麻醉人员在儿科口腔患者非手术深度镇静 / 全身麻醉管理中的使用指南》[31]。它证实了这样一个事存在有几类儿童患者，如发育迟缓和孤独症患者，他们需要在深度镇静下进行口腔治疗。此外也提到当在口腔诊所提供镇静 / 麻醉管理时，比在大型医院环境中更具成本效益，并且更方便。本指南详细定义了提供管理所需的培训。具体而言，该政策详细说明了提供不同类型的镇静和麻醉的医护人员及其职责和培训（表 2-3）。必须定期更新和实践应急准备，在患者达到出院标准之前，必须由具有复苏经验的专人随时监护患者的苏醒情况。该指南作者还谨慎地指出，该环境必须符合州或地方法规及 AAP/AAPD 指南规定的麻醉要求。新文件最后强调了对适当的术前、术中和术后记录及持续质量保证标准的需要必要性。

八、英国国家卫生服务口腔镇静标准

英国首席牙医的国家卫生服务办公室于 2017 年出版了《委托口腔服务：初级保健设施中清醒镇静的服务标准》。他们以使用"清醒镇静"一词而闻名，该词已被许多国家的组织（尤其是美国）制订的指南中所弃用。这些标准是专门编写的，旨在促进平等并消除不同人群在医疗服务方面的歧视。镇静描述充分口腔护理的关键组成部分是以控制焦虑。在这种情况下，镇静的程度应使患者保持清醒，保留保护性反射，并能够理解和响应口头命令。镇静前需要签署知情同意术，记录镇静方法。对于 12—16 岁的患者，可使用氧化亚氮或咪达唑仑。对于 ≤12 岁的患者，镇静严格限于氧化亚氮吸入和（或）咪达唑仑静脉注射、口服或滴鼻的镇静。

这些指南描述了人员使用经批准的药物实施镇静时所需的培训，包括完成特定的镇静培训计划和每年至少 50 次的实施。他们对设备有非常具体的要求，包括吸入氧化亚氮的清除设备。最后，本文件要求镇静提供者收集质量和结果指标，包括有关患者报告的镇静充分性和质量的结果。

九、校际口腔镇静咨询委员会标准

2015 年，苏格兰皇家外科学院和皇家麻醉学

院校际口腔镇静咨询委员会制订了一项类似的标准（如上述英国国家卫生服务口腔镇静标准）以概述口腔镇静的建议。这些是全面的（超过 100 页）实践指南，包括口腔中清醒镇静的定义，以及口腔镇静所需的培训（类似于英国国家卫生服务口腔镇静标准）。这些指南的独特之处在于，它们为特定药物、可能给药的患者群体、医生的经验和培训及必要的监测制订了标准（表 2-4）。与上文概述的英国国家卫生服务口腔镇静标准一样，这些标准推荐了一种系统的政策，用于报告不良结果并记录持续镇静经验，以供认证。最后，这些建议包括可使用镇静检查的地点，以记录对指南的遵守情况。这项检查镇静地点的规定是独一无二的，可能会成为其他组织的未来标准。

十、美国胃肠内镜学会镇静指南

美国胃肠内镜学会实践标准委员会在对 MEDLINE 和 PubMed 数据库进行审查后，编写了内镜手术镇静指南。具体建议根据现有证据的权重进行分级。第一份内镜镇静指南于 2002 年发布，随后于 2018 年更新，《胃镜深度镇静和麻醉使用指南》[33, 34]。指南回顾了镇静水平和镇静前评估的重要性，以便根据患者的需要制订镇静方案。大多数评估和监测建议都符合上述美国麻醉医师协会（ASA）指南。对于那些有特殊情绪问题、吸毒史及正在接受广泛手术的患者来说，镇静方案尤为重要。该指南作者回顾了各种可用于中度镇静的药物。没有针对儿科人群的具体参考或建议。这些建议的一个独特之处是描述了使用丙泊酚镇静的各种策略，包括非麻醉医师使用丙泊酚镇静（nonanesthesiologist-administered propofol sedation，NAAP）、护士使用丙泊酚镇静（nurse-administered propofol sedation，NAPS）和平衡丙泊酚镇静（balanced propofol sedation，BPS）。胃肠道文献中有大量关于使用丙泊酚镇静的积极结果数据的参考文献。该指南作者概述了丙泊酚镇静的要求，并一致地表明，与苯二氮草 / 阿片类药物的

麻醉提供者	麻醉医师允许独立监护工作	认证所需要的最短课程时间	实施深度镇静/麻醉的最少例数	儿科患者的最少例数	儿科患者年龄	涉及特殊牙根治疗患者实施深度镇静/麻醉的最少例数	国家考试/认证机构
注册麻醉医师助理	不允许	24 个月	400	50	0—18 岁	不适用	国家麻醉医师助理认证委员会
注册麻醉护士	在某些州允许	24 个月	25/400	<2 岁: 10 2—12 岁: 30	≤12 岁	不适用	国家麻醉护士认证和再认证委员会
口腔麻醉医师	不适用	36 个月	800	125	≤7 岁	75	美国口腔麻醉委员会和(或)国家口腔麻醉委员会
医疗麻醉医师	不适用	48 个月	不适用	100	≤12 岁	不适用	美国麻醉学委员会
儿童麻醉医师	不适用	经麻醉住院医师后 12 个月实习期	不适用	不适用	不适用	不适用	美国麻醉学委员会(小儿麻醉学考试)
口腔颌面外科医师	不适用	*5 个月的麻醉医疗服务和口腔颌面外科医疗服务 48 个月	300	50	≤18 岁	不适用	• 国家口腔麻醉委员会麻醉认证 • 美国口腔颌面外科医师认证

表 2–3 麻醉教育与培训比较

*. 在口腔颌面外科培训期间,麻醉科实习医师"必须最少持续 5 个月,其中 1 个月专门进行小儿麻醉",通过培训补充麻醉经验,以确保为成人和儿童患者进行深度镇静/全身麻醉的能力
经美国儿科牙科学会许可,转载自美国儿科学会和美国儿科牙科学会[32]

中度镇静相比,内窥检查时使用丙泊酚镇静麻醉后恢复更快。

特别是关于丙泊酚镇静,本文概述了人员、准备和监护要求如下[33]。

1. 至少 1 名具备基本和高级生命支持技能(即气管插管、除颤、使用复苏药物)的人员。

2. 生理监测应包括脉搏血氧仪、心电图和自动血压测量。通过脉搏血氧仪监测氧合并不能代替监测通气功能。

3. 适合年龄的气道管理和复苏设备。

4. 训练有素的人员可持续监护患者生命体征和使用丙泊酚。

5. 使用丙泊酚镇静过程中,医生应在场,并且必须立即待命,直到患者达到出院标准。

丙泊酚镇静的问题已经在胃肠科亚专业的其他文献中得到了解决。2009 年发表了一份关于非麻醉医师使用丙泊酚用于小儿胃肠道手术和内镜检查镇静的立场声明,此后一直没有更新[35]。这份立场声明来自多个组织,包括美国胃肠病学会、美国胃肠病协会和美国胃肠内镜检查学会。该文件回顾了有关该主题的证据,并得出结论,非麻醉医师使用丙泊酚的安全性与标准镇静相当。它还得出结论,由于效率提高了,丙泊酚的使用更具成本效益。最后,该文章指出了使用丙

表 2-4 临床镇静要求

种类	初步理论和技能培训	额外理论和技能培训	建议的在监测实践中为达能力要求的最低临床经验（适合年龄组的病例数）	对所有人员进行生命支持培训	其他救援措施	监护（除临床外）	镇静实施人员（与第二个合适人员）	口腔护士培训	条件 初级：1 中级：2
一氧化碳/氧气	是	否	10	ILS PILS	呼吸抑制		是	口腔镇静护理证书或同级别	1/2
咪达唑仑，静脉	是	成人：否 儿童：是	20	ILS PILS	呼吸抑制	无创血压、脉搏、血氧饱和度	是	口腔镇静护理证书或同级别	1/2
特马西洋，口服	是	成人：否 儿童：是	10	ILS PILS	呼吸抑制	无创血压、脉搏、血氧饱和度	成人：是 儿童：不适用	口腔镇静护理证书或同级别	1/2
咪达唑仑，口服	是	成人：否 儿童：是	10	ILS PILS	呼吸抑制	无创血压、脉搏、血氧饱和度	是	口腔镇静护理证书或同级别	1/2
咪达唑仑，滴鼻	是	成人：否 儿童：是	10	ILS PILS	呼吸抑制	无创血压、脉搏、血氧饱和度	是	口腔镇静护理证书或同级别	1/2
阿片类物质 + 咪达唑仑	是	是	20	ILS PILS	呼吸抑制	无创血压、脉搏、血氧饱和度	成人：是 儿童：不适用	口腔镇静护理证书	成人：1/2 儿童：1
氯胺酮	是	是	20	ILS PILS	呼吸抑制	无创血压、脉搏、血氧饱和度	否	口腔镇静护理证书	成人：1/2 儿童：1
丙泊酚，自控镇静	是	是	20	ILS PILS	呼吸抑制	无创血压、脉搏、血氧饱和度	成人：是 儿童：不适用	口腔镇静护理证书	1/2
丙泊酚，靶控输注	是	是	20	ILS PILS	呼吸抑制	无创血压、脉搏、血氧饱和度	成人：是 儿童：不适用	口腔镇静护理证书	1/2
咪达唑仑 + 丙泊酚	是	是	20	ILS PILS	呼吸抑制	无创血压、脉搏、血氧饱和度	否	—	2
七氟烷	是	是	20	ILS PILS	呼吸抑制	无创血压	否	—	2
七氟烷 + 一氧化碳/氧气	是	是	20	ILS PILS	呼吸抑制	无创血压、脉搏、血氧饱和度	否	—	2

ILS. 中级生命支持；PILS. 儿童中级生命支持

泊酚镇静所需的特殊技能，并概述了具体的培训策略。

2003 年在《胃肠内镜》期刊上发表了一份较早的文章《胃肠镜检查期间清醒镇静和监测指南》[36]。文章中将"清醒镇静"等同于"中度镇静"的水平。指南回顾了内镜相关并发症的数据，指出 50% 以上的并发症与其心肺不良反应有关，其中大多数与吸入性肺炎过度镇静、通气不足、血管迷走神经发作和气道阻塞有关。他们指出，心血管并发症的风险取决于患者的基本医疗状况和要进行的手术，即高风险患者和高风险手术。

这些指南支持 ASA 和 AAP 的监测建议，内镜检查镇静期间所需的监测包括心率、血压、呼吸频率和脉搏氧饱和度。对于时间较长的病例，建议监测 CO_2 描记图。

在内镜检查过程中提到 CO_2 监测清醒镇静，如苯二氮䓬类和阿片类物质（及拮抗药）与氟哌利多和异丙嗪均被详细提到。这套指南的独特之处在于，对"咽部"麻醉进行了综述。特别提到了苯佐卡因引起高铁血红蛋白血症的风险。关于深度镇静，该指南作者认为丙泊酚在复杂手术中优于苯二氮䓬 / 阿片类镇静，并承认其在常规上下消化道手术中的使用存在争议，与标准中度镇静相比，几乎没有明显的优势[36]。

2008 年出版了另一份关于专门针对儿童内镜检查镇静的文章《儿科患者内镜操作的改进》，并于 2014 年更新[37, 38]。本文件解决了许多与儿童内镜检查的操作实践相关的问题，但它也特别解决了与儿童镇静和儿童内镜检查相关的问题。该作者回顾了儿童内镜检查的适应证和禁忌证，以及患者为这些研究所做的适当准备。其中包括讨论儿童内镜检查的合适设备及抗生素预防的适应证。重要的注意事项是，气道阻塞在儿童中更为常见，因为在呼吸暂停时，耗氧量增加会导致缺氧迅速出现（因此建议该年龄组在内镜镇静期间常规使用氧气）。该指南建议遵守 AAP/AAPD 镇静指南，并指出，尽管儿童胃

肠科医生有资格提供中度镇静，但大多数儿童内镜检查涉及更深层的镇静，因此，准备提供深度镇静的镇静医生应在场[37, 39]。该指南作者指出，小儿内镜检查经常使用全身麻醉，使用丙泊酚镇静或全身麻醉进行内镜检查数量似乎在增加。该指南作者还注意到，将丙泊酚与"全身麻醉"进行比较时，发现其麻醉总时间更短，安全性相同[40]。

十一、国际准则

各种专业学会和国际组织已经发布了多种专门针对儿童或适用于儿童的镇静指南。大多数基本上与 AAP 最广泛引用的建议一致。不可能回顾所有已发布的指南并强调全球现有镇静指南之间的相似性和差异，但有些指南值得具体讨论。特别令人感兴趣的是英国 NICE 2011 年发布的"关于接受常见诊断和治疗程序的儿童和年轻人有效和安全镇静的建议"[41]。

自最初发布以来，NICE 镇静指南基本上没有变化，但是，禁食指南已更新，以重新定义禁食时间建议的 1h，这与英国目前对儿科手术患者的建议一致[42]。这些 NICE 指南是对现有最佳证据和专家意见的全面回顾（近 400 页）。这些建议范围广泛，包括全面的镇静前评估（包括身体状况、当前用药史、气道评估、ASA 分级状况及对儿童心理社会构成的评估）。此外，根据镇静前评估，有一个明确的适应证大纲，可以在进行镇静前寻求专家的建议。这些适应证包括 ASA Ⅲ 级或以上、困难气道，以及所有婴儿和新生儿。值得注意的是，这些建议包括对可用镇静技术描述。该指南作者根据镇静的目标水平、操作、基于患者特征和患者 / 家庭偏好的药物禁忌证，推荐特定的镇静药物或药物组合。如图 2-4 所示，还包括镇静方法的选择。其他因素，如选择合适的复苏设备、人员和知情同意书，都严格遵循 AAP 和 ASA 提出的指南。

第 27 章和第 31 章详细介绍了荷兰医疗改善研究所（2011 年）及南非麻醉医师协会的成人和

镇静技术选择

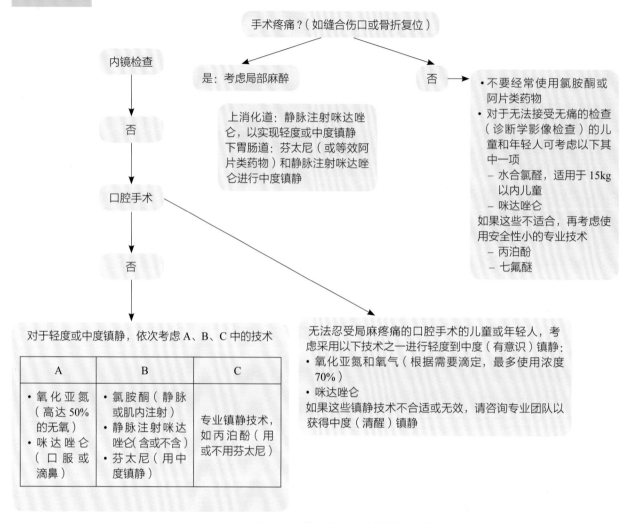

▲ 图 2-4 从 NICE 镇静指南中选择镇静方案

引自国家指南中心，《19 岁以下镇静：在诊断治疗过程中使用镇静》，临床指南 112，由英国皇家医学院国家指南中心出版。版权所有 ©NGC，经许可复制

儿童指南（2010 年和 2011 年）。

世界各地出版的镇静 / 麻醉声明和指南包括以下 14 个值得注意的例子。

1. 新南威尔士州政府卫生部，儿童程序化镇静指南——急诊科、病房、诊所和影像科（2018）综合性指南涵盖了大量儿童镇静的常见关键问题，强调了镇静前评估患者很关键。培训和认证指南遵循澳大利亚和新西兰麻醉医师学院（ANZCA）的指导原则，该学院建议对提供镇静牙医进行 3 个月的监督培训。它概述了安全镇静的标准，从是否需要该操作的问题开始。也非常具体地概述禁食标准，例如，他们将氧化亚氮的标准与丙泊酚或氯胺酮等强效镇静药区分开来。

2. 澳大利亚和新西兰麻醉医师学院。诊断和介入医疗、口腔或外科手术的镇静和（或）镇痛指南，包括评估、监测、设备和复苏方面的建议。他们建议在镇静过程中在场的人员包括三名人员：一名程序医师、一名镇静监护员、一名助理（可根据需要帮助镇静医师或提供镇静）。

3. 苏格兰校际指南网络。签署指南 58：接受诊断和治疗的儿童的安全镇静[43]。这是一项全面的、基于证据的镇静综述，包括对儿科患者的适当评估及设备、环境、复苏、父母信息和质量改进的建议的讨论。有专门的章节讨论了儿童、口腔、放射学和急诊医学的需求。有一个关于镇静技术的章节，针对某些情况推荐了各种药物，并专门保留了强效药物，如丙泊酚和短效阿片类物质，供麻醉医师使用。这一建议不同于美国组织提出的建议，这些组织接受麻醉医师以外的专家提供丙泊酚。

4. 澳大利亚急诊医学院、澳大利亚和新西兰麻醉医师学院，程序化镇静的临床原则声明[44]。一份非常简短的镇静基本原则声明（准备、人员、设施、药物、复苏），与英国和美国组织的建议（未引用源材料）一致。

5. 加拿大共识指南。加拿大急诊医师协会急诊科手术镇静和镇痛[45]。与加拿大麻醉医师协会联合构思的略显过时的共识声明。概述了与上述内容一致的安全镇静管理的一般原则，包括患者评估、设施准备、镇静者培训、空腹状态和复苏。本文件包括一个镇静记录的例子，有点特别。未推荐具体的镇静方案。其中包括了镇静出版物和指南相关的有用链接。

6. 意大利麻醉和重症监护协会神经麻醉和神经强化研究小组儿科神经放射学镇静指南[46]。这些指南基于文献综述，并根据文献中支持它们的证据进行分级。尽管这些指南起源于意大利专业协会，但它们使用 AAP 术语来表示镇静水平。与这里回顾的其他指南一样，对适当的镇静前评估的必要性进行了详细讨论。禁食建议和监测指南与 AAP 和 ASA 密切相关。本指南引用了儿童昏迷量表和 Ramsay 评分监测镇静深度的方法。尽管该指南作者认识到缺乏明确的改善结果的证据，但仍建议监测 CO_2。对镇静场所所需的急救设备和镇静药物的选择 / 组合进行了广泛的审查。最后，该指南作者对包括血管造影、血管内治疗、计算机断层扫描（computer tomography，CT）和磁共振成像（magnetic resonance imaging，MRI）在内的"特殊情况"提出了一些有益的想法。

7. 奥地利胃肠病学与肝病学会内镜工作组。奥地利胃肠病学和肝病学学会（Austrian Society of Gastroenterology and Hepatology. Austrian Society of Gastroenterology and Hepatology，OGGH）——胃肠镜检查期间镇静和监测指南[47]。

8. 德国消化和代谢疾病学会 2008 年胃肠内镜检查镇静指南[48]。这是一个类似于奥地利协会的指南，该指南以德语出版。

9. 南非麻醉医师协会（South-African Society of Anaesthesiologists，SASA）镇静指南（2010）[49]。一个有用且广泛的镇静指南，但仅限于解决与成人镇静有关的问题。

10. 南非麻醉医师协会（SASA）儿童程序化镇静镇痛（paediatric procedural sedation and analgesia，PSA）指南[50]。这些指南最近在 2016 年进行了更新。这是一份全面的文件，回顾了儿童镇静的多个方面。它代表了任何国家组织或决策实体制订的最完整的儿童镇静指南 / 审查。该文件明确指出了负责编写指南的人，但没有说明如何使用证据来制订建议。该指南作者引用该文件的方式不允许人们检查或审查其建议的来源。

11. 关于择期儿童全身麻醉禁食透明液体的共识声明。大不列颠及爱尔兰儿科麻醉医师协会、欧洲儿科麻醉学学会和《法国小儿麻醉与复苏学会通报》[42]。这是一份经过深思熟虑的文件，它遵循了目前关于禁食的证据，并得出结论，与其他指南（如 AAP/AAPD 和 ASA 指南）中通常引用的 2h 建议相比，从禁食透明液体 1h 是足够的（实际上更可取的）。该指南作者引用的研究表明，胃在 30min 内排空水分，1h 内排空液体，减少禁食时间可以使术前患者的总体水合状态更好。此外，他们还注意到数据显示，吸入清澈的液体通常不会导致严重的肺部后并发症。值得注意的是，非清澈液体和固体的禁食时间没有明显改变。虽然这些建议是针对麻醉的，但很明显，它们也适用于中度和深度镇静，并将得到类似的治疗。

12. 欧洲胃肠镜检查学会、欧洲胃肠病学和内镜检查护士和助理学会和欧洲麻醉学学会指南：非麻醉医师使用丙泊酚进行胃肠镜检查 [51]。本指南代表了欧洲多个参与胃肠内镜检查的协会的共同努力。该指南作者已经制订了一项基于证据和共识的指南，指导非麻醉医师使用丙泊酚进行胃肠镜检查。建议根据证据进行分级。该指南得出结论，使用丙泊酚镇静与传统镇静方案不良反应发生率相似。强烈建议进行适当的丙泊酚镇静训练。医生和注册护士被认为是丙泊酚镇静训练和实践的合适人选。建议使用人体模拟来加强丙泊酚镇静训练。注意到高风险患者群体，包括 ASA 分级较高的患者、有气道阻塞风险、服用强效镇痛药的患者及接受长时间镇静的患者。既不建议也不鼓励丙泊酚与其他药物联合使用。建议使用全 ASA 监护仪进行监测，并定期评估镇静水平。建议使用标准化出院评分系统进行出院决策（表 2-5）。

13. 世界卫生组织麻醉医师协会联合会（World Health Organization-World Federation of Societies of Anaesthesiologists，WHO-WFSA）麻醉安全实践国际标准 [52]。本文件"将标准适用于世界上任何地方的任何医疗机构……其中……使用深度镇静或中度镇静。"这套标准来自 150 个国家和世界卫生组织的麻醉医师组织。本文件很有价值，因为它清楚地定义了所有类型的麻醉医生，每个人都有资格实施中度或深度镇静（表 2-6）。这些标准涵盖了各种主题，包括环境和设备、药物和静脉输液、监测及麻醉的实施。结论相对简明，如给予麻醉药都应该有一个训练有素、小心谨慎的人员。此外，这些指南要求监测组织氧合、灌注、血压和气道管理。重要的是，本文件还建议使用手术安全检查表和麻醉结束时转移护理的系

表 2-5 镇静下消化内镜检查后出院条件

- 生命体征平稳至少 1h
- 警惕时间、地点和人为导向（最初精神状态异常的婴儿和患者应恢复到基线状态）
- 无过度疼痛、出血或恶心
- 能够在协助下穿衣和行走
- 出院回家由一名负责任的成年人陪伴患者过夜，记录术后并发症
- 概述饮食、活动、药物、后续预约的书面和口头指示，以及紧急情况下的电话号码
- 明确列出了需要寻求专业医护人员帮助的联系人和情况
- 除非医生指定，否则不强制使用口服液，如患者为糖尿病患者、体弱者和（或）老年人；不能耐受较长时间的禁食状态

经 Georg Thieme Verlag KG 许可，转载自 Dumonceau 等 [51]

统。后两种建议通常不包括在本章回顾的镇静指南中，可能代表着对大多数已推广标准的有意义的补充。

总结

过去 50 年来，儿童镇静药的应用取得了很大进展。许多组织的指导有助于指导管理和提高镇静的安全性。考虑到参与制订这些指南的个人的多样性，值得注意的是，人们普遍同意对这些患者进行适当评估和监测的迫切需要。关于镇静前需要禁食间隔的建议仍存在差异，但参与制订镇静实践指南的所有人员都建议谨慎。关于患者评估和准备，以及镇静人员进行适当的基于能力的培训和认证。仍有必要进行具有明确终点和结果的临床试验，以应对一些剩余的可变性领域。全球的这些研究的参与者，包括所有专家，将建立安全数据，指导制订更统一的镇静指南。

提供者	描　述
麻醉提供者	任何提供麻醉管理的医护人员，不论其专业背景或是否受过中度或深度镇静培训
麻醉医师	负责全身或局部麻醉或中度、深度镇静的管理，与谁提供管理无关
麻醉实习生	医学院毕业生，完成了国家认可的专业麻醉培训计划
麻醉护士	护理学院毕业生，已完成国家认可的麻醉护士培训计划
非麻醉专业医师	医学院毕业生，未完成麻醉专业培训课程，但接受过一些麻醉培训
非麻醉医师麻醉提供者	包括非麻醉专业的医师、护士和其他
其他麻醉提供者	在许多国家，麻醉由已完成本国公认培训的卫生工作者（如麻醉药供应者、技术员或助理）提供

表 2-6　麻醉提供者，术语和培训背景

经 Wolters Kluwer 出版社许可，转载自 Gelb 等[52]

第3章 程序化镇静的基础知识回顾

Procedural Sedation: Let's Review the Basics

Vincent W. Chiang　M. Saif Siddiqui　著

贾英萍　张正德　译

为了儿童的福利。

——座右铭，美国儿科学会

一、儿童镇静操作的安全性

儿科医生具有常人难以企及的耐心，因此毫不奇怪的是儿科医生在定义儿童接受医疗操作时疼痛、焦虑和运动的管理标准方面发挥着重要作用。1985年，美国儿科学会（AAP）发布了第一套选择性使用清醒镇静的指南，而且这些指南在过去20多年里一直在不断演变[1]。在这段时间里，我们对儿童疼痛经历是遗传、经验和发育因素之间相互作用的理解有了很大发展[2,3]。同时，无创监测、短效阿片类物质和镇静药，以及特定的阿片类物质和苯二氮䓬类药物拮抗药的广泛应用，极大地提高了我们在广泛的实践环境中提供镇静操作的能力[4]。

然而，镇静操作并不是简单地使用药物来消除疼痛。重要的是要确定问题的本质，是缓解过程中的疼痛还是缓解过程中的焦虑，或者两者兼而有之？在每个临床环境中，儿科医生必须权衡他们治疗所带来的所有风险和好处。每个特定的操作都需要医生们评估和确定所需的适当的镇静水平（缓解焦虑和镇痛）。除了药物干预外，医生们应始终考虑适合年龄的非药物治疗策略，以最大限度地提高患者的舒适度和满意度。实际上，镇静操作中的每一种药物都可能对患者的心血管和呼吸状态产生负面影响。

执行镇静的医生必须准备好处理这些潜在的不良反应。此外，镇静操作可能会导致一些不良反应，如恶心和呕吐。尽管儿科医生尽量减少患者的疼痛和焦虑，但是患者的安全问题才是最主要的评估因素。举例来说，镇静操作不太可能被常规用于静脉穿刺术或疫苗注射[3]。

在儿科医生的实践中，有许多镇静操作的适应证。本章旨在从儿科医生的角度提供镇静操作的框架，包括对实施环境、患者和流程本身的理解，本章适用于所有专科的镇静医生。此外，我们在探讨镇静操作方法的同时，最重要的是要评估镇静的风险何时超过了镇静可能的获益。

二、需要解决的问题

在开始任何镇静操作之前，需要考虑以下问题。

1. 程序化镇静的目标是什么？维护患者安全？消除或减轻疼痛？缓解或降低焦虑？消除记忆？在影像成像过程中保持不动[4]？

2. 在知识和经验方面，我是否有适当的人员提供治疗？合适的设备？实施镇静时间、患者复苏复期间的监护时间及安全出院时间？

3. 患者是否有可能使程序化镇静治疗复杂化

的基础疾病？

4.我是否准备好处理程序化镇静的不良反应或非预期并发症？

本章将试图为这些问题提供一个框架，并为以后的回答奠定基础。

三、镇静深度

从最小镇静到全身麻醉的发展过程是连续的，患者可以很容易地从一个"级别"的镇静转变成到另一个"级别"。为了更好地理解这一点，让我们回顾一下镇静状态的定义，这些定义在过去几十年里不断更新。AAP、ASA、美国儿科口腔学会和联合委员会使用以下定义来描述镇静深度[5-9]。

• 镇痛：缓解疼痛，而不是故意产生镇静状态。精神状态的改变可能是镇痛的药物的次要作用。

• 最小镇静：患者对口头指令反应正常。认知功能和协调功能可能受影响，但通气和心血管功能不受影响。

• 中度镇静/镇痛：患者对单独或伴随轻触的口头指令有目的地做出反应，气道畅通，通气无须干预。心血管功能可以自主维持。

• 深度镇静/镇痛：患者不容易被唤醒，但对有害刺激有目的地做出反应。可能需要气道支持来维持气道畅通和充分通气。心血管功能通常可以维持。

• 全身麻醉：患者不能被唤醒。通常需要帮助来维持气道畅通和良好地通气。心血管功能可能受影响。

患者监测的水平由患者管理及达到的镇静深度决定。指南和监管机构使用相关描述来判断患者的相对风险状态。根据联合委员会的建议，医务人员应能够胜任比预期深度深一级的镇静患者管理[16]。

四、安全镇静

安全镇静需要了解"急救"的概念，医生们

应该认识到镇静状态是连续存在的，合理的措施能够将患者从意外进入到的更深层次镇静中拯救回来（图3-1）。ASA指南建议非麻醉医师理解并且能够进行抢救干预以降低发病率和死亡率[9, 16]。

五、镇静环境

首先，以安全的方式提供镇静需要具有充足的人员、设备、监测的环境，以应对紧急情况[10]。执行镇静的医生必须准备好处理呼吸抑制和通气不畅的患者，这两者都可能导致气道阻塞、通气不足、低氧血症、呼吸暂停，最坏的情况是呼吸暂停；然而，大多数严重并发症并不常见。一项大型研究发现，即使在提供专科镇静服务的操作中心，手术室外每200次镇静中有1次需要气道支持，每400次操作中有1次与喘鸣、喉痉挛、喘息或呼吸暂停有关[11]。虽然难以预测哪些患者可能会出现这些并发症，但对所有结局进行提前准备是将不良结局降至最低的关键因素[12, 13]。

六、镇静人员

经过适当培训的医生在提供镇静操作方面至关重要。每次镇静操作至少应有两名训练有素的专业医生在场。

主要实施者负责执行镇静，并且必须获得镇静操作的资格证书，并接受基本生命支持（BLS）和儿童高级生命支持（PALS）方面的培训。简单的医师资格认证是不够的，初级执业医师必须能够识别镇静的所有潜在并发症，尤其是气道困难的最早征象，并相应地进行处理[14]。根据联合委员会的说法，这种能力水平不仅需要培训和教育，还需要有足够的经验[15]。

助手的主要职责是在镇静过程中对患者进行监测，并将患者心脏血管或呼吸系统的任何变化通知上级医生。大多数医疗机构要求所有实施者接受适当的培训和教育，并每年参加一定次数的镇静操作，以确保能力并维持镇静权限。

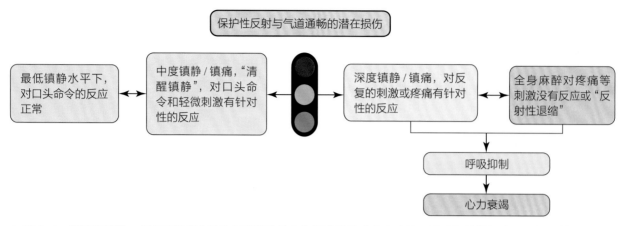

▲ 图 3-1　镇静连续性：患者可能很容易从轻度镇静转变为深度镇静或全身麻醉。医疗保健提供者必须提高警惕性和监测强度，以符合镇静深度

经许可转载，引自 Kaplan 等 [4]

七、镇静设备

进行程序化镇静的空间内必须有适当的设备，以尽量减少任何不良后果。表 3-1 列出了提供镇静和抢救镇静患者所需的最低设备要求 [10, 16]。

八、镇静过程的监测

镇静过程中应监测患者生理参数，以确保患者的安全。AAP 的最新指南指出，应该有一个"功能正常的脉搏血氧仪，带有适合大小的血氧仪探头和其他适合镇静操作的监测器［如无创血压、呼吸频率、心率、心电图（electrocardiogram，ECG），在不易看到患者的情况下，鼓励使用 CO_2 描记和心前区听诊器］" [10]。2011 年 7 月，美国麻醉医师协会更新了《基本麻醉监测标准》。其中规定，"在中度或深度镇静期间，应通过持续观察定性临床症状和监测呼出二氧化碳的存在来评估通气是否充分，除非因患者的原因无法进行 [17]。

九、后备应急方案

关于如何启动后备应急服务的方案和准则对于每一个实施程序化镇静的环境都是至关重要的 [10]。对于非医院场所，包括启动紧急医疗服务（emergency medical service，EMS）系统和呼叫医院的救护车 / 运输服务。这意味着 EMS 并不能免除操作执行者对镇静的并发症提供初步管理和抢救的责任。

应急措施需要有书面形式的方案，用于镇静前评估，以及在镇静过程中和之后对患者的监测。表 3-2 列出了在镇静前评估中应获得的信息 [10]。镇静过程中的记录文书应该包括监测的生理参数及给药的时间、剂量和效果。这些记录应该在镇静操作开始之前，在此期间，确认患者的姓名、需要进行的操作和方式等信息 [15]。所有并发症、意外的反应和随后的治疗方案都应记录在案。最后，必须为患者和家属提供镇静后和出院后的注意事项，包括在患者出院后有问题时的联系方式。

十、患者准备

儿童镇静取决于对患儿随着时间变化的了解。从婴儿期到青春期，儿童经历了巨大的身体、认知和心理变化。患者所处的发展阶段会改变我们作为医生与患者互动的方式。理解儿童认知发展有助于有效管理需要镇静的患者。

虽然医疗操作中带来的疼痛可能会很短暂，但最近的数据表明，疼痛对神经元发育、痛阈值和敏感性、应对策略和疼痛感知有着长期的有害

表 3–1　程序化镇静所需的设备

- 转运车
  - 除颤仪
  - 应急气道设备
    - ➤ 面罩
    - ➤ 自充气袋阀面罩设置
    - ➤ 鼻咽通气道
    - ➤ 喉罩（LMA）
    - ➤ 喉镜手柄与喉镜片
    - ➤ 气管插管与导丝
- 氧源
  - 可以是壁挂式或氧气罐，但应能够提供≥60min 的正压或能够连续支持患者转移到其他医疗机构或医疗机构内的其他区域
- 吸引器（用于气管插管的扬考尔型和抽吸导管）
- 血管通路设备
  - 静脉导管
  - 穿刺针
  - 放置、固定和使用导管的设备（即管道、胶带、臂板、酒精湿巾、止血带、注射器等）
- 拮抗药
  - 纳洛酮或纳美芬用于拮抗阿片类物质
  - 氟马西尼用于拮抗苯二氮䓬类药物
- 监护设备
  - 脉氧仪
  - 三导联心电图
  - 无创血压监测
  - 呼气末 CO_2 监测
- 双向信息交流方式
- 充足的照明、电力和空间
- 医疗记录文件

引自 Henderson 和 Womack[11] 及 Cote 等 [5]

表 3–2　术前健康评估

- 年龄
- 体重
- 健康史
  - 过敏史
  - 用药史和既往用药不良反应史
  - 可能增加气道阻塞可能性的相关躯体疾病、躯体异常或神经系统损伤
  - 妊娠状态
  - 住院和手术史
  - 镇静或麻醉史，尤其是并发症或不良结局
  - 相关家族史，特别是麻醉史
- 回顾以心脏、肺、肾、肝功能为重点的系统，这些系统可能会改变患者对手术中使用药物的反应
- 生命体征
- 体格检查，包括重点评估气道
- 身体状态评估（即 ASA 分类）

引自 Cote 等 [5]

夸大预期的痛苦，或者完全忘记相关信息 [18]。另一方面，他们也没有足够的时间来处理有关操作的相关信息，这可能会进一步增加压力。接受重大医疗操作（如手术）的患者需要更早的时间，常见的医疗操作（如接种疫苗）则不需要那么早的时间。这一时机也会受到患者发育阶段的影响。一般来说，不能进行抽象思维或推理的儿童从早期的信息中获益较少。

形式是指如何表达医疗操作的信息。各种形式的例子包括模型、木偶、示意图等，使用什么样的形式很大程度上取决于一个人的认知发展。例如，处于自我中心发展阶段的幼儿可能还没有成熟的认知能力来理解与木偶或洋娃娃的角色扮演。

关于操作的内容应该传达操作本身的信息和患者的期望。准确的预期将使患者获得自我控制的意识，并更好地应对即将发生的事情。与时间和形式一样，内容在很大程度上受患者发育阶段的影响。表 3–3 列出了认知发展的顺序阶段，以及使患者准备接受医疗程序的对应策略 [20]。

影响 [18]。虽然镇静可能会消除急性疼痛，但围绕镇静的焦虑实际上可能会增加疼痛体验或患者对疼痛的反应 [18]。因此，我们如何为患者准备镇静可能会对随后的镇静过程产生巨大的影响 [19]。关于镇静准备方面的建议可以分为时间、形式和内容。

时间是指我们告知患者将要进行操作的时间。相关研究表明，在操作前过早提供信息可能会增加患者焦虑：一方面，儿童可能会沉浸于或

年龄（岁）	特　征	程序前准备策略
	表 3–3　为程序前做准备需考虑的儿童发育因素	
	通过感官体验来理解世界	使用真实的对象来帮助孩子掌握情况
	自我为中心	加强良好的行为习惯
1—4	信任主要照顾者	
	万物有灵论	尽可能多地和孩子在一起
	理解＞语言能力	
	理性的发展	允许怀疑
4—10	消除自我中心主义	提供细节
	改善的语言交流	介绍简单的知识和医学术语
	抽象的思考	患者参与决策
	未来思维	提前提供信息
>10		支持自我控制和独立
	提高自我意识	提供解释明确的技术术语
		尊重隐私和自我形象问题

经许可改编，引自参考文献 [20]

我们选择用来解释特定操作的语言也可能会影响人们对即将到来的操作的看法[21]。消极、含糊或批判性的对话会增加焦虑和压力。例如，警告某物将"伤害"或"灼伤"会产生负面的情绪。另一方面，分散注意力或提供积极的语言可以缓解焦虑和压力。例如，说"这感觉像是捏了一下"或"有些孩子说这感觉暖暖的"，这些话语会给孩子一种感觉，而不是消极的掩饰。又或者积极的强化目标，例如，"你很勇敢"或"你做得很好，保持不动"是提供鼓励或赞扬的好方法。最后，孩子们往往是非常具体的思考者。如果说"护士要给你抽血"，这就太含糊了，大多数孩子都听不懂。我们应该循序渐进地描述这个过程（例如，护士要清洗你的手臂，你会感觉到冰冷的纱布清洁你的皮肤，我们会用止血带包住你的手臂，等等）。提供感官和详细信息，让孩子有更大的控制感[18]。

十一、医疗操作

儿科医生会遇到许多不常见且需要镇静的医疗操作。根据不同的操作，患者可能需要镇痛或镇静或缓解焦虑，或者兼而有之。例如，需要头部 MRI 的婴儿可能需要镇静药物，而合作的青少年可能做腰椎穿刺术时只需要用镇痛药。此外，患有前臂骨折的儿童需要同时使用镇痛药和镇静药才能使骨折复位。所以很难描述这些医疗操作，来预测用药需求。

性情、认知发展和患者过去的经历可改变各种操作所需的内容。表 3–4 列出了可能需要镇静的最常见的医疗操作。这份清单既非包罗万象，也不是面面俱到。例如，一些非常常见的操作，可能少数患者需要镇静（如静脉穿刺术）。此外，清单上还有一些操作（如气管插管、胸腔穿刺术），大多数普通儿科医生在完成住院医师培训

表 3-4 可能需要程序化镇静的操作
• 影像学检查（如 CT、MRI、超声）
• 撕裂伤修复
• 腰椎穿刺
• 异物取出
• 脓肿管理（如切口、引流和填塞）
• 烧伤或伤口清创
• 关节脱臼的复位
• 骨折复位
• 关节抽吸
• 青春期妇科检查
• 疝气复位
• 经外周静脉穿刺的中心静脉导管（PICC）放置
• 骨髓穿刺
• 中心静脉导管
• 胸腔穿刺术
• 胸管放置
• 心律转复术
• 气管插管

CT. 计算机体层扫描；MRI. 磁共振成像

后将不会再进行这些操作。

镇静药物的选择在其他章中有非常详细的讨论，但有几点值得重复。阿片类物质确实有一些镇静作用，但镇静通常会增强镇痛效果。对于焦虑或有压力的患者，同时服用镇痛药可能会减少所需的麻醉药剂量。此外，局部麻醉药（如神经阻滞）的使用可能会减少所需的镇静和镇痛药的总剂量。

十二、其他注意事项

考虑到安全执行镇静操作所需的大量资源，只有医院或医疗中心的儿科医生能够为他们的患者实施镇静。然而，这并不意味着医院之外的儿科医生不能帮助他们的患者镇静。我们对这些患者和镇静操作的了解可以在我们的镇静计划中发挥不可或缺的作用。

如前所述，镇静操作在静脉切开术或静脉针置入等伴随疼痛的操作中较为罕见。局部麻醉药可以显著减轻穿刺操作带来的疼痛[23]。一般来说，局部麻醉药通过 3 个过程作用到皮肤。麻醉药可通过小口径针头局部注射；通过乳膏或凝胶被动地通过皮肤扩散；通过无针系统注射，以增强局部麻醉药作用于皮肤的效果（如热增强扩散、离子导入、超声电泳、激光辅助通道或加压气体输送）[24]。另一种减轻疼痛的局部治疗方法是使用蒸汽冷却喷雾剂。通过快速冷却皮肤，可能使神经冲动的启动和传导减少，不应性增加[24]。这些不同方法的不同特点是麻醉多样性的体现。而侵入性较小的途径，如鼻腔给药，可以在不需要静脉注射的情况下同时给予镇痛药和抗焦虑药[25, 26]。

有许多研究已经证明了分散注意力能够将痛苦的医疗操作中的疼痛和焦虑降至最低[27]（见第 40 章和第 41 章）。虽然有几种关于分散注意力如何减轻疼痛的假设理论，但已经有许多证据表明，这是一种很好的疼痛管理措施。儿童生活治疗师是协助疼痛管理的另一种极好的方式，无论是在准备过程中还是在操作过程中帮助孩子转移注意力[26]。甚至正确的体位也可以帮助减轻操作中的痛苦[18]。根据操作的不同，坐在父母的大腿上或让孩子握住父母的手可以帮助减少操作相关的焦虑。对于年幼的婴儿，皮肤接触、安抚吸吮和蔗糖水已被证明有助于减轻痛感，在条件允许时可以考虑这些措施。

十三、未来方向

我们对药物的不良反应的理解源于我们对药物遗传学的了解。不同患者对相同剂量相同药物的反应差异可能归因于给定个体如何代谢给定的药物。例如，细胞色素 P_{450} 的单加氧酶活性水平的不同可能导致某些药物的疗效和毒性的不同[28]。例如，*CYP2D6* 基因的变异可能解释了对可待因的不同反应，包括由于其活性代谢物的积累而产生的威胁生命的毒性[28]。在未来，我们对药物遗传学的理解可能会影响镇静的用药，我们可以选择尽可能安全的镇静药物。

总而言之，镇静医生有责任为自己的患者提供保护，特别是关于医疗操作带来的疼痛、恐惧和焦虑。镇静的推广并不意味着所有患者在每一次痛苦的过程中都应该使用镇静药物。在医疗实践中，实施者必须在疼痛和保障患者安全之间取得平衡。镇静的方法、选择何时不镇静，以及为患者和医疗操作量身定做的镇静药物三者在本质上一样重要。

十四、病例研究

病例 1

在办公室里，一位父亲带着他的儿子来进行镇静评估。他是一个健康的 14 岁少年，没有明显的病史，只是不小心把手指撞到了门上。你手里有一张 X 线片，并没有明显异常。然而，他有一个很大的甲下血肿，触摸起来有些痛。在治疗血肿时，您会采取什么方法来控制疼痛？

思考

指甲下血肿的治疗一般通过在指甲上打一个洞来引流血肿（钻孔）。由于指甲没有神经支配，这是一个相对无痛的手术，通常不需要任何镇痛。不过，仍有一些患者可能会相当焦虑，大多数 14 岁的青少年都认为剪指甲不会有什么坏处。在手术过程中，我们可以将身体放在患者和受伤的手指之间，以防止患者看到手术操作。在某些特殊情况下，我们可以使用短效抗焦虑药。

病例 2

你和一位护士在诊所急诊。一位母亲带着她 2 岁的儿子来抽血化验。她来到这里的原因是因为她自己非常害怕针头，所以认为她的儿子也是如此。她希望在抽血时给儿子打镇静药，而当地化验室不会给患者打镇静药来进行静脉抽血。你会对这位患者采取什么方法？

思考

每当患者接受镇静时，都必须权衡风险和收益。一般来说，静脉穿刺没有必要进行镇静。话虽如此，但这并不意味着我们不应该尽可能减少操作相关的不适。对于 2 岁的儿童，根据情况的紧急程度，可以考虑在抽血之前使用表面麻醉药。此外，在这一年龄下，分散注意力的技巧可能也会有所帮助。

病例 3

如果你的办公室位于一个小型医疗中心，该中心共用一个诊疗室，您可以在那里实施镇静。诊疗室备有充足的物品，包括一辆最新的儿科医疗车。你和你的护士已经在那里做了许多操作，总的来说，你对实施镇静很有心得。一位 2 岁患儿在从玻璃桌上摔下来后被带了进来。患者的两个前臂都有多处深度撕裂伤，需要大量修复。不过，患者患有 21- 三体综合征。你会对这位患者采取什么方法？

思考

镇静操作不仅仅是提供药物，还包括管理可能发生的潜在并发症。虽然这位患者可以耐受镇静，但还有其他因素需要考虑。21- 三体综合征的患者通常会有巨舌和低眼压，这会增加患者在出现呼吸抑制或呼吸暂停时管理呼吸道的难度。此外，21- 三体综合征患者还可能患有复杂的先天性心脏病，这可能会影响镇静药的选择。如果不考虑转至上级医院，那至少应该咨询镇静方面的专家。

第 4 章　镇静前评估

Pre-sedation Assessment

Timothy Horeczko　Mohamed Mahmoud　**著**

贾英萍　樊青珠　田　迪　闫向彪　**译**

　　在本章中，我们将介绍镇静前评估和风险分层的要点，讨论禁食指南，并回顾最常见的情况和影响镇静管理和结果的合并症。

　　目前，儿童镇静的实施涉及更复杂的患者，他们的管理需与多学科团队合作。技术进步使各种有创和无创的儿科操作和影像学得以发展，从而使儿童对镇静有着巨大需求和增长。尽管患者复杂性和数量不断增加，镇静医师通常只在预约（或非预约）镇静前几分钟与患儿及其家人见面。镇静必须快速、准确地评估情况，以确保安全和最佳效果。应在镇静前收集和综合病历的重要数据，以便在镇静的紧迫性范围内制订成功的镇静计划。

　　镇静药医师必须努力使患者在镇静前持乐观积极的态度并且还应保证镇静的安全。"一盎司预防胜过一磅治疗"这句话概括了镇静前的心态。镇静医师在镇静前评估中的主要目标是解决这样一个问题：这个孩子是否对镇静做了充分准备？成功的镇静计划对包括随时可获得的医疗文书、全面的病史采集（包括系统回顾和对危险信号的特别关注）、镇静前检查或会诊（如有必要）、有针对性的体格检查，以及全面了解镇静和其对患者潜在生理影响的。

一、镇静前评估筛查

　　所有计划进行择期镇静的儿童应在计划有创或无创操作前接到预评估电话。由于新信息在镇静当天发现而取消镇静，可能会导致患儿父母和机构的护理延误和经济损失。电话筛查可以回顾病史，可确定是否需要进一步调查潜在的医疗问题，确认孩子最近没有生病，并加强禁食指导。相关数据应该清晰地记录下来，并附在标准化的、医院批准的镇静评估表上。一旦筛查完成，建立的分诊系统可以帮助确定该镇静是否适合非麻醉医师镇静，或者是否需要专业的麻醉医师。在许多中心，需要一个协调员，非麻醉科医生可以在场外场所指导有关患者管理问题。该协调员应熟悉个别专家的要求、挑战和需求。在急迫或紧急（紧急或非择期）镇静情况下，同样适用以收集尽可能多的信息，并为您的环境合理地做出关于镇静时间和方法最明智的决定。

二、历史回顾

　　构建成功的镇静计划的需要仔细关注几个要点并有针对性的病史调查。询问过去是否有疾病，如呼吸、心血管、神经、消化和内分泌系统异常。一些父母可能不熟悉医学术语，或者可能认为你知道孩子的病史；镇静医师可以通过描述常见问题和（或）来解决这个问题，追求任何"听起来熟悉"的东西。查阅所有可用的医疗记录，并在可能的情况下联系主管医生。检查以前与呼吸道管理有关的记录，是否有静脉通路，或先前与镇静药 – 麻醉药相关的不良反应。

应回顾产前病史，因为母亲的健康状况或并发症可能会对新生儿产生不利影响。确定孕龄和受孕年龄——早产儿可能有肺部、心血管、神经、胃肠道和血液系统的疾病，可能会导致镇静期间的不良医生。

问出先前镇静 – 麻醉和任何已知的不良反应，如明显的恶心、呕吐、对镇静药或镇痛药的敏感性增加或降低，和（或）在镇静期间或镇静后意外住院期间需要干预的。应仔细记录完整的当前用药史和过敏史。

确认禁食状态很重要：不能完全相信儿童禁食。应该仔细询问孩子和父母最近通过口摄入的任何东西，无论它看起来多么微不足道。

三、体格检查

最初的体格检查使镇静人员能够熟悉患者基础生理状态还需要。进行有针对性的体格检查，包括呼吸道评估、呼吸状态和容量状态。有些孩子会出现父母没有透露的病症，要么是因为他们认为你知道，要么是出于个人原因。在这些情况下，要委婉地询问任何特殊需求。特定的病症可以通过不寻常的特征来识别，其中许多特征会有一系列相关的表现。询问儿童在多大程度上受到该病症的影响，以及目前的功能状况。

全面麻醉前评估的最后一个组成部分是必要时的会诊。目前，ASA Ⅲ和Ⅳ级患者寻求择期程序化镇静是很常见的。有一点必须确定的是患者的健康状态是否得到了改善。如果没有，镇静必须推迟，直到健康状态得到了优化。

四、禁忌

除非出现紧急情况或威胁生命的情况，否则出现这样的情况——尽管有来自会诊者、主管医

生和（或）家属的压力——镇静医师应该放弃手术室外镇静，以获得更合适的时间、环境或设施。应有适当的监测、抢救设备和充足的工作人员。医师在进行之前应该使用合理的临床判断，了解患者的并发症风险和镇静的紧迫性，以及实际问题，如能否投入必要的时间、注意力和人力资源的能力到这项工作中。

五、当需要转全身麻醉时

麻醉医师无法满足所有儿童程序化镇静的要求。儿童镇静与全身麻醉的选择是一个重要问题，因为临时取消和不恰当的儿童程序化镇静会导致家属不满意和浪费镇静人员时间。需要对无法完成儿童程序化镇静的儿童的特征进行前瞻性研究，目前缺乏将儿童转为全身麻醉的指南。最近一项研究通过结合镇静失败的危险因素和儿童转为全身麻醉完成 MRI 研究的原因来探讨这个问题。该研究显示，在儿童程序化镇静指南实施后，转为全身麻醉进行 MRI 研究的患者显著增加；然而，该研究作者未看到他们儿童程序化镇静指南实施对不良反应或镇静失败结果的影响[1]。还需要更多的多中心研究来确定这种镇静工作流程的影响、严重的不良反应发生率，以及何时转为全身麻醉。

下一节将进行广泛的概述，讨论重要特殊人群的具体安全考虑和重点评估。

六、禁食指南和镇静

虽然从理论上讲，胃内容物的存在会增加吸入性肺炎的风险，但胃容积仍然不能作为误吸风险的替代指标，并且没有已知的胃液体积（gastric fuid volume，GFV）可将特定患者置于临床相关风险或消除所有风险[2]。传统的教学告诉我们，胃酸容量＞0.4ml/kg，pH＜2.5 时，误吸风险增加[3]。然而，如果应用这些阈值，许多适当禁食的患者将被归类为有误吸风险。也就是说，胃很少是完全空的，即使在禁食状态也是如此，因为有持续的唾液分泌［1ml/(kg·h)］和胃液分泌［0.6ml/

（kg·h）] [4]。镇静医师可预期胃液体积在大多数禁食患者中是会很少，尽管一些患者遵循了传统的禁食指南，但是仍可能有大量的胃液残留（图4-1）。儿童长期禁食仍然很普遍，而且不完全是良性的：禁食儿童总是容易面临对生理和代谢有影响风险，包括低血糖和（或）低血容量。如果需要，在术前用适当的静脉输液优化患者的容量和代谢状态。由于儿童代谢率高，婴儿在镇静前2h应饮清水。有关清水的禁食指南最近已经改变，目前，一些国家的儿童可以在手术当天麻醉前1h喝水 [5]。一些中心也提倡在手术前4h吃半固体含量的"真正的"清淡早餐，并且有报道称大多数儿童的胃能够在4h内排空 [6]。建议定期重新审视目前的禁食方案和国家禁食指南，减少择期手术的清水禁食时间仍然是改善儿童和家属围术期体验的简单策略。但是，对于不可能灵活地改变程序的顺序者，镇静医师应该谨慎地缩短禁食时间，以免失去调整镇静的灵活性而难以有效地运行程序性镇静计划。

最近，多学科促进程序化镇静国际委员会发布了专门针对程序化镇静的第一次禁食和误吸预防建议 [7]。Green 等提出一项共识声明，可以作

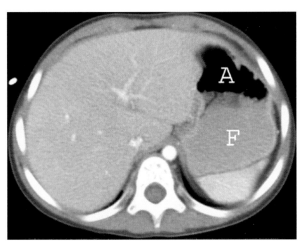

▲ 图 4-1　未口服对比剂的空腹 2 岁患儿仰卧位腹部 **CT**。CT 显示轴向平面。注意扩张胃中的液体（标记为 **"F"**）和空气（标记为 **"A"**）。测量的胃内液体体积为 **41.8ml（3.3ml/kg）**
图片经许可由医学博士 Mohamed Mahmoud 提供

为执行和监督程序化镇静的镇静人员的资源。这份新的共识（图 4-2）为所有年龄段接受程序化镇静的患者的管理提供了指导。我们必须谨慎采纳这些建议，因为它们不能替代临床判断。例如，作者认为在规则中，肠梗阻是误吸的中度危险因素，我们知道并不是所有的肠梗阻都是一样的，一些有肠梗阻的情况可能不接受程序化镇静。

有一种推测认为，在镇静期误吸的相对风险低于全身麻醉，并且在镇静期间保护性气道反射被完全保留。值得注意的是，从轻度镇静或镇痛进展到全身麻醉是一个连续的过程，不易分为不同的阶段 [8]。任何接受中度或深度镇静的人都应该接受类似全身麻醉的人同样的治疗，因为镇静深度可以迅速变化或加深并且随之气道反射受到影响。

虽然误吸是全身麻醉普遍担心的并发症，但幸运的是，在现代小儿麻醉实践中临床相关误吸在儿科非常罕见。据估计，其发生率为1‰～10‰，可能由于研究方法、定义和报告敏感性的差异，数据的范围很广 [9]。在儿童中，肺误吸是一种极其罕见的事件，发生率为0.07%～0.1% [10]。最近的儿科麻醉严重不良事件发生率（"APRICOT"）研究发现，发生率为 9.3‰，即 0.093%。这项研究包括急诊和未禁食患者及择期手术患者 [11]。在接受全身麻醉的患者中，大约 2/3 的误吸发生在气道操作（气管内插管和拔除）过程中 [12]。多中心儿童镇静研究联盟收集了 49 836 名儿童使用丙泊酚镇静的数据：镇静期间 4 名发生误吸（0.04%）[13]。Sanborn 等对使用水合氯醛、咪达唑仑、芬太尼或戊巴比妥的 16 467 名儿童在影像学检查过程中镇静的回顾性研究发现 70 名儿童（0.4%）发生呼吸相关事件；16 467 名中只有 2 名发生误吸（0.012%）[14]。

镇静和麻醉的吸入性肺炎发生率低可能是由于胃的可扩张性非常大，在静息胃内压升高之前可以容纳很大的体积。胃内压力必须超过下食管括约肌的屏障压力才会发生反流。在全身麻醉

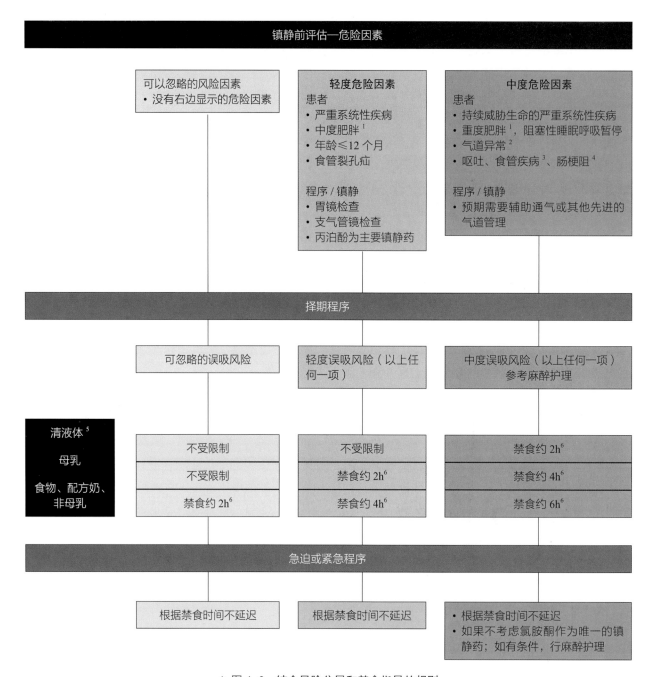

▲ 图 4-2 结合风险分层和禁食指导的规则

1. 建议中度肥胖的定义是成人体重指数 BMI 为 30～39kg/m² 。或者根据年龄 / 性别，儿童的 BMI 从第 85 至第 95 百分位数，而对于重度肥胖，成人 BMI 为 40kg/m² 或更高，儿童为第 95 百分位数或更高。2. 包括小颌、大舌、喉软化；3. 包括胃轻瘫、贲门失弛缓症、闭锁、狭窄、气管食管瘘；4. 包括肠梗阻、假性梗阻、幽门狭窄、肠套叠；5. 清液体通常被认为包括水、无果肉的果汁、清茶、黑咖啡，特别是已制备的含碳水化合物的液体；6. 禁食间隔不是绝对的，但口服摄入量较少或禁食时间合理接近时除外（图片经 Wiley 出版社许可，转自 Green 等[7]）

下，食管括约肌的屏障压力似乎不像人们普遍认为的那样容易消失[15]。

美国麻醉医师学会（ASA）禁食专责小组公布了择期麻醉的共识指南：清水，2h；母乳，4h；配方奶，6h；固体，8h[16]。这些指南适用于接受择期手术的所有年龄段的健康患者，不适用于并存可能使胃排空延迟疾病或状态的患者，如糖尿病、食管裂孔疝、胃食管反流病或肠梗阻。

ASA 承认没有足够的证据来规范术前禁食时间。此外，工作组没有为紧急镇静的禁食时间提供具体指导。

ASA 术前禁食指南不适用于急诊（emergency department，ED）程序化镇静。最近的一项研究检查了 6183 名儿童术前禁食时间与镇静相关不良结局发生率之间的关系，结果显示超过 50% 的儿童不符合 ASA 禁食指南且没有出现误吸病例[17]。当医生为没有禁食的儿童制订急诊的镇静计划时必须权衡，镇静的风险和误吸的可能性必须与紧急镇静的益处。美国急诊医师学会（American College of Emergency Physicians，

ACEP）的镇静临床政策根据最后一次口服摄入量的性质和镇静的紧迫性来评估风险（图 4-3）[18]。在这种情况下，无论禁食状态如何，在急诊室中进行程序化镇静治疗的患者发生误吸是非常罕见的[19]。

关于镇静前口服对比剂的 CT 的检查管理仍有争议。镇静麻醉前 2h 内口服造影剂与择期禁食指南不一致，理论上会增加吸入性肺炎的风险。镇静从业人员被要求违背禁食指南，并允许使用 CT 肠道造影剂，以获得一个准确的诊断。这个问题似乎没有一个完美的解决方案，因为在造影剂使用后等待几小时往往会导致小肠显影不

标准风险患者

前 3h 内经口摄入	程序性紧急情况			
	紧急程序	紧迫程序	半紧急	非紧急
无	所有水平镇静	所有水平镇静	所有水平镇静	所有水平镇静
仅清液体	所有水平镇静	所有水平镇静	直到并包括短暂深度镇静	直到并包括持续中度镇静
清淡食物	所有水平镇静	直到并包括短暂深度镇静	直到并包括分离性镇静，非持续中度镇静	仅最低程度镇静
油腻食物或肉	所有水平镇静	直到并包括持续中度镇静	仅最低程度镇静	仅最低程度镇静

高风险患者

前 3h 内经口摄入	程序性紧急情况			
	紧急程序	紧迫程序	半紧急	非紧急
无	所有水平镇静	所有水平镇静	所有水平镇静	所有水平镇静
仅清液体	所有水平镇静	直到并包括短暂深度镇静	直到并包括持续中度镇静	仅最低程度镇静
清淡食物	所有水平镇静	直到并包括分离性镇静，非持续中度镇静	仅最低程度镇静	仅最低程度镇静
油腻食物或肉	所有水平镇静	直到并包括分离性镇静，非持续中度镇静	仅最低程度镇静	仅最低程度镇静

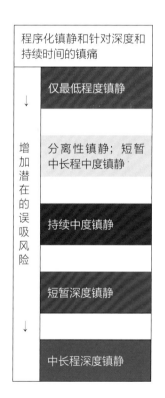

程序化镇静和针对深度和持续时间的镇痛

增加潜在的误吸风险

↓ 仅最低程度镇静

分离性镇静；短暂中长程中度镇静

持续中度镇静

短暂深度镇静

↓ 中长程深度镇静

短暂：<10min
中间：10～20min
持续：>20min

▲ 图 4-3 ED 程序化镇静的靶向深度的谨慎限制

经 Elsevier 许可，转自 Green 等

充分而得到一份质量欠佳的结果[20]。

小肠通过时间快至 15min，平均为 1.4h[21]。在一项研究中，83% 的病例小肠通过时间＜2h[21]。小肠显影不充分会导致无法区分小肠襻和积液或肿块[20]。在一位作者所在的医院内，麻醉镇静前 2h 开始口服造影剂，在麻醉镇静前 1h 停业服用。挑战在于控制研究图像质量的技术因素和与饱腹儿童在择期 CT 中镇静的安全问题。最近的一项回顾性研究概括得出结论，在儿童丙泊酚镇静腹部 CT 检查前 2h 内口服对比剂似乎是相对安全的。然而，与文献中报告的误吸发生率相比，数据样本很小[22]。目前，我们不知道管理这些患者的医疗机构之间有任何明确的共识。一些临床医生可能会选择施行快诱导气管插管全身麻醉，而其他人可能会选择没有明确气道保护的深度镇静。有些人可能会与放射科医生协商，在研究前 2h 口服对比剂，或在放置气管插管后通过口胃管进行[23, 24]。在这种情况下或任何有问题的违反禁食的情况下，另一种方法是用超声评估胃内容物。超声是一种几乎随处可见的无创工具，年轻一代的镇静医师已经习惯了它的使用。它可以在我们的临床实践中当我们预期由于创伤或短期禁食而导致风险增加时常规使用[25]。

七、特殊人群的准备和考虑

（一）哮喘与反应性呼吸道疾病

哮喘的孩子对镇静药人员来说是一个常见的挑战。短暂性哮喘是由活跃的呼吸道病毒感染引起的症状。这些孩子通常在出生后的前几年失去反应。在幼儿和学龄前阶段后，非特应性哮喘者继续经历活跃的病毒性疾病引起的哮喘，但不太可能发展为终身症状。短暂性和非特应性哮喘者往往对刺激有轻微反应。特应性哮喘病对病毒性疾病同样敏感，但也经常遭受过敏、过敏性鼻炎和特应性皮炎的困扰。这些儿童患严重和持续性症状的风险最高，各种感染和（或）环境因素加剧了这些症状[26]。

哮喘的诊断在≤6 岁是很困难的，因为反应性呼吸道疾病有很大的重叠，而且肺功能测试在幼儿中无法开展。在确诊为哮喘的患者中，症状评估遵循循序渐进的方法（表 4-1）。

除了评估症状的严重程度外，还要确认症状的总体控制情况及儿童目前正在接受的治疗水平。这也有助于确定儿童以前发作时表现出的反应[27]。这在计划涉及呼吸道刺激或需要频繁吸痰的镇静时尤为重要。

有反应性呼吸道疾病或诊断为哮喘的儿童有患支气管高反应性的风险（40% 的学龄儿童患

表 4-1　≥5 岁儿童哮喘严重程度评估				
临床特点	轻度间歇性哮喘	轻度持续性哮喘	中度持续性哮喘	重度持续性哮喘
A. 症状	症状≤2 次 / 周	症状＞2 次 / 周，但＜1 次 / 天	日常症状	持续症状
喘息、咳嗽、胸闷	在短暂的病情加重间无症状		每周加重 2 次或以上；可能持续数天	频繁加重
B. 活动限制	无活动限制	活动可能加重	活动加重	体力活动受限
C. 夜间症状	≤2 次 / 月	＞2 次 / 月	＞1 次 / 周	夜间症状频繁
D. 肺功能	PEF 或 FEV$_1$≥预测或个人最大的 80%	PEF 或 FEV$_1$≥预测或个人最大的 80%	PEF 或 FEV$_1$为预测或个人最大的 60%～80%	PEF 或 FEV$_1$≤预测或个人最大的 60%

PEF. 呼气流量峰值；FEV$_1$. 第一秒用力呼吸量（根据美国国家心肺血液研究所：美国国家哮喘教育和预防计划专家小组报告 3《2007 年哮喘的诊断和管理指南》改编）

有哮喘）[28]。在一次发作后，支气管高反应性可能持续数周。因此，对于所有有喘息史的儿童来说，仔细地询问近期病史、用药变化和住院史都很重要。一般来说，在哮喘或反应性呼吸道疾病稳定且可控制良好的儿童中，围术期发生支气管痉挛的风险较低，与显著的发病率无关[29]。

最近一项前瞻性研究发现，患者因素（在术前评估中获得），如活动性呼吸道症状、湿疹、哮喘家族史、鼻炎或暴露于烟草烟雾等，与围术期呼吸不良事件的相对风险增加有关，这些不良反应包括呼吸道阻塞、血氧饱和度下降（＜95%）及严重或持续咳嗽等[30]。对于有活动症状的患者，医生应确定疾病的严重程度，并将其与镇静的紧迫性和重要性进行权衡。活跃喘息的患者应该立即处理他当前的疾病，如果镇静要继续进行，应该制订镇静前、镇静中和镇静后的治疗计划，以预测和管理潜在的并发症，如支气管痉挛。

（二）孤独症、发育迟缓和智力障碍

孤独症谱系障碍（autism spectrum disorder，ASD）以三个主要领域的神经发育障碍为特征[31]。虽然最近 ASD 的诊断率明显上升，但其发病机制尚不完全清楚；目前的共识是孤独症具有遗传基础，可能与环境因素有关。40%～62% 的孤独症儿童表现出某种学习障碍[32]。

患有智力障碍、发育迟缓或 ASD 的儿童需要以在准备镇静时需要全面考虑。照顾者通常在分享孩子过去对手术的反应方面非常有帮助，并可能在镇静药的给药时机、类型和途径方面有明确偏好。医生最好考虑照顾者与孩子在一起的经历，并权衡其与目前镇静的实际情况和需求。

这些孩子可能会表现出挑战性的行为，特别是在焦虑或压力时，如拳打、拉扯（50%）或脚踢（24%）[33]。男孩占具有挑战性行为儿童的大部分（66%）[34]。这些行为可能会因与医疗系统的不愉快互动而加剧。镇静前评估期间，在没有压力的情况下观察孩子可能有助于发现照顾者与患者之间的动态，并告知临床医生如何最好地让他保持冷静和合作。非药物方法，如分心、讲故事、看视频或玩游戏，在这种情况下和在诱导/镇静前阶段特别有用。

智力、发育和学习障碍不是一种特定的疾病，而是神经系统疾病的表现。值得注意的是，合并症很常见，如癫痫（44%）、精神障碍（50%）和胃食管反流（49%）[32]。术前评估内容应包括就医情况、症状的频率和控制及当前用药。

大多数相关文献描述青少年 ASD 患者的围术期经验有限，且主要集中在苏醒期，但镇静–麻醉对这些患者的长期影响尚未得到很好的研究。最近一项前瞻性研究考察了接受门诊手术的 ASD 儿童（32 名患者）和典型发育期青少年（28 名患者）之间的差异，结果显示，ASD 儿童更有可能接受预给药治疗，诱导依从性较差，但两组在手术后负面行为改变方面没有差异[35]。一项小型观察性研究发现，作为一个群体，患有发育迟缓的儿童（考虑到合并严重神经系统疾病的普遍性）在 MRI 镇静时，软腭水平的呼吸道直径可能较小。作者的发现被认为是多因素的：解剖（不同的气道形状）、生理（异常的气道张力）和药理学（对镇静药的敏感性增加）[36]。在这种情况下，应仔细考虑这些患者的并发疾病，如病毒性呼吸道症状。

如果儿童需要预治疗，可以从无创途径开始，如预先镇静的口服途径，必要时便于静脉注射的经鼻给药，以及必要时的肌内注射。如果孩子们认为氧化亚氮是一种新奇的东西或游戏，而不是一种约束，那么氧化亚氮可能是一个很好的选择。密切关注术前焦虑或行为挑战的风险因素是重要的，因为这些与术后谵妄和适应不良行为有关，这使就诊成功的可行性变得复杂[37]。

为 ASD 儿童提供最佳管理需要良好的沟通、清晰的解释和工作人员的友好态度。医院工作流程需要改变，以适应这些患者的需求。使用辅助设备（如平板电脑和社会故事）是极其重要的，并对这些患者及其家属的围术期体验产生巨大影响[38]。预测行为障碍并制订治疗升级的现成计划

是至关重要的。在手术前与照顾者讨论可能有助于减少他们的焦虑，允许有一个有能力的、在场的和冷静的助手一起努力。根据镇静的紧迫性和性质，在必要确定人身限制的时间和资格。与照顾者和工作人员在镇静前进行一次简短的"团队会议"以审查镇静计划，可能会促进镇静的顺利进行，并有助于避免对患者、父母、医师等造成伤害。

（三）支气管肺发育异常

支气管肺发育异常（bronchopulmonary dysplasia，BPD）是婴幼儿慢性肺部疾病最常见的病因。在呼吸窘迫综合征急性期存活下来的早产儿受其影响，其特点是在出生 4 周内需要补充氧气。BPD 被认为是在长时间的机械通气和高浓度吸入氧气暴露后发生的。其他提出的病理生理机制包括初始容量超负荷、肺血流量增加和全身性炎症。这些患者通常会出现肺顺应性降低、气道高反应性、肺过度膨胀、呼吸急促、喘息、咳嗽、频繁发热、血氧饱和度降低、高碳酸血症、气道功能发育异常，以及心动过缓和充血性心力衰竭风险增加[39]。

BPD 在镇静 - 麻醉中的作用包括气管软化、气管肉芽肿、声门下狭窄、气道反应性增加和支气管痉挛，以及利尿剂引起的电解质紊乱。充分的术前准备应侧重于优化氧合，降低气道高反应性，纠正电解质异常。这些儿童需要特别注意液体平衡，并在镇静过程中仔细滴定液体。喉罩对上呼吸道和下呼吸道的刺激性较小；与气管内插管相比，它在减少术后咳嗽、喘息和声音嘶哑的发生率方面可能有一些优势。

（四）大麻的使用

即使在儿童人群中，大麻消费的流行率在过去 20 年里也大幅增加。患有慢性病的儿童，如癫痫、功能性腹痛或癌症，目前在许多州在父母许可和医生认证的情况下允许使用医用大麻[40]。

关于非法药物使用的问题应该是镇静前评估的常规部分。临床医生应该从父母那里获得关于剂量、给药方式和产品信息，并对围术期的给药做出个体化决定。镇静前评估的另一具有挑战性的方面是确定青少年暴露于大麻类药物的水平。因此，镇静者应该首先确定患者是初次使用者还是长期使用者，然后询问自上次使用以来所经过的时间。如果是娱乐性的，还应该询问可能接触到大麻与合成大麻素的混合物。

大麻植物由 500 多种化合物组成，其中 100 多种是活性大麻素。大麻可能影响围术期结局的全身反应。深入了解麻醉 / 镇静药的药理相互作用及在慢性大麻 / 大麻素使用者的围术期管理过程中可能产生的病理生理反应是至关重要的。

根据使用时间和剂量的不同，大麻使用对心血管的影响轻重不一。低剂量的大麻素能增加交感神经兴奋性，并导致心率、心输出量和血压的增加[41]。然而，随着剂量的增加，情况正好相反。在较高剂量时，副交感神经张力增强，导致剂量依赖性心动过缓和低血压。此外，与大麻接触相关的血管并发症可能包括恶性心律失常、冠状动脉痉挛、猝死、脑灌注不足和脑卒中等。手术后低体温、寒战和血小板聚集也可能增加。慢性娱乐性使用者的戒断症状包括焦虑、易怒、出汗和失眠。

医用大麻的使用对镇静药人员构成了挑战。吸入大麻具有类似于烟草刺激呼吸道特性，据报道，吸食大麻的人通常会出现支气管高反应性和上气道阻塞[42]。报道了 1 例手术前 4h 吸入大麻导致的悬雍垂水肿和呼吸道梗阻[43]。在择期手术中，吸入（蒸发或吸食）大麻应在手术前至少 72h[44]。

在这些患者中，建议谨慎滴定镇静药物和阿片类物质，以避免过度镇静。如果需要缓解围术期焦虑，则应密切监测患者的镇静程度，因为可能需要添加镇静药[45]。

（五）脑瘫

脑瘫是一种非进行性、永久性的运动功能和姿势障碍，是儿童中最常见的身体残疾，每 1000 名新生儿中就有 2.5 名[46]。大多数病例的病因不明。已知的相关性是多因素的：早产（78%）、宫内生长受限（34%）、宫内感染（28%）、产前出血（27%）和母亲饮酒（风险增加 3 倍）[47, 48]。1/4 患有癫痫，1/5 患有睡眠障碍[49]。

疾病范围从智力正常的轻度局部无力到全身痉挛和严重的智力障碍。脑瘫可以根据主要的运动成分分类：痉挛、共济失调或运动障碍[50]。疗法强调通过药物、注射或手术来控制痉挛。在镇静前评估中，药物的类型、剂量和给药途径很重要，尤其在长时间禁食的情况下。临床医生应确定鞘内泵的存在（及最近的设置变化）。虽然很少有问题，但最近注射 A 型肉毒毒素（用于局部控制痉挛）的儿童中如果无意过量注射，可能会出现相对呼吸肌无力，这种情况在镇静过程中可能会加剧[51]。

术前评估包括了解癫痫发作史（局灶性 / 全身性）、视觉 / 听觉障碍慢性肺部疾病和误吸等呼吸系统异常、需要使用支气管扩张药的吞咽障碍和抗生素优化。应评估常见的合并症，如脊柱侧弯、胃食管反流、褥疮和皮肤感染以控制疾病。这将有助于规划成功的镇静（以优化通气和舒适性）、静脉通道，以及在镇静过程中需要先进措施时随时开放气道。患有脑瘫的儿童由于难以吞咽分泌物，经常会有大量的口水流出；应计划频繁吸痰。阿托品或格隆溴铵可能被认为具有抗唾液分泌的作用，但它们也可能使肺部分泌物黏稠，并可能增加脑瘫患者肺部感染的风险[50]。有严重咳嗽、分泌物和胸部感染的患者需要接受胸部物理治疗。

镇静前评估能够预测和避免脑瘫儿童管理中的陷阱。喂养不当会导致营养不良、贫血、脱水和电解质失衡。长期液体摄入量低和相对营养不良使儿童面临肾前性衰竭和发展成压疮的风险。在镇静过程中特别注意补液（特别是在长时间禁食期间）和患者的正确体位将有助于降低这些风险。其他常见的挑战是四肢有石膏的存在，这可能会掩盖失血（来自创伤或手术本身），或者由于体位不当而发展为骨筋膜室综合征。

智力障碍儿童的镇痛是一个重要的问题。临床医生对这些孩子镇痛药需求的锂解是正在发生的

变化。有证据表明，他们实际上可能比非残疾儿童对疼痛更敏感[52]。患有脑瘫的儿童容易便秘。阿片类物质也可能使这个问题变得更加复杂。不幸的是，由于沟通障碍或行为误解，这些易受伤害的儿童往往得不到足够的治疗[53]。长期服用阿片类物质的儿童的剂量需求可能比未服用阿片类物质的儿童高 30%～100%[54]。控制症状应在就诊早期开始，以促进镇静和镇静后程序的顺利进行。

（六）先天性心脏病

每 1000 名活产儿中约有 8 名患有先天性心脏病（congenital heart disease，CHD）[55]。最常见的非发绀型病变是室间隔缺损；最常见的发绀型病变是法洛四联症。尽管病变可能被归类为非发绀型，发绀型和（或）是否非依赖导管性，但临床医生可能会根据儿童是否已完全修复或其病变是否涉及姑息治疗来进行风险分层。也就是说，已修复的室间隔缺损和基线氧合正常的儿童可能不会出现与镇静相关的长期后遗症，而患有单心室病变、姑息性分流术（如 Fontan 手术后左心发育不全综合征状态）或低基线血氧饱和度的儿童需要更明智的治疗方法。

无论是否接受姑息性手术的发绀病儿童对容量状态的变化非常敏感，因为许多儿童都依赖于前负荷。此外，某些病变更容易发生心律失常[56]。它们的基线氧饱和度较低，在紧张时期几乎没有氧储备。由于这个原因，一般说来，发绀型心脏病的儿童不适合在非急诊门诊接受轻度抗焦虑以外的镇静治疗[56-58]。

虽然在镇静前评估中，每个病变都有独特的需要考虑的方面，但当前的功能状态最能说明是否适合在手术室外进行镇静。患有先天性心脏病（包括发绀型和非发绀型病变）的儿童通常会发展成不同程度的充血性心力衰竭。纽约心脏协会（New York Heart Association，NYHA）的分类最初是为成人设计的，但也经常应用于儿童（表4-2）[57]。Ross 分级是专门为儿童设计的，并反映了 NYHA 分级[59]。最近提出了对 Ross 分级的

具体年龄的详细修改 [60]。

A 期 和 B 期 对 应 NYHA Ⅰ 期，C 期 对 应 NYHA Ⅱ 和 Ⅲ 期。D 期患者通常正压通气和（或）呼吸机支持。除上述外，评估还应包括儿童的一般健康状况及行为、口服摄入量或尿量的变化。最近的咳嗽或进食时间延长可能是高血容量和充血性心力衰竭控制不良的警报。检查时，婴儿可能有轻度到中度的呼吸窘迫和（或）有肝脏充盈的证据，这是右心衰竭的表现（慢性心力衰竭的成人周围水肿在儿童中很少见）。

对于这些儿童，要注意他们近期的疾病，特别是上呼吸道感染，因为患有先天性心脏病的儿童无法承受气道反应性和肺血管阻力的变化。需要对以前的手术和并发症、目前的药物和药物过敏史进行彻底的审查。保留抗凝药可能需要在镇静过程中咨询儿童的心脏病医生后。应该确定是否存在植入式心脏除颤器或起搏器，并记录最近的变化或并发症 [63]。

细菌性心内膜炎的预防建议仅针对有高危病史特征的口腔手术儿童（表 4-3 和表 4-4）。在符合条件的儿童中，对呼吸道、感染皮肤或肌肉骨骼组织的手术进行预防是合理的。胃肠道或泌尿生殖道手术不再推荐预防性治疗。

（七）囊性纤维化

囊性纤维化（cystic fbrosis，CF）是白种人最常见的致死性遗传病，在其他种族人群中发病率较低 [65]。其病理生理学基础是囊性纤维化跨膜传导调节蛋白的突变，该蛋白是一种存在于所有外分泌组织中的氯离子通道。因此，CF 是一种多器官系统疾病，涉及肺功能受损、胰腺功能不全和糖尿病、肝胆疾病和肝硬化、骨病和泌尿生殖系统疾病等。肺部并发症占 CF 患者发病率和死亡率的 90% 以上 [66]。

CF 涉及的不仅涉及相关的器官系统，而且还表现出单个患者疾病负担的严重程度 [67]。为此，镇静前评估应包括有针对性地询问儿童的患病频率、咳嗽强度、痰量、呼吸道反应性，以及手术和疾病恢复史。全方位了解目前的治疗方法和最近加强治疗的可能会揭示孩子目前的疾病史。

患有 CF 的儿童气道反应性更高，可能对 β 受体激动药有反应。然而，值得注意的是，年龄较大的儿童使用支气管扩张药可能会导致呼气气流恶化。这是由于下呼吸道软骨支撑逐渐受损所致。事实上，支气管肌肉肥大可能有助于支撑气道打开 [68]。在这些患者中，支气管扩张药可能会导致下呼吸道"松弛"和气体交换障碍。仔细了解 β 受体激动药的相关反应对于预测和避免术中并发症很重要。

除了急性加重和恶化的肺部感染外，患有 CF 的儿童还面临肺大疱（高达 3.4%）的风险，这可能会导致自发性气胸 [66]。对患有 CF 的儿童

分 级	NYHA 分级	Ross 分级
Ⅰ	无症状	无限制或症状
Ⅱ	轻微劳累症状	婴儿进食时轻度呼吸急促或出汗；年长儿童劳累时呼吸困难
Ⅲ	中度劳累症状	进食或劳累时明显的呼吸急促或出汗
Ⅳ	休息时也有症状	静息时伴有呼吸急促、回缩、咕噜声或出汗症状

表 4-2　心力衰竭的分级 [61, 62]

NYHA 和 Ross 分级都评估当前的症状；在疾病的早期阶段，两者都不能很好地区分。由于明显的心力衰竭症状是儿童的晚期症状（由于代偿机制），而镇静医师对检测中国细微的危险因素感兴趣，因此提出了一个更新的心力衰竭分期方案（表 4-3）

NYHA. 纽约心脏协会

表4-3	婴幼儿心力衰竭分期[59]
分 期	定 义
A	发生心力衰竭的风险增加，但心脏功能和大小正常
B	心脏形态或功能异常，既往无心力衰竭症状或症状史
C	过去或现在潜在的结构性或功能性心脏病和心力衰竭症状
D	终末期心力衰竭

表4-4 与心内膜炎不良结局风险最高的心脏状况通过口腔手术预防是合理的[64]

- 用于心脏瓣膜修复术的人工心脏瓣膜或人造材料
- 既往感染性心内膜炎
- 未修复的发绀型先天性心脏病，包括姑息性分流和导管
- 在手术后的前6个月内，使用人工材料或装置完全修复先天性心脏病，无论是通过手术还是通过导管介入
- 修复后在假体贴片或假体装置（抑制内皮化）部位或邻近部位有残余缺陷的先天性心脏病
- 心脏瓣膜病的心脏移植受者

的镇静计划应包括为处理该并发症所做的准备，如氧疗、闭式引流减压及紧急确定的胸管胸腔穿刺术[68]。对于病情严重的患者，应避免使用氧化亚氮。慢性肺部疾病可能出现慢性缺氧和高碳酸血症，导致肺血管阻力增加和肺动脉高压。有肺心病表现的心电图是一个不祥的征兆。

如果有糖尿病，应该进行控制。应注意肝病，因为在疾病早期，肝脏对药物的清除可能会增强，但随着肝硬化的发作而受损，在这种情况下肝功能检测是不可靠的[69]。老年CF患者可能会结肠和回肠远端出现肠梗阻综合征，类似于内科和外科原因引起的恶心、呕吐、腹痛和腹胀[70]。容量不足、慢性麻醉药和面临更高的风险用药使患者更高的风险[66]。

如果可能的话，回顾以前的镇静过程中给的

药物可能有助于计划镇静。与非CF患者相比，有CF患者可能需要更多的阿片类物质和苯二氮䓬类药物[71]。计划在镇静过程中平衡滴定效果和可能损害整体氧合和通气。镇静后应尽快进行呼吸理疗。

（八）糖尿病

1型（胰岛素依赖型）糖尿病占儿童糖尿病病例的90%以上[72]。随着儿童肥胖率的增加肥胖儿童的2型（非胰岛素依赖型）糖尿病发生率也在上升[72]。儿童糖尿病其他不太常见的原因包括青春期糖尿病、胰岛素抵抗综合征（特发性）、遗传综合征（染色体异常、先天性胰腺疾病）和继发性糖尿病（如皮质类固醇药物）[73]。

临床医生应该全面了解患者的整体糖尿病控制情况，以及近期治疗方案的任何变化。应详细了解儿童服用的药物（如胰岛素、口服降血糖磺脲类药物、口服双胍类药物）和最后一次服药的时间。患者可能最近服用了药物，但在就诊期间意外禁食。体格检查应密切关注容量状况，因为这些儿童有低血容量的风险。如果发现胰岛素泵，可在手术前拔除注射管，以确保不会对禁食儿童持续注射胰岛素。指尖血糖将有助于初步评估。

无论患者糖尿病的类型或当前控制情况如何，镇静期间的总体目标是避免低血糖和过度高血糖[73, 74]。在适当的情况下，可以给予静脉输液，如果操作时间延长，应注意补充葡萄糖并频繁指尖血糖监测。病例报告证明接受镇静的糖尿病患者监测血糖的重要性：低血糖昏迷可能被误认为深度或长时间镇静[75]。

胰岛素泵疗法越来越多地用于1型糖尿病儿童。这些儿童中的许多在一生中的某个时候需要程序化镇静。镇静医师应该有管理这些患者的经验。对于卫生保健专业人员来说，在咨询内分泌学和泵护理专家的情况下，了解泵疗法并有能力管理这类患者变得越来越重要[76]。

（九）内分泌疾病

了解内分泌腺的正常解剖学和生理学知识对于了解其与程序化镇静相关的潜在病理生理效应

是必不可少的。在本节中，我们将概述患有肾上腺功能不全、甲状腺功能减退、甲状腺功能亢进或尿崩症的儿童镇静的注意事项。

肾上腺皮质合成并分泌生命所必需的类固醇激素（糖皮质激素、盐皮质激素和性类固醇）。糖皮质激素（尤其是皮质醇）在机体应激反应中起着关键作用，并在维持血管张力方面发挥重要作用。肾上腺功能不全的原因可分为原发性（肾上腺功能障碍）、继发性（垂体功能障碍）或三发性（下丘脑功能障碍）。肾上腺功能不全的最常见原因是通过口服、静脉、吸入、鼻腔或局部途径长期给予外源性糖皮质激素。即使是短疗程（5 天）的泼尼松也会在停药后 5 天内轻度抑制下丘脑 – 垂体 – 肾上腺轴（在健康患者中通常没有临床后遗症）。长期使用糖皮质激素会导致肾上腺皮质萎缩，这是由于对促肾上腺皮质激素（adrenocorticotropic hormone，ACTH）产生的长期抑制，可能需要长达 1 年的时间恢复[77]。

为肾上腺功能不全患者提供围术期糖皮质激素替代治疗的做法已经成熟。这些患者在应激时会产生水平不足的皮质醇，造成急性肾上腺危象、低血压和心血管衰竭的风险。

围术期应激剂量取决于手术的持续时间和创伤性。大多数择期小操作和非侵入性诊断研究不需要补充额外的糖皮质激素。持续使用当前剂量的皮质类固醇足以维持长期服用外源性糖皮质激素患者的心血管功能[78]。值得注意的是，无论每天服用多少，原发性垂体功能减退都需要围术期补充类固醇的疾病。建议围术期、重症监护或急诊科适应证使用，肠外皮质醇（如琥钠氢可松）每 6 小时注射 0.5mg/kg 持续 72h[79]。

甲状腺激素是人体各器官系统正常生理所必需的，在调节心肌功能、肺通气、能量平衡、血管张力、水电解质平衡及中枢神经系统的正常功能等方面起重要作用。甲状腺功能减退症最重要的不良反应包括心脏收缩功能受损，心输出量减少，外周血管阻力增加，血容量和外周耗氧量减少。

应从患者或家属处获得关于既往甲状腺疾病、甲状腺手术、放射治疗（放射性碘或颈部照射）、任何甲状腺药物治疗或甲状腺疾病家族史的详细病史。体格检查也同样重要。皮肤干燥、深部肌腱反射松弛期减慢、心动过缓和体温过低都是甲状腺功能减退的临床表现。已知患有甲状腺功能减退症的儿童对镇静 – 麻醉药的敏感性增加；这些儿童在进行择期镇静前应检测记录的甲状腺功能。

甲状腺功能亢进症在儿童中比甲状腺功能减退症更少见，最常见的原因是 Graves 病。甲状腺功能亢进症的典型特征包括多动、体重减轻、震颤、热不耐受、呼吸困难、失眠、腹泻和焦躁等。甲状腺功能亢进症对心血管的影响包括心悸、心动过速、心房颤动和充血性心力衰竭。甲状腺危象可能是致命的。幸运的是，由于抗甲状腺药物的广泛使用，这种情况很少见。为避免这种灾难性并发症，这些儿童应在镇静前保护甲状腺功能正常。甲状腺危象对包括肠外 β 受体拮抗药和丙基硫氧嘧啶在内的对症治疗有反应。

甲状腺功能亢进症患者丙泊酚清除率和分布容积增加。当使用全凭静脉麻醉时，应增加丙泊酚输注速率以达到麻醉血药浓度[80]。

对有尿崩症病史的患者进行最佳的镇静 – 麻醉管理需要了解该疾病的复杂病理生理学。精氨酸加压素在下丘脑中产生，通常储存在垂体后叶释放。释放后，精氨酸加压素作用于肾集合管中的 V_2 受体，以保证有效的尿液浓度以实现有效的尿液浓缩。

尿崩症是一种以多尿、低比重尿（< 1.005）、高血浆渗透压（> 200mOsm/L）和高钠血症（> 150mEq/L）为临床表现的综合征。肾源性尿崩症是由于肾脏对精氨酸升压素缺乏反应导致肾脏无法调控血浆渗透压。一些药物如四环素、锂、两性霉素 B 和氟尿嘧啶[5] 及电解质异常（如低钾血症和高钙血症[6]）会引起或加重肾源性尿崩症。中枢性尿崩症是由于垂体后叶受到破坏导致精氨酸升压素生成或释放不足。如果不进行治疗，会出现血容量及心搏量的下降进而引起心率增快。这些患者会表现为直立性低血压、脉搏减弱、呼吸急促和意识水平下降。如果血钠显著升高则可能引起癫痫发作。

接受程序化镇静的患儿需在早晨给予常规剂量的去氨加压素。因为需要在一定程度上限制液体，镇静医生需要注意患者的液体管理。静脉给予 $1L/(m^2 \cdot 24h)$ 的液体（5% 葡萄糖生理盐水）可大致补充尿量和无感的丢失。一旦患儿清醒应给予口服补液。

（十）线粒体疾病

线粒体疾病（mitochondrial disease，MD）是一组由 ATP 生成过程中的氧化磷酸化或电子传递链缺陷而引起的疾病[81]。原发性线粒体疾病是由细胞核或线粒体 DNA 缺失引起。继发性疾病是由各种药物和自由基引起的线粒体功能障碍。

与线粒体疾病相关的十种最常见的综合征是卡恩斯 - 赛尔综合征、亚急性坏死性脑脊髓病（Leigh 综合征）、线粒体 DNA 缺失综合征、线粒体肌病脑病伴乳酸酸中毒及脑卒中样发作综合征（MELAS）、肌阵挛性癫痫伴破碎红纤维（MERRF）、神经肠脑肌病（NGIE）、周围神经病，共济失调和视网膜色素变性（NARP）和外眼肌麻痹。尽管一些患者可以通过辅酶 Q 等特定治疗得到改善，但线粒体疾病没有根治方法，生酮饮食可能对癫痫患者有一定的效果。

许多医师可能对线粒体疾病患儿的镇静 - 麻醉感到困惑。目前针对这些患者的镇静 - 麻醉管理，并没有明确的基于循证的指南。更为复杂的是与所使用的麻醉镇静药物无关的疾病本身的进展。众所周知，对于患有线粒体缺陷的患儿，镇静及麻醉可能会增加心肺、神经和代谢并发症的风险。任何器官都可能受到线粒体疾病的影响：细致并个体化的镇静前评估至关重要。进行镇静的人员需要查看患儿的全血细胞计数、基础代谢水平、肝功能、甲状腺功能、睡眠情况、心电图和（或）超声心动图以评估患者的情况和相关综合征。

线粒体镇静疾病的患者经常出现低血糖和乳酸酸中毒，而会进一步加重上述病情。低血糖很常见：在镇静时病变的线粒体无法通过脂肪酸氧化来满足人体的能量需求，这就会快速消耗储存的碳水化合物。门诊镇静需要安排在早晨第一台以减少禁食时间，长时间的镇静需要监测乳酸和血糖。建议对所有接受镇静 - 麻醉的线粒体疾病患者常规静脉应用不含乳酸的液体（如 5% 葡萄糖生理盐水）。这对婴儿尤其重要，因为心肌主要依赖葡萄糖供应能量，低血糖会导致心肌抑制。对于通过生酮饮食控制癫痫的线粒体疾病患者需要谨慎对待[82]。生酮饮食为含有高脂肪和低蛋白碳水化合物，被用于治疗多种抗癫痫药物无效的患者。因为葡萄糖的输注与血浆酮体的下降相关，这些进行生酮饮食的患者禁忌应用葡萄糖[83]。在对这些患者使用葡萄糖时，应进行监测以避免高血糖和乳酸酸中毒的发生。

据报道，患有线粒体疾病的儿童心肌病的发病率为 20%[84, 85]。线粒体疾病的严重程度与心功能受损的程度相关。心功能受损可发生在巴斯综合征、卡恩斯 - 塞尔综合征、眼球肌病和 MELAS 中。术前基础水平的心电图被强烈推荐且非常有价值，心电图的危险信号包括任何形式的传导阻滞或 QT 间期延长。对于择期行镇静 - 麻醉的患者如果心电图异常，建议在镇静麻醉之前先咨询。对于患有心肌病者，建议在近一年完善超声心动图检查结果。

对于线粒体疾病的患者，任何镇静 - 麻醉药都没有绝对禁忌。许多麻醉药物在体外对线粒体会产生不利影响，但在体内不良反应的报道很少。而且在这些病例中应用的麻醉药物已经被安全的应用于许多其他病例。阿片类物质、氯胺酮、咪达唑仑和右美托咪定似乎不抑制线粒体功能。目前线粒体疾病的患者无须避免使用挥发性药物；儿童吸入式麻醉药并没有引起不良反应。需要注意的是线粒体疾病患者的上气道及应对缺氧和高碳酸血症的通气反应可能已经受损。镇静药需要滴定式给药以避免呼吸抑制。

线粒体疾病患者可能更容易受亲脂性药物（如丙泊酚）的影响。丙泊酚通过干扰电子传递链以解偶联线粒体的氧化磷酸化进而抑制 ATP 的生成[86]。短暂应用丙泊酚会导致丙泊酚输注综合征（进展为心脏停搏的难治性急性心动过缓）。这些患者可能患有亚临床症状的线粒体疾病，这是通过在输注丙泊酚发现的。单次剂量的丙泊酚已被安全用于许多患者，但这种用法的实际风险，以及安全总剂量及持续时间尚未明确。由于有许多可替代的镇静 - 麻醉药，因此在这些患者中应避免使用丙泊酚。

与其他患有肌病的儿童一样，线粒体疾病的儿童有横纹肌溶解的风险。此外，由于存在神经肌肉接头异常及随后的高钾血症风险，禁忌使用去极化肌肉松弛药如琥珀胆碱。还应注意的是线粒体疾病患者对非去极化肌肉松弛药表现出不同的敏感性。许多报道指出非去极化肌肉松弛药在线粒体疾病患者中的作用时间延长。建议通过肌肉松弛监测滴定式给药并考虑给予拮抗药。

总之，这些患者在镇静 - 麻醉时最重要的关注点是维持正常的血糖和体温，任何时期均应避免缺氧，维持容量平衡，避免导致或加重乳酸酸中毒的代谢应激。

（十一）黏多糖贮积症

黏多糖贮积病（mucopolysaccharidoses，MPS）是一组因糖胺聚糖降解缺陷引起的遗传性溶酶体病。根据参与糖胺聚糖降解的蛋白质的缺陷种类，分为几种不同的临床类型：MPS Ⅰ H/S（Hurler/Scheie 综合征）；MPS Ⅰ H（Hurler 综合征）；MPS Ⅰ S（Scheie 综合征）；MPS Ⅱ（Hunter 综合征）；MPS ⅢA、MPS ⅢB、MPS ⅢC 和 MPS ⅢD（Sanfilippo 综合征）；MPS ⅣA 和 MPS ⅣB（Morquio 综合征）；MPS Ⅵ（Maroteaux-Lamy 综合征）；MPS Ⅶ（Sly 综合征）和 MPS Ⅸ（透明质酸酶缺乏）。

越来越多的 MPS 患者接受镇静治疗，这些镇静不仅与疾病相关（为了治疗的输液港植入术或肌肉活检），还有常见的择期手术和诊断操作。这些患者是麻醉相关并发症的高危人群，特别是

在偏远地区[87]。在这些患者中围术期致命性的心脏并发症已经被报道[88]。过多的糖原累积在许多组织的溶酶体内，包括心肌细胞和心脏传导系统，导致进行性心肌病、瓣膜异常和传导异常。麻醉 / 镇静下的择期镇静应推迟至孩子已经接受足够的酶替代治疗、并且心脏肥大可降低到可接受的水平，从而降低心律失常的风险。

糖胺聚糖使口咽和气道的结缔组织肿胀进而导致阻塞性睡眠呼吸暂停（obstructive sleep apnea，OSA），最终可引起通气和插管困难。糖胺聚糖积聚于寰枢关节可能导致关节不稳定，从而插管时颈椎不能伸展，这使气道的管理更加困难。造血干细胞移植和酶替代疗法是特定类型 MPS 的首选治疗方法。干细胞移植已被证实可降低插管困难的发生率，但酶替代治疗对此无效。据报道，安全气道的建立和维持是麻醉期间最常见的问题。年龄越大，插管困难的发生率越高，这可能与 MPS 患者的解剖结构逐渐改变有关[87]。在对这些患者进行麻醉 / 镇静时，计划是否详细、经验是否充足及气道问题是要着重考虑的因素。

（十二）多重过敏

药物过敏经常被临床医生和患者误用来描述药物的任何反应（被证实或认为）。更合适的一般术语是药物不良反应，它包括三个重要的相关子类，即药物过敏（免疫机制引起）、药物不耐受[非免疫和（或）不明原因引起]和假性过敏（类似过敏由多种未知或特定因素引起）[89]。

在镇静前评估时可能无法鉴别上述情况[90]。过敏症专家建议将上述事件称为可预见反应（药物过量、不良反应和药物相互作用）与不可预见反应（过敏、不耐受和假性过敏）。可预见反应大约占药物不良反应的 80% 且通常是轻度的。不可预见的反应占剩余的 20%，其中过敏或假性过敏反应占药物不良反应的 5%～10%[89]。

证实药物过敏并不是镇静前评估的目标，在其他情况下进行药物激发试验仍是确诊标准。然而，需要注意的是在儿童中药物过敏被过度诊

断[91]。对于既往出现某些反应的药物，尽管临床医生应谨慎对待并避免应用，但当几乎没有可替代药物时应重点于确定镇静期间不可预见反应的风险和潜在的严重程度。Ⅰ型过敏反应是由药物特异性抗体引起的迅速发生的反应，它需要事先接触药物并致敏。临床表现包括荨麻疹、血管性水肿、支气管痉挛和（或）严重过敏反应。Ⅱ型反应（抗组织细胞毒型，如溶血性贫血或血小板减少症）和Ⅲ型反应（免疫复合物型，如血清病）很容易通过严重的病史或住院史来识别。Ⅳ型反应（最常见）是迟发型超敏反应，持续数小时至数天，常表现为斑丘疹（但也可能表现为湿疹、脓疱或大疱性病变）[89]。

记录时间、反应过程和可能的药物有助于临床医生了解在镇静时应用这些药物的安全性。电子病历可能是一个很好的信息来源，因为许多病历记录了服药时间和反应性质[92]。

多种药过敏综合征（multiple drug allergy syndrome，MDAS）是患者对相关和非相关药物产生过敏或假性过敏的情况[93]。大多数病例出现荨麻疹和（或）血管性水肿，但Stevens-Johnson综合征和严重过敏反应也有报道。有趣的是，即使既往有明显的临床症状，皮肤试验仍可能为阴性。这些患者年龄通常较大，大多已成年且有多种合并症和长期病史（有很多机会对多种不同类型的药物过敏）。因为没有诊断标准且缺乏前瞻性研究，对于MDAS的病理生理学的了解仍然有限[90]。

多种药物不耐受综合征（multiple drug intolerance syndrome，MDIS）可能是独立于MDAS的一个概念。MDIS被定义为对3种或3种以上药物超敏且与化学、药理和免疫无关，患者在3种不同场合应用上述药物且皮肤过敏试验呈阴性[94, 95]。这些患者同样通常年龄较大、有焦虑、抑郁和（或）躯体化症状，他们通常确信自己对所有药物均过敏。这些患者经常需要过敏科（变态反应科）和精神科门诊咨询[96]。

总之，镇静前评估应注意与特定药物相关的过敏、假性过敏的表现及其严重程度。当可疑且可行时，临床医生完全可以避免该药物的应用。当有争议或没有可接受的替代方案时，需要对风险、获益及其他可能的替代方案进行讨论。

（十三）肌营养不良

肌营养不良（muscular dystrophy，MD）是一组以肌萎缩和无力为特征的进行性肌病。最常见的是Duchenne肌营养不良和Becker肌营养不良，其他类型可出现在一生的不同阶段，涉及不同肌群且严重程度不一：面肩胛肱型、肢带型、远端型、眼咽型和埃默里 – 德赖弗斯型[97]。最常见的Duchenne型肌营养不良和Becker肌营养不良存在肺部的反复感染，进而导致进行性呼吸衰竭。

该疾病以严重的近端肌无力、进行性退化和肌肉的脂肪浸润为特征。症状通常出现在2—6岁，1岁3个月以后的行走迟缓是常见的初始征兆。患儿不能正常跑步且难以爬楼梯，大约只有10%的患者可以双脚跳。许多儿童在12岁时需要使用轮椅，并且可能只能存活到20多岁[97]。大多数肌营养不良患者有着不同程度的心肌病且均有心衰的风险[98]。其他表现包括小腿假性肥大和肌酸激酶水平的显著升高。这种进行性疾病会导致限制性肺疾病、多发性挛缩和脊柱侧弯。由于医学的进步，现在许多患者有望存活至成年。

术前评估应关注于儿童的整体功能（可步行或坐轮椅），仔细评估呼吸耐受性。患有睡眠障碍、噩梦、白天困倦感或晨起头痛的儿童可能存在未发现的夜间低通气。这可能是近期疾病恶化的信号，在睡眠或镇静时孩子更可能受益于无创正压通气。更严重的呼吸道症状可能会影响门诊镇静的进行。

头晕、胸痛、间歇性呼吸急促、恶心和食欲下降可能与心肌病的进展（或恶化）相一致。需要进行彻底的心血管检查，注意心衰的迹象（婴儿或幼儿的肝脏充血、较大儿童的颜面和四肢水肿、第三心音的出现或心前区隆起）。1/3的患者在14岁时患有扩张型心肌病，几乎所有患者在

18 岁时有不同程度的心肌病。由于这些患者普遍患有心脏疾病，美国儿科学协会建议 MD 患儿在择期镇静前需要进行心脏评估并使心血管功能处于最佳状态 [99]。

尽管术前评估及心血管功能的调整很重要，但这些患者在术前检查结果良好的情况下仍可能出现并发症。存在不明原因的心动过缓时应考虑到心肌病的可能。建议术前行基线心电图和超声心动图（术前 1 年内）以调整心功能并避免心律失常发生。术前超声心动图提示左心室功能良好的儿童可能无法完全应对镇静对心脏的应激。一些特殊类型的 MD 患者心律失常的风险更高，需要预防性植入除颤器 [100]。骨骼肌疾病的严重情况和进展程度可能会被逐渐恶化的心肌病（如缺血性心肌病）超过 [101]。

这些患者的另一个重要关注点是详细评估气道和呼吸系统。这些患者可能因舌大、上呼吸道肌肉无力、颈椎和下颌活动受限进而出现困难气道。MD 患者以膈肌、肋间肌和呼吸辅助肌无力为特点，导致限制性肺功能障碍、肺总量和潮气量的进行性下降。对于呼吸功能下降的患者，术前可能需要准备无创通气。

MD 患者在镇静期间存在横纹肌溶解进而导致急性肾衰竭和高钾血症的风险。建议仔细回顾儿童既往的手术史和转归。理想情况下孩子在术前是可运动的，在长时间的镇静中应注意体位及其改变以避免横纹肌溶解的发生。需要注意的是 MD 患儿经常对小剂量的阿片类物质和镇静药敏感，这可能导致突然和长时间的呼吸暂停 [102]。应小剂量滴定式给药。

关于吸入麻醉和琥珀胆碱是否引发横纹肌溶解或恶性高热存在争议 [98, 103-105]。一些专家根据相关病例报道建议不应用该类药物。许多临床医生完全避免在 MD 患儿中使用。丙泊酚、右美托咪定和氯胺酮（及其他药物）均被成功应用于这些患儿的静脉镇静 [98, 106-108]。对于没有明显心肌病或心功能障碍的 MD 患儿，可以考虑使用氧化亚氮 [109]。

（十四）骨骼肌疾病

患有骨骼肌疾病的儿童可能需要反复进行诊断。这些患儿需要被仔细地管理。镇静的体位可能具有挑战性，尤其对那些肢体畸形和挛缩的患者。在镇静期间尽可能地给患儿提供一个舒适且局部压力最小的体位。

软骨发育不良是最常见的非致命性骨骼发育不良。引起这种疾病的原因有两种：患儿成纤维细胞生长因子受体 3 的基因自发性突变或遗传于父母的突变。这些患者存在颜面中部发育不全、鼻底凹陷、鼻道狭窄、口咽狭窄和上气道肌肉张力减退，这使他们容易出现阻塞性睡眠呼吸暂停 [110]。他们往往有着大头、钟形胸、杯状肋和四肢短小。

这些患者镇静 - 麻醉风险包括气道管理的困难，以及他们对镇静麻醉药的敏感性增加。患有严重脊柱后凸和限制性肺疾病的患者可能存在基础的低氧血症和低肺容量，在镇静期间容易出现低氧血症。镇静前对这些患儿进行脊柱的 CT 和 MRI 检查是有帮助的。应避免颈部的过度后仰，因为这可能造成颈椎受压，因此在操作前应特别关注 [111]。

我们在对严重的脊柱侧弯患者进行镇静时应意识到潜在的并发症。术前评估的主要目的是检查心肺功能是否受损及其程度。发病年龄越早，骨骼的生长越不成熟，疾病的程度越重。神经肌肉型脊柱侧弯患儿的呼吸中枢和气道反射可能均存在异常，与特发性脊柱侧弯的患儿相比更容易出现呼吸窘迫。咽喉部肌肉的不协调可能导致分泌物异常及咳嗽不充分，进而增加误吸的风险。

呼吸功能应通过全面的病史进行评估，重点是功能受损情况（活动耐量）。体格检查应包括对肺活量的充分了解（回顾任何可获得的肺功能结果）。如果术前肺活量＜30%，术后就可能需要机械通气。脊柱侧弯引起的纵隔扭曲可能导致心功能异常，患者可因慢性低氧血症和肺高压而患上肺心病。如所指出的那样，需要对心脏进行检查（心电图、超声心动图）。

成骨不全症（osteogenesis imperfecta，OI）是一种遗传性的结缔组织疾病，主要表现为易发骨折。患者通常表现为生长迟缓、多发骨折、进行性脊柱侧弯、椎体压缩、头大、巨舌、蓝巩膜、牙本质发育不全、出血倾向和体温调节失衡。OI 患者麻醉管理的困难包括气道异常、慢性肺疾病（由于脊柱侧弯、肋骨骨折、先天性肺发育不全和肺胶原缺陷）、凝血功能障碍、甲状腺功能亢进和围术期高热倾向[112, 113]。轻微创伤即可引起骨折并导致四肢严重畸形，使静脉通路的建立及袖带的放置更加困难[112, 113]。

（十五）肥胖

无论是工业国家还是非工业国家，肥胖儿童已经达到惊人的比例[114, 115]。因为儿童肥胖与并发症的发生率相关[116]，肥胖的儿童至成年时往往仍然肥胖，所以这已经成为一项重要的问题。儿童肥胖的发生率从 1990 年的 4.2% 上升到 2010 年的 6.7%，预计至 2020 年可升至 9.1%[117]。随之而来的，进行有创或无创操作的肥胖儿童的镇静需求持续增加，可以预测镇静医生在手术室外区域会经常遇到肥胖患者。

肥胖与多个器官的病理生理改变相关，因此对肥胖患者进行全面的术前评估是必要的。所有的肥胖儿童必须评估 OSA。如果儿童患有 OSA，评估其严重程度和目前的治疗非常重要。当存在多次血氧饱和度<70%、全身性高血压或右心功能障碍时，建议进行心功能评估。这些患者患 2 型糖尿病（发病率为 1%～2%）[118] 和糖耐量受损（发病率为 7%～25%）的风险增加[119, 120]。身体脂肪的过多累积可能使肥胖患儿更容易出现生长激素和甲状腺激素缺乏，以及假性甲状旁腺功能减退症。非酒精性脂肪性肝病（non-alcoholic fatty liver disease，NAFLD）在这些儿童中的发病率为 3%～10%。当存在炎症或肝细胞损伤时则为 NASH[121]。NASH 最终可导致肝硬化和肝细胞癌，随后需要肝移植。

由于存在面罩通气和插管可能存在困难，应仔细且有针对性地进行体格检查，包括评估头颈活动度、下颌活动度、张口度、口咽和牙齿[122]。需要回顾既往面罩通气或气管插管困难的记录，特别注意近期的体重增加、新的症状或气道阻塞的体征。

肥胖患者的术前指导（包括禁食指南）与非肥胖患者相似。胃液容量根据理想体重平均为 1ml/kg，其不受 BMI 和禁食时间的影响。肥胖患儿术前 2h 可服用清液体[123]。术前最好避免应用镇静药物，尤其是患有严重 OSA 的肥胖儿童[124]。给予术前用药时必须进行仔细的临床观察并持续监测脉搏血氧饱和度。对于相对较短的手术，术前药物的残余作用可能持续存在并导致术后呼吸不良反应的发生。由于肌肉内给药的药代动力学的不可预测性，应避免应用。肥胖患儿静脉通路的建立较为困难。此时超声引导下外周静脉穿刺置管非常有价值。

（十六）阻塞性睡眠呼吸暂停

儿童 OSA 越来越被人们意识到，它给镇静医生带来了独特的挑战并对患者产生显著影响。它属于睡眠相关呼吸障碍的一种，尽管用力呼吸气道也可能完全（如呼吸暂停）或部分（如低通气）阻塞。这些异常引起气体交换障碍进而导致低氧血症、高碳酸血症和睡眠碎片化增加。常见的临床表现包括打鼾（停顿或喘息）、睡眠中断、白天嗜睡和行为障碍。继发于反复低氧血症、交感神经系统的激活和睡眠中断，心血管、呼吸、代谢和神经系统的全身表现继发了。患有影响上气道的综合征（如 21- 三体综合征、Treacher Collins 综合征和皮埃尔 - 罗班序列征）的儿童更容易发生 OSA。

应向父母或照料者询问 OSA 的相关症状、严重程度、引发和缓解因素。询问打鼾史，因为这在儿童中十分常见。对于未确诊的 OSA，进一步询问反常呼吸、呼吸暂停、张口呼吸、行为异常和睡眠不安的情况以提示临床医生。观察是否存在与 OSA 相关的发育不良、肥胖、小下颌、面中部发育不全、下颌后缩和巨舌症。应注意睡眠期间的干预措施，如吸氧、双水平气道正压通气（bilevel positive airway pressure，BPAP）和特殊体位。重要的是认识到扁桃体的大小不能预测 OSA 的存在和严重程度[125]。

对于重度 OSA 患者，继发于肺血管收缩的肺动脉高压会引起右心衰竭和肺心病，幸运的是这种现象在儿童中并不常见。肺心病的高危因素包括右心衰竭的迹象和重度 OSA：发作时患者的血氧饱和度<70%。这些儿童应进行 ECG、超声心动图检查及心脏专科医生的评估[126]。完整的新陈代谢检查有助于明确表现为代偿性代谢性碱中毒的慢性高碳酸血症的程度。

多导睡眠图（polysomnography，PSG）是诊断 OSA 及其严重程度的金标准。PSG 包括脑电图（electroencephalogram，EEG）、眼电图、下巴 - 腿肌电图、经胸阻抗、视频记录、口 - 鼻温度传感器、鼻翼压力传感器、胸 / 腹容积描记仪、脉搏血氧仪、呼气末或经皮 CO_2 和鼾声传感器。OSA 需与原发性打鼾（无低通气或呼吸暂停的打鼾）相鉴别。中枢性睡眠呼吸暂停以气流和呼吸运动均不存在为特征。一些患者可能表现为混合形式的睡眠呼吸暂停（中枢性或 OSA），尤其是患有神经肌肉疾病者。

镇静医生必须明确哪些患者风险最高，以及哪些可以作为门诊患者管理。PSG 通过记录睡眠期间最低血氧饱和度、呼吸暂停的类型（阻塞性、中枢性或混合性）及呼吸暂停发生频率，为气道阻塞的严重程度提供依据。呼吸暂停低通气指数（apneahypopnea index，AHI）是睡眠时每小时低通气或呼吸暂停的发生次数（AHI 不考虑阻塞事件的持续时间）。美国麻醉医师协会将 OSA 患者的围术期管理分为轻度（AHI 为 1～5 分）、中度（AHI 在 5～10 分）和重度（AHI>10 分）[127]。呼吸紊乱指数（respiratory disturbance index，RDI）是指 1h 内发生的所有呼吸事件（包括中枢性呼吸暂停）。AHI 和 RDI 有时可以相互替换使用，从根本上他们都可以用于 OSA 的危险分层。夜间血氧测定可评估 OSA 的严重程度。严重的单次低氧合（<80%）或成簇的低氧合（<90%，超过 3 次）

被认为是异常。尽管一些存在 OSA 症状的儿童可能在术前进行了 PSG 检查，但在所有患者中获得近期的多导睡眠图检查结果是有困难的，因为 PSG 检查既不宜行也不经济，因此许多儿童在手术时存在未被发现的 OSA 症状。最近含有 5 个项目的筛查问卷 STBUR（打鼾、呼吸困难和焦虑）被应用于确定儿童 OSA 风险，结果显示该评分对临床识别 OSA 患儿围术期呼吸不良事件非常有用[128]。这个问卷也可以用作确定低风险患者是否延长恢复室观察时间的筛查工具[129]。

2008 年 STOP-BANG 问卷被证实可用作成人 OSA 的筛查工具（表 4-5）[130]。这个问卷由 8 个问题（是 / 否）组成，总分 0～8 分。这个评分可以用于 OSA 风险分层（高风险 5～8 分、中风险 3～4 分、低风险 0～2 分）。Chung 等发现在成人中，高的 STOP-BANG 分值（5～8 分）预示中度和重度 OSA[131]。然而需要注意的是这个分值的特异度较低。一项最近的研究假设简单的脉搏血氧仪可以增加 STOP-BANG 评分的诊断价值。这项研究发现 STOP-BANG 和脉搏血氧仪可以用于筛查睡眠呼吸暂停。STOP-BANG<2 分几乎可以排除中重度 OSA，STOP-BANG≥6 分的患者几乎均有 OSA[132]。Cote 等发现在成人中，高的 STOP-BANG 分值（≥3 分）提示需要气道干预（提下颌、面罩通气、鼻咽通气道或气管插管），以及预示在应用丙泊酚镇静时出现低氧合（<90%）的可能[133]。这个评分工具还没有在儿童中得到验证。尽管其中一个问题主要涉及成人（颈围>40cm），这个筛查工具或许也可用于预测儿童 OSA 和镇静相关并发症。需要进一步研究以明确在儿童中这个问卷是否可以预测结局及 OSA 的存在。

OSA 儿童对阿片类物质和镇静催眠药引起的呼吸抑制敏感，在镇静麻醉期间容易出现上呼吸道梗阻[134]。关于这些药物对气道形态影响的研究显示咽部是麻醉期间梗阻的主要部位[135]。镇静麻醉期间气道通畅性的变化反映了与睡眠呼吸障碍相关的变化：由于压增加引起闭合容积的增

	表 4-5　STOP-BANG 评分模型		
S	打鼾：你的鼾声大吗（比说话声大或关门也能听到）	是	否
T	疲倦：白天你是否经常感到疲劳、疲惫或困倦	是	否
O	观察：是否有人在你睡眠时观察到呼吸停止	是	否
P	血压：你是否患有或正在治疗高血压	是	否
B	BMI：超过 35 kg/m²	是	否
A	年龄：超过 50 岁	是	否
N	颈围：超过 40cm	是	否
G	性别：男性	是	否

评价标准：呼吸睡眠暂停高风险"是"≥3 个；呼吸睡眠暂停低风险"是"<3 个
经许可转载，引自 Mehta 等[216]

加[136]、咽部肌肉失去张力[137]，以及上气道肌肉与膈肌运动不协调[138]。镇静麻醉药的残余作用可以导致气道内相似的气流变化进而引起术后显著的气道阻塞。在术前睡眠阶段反复出现的呼吸暂停、低通气、低氧合和高碳酸血症也可发生在恢复室、病房和家中。

镇静药（如地西泮和咪达唑仑）可松弛咽部肌肉引起咽腔空间减小[139]。丙泊酚、巴比妥类药物、阿片类物质和亚麻醉浓度的吸入药物同样会加重上呼吸道梗阻并增加呼吸抑制和（或）呼吸暂停的风险[134]。与其他镇静药不同，右美托咪定诱导产生一种类似于非快速动眼睡眠状态，而不会出现明显呼吸抑制。这些特性使右美托咪定在 OSA 患儿无创检查的镇静中具有优势[140]。在没有 OSA 的儿童中增加右美托咪定的剂量对上呼吸道的影响很小且不会出现气道阻塞的临床症状。但大剂量右美托咪定在 OSA 儿童中的效果尚不明确[141]。氯胺酮是一个很好的替代品，它已被证实可保护成人的下咽部空间[142]。使用大剂量的右美托咪定在为操作提供充足的镇静深度时，可能导致血流动力学不稳定，特别是心动过缓和平均动脉压的波动。联合应用氯胺酮和右美托咪定似乎可以减轻这些由右美托咪定引起的血流动力学变化[143]。在成人和儿童中已经有关

于联合应用氯胺酮和右美托咪定于全身麻醉内镜检查[144]、体外冲击波碎石[145]、腰椎穿刺[146]、骨髓穿刺、烧伤换药[147, 148]、胸腔穿刺置管和中心静脉穿刺置管的研究。

对睡眠时 OSA 患者气道塌陷动态模型的检查有助于确定气道阻塞的解剖原因，并有助于制订缓解气道阻塞的治疗方案。睡眠状态下的 MRI 检查显示气道运动异常与 OSA 相关[105]。睡眠 MRI 气道成像研究中最主要的困难是儿童在充分镇静或麻醉状态下，无法在不进行干预的情况下维持氧合。对于何时中断气道成像以改善氧合，镇静医生之间没有明确的共识。需要人工气道辅助的最低氧合的绝对值可能因人而异，具体取决于成像检查的获益和患者病情的严重程度。回顾夜间多导睡眠图结果是有用的，特别注意自然睡眠期间低氧合的严重程度，它可作为特定患者可接受的最低动脉血氧饱和度的参考[149-151]。在正常和睡眠呼吸暂停的患者中，关于右美托咪定对上气道塌陷影响的研究显示这种新型的镇静药可为进行 MRI 睡眠研究的 OSA 患儿提供合适的镇静深度，这使大多数儿童可以在不应用人工气道的情况下成功完成研究[106]。

最近的一项在美国和儿科麻醉协会成员国间的电子问卷及索赔结案数据库（1990—2011

年）中的研究中，重点关注了OSA并报道了所有与呼吸暂停相关的死亡和神经损伤病例。索赔结案数据库中关于扁桃体切除术后儿童因明显呼吸暂停导致死亡或神经损伤的资料表明，如果在复苏的第1、第2阶段及术后第1天的病房中进行呼吸监测，86名儿童中至少16名可能获救。作者推荐了一种儿童特定的风险评分系统以识别具有OSA风险的儿童[152]。最近另一项回顾LexisNexis陪审团裁决与和解数据库的结果显示在17例扁桃体术后管理中，致命性的医疗事故与呼吸暂停相关[153]。

镇静医生的一项基本职责是明确哪些患者存在术后呼吸不良的风险，以及哪些可以按门诊患者管理。目前我们还不清楚诊疗这些患者的医疗机构之间是否有明确的关于术后离院标准的任何共识。对于哪些OSA患者可以安全的按门诊患者管理、哪些需住院及他们合适的离院时间，最近的研究不足以提供明确的指南[152]。

美国麻醉医师协会关于阻塞性呼吸睡眠暂停患者围术期管理的实践指南建议考虑下列因素以确定患者离院是否合适。这些因素包括：①睡眠暂停状态；②解剖和生理异常；③合并疾病的情况；④手术类型；⑤麻醉方式；⑥术后阿片类物质的需求；⑦患者年龄；⑧离院后的充分观察；⑨门诊机构的能力[154]。

作者按以下方式处理这些患者：在术前评估结束时根据现有症状及严重程度、手术创伤、相关合并症、体格检查及如果有多导睡眠图进行风险评估。在进行程序化镇静时，存在下列任何一项合并症的OSA患儿的安全窗都很小：颅面畸形、肥胖、早产史、神经肌肉疾病、OSA相关的心脏表现（如右心室肥厚）、21-三体综合征、慢性肺病或镰状细胞贫血。收治OSA严重程度尚未明确的患儿更有挑战性。如果患者在操作期间出现明显的气道阻塞，我们将收入院并持续监护一晚。在家进行呼吸暂停监护、接受持续气道正压通气（continuous positive airway pressure, CPAP）或BPAP的OSA患者在术后住院期间应

严密监测以尽量减少呼吸相关并发症的发生。镇静时间较长的重度OSA患者因使用大量的阿片类物质，需要入重症监护室（intensive care unit, ICU）。

（十七）妊娠

目前尽管青少年妊娠率在平稳下降，但需要紧急或急诊手术的妊娠青少年并不罕见[155-157]。育龄期女孩在进行程序化镇静前需进行妊娠筛查。妊娠期任何需要镇静与麻醉的择期手术最好推迟至分娩后。在紧急或急诊情况下临床医生必须进行危险分层以尽量减少对母亲和胎儿的伤害。

妊娠患者在整个妊娠过程中经历了解剖和生理的变化，其中许多变化在镇静前需要认真评估（表4-6）。一般来说她们的氧耗增加、血管阻力降低、上气道水肿、肺活量下降、胃食管动力下降及食管下段张力降低。这些妊娠期间的正常表现无论单独还是同时存在，均会增加镇静期间不良反应的风险。应筛查心衰、未控制的胃食管反流、宫缩的频率和程度，以及阴道出血的症状。

临床医生应经常查阅所应用药物的最新的参考文献。需要注意的是妊娠患者的风险来源可能不同：用药时机、用药情况及是否长期应用将影响分类[161, 162]。了解并遵守所在机构的规定和指南。在开始应用前，确定拟用药物（和替代品）的相对安全性十分重要（表4-7）。

（十八）早产儿

新生儿在镇静麻醉术后发生呼吸暂停的风险很高。早产儿（妊娠不足37周）、存在多种先天畸形、呼吸暂停和心动过缓史或慢性肺疾病的婴儿风险最高。椎管及全身麻醉术后呼吸暂停的发生率为5%～49%[163]。差异较大的主要原因是麻醉方法和监测手段的不同，以及研究人群的不同。早产儿呼吸暂停最主要的危险因素是胎龄，胎龄越小出现延迟性呼吸暂停的风险越大，其术后呼吸暂停的发生率＞50%。呼吸暂停在出生后1—20周龄的发生率和持续时间逐渐降低[164]。早产是婴儿和儿童发病和死亡的重要原因。其中许多患者在出生时或出生前出现窒息，他们容易存

表 4-6 妊娠期的解剖和生理改变 [158]

系 统	解 剖	生 理
心血管	子宫压迫下腔静脉→仰卧位低血压综合征	• 血容量↑ • 心输出量↑ • 外周血管阻力↓
呼吸	• 膈肌上抬 • 气道水肿 • 上气道直径↓	• 每分通气量↑ • 氧耗↑ • PaCO₂↓
中枢神经	—	镇静催眠药的有效分布↓
胃肠道	食管下括约肌张力↓	• 胃容量及胃酸↑ • 胃排空延迟
血液	—	凝血因子活性↑

PaCO₂. 二氧化碳分压

表 4-7 美国食品药品管理局的药物妊娠分级 [159, 160]

分 类	标 准
A 类	对女性进行的对照研究未能证明在孕早期对胎儿有风险（并且没有证据表明在孕晚期有风险），胎儿受到伤害的可能性似乎很小
B 类	动物生育研究没有发现胎儿存在风险（但是没有关于妊娠女性的对照研究的报道），或者动物生育研究发现不良反应（除生育能力的下降外）但在妊娠早期的对照研究中没有证实（没有证据表明在孕晚期有风险）
C 类	动物实验证实对胎儿有不利影响（致畸、杀胚或其他）但没有对女性进行对照研究，或者没有关于女性和动物的研究。只有在潜在获益超过对胎儿的潜在风险时才可应用
D 类	对人胎儿存在危害，但尽管存在风险，对孕妇应用该药物的获益是可接受的（例如，用于危及生命的情况、其他更安全的药物无法使用或无效的严重疾病）
X 类	对动物或人的研究证实可引起胎儿畸形或基于经验存在对胎儿有风险的证据，或同时存在；孕妇的风险明显超过任何可能的获益。这些药物禁用于妊娠或可能妊娠的女性

在中枢神经系统损伤。此外这些患者也可能存在脑室出血、坏死性小肠结肠炎、心功能障碍、早产儿视网膜病变、运动障碍、听力受损和呼吸窘迫综合征。

分娩时的情况对麻醉/镇静计划的制订十分重要。早产儿在诊断和治疗时经常需要镇静/麻醉。另一个重要的问题是，这些早产儿在进行镇静/麻醉后，其不良反应的风险何时不再增加。一项针对 57 227 名，0—22 岁患者的前瞻性观察

性研究显示，这些患者出现镇静/麻醉不良反应的风险几乎增高 1 倍且持续至 23 岁 [165]。

呼吸暂停的病因是多因素的。早产儿调节呼吸的能力，以及对缺氧和高碳酸血症反应的能力减弱，其化学感受器反应迟钝。低氧血症的正常反应（通气过度进而出现通气不足或呼吸暂停）只被呼吸暂停所代替。镇静药物可能会加重上述生理反应的缺陷。术后呼吸暂停可以出现在吸入麻醉或没有应用麻醉药物的局部麻醉术后 [166]。

呼吸暂停经常发生于术后 12h 并持续至 48～72h。

Kurth 等应用心肺活动记录器对 47 名矫正胎龄不足 20 周的早产儿进行吸入麻醉的术前术后的呼吸模式进行研究。结果发现 18 名婴儿（37%）术后出现长时间的呼吸暂停（＞15s），7 名婴儿（14%）存在短暂的呼吸暂停（6～15s）[167]。作者得出结论，矫正胎龄不足 20 周的早产儿术后应持续监护至少 12h 以预防呼吸暂停相关并发症。

证据级别最高的是 1995 年的一项 Meta 分析，该研究纳入 8 项前瞻性研究共 254 名麻醉下进行疝修补术的早产儿，结果发现呼吸暂停与妊娠时间呈强负相关。贫血和入院前存在呼吸暂停同样是危险因素。基于这项数据，许多机构采用了这个研究的建议即所有矫正胎龄不足 20 周的早产儿至少应在 ICU 过夜以监测术后呼吸暂停。

对于这些患者何时出院仍有争议。在没有贫血、既往呼吸暂停或并存疾病的情况下，早产儿进行门诊手术的矫正胎龄截点可能是 10～12 周。最保守的方法是不考虑麻醉药的应用，将所有矫正胎龄不足 20 周的早产儿收入院并持续监护 24h。当然对于存在任何高风险的婴儿也应如此，如使用家用呼吸暂停检测器或服用甲基黄嘌呤药物的婴儿。

实践中不同医疗机构有着相当大的差异，医院有着不同的基于年龄的入院标准。一些机构可以对足月的婴儿进行门诊择期手术。其他中心可能更愿意等到婴儿 2—4 周龄后以确保生理性黄疸的消退、肺血管阻力的降低，以及给予充足的时间让动脉导管闭合。在如急诊科的其他情况下，因急诊手术而进行镇静的 <3 月龄的足月婴儿很少在当天离院。因为其他"安全"的药物如氯胺酮在这些非常小的婴儿（<3 月龄的足月儿）中是禁用的，所以在这些高危人群中，药物选择是有限的。

因为标准的阻抗呼吸描记法不能发现引起严重低氧合的呼吸暂停，所以无论何时或何处，对早产儿均应进行脉搏血氧饱和度监测及呼吸监测[168]。尽管咖啡因或茶碱可以降低术后呼吸暂停发生率的证据有限，如果婴儿在术后出现不规则呼吸，也应立即应用咖啡因。

镇静医生对早产儿生理的充分了解非常重要。例如，对于一个动脉导管未闭的患者，应同时监测右手（导管前）和下肢（导管后）的脉搏血氧饱和度。早产儿的胎儿血红蛋白持续存在。例如，乍一看早产儿的血红蛋白浓度是可令人放心的 13～15g/dl，然而可能 70%～80% 是已知的向组织释放氧能力差的胎儿血红蛋白。

这些婴儿的另一个重要问题是肾脏和肝脏尚未成熟。早产儿不能很好地维持水电解质平衡，这就需要在静脉给予液体和电解质时小心谨慎。未成熟的肝脏（合成和代谢能力）可能导致镇静药物的作用时间延长。葡萄糖为包括脑在内的许多器官提供所需的大部分能量。了解血糖的唯一方法是经常测量，特别对于长时间的手术。如果存在低血糖，应在 5min 内给予 10%～20% 葡萄糖 2～5ml/kg 予以纠正，并持续输注足够的葡萄糖以维持血糖在 50～90mg/dl。

镇静医生应尽最大努力避免术中低体温。早产儿的体表面积 / 体重高且棕色脂肪含量低，导致他们非常容易丢失热量。热量丢失是早产儿的主要潜在风险，低体温可导致低血糖、呼吸暂停和代谢性酸中毒。总之对早产儿进行镇静麻醉时需要对新生儿的生理有充分认识、高度警惕性、快速识别任何不良反应并及时处理。

（十九）精神和行为障碍

据预测 1/10 的孩子符合严重情感障碍的诊断标准，被定义为"对孩子社交、学业和情感产生严重影响的心理健康问题"[169, 170]。由于诊断标准的不断变化及不同地区的差异，对患病率进行准确估计存在困难，但在实践中诊断意识的提高十分普遍[171]。

儿童情感障碍包括焦虑症（8%）、重度抑郁（4%）和双相情感障碍（1%）[170]。对这些儿童的术前评估应包括对孩子总体健康情况、情感障碍的控制情况、近期药物的增加或改变、既往手术史及药物不良反应史（特别是精神类药物）的简要回顾。这些患者有进食障碍和药物滥用的风险，可能出现低体温、低钾血症和（或）低镁血症[172]。如果怀疑存在进食异常如厌食症或贪食症，应在镇静前进行心电图和生化检查[173, 174]。

行为障碍实际是由多因素引起的，根据诊断标准、研究人群和研究方法不同其发病率差异很大。注意力缺陷多动障碍（attention defcit hyperactivity disorder，ADHD）包括注意力不集中、冲动和多动。国际健康和营养问卷显示8—15岁儿童的ADHD发病率是8.7%[175]。行为障碍（conduct disorder，CD）和对立违抗性障碍（oppositional defant disorder，ODD）的特点是对权威人物的不服从、敌对和违抗行为[176]。作为同一类别，在美国最近的研究中CD和ODD的发病率高达5.5%，但其在不同国家或人群中的差异很大[170, 177]。患有行为障碍的儿童经常被应用兴奋剂或其他精神类药物，他们可能对术前药物出现不同的反应（如对苯二氮䓬类药物的反应性降低）、术后恶心呕吐风险增加及癫痫发作阈值的降低[178]。对于这些儿童特殊的镇静方法，尽管文献中尚无定论，但临床医生可能会用到这些信息，特别是考虑到术前禁食的需要。

据估计在大龄儿童和青少年中，药物滥用的发生率为5%，不同地区差异较大，在1%～24%波动[170]。这一群体与行为和情感障碍患者有明显重叠。尽管在儿童中药物滥用的长期影响可能不明显，但在镇静前评估时需要对既往病史认真回顾并进行仔细的体格检查。使用大麻可能会导致放松并减少镇静药物的需求，但是患者可能会因近期使用而出现心动过速和焦虑。已经有关于轻度戒断综合征的报道。相反，过量会导致顽固性恶心，如大麻素呕吐综合征。可卡因具有高度成瘾性并可能导致心律失常、心肌缺血和心衰。这些患者通常存在痛觉感知的改变。同时使用可卡因和β受体拮抗药可能会兴奋未阻断的α受体引起高血压危象。阿片类物质滥用可能出现疼痛耐受性的改变、镇静期间需增加药量和急性戒断

症状，这取决于最后一次应用的时间。酗酒可能会增加镇静药物的需求[179]。

设计毒品（也称为"俱乐部"或"派对"毒品）包括3,4-甲基二氧甲基苯丙胺（3,4-methylene-dioxymethamphetamine，MDMA）或"摇头丸"、苯环己哌啶（phencyclidine，PCP）、氯胺酮、吸入剂、洛喜普诺、γ-羟基丁酸盐、浴盐等。毫无疑问，临床医生会出容易识别出儿童或青少年急性中毒的表现。然而，如果没有明确的病史、规律服用这些物质的非中毒患者可能不太容易识别。许多人在镇静前评估中有相当大的焦虑。在镇静期间，这些患者存在自主神经失调的风险，血压和心率波动较大，有非出血性脑血管意外和心肌缺血和梗死的病例报道[180]。

在镇静前评估期间，临床医生应筛选镇静前和镇静后躁动的高危因素（如既往不良的手术经历、镇静或麻醉经历）、术前焦虑、父母的焦虑及其他基本情绪问题[180-183]。对于有好斗或不能合作的儿童，早期家庭成员的支持、游戏治疗师和（或）护理人员分散注意力等技术的应用可能是有帮助的，包括提前使用无创口服药物也是有效的[184]。

（二十）镰状细胞病

术语镰状细胞病（sickle cell disease，SCD）包括所有导致红细胞镰状化的血红蛋白病（HbSS、HbSC、镰状细胞地中海贫血和其他变种）。SCD的特征是溶血性贫血和血管闭塞现象，引起疼痛发作和各种危险，几乎影响每个器官系统。尽管镰状细胞病起源于西非，但据估计，全世界每年有超过25万名儿童出生时患有SCD[185]。

镰状发生是由于血红蛋白S（hemoglobin S，HbS）聚合物上的脱氧压力，导致了一个被称为凝胶化的过程——红细胞在通过毛细血管床时，其正常变形能力下降，这可能导致血管闭塞和梗死[186]。患有SCD的儿童，即使是全氧的血液也比未受影响的人更黏稠。术前检查基线血氧饱和度很重要，因为急性胸部综合征多次发作可

能导致低肺容量、肺梗死和伴有低血氧饱和度的肺动脉高压。容量不足或脱水加重了他们的基线高黏度并促进血管淤滞。因此，镇静前评估应仔细考虑儿童的容量状态。应该评估患儿最近的摄入量，湿尿布的数量或排尿频率，以及最近的疾病。

既往镰状细胞危象（如急性胸部综合征、脾隔离、溶血性危象、脑卒中、阴茎勃起、心肌病、肾病、骨缺血性坏死）的病史和病程的严重程度及详细的神经系统检查，建议记录先前存在的神经系统缺陷。注意儿童目前是否使用药物控制或需要强化治疗，如红细胞交换输血，这也是很重要的[187]。SCD 的常用药物包括青霉素预防、羟基脲和叶酸。输血疗法可降低血液中 HbS 的百分比，并可用于治疗急性血管闭塞危象或预防脑卒中或疼痛危象[188]。了解孩子最近的红细胞压积是有帮助的；如果近期患者有溶血危象的病史或主诉，应在镇静前获取患者全血细胞计数和网织红细胞计数，并处理其当前主诉和容量状况。

询问最近的疾病，包括发热或非典型疼痛。如果可能的话，确定过去有哪些药物帮助缓解了疼痛。SCD 儿童通常对阿片类物质有较高的需求，这被认为是由于多种原因，包括剧烈疼痛、耐受性和血浆对阿片类物质的清除改变[189]。SCD 患儿的镇静或镇痛应避免使用某些药物，如哌替啶。大剂量服用哌替啶可导致代谢物积累，与中枢毒性相关，如肌阵挛和癫痫发作[190]。对于 SCD 患儿使用氧化亚氮，专家意见不一，但普遍认为是安全的[191-193]。

这些患者对脱水的耐受性很差；在可能和适当的情况下，应首先安排 SCD 患儿进行择期性手术，以避免脱水。应鼓励患者在术前 2h 前饮用清洁液体。如果不需要静脉注射，可考虑自由使用鼻内、口服和肌内注射药物。由于频繁的静脉穿刺，SCD 患儿可靠的血管通路往往有限，如果可行的话，要谨慎地使用剩余的可用外周静脉。

（二十一）综合征

大量的儿童遗传综合征，在一般和急症护理上（表 4-8），每一种都有其特殊的影响和挑战。综合征可以根据形态学分为四大类：畸形（组织形成不良）、变形（正常组织受到不寻常的力）、破坏（正常组织的破坏）或发育不良（组织结构的异常）。由于大多数综合征的表达差异，一些儿童可能受到轻度影响，而其他儿童可能受到严重影响[194]。

镇静前评估应着重于气道解剖结构异常的儿童，镇静过程中可能会影响气道反射，在镇静前必须准备好气道抢救的应急方案。询问以前的手术史，以前或现在有无气管切开，关注口腔内反流或误吸、打鼾、呼吸容易窒息或疲劳等问题。

一些综合征与特定的代谢问题相关，如频繁的低血糖（如 Beckwith-Wiedemann 综合征、垂体性侏儒症）。仔细检查孩子的用药情况，询问孩子对疾病和压力的反应和恢复情况（即有失代偿或需要药物补充的病史）。仔细评估口腔和舌头的大小、形状及张口能力，明确咽部结构的 Mallampati 分级。触诊从下颌骨前支到舌骨的距离很重要。对于婴儿，该距离应该至少有一个手指宽度（成人检查者）；儿童至少有两指宽；青少年至少有三指宽。距离越短，抢救气道难度越大。

21- 三体综合征是最常见的染色体异常，总发病率高达 1/700，因地区和产妇年龄而异。镇静医生必须熟悉与其相关的多系统异常，包括 OSA、冠状动脉性心脏病（coronary artery heart disease，CHD）[心内膜垫缺损，室间隔缺损（ventricular septal defect，VSD）]、寰枢椎不稳定、肥胖和声门下狭窄。

这些儿童 OSA 的易感因素包括中面部和下颌发育不全、舌后坠、腺样体肥大、分泌物增多、下呼吸道异常、肥胖和广泛性肌张力减退的发生率增加。这些儿童对阿片类物质、镇静药和催眠药物的呼吸抑制很敏感；在镇静麻醉过程中，他们特别容易发生上气道阻塞。如有必要，应放置比正常小的气管导管，插管过程中头部应保持中立位。

在这些患者中最常见的镇静麻醉相关并发

	表 4–8 常见综合征的解剖学影响[194–198]		
	解剖学影响	**相关症状**	
寰枕关节畸形	颈部短，活动受限不稳定	• 21- 三体综合征 • Goldenhar 综合征（耳、鼻、腭和下颌骨发育不全） • 幼年型类风湿性关节炎（juvenile rheumatoid arthritis，JRA） • Klippel-Feil 综合征（颈短，上肢活动受限）	
气道解剖异常	• 下颌发育不全 • 高弓 / 窄腭 • 巨舌	• 气道团 – 肿瘤 • 动静脉畸形（rteriovenous malformation，AVM） • 关节挛缩（先天性多发性挛缩） • Beckwith-Wiedemann 综合征（脐疝、巨舌症、巨人症） • 阿姆斯特丹型侏儒征（小头畸形、侏儒症、腭裂） • 猫叫综合征（小头畸形，指侧畸形） • Crouzon 综合征（颅缝早闭、眼距发育不良、上颌骨发育不良） • DiGeorge 综合征（腭咽功能不全、甲状腺功能减退） • 侏儒症（多种类型） • Goldenhar 综合征（耳、鼻、腭和下颌骨发育不全） • 黏多糖贮积症（多种类型） • 皮埃尔 – 罗班序列征（小下颌、上气道阻塞） • Treacher Collins 综合征（小颌畸形，听力丧失） • 三体综合征（尤其是 18- 三体、21- 三体、22- 三体）	
中面部畸形	• 上颌骨发育不全 • 鼻或后鼻孔狭窄	• Apert 综合征（过度远视、颅缝早闭、脑积水） • 21- 三体综合征	

症是心动过缓，尤其是在诱导过程中。即使没有心脏病，这种情况也可能发生。Borland 等报道，在 21- 三体综合征儿童中，与吸入麻醉诱导（氟烷或异氟烷）相关的严重心动过缓发生率为 3.7%[199]。最近，Kraemer 等比较了 209 名 21- 三体综合征儿童和 268 名吸入七氟烷麻醉诱导的健康患者对照心动过缓的发生率，这项研究花费了 8 年的时间，在单因素分析中，21- 三体综合征、低 ASA 身体状况、先天性心脏病和平均七氟烷浓度是与心动过缓相关的因素。然而，多因素分析显示，只有 21- 三体综合征和低 ASA 身体状况仍然是与心动过缓相关的独立因素[200]。

心排血量依赖于心率，尤其是在新生儿和婴儿中，心动过缓对患者的血流动力学稳定性有显著影响。一些医生在麻醉诱导前常规肌内注射阿托品来预防心动过缓。需要认识到的是，阿托品不会预防或逆转吸入麻醉药的负性肌力作用，但它可以维持心率。在 21- 三体综合征患者吸入诱导过程中，建议逐步滴定挥发药物浓度并密切监测血压和心率。如果发生心动过缓而没有静脉通路，心动过缓持续存在或出现血流动力学不稳定，应给予肌内注射阿托品。

（二十二）创伤

严重创伤的儿童给实施镇静的临床医生提出了特别的挑战。患儿可在急性或亚急性创伤后立即出现。只有在完成了一级、二级加强创伤生命支持（advanced trauma life support，ATLS）评估、外伤处理和病情平稳后，患儿才可在手术室外进行镇静治疗。

除了损伤相关的简要病史和体格检查外，镇静前评估还包括最后一次饮食、过敏、药物、先前镇静或麻醉史。程序化镇静的紧迫性应与当前情况的紧迫性相匹配，如神经血管损害；这将影响临床医生决定禁食时间的长短。

要注意，由于小儿的胸腔柔韧和腹部肌肉组织发育不全，受伤的儿童有发生其他明显或隐性损伤的风险。ATLS（表 4-9）描述了 4 类失血性休克，最初是为成年人开发的。儿童将通过心动过速（代偿性休克）进行很好的代偿，直到出现现血压急剧下降（失代偿性休克）和其他不良的体征[201]。

镇静期间给予的药物可能会影响生命体征，否则这些生命体征将作为持续的隐性出血的早期预警信号。例如，在骨科复位中使用氯胺酮必然会导致心率增加，这使得代偿性休克难以识别。同样，丙泊酚、阿片类物质和苯二氮草类药物可能导致血压轻微下降，这可能掩盖了潜在的失代偿性休克。在紧急镇静或择期镇静前，必须进行细致的检查和体格检查以筛查隐匿性损伤。在镇静过程中，临床医生应该始终把发生休克的可能放在首位。在这些患者中可以考虑使用周围神经阻滞和缓解轻度焦虑的策略。

（二十三）结节性硬化症

结节性硬化症（tuberous sclerosis，TS）是最常见的常染色体显性遗传疾病之一，在受影响家庭中表现出较高的遗传外显率。TS 是一种神经皮肤疾病，以癫痫、纤维血管瘤和智力迟钝的经典三联征为特征。TS 会导致多个器官发生错构瘤，包括大脑、皮肤、心脏、肾脏、肺和肝脏。了解受影响患儿的体征、症状和器官功能对于降低危及生命的并发症的风险至关重要。

基线心脏评估（无论是否存在症状）是术前检查的重要组成部分，以确定该镇静是否适合非麻醉医师镇静或需要专业麻醉医师的参与。起过 50% 的受影响个体会出现心血管表现，主要表现为镇静 - 麻醉影响。横纹肌瘤是结节性硬化症最常见的良性心脏肿瘤[203]。它们往往会自行退行变，除非发生梗阻性或引起严重心律失常，否则通常不会切除。建议镇静前检查心电图以排除心律失常或传导阻滞。在 TS 患者中有腹主动脉瘤和大动脉狭窄的报道。

由于口咽或喉肿瘤、纤维瘤或乳头状瘤的存在，这些患者的气道管理具有挑战性。肺部受累罕见（<1%）。然而，错构瘤性生长可能累及肺或胸膜，并且许多报告显示，有肺部表现但未确诊的该病患者会出现自发性气胸。建议镇静前检查胸部 X 线片以排除无症状的肺或纵隔肿块。

镇静前还应评估肾功能，因为 50%～80% 的患者存在肾血管平滑肌脂肪瘤[204]。尽管这些患者可能最初无临床症状，但已知其能够进展为肾衰竭。

虽然 TS 患者可能具有正常的智力，但他们

项 目	I级	II级	III级	IV级
失血量百分比	<15%	15%～30%	30%～40%	>40%
心率	正常	轻度心率快	中度心率快	重度心率快
血压	正常	正常或下降	下降	下降
呼吸频率	正常	轻度增快	中度增快	重度增快
尿量	正常	0.5～1ml/(kg·h)	0.25～0.5ml/(kg·h)	无尿
精神状态	略显焦虑	轻度焦虑	焦虑/淡漠	淡漠/嗜睡
输注液体	晶体	晶体	晶体和血液	晶体和血液

表 4-9 ATLS 失血性休克分级[202]

ATLS. 加强创伤生命支持

常常存在认知障碍。癫痫是这些患者最常见和最重要的发病原因之一，孤独症行为，包括多动和自残行为很常见，这些可能给父母和照顾者带来压力。为了防止癫痫发作，应优化抗惊厥药物的使用，并持续使用至手术当天早上，并应尽快恢复使用，以预防癫痫发作[205]。

（二十四）上呼吸道感染

对于在择期手术中需要镇静的有上呼吸道感染（upper respiratory infection，URI）儿童的最佳处理方法，目前尚无共识。取消手术的经济和情感影响对家庭和医院来说都是很大的。研究表明，在接受麻醉和手术的儿童中，有3%～33%的儿童存在活跃的URI[206]。对镇静医生来说，为合并URI的儿童提供程序化镇静是一个令人困惑的临床处境。目前，对于患有呼吸道感染的儿童应在何种情况下进行镇静麻醉，个体和机构之间几乎没有达成一致。鼻病毒、副流感病毒和流感病毒是引起咳嗽、鼻塞、流涕、咽痛和打喷嚏等临床综合征的最常见病毒。URI症状具有自限性。然而，它可能引起气道高反应性，即使在症状明显缓解后，URI的炎症可能持续长达6周。

活跃的URI可能使患儿出现喉痉挛、支气管痉挛、严重咳嗽、氧饱和度严重降低（＜90%）、气道阻塞、肺炎及意外入院的风险增加。在有URI病史的手术儿童患者中，至少有2例死亡报告。最近的一项研究发现，URI在过去2周内与严重呼吸系统危重事件（围术期喉痉挛、支气管痉挛或术后喘鸣）发生相关的相对风险和95%CI 2%[11]。这些并发症是令人担心的，但幸运的是，在任何镇静过程中都可以通过随时可用的药物来处理，比如吸入β受体激动药治疗支气管痉挛，对正压通气无效的持续喉痉挛使用琥珀胆碱进行气道管理，来提升氧饱和度[207]。

镇静医生需要区分源自URI的过敏性鼻炎，以及其他疾病的简单URI。无并发症的URI的典型症状包括低热、鼻涕、鼻塞、打喷嚏、咽痛和喉炎。如果孩子出现不成比例的高热或出现下呼吸道症状的迹象，比如呼吸费力、喘息或有黏液脓性分泌物，则炎症病理可能已超出上呼吸道。

许多复发性URI的儿童在无症状期给予镇静的机会非常小。镇静医生需要寻找决策工具，以帮助解开这个困境。在全身麻醉下接受手术的URI患儿，气管插管比喉罩（laryngeal mask airway，LMA）或面罩管理气道发生不良事件的概率更高。Parnis等使用logistic回归分析了2051名儿童围术期麻醉不良事件的预测因素，分析显示，22.3%的儿童在手术当天出现呼吸道感染症状，45.8%的儿童在前6周出现过"感冒"[208]。父母报告的孩子在手术当天"感冒"、鼻塞、打鼾史、二手烟史和咳痰史是麻醉不良事件的重要独立术前预测因素。该研究的结论是，需要气管插管的手术增加了麻醉并发症的概率，但当使用喉罩或面罩管理气道时，并发症的概率降低了。一个值得注意的有趣发现是，病毒病原体的识别并不能帮助识别不良事件的风险个体。重要的是要认识到，这些儿童在恢复期可能容易出现饱和度降低、支气管痉挛、喘鸣或持续咳嗽。在麻醉后恢复室（post-anesthesia care unit，PACU）的患儿可能需要充足的氧气、充足的补液量和充分的术后镇痛。

COLDS评分是一个最新的评分系统，可作为麻醉人员的风险评估工具，以协助决策，也可作为患者家属的教育工具。评分系统的名称是围术期呼吸系统不良事件危险因素的首字母缩写：C代表当前体征和症状；O代表症状的发作；L代表肺部疾病；D代表用于气道管理的设备；S代表手术类型。最近的文献表明，它有可能成为预测围术期呼吸不良事件的有价值的风险评估工具[209]。

我们会一直面对如何处理患有URI的孩子这个永无休止的问题。在缺乏基于证据的明确标准的情况下，镇静医生应该特别注意孩子的活动性症状和体征。已经提出了一种临床法则（图4-4）用来指导这些儿童的评估和管理[210, 211]。大多数业内人员都同意，不涉及气道操作的轻微且无并发症URI的儿童可以安全地接受麻醉和镇静，而

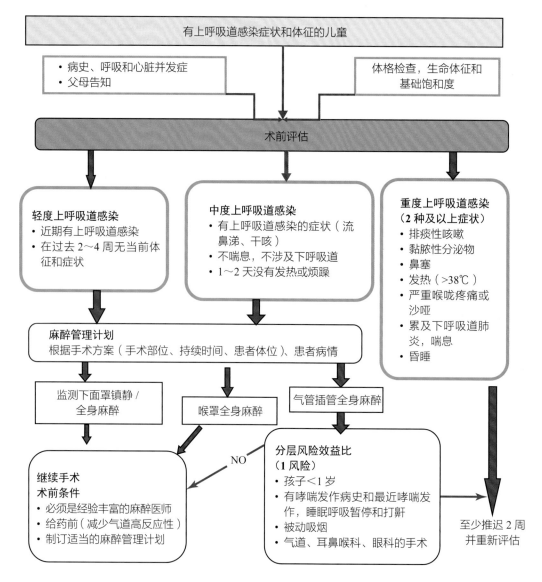

▲ 图 4-4　小儿上呼吸道感染的建议法则和处理
经 Elsevier 许可，转载自 Girmay Fitiwi Lema 等 [211]

不会增加任何风险 [212]。

总之，有准备的医生应该像了解要进行的操作一样了解患者。在病史和体格检查中发现危险信号是安全镇静的基础。当面对准备不足的患者或情况时，操作者应努力优化患者的状态，并在操作前预测并发症。

八、镇静前评估的病例研究

病例 1：烟雾病，血压能降到多低

一名患烟雾病的 6 岁男孩接受口腔康复治疗。

脑血管造影显示烟雾病典型的"烟雾"外观，这代表了大脑底部异常、薄而曲折的侧支血管的走行 [213]。他的母亲说，在上一次麻醉后，他又一次脑卒中发作。

烟雾病是一种慢性脑血管疾病，其特征是颈内动脉末端狭窄或闭塞。脑血流量（cerebral blood flow，CBF）减少，导致侧支血管异常。手术干预是标准的治疗措施，旨在增加 CBF，分为三类：直接（颞浅动脉 - 大脑中动脉吻合）、间接（通过在大脑上方靠近新组织引入新的血液供

应）和联合血供重建 [214]。

脑功能自身调节失调可能增加小儿烟雾血管病患者脑缺血的风险。麻醉 / 镇静治疗的主要目的是通过维持充足的脑血流量来预防脑卒中。多种监测技术可以帮助评估 CBF 的充分性，包括呼气末二氧化碳（end-tidal carbon dioxide，$ETCO_2$）、有创血压监测和 EEG，其中脑电图的减慢可能表明 CBF 减少和缺血风险 [215]。在此过程中，麻醉医师应通过避免低血压和维持正常的二氧化碳分压和血容量来维持 CBF。

病例 2：注意，上呼吸道感染即将来到

一名有癫痫病史的 6 岁女孩被安排进行脑磁图（magnetoencephalography，MEG）扫描。她有 4 天只是流清鼻涕的病史。她肺部听诊清晰，不发热。她的母亲说，从流鼻涕开始，她的活动水平和食欲一直没有变化。

这个孩子的主要考虑因素是检查前合并 URI 及判断 MEG 检查的必要性。这个孩子 URI 似乎并不复杂，根据这个临床表现提供的信息，继续进行 MEG 扫描是最合适的决定。对于更严重的 URI，COLD 评分可以帮助确定是否继续或延迟镇静的风险。了解 MEG 的性质和需求对于决定合适的镇静药很重要。脑磁图扫描记录由脑电活动引起的磁场，最近越来越多地用于癫痫儿童的术前评估。与标准 EEG 相比，脑磁图在定位致痫病灶时具有更好的空间分辨率。MEG 检查是在磁屏蔽室中进行的，以尽量减少其他电器和电子设备引起的磁场干扰。根据我们的经验，以右美托咪定为基础的技术 [2μg/kg 负荷剂量，随后 2 μg/(kg·h) 输注] 提供了足够的镇静深度，可以防止运动伪影。与高剂量丙泊酚相比，右美托咪定对间隔期活性似乎没有负面影响，因此不会干扰尖峰的识别。

病例 3：只是快速 CT 检查，屏住呼吸

一名孕 33 周出生的男孩现在 3 岁，18kg，将接受高分辨率 CT 检查。CT 检查是复发性吸入性肺炎检查的一部分。在影像前评估中，孩子的检查显示有腭裂。他的母亲说，他"打鼾严重"，而且晚上睡觉时他的上呼吸道似乎阻塞了。查阅医疗记录显示，患者最近进行了夜间睡眠检查（多导睡眠描记术），结果显示有中度 OSA，最低氧饱和度为 86%。

本病例的考虑因素是存在困难气道和 OSA，影像学检查需要在手术室外环境下进行控制通气。为确保患者的安全和高质量的影像学检查，有必要做一个慎重的、仔细实施的计划。在理想情况下，应该优先安排麻醉医师与这个患儿家庭取得联系，确保麻醉医师进行适当的会诊，以便拿出最安全的方案来为这个婴儿镇静。

在开始麻醉或镇静前仔细评估气道是很重要的。儿童气道的评估可能具有挑战性，因为患儿可能不合作，父母给出的病史可能具有误导性。夜间多导睡眠描图通过提供观察到的最低氧饱和度，以及呼吸暂停的类型（阻塞性、中枢性或混合性）和呼吸暂停事件的频率，为睡眠中气道阻塞的严重程度提供线索。如果在非手术区域遇见小下颌畸形和明显的 OSA，则禁止非麻醉医师实施镇静。

在诱导这个婴儿之前，作者将按照以下方法处理这个病例。

1. 与家属和医生讨论检查的益处和风险，如有必要，安排镇静后入院。

2. 回顾既往麻醉 / 镇静记录和既往气道管理相关病例。

3. 确认先进的气道管理设备，包括不同大小的面罩、气管导管、喉镜片和手柄，适当大小的喉罩、光纤设备、视频喉镜和困难气道抢救车。

4. 用七氟烷进行吸入诱导，维持自主呼吸，当确定患者可以呼吸时，置入喉罩。另一种诱导方法是联合使用氯胺酮与右美托咪定，以提供足够的镇静水平，同时在插管过程中保留自主呼吸。

紧急情况下的帮助可能比在手术室更不易获得。在这种临床情况下，比较保守的方法是在更可控的手术室进行麻醉，用气管插管控制气道，然后将患者送往放射科。手术室提供了一个安

全、可靠和熟悉的环境，麻醉医生可以在其中使用紧急气道设备，并得到同事的帮助，协助进行气道管理。

病例 4：一切都在你的脑子里

一名患有发育迟缓和孤独症的 5 岁男孩被棒球击中了头部的左颞侧。他的昏迷指数是 14，头皮有大量血肿。医生决定对他的头部进行 CT。他时而困倦，时而焦躁不安，但母亲能安慰他。

对于这种潜在的不合作患者，主要的问题是：①检查是否痛苦；②检查需要多久；③非药物方法是否合适。

这是一项紧急检查，但镇静医生尚有时间检查有无合并症，以及既往镇静史和结果。在适当的情况下，看护者尽可能保持平静，可以使用平板电脑或智能手机来分散孩子的注意力，让他们进行非常短暂的学习。这将避免镇静的任何并发症，让镇静医生更密切地观察孩子的精神状态，并有可能确保在检查结果为阴性时更方便出院。

如果要给这个孩子注射镇静药，那么这种技术的有创性越小越好：滴鼻给药，如咪达唑仑和芬太尼的联合用药，可能会提供足够的镇静来完成这个无痛苦的检查。如果失败了，静脉注射途径提供了更广泛的选择。在儿童中，镇静医生很少需要气管插管下镇静以获得清晰的急诊成像。

病例 5：心功能不全，骨折

一名患有左心发育不全综合征的 7 岁男孩在门诊治疗时从滑梯上摔下，导致右股骨骨折。他的生命体征正常，也没有其他外伤迹象。X 线片显示，他的右股骨中段骨折伴大腿短缩；神经血管远端完好无损。条件允许的话，需要紧急在手术室放置 Steinmann 针并进行牵引。

这孩子病情紧急，需要处理。记录既往心脏手术、并发症和其他合并症的病史做一个简要、重点的描述。这个孩子因为心脏病做了姑息性手术；他接受了 Fontan 手术，因此他的心排血量是前负荷依赖性的。在镇静之前，应该对其容量状态进行优化。可谨慎输注 10ml/kg 生理盐水，以确保血容量充足（注意不要引起容量超负荷）。

这个孩子最好接受股神经或髂筋膜阻滞，以避免潜在的容量和氧合问题。如果这个方案没有实施，应用维持全身血管阻力的药物，如氯胺酮，将是一个很好的选择。丙泊酚虽然短效，但对这个孩子来说并不合适；丙泊酚是一种心肌抑制药，可引起短暂性低血压。其他健康孩子应用没问题，但有先天性心脏病和储备能力低的孩子，最好避免使用。

病例 6：周末纵隔肿块活检

一名 6 岁女孩表现为严重呼吸窘迫和面部充盈。考试时，她正坐着，出现了呼吸困难。CT 显示有一个巨大的前纵隔肿块并明显压迫气管。介入放射科医生安排了周六上午的紧急肿块活检。

这个潜在的灾难性场景的主要问题是：为什么患有前纵隔肿瘤的儿童对麻醉 / 镇静有很大的挑战？什么是上腔静脉综合征？你是直接进行还是等待进一步评估？你还需要哪些学习？它将如何改变你的麻醉 / 镇静管理？谁应该给这个孩子做镇静？你会选择什么麻醉药 / 镇静药？你要如何保护气道？

超声引导下的前纵隔肿块活检可用于诊断和指导治疗。由于致命的心肺事件和严重的呼吸和心血管并发症，包括进行性气道阻塞、肺容量丢失、肺动脉或心脏压迫和上腔静脉（superior vena cava，SVC）阻塞，这些手术给镇静 / 麻醉提供者带来了严峻的挑战。建议在此过程中保持自主呼吸，因为正压通气会减少肺血管中的血流，并且肿块已经使肺血管狭窄。由于心室相互依赖，右心室扩张和舒张末期容积增加减少左心室充盈，导致心脏指数下降。如果出现呼吸困难或心脏损害，俯卧位或侧卧位可缓解症状。在为这些手术做准备时，应与带有硬性支气管镜的耳鼻喉科医生取得联系，在某些情况下，应具备立即启动体外循环的能力。在这种具有挑战性的情况下，将氯胺酮的镇痛作用与右美托咪定的镇静遗忘作用结合起来具有药理学意义。这种组合会在保持自主通气的同时维持血流动力学的稳定。

第5章 镇静量表和出院标准的区别、选择及适用范围

Sedation Scales and Discharge Criteria: How Do They Differ? Which One to Choose? Do They Really Apply to Sedation?

Dean B. Andropoulos 著

姜丽华 王玉霞 译

评估儿童的镇静深度，对于患者确定无暴露于不良后果风险的情况下，是否达到镇静目标至关重要。在 Cravero 的儿童镇静模型[1]中，患者的状态范围从完全清醒经受无镇静或镇痛的痛苦过程，到呼吸暂停、缺氧和过度镇静死亡（图 5-1）。显然，让接受镇静的孩子处于镇静目标区是很重要的，客观评估镇静深度的工具对于标准化镇静深度是必要的。此外，使用客观的评估量表来评估儿童是否准备好从镇静状态出院也很重要，因为过早出院可能导致不良事件甚至死亡[2-4]。本章将回顾常用的儿童镇静量表，重点是程序化镇静。然后，将回顾使用经处理的 EEG 评估镇静的方法，并与儿童镇静量表进行比较。最后，将对用于评估镇静恢复和镇静出院准备情况的常用量表进行探讨。

一、镇静量表

美国儿科学会和美国麻醉医师协会联合委员会最近修订了对儿童镇静程度的定义[5,6]（表 5-1 和图 5-2）。目前，镇静的 4 个级别是轻度、中度、深度和全身麻醉。以前使用的术语"清醒镇静"因具有误导性已被删除。尤其是在儿科患者

中，它们可以从轻度镇静快速变化到深度镇静。任何镇静程度的评估都需要考虑这些基本因素。

镇静量表确实是儿童程序化镇静所必需的，尤其是在非麻醉医师实施镇静时。例如，Reeves 等[7]研究了 16 名接受非麻醉医师丙泊酚镇静用于骨髓穿刺的儿童，发现对于所有儿童来说，他们的意识水平、运动活动评分和脑电双谱指数评分在手术过程中的某些阶段与深度镇静或全身麻醉一致。在迄今为止报道的最大的儿童手术病例中，Cravero 等评估了 49 836 名丙泊酚镇静。5.92% 的患者出现并发症，包括 1.17% 的患者出现气道或肺部并发症，但未有关于镇静深度的评估报道[8]。镇静量表对于最大程度减少镇静并发症至关重要，当出现镇静深度超过预期时它可以早期预警，使医生能够积极干预，避免患者因发生气道阻塞或呼吸暂停引起低氧血症，从而导致抢救的危险状况发生。理想的镇静量表适用于所有年龄段的儿童，管理方便快捷，可进行反复客观评估，并与成功完成手术所需的镇静深度及镇静的不良反应（即气道阻塞、低氧血症、低血压和心动过缓）相关联。可以通过其他公认的量表及客观的评估方法（如处理后的脑电图技术）进

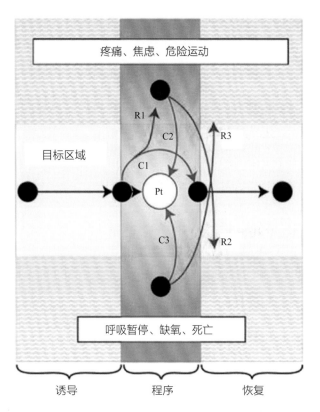

▲ 图 5-1 儿童镇静的工作模型

横向是镇静阶段的时间；纵向是镇静深度，从镇静不足到过度镇静。镇静量表应能够准确评估镇静深度，并最大限度地提高患者处于目标区域的可能性。黑点是指患者在一个时间点，从术前到术中和术后。C. 提供者为抵消镇静的不利影响或完成任务所做的工作；C1. 程序控制回路，C2. 操作性疼痛和焦虑控制回路；C3. 镇静相关呼吸抑制控制回路；R. 治疗作用的不良反应；R1. 镇静不足和疼痛；R2. 镇静过度；R3. 过度镇静恢复

经 Wolters Kluwer Health, Inc. 许可，改编自 Cravero 等

行验证。而且，这需要在大量患者中得到进一步验证，以确定量表确实与结果相关。遗憾的是，没有这样理想的镇静量表。然而，有许多客观和半客观的方法来评估镇静深度，有些方法已经过验证。

（一）Ramsay 量表

Ramsay 及其同事于 1974 年描述了 Ramsay 镇静量表（Ramsay sedation scale, RSS），目的是监测阿法沙龙 / 阿法多龙（alphaxalone/alphadolone）的镇静作用[9]。它已通过多种方法进行验证，包括改良的格拉斯哥昏迷量表和镇静躁动评分量表[10]。Ramsay 量表是最早的镇静量表之一，虽

然在儿童中没有得到严格验证，但它是在日常实践和临床研究中用于评估和监测儿童镇静的最广泛的量表之一。它跨越了镇静的连续性，但没有明确区分有目的性反应和非目的性反应。

后来对 Ramsay 量表的修改更明确地符合美国儿科学会和美国麻醉医师协会联合委员会的指导方针[6]。2～3 分为焦虑缓解，4～5 分为中度镇静，6 分为深度镇静，7～8 分为全身麻醉。

（二）清醒 / 镇静评分及改良的清醒 / 镇静评分

清醒 / 镇静评分（observer's assessment of alertness/sedation scale, OAA/S）用于测量服用苯二氮䓬类镇静药的成人受试者的警觉性。它从 4 个方面评估意识水平：反应能力、语言、面部表情和眼睛（表 5-2）。OAA/S 在 18 名 19—44 岁的健康男性中进行了验证，这些男性接受静脉注射咪达唑仑，初始剂量为 0.035mg/kg，随后每 60～90 秒增加 0.015mg/kg 的剂量，直到达到两种镇静程度中的一种：轻度或重度。还使用了安慰剂组，两名评分员使用 OAA/S 和 100mm 视觉模拟法（visual analog scale, VAS）对 0（重度镇静）到 100（完全清醒）的患者进行评分，以确定镇静深度。每个受试者在交叉设计中分别测试 3 次，以评估 OAA/S 的可信度、标准和结构效度。该量表被发现是可靠的，评分者之间具有高度的相关性，具有很强的标准和行为效度，安慰剂、轻度和重度镇静的分数依次下降。4 个组成部分的结构效度也很强，在交叉阶段对同一受试者进行后续给药的效度也一样。最后，研究人员还使用了两项性能测试——数字符号替代测试和连续 7 次减法测试，与 OAA/S 分数进行比较，再次发现两者之间存在很强的相关性。

尽管 OAA/S 在成人患者中得到了充分验证，并在儿童的几项镇静研究中得到了应用，但 OAA/S 尚未在儿童中得到单独验证[12, 13]。OAA/S 已用于密歇根大学镇静量表的验证[14]和儿童脑电双频指数（bispectral index, BIS）监测器可靠性的评估[15]。

程 度	表 现
轻度镇静 （焦虑缓解）	药物引起的一种状态，在此期患者可对口头命令做出正常反应
	虽然认知功能和协调性可能受损，但通气和心血管功能不受影响
中度镇静 （以前称为清醒镇静或镇静/镇痛）	药物引起的一种意识抑制，在此期，患者可对单独或伴有轻微触觉刺激的口头命令有目的地做出反应
	保持气道通畅无须干预，自主通气足够
	心血管功能通常得到维持
深度镇静	药物引起的一种意识抑制，在此期患者不能轻易被唤醒，但在反复或疼痛刺激后可有目的地做出反应（注：疼痛刺激引起反射性退缩不被视为有目的的反应）
	独立维持通气功能的能力可能受损
	患者可能需要帮助以维持气道通畅，自主通气可能不足
	心血管功能通常仍可维持
全身麻醉	药物引起的一种意识丧失，在此期患者无法被疼痛刺激唤醒
	独立维持通气功能的能力通常受损
	由于自主通气抑制或药物引起的神经肌肉功能抑制，患者通常需要协助以维持气道通畅
	心血管功能可能受损

表 5-1 美国儿科学会美国麻醉医师学会联合委员会对镇静程度的定义

数据引自 American Society of Anesthesiologists. ASA Standards, Guidelines and Statements, October

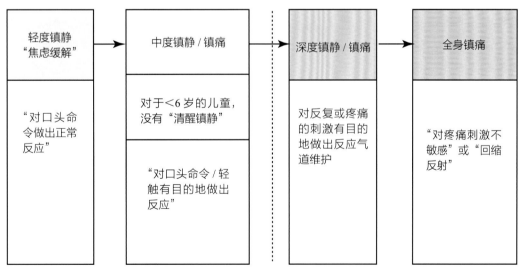

ASA 和 JCAHO 对镇静的定义

▲ 图 5-2 镇静连续阶段

患者可能很容易从轻度镇静过渡到深度镇静或全身麻醉。医疗服务提供者必须做好准备，根据镇静深度提高警惕性和监测强度。我们应该认为所有≤6岁的儿童都应深度镇静，因为对于大多数儿童来说，这一年龄组的"有意识镇静"是一种矛盾修辞

ASA. 美国麻醉师协会；JCAHO. 医疗保健组织认证联合委员会

经 Elsevier 许可，转载自 Kaplan 等[6]

	表 5-2 清醒 / 镇静量表			
评估类别				
反应能力	言 语	面部表情	眼 睛	综合分级
对用正常语调说出的名字反应迅速	正常	正常	清晰，无上睑下垂	5（清醒）
对正常语调说出的名字反应迟钝	语速稍慢或稍稍口齿不清	轻度放松	眼神呆滞或轻度上睑下垂（少于半眼）	4
只在大声喊出名字和（或）重复喊出名字后才回应	说话含混不清或明显慢	明显放松（下颚松弛）	眼神呆滞且明显上睑下垂（半眼或更多）	3
仅在轻微刺激或摇晃后才做出反应	说的话很少，能听懂	—	—	2
对轻微的刺激或摇晃没有反应	—	—	—	1（深度睡眠）

数据引自 Chernik 等[11]，经 Elsevier 许可，转载自 Chernik 等[11]

改良清醒镇静评分（Modified observer's assessment of alertness/sedation scale，MOAA/S）仅使用 OAA/S 的反应性类别。这一类别在最初的研究中单独验证[16]，但与 OAA/S 一样，尚未在儿童中单独验证。

（三）COMFORT 量表

COMFORT 量表是一种基于生理学的量表，最初用于接受重症监护的儿童，并得到了验证，因此并不完全适用于程序化镇静环境[16]（表 5-3）。COMFORT 量表在 37 名儿童通气不足患者中进行了测试和验证，结果显示，该量表评分者之间的一致性和内部一致性非常强。通过与儿童重症监护室（pediatric intensive care unit，PICU）护士的同时进行的整体量表评分进行比较，发现评估的标准有效性也很高。故此，本章将该 COMFORT 量表作为这种基于生理学的量表的一个例子。该量表的另外一个用途是对疼痛或不适的评估。一般而言，COMFORT 评分在 18~26 分，每个区域的评分为 2~3 分，为重症监护室（ICU）环境中适宜的镇静程度。很明显，这个量表很复杂，每次评估都需要花几分钟，因此适用于 ICU

监护。在 ICU 监护中，量表的使用频率不超过每小时 1 次。但在大多数程序化镇静的情况下，这个量表是不适用的。

（四）密歇根大学镇静量表

密歇根大学镇静量表（university of Michigan sedation scale，UMSS）是一种评估工具，与 OAA/S 量表和其他镇静量表相比，它是有效的[14]（表 5-4）。这是一种意识水平工具，可以很容易地将患者分为美国儿科学会（AAP）、美国麻醉医师协会（ASA）和联合委员会定义的镇静类别。它没有明确评估疼痛程度，也没有评估生命体征。在一项对 32 名 4 月龄至 5 岁的儿童进行口服水合氯醛（50~75mg/kg）行 CT 检查的研究中，Malviya 等通过比较临床镇静护士在检查前、检查中和检查后每 10 分钟评估的分数，以及由受过培训的测盲者对录像进行评估，并验证 UMSS，按随机顺序编辑和查看。将 UMSS 与 10 分 VAS 和 OAA/S 进行比较。共进行了 164 次观察，UMSS 与 VAS（$R=0.955$）和 OAA/S（$R=0.929$）具有良好的相关性，两者均 $P<0.0001$。在 UMSS 0 和 1 中，镇静护士和训

表 5-3 COMFORT 量表

项 目	特 点	分 数
警觉	沉睡	1
	浅睡	2
	昏昏欲睡	3
	完全清醒和警觉	4
	过度的警戒状态	5
冷静 / 激动	平静的	1
	有点焦虑	2
	焦虑的	3
	非常焦虑	4
	恐慌	5
呼吸系统反应	无咳嗽，无自发呼吸	1
	自发呼吸，对通风几乎没有反应	2
	偶尔咳嗽或呼吸机阻力	3
	定期主动呼吸对抗呼吸机或咳嗽	4
	对抗呼吸机；咳嗽或窒息	5
身体运动	无移动	1
	偶尔轻微移动	2
	频繁轻微移动	3
	仅限于四肢的剧烈运动	4
	剧烈运动，包括躯干和头部	5
血压	血压低于基线	1
	血压始终处于基线水平	2
	偶尔血压升高 15% 或更多（1～3 次观察）	3
	频繁升高 15% 或以上（发作超过 3 次）	4
	持续升高>15%	5
心率	心率低于基线	1
	心率与基线一致	2
	心率偶尔增加 15% 或以上（1～3 次观察）	3
	频繁增加 15% 或以上（发作超过 3 次）	4
	持续增加>15%	5

（续表）

项　目	特　点	分　数
肌肉张力	肌肉完全放松	1
	肌肉张力降低	2
	正常肌肉张力	3
	肌肉张力增加，手指和脚趾弯曲	4
	极度肌肉僵硬，手指和脚趾弯曲	5
面部紧张	面部肌肉完全放松	1
	面部肌肉张力正常；面部肌肉无明显张力	2
	部分面部肌肉明显紧张	3
	整个面部肌肉明显紧张	4
	面部肌肉扭曲变形	5

经牛津大学出版社许可，由 Ambuel 等转载 [16]

表 5–4　密歇根大学镇静量表（UMSS）

分　数	特　点
0	清醒并警觉
1	轻微镇静：疲倦 / 困倦，对口头对话和（或）声音做出适当反应
2	中度镇静：嗜睡 / 沉睡，容易被轻微的触觉刺激或简单的口头命令唤醒
3	深度镇静：深度睡眠，只有通过显著的物理刺激才能唤醒
4	无法唤醒

经 Elsevier 许可，由 Malviya 等转载 [14]

练有素的观察者之间存在良好的评分一致性，在 UMSS 3 和 4 中也存在良好的一致性，并且在测试 – 再测试场景中也存在极好的一致性。因此，UMSS 似乎符合理想镇静量表的几个要求，因为它是经过验证的，可以快速给药，并允许重复观察。与其他量表相同的一个问题是，需要唤醒患者进行评估；在磁共振成像（MRI）序列等程序中，这是不可能的。如果患者保持清醒而干扰到程序，这也是不可取的。

（五）达特茅斯手术条件量表

达特茅斯手术条件量表 [1] 由 3 名经验丰富的儿科医生 / 麻醉医师设计，然后通过录像 12 种常见检查、操作进行完善，包括 MRI、CT、排尿膀胱尿道造影、心导管术、骨折复位术和骨髓活检（表 5–5）。然后，通过录像 95 个镇静程序验证了达特茅斯量表的有效性，这些程序由多种提供者提供，包括放射科护士、儿科医师、儿科住院医师、心血管科医师、肿瘤科医师和麻醉医师。该量表允许根据可观察到的行为量化儿童。它在 4 个方面评估镇静程度：疼痛或压力、运动、意识和镇静不良反应。通过这种方式，可以全面评估镇静质量的完整性。评价者内部和评分者间信度、结构效度和标准效度都很好。因此，达特茅斯量表是一种经过充分验证的工具，由于其综合性，最适合于研究，但也适用于程序化镇静的常规使用。定期评估该量表可以仔细跟踪镇静状态、镇静有效性、未控制的不良反应，以及镇静诱导和恢复的时间。这些数据有助于量化镇静质量和最佳实践。达特茅斯量表是根据 COMFORT 评分进

表 5-5　达特茅斯手术条件量表			
患者状态	**观察到的行为 / 特点**		
疼痛 / 压力	闭上眼睛或平静的表情：0	表情痛苦或皱眉：1	哭泣、啜泣或尖叫：2	—
移动	静止：0	随机小动作：1	主要目标动作：2	猛击、踢或咬：3
清醒状态	睁开眼睛：0	上睑下垂、不协调或"嗜睡"：–1	闭上眼睛：–2	—
镇静不良反应	血氧饱和度＜92%：–1	呼吸噪声：–1	呼吸暂停＞10s：–1	血压较基线下降＞50%：–1

经 Wolters Kluwer Health，Inc. 许可，引自 Cravero 等的数据[1]

行验证的，COMFORT 评分是一种先前经过验证的儿童重症监护患者疼痛和镇静量表。评分范围从 5 分（镇静不足，伴有剧烈疼痛、压力和不希望的运动）至 –4（危险的过度镇静）。分数在 +2 至 –2 是最合适的，负评分多意味着与更痛苦的手术所需的更深程度的镇静有关。这些得分与镇静期间所需的目标区域相关（图 5-1）。

（六）镇静躁动评分量表

Riker 镇静躁动评分量表（riker sedation-agitation scale，SAS）是另一种最初用于成人 ICU 患者的量表，有将其用于＞1 岁儿童柔性纤维支气管镜检查的工具的报道[17]（表 5-6）。在 422 名患者中，静脉注射咪达唑仑复合利多卡因表面麻醉，与未使用镇静评分的对照组相比，SAS 的使用导致咪达唑仑剂量更低，支气管镜检查时间更短，镇静后躁动更少。

（七）改良 Aldrete 评分作为镇静量表

改良 Aldrete 评分（modified aldrete score）作为麻醉后恢复评分已被广泛使用（见下文）。由于它几乎被普遍使用，因此许多镇静医生都熟悉它，尽管它不是专门为此目的设计的，但它也被广泛用作手术过程中的镇静量表和儿童程序化镇静的恢复和出院量表。该评分在儿童或程序化镇静中均未得到独立验证。

表 5-6　镇静躁动评分量表		
分　数	**类　别**	**描　述**
7	危险的躁动	拉动气管插管，试图爬过床栏杆，殴打工作人员并左右摇晃
6	非常躁动	不能保持冷静，尽管经常口头提醒限制；需要身体约束，咬伤气管插管
5	躁动	焦急或轻度躁动，试图坐起来；当提供口头指示时变得冷静
4	冷静、合作	冷静，容易被唤醒；遵循命令
3	镇静	难以唤醒；被言语刺激或轻微摇晃惊醒，但再次昏昏欲睡；遵循简单说明
2	非常镇静	受到身体刺激而兴奋，但无法交流或听从命令；可能会自发移动
1	无响应	对有害刺激反应极小或无反应；无法交流或遵循命令

经 Wolters Kluwer Health, Inc. 许可，转载自 Zhong 等[17]

二、经处理的脑电图监测器：脑电双频指数和振幅集成脑电图

有研究人员研究了脑电双频指数（BIS）（Aspect Corporation，Newton，MA），一种单导联处理的 EEG，使用专有算法在 100（完全清醒）到 0（等电 EEG）之间赋值，旨在客观评估镇静或麻醉的深度（图 5-3）。经过处理的 EEG 方法的优势在于连续和客观，不需要唤醒患者进行评估。BIS 的缺点包括，当传感器应用于前额时，必须用坚固的压力固定，以产生有效信号，而这本身可能会唤醒患者。而且，其铁磁电极阵列与 MRI 磁场不兼容。Malviya 等[18] 汇集了 4 项研究的数据，对 248 名 1 月龄至 18 岁的儿童进行了 3373 次观察，比较了 UMSS 和 BIS 值。患者接受了多种诊断和治疗程序，使用了多种不同的药物，包括水合氯醛、咪达唑仑、戊巴比妥、丙泊酚、氯胺酮和阿片类物质。所有年龄组的 BIS 和 UMSS 均呈中度负相关。然而，所有年龄组的 BIS 值与 UMSS 3 和 4（中度和深度镇静），以及婴儿的 UMSS 0 和 1（清醒与轻度镇静）之间没有差异。此外，氯胺酮或阿片类物质使用下 BIS 和 UMSS 之间的相关性较差。作者得出结论，在婴儿和儿童的程序化镇静过程中，必须谨慎解读 BIS 值，尤其需要注意患者的年龄和使用的药物。

Haberland 等[19] 还比较了 35 名儿童口腔患者的 BIS 值和 UMSS 评分，这些儿童口腔患者接受了面罩氧化亚氮镇静，以及各种其他方案，包括口服羟嗪或水合氯醛、芬太尼透皮贴剂或静脉注射哌替啶或咪达唑仑。患者的平均年龄为 4.2 岁，镇静持续时间为 2.5h。在镇静期间，每 5 分钟记录 1 次 BIS 和 UMSS 值，在 1h 恢复期间，每 15 分钟评估 1 次，结果得到了 455 对观察结果。从基线检查到口腔手术开始，BIS 和 UMSS 显著下降，手术后显著上升（$P<0.0001$），BIS 值与 UMSS 评分 0 分、1 分、2 分和 3~4 分的一致性百分比的 kappa 系数适中（0.26，95%CI 0.21~0.20，$P<0.0001$）。然而，UMSS 2 和 UMSS 3、UMSS 2 和 UMSS 4，或者 UMSS 3 和 UMSS 4 之间的 BIS 值没有差异。因此，正如之前引用的 Malviya 研究[18]，作者得出结论，BIS 不能区分中度和深度镇静，最好用于区分轻度和中度镇静。

Mason 等[20] 对 86 名年龄＞1 岁的儿童进行 MRI 或 CT 后立即进行 BIS 值比较，这些儿童接

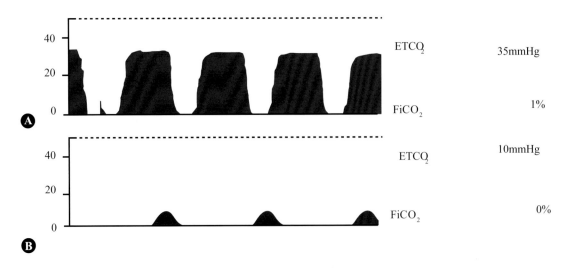

▲ 图 5-3　脑电图

A. 使用分开的鼻插管获得的镇静患者的正常 CO_2 图形。呼吸频率为 16 次 / 分，呼气末 CO_2 浓度（$ETCO_2$）为 35mmHg，"曲线下面积"波形完整，平台较长，表明该患者气道通畅，潮气量充足。B. 一位患有严重呼吸抑制患者的 CO_2 图形。呼吸速率为 10 次 / 分，$ETCO_2$ 仅为 10mmHg，提示可能潮气量较小。$FiCO_2$. 吸入二氧化碳值

受了戊巴比妥作为唯一药物的镇静治疗，他们的 Ramsay 评分为 4 或 5 分（中度或深度镇静）。镇静评分和 BIS 值之间无显著差异（RSS 4 和 5 分别为 63±12 和 64±15，P=0.64）。BIS 值在 31～90 分存在很大差异。作者得出结论，BIS 区分中度和深度镇静程度的程度有限。

这些研究和其他数据表明，BIS 在评估儿童镇静程度方面的效用有限[21]。这是由多个因素造成的，包括婴儿、儿童和成人之间脑电图的年龄相关发育差异，以及使用不同药物达到相似镇静程度所获得的不同值[22]。

尽管基于 EEG 的镇静程度评估存在潜在缺陷，但新的技术和数据表明，这些方法可能有用[23]。振幅整合脑电图（amplitude-integrated EEG, aEEG）是一种用于婴幼儿的单通道额叶脑电图系统，它对原始脑电图信号进行滤波、平滑和压缩，以显示 μV 的振幅范围。持续 7～25μV 的脑电图活动意味着正常警觉（无镇静作用）；脑电图有些不连续，但振幅正常（<5μV 到 >10μV），表示轻度镇静；猝发抑制（振幅为 0～2μV 的不连续脑电图周期与 >25μV 的"猝发"间隔）与深度镇静有关。在一项对 27 名足月等效新生儿研究中，对动态脑电图进行了比较，包括新生儿疼痛、烦躁和镇静量表（N-PASS，−10 至 +10 评估哭闹刺激性、行为状态、面部表情、肢体张力和生命体征），根据经验丰富的新生儿学家的评估，包括 BIS 的三种方法都可以区分清醒状态和深度镇静。aEEG 和 N-PASS 联合应用可以区分无镇静和轻度镇静，以及轻度镇静和深度镇静。BIS 值没有增加镇静程度之间的辨别力。

三、听觉诱发电位

听觉诱发电位（auditory evoked potential, AEP）显示了成人患者催眠深度的相关性，这些监测仪正逐渐用于临床。在一项对 75 名接受丙泊酚 – 瑞芬太尼麻醉的泌尿外科手术的 1—16 岁儿童的研究中，Chueng 等测量了通过耳机以 6.9Hz 频率发出的 90dB 点击声产生的中潜伏期 AEP[24]。

他们在麻醉期间将 AEP 与 BIS 进行比较，并在苏醒期间将其与 UMSS 进行比较。对丙泊酚靶控输注水平进行了测试，BIS 与术中预测的丙泊酚血浆水平之间的相关性强于 AEP（BIS 0.36，AEP 0.21，P=0.010）。在麻醉苏醒期间，BIS 和 AEP 在预测 UMSS≤1 分（镇静与清醒）方面表现相似。然而，在 UMSS 2 分、3 分或 4 分（区分轻度、中度或深度镇静），AEP 低于 BIS。有必要对镇静儿童的这种方式进行进一步研究，以确定其在程序化镇静中的效用。

四、其他镇静量表

还有许多其他镇静量表，如 Harris、改良格拉斯哥昏迷量表、剑桥、Bloomsbury、神经行为评估量表、Richmond 躁动镇静量表、PRST（压力、心率、出汗、流泪）、温哥华镇静恢复量表、运动活动评估量表等[10]。这些量表在很大程度上不适用于儿童程序化镇静，因为它们是为成人或 PICU 护理而设计的，许多量表尚未得到验证。没有一个主要用于程序化镇静。大多数还测量生理变量作为评估的一部分，因此针对程序化镇静的量表很长，很麻烦。为了强调选择和使用有效的主观镇静量表的困难，Robinson 等对 11 种成人危重患者镇静量表进行了正式的心理测量分析[25]。使用每个量表公布的数据，采用 0～20 分制来评估每个量表的开发质量，包括项目选择和内容验证、可靠性、结构效度、使用可行性和量表相关性 / 影响。Richmond 躁动镇静量表具有"非常好"的心理测量特性，得分为 19.5 分。温哥华量表（14.3 分）和 Ramsay 量表（13.2 分）具有"中等"的心理测试特性，OAA/S 量表（3.7 分）得分"非常低"。尚未对儿童程序化镇静量表进行类似评估。

五、基于生理学的客观镇静量表

从前面的讨论中可以明显看出，目前尚不存在适用于进行程序化镇静的儿科患者的理想镇静量表。所有量表的局限性包括评估患者对言语或触觉刺激的反应时固有的主观性，大多数量表都包含这一点。此外，评估时需要将患者唤醒，这可能会干扰镇静程度本身并使手术中断。此外，许多量表尚未得到验证，因此观测者之间的可靠性受到质疑。最后，其在区分安全镇静和危险镇静程度（即深度镇静和全身麻醉）的能力是有限的，并且在大多数量表或处理后的脑电图监测中都没有得到证明，因此，使用当前模式在预防气道和心血管并发症的目标上也存在问题。最近，Green 和 Mason[26] 主张重新制订镇静连续体。他们建议设计基于客观生理监测的量表，而不是设计基于主观或半客观标准的量表（表 5-7）。由于大多数镇静相关的不良反应都始于气道和通气问题，因此在异常最早发生时，使用 CO_2 描记图能够检测到相关问题（即咽部肌肉张力松弛和舌头导致气流停止的上气道阻塞）（图 5-3）。描记图检测的异常通常发生在脉搏血氧测定法检测到动脉血氧饱和度降低、心动过缓或长期缺氧引起的低血压之前。便携式 CO_2 描记监测可以通过广泛使用的婴儿、儿童和成人尺寸的分离式鼻插管轻松进行，并且可以在所有情况下使用，包括 MRI 套件[27]。事实上，对程序化镇静进行 CO_2 描记监测已被证明可以提高儿童的安全性。Lightdale 等[28]

在前瞻性随机研究设计中报告了 174 名儿童胃肠内镜手术中的中度镇静，其中一半接受 CO_2 描记监测和干预方案，另一半接受盲法 CO_2 描记监测，仅进行抢救干预。干预组中 11% 的患者经皮动脉血氧饱和度（SpO_2）<95% 持续 5s 以上，而对照组为 24%（$P < 0.03$）。

Waugh 等[29] 在对 332 名接受程序化镇静的针对成人的 5 项随机试验进行的 Meta 分析中发现，在没有 CO_2 描记监测的情况下，发生呼吸抑制事件的可能性增加 6.5～17.6 倍，这为 CO_2 描记监测可有效检测镇静深度危险增加的概念提供了重要支持。在儿童人群中进行额外的对照研究是可取的，而且这一原则很可能在成人人群中有同样有力的证据。

增加镇静程度的潜在 CO_2 测定标准包括：① CO_2 描记图确定的适合年龄的呼吸频率（较慢意味着镇静更深）；②呼气末 CO_2 值显著降低（表示潮气量较小或部分气道阻塞或在最坏情况下心排血量较低）或呼气末 CO_2 完全消失，与完全性气道阻塞相关。需要进行具体、有针对性的研究，以根据 CO_2 分析和其他参数对风险等级进行分级。我们需要多学科的努力来制订最新的准则。

表 5-7　镇静客观风险评估工具（ORATS）的初步示例			
新等级（尚未命名）	严重不良反应风险不断上升	生理监测参数（单个或组合）a	推荐的镇静药技能集 b
1	≤1∶10 000	与正常清醒模式和频率一致	能够观察和解释商定的生理监测参数
2	1∶1000	←客观监测可预测这种风险等级	在该风险等级下维持镇静和从后续等级进行抢救的适当技能
3	1∶100	←客观监测可预测这种风险等级	在该风险等级下维持镇静和从后续等级进行抢救的适当技能
4	≥1∶10	←客观监测可预测这种风险等级	适合维持患者这一状态的技能

此处四个级别的选择是任意的，仅供说明之用；最后一个工具包含具有独立预测因子的最小离散等级数

a. 需要进行重点研究，以验证预测严重不良反应风险进展水平的具体变量、参数和阈值。例如，CO_2 描记图的评估可能包括但不限于评估吸气或呼气时的波形、频率、模式和（或）数值

b. 由共识小组在每个级别确定，包括但不限于辅助人员、静脉注射、救援药物的可用性和气道设备的建议

六、恢复和出院量表

术后麻醉恢复的概念已扩展到程序化镇静，最初用于评估麻醉恢复到是否准备转到医院病房的量表（Aldrete，Steward 见下文），也已扩展到包括镇静恢复和程序化镇静后是否准备出院回家，而无须继续遭受痛苦的术后过程，例如，门诊脑磁共振成像评估癫痫发作或发育迟缓。显然，在这两种情况下，出院要求可能会有很大不同。门诊患者应能在镇静出院前恢复安静的"正常"活动，即自发清醒、进食、排尿、饮水和在协助下行走。住院患者可能不需要满足所有这些要求。这就提出了一个问题，即这些类型的恢复量表是否经过出院前准备验证，而麻醉后恢复量

表则无须验证。除了评估恢复"正常"活动的准备情况外，出院和康复量表的目的是预防不良事件。程序化镇静后过早出院会发生呼吸和心脏事件，包括死亡[2]。这些事件大多发生在服用长效（半衰期长）镇静药（如水合氯醛）时。这可能导致儿童无法自行通畅气道。

Aldrete 评分于 1970 年推出[30]，其在成人中得到验证，并迅速成为成人和儿童镇静后恢复室（post-anesthesia care unit，PACU）出院的标准。它分为 5 个方面：活动、呼吸、循环、意识和颜色。每个区域的得分为 0 分、1 分或 2 分，最高得分为 10 分（表 5-8）。随着脉搏血氧测定法的引入，评分被修改为包括血氧饱和度，而不包括颜色[31]。由于其熟悉度，它也被用作镇静出院的

表 5-8　改良 Aldrete 量表

项　目	应　答	分　数
活动	能够自行或根据指令移动四肢	2
	能够自行或根据指令移动四肢	1
	无法自行或根据命令移动四肢	0
呼吸	能够深呼吸和自由咳嗽	2
	呼吸困难或呼吸受限	1
	窒息	0
循环	血压为麻醉前水平 ±20%	2
	血压为麻醉前水平 ±（20%～49%）	1
	血压为麻醉前水平 ±50%	0
清醒状态	完全清醒	2
	能唤醒	1
	不回应	0
经皮动脉血氧饱和度（SpO_2）	室内 $SpO_2 > 92\%$	2
	$SpO_2 > 90\%$，需要吸氧来维持	1
	即使补充氧气，SpO_2 也 $< 90\%$	0
全部的		

经 Elsevier 许可，转载自 Aldrete[31]

评分。9 分或 10 分是确定出院准备的标准分数。

维持清醒测试旨在评估睡眠障碍患者的白天嗜睡情况。多导睡眠描记术用于测量成年患者在接到保持清醒指示后，在黑暗、安静的房间里入睡所需的时间。改良清醒维持测试（modifed maintenance of wakefulness test，MMWT）是对原有测试的一种新的改进，旨在帮助确定儿童的出院准备情况。在这种情况下，患者在最后一次醒来后，必须在安静的房间里保持清醒或警觉状态至少 20min。Malviya 等研究了 29 名接受水合氯醛或咪达唑仑 / 苯海拉明口服镇静的婴儿的超声心动图。改良清醒试验与 UMSS 镇静量表相结合，设计新的改良出院标准，并与标准医院镇静出院标准进行比较。要求 UMSS 为 0 分或 1 分（清醒或轻微镇静），结合改良的 20min 清醒测试，以满足这些标准。将这些数据与脑电双谱指数进行比较，其值为 90 或更高，表示出院时足够清醒。与预处理基线相比，标准出院标准是稳定的生命体征、血氧饱和度和意识水平。此外，患者必须保持通畅的气道，独立处理口腔分泌物，或表现出吞咽能力或呕吐反射。此外，患者应该能够按照他们的预设基线安全移动或走动。结合 MMWT 和 UMSS 标准，正确识别 BIS 值 >90.88% 的婴儿，而根据通常的医院出院标准，只有 55% 的儿童被评估为"可以走动"[32]。此外，根据通常的出院标准，恢复出院的时间仅为（16±13）min，而据修订后的标准，恢复出院的时间为（75±76）min（$P \leqslant 0.007$）。这项非常有趣的研究表明，许多按此标准出院的儿童可能确实没有真正恢复到基线状态，因此可能存在延迟并发症的风险。这些更客观的出院标准需要在更多的患者中进行研究，以确定晚期并发症是否真正减少。

Steward[33] 考虑到评估患者肤色的困难（当时没有脉搏血氧测定法），以及血压与麻醉恢复之间有时不一致的关系，提出了一个简化的评分表（表 5-9）。最初的出版物只是对该量表及其基本原理的简短描述，但没有像最初的 Aldret 评分

表 5–9　Steward 简化的麻醉后恢复评分		
项 目	级 别	分 数
清醒状态	清醒	2
	对刺激做出反应	1
	不回应	0
气道	在指令下咳嗽或哭泣	2
	维持良好的气道	1
	气道需要维护	0
移动	有目的地移动肢体	2
	无目的的动作	1
	不移动	0
总计		

经 Springer Nature 许可，转载自 Steward[33]

论文中所做的那样，试图验证该量表的实际患者数据。尽管它在许多儿科研究中使用[34, 35]，但尚未得到独立验证。

在最近对婴儿麻醉或镇静恢复评估的全面综述中，Sury 等[36] 引用了上述所有恢复量表和其他几种量表，包括行为唤醒阈值量表、威斯康星儿童医院镇静量表和简单儿童镇静模拟评分。他们得出的结论是，除了 UMSS 和 MMWT 之外，许多其他恢复 / 出院量表都没有在婴儿中得到专门验证。需要进行更多的研究来制订婴儿从麻醉和镇静中苏醒的标准。

表 5-10 总结了上述镇静、恢复和出院量表，包括评估的参数、镇静过程各个阶段的效用，以及强度和局限性。

七、镇静量表和出院分数的使用方法

综合本章提出的概念，并考虑到繁忙的镇静服务必须高效且安全的需求，我提出了一种实用的镇静评分方法，以及恢复和出院评分。如果计划由非麻醉医生进行中度或深度镇静（绝大多数儿童镇静，因为只有接受非疼痛性手术的较大儿

量 表	测量的参数	镇静、恢复或出院量表	优 势	局限性	已验证	文 献
		表 5–10 镇静和恢复 / 出院量表的特点				
Ramsay 镇静量表	意识水平	S、R、D	易于理解	无生理参数，必须唤醒患者	成人	[6,9,10]
OAA/S	反应、言语、面部表情、眼睛	S、R、D	经过验证，相对简单	无生理参数，必须唤醒患者	成人	[11-13]
改良的 OAA/S	仅响应性	S、R、D	易于理解	无生理参数，必须唤醒患者	成人	[11]
COMFORT	警觉、激动和多种生理参数	S	全面、经过充分验证	非常复杂、耗时，不适合常规程序化镇静	儿童	[16]
UMSS	意识水平	S、R、D	相对简单	不评估疼痛或生理参数，必须唤醒患者	儿童	[14]
达特茅斯	疼痛、运动、意识、生理参数	S	全面，评估疼痛和运动	相对复杂	儿童	[1]
改良的 Aldrete	活动、呼吸、循环、意识、血氧饱和度	S、R、D	广泛使用和熟悉	不是作为镇静量表设计的	成人	[26,27]
改良的清醒维持	保持警惕性	R、D	易于理解	至少需要 20min 才能给药	儿童	[28]
Steward	意识、呼吸道、运动	S、R、D	易于理解	未评估氧饱和度	无	[29]
脑电双谱指数 ®	经处理的脑电图	S、R、D	半客观；报告一个简单的数字	持续，无须唤醒患者	成人，幼儿验证不完全；与 MRI 不兼容	[17-20]
基于 CO_2 描记图	潮气结束 CO_2	S、R	客观；能灵敏指示呼吸抑制 / 阻塞	许多人工原因；设备并非总是可用	成人和儿童，作为监督员	[23-25]

S. 镇静期；R. 恢复期；D. 出院期；OAA/S. 清醒 / 镇静量表；UMSS. 密歇根大学镇静量表

童才会进行轻度镇静），建议使用经验证的简单意识水平量表（Ramsay、UMSS 或 Aldrete），至少每 15 分钟一次或当镇静水平发生变化时（即在服用额外剂量的镇静药后）使用一次。除了使用 ECG 和 SpO_2 进行标准监测，至少每 5 分钟进行一次自动示波血压测量外，还鼓励使用分体式鼻插管进行呼气末 CO_2 监测。若评估镇静量表会唤醒患者，从而中断手术（MRI 序列），且患者未出现任何过度镇静迹象（低血压或呼吸抑制），则不予评估。因此使用了频繁的生理监测，而不是更广泛和更难管理的生命体征评分量表（即舒适量表）。也可使用恢复和出院评分——修改后的 Aldrete 评分为 9 分或 10 分，UMSS 为 0 分或 1 分，或修改后的清醒测试为 20min。镇静和恢复阶段使用相同的量表可能是最简单的，即 Ramsay、UMSS 或修改的 Aldrete 可全程使用。确切的测试和量表使用由机构偏好决定。镇静和恢复人员还必须熟悉患者的基线心率、血压、呼吸频率和血氧饱和度，以及它们与年龄相关的正常范围。无论决定使用何种量表，它们都不能替代训练有素的镇静医生的训练技能和警惕性，并

结合持续的生理监测以确保最佳结果。

鉴于所涉及的执业医师种类繁多，以及所使用的程序和药剂种类繁多，定期使用镇静、恢复和出院量表对儿童程序化镇静至关重要。统一评估将最大限度地减少过度镇静和并发症，同时也确保达到足够的镇静和镇痛水平。此外，只有通过更客观的镇静测量，医院和科室才能获得准确的数据，以提高其计划的质量和结果。未来，应利用 CO_2 描记图设计出更客观的生理学量表。任何关于新药物或方法的研究都必须使用客观的镇静评分进行验证，并对不同方法进行科学比较。

第 6 章　程序化镇静的生理监测
Physiological Monitoring for Procedural Sedation

Cyril Sahyoun　Baruch S. Krauss　著

姜丽华　　王玉霞　译

生命体征的生理监测对于程序化镇静镇痛的安全实施至关重要。在自主呼吸患者中，氧合、通气、血流动力学和皮质活动都可以进行无创监测。本章讨论了患者监测的现行指南和标准、儿童程序化镇静镇痛的基本监测模式，以及监测领域的未来方向。

一、现行指南和标准

在美国，专业协会制订了许多程序化镇静镇痛指南，以规范程序化镇静镇痛实践，从而提高患者安全性（表 6-1）[1]。在世界范围内，专业协会也提供并支持镇静指南和建议（见第 2章）。在美国，使用最广的指南来自美国儿科学会[2]、美国麻醉医师协会[3] 和美国急诊医师学会[4]。20 世纪 90 年代初，联合委员会特别关注程序化镇静镇痛，并于 2001 年发布了疼痛管理、镇静和麻醉监护标准，其中心主题是，镇静监护应在给定的整个医院中具有可比性[5]。在非手术室环境中使用镇静药的患者，其注意力或监测水平不应与在手术室进行类似程序时使用镇静药的患者有显著差异。为此，联合委员会需要在每个机构中应用一致适用的具体程序化镇静镇痛协议。根据每个机构的具体需求和可用资源，这些医院范围内的镇静政策因地点而异。

在每次医院认证调查中，联合委员会将评估

表 6-1　发布重要镇静指南的专业协会[1]

- 美国儿科学会
- 美国儿科口腔学会
- 美国牙周病学会
- 美国重症护理护士协会
- 美国重症监护医学会
- 美国急诊医师学会
- 美国护士协会
- 美国胃肠内镜检查协会
- 美国麻醉医师协会
- 美国整形外科医师协会
- 手术室护士协会
- 急诊护士协会
- 欧洲儿科口腔学会
- 医疗组织认证联合委员会
- 美国国立卫生研究院
- 胃肠科护士协会
- 核医学协会
- 英国国家卫生与临床优化研究院

临床医生是否按照其全院镇静政策实施程序化镇静镇痛，以及他们是否为此类合规性提供了足够的文件。医生必须熟悉医院的镇静政策，并应与其医务人员合作，确保这些政策能被充分执行。大多数医院按照联合委员会的标准和定义来制订镇静政策。

联合委员会要求，获准实施深度镇静的从业

者必须具备在全身麻醉环境中抢救患者的资格。对于在手术中比较配合的大多数儿童而言，中度的镇静足够。但是对于痛苦的手术或非常不配合的患者来说，中度镇静可能不够。深度镇静可以促进手术完成，但与中度镇静相比，深度镇静可能会导致更大的心肺抑制风险[3,5]（表 6-2）。

二、观测监测

生理监测包括两个组成部分，即由指定的临床医生进行的观察监测和使用机械监测设备进行的电子监测。程序化镇静镇痛监测的最重要因素是由能够识别不良事件的人员对患者进行密切和持续的观察。此人必须能够持续观察患者的面部、

口腔和胸壁运动，而且不受设备或无菌手术单影响。通过仔细观察，可以迅速发现不良事件，如呼吸抑制、呼吸暂停、气道阻塞、呕吐和唾液过多等[9]。在进行深度镇静时，在任何情况下都需要具有生命支持技能的高级人员随时待命。

在深度镇静期间，负责患者监测的人员应具有这种深度的镇静经验，并且没有其他会干扰高级监测和记录的任务。个别医院范围内的镇静政策可能会根据其具体需求和可用资源，对深度镇静的实施方式和时间提出额外要求。

生命体征应根据设定的时间间隔进行测量，包括基线检查时、给药后、手术完成时、早期恢复期间和恢复完成时。深度镇静期间，应每 5

表 6-2　镇静水平	
水　平	**表　现**
轻度镇静（焦虑缓解）[6]	药物引起的一种状态，在此期间，患者对口头命令做出正常反应
	虽然认知功能和协调性可能受损，但通气和心血管功能不受影响
中度镇静（以前称为"清醒镇静"）[6]	药物引起的一种意识抑制，在此期间，患者仅对口头命令做出有意识的反应或伴有轻微的触觉刺激
	从疼痛刺激中反射性退缩不被视为有意识的反应
	在无须干预的情况下保持气道通畅，自然通气充分
	通常能保持正常的心血管功能
分离性镇静[7,8]	分离剂氯胺酮引起的一种恍惚样的催化状态，其特征是深度镇痛和健忘，并保留保护性气道反射、自发呼吸和心肺稳定
深度镇静[6]	药物引起的一种意识抑制，在此期间患者不能轻易被唤醒，但在反复或痛苦刺激后有意识地做出反应
	独立维持通气功能的能力可能受损
	自发通气可能不足，为维持气道通畅，患者可能需要帮助
	通常能保持正常的心血管功能
全身麻醉[6]	药物引起的一种意识丧失，在此期间患者甚至通过疼痛刺激也无法被唤醒
	独立维持通气功能的能力经常受损
	因为自主通气不足或药物引起的神经肌肉功能下降，患者通常需要协助以维持气道通畅
	心血管功能可能受损

由 Krauss 和 Green 修改[1]

分钟评估一次生命体征。除了按设定的时间间隔记录生命体征外，临床医生在镇静的关键阶段必须特别警惕。患者通常在静脉注射药物后5～10min，以及在术后立即停止外部和有害刺激期间发生并发症的风险最高。

三、电子监测

电子监测的使用大大提高了程序化镇静镇痛的安全性。在自主呼吸的患者中，需无创连续监测氧合（有声音信号的脉搏血氧仪）、通气（CO_2检测）和血流动力学（血压和心电图）。

四、氧饱和度监测

脉搏血氧测定法是一种无创性测量血红蛋白与氧气结合的百分比的方法，为实时估计动脉血氧饱和度提供了连续测量的方法。血氧测定的基本原理起源于1932年，其基础是比尔-朗伯定律（溶解在溶剂中的未知溶质的浓度可以通过光吸收测定）。基于用光学容积描记法和分光光度法的现代脉搏血氧测定技术于1974年开发，并在1980年进行了功能完善，在监测器中增加了探头和微型计算机[6]。探头由红光和红外（infrared，IR）光源和光电探测器组成，可放置在动脉血管床上，如手指、足或耳垂等部位[6,10]。

最常见的血氧测定法（即透射血氧测定）将光源放在组织床的一侧，光电探测器放在另一侧。通过血氧计可监测到通过组织床发射的红光和红外光的脉动变化，血氧计将信号分为动脉血液脉动成分和非脉动成分（静脉和毛细血管血液）。用几个动脉脉搏周期的平均数据表示SpO_2[6,10,11]。动脉血红蛋白氧饱和度（arterial hemoglobin oxygen saturation，PaO_2）和SpO_2之间存在密切的非线性相关性，如氧合血红蛋白解离曲线所示[10-12]（图6-1）。曲线的形状具有重要的临床意义。在缺氧患者中，曲线陡峭部分SpO_2的微小变化会导致PaO_2的较大变化，而高氧水平的SpO_2值在检测PaO_2的显著变化时相对不敏感。

对于肺功能正常且气体交换充分的患者，SpO_2在97%～100%。在血氧饱和度>70%的情况下，脉搏血氧计的测量更准确[12]。当血氧饱和度<90%时，可能会出现缺氧，如阻塞性肺疾病患者的SpO_2可能就在这个范围内[10,11]。氧饱和度<90%表示严重缺氧。在75%饱和度时，血氧饱和度偏差均匀分散（偏差在±7%）。

用于脉搏血氧饱和度监测的最常见探头监测部位是手指。如果手指无法触及或不合适，可以使用其他探头监测部位，如耳垂或鼻梁。在新生儿和婴儿中，探测部位包括跨趾、足跟、足底和足部外侧。

有许多重要因素会影响脉搏血氧测定的准确性，例如，严重血管收缩（如低灌注状态、休克、体温过低）导致的低灌注、患者过度运动产生的伪影、严重贫血、高强度环境光、异常血红蛋白、静脉搏动、合成指甲和指甲油或静脉染料[10,12]。运动控制技术的最新进展使得脉搏血氧测定在患者运动期间更加可靠。一氧化碳血红蛋白（carboxyhemoglobin，COHb）和高铁血红蛋白（methemoglobin，MetHb）有助于光吸收，并导致饱和度读数错误。血氧计检测到的COHb似乎主要是氧合血红蛋白，并显示错误的高读数。在高水平MetHb存在的情况下，当动脉饱和度>85%时，SpO_2的错误低，而当动脉饱和度<85%时，则SpO_2的错误高。MetHb在红色和红外波长都会产生较大的脉动吸光度信号。这迫使吸光度比趋于统一，这对应于85%的SpO_2。此外，文献报道在深肤色患者中，会存在错误的高读数和较高的信号检测失败率[10-12]。

脉搏血氧饱和度监测不能替代通气监测，因为在换气不足或呼吸暂停发作和血氧饱和度变化之间存在滞后时间，滞后程度取决于患者的年龄和身体状况。因此，在程序化镇静期间，通气监测应同步结合氧合监测。在血红蛋白氧饱和度降低之前几分钟内可能会发生换气不足和由此产生的高碳酸血症或低碳酸血症的问题[13]。此外，补充氧气可使最终的氧饱和度降低延迟所引起的换

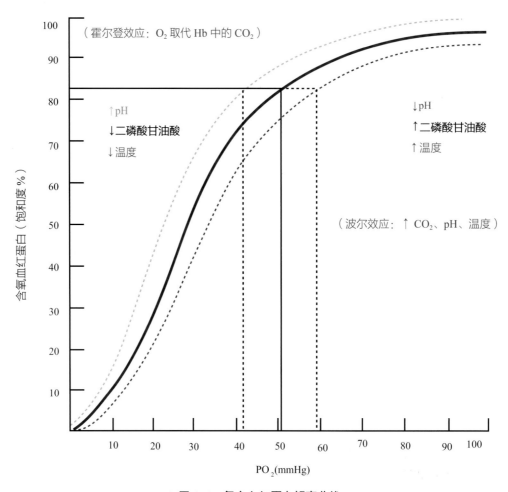

▲ 图 6-1 氧合血红蛋白解离曲线

气不足的问题，可以通过脉搏血氧饱和度监测来识别[14]。

五、通气监测

CO_2 描记图是以数值（呼气末 CO_2 浓度）和波形表示的呼气中 CO_2 分压的无创测量。CO_2 波形或描记图表示一个呼吸周期内 CO_2 浓度的变化（图 6-2）[15]。可以通过波形形状的变化来诊断疾病状况，并通过呼气末 CO_2（ETCO$_2$——每次潮气呼吸末的最大 CO_2 浓度）的变化来评估疾病的严重程度和对治疗的反应[16]。

现代 CO_2 描记图发展于 20 世纪 40 年代，并在 20 世纪 60 年代和 70 年代随着质谱学的发展而商业化。在 20 世纪 70 年代的欧洲和 20 世纪 80 年代的美国[15]，CO_2 描记图已成为麻醉实施

的常规操作。大多数 CO_2 描记技术建立在红外（IR）辐射技术之上，并基于 CO_2 分子吸收特定波长的 IR 辐射的事实，吸收的辐射量与呼吸样本中的 CO_2 浓度接近指数关系。可使用光电探测器来检测红外辐射水平的变化，并可以计算气体样品中的 CO_2 浓度。

CO_2 监测器使用主流系统或侧流系统对气体浓度或分压进行测量。主流系统可通过位于气管插管上的传感器直接测量气道 CO_2。侧流系统可通过将呼气中的小样本通过管道吸至位于监测器内部的传感器来测量 CO_2。由于主流系统的传感器位于气管插管上，所以主流系统是为插管患者配置的。由于侧流系统的传感器位于监测器内部，所以侧流系统是为插管和非插管患者配置的。插管患者的气道接口是放置在气管插管中心

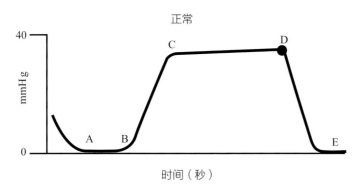

▲ 图 6-2 正常 CO_2 波形

的气道适配器。而对于自主呼吸患者，可使用鼻 – 口插管，同时进行 CO_2 采样和低流量输氧。

侧流系统分为高流量侧流系统（150ml/min，为获得准确读数所需的呼吸样本中的 CO_2 量）和低流量侧流系统（50ml/min）。低流量侧流系统具有较低的阻塞率（来自水分或患者分泌物），对于潮气量低的患者（新生儿、婴儿和低通气量和低潮气量呼吸的患者）更为准确[17]。在高流量侧流系统中，当患者潮气量＜150ml（即系统流速）时，监护仪将吸入室内空气进行补偿，这会导致 $ETCO_2$ 被错误地稀释[18-20]。

对应于一次呼吸的 CO_2 波形由 4 个阶段组成[2, 17]。阶段 1（死区通气，A-B）表示呼气开始，无效气从上呼吸道中清除。阶段 2（上升阶段，B-C）表示随着肺泡中的 CO_2 到达上呼吸道，呼吸流中的 CO_2 浓度迅速上升。阶段 3（肺泡平台，C-D）表示 CO_2 浓度在整个呼吸流中达到均匀水平，并以最大 CO_2 浓度（$ETCO_2$）点结束。阶段 4（D-E）表示吸气循环，当大气进入气道时，CO_2 浓度降至零（图 6-2）。正常波形的特征也有4 个不同的阶段：CO_2 浓度从零开始并返回零（即没有 CO_2 的再呼吸），每次呼吸时都有其 CO_2 浓度峰值（如 $ETCO_2$）。

肺功能正常的患者具有典型的矩形波形和狭窄的 $ETCO_2$-$PaCO_2$ 梯度（0～5mmHg），$ETCO_2$ 准确反映了 $PaCO_2$[16, 21]。阻塞性肺病患者的上升期更圆滑，肺泡平台向上倾斜[23]（图 6-3）。对

于因通气 – 灌注（V-Q）不匹配而导致肺功能异常的患者，梯度将变宽，这取决于肺部疾病的严重程度[24-26]。

波形的形状受 $ETCO_2$ 和呼气时间的影响。波形的振幅由 $ETCO_2$ 值决定，宽度由呼气时间决定。换气过度（呼吸频率增加，$ETCO_2$ 减少）导致振幅低和波形窄，而典型的换气不足（呼吸速度减少，$ETCO_2$ 增加）导致振幅高和波形宽（图6-3）。急性支气管痉挛导致波形呈曲线上升趋势，肺泡平台向上倾斜（图 6-3）。在无慢性换气不足的患者中，$ETCO_2$＞70mmHg 表示呼吸衰竭。

利用 CO_2 描记图，可对呼吸频率和 CO_2 交换进行连续逐次呼吸的测量，并可检测与程序化镇静镇痛相关的常见气道和呼吸不良反应[22]。CO_2 描记图是最早的检测气道或呼吸系统损伤的设备，在脉搏血氧饱和度仪检测到氧合血红蛋白饱和度下降之前，尤其对于需要补充氧气的患者，CO_2 描记图将显示异常高或低的 $ETCO_2$。对于婴幼儿而言，早期发现呼吸系统损伤尤为重要，因为相对于大龄儿童和成年人，婴幼儿的功能残存量较小，耗氧量较大。CO_2 描记图直接从气道（通过口腔 – 鼻腔插管）提供非阻抗呼吸速率，比基于阻抗的呼吸监测更准确。对于阻塞性呼吸暂停患者，基于阻抗的监测会错误地将无通气的胸壁运动解释为有效呼吸。

中枢性和阻塞性呼吸暂停都可以通过 CO_2 描记图快速检测出来（图 6-3）。若波形消失，同时

没有胸壁运动和呼吸音，可确诊为中枢性呼吸暂停。阻塞性呼吸暂停的特征是波形消失、胸壁运动和呼吸音消失。波形的缺失与胸壁运动的存在或缺失相关，可将呼吸暂停与上气道阻塞和喉痉挛区分开来。对气道的反应可以进一步区分上气道阻塞和喉痉挛。

在程序化镇静镇痛期间，有两种药物导致通气不足[22]（图 6-3）。缓慢型换气不足，常见于阿片类物质，其特点是 $ETCO_2$ 增加和 $PaCO_2$ 增加。呼吸频率的降低比例大于潮气量，导致呼吸缓慢，呼气时间增加，$ETCO_2$ 上升，在下图中表现为高振幅和宽波形（图 6-3）。缓慢型换气不足的过程可预测，$ETCO_2$ 逐渐增加，直到出现呼吸衰竭和呼吸暂停。虽然没有出现呼吸暂停的绝对阈值，但 $ETCO_2 > 70mmHg$ 且无慢性通气不足的患者存在显著风险。

低通气换气不足，通常与镇静催眠药物关联，其特征是 $ETCO_2$ 正常或降低，$PaCO_2$ 增加，因为气道死腔保持不变，潮气量减少（图 6-3）。潮气量按比例降低，大于呼吸频率，导致低潮气量呼吸，导致气道死腔比例（无效腔体积 / 潮气体积）增加。随着潮气量的减少，空气通道死腔比例增加，进而导致 $PaCO_2$-$ETCO_2$ 梯度增加。即使 $PaCO_2$ 增加，$ETCO_2$ 可能保持正常或减少，用低振幅波形表示（图 6-3）。低通气呼吸遵循一个可变的过程，随着时间的推移，随着中枢神经系统药物水平的降低和向周围的重新分布，低通气呼吸可能会保持稳定；然后随着时间推移，低潮气量呼吸会消失；随着间歇呼吸暂停，会进展为周期性呼吸（可能会自发消失或进展为中枢性呼吸暂停），或者直接进展为中枢呼吸暂停。

当正常的代偿机制受到药物作用的抑制时，低通气呼吸会增加死腔通气量，这是低通气呼吸的特征。为补偿死腔通气量的增加，每分通气量通常会增加，而不会改变或减少[27]。随着每分通气量减少，PaO_2 降低。如果每分通气量进一步减少，氧合作用将进一步受损[28, 29]。然而，最初的

$ETCO_2$ 可能很高（呼吸减慢不足）或很低（低通气不足）而氧合无明显变化，尤其是在吸氧的情况下。因此，药物引起的 $ETCO_2$ 增加或减少不一定导致氧饱和度降低，这种情况下，可能不需要进行干预。

六、血流动力学监测

无创血压（noninvasive blood pressure, NIBP）测量是一种自动重复测定血压的方法，对成人和儿童都是准确的。可以手动测量血压（仅需操作员按下按钮），也可袖带按预设间隔充气自动重复测量。NIBP 通过电子测量脉搏振幅来显示心率、收缩压、舒张压和平均血压。在放气过程中，袖带决定了袖带下动脉壁运动传递的脉动幅度。脉搏幅度的突然增加伴随着动脉扩张，这代表收缩压。脉冲幅度增加到峰值，然后迅速下降。在搏动幅度没有进一步改变时显示舒张压。NIBP 的准确性取决于使用正确的袖带尺寸（对于儿童和肥胖患者尤其重要），以及在测量过程中尽可能减少患者的运动。

连续 ECG 监测有助于快速检测心律失常或缺血状况。对于无心血管疾病的患者，程序化镇静镇痛的连续心电图监测既不是强制性的，也不是标准的监护。然而，这种监测简单、便宜且使用快捷，经常用于儿童的程序化镇静镇痛。

七、皮质活动监测

（一）脑电双谱指数监测

文献已经对测量大脑对麻醉药反应的监测模式进行了研究，以用于程序化镇静镇痛[30-32]。尽管这些技术已用于监测手术室镇静 / 麻醉的深度，但 2006 年，美国麻醉医师协会得出结论，手术室的临床适用性"尚未确定"[33]。此外，这种监测对手术室外中度和深度镇静的预测价值尚不清楚。

在这些技术中，研究最多的是脑电双谱指数（bispectral index，BIS），它使用经过处理的 EEG 信号量化镇静深度。BIS 值为 100 表示完全清醒，

表6–3 程序化镇静镇痛的气道 CO_2 描记图评估

诊 断	波 形	特 征	干 预
正常的	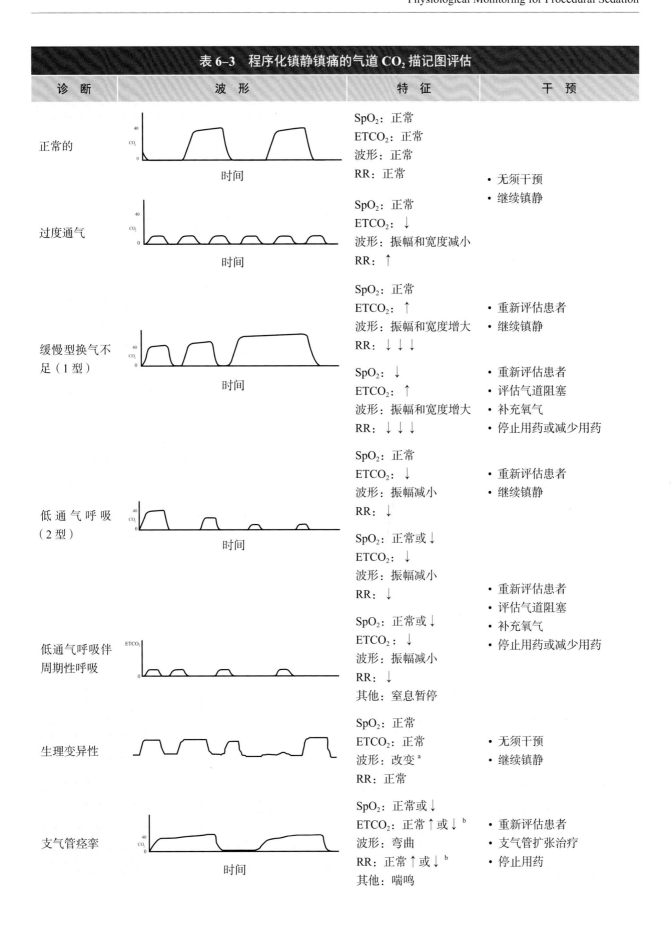	SpO_2：正常 $ETCO_2$：正常 波形：正常 RR：正常	• 无须干预 • 继续镇静
过度通气		SpO_2：正常 $ETCO_2$：↓ 波形：振幅和宽度减小 RR：↑	
缓慢型换气不足（1型）		SpO_2：正常 $ETCO_2$：↑ 波形：振幅和宽度增大 RR：↓↓↓	• 重新评估患者 • 继续镇静
		SpO_2：↓ $ETCO_2$：↑ 波形：振幅和宽度增大 RR：↓↓↓	• 重新评估患者 • 评估气道阻塞 • 补充氧气 • 停止用药或减少用药
低通气呼吸（2型）		SpO_2：正常 $ETCO_2$：↓ 波形：振幅减小 RR：↓	• 重新评估患者 • 继续镇静
低通气呼吸伴周期性呼吸		SpO_2：正常或↓ $ETCO_2$：↓ 波形：振幅减小 RR：↓	• 重新评估患者 • 评估气道阻塞 • 补充氧气 • 停止用药或减少用药
		SpO_2：正常或↓ $ETCO_2$：↓ 波形：振幅减小 RR：↓ 其他：窒息暂停	
生理变异性		SpO_2：正常 $ETCO_2$：正常 波形：改变[a] RR：正常	• 无须干预 • 继续镇静
支气管痉挛		SpO_2：正常或↓ $ETCO_2$：正常↑或↓[b] 波形：弯曲 RR：正常↑或↓[b] 其他：喘鸣	• 重新评估患者 • 支气管扩张治疗 • 停止用药

（续表）

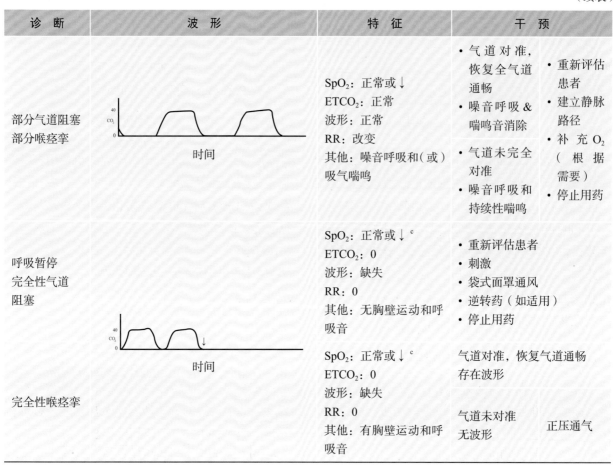

诊 断	波 形	特 征	干 预
部分气道阻塞 部分喉痉挛		SpO_2：正常或↓ $ETCO_2$：正常 波形：正常 RR：改变 其他：噪音呼吸和（或）吸气喘鸣	• 气道对准，恢复全气道通畅 • 噪音呼吸 & 喘鸣音消除 • 气道未完全对准 • 噪音呼吸和持续性喘鸣 • 重新评估患者 • 建立静脉路径 • 补充 O_2（根据需要） • 停止用药
呼吸暂停 完全性气道阻塞		SpO_2：正常或↓[c] $ETCO_2$：0 波形：缺失 RR：0 其他：无胸壁运动和呼吸音	• 重新评估患者 • 刺激 • 袋式面罩通风 • 逆转药（如适用） • 停止用药
完全性喉痉挛		SpO_2：正常或↓[c] $ETCO_2$：0 波形：缺失 RR：0 其他：有胸壁运动和呼吸音	气道对准，恢复气道通畅存在波形 气道未对准无波形 正压通气

$ETCO_2$. 呼气末二氧化碳；SpO_2. 经皮动脉血氧饱和度；RR. 相对危险度；经许可转载，引自 Krauss 和 Hess[22]
a. 波形振幅和宽度变化；b. 取决于支气管痉挛的持续时间和严重程度；c. 取决于发作持续时间

40～60 表示全身麻醉，0 表示没有皮质活动[34]。

一些研究表明，对于常用镇静药，如咪达唑仑、戊巴比妥、水合氯醛和丙泊酚，BIS 与 6 月龄以上儿童的标准观察镇静量表［密歇根大学镇静量表（university of Michigan sedation scale, UMSS）］、清醒 / 镇静量表（OAA/S 和 Ramsay 镇静量表）之间存在合理的相关性（见第 5 章）。然而，对于 BIS 值与标准观察镇静量表测量的特定镇静水平之间的紧密相关性未能在其他研究中得到一致性验证。

2007 年，一项针对 248 名儿童（1 月龄至 18 岁）的研究使用了 4 项独立开展的汇总原始数据的研究，发现 BIS 和 UMSS 与水合氯醛、戊巴比妥、丙泊酚和咪达唑仑的使用存在中度相关性，但与氯胺酮和阿片类物质的相关性较差。与咪达唑仑和水合氯醛相比，丙泊酚和戊巴比妥镇静水平相同时，BIS 值显著降低，这使得 BIS 成为一种不太可靠的方法，无法达到理想的镇静水平[35]。观察到与阿片类物质相关性较差，被认为是由于阿片类物质是在没有催眠的情况下提供镇静作用[35, 36]。因此，有人认为 BIS 反映的是皮质活动，而不是意识水平[37]。

Overly 等在一项对 47 名接受氯胺酮 / 咪达唑仑、甲氨蝶呤、丙泊酚或咪达唑仑和麻醉药治疗的患者的研究中发现，对于非分离剂 BIS 与 OAA/S 量表之间存在良好的相关性，但对于氯胺酮则不相关[38]。在多项研究中，氯胺酮镇静显示 BIS 与标准镇静评分之间存在不可靠的相关性，无创血压（NIBP）测量是一种自动重复测定血压的方法，对成人和儿童都是准确的。尽管达到了更高的镇静水平，但 BIS 仍然持续升高或增加[35, 36, 38]。

右美托咪定是一种选择性 α_2 受体激动药，可在无呼吸抑制的情况下对患者进行镇静，研究证明它与标准观察镇静评分具有很好的相关性。在一项对 11 名在重症监护室使用右美托咪定镇静的机械通气儿童的研究中，发现 Richmond 躁动镇静量表和 BIS 值之间存在显著相关性[39]。

2009 年的一项交叉研究显示，9 名成年志愿者接受丙泊酚或右美托咪定治疗，7 天后服用替代药物。结果发现，BIS 与 OAA/S 之间也有良好的相关性。然而，对于相同的 OAA/S 评分，用右美托咪定镇静的患者的 BIS 值明显较低，这表明 BIS 评分是药物特异性的，不同的评分表示不同镇静药物的镇静水平不同[40]。

据研究，在全身麻醉和程序化镇静期间，对于 <6 月龄的婴儿，其 BIS 评分不可靠，可能是由于 BIS 算法是使用成人 EEG 数据开发的[36, 41]。此外，不同年龄的儿童的 BIS 得分也不同。Wang 等于 2019 年进行的一项研究表明，对于相同诱导剂量的丙泊酚，1—5 岁儿童的 BIS 得分低于 5—12 岁儿童的 BIS 得分[42]。

总之，使用 BIS 监测的程序化镇静研究发现，不同镇静深度的 BIS 值范围广泛，与标准镇静评分（如 UMMS、OAA/S 或 Ramsey 评分）无关[30-32]。BIS 评分似乎与药物和年龄有关，不能与氯胺酮等常用镇静药一起使用。BIS 监测在程序化镇静期间评估镇静深度的效用尚未得到证实。

（二）脑氧监测

另一种可能应用于程序化镇静的技术是脑血氧测定技术。这种技术利用近红外光谱，通过监测反映小动脉、毛细血管和小静脉组织循环的非脉搏信号成分，测量脑组织氧合 [（区域氧饱和度（regional oxygen saturation, rSO_2）]。我们知道，传统的脉搏血氧测定法监测反映动脉循环的脉搏信号成分。与传统的脉搏血氧测定法不同，脑血

氧测定法在低灌注状态、休克和心脏停搏时是可靠的。脑血氧测定法有一项组织循环的"加权平均值"，这是一种潜在的更准确的耗氧量测量方法，与混合静脉饱和度类似并相关[43, 44]。

脑血氧测定主要用于手术室研究。然而，2009 年一项 ED 程序化镇静研究表明，脑血氧饱和度、脉搏血氧饱和度和 CO_2 描记图之间的相关性较差[45]。在这项研究中，研究人员使用多种药物（包括氯胺酮、芬太尼、戊巴比妥、右美托咪定或丙泊酚）对 100 名 9 月龄至 18 岁的儿童进行镇静。研究发现，2.1% 的患者出现 rSO_2 变化，23% 的患者与 SpO_2 变化相关，29% 的患者与呼气末 CO_2 变化相关。只有少数缺氧事件导致 rSO_2 减少，而 rSO_2 的大部分变化发生在心肺参数没有变化的情况下。

如一项对接受颈动脉内膜切除术的成年患者的小型研究所示，尽管 rSO_2 似乎是比脉搏血氧饱和度更敏感的脑氧合测量指标，但 rSO_2 的单独降低似乎与短期或长期神经预后没有很好的相关性。重要的是，没有明确的 rSO_2 阈值可以表明会出现临床意义上的脑缺氧[46]。这种技术虽然在心脏手术或心肺复苏等情况下很有吸引力，但在程序化镇静中还没有找到一席之地[47]。

八、未来发展方向

经过研究和评估发现，利用熵监测方法，确定通过气管音可以检测到阻塞或呼吸暂停[48]。气管音反映了气管壁和周围软组织的振动[10]。这些声音可以通过放置在气管上的扩音器进行监测，这是一种对清醒和睡眠患者的呼吸流量进行估计的方法[11-16]。熵反映了气管音，可以提供呼吸流量的估计值（图 6-3）[12-14]。最近的证据表明，在健康成人志愿者中，气管上测得的声学信号熵可能比 CO_2 描记图更好地反映即将发生的呼吸暂停或阻塞[48]。在该研究中，气管上的声音信号熵能够检测到丙泊酚和瑞芬太尼镇静志愿者的呼吸暂停，其灵敏度和特异度分别为 95% 和 92%。然而，生物声学方法尚未在儿科患者中进行研究，

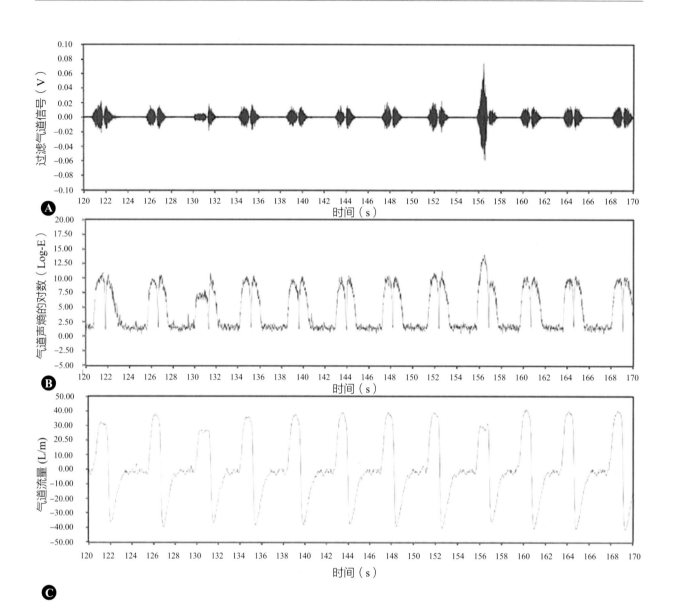

▲ 图 6-3　**A**. 来自扩音器的过滤气道信号示例；**B**. 处理过的信号，气道声熵的对数（**Log-E**）；**C**. 来自肺活量计的相关气道流量信号

因此，在采用此类技术之前，需要进一步证据证明生物声学信号优于现有的测量方法，如 CO_2 描记图。

九、无创心血管监测

现在已经开发出来了一些先进的无创心血管监测方法，即通过胸电生物阻抗（与心阻抗图相似），电子心力测量法（或电子测速法）能够测量各种心脏参数，包括心输出量、心脏指数、每搏输出量、全身血管阻力和收缩指数。这些方法依赖于对放置在颈部和胸部的传感器发出的信号的解释，这些传感器可以量化心搏周期期间主动脉中血液电导率的变化[49-51]。

经证实，电子测速测量法与根据菲克原理得出的测量值相关，菲克原理适用于接受左心导管术的先天性心脏病患儿的有创血液取样[52] 和心脏手术后通气儿童的经食管超声心动图，尽管电子测速法似乎低估了以绝对值表示的心输出量[53]。心阻抗图显示心脏手术期间与标准肺动脉热稀释方法有良好的相关性[54]。

2012年，研究人员在儿童程序化镇静期间进行了一项无创心血管监测，以检查大剂量右美托咪定镇静对心率、心脏指数、每搏指数和全身血管阻力的影响。研究发现，在右美托咪定镇静不到10min的过程中，心率和心脏指数在恢复到基线水平前出现短暂下降。在右美托咪定镇静超过10min的情况下，心率和心脏指数在恢复过程中呈下降趋势，同时全身血管阻力增加，从而保持无创血压不变[55]。然而，这种先进监测方法的临床适用性和实用性尚未得到证实。

儿童程序化镇静的其他未来方向可能包括监测大脑活动的药物特异性参数。在2013年对麻醉儿童进行的一项小型研究发现，血浆丙泊酚浓度与中潜伏期听觉诱发电位（midlatency auditory-evoked potential，MLAEP）呈剂量依赖性相关，表明MLAEP可能是评估儿童丙泊酚镇静时镇静深度的潜在工具[56]。另一项研究对aepEX的性能™进行了评估，并在丙泊酚瑞芬太尼麻醉期间，进行了听觉诱发电位监测，发现其在区分意识和无意识方面与BIS相似，但在区分不同镇静深度方面用处不大[57]。此外，2013年的一项研究对接受丙泊酚镇静的患者的无意识脑电图特征进行了分析[58]。虽然这些新方法在程序化镇静中的临床应用尚未得到证实，但其他复杂的方法（用于数据显示、解释算法、基于生理参数整合的综合指数）和监测血压、血管张力、心输出量、通气量和氧合的新技术将越来越多地应用于镇静监测。

总结

随着脉搏血氧饱和度监测方法和低流量CO_2描记系统运动控制的改进，儿童程序化镇静的通气、氧合和血流动力学的无创生理监测取得了重大进展。这些监测方式提高了儿童程序化镇静的安全性和效率。令人惊讶的是，儿童镇静研究联合会2012年的一份报道发现，各医院对多个专业组织制订的监测指南的遵守程度差异很大[59]。用同年《JAMA儿科》杂志的一篇社论的话来说，"这种不遵守镇静药指导原则的行为，就好比在夜间驾驶一辆没有头灯和车速表的汽车；在某个时刻，灾难会发生"[60]。除了对新的技术开发和验证外，遵守镇静指南对儿童程序化镇静安全文化的持续建立至关重要。

第7章 神经监测对镇静的作用
Neuromonitoring and Sedation; Is There a Role?

Neena Seth 著

姜丽华 王玉霞 译

一、历史回顾

神经监测是测量麻醉深度（depth of anesthesia, DOA）和镇静深度的工具。这些监测仪主要利用处理后的脑电图（EEG）进行监测。1937 年，Gibbs 和 Lenox 首次提出了在麻醉期间应用脑电图的有效性 [1, 2]。并在 1950 年进一步明确了吸入麻醉和静脉麻醉期间脑电图的变化。然而，信息的成本和复杂性限制了其进一步使用。随着筒箭毒碱的发现，肌肉松弛浅麻醉在 20 世纪 70 年代中期开始流行，该种麻醉技术也被称为"利物浦技术"。这种技术使得患者在神经肌肉阻滞后对手术刺激既有意识又无反应。1960 年发表了第一份关于麻醉下知晓的研究报告，该文献报告了其发生率为 1.2%[3]。然而，1979 年的研究发现，用于开发脑功能监测仪（用于检测全脑缺血）的经过处理的 EEG 在测量麻醉深度上并不可靠，因此仍然没有测量 DOA 的实用方法。前臂隔离技术也被用于检测≥5 岁儿童在肌肉松弛麻醉下的知晓水平。虽然使用该技术对命令的反应率高达 20%（使用氟烷），最近使用异氟醚时高达 21%，但在这两项研究中均未出现事件回忆发生率 [4, 5]。Brice 等引进了一种结构化访谈 [6]，以便于对知晓水平进行检测，现在，这种访谈仍然很流行，并在研究和临床实践中使用。

最近，在北美、英国和爱尔兰进行的大型多中心研究重点关注了儿童和成人的知晓发生率 [7-9]。在过去 10 年中，为了降低术中知晓风险，市场上推出了几种 DOA 监测仪。本章将回顾有关儿童麻醉和深度镇静知晓方面的文献，讨论可用的 DOA 测量指南，并将当前知识应用于镇静实践。并考虑神经监测仪的局限性。在未来，监测麻醉和镇静深度在于了解知晓和其中的神经联系。目前对功能性 MRI（fMRI）的研究提高了我们对脑干和皮质 – 丘脑连接作用的理解。

二、麻醉和神经监测仪

研究表明，儿童在全身麻醉下术中知晓（accidental awareness under general anesthesia, AAGA）的发生率为 0.06%～2.7%[8-11]。Davidson 报告的发生率为 0.74%，这是使用直接 Brice 类型问卷调查的研究数据组合的结果 [12]。英国和爱尔兰最近于 2014 年推出的 NAP5（国家审计项目）对 4 年内成人和儿童（定义为≤16 岁的儿童）全身麻醉下术中知晓的发生率进行了研究 [13]。这是对全身麻醉下术中知晓及其风险因素的最大和最全面的研究，包括对全身麻醉及麻醉监测的研究。其中一些可能被认为是对静脉注射药物进行深度镇静的研究。调查结果包括每一家公立医院、麻醉医师对全身麻醉下术中知晓报告的了解进行的基线调查、麻醉实践基线数据，以及前瞻性获得的患者经验报告，并通过多学科结构化分析得出的结论。据 NAP5 估计，在≤16 岁儿童中进行的 488 500 次全身麻醉中，全身麻醉下术中知晓发生率约为 0.002%（1/60 000）[13]。这一发生率低于使用 Brice 类型问卷的研究所引用的 0.74%。Brice 方法有局限性，例如，反复提问可能会产生误报，并可能导致先前记忆的放大和错误记忆的形成。Brice 方法还会导致无知晓偏差[12]。为了对知晓进行评估，我们需要做进一步的研究，特别是针对儿童的研究。

成人全身麻醉下术中知晓发生率较高（0.1%～0.2%），与儿童的发生率之间的差异归因于药物药理学、麻醉技术、知晓监测水平、手术类型、神经肌肉阻滞药（neuromuscular blocking drug，NMBD）的使用、儿童经历和认知、父母态度和儿童记忆形成方面的差异。

NAP5 有两个重要的发现：关于儿童的全身麻醉下术中知晓鲜有报告，甚至可能会推迟几年才见诸报告。

大多数回忆是关于触觉（79%）和听觉（55%）的经历，有些描述是关于害怕或疼痛的经历。虽然关于梦的经历经常被报道，也不会引起痛苦，但是在一些案例中确实报道了长期的心理影响。NAP5 的结论是，尽管严重的长期心理伤害和焦虑状态很少见，但它们确实发生在全身麻醉下术中知晓之后，这点在儿童报告与成人报告经常见到。

关于与麻醉暴露相关的神经行为不良事件，重要的全身麻醉与脊髓麻醉（general anesthesia vs. spinal，GAS）和儿童麻醉神经发育评估（pediatric anesthesia neurodevelopment assessment，PANDA）研究表明，单次短暂麻醉暴露与神经行为不良事件无关。对于患有先天性心脏病或复杂新生儿手术条件的胎儿和婴儿，仍需对多次暴露、长期镇静和麻醉进行评估[14, 15]。2016 年 12 月，美国食品药品管理局（Food and Drug Administration，FDA）发出警告，"<3 岁儿童或妊娠晚期孕妇在手术或程序中反复或长时间使用全身麻醉和镇静药物可能会影响儿童大脑的发育"[16]。

目前，心率、血压、呼气末麻醉浓度和估计血浆浓度的临床指标，以及经验证的量表的应用，如清醒镇静量表（OAA/S）、改良清醒维持测试（MMWT）、Ramsay 和密歇根大学镇静量表（university of Michigan sedation scale，UMSS），都被广泛使用，以对镇静深度进行监测[17, 18]。但是，这些量表不能对镇静进行持续监测，为评估镇静深度，有时需要刺激患者。

EEG 作为一种测量镇静深度的工具，受到了新的关注。理论上，基于 EEG 的监测可用于监测对镇静药的神经反应。在成人中进行的 B-aware 试验表明，使用 BIS 会降低回忆知晓水平，尤其是在接受全凭静脉麻醉（total intravenous anaesthesia，TIVA）的患者中。重要的是，在本试验中，知晓的发生率并非为零[19, 20]。在另一项使用脑电双谱指数（BIS）指导的（40～60）挥发性麻醉给药（0.7～1.3 MAC）的研究中，发现知晓的发生率相似[20]。

现在已经开发出几种采集并处理脑电图的方法，并已经批准用于临床。基于处理后的脑电图最常用的监测手段是基于频域分析的 BIS，并被广泛用于成人和儿童实践。其他监测手段包括基于 EEG 功率、频率和相位信息的患者状态指数（patient state index，PSI）。M 熵是另一种监测手段，用来测量 EEG 中的紊乱量（状态熵），以及额肌肌电图（反应熵）和听觉诱发电位（auditory evoked potential，AEP），并测量皮质对听觉刺激的反应潜伏期。最近，经研究发现，经颅磁刺激可作为一种测量分形维数的方法，这是一种对意识状态的度量手段[21, 22]。目前所有的监测仪都有局限性。到目前为止，表明知晓水平的脑电图变化的阈值和类型仍然未知。在接受 NAP5 调查的儿童中，很少会进行脑电图监测，其发生率仅为 0.5%。

对于儿科麻醉医师来说，知晓似乎并不重要。一项针对英国和法国儿科麻醉医师的调查表明，尽管近 2/3 的被调查麻醉医师承认知晓是一个问题，但仅有不到 10% 的人在术前与父母讨论知晓风险或积极寻找知晓体征。只有 10% 的患者常规进行 BIS 监测 [17]。另一项调查显示，50% 的受访麻醉医师报告了他们在实践中的知晓发生率，并将知晓评定为中度问题 [18]。麻醉医师报告说，如果 DOA 监测能够防止大多数知晓情况的发生，那么使用 DOA 监测的可能性更大。

三、麻醉深度监测指南的全球综述

虽然大多数主要国际协会都建议用麻醉和镇静来监测知晓水平，但迄今为止还没有统一的共识。

英国国家卫生与临床优化研究所（National Institute of Health and Clinical Excellence，NICE）指南以技术报告结果和共识为基础，促进临床创新，加快成本效益高的先进护理技术的发展。当前 NICE 指南建议对知晓风险较高的患者进行脑电图神经监测，包括深度麻醉风险较高的患者和接受全凭静脉麻醉（TIVA）的患者。尽管 NICE 推荐 BIS，因为认识到 E 熵和 Narcotrend Compact M 麻醉深度监测仪在临床上具有更大的不确定性，委员会认为，所有监测仪大体上都差不多 [23]。NICE 参考了"低知晓概率"，发现 BIS 和 E 熵的输出读数均为 40。监测仪输出概率之间的关系尚不清楚，吸入剂之间，以及异氟醚和丙泊酚之间 DOA 监测仪的可变性也不清楚 [24-27]。

近 20% 的全身麻醉下术中知晓报告发生在神经肌肉阻滞（NMBD）未得到充分逆转的急诊患者中。根据 NICE 指南和 NAP5 报告，大不列颠及爱尔兰麻醉师协会（AAGBI）建议对联合使用 NMBD 与 TIVA 的患者进行 DOA 监测。指南指出，尽管这些数据可能提供了额外的信息来源，但关于"这些设备在正确预测全身麻醉下术中知晓或正确预测适当麻醉水平方面的功效"的文献仍然不一致并存在争议。如果使用神经监测，AAGBI 建议监测从诱导开始，一直持续到手术

或麻醉干预（包括转运）完成。他们还认识到，设备的便携性和连续性还存在问题，因为它们不是由电池供电，需要插入电源才能工作 [24]。

大多数国际协会，如美国麻醉师协会（American Society of Anesthesiologists，ASA）、大不列颠及爱尔兰麻醉师协会、欧洲麻醉学协会，澳大利亚和新西兰麻醉师学院建议通过镇静量表和评分来评估镇静深度，如 ASA 镇静深度连续量表、改良版清醒 / 镇静量表（MOAA/S）和 Ramsay 镇静量表（RSS）[28]（表 7–1）。

建议使用这些量表之一或通过评估对言语和触觉刺激的反应性对镇静深度进行定期评估 [28]。研究发现，OAA/S 量表在儿童深度镇静期间存在局限性 [29]。UMSS 是一种简单的量表，可用于非痛苦手术儿童镇静，是一种有效且可靠的程序量表 [30]。

ASA 的《非麻醉师镇静和镇痛实践指南》建议，在所有涉及中度镇静的情况中，对口头命令的反应应作为知晓水平的常规指标，除非患者无法做出适当反应或做出具有不利影响的动作。如果无法做出口头回应（上食管内镜检查），建议使用"竖起大拇指"等标志。对于深度镇静，建议使用更深度的刺激。对疼痛刺激的反射性退缩可能表明全身麻醉状态。ASA 指南指出，尽管文献不支持使用神经监测作为改善预后的手段，但已经形成了一种共识，即神经监测可以预防与中度和深度镇静相关的并发症 [31]。

美国儿科学会（AAP）最近发布了一份更新报告，该报告结合了 AAP 和美国儿科口腔学会（AAPD）发布的指南，用于在程序化镇静期间和之后对儿科患者进行监测和管理 [32]。他们建议借助各种评分系统，密切观察并记录意识丧失（loss of consciousness，LOC）和反应能力。但是没有提到使用神经监测仪。

《非洲社会指南》强调用 UMSS 量表监测意识丧失。建议中也没有包括使用神经监测仪 [33]。

总之，大多数国际协会都同意对 DOA 和镇静进行监测，以降低知晓的可能性。迄今为止，

表 7-1　临床实践和研究中使用的镇静量表		
ASA 镇静深度连续量表[11]	**改良版清醒 / 镇静量表[12]**	**改良版 Ramsay 镇静量表[13]**
轻度镇静 / 焦虑缓解：药物诱导的一种状态，在此期间患者对口头命令做出正常反应	5- 对正常语调说出的姓名做出迅速反应	1- 清醒和警觉，有轻微或无认知障碍
中度镇静 / 镇痛（"清醒镇静"）：一种药物引起的意识抑制，在此期间，患者仅对口头命令做出有意识地反应 *，或伴随着轻微的触觉刺激	4- 对正常语调说出的姓名反应迟钝	2- 清醒但不活跃，能对对话式的口头命令做出有意识的反应
	3- 大声喊出名字或重复喊出名字，或大声重复喊出名字后才能回应	3- 似乎睡着了，能对对话式的口头命令做出有意识的反应
	2- 仅在轻微触碰或轻微摇晃后做出反应	4- 似乎睡着了，对命令能做出有意识的反应，但声音需要比平时说话时高，需要轻轻敲打眉间或两者兼而有之
深度镇静 / 镇痛：对反复或疼痛刺激做出有意识的反应 *	1- 仅对疼痛刺激有反应	5- 昏睡，只对大声的口头命令、强烈的眉毛敲击或两者都有时做出有意识的反应，但是反应迟钝
		6- 昏睡，对疼痛刺激做出有意识的反应，但是反应迟钝
全身麻醉——药物引起的一种意识丧失，在此期间，患者即使受到疼痛刺激也无法被唤醒	0- 对疼痛刺激无反应	7- 昏睡，仅对疼痛刺激有反射性退缩
		8- 对外部刺激（包括疼痛）无反应
注：疼痛刺激的反射性退缩不被视为有意识的反应 *	注：MOASS 是清醒 / 镇静量表的反应成分[12]	原始 Ramsay 镇静量表是一个 6 项量表，用于评估 ICU 镇静情况[14]

*. 使用的常用量表及其相互关系

经 Elsevier 许可，转载自 Sheahan 和 Mathews[28]

还没有理想的神经监测仪可用或被大多数社会推荐。

四、神经监测仪的范围：科学、实践和功能

在过去 20 年中，基于处理过的脑电图的多种监测仪已经上市。表 7-2 列出了当前可用的监测仪[34]。

（一）脑电双谱指数

BIS 监测与脑细胞活动相关，并基于处理后的 EEG。Alkire 首次研究了镇静程度和脑细胞活动抑制与 BIS 之间的关系[35]。

BIS 基于功率谱分析和双谱分析，并取决于三个因素，包括脑电图波频、高频和低频信息的同步及脉冲抑制所用的时间。BIS 量表评分范围从 0～100，与完全皮质抑制和电静默无关，而 100 代表清醒者的脑电图。

图 7-1 描述了重症监护环境中用于镇静的 BIS[36]。

Gugino 及其同事展示了健康的成年有偿志愿者从清醒和放松状态进入深度状态时，应用丙泊酚或七氟烷麻醉时的脑电图变化。浅麻醉时，α 波在放松状态下占主导地位，其次是 β 波，当达到深度麻醉状态时，丘脑 - 海马间隔发生器占控制地位，δ 波和 θ 波占主导地位。随着意识的恢复（return of consciousness，ROC），所有这些变

表 7-2 用于麻醉深度评估的经处理脑电图监测设备的技术

监测仪	特 征
AEP 监测仪 /2（Danmeter A/S. Odense. Denmark ）	AEP 指数，即 AAI，是一个依赖 MLAEP 和 EEG 信号的指数。双侧点击产生刺激信号，并通过耳机急性传递信号。刺激后的 EEG 信号可以从背景 EEG 噪声中辨别出来，并进行 MLAEP 处理，从而反映丘脑和初级听觉皮质内的神经活动。当 AEP 信号质量较低时，AAI 主要来自基于 EEG 的频谱参数。也会显示脉冲抑制比和肌电图数据。两个指数范围为 0～60 和 0～100[9]
BIS 监测仪（Medtronic. Minneapolis. MN ）	该监测仪使用了一种基于功率谱分析、双谱分析和脉冲抑制数据的算法。BIS 指数的推导通过相关子参数的加权来实现。BIS 指数范围为 0～100。除了单通道 EEG 外，该监测仪还提供了一个用于评估不对称性的双边传感器，可以显示密度谱阵列和谱边缘频率，以及肌电活动和脉冲抑制信息[3]
大脑状态监测仪（Danmeter A/S, Odense, Denmark ）	脑状态指数的算法利用频域分析和用模糊逻辑方法处理的脉冲抑制比来推断指数。使用单通道 EEG，指数范围为 0～100。除了该指数，该监测仪还提供脉冲抑制百分比和 EMG 活动的测量[10]
熵模块（GE Health care Technologies, Helsinki, Finland ）	该算法使用频谱分析产生两个主要参数，用于全面评估麻醉深度：SE，用于评估催眠深度（指数范围为 0～100）；RE，用于间接评估对刺激的伤害性感受 / 反应性（源自额叶肌电图：指数范围为 0～91）。如果 SE 和 RE 之间的差异不断扩大，表示麻醉不足。该监测仪除了显示 SE 和 RE 的波形外，还显示脉冲抑制比。该监测仪使用单通道 EEG[7]
知晓指数监测仪（Morpheus Medical, Barcelona, Spain ）	知晓指数是通过符号动力学得出的，这是一种时域方法，可将 EEG 信号划分为若干分区，并根据数学求解，用 1 和 0 的符号标记每个分区。它在概念上与熵相似。该方法可以检测非线性 EEG 特征并评估信号复杂度水平。该算法还包括频域方法和突发脉冲抑制分析。指标推导采用模糊逻辑推理系统。还显示脉冲抑制和肌电图信息。该监测仪使用单通道 EEG，指数范围为 0～99[11]
Narcotrend 监测仪（Monitor Technik, Bad Bramstedt, Germany ）	Narcotrend 指数来源于一个用于对自然睡眠阶段相关 EEG 模式进行视觉分类的系统。它使用脉冲抑制、时域和频域分析提取相关的 EEG 参数，然后通过可信性测试将这些参数划分为总共 14 个可能的子阶段，包括 A（清醒）到 F（深），并对这些阶段进一步细分。最新版本还提供了从 0～100 的指数。该监测仪使用 1 通道或 2 通道 EEG，并显示肌电图信息[12]
NeuroSENSE 监测仪（NeuroWave Systems Inc. Cleveland Heights, OH ）	WAVcns 指数是通过对伽马频带内的 EEG 信号进行小波分析，使用确定性方法（一种总是为给定 EEG 间隔产生相同输出的方法）计算得出的。该监测仪是专门为麻醉闭环输送系统开发的。它使用双侧大脑监测来推导 1～100 的指数[15]
SEDIine 监测仪（Masimo, Irvine, CA ）	患者状态指数通过 4 通道 EEG 计算得出，该算法结合了不同镇静 / 催眠水平下的高度异质性方差，并考虑了大脑中的前后关系和双侧大脑区域之间的一致性。并将突发脉冲抑制数据和似然性分析用于最终指数推导。该监测仪还显示双侧密度谱阵列和双侧 4 通道原始脑电图波形。范围为 0～100，最佳深度在 25～50（与其他具有类似范围且建议麻醉深度在 40～60 的监测仪相比）[14]
SNAP Ⅱ 监测仪（Stryker, Inc. Kalamazoo, MI ）	SNAP 指数基于涉及 0～18Hz 和 80～420Hz 频率范围内功率谱分析的计算，分别称为低频指数和高频指数，用于推导单一指数。据称有一种算法可以让伪影最小化，缩短监测患者觉醒的延迟时间。该监测仪使用单通道 EEG，指数范围为 0～99[15]
qCON 2000 监测仪（Quantium Medical, Barcelona, Spain ）	qCON 指数由频谱分析和脉冲抑制率导出，并通过人工神经网络和模糊逻辑系统进行处理。从概念上讲，它与熵方法有相似之处。qCON 指数是对催眠的一种测量，而 qNOX 指数是对伤害感受的测量，每一种都是通过不同的频率得出的。这两个指数的范围都在 0～99 之间。qNOX 参考量表是通过患者在甲床压力作用下运动的脑电图信号得出的。该监测仪使用单通道 EEG，还显示 EMG 和脉冲抑制数据[10]

本清单并非包含了所有的监测仪

AEP. 听觉诱发电位；EEG. 脑电图；EMG. 肌电图；MLAEP. 中潜伏期 AEP；RE. 反应熵；SE. 状态熵

经 Wolters Kluwer Health, Inc. 许可，转载自 Fahy 和 Chau[34]

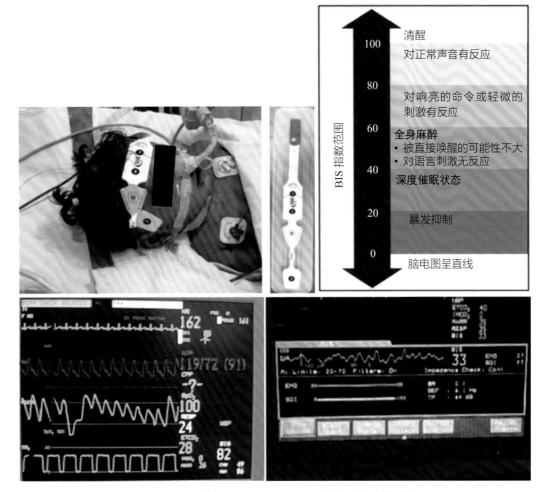

▲ 图 7-1 脑电双频指数（BIS）儿童传感器和监测仪

BIS 监测仪显示一个从 0～100 的单次处理的 EEG 编号，以及原始 EEG 波形和信号强度指示器。BIS 算法与相应的镇静深度一起显示（经《儿科 Oncall 杂志》许可，由 Doshi 等转载。最初是根据知识共享署名非商业性共享 4.0 国际许可证授权的。https://creativecommons.org/licenses /by-nc-sa/4.0/ ）

化都以相同的顺序颠倒了 [37]。

早在 1937 年，镇静药对皮质的抑制与脑电图活动测量之间的关系就有了概念。技术和计算机分析的最新进展使脑电图数据能够处理成不同的导数，包括功率谱边缘、中频和过零频率。1971年发表了对 BIS 的初步研究，该研究于 1996 年获得了 FDA 的批准。研究发现，BIS 可降低术中知晓发生率，并于 2004 年获得了 FDA 的认可。在过去 20 年中，BIS 算法已经发展到当前的 v4 版本和 v4.1 版本 [38]（表 7-3，图 7-2A 至 C）。

1. 用于 BIS 的 Quattro 传感器配置配备可放置在前额上的四个银 / 氯化银电极。导线 4 是接

地电极，用以测量传感器下方额肌的肌电图活动。放置传感器之前需要用酒精擦拭皮肤，用纱布进行温和清创，并在传感器导线上施加 2～5s 的数字压力。

2. 脑电双谱指数 XP 监视器（Aspect Medical | Systems，Inc.，Natick，MA）。原始脑电图数据通过数字信号处理电缆或 DSC 进行转换。

3. 为查看其他存储的 EEG 或质量控制参数，或查看过去 48h 内的病例，可以重新配置趋向屏幕，监视器还具有长期记忆功能，可以存储过去 60 天内的事件，以便查看重大事件。

抑制比（suppression ratio，SR）表示最后

BIS 版本	发布日期	临床终点	描　述
		表 7–3　脑电双谱指数算法开发 [38]	
1.0	1992	MAC/ 血流动力学	药物特异性，随镇痛药剂量而变化
2.0	1994	催眠 / 知晓	重新制订指数，不依赖于药物
2.5	1995	"唤醒"伪影识别 / 移除	
3.0	1995ª	镇静性能增强	
3.1	1996	增强的 EEG 突发脉冲抑制检测	
3.2	1997	EMG 和"近"抑制处理得到改善	
3.3	1998	EMG 检测 / 去除得到改进	
3.4	1999	15s 平滑，不太容易出现"唤醒增量"模式	
4.0（XP）	2001	抗电灼伤，改善镇静范围和处理近抑制状态的性能，4 导联传感器，升级 DSC，高级错误处理，二极脑电图可抑制眼球运动伪影 +	
4.1	2004ᵇ	改善镇静范围的性能	

MAC. 最小肺泡浓度抑制手术切口移动 50%；EEG. 脑电图；EMG. 肌电图；a. FDA（510k）批准 10/96 用于监测麻醉效果；b. FDA（510k）批准 10/03 降低成人全身麻醉期间的记忆力

经 Elsevier 许可，由 Johansen 转载 [38]

65s 内皮质静默的累积百分比。数据可靠性可通过评估信号质量指数（signal quality index，SQI；包含电极阻抗和伪影检测的全局参数）条形图和 70～110Hz 频带内额肌的肌电图（EMG）活动来评估。

成人数据库已用于开发 BIS。而且大多数研究都是在成人身上进行的，BIS 和清醒镇静量表（OAA/S）与咪达唑仑、异氟醚、丙泊酚、芬太尼和七氟烷之间存在良好的相关性 [27, 39, 40]。

（二）婴儿和儿童镇静量表 BIS 评分和镇静深度的有效性

在服用非解离性镇静药和七氟烷的 >1 岁儿童中，BIS 评分与 UMSS、OAA/S 和 Ramsay 量表显著相关 [41-46]。BIS 和 UMSS 之间的相关性，尤其是在无创手术中，没有得到支持，因为"近 25% 的时间 UMSS 为 3（深度镇静），BIS>80，33% 的时间 BIS>70" [47]。尽管 BIS 监测仪在区分轻度镇静和深度镇静方面有效，但它无法一致区分中度镇静和深度镇静 [42, 48]。

尽管大脑在青春期才成熟，但随着脑电图的变化，新突触的形成在出生后仍在继续，"在 1 岁以内，脑电图的特点是特殊模式的出现和消失，且大脑半球之间的同步性增强" [49]。几项研究发现，BIS 与 >1 岁儿童 [50-52] 和较大儿童 [53, 54] 的脑电图相关。然而，BIS 评分与 <2 岁儿童 [55] 的 DOA 没有很好的相关性，尤其是婴儿 [42, 56-58]。

在另一项研究中，低于 6 月龄至 12 岁的儿童接受了带有一系列镇静药的有创和无创手术。结果发现，BIS 与 UMSS 之间存在显著相关性。尽管在 <6 月龄的儿童中，相关性是显著的，但这项研究并未对该年龄组 86 名儿童中的 6 名进行研究 [43]。

BIS 的使用和价值仍有争议。Dahaba 表示，"BIS 不能被视为麻醉深度的真实反映，也不能作为 EEG 大脑功能的独立测量"，并将"BIS 监测仪与'黑匣子'耳机进行比较，其价值仅仅是与某些催眠药效变化相关的'头部相关'生物信号的反映" [59]。

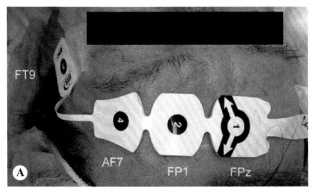
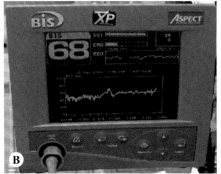
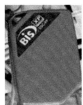

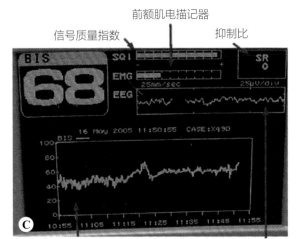

信号质量指数　　前额肌电描记器　　抑制比

1h 趋势窗口　　　　　　　原始脑电图窗口（20s）

▲ 图 7-2　**A. BIS 的 Quattro 传感器配置了可放在前额上的银 / 氯化银电极。导线 4 是接地电极，可测量传感器下方额肌的肌电图活动。放置传感器之前需要用酒精擦拭皮肤，用纱布温和清创，并在传感器导线上施加 2~5s 的数字压力。B. 脑电双谱指数 XP 监视器（Aspect Medical Systems Inc., Natick, MA）。原始脑电图数据通过数字信号处理电缆或 DSC 进行转换。C. 为查看其他存储的 EEG 或质量控制参数，或者查看过去 48h 内的病例，可以重新配置趋向屏幕，监测仪还配有长期存储器，可存储过去 60 天内的事件，以查看关键事件**
经 Elsevier 许可，转载自 Johansen[38]

（三）使用吸入剂和镇静药验证 BIS

1. 氧化亚氮

如成人研究所示，氧化亚氮（N_2O）在脊髓背角的作用可能是导致 BIS 值不受氧化亚氮影响的原因[60]，或者是导致 N_2O 戒断后的异常降低的原因[61, 62]。氧化亚氮（N_2O）具有微弱的皮质作用，因为其主要镇痛作用是在脊髓背角释放去甲肾上腺素[63]。在对 22 名儿童和 40 名儿童进行的两项小型研究中，40%~60% 的 N_2O 对 BIS 没有影响[64, 65]。

2. 水合氯醛

关于儿童 BIS 和 UMSS 评分与水合氯醛（Chloral Hydrate，CHO）镇静之间的关系，存在不一样的证据[43, 47, 66]。在一项对 38 名儿童（平均年龄 5.8 岁）进行的研究中，使用水合氯醛、咪达唑仑、哌替啶或戊巴比妥进行镇静的无创和有创手术中，BIS 和 UMSS 的匹配率仅为 36%，BIS 往往低估了镇静的临床水平。

3. 氯胺酮

氯胺酮导致脑电图 β 波增加，脑电图 δ 波减少。研究尚未证明 BIS 和氯胺酮对 DOA 的相关性。在成人中，氯胺酮单独使用或与吸入麻醉药、丙泊酚或瑞芬太尼合用时，对 BIS 和光谱熵的影响不一致[67, 68]。

4. 丙泊酚

在使用丙泊酚（TCI）镇静的成人患者中，使用 BIS 不仅可以有效滴定丙泊酚的作用部位浓度，而且与其他深度监测仪相比，如额叶肌电图（SEMG）、EEG 频谱边缘频率（SEF95%）、中频（MF）和相对 δ 功率（RDELTA），BIS 的使用效果更好 [69, 70]。

基于 BIS 的丙泊酚用于 >1 岁儿童的全凭静脉麻醉（TIVA）和靶控输注（targetcontrolled infusion，TCI）模型具有良好的相关性 [42, 43, 48, 71]。

在一项对 66 名 4—14 岁儿童进行的前瞻性随机研究中，强调了丙泊酚麻醉期间药效反馈的必要性。通过 TCI（Kataria）或 TCI（Schnider）模型，并使用临床体征和两个 TIVA 组的 BIS 滴定法或仅使用两个 TCI 组的 BIS 滴定法计算 4 个组的丙泊酚消耗量。两组之间没有发现差异。对于丙泊酚 TIVA 和 TCI，BIS 可能是调整镇静深度的有效辅助手段 [72]。

在过去 10 年中，许多研究都集中于丙泊酚的给药方法和精确有效给药（pK-pD 和闭环）上，只有一些有限的研究对 BIS 评估进行了研究 [71, 73-79]。

使用药效学模型的研究表明，BIS 与儿童和成人大脑皮质脑电图的变化相似。通过 Emax 曲线（50% 反应所需剂量）证明，儿童用更多的丙泊酚，才能达到与成人相似的催眠水平（相同的 BIS 点）[50]（图 7-3）。

与 BIS 值为 35~45 的正常儿童相比，患有 CP 的不能交谈 / 不能沟通的儿童需要的丙泊酚明显更少 [80]。

5. 右美托咪定

在一项随机双盲安慰剂对照试验中，225 名成年患者服用 0.5μg/ml 和 1μg/kg 剂量的右美托咪定，并以 0μg/ml、1μg/ml、2μg/ml、3μg/ml 和 4μg/ml 的丙泊酚进行镇静，似乎可以在不显著影响 LOC 的情况下提高 BIS 值的预测概率。这与 Kasuya 的研究相反。在两种药物分开使用的为期 2 天的交叉研究中，Kasuya 的研究发现，在 OAA/S 评分和 LOC 临界值可比较的情况下，右

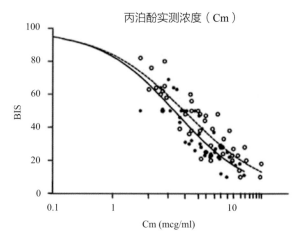

丙泊酚实测浓度（Cm）

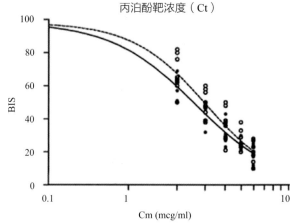

丙泊酚靶浓度（Ct）

▲ 图 7-3 非线性回归曲线

儿童（圆圈和虚线）和成人（实心圆圈和实线）的脑电双谱指数（BIS）值与丙泊酚实测浓度（Cm）或丙泊酚靶浓度（Ct）之间的非线性回归曲线（Emax 模型）。儿童和成人之间的差异具有统计学意义

经 Wolters Kluwer Heatlh, Inc. 许可，转载自 Rigouzzo 等 [50]

美托咪定与丙泊酚的 BIS 值要低一些 [81, 82]。

在一项选择性大型腹腔镜 / 机器人手术的单中心前瞻性双盲双臂试验中，80 名成人患者被随机分配接受 TIVA，并在丙泊酚闭环麻醉给药系统（closed-loop anesthesia delivery system，CLADS）中加入或不加入右美托咪定。闭环给药系统根据 BIS 中的目标值为 50 的变量自动控制丙泊酚给药过程。该研究发现，在用 CLADS 进行丙泊酚 TIVA 诱导和维持期间使用右美托咪定可显著减少（29%）丙泊酚总需求量，同时产生一致的麻醉深度状态。此外，尽管右美托咪定组有显著的血流动力学效应和术后早期镇静作用，

但并没有延迟睁眼时间或拔管时间[83]。

在一项对 54 名接受七氟烷麻醉的儿童进行的前瞻性随机研究中，右美托咪定输注导致潮气末七氟烷浓度和 BIS 值显著降低[84]。

在一项前瞻性随机试验中，还使用 BIS 和标准量表对 30 名婴儿和儿童进行了镇静效果的比较，该试验使用了咪达唑仑 [0.1mg/(kg·h)] 或两种不同剂量的右美托咪定 [0.25μg/(kg·h) 和 0.5μg/(kg·h)]，并根据需要间歇推注吗啡。结果发现，BIS 与用于评估镇静效果的临床评分密切相关[85]。

BIS 监测和 MOAA/S 已用于两阶段随机研究，以探索 pK-pD 模型和协变量分析。该研究对 18 名健康成人志愿者进行了 TCI 右美托咪定镇静，采用 Dyck 模型，逐步递增目标为 1ng/ml、2ng/ml、3ng/ml、4ng/ml、6ng/ml 和 8ng/ml。志愿者被随机分配到暴露于预先记录的手术室背景噪声组或与噪声隔离的组。刺激患者，并评估 MOAA/S 评分，结果发现，BIS 评分和右美托咪定需求增加。暴露于背景噪声中的志愿者对右美托咪定的镇静作用敏感，在效应位点浓度（effect site concentration，Ce）下达到相似的 BIS 值，平均降低 32%。那些暴露于背景噪声中的人表现出较低的 BIS 和较低的右美托咪定需求。暴露于环境噪声中的右美托咪定降低的原因尚不清楚，可能反映了环境噪声的放松"白噪声"效应[86]（表

7–4，图 7–4）。

6. 咪达唑仑

在七氟烷 /N$_2$O 麻醉期间，52 名 1—10 岁儿童根据 BIS 使用 0.5mg/kg 咪达唑仑的预用药没有明显差异[87]。

相同作者在另一项针对 10—18 岁患者的类似前瞻性随机研究中发现，与安慰剂相比，20mg 咪达唑仑镇静的患者诱导前 BIS 值较低，在临床上可检测到镇静的患者中，其 BIS 值仍较低，且与同步的 OAA/S 评分显著相关。然而，两组之间的术中 BIS 值没有差异[88]。

（四）Narcotrend

Narcotrend 使用功率谱分析和自动模式识别，与其他监测仪不同，它还将与年龄相关的变化纳入其算法。Narcotrend 指数的计算仍然是专有的（表 7–5）。

研究发现，Narcotrend 在检测镇静程度变化方面的准确性有限[89, 90]。

Weber 及其同事发现，Narcotrend 指数对手术室出院准备时间，以及丙泊酚 TCI 和瑞芬太尼用于内镜检查的恢复非常有用[91]。

（五）M 熵

熵以数学方式对非线性动力学进行量化。这包括状态熵或 SE（基于 EEG 信号中的紊乱量）和响应熵或 RE[前额肌电图（frontalis

表 7–4 受试者暴露于手术室环境噪声和手术室环境无噪声的五级 MOAA/S 评分的 BIS$_{50}$ 值和相应的 Ce 右美托咪定

MOAA/S 评分	手术室环境噪声		无噪声	
	Ce（ng/ml）	BIS$_{50}$	Ce（ng/ml）	BIS$_{50}$
MOAA/S 损失 5	0.29	87	0.43	83
MOAA/S 损失 4	0.54	80	0.79	74
MOAA/S 损失 3	0.91	72	1.34	64
MOAA/S 损失 2	4.10	38	5.99	29
MOAA/S 损失 1	9.88	20	14.4	15

经 Elsevier 许可，转载自 Colin 等[86]

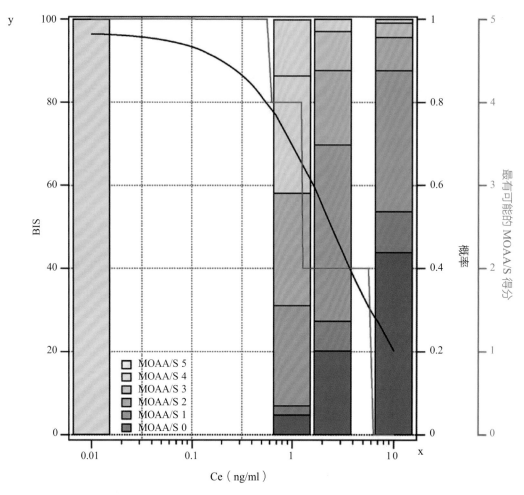

▲ 图 7-4　效应位点浓度与脑电双谱指数（BIS）和 MOAA/S 的关系连续黑线表示 BIS 预测值，连续红线表示最高的 MOAA/S 预测值。x 轴表示具有叠加条形图的效应位点浓度，显示了与 y 轴上预测的 BIS 值相对应的 MOAA/S 预测值分布

经 Elsevier 许可，转载自 Colin 等 [86]

electromyogram，FEMG）的不规则性]。RE 范围从 0（无脑活动）～100（完全清醒），SE 范围从 0（无脑活动）～91（完全清醒）。RE 的响应时间快，使用的频率范围更高，SE 使用的频率更低，提供的值更稳定，但响应时间较慢。熵值的临床相关目标范围为 40～60。RE 和 SE 值接近 40 表示清醒的概率较低。如果反应熵与状态熵相差超过 10 分，则可能意味着麻醉的镇痛强度不足，因为反应熵反映了镇痛的充分性。

不小于 1 岁儿童中的 BIS 和熵值之间存在相关性，但在使用七氟烷的婴儿中较少有这样的定义 [92-94]。

（六）听觉诱发电位

在信号从耳蜗传到大脑皮质的过程中，突触产生诱发反应，从脑电图中提取数据，并取其平均值。中潜伏期听觉诱发电位（MLEAP）是在听觉信号发出后 10～100ms 从脑电图中获得的，是大脑皮质对声音刺激的最早反应。MLEAP 振幅和潜伏期受麻醉药和手术刺激的影响。

来自 AEP/2 监测仪的 AAI-1.6 将被动 EEG 和 AEP 结合为一个单一指标，用于评估婴儿和儿童的麻醉程度。自回归方法的最新发展有助于更快地生成 AEP。大剂量麻醉药对 MLEAP 波没有抑制作用。

在一项对 22 名儿童（3—11 岁）进行 TIVA

表 7–5　含 EEG/ 波的 Narcotrend 指数和临床特征

Narcotrend 指数	主要脑电图特征	临床描述
95～100	α 波	清醒
90～94	↓	镇静
85～89	β 波	
80～84		↓
75～79	↓	轻度麻醉
70～74	θ 波	
65～69		↓
57～64		全身麻醉
47～56	↓	
37～46		↓
27～36		深度催眠全身麻醉
20～26	δ 波	
13～19	↓	↓
5～12	突发脉冲抑制	深度全身麻醉
0～4	等电位脑电图	

经 John Wiley 和 Sons 许可，转载自 Weber 等 [89]

斜视手术的研究中，丙泊酚的用量和苏醒时间是衡量结果的指标，使用常规操作方法或根据 AEP 监测仪得出的复合听觉诱发电位（composite auditory evoked potential，CAAI）25～35 为指导，为患者随机持续输注丙泊酚。所有儿童均以 0.3μg/(kg·min) 的速度输注瑞芬太尼。CAAI 指导使丙泊酚使用减少 34%，并显著缩短了麻醉药苏醒和恢复知觉的时间 [95]。

五、基于 EEG 监测仪的局限性

基于 EEG 的技术有很多局限性。

• 局限性在于不同监测仪之间的 EEG 过程。因为所用的算法是专有的 [96]，所以很难对设备进行比较。在一项涉及 15 名儿童的研究中，发现深度睡眠期间的 BIS 值与深度镇静时的 BIS 相当 [97]。信号采集可能会受到噪声、温度、湿度、头部组织导电性，以及使用不当的技术来降低阻抗的影响。最近开发了一种基于聚丙烯酸酯的电极设计，无须事先擦拭前额皮肤 [98]。

• 由于自发的面部和颞肌活动，面部肌电图（facial EMG，f-EMG）会影响 EEG 活动，在不使用 NMBD 的情况下，应记住这一因素。如果肌电图受到有害刺激和麻醉深度的影响，会影响脑电图。熵可能比 BIS 更能抵抗 f-EMG 伪影 [99]。

• 其他环境因素，如高频透热疗法、多普勒超声 [围术期经食管超声心动图 (transoesophageal echocardiography，TOE）]、搏动性体外循环和起搏器已作为病例报告发表。手术室的噪音也以线性方式影响 BIS。

• 如本章所述，镇静药和麻醉药之间存在不同的 BIS 反应和相关性：第一种是氯胺酮，它与 BIS 和熵的增加有关，特别是在长时间内尤其明显[67, 68, 100, 101]。在所讨论的大多数研究中，N₂O 不会影响 BIS 和状态熵[64, 65, 102]。

- 毒性刺激可使 BIS 值增加[103]。

- 阿片类物质与 BIS 和 AEP 的相关性较差[104]。

- 七氟烷、丙泊酚和右美托咪定与 BIS 和熵的相关性也很差，因为 19—30 岁患者的个体间差异较大[105]。

- 在儿童中，七氟烷的 BIS 表现出不一样的相关性[106, 107]，事实上，在深度七氟烷麻醉下观察到癫痫样脑电图变化[108]。

- 对于影响脑灌注的病症，以及脑瘫患儿的脑损伤，在基线时的 BIS 值较低。

- 生成信号的时间可以从 30s 延迟到 2.5min。于是引入在线时延估计（time delay estimation，TDE）用于参考跟踪。

六、近期进展和未来展望

1987 年，Prys Roberts 将"麻醉深度的概念"比作一种错觉，认为寻找麻醉深度的测量方法就像寻找"哲学家的石头"一样含糊不清。他将麻醉定义为"二元"全有或全无现象，并称不存在麻醉程度或麻醉深度可变的现象[109]。在涉及婴儿的研究中，二元概念仍被用来解释意识的快速觉醒。

麻醉作为一种二元现象的定义在最近的文献中受到了挑战，有人试图对麻醉重新定义，认为麻醉由一系列受体的作用产生的状态，术中知觉反映了一系列脑状态[110, 111]。

在临床电记录术的两部分综述中，Purdon 及其同事展示了不同药物作用的分子位置及产生不同大脑状态的神经连接[112]（图 7–5）。

对意识和神经联系的理解可以为 DOA 提供解释[113]。

功能磁共振成像（functional magnetic resonance imaging，fMRI）研究表明，当镇静减轻时，脑干首先受到刺激，并与皮质建立联系。因此，脑干被称为知觉的引擎[114]。

最近，人们用分形维数来研究意识状态。分形维数（fractal dimension，FD）是一个用于解释皮质丘脑系统内复杂相互作用的定量参数。理论上，知觉需要平衡皮质丘脑系统内网络的整合和分化。

这些复杂系统对经颅磁刺激（transcranial magnetic stimulation，TMS）有反应。由此导出的高密度 EEG 已用于测量 FD。分形维数具有数值并表示视觉形状。该方法可用于分析均匀的纳米粒子。分形维数指数（FD index，FDI）是对积分微分 FD 的计算，可以用来对信息结构和信息

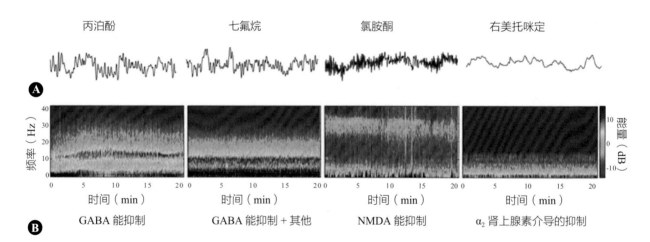

▲ 图 7–5　不同的麻醉药（丙泊酚、七氟烷、氯胺酮和右美托咪定）、不同的脑电图特征，以及不同的分子和神经回路机制

A. 在未经处理的脑电图波形中，很难辨别麻醉药在脑电图中的特殊差异；B. 在频谱图中很明显，不同的麻醉药会产生不同的脑电图特征。脑电图特征的动力学可以与分子靶点和神经回路有关，麻醉药在这些靶点上产生改变的唤醒状态（经 Wolters Kluwer Health, Inc. 许可，转载自 Purdon 等[112]）

场进行分类。FDI 可以用来区分知觉状态和无知觉状态。FDI 可能是研究知觉和大脑复杂性之间关系的有用工具[115]（图 7-6）。

在 21 世纪，使用神经监测进行儿童镇静的关键问题包括这是否有益，以及是否有理想的神经监测设备可用？

最近关于知觉的 NAP5 研究强调了监测成人和儿童麻醉深度的重要性。在麻醉中使用 NMBD 已被确定为知觉的风险因素，DOA 监测仪被建议特别是在使用 TIVA 时有帮助。在成人中进行的 B-aware 试验表明，使用 BIS 可以降低记忆风险，尤其是在 TIVA 患者中[116]。关于哪种监测更好，目前还没有达成普遍共识。用于描述知觉深度的多重量表仍然很流行，但其缺点是不连续，有时需要患者刺激来评估得分。

目前，可用的大多数神经监测仪都是基于经过处理的 EEG 和诱发脑电活动（诱发电位）进行工作的。最常用的 BIS 是根据成人数据设计的。从婴儿期到成年期，脑电图波形变化较快，振幅较小。因此，对<1 岁儿童的脑电图数据的解释

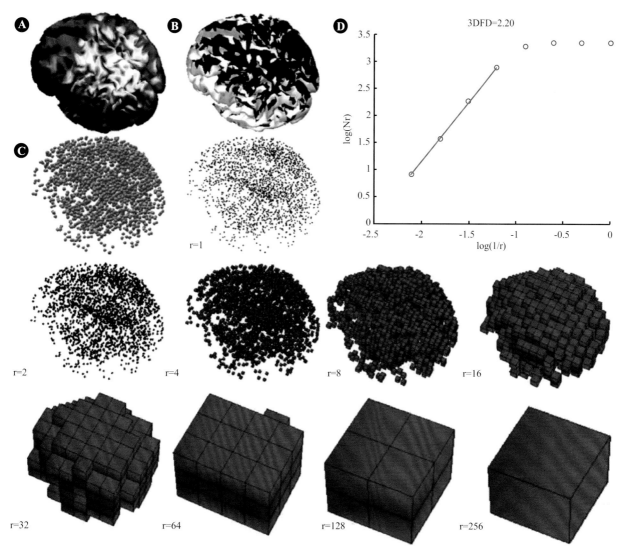

▲ 图 7-6 分形维数

A. 受试者醒后经颅磁刺激 40ms 后取样时的显著源放射性；B. 当时的二值化源；C. 由二值化源定义的点云；D. 方框大小在 r=1 到 r=256 之间的点云体素化的方框数（个）与 1 个 / 年的对数 – 对数图。考虑到 r=16 到 r=128 的大小范围，三维设计图值（2.20）被计算为线性回归的斜率（经 Elsevier 许可，转载自 Ruiz de Miras 等[115]）

需要谨慎。BIS 值为 40～60 表示适合手术麻醉。根据 NICE 指南，BIS 值 40（或 40～60），熵等于"低"知觉概率。与成人相似，在儿科中进行 BIS 监测可能会减少药物使用[117]。BIS 和其他神经监测仪可能在镇静实践中占有一席之地，以避免深度镇静[118, 119]。BIS 监测仪自首次推出以来经历了多次改进。此外，市场上推出了使用不同技术的新型神经监测仪。总之，笔者建议神经监测仪在一些儿童镇静实践中发挥作用，随着技术的进步，可能会发现神经监测仪更多用于监测和判断镇静深度和知觉风险。

七、病例研究

病例 1

一名 4 岁的儿童因手指在兄长关门时被意外夹伤，需急诊行甲床修复术。孩子在其他方面是健康的，没有服用任何药物，并满足禁食要求，没有过敏。整形外科医生说，他们在急诊科尝试过这种方法，但孩子太焦虑，不能忍受局部疼痛，手术可能会持续很长时间。由于急诊科人手不足，外科医生要求在手术室镇静下治疗。

由于孩子很焦虑，她已经预先口服咪达唑仑并留置静脉通路。

分析

这是一个简短的手术，通常在环形阻滞局部麻醉下完成。

因已开放静脉通路，镇静可以包括静脉注射丙泊酚。当完成环形阻滞，所需镇静深度会更浅。BIS 有助于监测镇静深度。理想情况下，应在镇静前放置 BIS 监测仪，并在整个过程中持续监测。在这种情况下，镇静建立后立即放置 BIS 检测器可能是一项挑战性的操作。在局部环形阻滞期间，BIS 水平可能需要为 40～60，然后在丙泊酚输注的剩余时间内，BIS 可能保持在接近 60。

病例 2

一名 6 岁、20kg 重的儿童被暂时诊断为乳糜泻，胃肠科医生已安排进行上内镜活检。除此之外，她身体健康，没有过敏，并适当禁食。她和几个月前一样，不想带着面罩睡觉。她上次没有进行 BIS 监控，住院医生向她详细解释了这一点。在开始监测之前，医生将 BIS 监测仪放置在她的前额，因为大多数监测都已完成。在确保传感器探头与她的皮肤有有效接触（因为这可能会影响读数）后，将正常进行镇静。孩子的父母希望了解更多关于 BIS 监测仪的信息，以及如何使用它监测镇静深度。

分析

内镜检查是在黑暗的房间里进行的，通常是在深度镇静下进行的，患者可以通过鼻镜自动呼吸以增加氧气。由于上食管内镜与气道共用，因此管理更具挑战性。孩子通常处于侧卧位。在房间变暗之前，应确保所有监控装置都已连接并正常工作，这一点很重要。BIS 监测仪要求接触点（总共 4 个）信号质量指数（指示伪影和阻抗数据）显示 >50 的高数值。检查时间长，也不痛苦，但可能会伴随一些刺激。应随时注意 45～50 的 BIS 值，并因此调整静脉输注丙泊酚，以确保全程自主通气。其他监测仪包括 CO_2 浓度检测仪、脉搏血氧计、心电图和无创血压都应进行全程监测。

病例 3

一名 5 岁、20kg 重的男孩左大腿上有大脓肿，并在镇静状态下接受切开和引流手术。他身体健康，属于 ASA Ⅰ级儿童，需适当禁食。

镇静计划是使用静脉注射氯胺酮和咪达唑仑。并已经配制了 10mg 氯胺酮和 2mg 咪达唑仑。

父母要求使用氧化亚氮和神经监测，以避免氯胺酮和咪达唑仑引起的认知问题。

分析

可以按照父母的要求使用氧化亚氮帮助放置静脉置管。由于脓肿较大，可能需要较高剂量的氯胺酮（高达 0.75mg/kg）。

尚未发现 BIS 监测与氯胺酮使用相关，也没发现会带来益处。氯胺酮导致脑电图中 β 活性增加和 δ 减少。它的使用与 BIS 的矛盾增加有关。由于缺乏数据支持氯胺酮和咪达唑仑对短期手术的长期神经认知影响，这一点应向患者家属解释。但是，BIS 监测在这个镇静计划中没有价值。

第8章 儿童气道的解剖、挑战和解决方案
The Pediatric Airway: Anatomy, Challenges, and Solutions

Lynne R. Ferrari 著

姜丽华 王玉霞 译

患者的气道是计划镇静最需要考虑的因素之一。镇静可能改变喉的解剖结构、功能和呼吸力学；因此，医生必须彻底了解儿童气道。

一、小儿气道解剖

婴儿或儿童的鼻腔、鼻咽、口腔、咽部和颈部的异常都可能会引起气道受损。气道由喉、气管、支气管和肺泡组成。婴儿的气管比成人小，而且由于气管在呼吸过程中的功能是被动的，因此婴儿和成人气管的解剖差异不如喉部明显[1]。婴儿喉部不是成人喉部的缩影，这两者之间有着本质的区别。这种差异与大小、位置和结构有关，必须予以考虑，因为喉的主要功能是通过控制吸气和呼气时的阻力来保护下呼吸道和调节呼吸过程中的气流。环状软骨是婴儿喉部最窄的部分。尽管这一点最近受到质疑，但没有足够的数据反驳这一解剖发现的有效性[2]。在婴儿和儿童中，环状软骨是一个不可膨胀的完整环，而在成人患者中，该软骨在后部是开放的[3, 4]（图8-1）。在成人患者中，声带是气道最窄的部分。儿童喉呈锥形，而成人喉呈圆柱形。这是一个重要的区别，因为气流阻力与半径的四次方成反比（R=1/r^4）[5]。婴儿喉部1cm环状水肿将使横截面积减少75%，阻力增加16倍，而对于成人喉部相同的1cm水肿而言，将导致横截面积仅减少44%，

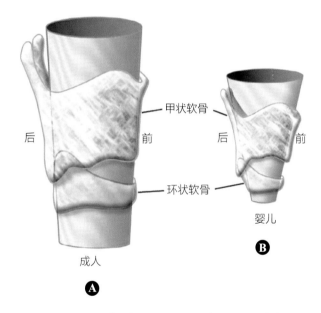

▲ 图 8-1 成人喉（**A**）和婴儿喉（**B**）的结构
经 Elsevier 许可，转载自 Fiadjoe 等[44]

阻力增加3倍（图8-2）。当对一个有长时间气管插管史（气管管腔可能变窄）或近期上呼吸道感染或臀部感染（也可能导致气道狭窄）的儿童进行镇静处理时，这一点就变得尤为重要了（图8-3和图8-4）。

婴幼儿的喉部高于成人患者。成人喉部位于 $C_6 \sim C_7$，而婴儿喉部位于 C_4，随着儿童时期的生长，喉部下降至成人位置。婴儿喉咙的头部位置使口腔通气困难，因此婴儿在出生后的第1年是

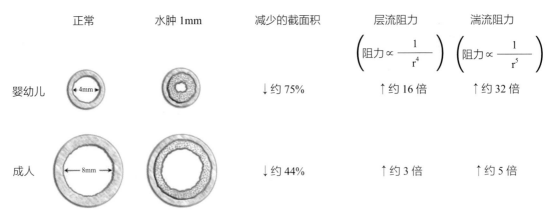

正常	水肿 1mm	减少的截面积	层流阻力 $\left(阻力 \propto \dfrac{1}{r^4}\right)$	湍流阻力 $\left(阻力 \propto \dfrac{1}{r^5}\right)$
婴幼儿 4mm		↓ 约 75%	↑ 约 16 倍	↑ 约 32 倍
成人 8mm		↓ 约 44%	↑ 约 3 倍	↑ 约 5 倍

▲ 图 8-2　环状水肿对婴儿和成人气道的相对影响
经 Elsevier 许可，转载自 Fiadjoe 等 [44]

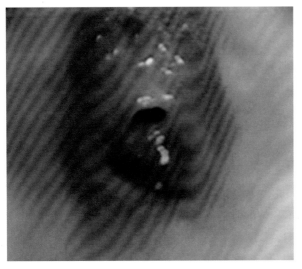

▲ 图 8-3　插管后声门下狭窄的儿童
照片由波士顿儿童医院医学博士 Reza Rahbar 提供

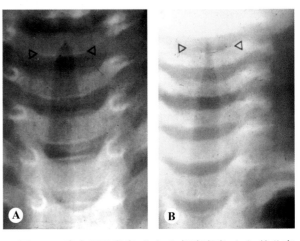

▲ 图 8-4　患有严重喉炎（A）和轻度喉炎（B）的儿童的气道 X 线片。请注意声门下变窄和特征性 "Chrysler Building" 体征
图片由波士顿儿童医院医学博士 Reza Rahbar 提供

通过鼻腔进行通气的 [5]。会厌在成人中垂直突出，但在婴儿中向后突出。婴儿会厌也较窄，呈 Ω 形，这使得它更容易阻塞喉部入口 [6]（图 8-5）。在鼻塞的情况下，鼻腔通气可能会受到影响，而且在镇静后会恶化。

与儿童和成人的舌头比较而言，婴儿的舌头相对于口腔来说是比较大的。新生儿的舌头比喉咙靠前，因此会厌可以接触软腭，允许呼吸和吮吸同时进行。但是，与儿童比较，这种结构确实更容易使婴儿出现气道阻塞。出生时，婴儿的舌头底部位于口腔中，到 4 岁时，逐渐下降到更尾端的位置 [7]。婴儿的软组织与骨骼结构的比例较

高，因此容易发生机械性口咽梗阻。小鼻孔、大舌头、小下颌骨、过多软组织和短颈的组合也会增加婴儿对气道阻塞的敏感性。婴儿和幼儿的肋骨比大一点的儿童和成年人的肋骨更具水平性和灵活性，因此容易使孩子呼吸系统受损。如前所述，由于婴儿的新陈代谢率和耗氧量是成人的 2 倍，且功能残气量较小，婴儿和儿童的饱和下降速度要快得多。因此，如果要避免缺氧，就必须对气道和呼吸力学进行最佳监测 [8]。

正常的自主呼吸是通过最少的工作来完成的，上下气道的阻塞将导致呼吸费力。为了避免这种情况，必须尽早识别和纠正气道阻塞和通气

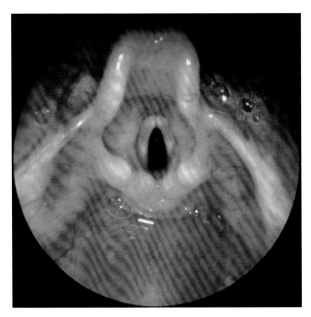

▲ 图 8-5 正常婴儿喉部，注意 Ω 形会厌
照片由波士顿儿童医院医学博士 Reza Rahbar 提供

障碍。围术期低氧血症通常是由气道阻塞引起的，在镇静儿童的手术过程中随时可能发生。病因可能是由于解剖或功能异常或两者兼有。确定原因对于确定合适的抢救方案至关重要[9]。对婴儿和儿童而言，正常呼吸可能会很快发展为阻塞，呼吸障碍可能会很快发展为呼吸窘迫，最终心脏停搏。与老年患者群体相比，由于婴儿的耗氧量较高，因此婴儿氧气输送量的减少将更快地进入危险状态。呼吸暂停导致肺泡通气不足，可迅速发展为低氧血症、高碳酸血症，最终导致组织缺氧。

二、儿童气道镇静的评估

体格检查可以揭示患者的一般情况和气道损伤的程度。实验室检查可能包括评估血红蛋白、胸部 X 线片和钡餐，这有助于识别压迫气管导致的病变。其他放射学检查，如 MRI 和 CT，可以单独显示患者病变，但这不属于常规检查。

儿童气道的体格检查从简单的观察开始，因为儿童的焦虑可能会导致伤心的哭泣和体格检查的偏差。应记录总体外观观察结果，注意皮肤颜色，以及先前手术中出现的苍白、发绀、皮疹、

黄疸、异常斑纹、胎记和瘢痕。

应注意张口的程度，并完成口咽部的全面检查。颞下颌关节到支角的距离有助于评估张口的充分性。下颌支角度和颏部之间的距离是下颌骨骨结构适应口咽软组织能力的良好预测指标。应记录有没有松动的牙齿。应特别注意软腭和硬腭的状况、牙列和舌头的大小。应注意舌头与其他口咽结构的关系。例如，对于口咽正常的儿童来说，大而厚的舌头可能会增加气道阻塞的风险，但对于口咽狭窄或腭弓高的儿童来说（颅面部畸形和综合征的儿童可能会出现这种情况），舌头在骨结构体积中所占比例更大，则可能会导致严重的风险。

可以看到后咽部的范围很重要，这与插管的难度相关，而在镇静的患者中，则与气道阻塞的可能性相关。马兰帕蒂气道分级分类（Ⅰ～Ⅳ级）基于坐姿时最大张开嘴状态，并根据舌头突出的结构来划分[10,11]（图 8-6）。对于 Ⅰ 级气道患者，其软腭、咽喉、悬雍垂和支柱是可见的。对于 Ⅱ 级气道患者中，其软腭、咽喉和部分悬雍垂（无支柱）是可见的。软腭和悬雍基底在第 Ⅲ 级中是可见的，只有硬腭在第 Ⅳ 级中是可见的[11]。由于儿童扁桃体经常性增大（可能是由于上气道阻塞的原因），因此应评估扁桃体大小。扁桃体评估的标准体系是以肥大扁桃体所占咽部面积的百分比为基础的。0 级扁桃体完全在扁桃体窝内；+1 级扁桃体所占比例＜25%；+2 级扁桃体所占比例在 25%～50%；+3 级扁桃所占比例为 50%～75%；+4 级扁桃体占口咽＞75%，通常称为"接吻扁桃体（kissing tonsils）"[12]（图 8-7）。当扁桃体占据扁桃体窝外的口咽间隙时，扁桃体增生可能会增加镇静患者气道阻塞的风险，如 +3 级和 +4 级扁桃体患者。相反，对于患有 21- 三体综合征等颅面部异常的镇静患者而言，+1 级和 +2 级较轻程度的增生可能会导致气道阻塞。

异常面部可能是一种综合征症状或是一系列先天性异常症状。先天性畸形常与其他畸形也有关联。应首先检查颈部，以确定气管是否在中

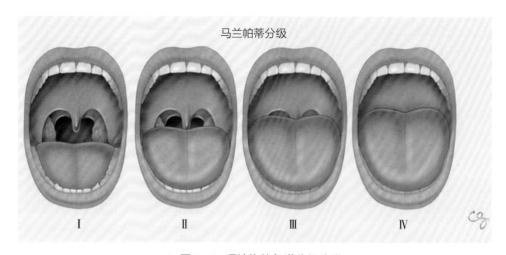

▲ 图 8-6　咽结构的气道分级分类

经 John Wiley，Sons 和 Barnes 等 [10] 及美国儿科学会许可，转载自 Samsoon 和 Young[45]

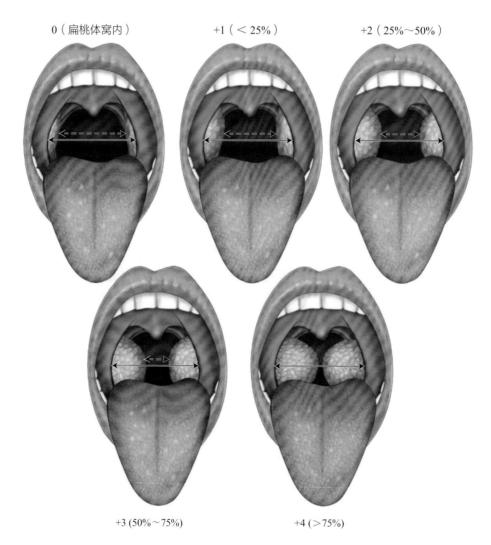

▲ 图 8-7　扁桃体肥大的分类

经 Elsevier 许可，转载自 Brodsky[12]，1989。版权归 Elsevier 所有

线，并评估气管长度和软组织体积。对于颈部短、软组织丰富的儿童，口咽气道阻塞的可能性更大。

应评估呼吸的速度、深度和质量。应注意呼吸模式，以及呼吸速率和深度。辅助肌的使用表明，由于上呼吸道或下呼吸道阻塞，呼吸变得困难。鼻腔或上气道阻塞表现为嘈杂或呼吸困难。应记录鼻涕的颜色、黏度和数量。如果孩子咳嗽，甚至可以在听诊肺部之前评估咳嗽的来源（上呼吸道和下呼吸道）和性质（干或湿）。应注意是否存在喘息、喘鸣或收缩。在紧急干预的情况下，应评估气道是否易于插管。如果孩子不张开嘴，应用手估计甲状舌骨的距离。对于小颌畸形儿童，如皮埃尔·罗班序列征或 Goldenhar 综合征儿童，可能特别难以插管，尤其是在意外情况下。

三、气道损伤或抑郁的危险因素

镇静期间，尽管呼吸速率和深度相对降低，但必须保持充足的氧气和通气。在使用镇静药之前，应彻底评估导致气道受损的任何情况，以确定呼吸参数的改变是否会导致通气受损。

在正常呼吸期间，空气流动为层流状态。如前所述，气流阻力与半径的 4 次方成反比。当气道直径在恒定压力下减小时，气道阻力增加。环形水肿、外部压迫、黏液、分泌物或支气管收缩可导致气道半径减小。对于上呼吸道或下呼吸道疾病患者，呼吸要费力一些。气道阻力增加、肺顺应性降低和呼吸中枢控制改变都会影响呼吸的充分性。

呼吸的充分性取决于呼吸频率、呼吸力、潮气量、胸部听诊和脉搏血氧测定。<1 岁婴儿的正常呼吸频率高达每分钟 30 次。呼吸频率在 8 岁时降至每分钟 20 次，在 18 岁时为每分钟 16～17 次。呼吸频率的改变可能表征某些潜在的疾病，例如，对于呼吸急促患者，可能的疾病为发热、疼痛、酸中毒和败血症；对于呼吸迟缓患者，可能的疾病为心血管衰竭。一旦发生因鼻部

扩张、胸部回缩和胸部不协调偏移所引起的呼吸费力，临床医生应意识到，如果过度镇静，呼吸功可能增加。

气流受阻导致的呼吸杂音称为喘鸣音。上气道阻塞导致吸气性喘鸣；下呼吸道阻塞导致呼气性喘鸣；双相喘鸣音伴有气管中段病变。对喘鸣音患者的评估应基于完整的病史。年龄不同，其发病也不同，如喉气管软化症和声带麻痹通常在出生时或出生后不久出现，而囊肿或肿块病变发展于生命成长期。临床医生应该确定哪种位置是让喘鸣更好或更糟的位置，并将患者置于允许重力帮助减少阻塞的位置，因为这有益于麻醉诱导过程。

有气道损伤风险的患者可能有解剖或生理异常，这可能是气道损伤的诱因。解剖异常可能导致口咽或气管、支气管、气道因位置的微小变化而受损，从而导致通气功能受损。上呼吸道软组织体积和颅面大小之间的解剖不平衡导致咽部气道阻塞。咽部的大小由下颌骨骨性外壳内的软组织体积决定。咽部肌肉收缩的幅度由神经机制控制，而解剖平衡和神经机制之间的相互作用（在镇静患者中受到抑制）决定了咽部气道的大小和患者保持气道畅通的能力。上气道软组织体积和颅面大小之间的解剖不平衡将导致气道阻塞[13]。解剖学上的不平衡可以通过增强的神经机制来补偿，这些神经机制在患者清醒时调节咽扩张肌肌肉。当神经机制在睡眠或镇静期间受到抑制时，咽扩张肌肌肉就会松弛，导致咽气道严重狭窄。正常解剖过程中功能的微小变化也可能导致氧气不足。通过将患者置于嗅物位，并增大颏部和颈柱之间的距离可以暂时缓解气道阻塞状态。同样地，坐姿会通过下颌下间隙将过多的软组织移位到骨外。

喉软化症是婴儿喘鸣的最常见原因，通常是良性和自限性的。它发生在吸气过程中，最常见的原因是长会厌，会厌后部突出的杓状软骨脱垂，有多余的杓会厌皱襞落入声门，并在吸气过程中将声门开口阻塞（图 8-8）。呼气时几乎没有

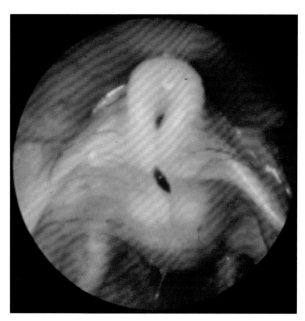

▲ 图 8-8　喉软化症婴儿的喉部
照片由波士顿儿童医院医学博士 Reza Rahbar 提供

阻塞，因为呼气时声门上结构被推到一边。间歇性低声吸气性喘鸣是其特征性症状，出现于出生后的 2 周内。症状在 6 月龄时最严重，然后逐渐消失。虽然大多数儿童在 18—24 月龄都没有症状，但这种喘鸣声可以持续数年。通过直接喉镜检查和刚性或柔性支气管镜检查可明确诊断。初步检查通常在外科医生办公室进行。将一个小的柔性纤维支气管镜通过鼻孔插入口咽，观察声带的运动[14]。其他病因包括异物吸入、感染（如喉炎或喉气管支气管炎）、水肿或肿块病变（如囊肿或肿块）。

咕噜咕噜是一种低沉的声音，当患者声门关闭呼气时就会听到这种低沉的声音。婴儿和儿童经常发出咕噜声，以保持小气道和肺泡开放，从而让通气和氧气更顺畅。呼噜声的出现可能是严重呼吸窘迫和即将到来的呼吸衰竭的征兆。潜在病因包括肺炎、急性呼吸窘迫综合征、肺水肿、充血性心力衰竭和腹部夹板固定。

吸气或呼气时出现喘息，或两者同时出现，表明胸腔内小气道阻塞。这可能是由于固有的反应性气道、支气管痉挛或异物吸入所致。喘息患者出现的低氧血症可能在服用镇静药期间会

恶化。

在照顾儿童方面最具挑战性的决定之一是制订在上呼吸道或下呼吸道感染时取消手术的标准。对于出现无并发症上呼吸道感染症状的儿童，如果没有发热，分泌物清澈，并且在其他方面看起来很健康，应该能够安全地接受镇静。如果患者夜间干咳、运动时喘息、近 12 个月内喘息 > 3 次，或目前或过去有湿疹史，可能与支气管痉挛、不饱和或气道阻塞的风险增加有关[15]。鼻塞、化脓痰产生和气道反应性疾病史是不良呼吸事件的预测因素，患有上呼吸道疾病和潜在下呼吸道疾病并有这些症状的儿童不应接受镇静治疗[16]。

有许多综合征具有与气道相关的解剖学成分。大舌头与 21- 三体综合征、黏多糖贮积症 Ⅱ型、黏多糖贮积症 IH 型和 Beckwith-Wiedemann 综合征有关。也与先天性甲状腺功能减退症和糖原贮积症 Ⅱ型有关。皮埃尔·罗班序列征、特雷彻·柯林斯综合征和 Goldenhar 综合征患者，以及先天性半颜面微小畸形儿童，都有小颌畸形、高弓腭和镇静时早期气道阻塞的可能性。扁桃体肥大的儿童存在机械性气道阻塞的风险，因为与正常大小的扁桃体相比，大扁桃体占据了口咽气道的大部分。

早产儿在镇静期间有发生不良呼吸事件的风险。早产儿的 CO_2 反应曲线有一个更为缓慢的斜率，这使得这组患者容易出现呼吸暂停。所有新生儿都表现出周期性呼吸，表现为通气中断，并伴有自我纠正的短时间呼吸暂停，但没有血氧饱和度降低或心动过缓[17]。这一趋势在妊娠后期 45 周会减弱。早产儿呼吸暂停和麻醉后呼吸暂停主要是中枢性的，约 10% 是由于机械性阻塞导致。呼吸暂停引起的气道阻塞反应在周期性呼吸的婴儿中很常见，并且随着出生后年龄的增加而减少。在镇静新生儿和早产儿中，良性周期性呼吸可能演变为明显的呼吸暂停，必须通过刺激或辅助通气进行控制。为了检测麻醉后或镇静后呼吸暂停事件，建议对手术后 24h 内、< 56 周龄的婴儿进行监测[18]。

由于部分或完全气道阻塞，干扰喉入口或上喉完整性的情况可能会影响有效通气。上呼吸道感染会导致分泌物增多，这可能会阻塞喉咙，此外，炎症反应会损害喉咙入口的内径。喉气管支气管炎或喉炎也会缩小喉部内径，并产生相同的临床结果。会厌炎的发病率在过去十年中急剧下降，但仍有可能发生。这些患者不仅会厌发炎，而且周围结构水肿，严重限制了喉的大小，侵犯了通气区域。

持续气道创伤或热损伤的患者也应被纳入这一类别。由于先天性或后天性声门下狭窄导致的纤维化，经历长时间插管可能会导致儿童喉部入口直径减小（图 8-9 和图 8-10）。在这种情况下，任何会降低咽肌张力、呼吸速率和深度的药物都应极为小心，并应保持警惕。导致喉入口减小的其他情况包括声门下狭窄、喉囊肿和乳头状瘤病。

由于外部因素，也会导致喉咙变窄和受损问题。喉部以外的甲状腺肿或其他颈部肿块可能会导致通气压力升高和功能受限。当镇静期间气道功能降低时，对于患有关节增生症或颈部融合的先天性异常的儿童，在定位和后续通气处理方面会伴随诸多困难。

对于患有前纵隔肿块的儿童，在镇静期间由于胸内喉受压会存在气道受损的显著风险（图 8-11 和图 8-12）。虽然淋巴瘤是前纵隔中最大的肿块群，但该部位也会出现其他肿块，包括畸胎瘤、囊性湿疣、胸腺瘤、血管瘤、肉瘤、硬纤维瘤、心包囊肿和 Morgagni 型膈疝。

要了解前纵隔的病理生理学，需要熟悉解剖学。纵隔是指胸部胸膜外间隙，其前缘为胸骨，后缘为胸椎，上缘为胸腔入口，下缘为横膈膜。纵隔内的结构可能会因肿块增大而受到压迫，包括气管和主干支气管、上腔静脉、主动脉弓、肺动脉主干及部分心脏。

前纵隔肿块患者可能出现与心血管和呼吸系统有关的各种体征和症状，并与肿块的位置、大小及周围结构的受压程度直接相关。最常见的呼吸道症状为咳嗽，尤其是仰卧位时，这是气管前部压迫所致。<2 岁的婴儿更容易出现喘息，这是气管压迫的征兆，而>2 岁的儿童通常表现为不适、咳嗽、发热和颈部肿块。所有年龄段的患者的其他呼吸道症状包括呼吸急促、呼吸困难、喘鸣、回缩、呼吸音减弱和哭闹发绀，所有这些都提醒医生有可能存在一定程度的气道受损，而且当产生胸内正压时，气道损伤可能正在恶化。

心血管症状由主动脉和肺血管，以及右心房和右心室受压引起。这可能导致继发于心脏充盈不足引起的低血压和肺血流量受限，尽管通气充足，但仍会导致氧合不良。与心血管系统相关的

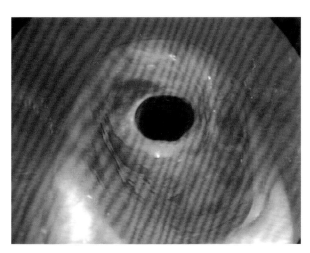

▲ 图 8-9　先天性声门下狭窄婴儿的喉部
照片由波士顿儿童医院医学博士 Reza Rahbar 提供

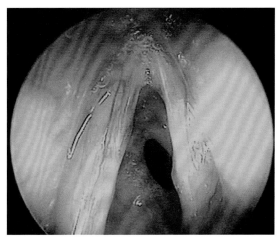

▲ 图 8-10　婴儿的喉部，插管后导致声门下狭窄
照片由波士顿儿童医院医学博士 Reza Rahbar 提供

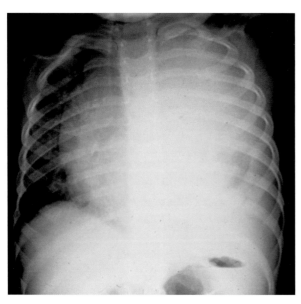

▲ 图 8-11　20 月龄的男童前纵隔肿块

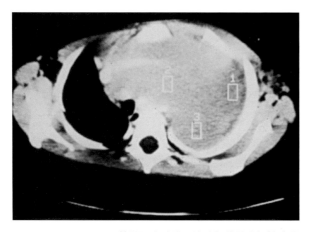

▲ 图 8-12　CT 显示前纵隔大肿块压迫肺部并导致气管偏移

症状包括疲劳、头痛、仰卧位低血压或苍白、头昏眼花、上腔静脉综合征（面部水肿、发绀、颈静脉扩张）和新杂音的出现，尤其是肺瓣膜区。医生在问诊和检查纵隔肿块患者时，必须综合考虑这些体征和症状，以确定存在的呼吸和心血管损害程度。如果这些微小的指标被忽视，症状轻微的患者也可能会发生灾难性事件。通过将患者的姿势改变为坐姿或左侧卧姿，通常可以快速改善这些生理体征或症状。

四、睡眠呼吸障碍

睡眠呼吸障碍（sleep-disordered breathing,

SDB）是一系列疾病的总称，包括从原发性打鼾到阻塞型睡眠呼吸暂停低通气综合征（obstructive sleep apnea syndrome，OSAS）。睡眠呼吸障碍最温和的症状是原发性打鼾，这是一种无临床表现的嘈杂呼吸，发生在 20% 的正常儿童中[19]。尽管睡眠呼吸障碍影响 10% 的人群，但只有 1%～4% 的人会发展为 OSAS。OSAS 是一种具有多系统影响和相关并发症的气道阻塞性疾病，其影响范围包括婴儿、儿童和成人，并导致行为、认知和生长障碍，以及心血管和围术期呼吸系统发病，甚至死亡[20]。OSAS 通常与包括肥胖症和哮喘在内的共病相关，其特征是睡眠期间上呼吸道周期性、部分或完全阻塞。气道阻塞的特点是上气道软组织体积和颅面大小之间的解剖不平衡。OSAS 患者在睡眠和麻醉期间会出现咽扩张肌抑制，与呼吸嘈杂或轻度至中度打鼾的患者相反。

反复从睡眠中唤醒以恢复气道通畅是一个常见的特征，也是由于气道阻塞导致的发作性睡眠相关的氧饱和度降低、高碳酸血症和心脏功能障碍。有的睡眠障碍的人打鼾声音很大，在门外都可以听到鼾声；或者在睡眠中可观察到呼吸暂停现象。他们可能会因为感到窒息而从睡梦中醒来。父母报告说，受睡眠障碍影响的儿童睡眠不安，尽管有充足的睡眠时间，但在清醒时仍会经常嗜睡或疲劳。通常，这些孩子在非刺激性环境中很容易入睡，但在需要醒来的时间却很难唤醒。1 型 OSAS 的特点是淋巴组织增生，但不伴有肥胖，而 2 型 OSAS 患者则伴有轻微淋巴组织增生。大约有 10% 的 OSAS 出现在学龄前儿童和学龄儿童中。据称，这种现象在 9 岁后会下降[4]。

肥胖症改变了颅面人体测量特征。因此，年龄段体重指数≥95% 的儿童需要注意，因为这是一种易感体质特征，会增加患 OSAS 的风险。颅面部畸形的儿童，包括上颌骨和下颌骨较小、较大的舌头（相对于下颌骨）及颈部较厚的儿童，其风险也会增加。这些儿童中有许多患有与其他共病相关的综合征。解剖性鼻阻塞和 4 级扁桃体接触减少了口咽横截面积，这构成了额外的风险。咽部大小取决于下颌骨骨性外壳内的软组织体积，上气道软组织体积和颅面大小之间的解剖不平衡将导致气道阻塞。

咽肌收缩的幅度由神经机制控制，解剖平衡和神经机制之间的相互作用决定咽气道的大小。增加的神经机制可以补偿清醒时 OSAS 患者的解剖失衡。当控制咽扩张肌肌肉的神经机制在睡眠或麻醉期间受到抑制时（如非 OSAS 患者），咽气道由于解剖失衡而严重狭窄。如果呼吸系统反应进一步降低，唤醒反应会受损。颅面形态对男孩气道阻塞程度的影响大于女孩[21]。增加骨性外壳的尺寸可以缓解气道阻塞，但这只能通过下颌前移手术来完成。只要保持吸气姿势，通过定位增加颏部和颈柱之间的距离，就能暂时缓解阻塞。同样，坐姿会通过下颌下间隙将过多的软组织移出骨性外壳。

OSAS 不仅对儿童呼吸道具有长期影响，而且还会引起其他系统性共病。体重指数增加和肥胖可能导致认知脆弱性增加，如多动频率增加和 C 反应蛋白水平增加。OSAS 的持续时间与神经行为损害的可逆性无关，因为许多人认为偶发性缺氧改变了前额叶皮质的神经化学底物，导致神经细胞丢失。代谢综合征包括胰岛素抵抗、血脂异常和高血压。人们认为，OSAS 是肥胖儿童代谢综合征的危险因素，但在非肥胖患者中并非如此。心血管和血流动力学共病在 OSAS 患者中更为常见，包括血压调节改变及交感神经活动改变和反应性改变。此外，C 反应蛋白水平的增加也加速了内皮功能障碍，并诱导和扩散了炎症反应[22, 23]。以白细胞介素为标记物的全身炎症是肥胖和非肥胖儿童 OSAS 的并发症，扁桃体切除术后可消除。全身性高血压、左心室构型改变和间歇性缺氧导致肺动脉高压是 OSAS 患者的常见并发症。

OSAS 治疗的主要方法是手术切除扁桃体和腺样体，这在解决 OSAS 方面的成功率为 85%。但对于颅面畸形儿童和其他儿童而言，手术后可能会复发。如果手术治疗不能解决问题，夜间持续气道正压通气（CPAP）是下一种治疗方式。然而，这些儿童中的许多人可能会在切除扁桃体或腺样体之前进行成像或需要镇静。

对于正在接受镇静治疗的患者，术前评估从病史开始（见第 4 章）。要问父母的问题包括睡眠中是否有呼吸困难、打鼾、喘气、吸气时凹陷、睡眠中呼吸暂停、睡眠中出汗、睡眠不安、行为问题 / 白天是否嗜睡、醒来后是否感觉精神不振等[24, 25]。一旦存在任何一种上述特征，医生都应警醒是否存在一定程度 OSAS 的可能性[26]。关于打鼾、呼吸困难和精神不振（STBUR）的调查问卷是儿童睡眠呼吸紊乱和围术期呼吸不良事件风险的筛查工具（表 8-1）。关于打鼾、呼吸困难和精神不振（STBUR）的调查问卷确定了患者具有较高风险，需要延长 1 期恢复期、并给予氧气治疗和护理升级。该问卷具有较高的负预测值和特异性，可作为筛查工具，用于确定需延长停留镇静后恢复室（post-anesthesia care unit, PACU）的低风险患者[27, 28]。

应特别注意扁桃体感染、近期上呼吸道感染、睡眠呼吸障碍和心血管异常的频率。体格检查应包括观察呼吸声音、张口呼吸、鼻音、三凹征、长面容、下颌骨后缩和扁桃体大小检查。应特别注意使用听诊手段以检测喘息和喘鸣。多导睡眠图（polysomnography, PSG），又称睡眠研究，是诊断 OSAS 的金标准。建议进行睡眠研

表 8-1 STBUR 问卷用于预测睡眠呼吸紊乱风险儿童围术期呼吸不良事件
STBUR 问卷中包含的症状项目（打鼾、呼吸困难、不清醒）
在睡觉时，您的孩子是否：
· 有超过一半的时间在打鼾？
· 大声打鼾？
· 呼吸困难？
你见过你的孩子在夜里停止呼吸吗？
你的孩子早上醒来时是否感觉精神不好？

经 John Wiley 和 Sons 许可，转载自 Tait 等[28]

究，以便对术后或术后处理进行指导。药物诱导睡眠内镜正成为一种越来越常见的技术，用于确定阻塞性睡眠呼吸暂停的解剖部位[29-31]。这项技术包括在深度镇静下使用柔性内镜直接检查上气道，以确定阻塞的特定解剖部位。这对于患有疾病性肥胖、颅面异常、神经肌肉疾病、肺心病、全身性高血压、睡眠呼吸困难、慢性呼吸障碍导致的生长障碍及有严重早产史的患者至关重要[32]。肥胖改变了颅面人体测量特征，年龄段体重指数≥95% 是 OSAS 的危险因素，应通过多导睡眠图进行量化。颅面部异常，特别是包括上颌骨和下颌骨较小、较大的大舌头（相对于下颌骨大小）及颈部较厚的儿童，都应该通过多导睡眠图进行评估。尽管如此，大多数患者在手术前都没有做过这种检查。多导睡眠图比较昂贵且耗时，并且在一些医疗中心没有相应设备。睡眠研究期间可测量氧饱和度和呼吸紊乱指数（respiratory disturbance index，RDI）的最低点，即每小时呼吸暂停发作的次数。呼吸暂停是指 2 次或＞2 次呼吸的气流减少超过 90%。呼吸不足的定义是气流减少＞50%，同时血氧饱和度或 EEG 唤醒减少 3%。诊断 OSAS 需要两个或两个事件以上的呼吸紊乱指数：①具有 5～10 次事件的呼吸紊乱指数的症状被定义为轻度 OSAS；②具有 10～20 次事件的呼吸紊乱指数的症状被定义为中度 OSAS；③具有 20～30 次事件的呼吸紊乱指数的症状被定义为严重 OSAS。自 2009 年以来，STOP-BANG 问卷一直在成年人中使用，以预测在没有多导睡眠图的情况下 OSAS 的存在[26]。它由 8 个问题组成，旨在预测中度至重度 OSAS。尽管它对提醒从业人员注意成人 OSAS 有很好的预测价值，但它不是儿童镇静相关不良事件（SRAE）的良好预测指标[33]。尽管在接受中度镇静的成人中，OSAS 的存在似乎不是缺氧的危险因素，但这在儿科人群中尚未得到证实[34]。

当计划在没有控制气道的情况下进行镇静时，必须持续监测知晓水平、通气充分性和氧合情况，并评估呼吸暂停的风险。反复缺氧的患者对麻醉药的反应会发生改变，表现为每分通气量、呼吸频率和潮气量减少。因此，建议 OSAS 患者在全身麻醉前不要使用镇静药，且在使用麻醉药时，从推荐剂量的一半开始递增剂量，直到确定通气和呼吸良好。与非 OSAS 患者使用相同剂量麻醉药的 OSAS 患者有很高的严重呼吸系统损伤风险[35, 36]。同样，患者在完全清醒并以基线速度和深度呼吸之前不应出院。继发于肌张力降低的声门上梗阻可能有助于降低饱和度。对于 OSAS 严重程度增加、体重减轻和＜3 岁的儿童，其并发症发生率较高[37]。他们更可能需要吸氧气、使用口咽通气道和辅助通气。如果出现上呼吸道张力恢复缓慢，可能会导致出现低氧饱和度和喉痉挛，尤其是已知呼吸紊乱指数＞30 的患者。

对于预选 OSAS 患者入院和术后监测的具体标准没有达成一致[38]。

包容性特征可能包括：经多导睡眠图证实的 OSAS，呼吸紊乱指数＞40，呼吸紊乱指数＞20，以及以下三项之一：①去饱和度＜70%；②年龄＜3 岁；③年龄段体重指数＜3%。患有颅面部综合征或神经肌肉疾病的儿童被归为患有复杂或发绀型心脏病的儿童类别。其他适应证包括病态肥胖、已知的肺心病和肺动脉高压、先前存在的哮喘或其他无关的呼吸系统并发症。

五、气道相关不良事件的识别和治疗

减少呼吸道和呼吸系统损伤的最佳方法是优化和预防。当儿童使用镇静药时，最好的预防措施是确保该位置为气道通畅提供最佳的解剖方向。患者应处于仰卧位，头部处于吸气位置，肩部略微抬高。这要求通过轻微的肩部抬高来平衡枕部的突出，以防止颈部弯曲和气道损伤（图 8-13）。应通过吸氧管、面罩或吹气来补充氧气，以保持氧饱和度＞95%。

如果位置正确，但气道阻塞，通气功能受影响，则可放置口咽或鼻咽气道。这两种装置都通过最大化舌头和后咽部之间的气体进入空间来改

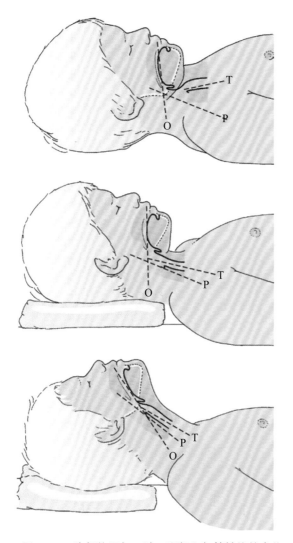

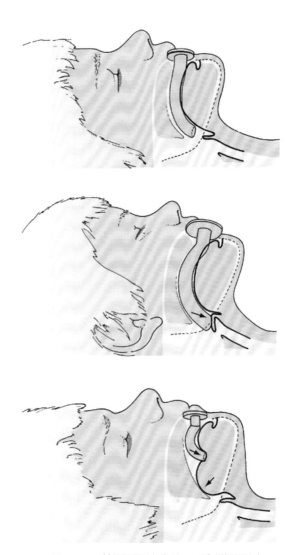

▲ 图 8-13 头部位置与口腔、咽部和气管轴线的变化

O. 口腔；P. 咽部；T. 气管

经 Elsevier 许可，转载自 Fiadjoe 等 [44]

▲ 图 8-14 放置不同大小的口咽气道的影响

经 Elsevier 许可，转载自 Fiadjoe 等 [44]

善通气效果。必须选择合适的尺寸，以防止喉部阻塞或刺激加剧，导致喉痉挛（图 8-14）。可以通过测量嘴唇和下颌骨角度之间的距离来确定合适的口咽气道大小。如果气道太大，尖端可能会停留在会厌上，导致喉部刺激和痉挛。如果气道太小，它可能压迫舌头并使其向后移动，从而导致口咽阻塞加重。通过测量鼻孔与下颌骨角度之间的距离，可以估计出合适的鼻咽大小。由于存在肥大的腺样体组织，当将鼻咽气道放置幼儿体内时，必须格外小心，因为损伤腺样体会导致大量出血 [39]。如果使用了人工气道，但仍无法通

过重新定位头部和肩部来恢复气道通畅，那么托颌法可能是有用的。托颌法增加了舌根和声带之间的距离，有助于提供最大的空气交换区域。此外，将患者置于侧卧位，张开嘴也可以缓解阻塞。

如果确定必须采用辅助通气以维持充足的氧合作用，则可采用球囊面罩进行通气。如果患者病情进展导致不能自主通气，需要辅助或控制通气，则可使用喉罩（laryngeal mask airway, LMA）作为辅助设备，可在不使用气管插管的情况下维持气道通畅。喉罩气道导管也是美国心脏协会儿童高级生命支持（PALS）算法的一部分。

喉罩气道导管插入时无须观察声带，并在声门周围形成气密密封，而不堵塞咽部。这既为正压通气期间的气体进入提供了开放路径，同时也防止了喉上结构侵入声门。声带在呼吸过程中自由移动，从而避免了喉痉挛的强烈刺激。理想的患者插入体位是仰卧嗅物位，但也可以在正中体位插入。对于婴儿和幼儿，其会厌突出，这可能成为喉罩气道导管插入的障碍。为了克服这一点，建议将喉罩气道导管放置在朝向腭的通气侧，并边旋转边向前推进，以将会厌弹开[40]（图 8-15）。可以以这种方式进行辅助自主通气。如果不受干扰，喉罩气道导管很少引发刺激，可以留在原处，直到患者的防御反射恢复，呼吸恢复正常。如果无法实现通气，则可能需要实施控制通气的气管插管。

总之，为诊断或治疗之目的而对儿童采取镇静手段通常是全身麻醉的替代方法，因为人们普遍认为镇静风险较小，所需资源较少。虽然这不是一个完全错误的观点，但镇静并非没有风险。彻底了解儿童每个发育阶段的气道解剖结构及意识改变时发生的生理后果至关重要。必须进行适当的监测，并且必须同时配备了解潜在不良事件和治疗技能的人员。当这些条件得到满足时，对婴儿和儿童进行镇静才是一种合理和安全的做法。

六、病例研究

病例 1：阻塞性睡眠呼吸暂停

在介入放射科室，1 名患有 4 级扁桃体增生性骨髓炎的 5 岁男孩被留置经外周静脉穿刺的中心静脉导管（peripherally inserted central catheter，PICC）进行抗生素治疗。由于患者体动和难以找到合适的血管，外周静脉置入中心导管插入尝试失败。母亲描述说，孩子在其他方面都很健康，只是在睡觉时似乎会窒息，有时会在半夜惊醒。就他的年龄来说，他是超重的，很难集中注意力，也很难坐在学校里。他的体格检查显示，他是一个中等超重的男孩，脖子短，鼻腔有

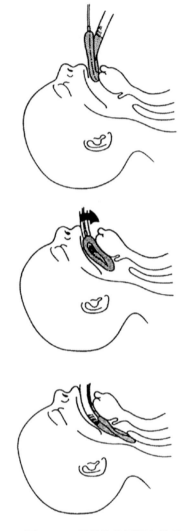

▲ 图 8-15　婴幼儿喉罩插入技术

版权归 Blackwell Publishing 所有，经 John Wiley 和 Sons 许可，转载自 Haynes 和 Morton，1993[40]

呼吸。其口咽检查结果显示 4 级扁桃体呈阳性，该扁桃体占口咽容积的 75% 以上，气管插管的 Mallampati 分级为 3 级。他没有服药，也没有做多导睡眠图。

对该儿童而言，需要考虑的因素包括镇静药的适当性、所需监测的选择及术后处置。该儿童需要进行睡眠研究，但由于缺乏睡眠研究的信息，所以只能根据他的体重、短颈和大扁桃体等信息，认为他有患 OSAS 的风险。他可能需要镇静，但有气道阻塞和氧饱和度不足的风险。因此，必须在具备气道管理技能的医生在场

的情况下对其进行监测。监护仪应包括心电图仪（electrocardiograph，EKG）、血氧饱和仪、CO_2 描记图仪和血压计。应通过鼻导管补充氧气。应尽可能保持一定的抬头位置，以便于膈肌偏移。药物选择方面，应选择能维持自主呼吸且不会产生明显呼吸抑制的药物。由于具有 OSAS 的风险，该患者应入院过夜观察。过夜入院的纳入标准包括肥胖、4级扁桃体，以及与显著的睡眠呼吸障碍和可能的 OSAS 相一致的病史。或者，如果孩子在镇静前接受扁桃体切除术和腺样体切除术，放射学研究可以安排在术后 2～3 周。在这等待的 2～3 周可以确保下咽完全愈合。在这种情况下，经过重复多导睡眠图后，并确认已经改善，则可认为取消镇静后入院。但是，在没有重复多导睡眠图的情况下，仍然需要镇静后入院过夜。

病例 2：前纵隔肿块

一名原本健康的 14 岁男性患者向儿科医生陈述新发咳嗽和睡眠困难的病史。体格检查的唯一重要发现是躺下时呼吸急促，仰卧位时颈静脉扩张，颈部淋巴结单一肿大。双侧呼吸音减弱，但左侧呼吸音减弱更多。这名儿童被送往医院进行胸部 X 光检查，发现前纵隔有一个大肿块。为了进一步诊断，要求进行 MRI。

前纵隔肿块患者可能出现与心血管和呼吸系统有关的各种体征和症状。症状与肿块的位置和大小及周围结构的压迫程度直接相关。最常见的呼吸道症状是咳嗽，尤其是仰卧位，这是由位于前纵隔的肿块压迫气管造成的。<2 岁的婴儿更容易出现喘息，这是气管压迫的征兆；>2 岁的儿童通常会出现不适、咳嗽、发热和颈部肿块。所有年龄段的患者的其他呼吸道症状包括呼吸急促、呼吸困难、喘鸣、吸气时凹陷、呼吸音减弱和哭闹发绀，所有这些都应该提醒医生有可能存在一定程度的气道受损，而且当产生胸内正压时，气道损伤可能正在恶化。

心血管症状由主动脉、肺血管，以及右心房和右心室受压引起。这可能导致继发于心脏充盈不足引起的低血压和肺血流量受限，尽管通气充足，但仍会导致氧合不良。与心血管系统相关的症状包括疲劳、头痛、仰卧位低血压或苍白、头昏眼花、上腔静脉综合征（面部水肿、发绀、颈静脉扩张）和新杂音的出现，尤其是肺瓣区。临床医生在问诊和检查纵隔肿块患者时，必须综合考虑这些体征和症状，以确定呼吸和心血管疾病的严重程度。如果忽视这些微小的指标，症状轻微的患者在服用镇静药时可能会发生灾难性事件。

儿童处于半坐姿或完全坐姿时最能达到镇静效果，因为仰卧位会导致胸腔扩张和膈肌头侧移位减少。清醒时无症状的患者在仰卧位镇静时可能会出现气道阻塞，这是因为胸部尺寸减小，限制了气管相对于肿块的可用空间。仰卧位时中心血容量增加也会导致肿块体积和大小增加，从而可能导致气道阻塞。患者应自主呼吸，当患者降低体位时，可使用小剂量镇静药。应避免使用抑制呼吸的药物。应经常检查通气和血压是否充足，直到达到最佳手术体位。如果在任何时候血压下降，导致尽管有足够的通气但仍无法进行氧合，或者如果遇到无法提供足够通气的情况，患者应恢复直立或侧卧姿势。这通常会缓解肿块引起的气道阻塞。

病例 3：患"感冒"的儿童

一名 4 岁儿童为了做脑部磁共振成像检查而接受镇静。他在妊娠 36 周时出生，母亲的分娩并不复杂。他出生时有些通气不足，尚未达到预期的标准。虽然该小孩能走路，但四肢仍然有些无力。他的儿科医生很关心并希望确保没有颅内病变或其他中枢神经系统病变。他有反应性气道疾病病史，使用过支气管扩张药，但最近 6 个月没有使用过。

他的母亲报告说，他 10 天前患了"感冒"，但现在"很好"。他的症状最初包括发热至 38.3℃、脓鼻涕和咳嗽。他现在正在打喷嚏，偶尔咳嗽，流鼻涕，尤其是在早上，并且已经 5 天没有发热。他已经 5 天没有服用任何对乙酰氨基酚。他的肺部听诊正常，没有喘息、啰音或哮鸣音。

当考虑是否要对该患者进行所要求的研究时，首先要确定程序的紧迫性，再确定结果是否会改变治疗或是否要告知诊断结果。每种情况都是独特的，必须根据个人风险 / 利益来确定。上呼吸道感染（URI）的急性症状应与非感染性慢性病的相同症状区分开来。例如，在过敏性鼻炎中会出现打喷嚏和流鼻涕，这与上呼吸道感染对患者的风险不同。必须识别轻度上呼吸道感染、重度上呼吸道感染或下呼吸道感染。轻度上呼吸道感染包括轻微咳嗽、不发热、流鼻涕、打喷嚏、无毒外观、正常活动水平和听诊肺野清晰。重度上呼吸道感染伴有不适、发热超过 38.3℃、打喷嚏、痰咳、中毒症状和上呼吸道充血等症状。患有下呼吸道感染的儿童通常有严重的痰咳，伴有脓痰、喘息、发热、啰音、咽痛、中毒症状和呼吸急促，伴有或无呼吸窘迫症状。

不大于 5 岁的儿童通常每年会发生 4～6 次尿失禁，尤其是在冬季，病毒感染后，下呼吸道的炎症反应和反应性增加可能会持续长达 6 周。特别令人担忧的是支气管炎的存在。毛细支气管炎是婴幼儿常见的下呼吸道感染，呼吸道合胞病毒（respiratory syncytial virus，RSV）是这种感染的最常见原因。呼吸道合胞病毒毛细支气管炎患者通常伴随 2～4 天的上呼吸道症状，如发热、流鼻涕和鼻塞，随后出现下呼吸道症状，如咳嗽、喘息和呼吸困难。2014 年，美国儿科学会发布了一份临床实践指南，强调毛细支气管炎的诊断应基于病史和体格检查，不应定期进行放射学和实验室研究[41-43]。如果一个孩子的手术被取消了 6 周，他 / 她通常会进入下一个上呼吸道感染周期，所以最谨慎的做法是等到急性症状消失后 2 周再重新安排手术。对一个具有上呼吸道感染的儿童，插管或气道插入器械可能会增加呼吸事件的概率。但是，当有自然气道时，并不会增加喉痉挛或支气管痉挛的发生率。不过，即使使用补充氧气的方式确保通气充足，也存在严重的氧饱和度降低和低氧血症的风险。

考虑到该儿童具体治疗情况，认为这不是紧急手术，因此可能会重新安排手术。这个孩子的上呼吸道感染刚治好，只表现出轻微的症状，没有累及下呼吸道。反应性气道疾病不是一个活跃的疾病，并不是增加风险的原因。如果由于继续研究的原因，仍有低氧血症和氧气需求增加的风险，应对该名儿童进行全面监测，并应给予补充氧气。他还应该证明，在手术开始之前，他可以平躺而不咳嗽。如果他不能手术且手术被推迟，那么先对该儿童进行治疗到没有咳嗽，然后在所有症状消失后 2 周再重新安排手术。

第 9 章　儿童与成人的生理学区别
Pediatric Physiology: How Does It Differ from Adults?

Dean B. Andropoulos　著

姜丽华　杨波　译

为了确保儿科患者的安全，我们对其实施镇静处理时需要全面透彻地了解婴幼儿、儿童、青少年及成人之间的生理差异。特别是在婴儿的镇静过程中，呼吸抑制和循环抑制的诊断及处理容错率非常低。本章将回顾呼吸、心血管、中枢神经（central nervous，CNS）、肾脏、肝脏、血液和体温稳态系统的生长发育过程，突出儿童和成人之间的生理差异，并强调这些差异对儿科患者镇静操作的影响。

一、呼吸系统生理学

小儿和成人在呼吸系统的许多生理差异可以通过气道和肺部的解剖学差异来理解[1]。在气道方面，舌体是一个重要的解剖学差异。与成人相比，婴儿的舌体相对较大，更容易出现气道阻塞。婴儿的喉头位置较高，位于第 3～4 颈椎平面，而成人的喉头位于第 4～5 颈椎平面。婴儿的会厌狭窄，呈 Ω 形，而成人的会厌宽大，呈 U 形。婴幼儿的气道最狭窄部分是环状软骨，直到 4—6 岁之后，声门变成气道的最狭窄部分。相对于孕早期的宫内胎儿来说，婴幼儿胸腔里包括终末细支气管在内的气道已完全成形。然而，在胎儿出生时，其肺泡的数量和形态尚未发育完全，足月儿拥有 2000 万～5000 万个未成熟的肺泡。儿童的肺部发育十分迅速，到 3 岁时

即可产生约 3 亿个甚至更多的成熟肺泡，达到成年人水平。在胎儿出生后的早期阶段，新生儿和婴儿的肺容积小，与其体型不成比例；功能残气量（functional residual capacity，FRC）仅为约 25ml/kg，而年龄较大的儿童和青少年的 FRC 为 40～50ml/kg。此外，新生儿的代谢率和耗氧量 [以 ml/(kg・min) 为单位] 是成人的 2～3 倍。

在肺与胸壁力学方面，新生儿及婴儿阶段与大龄儿童及成人相比差异非常大[2, 3]。新生儿的胸壁柔软，顺应性高，导致了胸廓的外向回缩力非常低，进而导致了婴儿的静息胸腔负压较低。相较于大龄儿童来说，新生儿更依赖于膈肌，使肺膨胀得更充分。此外，由于气道阻力与气道半径的 4 次方成反比。因此，当新生儿及婴儿原本就狭窄的气道出现水肿、炎症、支气管痉挛或有分泌物时，其气道阻力会显著增加。新生儿的 FRC 低、气道窄、胸廓弹性回缩力低，使得小气道容易发生闭合。因此，镇静状态下的婴儿停止哭泣或深呼吸时，可能会迅速出现通气不足和低氧血症的情况[4, 5]。表 9-1 总结了从出生到成年呼吸生理学的发展变化过程。

当胸廓的外向弹性回缩力与肺的内向弹性回缩力相等时，肺内压力为零，此时的肺容积称为静息容积。①与成人相比，新生儿的静息容积非常低（占肺总量的 10%～15%），仅仅刚好高于

表 9-1　年龄相关的呼吸系统参数变化

变　量	单　位	新生儿	6月龄	12月龄	3岁	5岁	9岁	12岁	成人
大约体重	kg	3	7	10	15	19	30	50	70
呼吸频率	次/分	50±10	30±5	24±6	24±6	23±5	20±5	18±5	12±3
潮气量	ml	21	45	78	112	170	230	480	575
	ml/kg	6~8	6~8	6~8	6~8	7~8	7~8	7~8	6~7
每分通气量	ml/min	1050	1350	1780	2460	4000		6200	6400
	ml/(kg·min)	350	193	178	164	210		124	91
肺泡通气量	ml/min	665		1245	1760	1800		3000	3100
	ml/(kg·min)	222		125	117	95		60	44
死腔量/潮气量的比值		0.3	0.3	0.3	0.3	0.3	0.3	0.3	0.3
耗氧量	ml/(kg·min)	6~8							3~4
肺活量	ml	120			870	1160		3100	4000
	ml/kg	40			58	61		62	57
功能残气量	ml	80			490	680		1970	3000
	ml/kg	27			33	36		39	43
肺总量	ml	160			1100	1500		4000	6000
	ml/kg	53			73	79		80	86
闭合容积占肺活量的百分比	%					20		8	4
肺泡数量	×10^6	30	112	129	257	280			300
顺应性比值	C_l/FRC：ml/cm H_2O/L	0.04	0.038			0.06			0.05
小气道的传导率	ml/(s·cm) H_2O/g	0.02		3.1	1.7	1.2		8.2	13.4
红细胞压积/血比容	%	55±7	37±3	35±2.5	40±3	40±2	40±2	42±2	43~48
动脉血 pH		7.30~7.40		7.35~7.45					7.35~7.45
动脉血二氧化碳分压	mmHg	30~35		30~40					30~40
动脉血氧分压	mmHg	60~90		80~100					80~100

改编自 O'Rourke and Crone[2]

FRC，且低于小气道闭合的容积；②在成人中，静息容积占肺总量的比例要高于35%。在镇静期间，可能发生呼吸停止或呼吸抑制，新生儿和小婴儿气道更容易闭合，进而导致肺内分流和低氧血症（改编自 Agostoni 和 Mead[45]）。

新生儿和婴儿体内大部分血红蛋白是胎儿型（fetal hemoglobin，HbF），这是在呼吸生理学上与大龄儿童和成人的另一个重要区别。使成人体内成人型血红蛋白（hemoglobin A，HbA）氧饱和度达到50%所需的氧分压（P_{50}）为27mmHg，而由于胎儿型血红蛋白的存在，新生儿体内的氧合血红蛋白解离曲线左移，意味着P_{50}仅为19mmHg[6]（图9-1）。这是胎儿时期出现的一种适应性变化，即因氧分压较低，胎儿体内产生大量的HbF，进而增强血红蛋白与氧气的亲和力。然而，HbF也导致氧解离曲线左移，增加了向组织释放氧气的难度。因此，在新生儿和婴儿中，同样的氧分压会产生更高的氧饱和度，但这就需要有更多的氧储备来提供额外的氧气向组织中释放。在出生后6月龄时，成人型血红蛋白将在体内占主导地位。

脉搏血氧饱和度监测是所有镇静过程中氧合监测的标准（见第2章和第6章）。经皮动脉血氧饱和度（SpO_2）是一种非常有用的监测方法，与通过分光光度法测量的动脉血氧饱和度相比，通常准确度约 ±2%。在没有心脏或肺部疾病的儿童中，未镇静及吸空气的情况下，正常的SpO_2为96%～100%。镇静药物常常会减慢呼吸频率、减少潮气量和FRC，进而导致一定程度的通气不足。上气道阻塞也是影响氧合的常见因素。这些因素使得几乎所有接受镇静的患者都需要通过鼻导管或面罩吸氧，从而使SpO_2保持在96%～100%的正常范围内。患者的SpO_2与基线相比下降幅度小于5%的情况很常见，如果患者其他方面稳定，且无明显呼吸抑制或上气道阻塞，通常可以通过增加吸氧来治疗。当镇静期间患者的SpO_2下降超过基础值的10%时，往往需要进行紧急干预，查明原因和及时处理，其中最

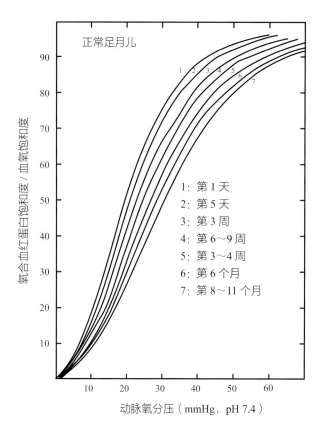

▲ 图 9-1　不同年龄阶段婴儿血液中氧合血红蛋白解离曲线比较。出生时，P_{50} 为 **19mmHg**，到 8 月龄时曲线向右移动，P_{50} 为 **27mmHg**，这是体内主要的血红蛋白由胎儿血红蛋白 F 转变为成人血红蛋白 A 的结果
转载自 Delivoria-Papadopoulos 等[6]，已获取 Springer Nature 许可

常见的两个原因是上气道阻塞和通气不足。患有发绀型先天性心脏病的儿童在静息清醒时的SpO_2可能是70%～95%，给此类患儿进行镇静之前，了解其解剖学，病理生理学和正常的SpO_2基线水平是非常重要的。一般来说，SpO_2下降幅度小于基线值的5%是很常见的，进行吸氧治疗即可，下降超过10%则需要紧急干预，此准则也适用于此类患儿。患有慢性肺部疾病，即支气管肺发育不良（bronchopulmonary dysplasia，BPD）或囊性纤维化儿童的SpO_2基线也可能偏低一些，通常为85%～95%。

呼气末CO_2也是常用的呼吸功能监测手段，使用特殊或改良的鼻导管就可以轻松实现。虽然以下因素通常会增大动脉血$PaCO_2$与呼气末CO_2

之间的差值，例如，呼出气体被吸入的氧气稀释、鼻导管的型号不匹配、通气死腔量增加或心脏存在右向左分流，但呼气末 CO_2 仍可十分灵敏的反映气道阻塞情况，也可准确得测量出呼吸频率。此外，低心输出量状态或心脏停搏时会伴有呼气末 CO_2 的突然降低或消失。

患有呼吸窘迫综合征（respiratory distress syndrome，RDS）[7] 的早产儿出现 BPD 时常常可导致患儿的呼吸功能储备进一步减低。BPD 的定义是在 RDS 之后出现的肺泡减少和纤维化的慢性疾病，常在出生后需要 30 天以上的吸氧治疗。这些患儿可能在数月或数年之后需要镇静，即使他们看起来康复了，但其呼吸功能的储备已显著受限。其他常见的慢性呼吸系统疾病包括哮喘、反应性气道疾病，在美国受累的儿童估计有 600 万人 [8]。镇静前的评估必须常规包括询问哮喘病史，以及进行全面的气道和肺部检查。当患儿的哮喘发作时，严禁实施可择期进行的镇静处理。

小儿还经常发生上呼吸道感染（URI），这使得他们在镇静过程中更容易出现气道相关并发症。对于伴有 URI 的患儿拟行择期镇静时，应当率先进行全面充分的风险 – 获益评估。

先前回顾的这些不利因素，导致小婴儿在镇静过深时特别容易出现低氧血症和高碳酸血症，这就使得麻醉医师在给婴儿实施镇静时要时刻保持警惕。在几乎所有的场景下都应当给处于镇静状态的新生儿和婴儿辅助供氧，但以下情况除外：具有视网膜病变风险的早产儿；以及患有相对罕见的先天性心脏缺陷的患儿，其心脏仅有单一功能性心室（如左心发育不良综合征）。

二、心血管系统生理学

（一）从新生儿到婴幼儿再到儿童的发育过程

在新生儿出生时，其心脏必须突然由平行循环变为串联循环，特别是左心室必须立即适应因肺循环建立而剧烈增加的前负荷，以及因胎盘循环停止而增加的后负荷。在生命初期的几个月

内，新生儿非常高的耗氧量要求其具有很高的心输出量。然而，动物模型已经证明，胎儿和新生儿的心肌在前负荷（肌节长度）增加时产生的张力较小，并且在相同程度的容量负荷下，心输出量增加较少 [9, 10]。然而，与成人的心脏相比，新生儿的心脏静息张力更大。这些信息表明，新生儿的心脏功能在 Frank-Starling 曲线的顶部附近运行，并且仅有较少的心功能储备来响应增大的后负荷及前负荷。针对外源性儿茶酚胺，新生儿的心肌收缩能力增加有限，并且新生儿比成人更依赖于心率来维持心输出量。其中一个原因是新生儿在出生后，循环内已经产生了高水平的内源性儿茶酚胺，来保证从胎儿期安全地过渡到宫外的生命阶段 [11]。随着内源性儿茶酚胺在出生后的几周内逐渐下降，心肌的收缩功能储备逐渐增加。

如前所述，与成人的心肌相比较，新生儿心肌顺应性较差，静息张力更大，心室内的压力随容量负荷变化而显著增加 [12]。这意味着与成人心脏相比，新生儿心脏的舒张功能较弱 [13]。新生儿心脏的肌原纤维似乎对钙离子的敏感性也更大，当在体外暴露于相同浓度的游离 Ca^{2+} 时，新生儿心脏的肌原纤维比成人心脏的肌原纤维产生更大的张力 [14]。表 9-2 总结了新生儿心脏和成人心脏之间的主要生理差异 [15]。随着耗氧量和葡萄糖的代谢需求增加，新生儿体重相关的心输出指数是成人的 2 倍 [16]（图 9-2）。

（二）心脏的神经支配

新生儿相关的临床观察验证了以下假设，即与年龄较大的儿童和成人相比，交感神经对新生儿心血管系统的支配和控制是不完整的，而副交感神经的支配是完整的 [17]。这方面的例子包括新生儿对许多刺激（包括迷走神经和迷走神经药物）的反应是出现心动过缓，以及新生儿对拟交感神经药物相对缺乏敏感性。动物模型的组织学研究表明，与成人相比，新生儿心脏的交感神经支配不完全，但副交感神经的数量及分布密度没有差异 [18, 19]。

表 9-2 新生儿心脏和成人心脏的主要差异汇总

项　目	新生儿	成　人
生理学		
收缩力	有限	正常
心率依赖性	高	低
收缩功能储备	低	高
后负荷耐量	低	更高
前负荷耐量	有限	更多
心室间相互依赖性	十分重要	更低
Ca^{2+} 循环		
Ca^{2+} 流的主要位点	肌纤维膜	肌质网
对正常 iCa^{2+} 的依赖	高	更低
循环系统儿茶酚胺	高	更低
肾上腺素受体	下调，不敏感 β_2、α_1 为主	正常 受体完善，以 β_1 为主
神经支配	副交感神经占主导地位；交感神经发育不完全	作用完善
细胞骨架	胶原蛋白和水的含量高	胶原蛋白 /H_2O 比值较低
细胞组分	肌质网不完整，肌纤维组织紊乱	肌质网功能成熟，肌原纤维组织排列整齐

转载自 Andropoulos 和 Ogletree[44]，已取得 John Wiley & Sons 的许可

自主神经对心脏活动的控制可以通过测量心率对呼吸和收缩压变化的变异性来评估[20]。交感神经和副交感神经传导至窦房结时，会导致心率变异性改变，例如，当副交感神经活动增强传导至窦房结时，可导致心率变异性增大[21]。在正常婴儿睡眠期间采用这些方法研究的结果表明，婴儿心脏的副交感神经支配优势逐渐下降，直到大约 6 月龄时，心脏的副交感神经与交感神经支配程度相一致，达到类似成人的水平[22]。

（三）从儿童到成人的发育过程

除了从胎儿到新生儿及出生后最初几个月的过渡之外，其他时间段在细胞水平上关于心脏发育的确切性质和程度，人类或动物信息并不多。

大多数研究比较的是新生动物或胎内动物与成年动物之间的差别[23]。心腔发育被认为受血流影响[24]。在正常生长速度下，心肌质量增加及心室流出道梗阻的主要原因是心肌细胞肥大。晚期妊娠期血液内皮质醇增加是造成这种生长模式的原因，而且有人担心产前诱导胎儿肺成熟的糖皮质激素可能会抑制心肌细胞增殖。人们认为人类婴儿心肌细胞的基本要素（即肾上腺素能受体，细胞内受体和信号转导，钙离子循环和调节及收缩蛋白的相互作用）大约在 6 月龄时发育至成人水平。同样，挥发性药物引起的心脏抑制作用在新生儿中更显著，大约在 6 月龄时其抑制作用降至成人水平[25]。

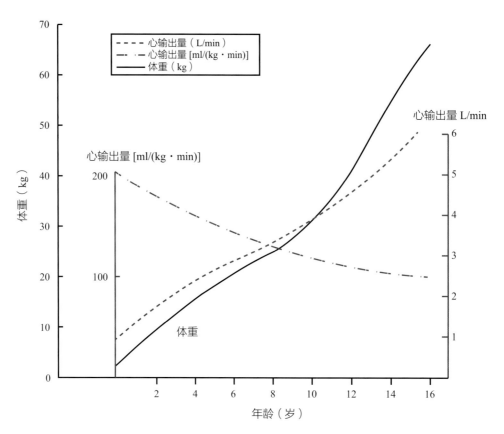

▲ 图 9-2　体重、年龄和心输出量之间的关系。请注意，当以 **ml/min** 为单位的心输出量与体重挂钩时，从出生到青春期会减少 **50%**

经许可改编自 Rudolph[16]

（四）不同年龄阶段的正常心率和血压范围

在实施镇静的所有阶段，必须通过 3 导联或 5 导联心电图（ECG）连续监测心率，因为镇静镇痛药通常可对心率产生影响，且保持合理的心率对维持心输出量十分重要，尤其是对婴幼儿。提前了解患者的基础心率是很重要的。通常来说，心率下降或上升 20% 以内是可以耐受的，并且可以维持足够的心输出量[26]。维持窦性心律显然很重要，当患儿出现任何非窦性心律时都需要进行诊断，评估对其血压和心输出量的影响，并且必要时进行治疗。最常见的心律失常是由大剂量镇静药物引起中枢神经系统交感神经抑制而导致的窦性心动过缓，以及由药物的拟交感神经作用导致的窦性心动过速。交界性心动过缓或室上性心动过速也常出现于镇静过程中。只有预先了解患者的基础心脏状态和节律，许多合并心律失常的患者才会在实施镇静时不产生不良后果。

在镇静过程中必须至少每 5 分钟测量一次血压，在麻醉诱导阶段或单次推注药物加深镇静深度后，需要增加测压频率（每次间隔 1~3min）。血压不等同于心输出量，但在镇静过程中需要保留对重要器官（尤其是心肌和大脑）的灌注，因此血压应保持在合理的范围内，通常为基线血压的 ±20%。此外，我们还需要结合患者的基础状态和所患疾病的病理生理学特点，做出综合考量。患者的血压通常采用波动测量法自动测压设备测量得出数值，而且设备的操作指南要求在测压时必须为患者选择尺寸合适的袖带。对于患者来说，使用尺寸太小的袖带将使得血压测量结果偏高，而尺寸偏大时测量的血压结果偏低。尽管测压袖带尺寸与小腿粗细匹配时也可以得出准确的测量值，但一般情况下，我们通常选用右上臂或左上臂进行测压。采用波动法测压设备测得的收缩压和平均压是非常准确的，舒张压的结果存在测量误差。由于收缩压常用于判定血压的高或低，因此，表 9-3 给出了正常值的参考范围。

当收缩压下降超过基础值的 20%，且患者的心率、氧饱和度和呼气末二氧化碳均在合理范围内时，我们可在诊断后采用以下措施处理，例如，补液以增加心脏前负荷和每搏输出量，或减轻镇静深度。如果心率、SpO_2 或呼气末 CO_2 也发生了变化，则预示着心脏处于低输出量状态，并且可能即将发生骤停，因此我们必须立即进行紧急的诊断和处理。可能需要及时终止镇静，给予液体推注，给予阿托品，解除逃走神经对心脏的抑制，或给予诸如麻黄碱或肾上腺素之类的拟交感神经药。血压升高可能是由于镇静或镇痛不足，也可能是由于药物引起的，尤其是氯胺酮。如果是药物引起的血压增高，则应减少药物（氯胺酮）的剂量，如果此时镇静和镇痛不足，则应使用氯胺酮以外的其他药物。表 9-3 显示了不同年龄阶段的正常心率和收缩压。

一项大型多中心研究纳入了来自 10 个研究中心的接受七氟烷麻醉拟行非心脏手术的116 000 多名 ASA Ⅰ 和 ASA Ⅱ 患者，总结了通过无创波动法测量的 0—18 岁患者准备阶段（术前）和手术阶段的无创血压（non-invasive blood pressure，NIBP）范围（图 9-3）[27]。这些数据来自于电子版的麻醉病历，并经过仔细甄别。根据患者的年龄和性别计算出了收缩压、舒张压和平均血压的参考曲线。对不同年龄段的血压数据进行分析，得出样本均数加减两个标准差的数据范围，包含了该年龄段患者 95% 的血压水平，从而代表了该年龄段的"正常"血压范围。例如，男孩平均动脉压的第 50 百分位（0SD）数值范围是从出生时的 33mmHg 到 18 岁时的 66mmHg。平均血压的 -2SD（第 2.5 百分位数）数值范围是从出生时的 17mmHg 到 18 岁时的 47mmHg。麻醉后儿童的血压最低参考范围远低于清醒儿童的血压最低参考范围（约 20mmHg）；4 岁男孩的收缩压和平均无创动脉压（non-invasive blood pressure，NIBP）的第 2.5 百分位数（-2SD），在清醒时分别为 85mmHg 和 60mmHg，在麻醉时分别为 68mmHg 和 38mmHg。尽管已知七氟烷具有显著的血管舒张特性，并且使用其他多种静脉注射药物进行中度或深度镇静时，可能无法将血压

表 9-3 正常心率和收缩压与年龄的对照表		
年　龄	正常的心率范围（次 / 分）	正常的收缩压范围，通过波动法测压装置检测（mmHg）
新生儿（＜30 天）	120～160	60～75
1—6 月龄	110～140	65～85
6—12 月龄	100～140	70～90
1—2 岁	90～130	75～95
3—5 岁	80～120	80～100
6—8 岁	75～115	85～105
9—12 岁	70～110	90～115
13—16 岁	60～110	95～120
＞16 岁	60～100	100～125

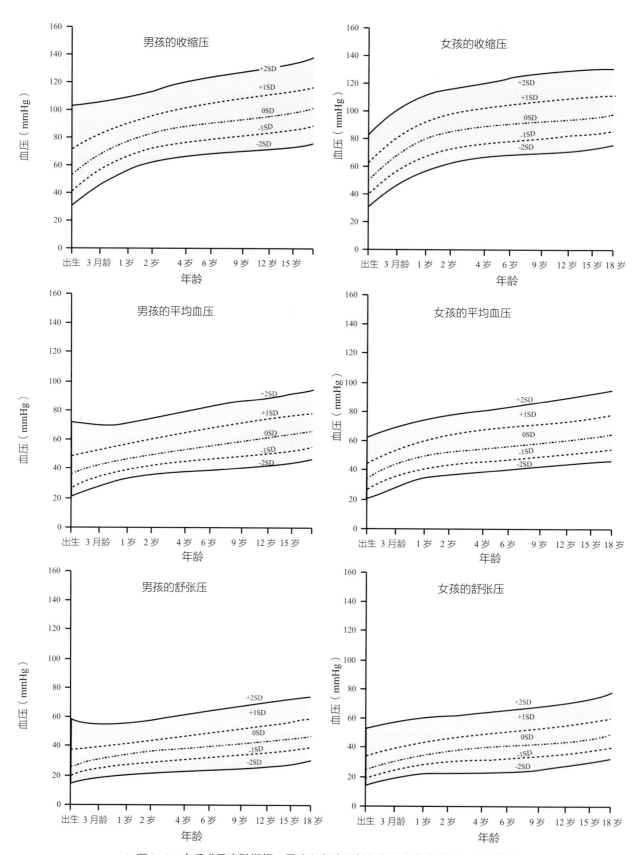

▲ 图 9-3　在手术及麻醉期间，男孩和女孩无创血压的参考曲线与年龄的关系

转载自 de Graaff 等[27]，已取得 Wolters Kluwer Health，Inc. 的授权

降低到如此低的程度。但是当使用较高剂量的丙泊酚时，可能产生类似的血流动力学表现。低血压是否会导致不良后果在本研究中未得到证实，所有患者均有良好的临床结果。

（五）中枢神经系统生理学

婴幼儿期大脑的生长发育非常迅速，出生时大脑的重量约为成人大脑重量的 20%，但到2 岁时，大脑的重量就已达到成人大脑重量的75%[28]。相对于大龄儿童和成人来说，婴幼儿和低龄儿童大脑的供血量占心输出量的比例更高。此外，在婴儿期早期阶段，神经细胞迅速增殖并迁移到皮质和皮质下区域，神经髓鞘形成和突触发育也同时进行[29]（图 9-4）。神经递质 γ- 氨基丁酸和谷氨酸及其相应的受体在突触发育中起着至关重要的作用，并且在某些神经细胞快速增殖阶段自然死亡（细胞凋亡）过程中起着至关重要的作用。大多数镇静药物与这些受体相互作用，包括：苯二氮䓬类药物、巴比妥类药物、水合氯醛、GABA 和氯胺酮（NMDA）。因此人们担心镇静药物可能会增加细胞凋亡，并可能对神经发育产生不良的长期影响[30]。然而，最近的研究表明，与未经全身麻醉或经历椎管内麻醉的患儿相比，经受短时间全身麻醉且麻醉时间 <90min 婴幼儿不会产生显著的长期神经发育影响[31-33]。由于婴幼儿的大脑体积和血容量 / 流量相对较大，为了产生预期的麻醉效果，每公斤体重所需的镇静药物通常高于年龄较大的儿童和成人。但新生儿例外，因为新生儿脑内毛细血管基底膜尚未完全形成紧密连接，导致血脑屏障不完整，使得更高浓度的药物进入神经细胞，所以许多药物用于新生儿时可产生药效放大作用。

虽然足月新生儿和老年患者的脑灌注压低于成人患者，但脑血流自动调节能力通常是完好的。大脑血液循环对二氧化碳分压变化的反应通常是完好的，即显著的高碳酸血症可引起脑血管舒张。婴儿期和儿童期脑电图的发育成熟对于使用脑电参数监测镇静深度的技术具有重要意义（见第 6 章）。目前所有镇静深度监测仪均使用基于成人脑电图得出的脑电参数，尤其不适用于婴幼儿及年龄较小的儿童。婴幼儿和年龄较小儿童的大脑在不同区域可产生频率和振幅均明显不同的脑电波形。年龄较大儿童（即 8—10 岁或以上）的脑电图特征与成人更加相似，因此这些监测仪可能更准确[34]。

了解儿童的运动、语言和行为在不同阶段的发育变化对于为儿童患者实施镇静十分重要。表9-4 列出了这些比较重要的心理行为变化[35]。对于 6—12 月龄的正常儿童来说，他们不会因陌生人的接近而感到焦虑，因此可以几乎没有抗争地配合医生进入镇静流程。大量的研究和临床经验表明，早产儿及婴幼儿与年龄较大的儿童一样，均能感受到疼痛刺激，因此会对诸如静脉置管等引起疼痛的操作做出相应的反应。对于 <6 月龄的婴儿，在进行导致疼痛的操作前 5～10min 将0.2ml 的 24% 蔗糖放在安抚奶嘴上，可减轻静脉穿刺和采足跟血引起的疼痛[36]。此反应机制可能与内啡肽释放有关。

6—12 月龄的婴儿、幼儿和 ≤5 岁的学龄前儿童在与父母或熟悉的抚养者分开时会非常的恐惧和抗拒，因此我们必须对这种分离过程有所准备，如果条件允许，我们应当尽可能通过分散小儿的注意力、给予熟悉的玩具或物品或在镇静初期让父母陪伴等方式来缓解儿童心理上的不适与折磨。5 岁、6 岁或以上的学龄期儿童通常可以理解和接受需要进行医疗检查的简单解释，并且更容易与父母分开。8—12 岁的患儿通常是最容易接受镇静治疗的，并且通常对相关的解释和说明有着非常清晰的理解。青少年往往非常注重自己的形象，为此给予其尊重十分重要。任何年龄的孩子，如果经常住院或以前有过痛苦或紧张的经历，就可能会对与父母分离和镇静治疗的场景感到非常沮丧和难过。

三、血液系统的发育

如前所述，新生儿的血红蛋白大部分由 F 型血红蛋白组成，正常值为 15～20g/dl，血细胞比

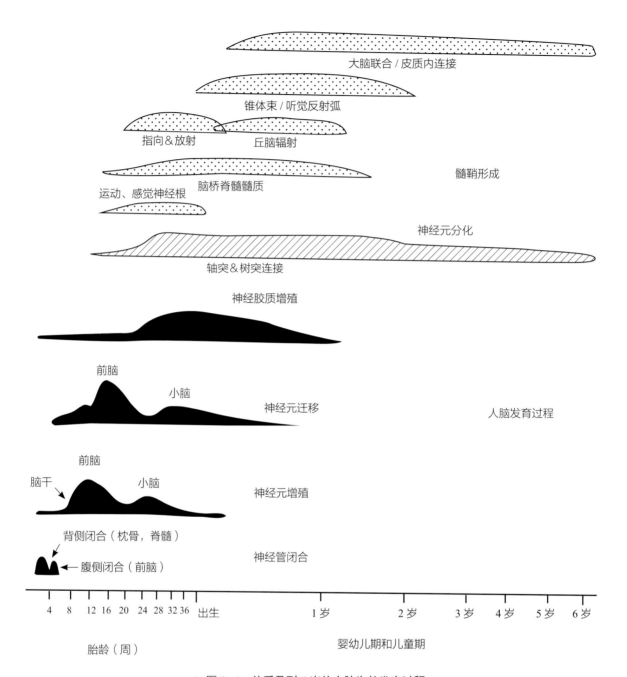

大脑联合／皮质内连接

锥体束／听觉反射弧

指向&放射　　　　丘脑辐射

髓鞘形成

运动、感觉神经根　脑桥脊髓髓质

神经元分化

轴突&树突连接

神经胶质增殖

前脑

小脑

人脑发育过程

神经元迁移

前脑

脑干　　小脑

神经元增殖

背侧闭合（枕骨，脊髓）

腹侧闭合（前脑）

神经管闭合

4　8　12 16 20 24 28 32 36　出生　　　　1岁　　　2岁　　3岁　4岁　5岁　6岁

胎龄（周）　　　　　　　　　　　婴幼儿期和儿童期

▲ 图 9-4　从受孕到 6 岁的大脑生长发育过程
值得注意的是，从出生到 2 岁的阶段是大脑发育的主要时期，此阶段的大脑发育非常迅速，过程十分复杂。这一快速发展阶段，最近引发了大家的担忧，即镇静药与 γ- 氨基丁酸和 N- 甲基 –D– 天冬氨酸受体的相互作用可能对发育中的大脑产生长期影响。有关详细信息，请参阅正文（经许可转载自 Kandt[28]）

容为 45%～60%。在出生后的 6 月龄以前，体内主要血红蛋白种类转变为成人型血红蛋白，在出生后的 2—6 月龄，血红蛋白会出现生理性下降，最低值一般为 11～12g/dl。在 2 岁之前，血红蛋白浓度将一直维持这个水平，在 2 岁之后，男孩们和女孩们体内的血红蛋白浓度将逐渐增加，直至 12 岁时达到 12～14g/dl 的水平。随着月经的来临，女孩们的血红蛋白会一直保持在这个水平，直到成年。男孩们的血红蛋白浓度继续逐渐升高，在 18 岁时达到成人水平，即 15～

表 9-4　儿科患者的年龄相关性焦虑	
年　龄	围术期焦虑的特定类型
0—6 月龄	父母的压力最大
	婴儿的压力最小——其年龄不足以使其害怕陌生人
	对分离的恐惧最大
	无法理解手术过程和他人的解释
6 月龄至 4 岁	术后明显的情绪障碍和行为倒退
	开始有奇幻思维
	认知发育和脾气增大
	开始逐渐理解手术过程和他人的解释
4—8 岁	对分离的恐惧依然存在
	担心身体的完整性
	对分离的耐受性好
8 岁至青春期	能够理解整个过程及解释
	可以从字面上解释所有内容
	可能害怕在手术中醒来或无法醒来
	孤单
青春期	关于自尊和身体形象的问题
	发育中的性别特征及害怕失去尊严
	对未知的恐惧

经 Ghazal 等许可后转载[46]

18g/dl[37]。

2—6 月龄婴儿的血红蛋白水平出现生理性下降，这一变化应当引起我们的重视。因为在这个年龄阶段，婴儿的氧气消耗量是成人的 2 倍，但携氧能力低，所以此年龄阶段婴儿的氧储备特别少。

新生儿的血容量约为 90ml/kg（体重），6 月龄时降至约 85ml/kg，1 岁时降至 80ml/kg，2 岁时降至 75ml/kg，之后血容量约等于成人，为 70ml/kg。

四、肾脏生理学、液体和电解质

出生时，新生儿的体液总量和细胞外液占比大，同时伴有肾功能低下，肾小球滤过率仅为成人的 15%～30%。肾功能的发育速度非常快，到出生第 2 周时就可达到成人肾功能的 50%，然后在 12 月龄时逐渐达到成人水平[3]。大约到 12 月龄时，体液占体重的比例也会降低到成人水平。然而，因为儿童的体表面积与体重比例增加，导致不显性失水增加，所以<3 岁的小儿对液体的需求量仍然很高。表 9-5 显示了不同体重和年龄的正常小儿的每日和每小时大致的需水量[3]。在肾功能正常的小儿中，静脉输注 1/4 张的生理盐水（38meq/L，NaCl）和 20meq/L 的 KCl 补充钠和钾离子，输注 5% 葡萄糖维持机体对葡萄糖需求。在>6 月龄的健康婴儿和儿童的镇静过程中使用标准的静脉注射液（如乳酸林格液）效果良好。这种溶液不含葡萄糖，钠离子浓度为 130meq/L，与血浆渗透压相似，在快速推注时不产生高血糖的情况。

一般来说，最新的禁食水指南允许患者在实施镇静前 2h 摄入清液体，以预防严重的液体丢失，但是仍经常出现患者禁食水时间过长的情况。

如果患者禁食水超过 6h，许多医生会计算这 6h 内累积的液体缺失量，在手术的第 1h 内给予缺失量的一半，接下来每 3 小时内给予 1/4 的缺失量[33]。这些禁食水指南在 1999 年由美国麻醉医师协会（ASA）批准发布，代表了基于 1966—1996 年间的临床研究所得出的建议，引用次数超过 1100 次。在进一步整合文献结果，以及参考儿科麻醉专家的建议之后，禁食水指南于 2011 年进行了更新。该指南更适用于接受择期手术的健康患者[38]（表 9-6）。尽管该指南已被许多人采用，但制订该指南的目的和初衷并不是用于拟行镇静治疗患者的术前管理。最近，许多小儿麻醉科，以及儿科麻醉和镇静学会已经修改了他们的禁食水建议，允许在麻醉诱导或镇静前 1h 服

表 9-5 维持性静脉输液的需要量		
体　重	维持性液体 [ml/（kg·24h）]	维持性液体 [ml/(kg·h)]
<10kg	100	4.16
10~20kg	50	2.08
当超过 20kg 时，每增长 10kg	20	0.83

表 9-6 儿童和成人镇静的风险层级和禁食指导		
镇静前评估 - 危险因素		
可忽视的危险因素 • 右侧未显示的风险因素	轻度的危险因素 患者 • 严重系统疾病 • 中度肥胖[1] • 年龄为 12 月龄或者更小 • 食管裂孔疝 手术 / 镇静 • 上消化道内镜检查 • 气管镜检查 • 以丙泊酚为主的镇静	中度的危险因素 患者 • 威胁到生命的严重系统性疾病 • 重度肥胖[1]、阻塞性睡眠呼吸暂停 • 气道畸形[2] • 剧烈呕吐、食管疾病[3]、肠梗阻[4] 手术 / 镇静 • 预计需要辅助通气或其他高级别的气道管理方式
择期手术		
	误吸风险可忽略不计	轻度误吸风险（以上任何一种）	中度误吸风险（以上任何一种）需要进一步的麻醉监护
清液体[5]	没有限制	没有限制	禁食约 2h[6]
母乳	没有限制	禁食约 2h[6]	禁食约 4h[6]
食物、配方奶粉、非人乳	禁食约 2h[6]	禁食约 4h[6]	禁食约 6h[6]
急诊手术		
	无须因禁食时间而推迟	无须因禁食时间而推迟	无须因禁食时间而推迟。需要进一步的麻醉监护；如果没有，请考虑将氯胺酮作为唯一的镇静药

1. 建议的"中度肥胖"定义是成人体重指数（BMI）≥30kg/m²，儿童 BMI 为成人 BMI 的第 95 百分位或更高；2. 包括小颌畸形、巨舌、喉软化；3. 包括胃瘫、贲门失弛缓症、闭锁、狭窄和气管食管瘘；4. 包括肠梗阻、假性梗阻、幽门狭窄和肠套叠；5. 清液体一般认为包括水、不含果肉的果汁、清茶、黑咖啡和含碳水化合物的特制液体；6. 禁食时间不是绝对的，当经口摄入量较小或禁食时间基本满足时也是可以接受的
引自 Mason 等[41]，已取得 John Wiley and Sons 的授权

用清液体，给出的理由是缺乏证据表明这种做法会增加误吸风险[39, 40]。国际程序化镇静（手术镇静）促进委员会发布了基于研究证据的风险层级指南，提倡更自由的做法，即对于没有高危因素的患者，在镇静诱导前不限制清液体或母乳的摄入[41]（表9-6）。美国麻醉医师协会对降低误吸风险的禁食建议见表9-7。

一般来说，新生儿和婴儿的葡萄糖需求量很高，新生儿为 5~7mg /（kg·min），是成人的 2~3 倍。与年龄较大的儿童和成人相比，3—6 月龄以下的新生儿和婴儿因糖原储存较少，容易发生低血糖。因此，在实施镇静的前 2h，鼓励此年龄阶段的患儿摄入清亮的含葡萄糖液体十分重要。而且，小婴儿在镇静期间及结束后应输注含葡萄糖的液体，直至恢复到可以再次摄入含葡萄糖的液体。

五、肝脏 / 胃肠道生理学

肝脏的合成和代谢功能在出生时尚未成熟，大约只有成人肝功能的 30%[3]。肝功能的发育也相对迅速，大约在出生后 3 个月时即可达到正常功能。这意味着依赖肝脏代谢清除的药物，特别是细胞色素 P_{450} 系统，一旦达到治疗性血浆水平，通常会对非常小的婴儿产生长期影响。此外，由于肝脏发育不成熟，新生儿的凝血因子水平较低，因此在出生时部分凝血活酶时间升高至 60s 是正常的。部分凝血活酶时间用于监测外源性凝血系统中的凝血功能，并依赖于肝脏合成的蛋白质。尽管如此，新生儿和小婴儿抑制凝血功能的蛋白质因子浓度也降低，因此并不比老年患者更容易出现出血状况。

与其他系统一样，新生儿小肠刷状缘尚未成熟，更容易发生感染和缺血等损伤，特别是早产儿，这使他们容易患坏死性小肠结肠炎。虽然在胎儿足月后这种疾病的风险大大降低，但是足月新生儿的肠道承受高渗透压负荷的能力仍然有限。然而，在新生儿正常摄入母乳或配方奶粉等食物时，其胃排空的速度很快。根据这种正常的

表 9–7	美国麻醉医师协会对降低误吸风险的禁食建议摘要
摄取的物质	最短的禁食时间[a]（h）
清液体[b]	2（或 1）[c]
母乳	4
婴儿配方奶粉	6
非人类的乳汁[d]	6
便餐[e]	6

转载自 Ref.[38]，已获得 Wolters Kluwer Health，Inc. 的许可
这些建议适用于拟行择期手术的健康患者，不适用于分娩中的女性；遵循指南并不能保证胃完全排空
a. 禁食时间适用于所有年龄段
b. 示例：水、不含果肉的果汁、碳酸饮料、清茶和黑咖啡
c. 现在许多儿科机构允许在实施麻醉诱导或镇静前 1h 摄入清液体；ASA 尚未更改建议
d. 由于非人类乳汁的胃排空时间与固体食物相似，因此在确定合理的禁食时间之前必须考虑患者的摄入量
e. 便餐通常由吐司和清液体组成。油炸食物、高脂肪食物或肉类可能会延长胃排空时间

在确定合理的禁食时间之前，我们必须考虑患者摄入的食物数量和种类

胃排空速度，许多机构给出了规范的禁食水时间建议，即对于所有年龄段且未伴有肠梗阻或其他会延迟胃排空疾病的患者，在实施镇静前 6h 可以摄入固体食物、牛奶或配方奶。在镇静前 4h 摄入母乳，在镇静前 2h 摄入清液体也被证实不会影响胃排空。

六、体温调节

在镇静过程中体温稳态的维持也需要我们重点关注。婴幼儿在经受长时间的镇静时，特别容易出现体温过低现象。从环境中散失或获取热量的基本方式有以下 4 种[42, 43]。

1. 辐射——患者与周围环境（如冷藏室）之间存在温差。

2. 传导——直接接触的两个物体表面之间的热传递，如冰冷的灌洗液。

3. 对流——将热量传递给空气或液体等运动分子，如 MRI 扫描室内吹的冷风。

4. 蒸发——水分从皮肤或黏膜表面蒸发而损失的热量。

在正常情况下，下丘脑是身体的恒温器，年龄较大的婴儿、儿童或成人会感知下丘脑前部的血液温度，并通过各种机制将体温保持在（37±0.5）℃ [42]。当机体处于轻度低体温时，中枢神经系统通过交感神经激活 α 受体导致皮肤血管收缩，尤其是四肢的皮肤血管收缩，减少皮肤血管血流量，从而将温暖的血流分布至更深的组织中，通过减少体表的辐射热散失来保存热量。在中度低体温时，机体会发生寒战，通过肌肉的有氧代谢额外产生热量，促使体温恢复至正常。当体温升高时，最初流向四肢的血流将保持在正常水平，随着体温进一步升高，血管会舒张，通过辐射、对流和传导的形式增加散热。体温升高时机体的下一个反应是出汗，随着汗液的蒸发可明显增加散热。

我们常用的镇静药物会影响体温调节阈值，包括丙泊酚和右美托咪定 [42]。一般来说，这些药物的剂量越高，下丘脑耐受的"正常"温度范围越宽，上述体温调节机制启动的越晚。这意味着要使机体产生血管收缩和寒战反应，镇静患者的体温需要降低 1.5～2.5℃，而清醒患者的体温仅需要下降 0.5℃（图 9-5）。

严重低体温的不良反应包括增强静脉应用的镇静药物的效果，并使镇静药物的需求量降低，代谢功能和器官功能减慢，导致肾脏和肝脏对药物的代谢速度减慢。这可能导致患者的苏醒时间延长。伴有寒战反应的严重低体温可导致肌肉无氧代谢增加，引起代谢性酸中毒。严重的低体温和寒战也使患者感到极度的不舒服，通常会导致年龄较大儿童的镇静过程体验欠佳，或者导致婴幼儿烦躁和哭闹。

与大多数其他器官及系统一样，新生儿的体

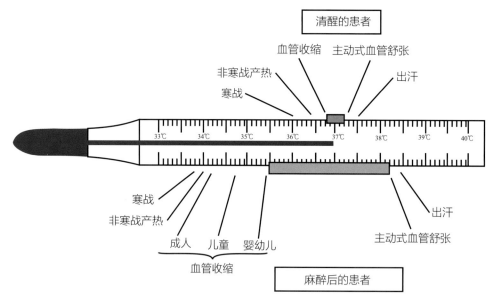

▲ 图 9-5　清醒和麻醉（镇静）状态下婴幼儿、儿童和成人的体温调节阈值及调节效果与中心（核心）温度的关系图
温度计边缘与每个调节反应之间的距离表示每种反应能产生的最大效果。温度计和调节反应之间连线的斜率表示每种调节反应起效的快慢（清醒状态的是正值，麻醉状态的是负值）。体温调节阈值定义为触发体温调节反应时对应的核心温度。体温调节系统的灵敏度是指第一次冷觉反应（血管收缩）和第一次温觉反应（出汗）之间的范围，也被称为阈值范围。采用丙泊酚和右美托咪定等药物进行镇静时会产生与全身麻醉相同的剂量依赖性体温调节变化（转载自 Luginbuehl 和 Bissonnette[43]，已获取 Elsevier 的许可）

温调节系统也具有特殊性。因为当体温显著降低时，新生儿不会发生寒战反应，而是由主要位于肩胛骨之间、纵隔和肾周区域的特殊棕色脂肪细胞激活代谢，以产生热量提高体温，这一过程称为非战栗产热[42]。这一过程伴随着大量的儿茶酚胺释放和无氧代谢增强，造成乳酸酸中毒，并可能对其他器官系统（即心脏和循环系统）产生严重的继发性影响，导致血流动力学不稳定。在新生儿期之后，非战栗产热会变得不再重要，或者会消失。

因为新生儿体表面积与重量的比值较高，而且直到 8—9 岁时才会逐渐降低到成人水平，所以婴幼儿容易因辐射散热而导致体温过低。因此，当未被遮盖的婴幼儿暴露于冰冷的环境时，特别是处于因医疗设备存放而通风或降温的房间时（如 MRI 仪），其体温将迅速下降。

预防儿童发生低体温是镇静治疗的关键任务，通常最简单的方法是用温暖的毯子把儿童遮盖或包裹起来，以防止对流造成的热量散失。如果有可能的话，可以采用使房间升温或使用鼓风加热装置等其他有效措施来防止体温下降。对于有发生低体温风险的患者，应当在镇静操作期间进行连续体温监测，尤其是在婴幼儿进行 MRI 等长时间操作期间。对此类患者，在恢复室应当监测体温及其他常规生命体征。

七、药物的药代动力学和药效学

正如前面所述，儿童与成人在各个器官系统方面均存在生理学差异，特别是在心血管系统、中枢神经系统、肝脏、肾脏和体液成分方面。这就意味着与年龄较大的儿童和成人相比，婴幼儿通常在对镇静药物的反应、初始给药剂量、追加给药剂量上存在很大的差异。

儿童在各个系统的生理功能上都与成人存在着非常大的差异，尤其是新生儿和婴幼儿。年轻患者的快速发育需要更加旺盛的新陈代谢，进而导致对主要的代谢物质即氧气和葡萄糖的需求增加。这意味着在给儿童实施镇静的过程中容错空间非常小，特别是对 <1 岁的患儿。在某种程度上说，当面对所有成长阶段的儿童时，镇静实施者必须充分了解这些生理差异才能安全有效地为儿童实施镇静。

第 10 章　二氧化碳监测：程序化镇静的科学、逻辑、应用和局限
Capnography: The Science, Logistics, Applications, and Limitations for Procedural Sedation

Bhavani Shankar Kodali　著

姜丽华　杨　波　译

一、二氧化碳监测

二氧化碳（CO_2）监测术是在数字或模拟仪表上测量并显示 CO_2 浓度，而 CO_2 描记图仪是以图形的形式记录呼吸周期中呼出气体及吸入气体的瞬时 CO_2 浓度。呼出气体中 CO_2 含量清晰明了地反映了肺部 CO_2 排出情况。此外，呼出气体中 CO_2 含量间接地显示了机体组织层面上 CO_2 产生情况，以及循环系统向肺部转运 CO_2 的情况。CO_2 描记图是一种重要的无创监测技术，可以监测 CO_2 的产生、肺组织灌注、肺泡通气及呼吸模式[1, 2]。尽管 Luft 于 1943 年首次引入了测量和记录 CO_2 的红外设备[3]，但直至 20 世纪 80 年代中期，CO_2 描记图仪才得到广泛应用。这种 CO_2 描记图仪主要在手术室应用，以保障患者在麻醉期间的安全。早期的 CO_2 监测设备非常笨重，采购和维护成本高，而且可靠性差。它们的使用场景主要局限于科学研究领域。然而，随着 CO_2 监测技术及计算机固态电子器件技术的发展进步，产生了许多种切实可用、体积小巧、售价合理的 CO_2 监测设备。尽管 CO_2 描记图于 1985 年被世界各地的多个学会列为手术室内应标配的监测设备，但直到 2011—2012 年才应用于镇静领域。在手术室使用 CO_2 描记图仪和脉搏血氧饱和度并不是基于能够证明安全性结局的随机研究，而是基于麻醉期间致残和致死事故发生率的回顾性评价。关于麻醉事故和相关损伤评估的研究表明，呼吸不良事件（如通气不足、导管误入食管和回路断开）是麻醉实践中患者损伤和经济赔偿的主要原因[4-8]。已经证明 CO_2 描记图有助于早发现这些不良事件[9-13]。此外，一项不公开的索赔研究得出结论，同时应用 CO_2 描记图和脉搏血氧饱和度可以帮助麻醉医师预防 93% 的可避免性麻醉事故。因此，推荐使用 CO_2 描记图仪来提高手术室内患者安全性的建议是合理的[7]。然而，医疗界花了近 30 年的时间才意识到 CO_2 描记图确实能够预示即将出现的缺氧状况，并防止在镇静期间出现灾难性后果[14]。尽管如此，我们现在已经认识到了 CO_2 描记图的应用价值，并适时应用于镇静过程中。

镇静过程并不像描述的那样平静稳定。美国麻醉医师协会（ASA）不公开的索赔数据库分析显示，24% 的索赔与内镜检查有关，而 CO_2 描记图可以预防其中一些索赔[15]。在结肠镜检查

中，一项研究发现并强调 CO_2 描记图可以降低＞50% 的缺氧发生率[16]。在过去近 10 年时间，世界各地的学会都强制要求在镇静期间监测呼气末 CO_2，表 10-1 展示了世界各地学术组织重要建议的演变过程。图 10-1 显示了 CO_2 监测逐渐成为手术室外镇静过程中的标准监测方式。

二、为什么儿科患者应该使用 CO_2 描记图仪

儿科患者比成人更为依赖监测手段。与成人相比，由于小儿的功能残气量较小，肺的氧储备能力大大降低，再加上更高的代谢率和相对更多的耗氧量，使得婴幼儿及儿童在镇静过程中容易缺氧。此外，在紧急情况下的气道管理方面，儿科患者比成人更具挑战性。在一项研究中，作者招募了 154 名在小儿急诊科接受镇静的儿童。所有受试者均接受标准化监测和 CO_2 描记图监测，并被随机分为 2 组，每组有 77 名儿童，试验组的工作人员可以查看 CO_2 描记图仪，对照组的工作人员不知道存在 CO_2 监测[17]，45% 的患儿至少出现一次通气不足的状况。对照组分钟通气不足的发生率显著高于试验组（7.1% vs. 1.0%，$P=0.008$）。试验组需要采取干预措施的次数明显少于对照组（OR=0.25，95% CI 0.13～0.50）。在通气不足时，试验组的干预措施可能更及时（OR=2.26，95%CI 1.34～3.81）。未及时干预通气不足与血氧饱和度<95% 发生率相关（OR=5.31，95% CI 2.76～10.22）。作者得出结论，在小儿急诊科患儿镇静期间，通气不足的情况很常见。除了 CO_2 描记图，目前的监测方法很难做到。能够获取 CO_2 描记图的医护人员对通气不足的干预更加及时，减少了通气不足和氧饱和度下降的发生[17]。

随着手术室外镇静数量增加，与之相关的并发症也随之增加。手术室内的环境现在已经变得非常安全，而且司法纠纷正在从手术室内转移到手术室外。韩国麻醉医师协会（Korean Society of Anesthesiologist，KSA）立法委员会使用 KSA 数据库中 2009 年 7 月至 2014 年 6 月的病例文件，分析了所有的麻醉病例，以确定麻醉相关损伤的具体形式。虽然全身麻醉相关的病例最常见，但镇静相关的病例同样普遍，占所有病例的 37.1%。据说在 39 名镇静相关并发症中，有 34 名都是可避免或是可能避免的。结果还显示，在 92.3% 的出现镇静相关并发症的病例中（36/39），除了麻醉医师之外，存在其他工作人员同时给予镇静药物的情况[18]。这些数据反映了镇静培训和不良事件管理对于手术室外工作的重要性。ASA 数据库中的一项不公开索赔研究同样发现，致残和致死事故的主要发生地点从手术室内转移到手术室外。与手术室内相关索赔相比，非手术室内麻醉相关索赔中接受麻醉监测的患者比例更高（58% vs. 6%，$P<0.001$），并且年龄很大或者很小（50% vs. 19%，$P=0.003$）。一半的非手术室内麻醉相关索赔发生在胃肠联合检查。氧合/通气不足是非手术室内麻醉相关索赔中最常见的特征性损害事件（33% vs. 2% 手术室内相关索赔，$P<0.001$）。在非手术室内麻醉相关索赔中，死亡事件的占比上升了（54% vs. 24%，$P=0.003$）。非手术室内麻醉相关索赔病例常被判为处理不合标准（$P=0.003$），可通过更好的监测手段进行预防（$P=0.007$）[19]。这就是 CO_2 描记图成为大家关注的焦点的原因。CO_2 描记图联合脉搏血氧饱和度监测及目视胸廓检测到呼吸抑制的发生率是无 CO_2 描记图监测的 17 倍[20]。CO_2 描记图还可在缺氧发生前的 5～240s 提前预警。因此，CO_2 描记图可触发早期预警从而采取干预措施，并且可以降低氧饱和度下降的发生率[20]。此外，辅助供氧会延缓呼吸暂停导致的氧饱和度下降，因此仅依靠脉搏血氧饱和度监测会导致干预时机延迟。在另一项研究中，CO_2 描记图作为一种更灵敏的设备，用于儿科急诊手术时，研究小儿镇静期间的通气量。一项关于在镇静期间应用 CO_2 描记图监测对患者安全性影响的系统评价和 Meta 分析表明，CO_2 描记图监测可减少呼吸功能不全和呼吸衰竭的发生[21]。尽管一些研究是在成年患者中

表 10-1　各地学术组织在镇静期间引入二氧化碳监测的进展

时间（年）	2010	2011	2012	2013	2014	2015	2016	2017	2018
阿片类药物	退伍军人健康管理局	麻醉病人安全基金会	美国医院评审联合委员会	联邦医疗保险和医疗补助服务中心	• 美国疾病控制与预防中心 • 联邦医疗保险和医疗补助服务中心备忘录 • 急救医学研究所		• 美国生理协会 • 美国麻醉医师协会	• 美国急救研究所发布的2017年度医疗技术危害 • 美国急救研究所发布的2017年度患者安全问题 • 美国医患健康与安全联盟 • 加拿大呼吸治疗师协会	急救研究所
镇静	英国国家健康与临床优化研究院	• 美国麻醉医师协会 • 英国和爱尔兰麻醉医师协会 • 英国红十字会 • 美国肠胃病学会 • 欧洲麻醉学会	• 加拿大麻醉医师协会 • 国民健康保险 • 美国医疗卫生促进组织 • 英国皇家急诊医学院 • 美国门诊医疗保健认证协会	• 美国麻醉护士协会 • 国际介入放射学会 • 大西洋地区医疗中心	• 澳大利亚和新西兰心脏学会 • 胃肠病护士协会 • 国际肠胃病学会中国分会	• 美国麻醉医师协会，澳大利亚克北克医生协会 • 魁北克医生协会 • 加拿大胃肠病护士协会/介入放射协会 • 美国放射护士协会 • 英国心脏协会/英国心律协会 • 欧洲呼吸治疗协会 • 欧洲胃肠道内镜学会 • 欧洲胃肠病和内镜护理联合协会 • 日本麻醉医师协会	• 美国小儿镇静协会 • 美国手术室联合会 • 皇家急诊医学院 • 美国儿科学会/美国儿科牙医协会 • 美国心血管造影与介入学会/儿科麻醉医师协会 • 美国呼吸治疗协会 • 美国糖尿病协会 • 新西兰与澳大利亚麻醉医师协会	• 欧洲烧伤协会/欧洲外科协会 • 纽约州卫生部 • 加拿大呼吸治疗师协会	• 美国麻醉医师协会工作组（美国麻醉医师协会，美国放射协会，美国口腔颌面外科协会，美国糖尿病协会，介入放射协会） • 美国门诊手术设施认证协会 • 加拿大儿科协会
气道		英国呼吸治疗协会		大不列颠和爱尔兰麻醉医师协会/麻醉后恢复室					
苏醒	• 美国心脏协会 • 欧洲复苏协会			美国心脏协会	澳大利亚和新西兰复苏协会 ANZCOR	澳大利亚和新西兰复苏协会 ANZCOR	CRSCCRHA		
重症监护室转运时的机械通气过程		• 美国呼吸治疗学会 • 大不列颠和爱尔兰麻醉医师协会 • 欧洲烧伤协会	重症监护室		TEAMCARE ICSICS	• 英国呼吸治疗协会 • 澳大利亚和新西兰麻醉医师学院			

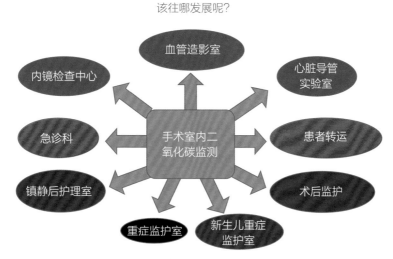

▲ 图 10-1 医疗机构中二氧化碳监测的应用范围

进行的，但并没有理由认为这些研究结果不适用于儿童。美国儿科学会（AAP）综合几项研究的结果，认为 CO_2 描记图的应用对镇静过程十分有利，建议在排除不适用 CO_2 描记图监测的人群后，其他接受镇静的患儿均应行 CO_2 描记图监测[22]。在无法实施 CO_2 描记图监测的情况下，临床医生不仅要全神贯注地监测氧合情况，还要监测通气情况。急诊护士协会也推荐在小儿镇静和镇痛期间监测 CO_2 描记图[23]。

一些 CO_2 描记图监测的反对者认为，尽管许多研究表明在镇静过程中应用 CO_2 监测对于减少通气不足和预防缺氧方面具有优势，但并没有研究显示在儿童程序镇静期间不使用 CO_2 描记图仪会增加死亡率。无论如何，我们必须强调的是，这些研究通常是在临床医生的审查和监督下进行的。这使得镇静实施者会始终保持警惕，并尽可能地避免因疏于观察而导致的镇静程度过深。然而，新闻媒体报道了一些儿童在镇静过程中因缺乏通气监测而死亡的病例，其中典型的例子是小儿口腔手术。一些州委员会强制要求必须进行通气监测。

三、呼出二氧化碳的测量

红外技术（infrared technology，IR）是 CO_2 分析的常用方法。CO_2 是多原子气体，吸收 4.3nm 的红外光。图 10-2 显示了测量 CO_2 的原理示意图。光源发出的红外光束穿过呼吸气体，CO_2 分子吸收红外光。剩余未吸收的红外光经由红外探测器检测，计算并显示 CO_2 波形和 CO_2 浓度。如果已知大气压力，CO_2 浓度也可以显示为 mmHg。

四、旁流式 CO_2 描记图仪

旁流式 CO_2 监测是手术室内使用最广泛的连续监测 CO_2 的方法。它的结构包含了一次性导管（1.8m 长）和 T 形接头，接头连接在呼吸回路和气管插管之间，或者放入鼻腔、氧气面罩内部。一次性导管有助于呼出气体的采样及传输，当气体样本运输到检测装置后，立即进行分析并显示 CO_2 数值和波形。由于呼出气的样本需要经由采样管才能输送至检测装置中的 CO_2 传感器，因此 CO_2 波形的显示会略有延迟。旁流式 CO_2 检测法的主要优点之一是可用于非插管患者。例如，多种通气面罩和鼻导管均进行了修改和调整，即使在辅助给氧的情况下也可以对呼出气体进行采

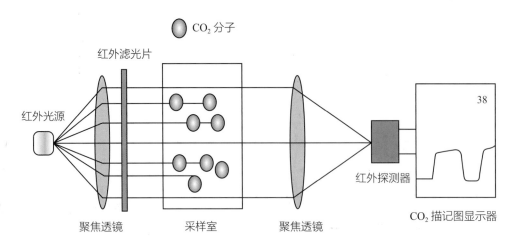

CO₂ 分子

红外滤光片

红外光源

聚焦透镜　　　采样室　　　聚焦透镜

红外探测器

38

CO_2 描记图显示器

▲ 图 10-2　测量二氧化碳的红外技术

样。气体采样速率取决于旁流式 CO_2 描记图仪的类型，从 50～150ml/min。Mircrostream® CO_2 描记图仪使用 50 ml/min 的采样流量，使得仪器响应时间缩短，因此即使在呼吸频率快且潮气量小的情况下，CO_2 描记图也能正常显示。旁流式 CO_2 描记图仪的一个缺点是采样管可能会被水蒸气或分泌物堵塞。在采样管和包含 CO_2 传感器在内的测定模块之间使用过滤器可以最大限度地减少这个问题。保持采样管不下垂也可以最大限度地减少水蒸气或分泌物的污染[2]。

五、主流式 CO_2 描记图仪

在主流式 CO_2 描记图仪中，样品吸收池或比色皿（回路适配器）直接安装在呼吸回路和气管插管之间，然后将轻便的红外传感器连接到回路适配器上。传感器通过适配器窗口向通常位于适配器另一侧的光电探测器发射红外线，利用光电探测器接收的红外线的光束量测量 CO_2。此技术直接在呼吸通路上进行 CO_2 测定，因此消除了对气体采样和排出的要求。这种测定技术生成的 CO_2 波形更清晰，实时反映了患者气道内 CO_2 的变化。

当水蒸气冷凝并附着于传感器时，可能会导致 CO_2 的读数偏高，为了防止出现这种情况，主流式监测仪的传感器常加热至略高于体温的水平。此加热过程有助于保持回路适配器窗口的清洁，传感器可以承受高湿度的工作环境。新型主流式监测仪的传感器使用了限制输出功率的电路系统，因此传感器永远不会达到足以导致皮肤发红的温度，从而消除了灼伤患者的风险。

多年以来，主流式 CO_2 监测技术取得了许多进步。老一代主流式监测仪因易损坏、体积大和重量大而闻名，不但会牵拉气管导管，还容易出现故障。新一代主流式传感器的设计解决了许多问题：体积更小，重量不到 80g（2.8oz）。有些传感器采用"固定式"设计，没有可拆卸的部件，这使得它们非常耐用，不易损坏。一次性使用的回路适配器解决了消毒或交叉污染的问题。此外，低无效腔量版本仅增加了不到 0.5ml 的无效腔量，使该技术可成功应用于新生儿。总之，近期的技术进步克服了早期主流式传感器的一些缺点，使得其在重量和尺寸方面可与旁流式传感器相媲美（图 10-3 和图 10-4）。

六、比色设备

比色设备具有便携性、一次性使用的特点，其含有对 pH 敏感的化学指示剂，暴露于 CO_2 时会发生颜色变化。该装置与主流式 CO_2 描记图仪一样连接在呼吸回路和气管插管之间。当 CO_2 浓度达到一定程度时，比色设备会产生化学反应，指示剂会从紫色变为黄色。这些比色设备测量结果不精确，因此必须替换成可显示波形的 CO_2 描

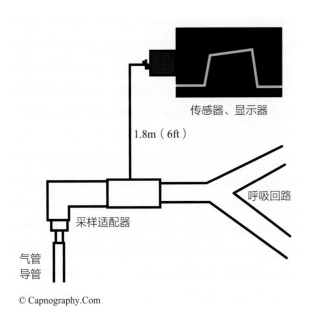

▲ 图 10-3 旁流式传感器

图片经许可由 Bhavani Shankar Kodali 医学博士提供，www.capnography.com

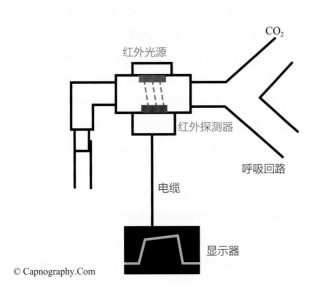

▲ 图 10-4 主流式传感器

图片经许可由 Bhavani Shankar Kodali 医学博士 提供，www.capnography.com

记图仪，确保测量结果的可靠性及测量较低浓度的 CO_2 数值。经常用到的术语如下。

FCO_2：呼出气中 CO_2 的比例。

$FACO_2$：肺泡内 CO_2 的比例。

$FetCO_2$：呼吸末或潮气量中最大 CO_2 浓度。

$PACO_2$：肺泡内 CO_2 分压。

$PetCO_2$：呼气末 CO_2 分压。

$PaCO_2$：动脉血 CO_2 分压。

PCO_2：CO_2 分压。

（a-ET）CO_2：动脉血与呼气末 CO_2 分压差。

七、二氧化碳监测生理学

在所有健康成人中，其正常的 CO_2 描记图的形态都是一致的。如果 CO_2 描记图产生任何变化，我们都需要进行分析，从生理方面或病理方面明确导致改变的原因。CO_2 描记图与时间（时间相关的 CO_2 描记图，图 10-5）或呼出气容积（容积相关的 CO_2 描记图，图 10-6）的关系可以绘制成图。

（一）时间相关的 CO_2 描记图

时间相关的 CO_2 描记图在临床实践中更常用。时间相关的 CO_2 描记图有两个重要的组成部分：吸气相（0 阶段）和呼气相[24, 25]。呼气相进一步分为三个阶段（Ⅰ、Ⅱ、Ⅲ）。第一阶段不含任何呼出的 CO_2（无效腔气体，零 PCO_2）。在第Ⅱ阶段，PCO_2 迅速上升，因为含有 CO_2 的肺泡气体取代了无效腔气体。第三阶段是肺泡平台期，代表肺泡中 CO_2 的变化。如果所有肺泡内的 PCO_2 都相同，那么呼气相的第Ⅲ阶段肺泡平台期将是完全平坦的。实际上，肺部存在相当大的空间和时间不匹配情况，导致肺组织各部位的 V/Q 比值各不相同，因此 PCO_2 也不完全一致。通常来说，V/Q 比值较低和时间常数较长的肺泡含有相对更多的 CO_2，构成了第Ⅲ阶段的后续部分，这导致肺泡平台期略微向上倾斜。由此得出，第Ⅲ阶段的斜率间接代表了肺部的 V/Q 状态。因此，肺泡平台期的高度和斜率提供了关于通气、灌注及 V/Q 关系的重要信息。当气道直径的变化导致 V/Q 比值发生显著改变时，第Ⅲ阶段的斜率明显增大，这可能与第Ⅱ阶段时间延长有关，如患有支气管哮喘的患者。在这种情况下，第Ⅱ阶段和第Ⅲ阶段之间的角度（α 角）通常会增加至 100°。我们可以通过第Ⅱ阶段、第Ⅲ阶段和

α 角的变化来判断支气管扩张药的治疗效果。肺泡平台期的高度与心输出量与肺泡通气的比值有关。在特定的通气条件下，肺泡平台期的高度随着心输出量的突然变化而增加或减少[26, 27]。呼气结束时最大的 PCO_2 以数值形式呈现（图 10-5 中的 X），我们称之为呼气末 PCO_2（$PetCO_2$），其数值在 35～40mmHg 之间变化。在第 Ⅲ 阶段结束时，吸气过程中因吸入不含 CO_2 的气体，PCO_2 迅速下降为零。第 Ⅲ 阶段与吸气相之间的角度通常为 90°（β 角）。然而，在存在重复吸入的情况下，这个角度会增加。在第 Ⅲ 阶段结束时，偶尔会出现尾端短暂性的抬高，这种情况通常见于儿童、妊娠或肥胖患者的 CO_2 描记图（Ⅳ 阶段）[1]。CO_2 含量相对均匀的肺泡气在呼气相最开始时的快速排出，是导致 CO_2 描记曲线中第 Ⅲ 阶段初始部分几乎接近纯平的原因。然而，在呼气相的最后阶段，随着呼出气体流量的减少，呼出气体中的 CO_2 含量显著增加，进而导致 CO_2 描记曲线的陡然上升或短暂性抬高。这是因为在呼气过程的后半段，CO_2 会持续向延迟排空的肺泡内积聚，导致呼出的 CO_2 浓度增高。通常，含有高浓度 CO_2 的肺泡气体残存在气道内，口腔附近的 CO_2 传感器无法检测。然而，使用大潮气量和低频通气时，可使这些气体到达 CO_2 传感器，从而记录 CO_2 浓度。

（二）容量相关的 CO_2 描记图

在容量相关的 CO_2 描记图（图 10-6）中，将 CO_2 浓度与呼吸周期间的呼出气容积进行比较（SBT-CO_2 曲线 / 体积相关 CO_2 描记图 /CO_2 排出图 /CO_2 呼吸描记图）。容量相关的 CO_2 描记图只有一个呼气相。容量相关的 CO_2 描记图中没有吸气相，而时间相关的 CO_2 描记图同时具有吸气相（0 阶段）和呼气相。容量相关的 CO_2 描记图的呼气相分为三个阶段，即第 Ⅰ、Ⅱ 和 Ⅲ 阶段，类似于时间相关的 CO_2 描记图。

（三）动脉 $PaCO_2$ 与呼气末 PCO_2 的差异

呼气末 PCO_2 的正常范围为 36～40mmHg，动脉 $PaCO_2$ 的正常范围为 40～42mmHg。（a-ET）

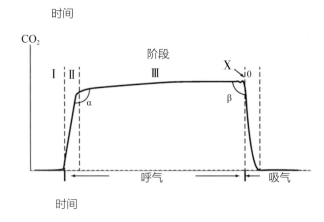

▲ 图 10-5　时间相关的 CO_2 描记图：CO_2 浓度与时间的关系

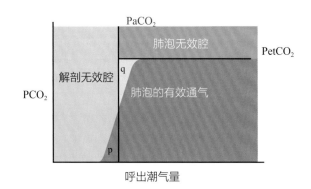

▲ 图 10-6　容量相关的 CO_2 描记图：二氧化碳浓度与呼出气容量的关系

$PaCO_2$. 动脉血二氧化碳分压；PCO_2. 二氧化碳分压；$PetCO_2$. 呼气末二氧化碳分压

PCO_2 反映了在正常肺中存在由于时间上、空间上及肺泡混合缺陷而导致的肺泡无效腔（图 10-7）。（a-ET）PCO_2 的正常值范围在 2～5mmHg。（a-ET）PCO_2 提供了肺泡无效腔的测量方法。肺泡无效腔与（a-ET）PCO_2 之间存在正相关关系。当出现年龄增大、肺气肿及肺泡无效腔增加的情况时（如心输出量低、血容量不足和肺栓塞），（a-ET）PCO_2 增大。（a-ET）PCO_2 在妊娠妇女和儿童中偏低（0.65～3mmHg）。

八、CO_2 描记图异常及临床注意事项

我们在分析异常的 CO_2 描记图时，应检查以下 5 个参数：大小（高度）、形状、频率、节律

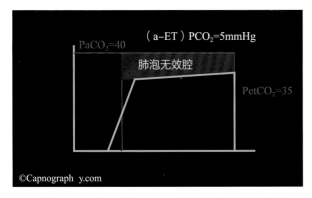

▲ 图 10-7 （a-ET）PCO_2 反映了肺泡的无效腔量

（a-ET）PCO_2. 动脉血与呼气末 CO_2 分压差图片经许可由 Bhavani Shankar Kodali 医学博士提供，www.capnography.com

和基线。例如，在气道阻塞的患者中（如肺气肿、哮喘），CO_2 描记图的第 Ⅱ 阶段（上升支）的上升速度缓慢，第 Ⅲ 阶段（平台期）的斜率增加。在气管导管误入食管时，CO_2 描记图的曲线是平坦的，或者基线可能偶尔有短暂性抬高。然而，在已经尝试过面罩通气的患者中（一些呼出气体被挤入食管和胃）或最近饮用过碳酸饮料的患者中，由于其胃内的 CO_2 返入气道，因此可以观察到一些 CO_2 波形。但这种 CO_2 描记曲线仅具有顶峰效应，振幅逐渐减小，并且与通常的呼气末平台期不同。大约进行 5 次通气后，CO_2 浓度降为 0。图 10-8 显示了不同临床场景中的 CO_2 描记图。

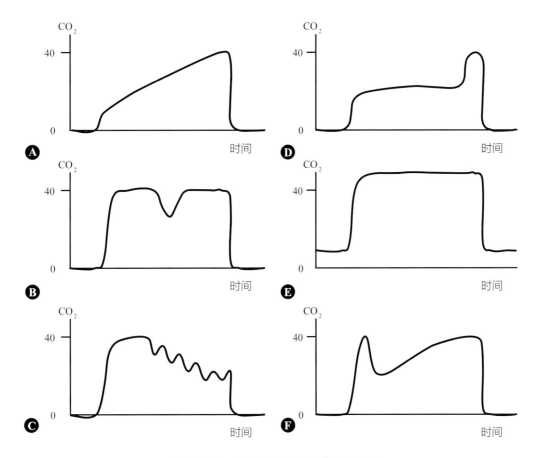

▲ 图 10-8 几种异常的 CO_2 描记图示例

A. 患有严重慢性阻塞性肺疾病（COPD）或并存其他可导致气道阻力增加因素（如哮喘、支气管内插管、气管导管打折）患者的 CO_2 描记图。在下一个吸气相之前，没有平台期。呼气末 CO_2 和动脉 CO_2 之间的梯度增加。B. 平台期向下的波动表明存在自主呼吸。C. 心源性振荡出现在呼气相后期，表现为小而规则的牙齿状驼峰。"驼峰"出现的频率与患者的心率相同。D. 正压通风期间采样管泄漏。E. 由于呼气活瓣失效或 CO_2 吸收剂耗尽，吸入的 CO_2 未能清零。F. 单侧肺移植后接受择期手术的肺气肿患者呼出 CO_2 波形呈双歧状。初始的上升支代表来自正常（移植）肺的呼出气体，接下来的波形来自残存（肺气肿）肺呼出的气体如图 10-9 所示，在儿童患者中，根据监测仪的类型、监测仪的响应时间，以及儿童的呼吸频率和潮气量，可以获得各种形状的 CO_2 描记图。

波形失真是由于监测仪的分析响应时间不够快，无法快速测量呼吸周期中 CO_2 浓度的快速变化。

九、镇静期间的 CO_2 描记图

我们需要着重理解的是，镇静时的 CO_2 描记图可能与插管通气时的 CO_2 描记图不完全相同。由于空气及吸入氧气对呼出气体的稀释，会导致 CO_2 描记图失真，这种情况在临床监测中也是可接受的（图 10-10）。尽管我们采取了许多措施尽可能获得接近正常的 CO_2 描记图，但这并不是强制的。镇静期间更重要的是与基线相比的变化。这是一个重要的临床考虑。新型的 CO_2 描记图仪对 CO_2 的变化十分敏感，因此尽管没有进行气管插管，在镇静期间仍能提供近似正常的 CO_2 描记图。图 10-11 和图 10-12 展示了基线变化的例子，图 10-13 展示了 CO_2 波形缺失的例子。在镇静期间发生这种情况时，需要立刻观察患儿，判断这些变化是采样的问题（采样管移位），还是出现了真正的呼吸暂停。

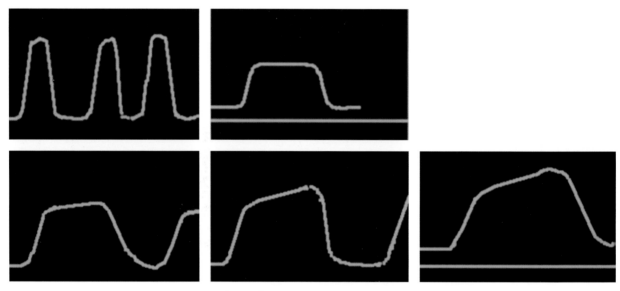

▲ 图 10-9　正常的儿童和婴幼儿也可出现异常形态的 CO_2 描记图

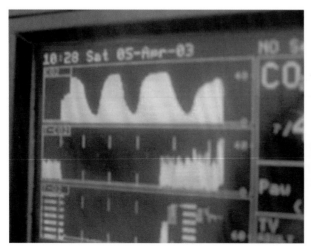
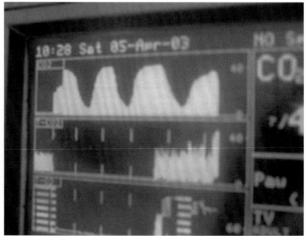

▲ 图 10-10　CO_2 描记图的基线展示

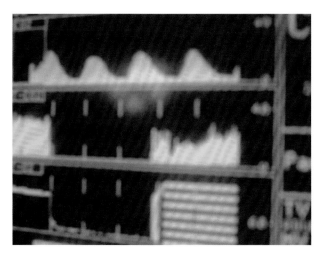
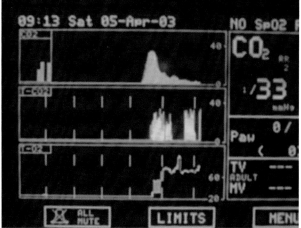

▲ 图 10-11　镇静期间呼吸频率的变化

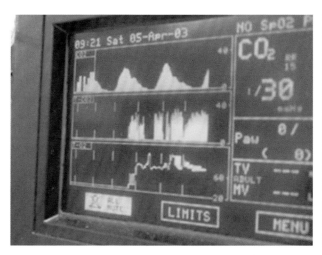
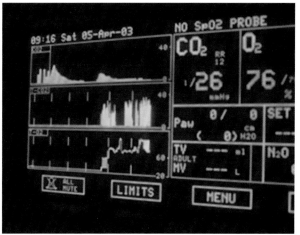

▲ 图 10-12　由于通气不足或气道阻塞导致的 CO_2 描记图高度变化

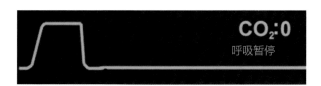

▲ 图 10-13　镇静期间采样装置就位时，出现呼吸暂停或完全性气道阻塞的表现

CO_2 描记图呈直线状态表示存在呼吸暂停或完全性气道阻塞，也可能表示 CO_2 采样装置断开或无法对呼出气体进行采样。出现这些情况时，需要立即检查患者是否存在呼吸暂停、气道阻塞或采样问题（图片经许可由 Bhavani Shankar Kodali 医学博士 提供，www.capnography.com）

十、采样装置

目前有许多种有效的采样设备。我们经过简单的谷歌搜索就能找到多种可用于婴幼儿至大龄儿童镇静期间呼出气体采样的检测设备。采样设备也可用于带或不带氧化亚氮（N_2O）管理设备的口腔镇静过程。气体采样设备具有一定的适应性，我们可以在镇静过程中使用各式各样的采样装置，从而获得合理可靠的呼出气体采样（图 10-14 至图 10-16）。呼出气体采样并不像人们认为的那样困难，多吸取一些经验、积极思考大多能成功[28]。

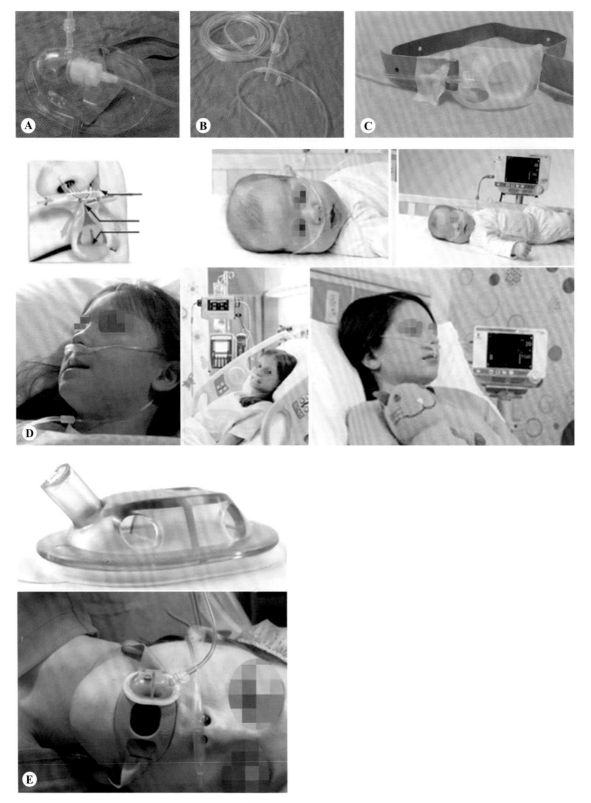

▲ 图 10-14　气体采样设备

A. 侧面接入呼气末采样管的面罩；B. 连接有呼气末采样管的鼻导管；C. 用于口腔手术的牙垫，可以经口腔对呼出气体采样，同时补充氧气（图片经许可由 JADA Medical 提供）；D. 可以从鼻腔和口腔同时采样的装置（图片经许可由 Medtronic.com 提供）；E. 粘贴式呼气末二氧化碳采样装置（图片经许可由 Carbotrack™，JADA Medical 提供）

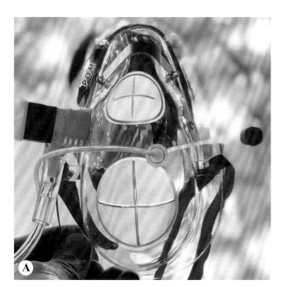
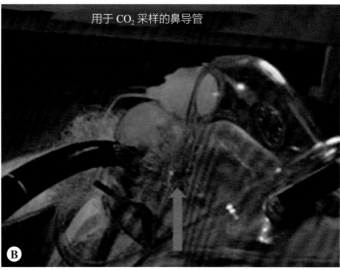

用于 CO_2 采样的鼻导管

▲ 图 10-15 气体采样设备——面罩

A. 可同时实现呼出气体采样及供氧的内镜手术面罩（图片经许可由 POM Medical，LLC 提供）；B. 普通氧气面罩（可供氧），打一个孔以方便内镜插入，再通过单独的鼻导管对 CO_2 进行采样

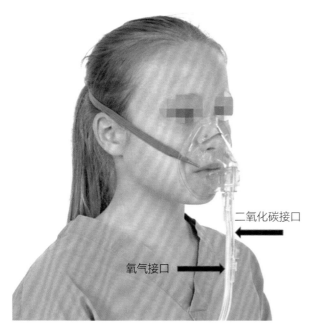

二氧化碳接口

氧气接口

▲ 图 10-16 采样装置——可进行 CO_2 采样的儿童型二氧化碳面罩

图片经许可由 Mediplus，UK Pediatric Capnomask™ 提供

十一、经由 CO_2 描记图仪测定通气的规则

该规则（图 10-17）可用于指导通气的监测。每当 CO_2 描记图波形发生变化时，特别是波形高

度下降或呼吸暂停，均应引起临床医生的注意，以确保采样装置放置的位置正确且未脱落。CO_2 描记图监测的主要作用是提醒及帮助临床医生判断患者的通气状态。如果取得的 CO_2 描记图外观正常，则呼气末 CO_2 的数值才具有重要意义。例如，呼气末 CO_2 数值增加，则提示通气不足。如果 CO_2 描记图的形状不正常，则基线的变化是判断镇静对通气影响的关键因素。

十二、口腔诊疗中 CO_2 描记图仪的应用

美国麻醉医师协会（ASA）、美国儿科学会（AAP）、美国儿科口腔学会（American Academy of Pediatric Dentistry，AAPD）和美国口腔麻醉医师协会（American Society of Dental Anesthesiologists，ASDA）均要求在口腔诊疗过程中，要有单独负责深度镇静和全身麻醉的医师在场，该医师不参与手术[29]。在口腔治疗的高噪音环境下，CO_2 监测有助于评估和观察患者的通气状态。高噪音的环境会干扰利用声音判断患者通气和心率的监测设备。在某些情况下，麻醉或镇静实施者可能因距离患者较远而无法使用听诊器。电子听诊器可以

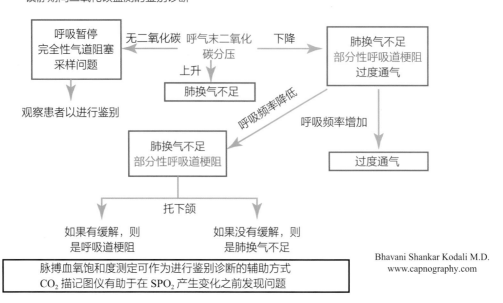

镇静期间二氧化碳监测的鉴别诊断

Bhavani Shankar Kodali M.D.
www.capnography.com

▲ 图 10-17　在镇静过程中理解 / 阐述 / 解释二氧化碳监测的规则

SPO2. 经皮动脉血氧饱和度（图片经许可由 Bhavani Shankar Kodali 医学博士提供，www.capnography.com）

提供一定程度的帮助，但嘈杂的环境也会限制它们的使用。如果使用得当的话，CO_2 描记图仪可提供通气状态有关的重要信息。许多口腔手术步骤与气道阻塞有关。CO_2 描记图仪仍然是气道阻塞的重要预警设备。目前，氧化亚氮面罩可通过 CO_2 描记图仪监测通气状况（图 10-18）。口腔医生的聪明才智促进了基于他们操作和设备的呼出气体采样装置的改进。市场售卖的 CO_2 采样设备即使是在口腔领域也有潜在的用途。

十三、CO_2 描记图仪和心肺复苏术

CO_2 描记图仪是除支气管镜外，确认心肺复苏（cardiopulmonary resuscitation，CPR）期间气管插管位置的唯一可靠方法。如果气管插管放置正确，心肺复苏可产生高度为 10～20mmHg 的 CO_2 波形。如果心肺复苏期间没有 CO_2 波形的起伏，应重新检查气管插管的位置。CO_2 描记图还能够提示自主循环（return of spontaneous circulation，ROSC）的恢复，表现为 CO_2 描记图高度的突然增加，增加至 35～40mmHg。CO_2 监测还有助于改善胸外按压技术，以产生高达 20

mmHg 的 CO_2 描记图（图 10-19）。

总之，CO_2 描记图仪不仅可以用来评估通气质量，也可用来评估循环状况。在出现缺氧之前，患者会发生呼吸暂停和通气不足。监测通气情况可以早期识别通气不足和呼吸暂停，并在脉搏氧饱和度显示低氧之前就采取措施。我们有必要提高镇静过程的安全性，以符合手术室执行的安全标准。如果小儿在镇静过程中死亡，我们作为临床医生，有责任避免这种在镇静过程中导致健康儿童死亡的错误再次发生。在使用得当的情况下，CO_2 描记图仪可以提高我们实际工作中的安全性。

十四、病例分析

病例 1

一名 6 岁儿童在丙泊酚镇静下实施了上消化道内镜检查，检查过程中逐渐调整丙泊酚剂量以维持最佳的操作条件，并给予鼻导管吸氧。应消化科医师的要求，房间灯光设置的相对较暗，用以改善内镜视野下屏幕的显示效果。临床医生采用脉搏血氧仪监测氧合，并观察胸部活动情况。

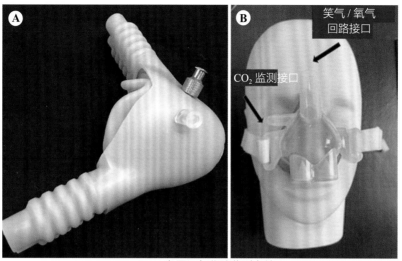

Poter 鼻罩二氧化碳监测套件

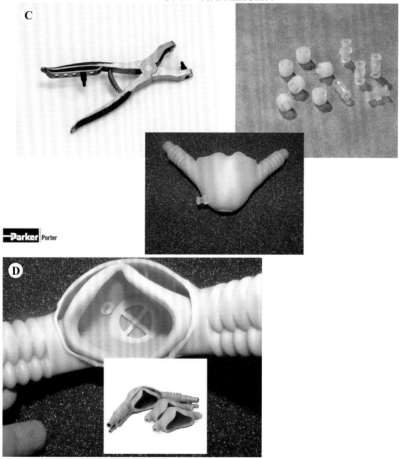

▲ 图 10-18　氧化亚氮面罩

A. 带有二氧化碳采样口的氧化亚氮面罩（图片经许可由宾夕法尼亚州 Porter Instrument/Parker Hannifin Corporation-Hatfield 提供）；B. 带呼气末二氧化碳采样装置的鼻腔氧化亚氮面罩。呼吸回路可以连接到面罩上；C.Potor 二氧化碳监测套件可以修改现有的氧化亚氮鼻罩，以连接生命体征监护仪上有 Luer 接头的采样管。该套件包括一个打孔器和 25 个一次性 Luer 接头，可以在面罩上打一个孔并插入 Luer 接头（图片经许可由宾夕法尼亚州 Porter Instrument/Parker Hannifin Corporation –Hatfield 提供）；D. 氧化亚氮供给系统中的一次性氧化亚氮鼻罩（图片经许可由宾夕法尼亚州 Porter Instrument/Parker Hannifin Corporation –Hatfield 提供）

心肺复苏期间的 CO_2 波形

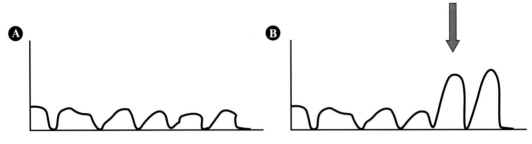

PetCO$_2$ 突然增加可能表明自主循环（ROSC）的恢复。
肺循环增加使更多的 CO_2 进入肺部并排出。

▲ 图 10-19　心肺复苏过程中 CO_2 突然升高。呼气末 CO_2 的突然上升提示 ROSC
PetCO$_2$. 呼气末二氧化碳分压

由于该儿童发生体动，遂增加丙泊酚的泵注剂量，并给予丙泊酚推注。在使用了镇静手术期间的最后一瓶丙泊酚后，镇静医师要求护士通知药房再发放一些瓶装的丙泊酚。在镇静医师分心的这段时间里，再加上胃肠镜室内播放的音乐太过嘈杂，镇静医师没有注意到脉搏血氧仪的音调发生了变化。使当时情况更加麻烦的是，脉搏血氧仪脱落了。在重新连接脉搏血氧仪后，多个不同数字的重复显示，血氧饱和度最后仅为 80%。当即要求消化科医师撤出内镜，镇静医师实施面罩通气，氧合逐渐改善。停止输注丙泊酚，在患儿恢复自主呼吸后重新实施镇静。随后，此病例顺利进行检查。

思考

这个病例描述的情况可能经常发生在环境嘈杂，以及药物和设备短缺的手术室外区域。虽然可以直接通过目测或听诊器监测通气状况，但 CO_2 监测报警器会对即将发生的氧饱和度下降提前预警，从而在没有发生低氧饱和度的情况下成功纠正缺氧情况（参考呼吸暂停的 CO_2 描记图，图 10-13）。辅助给氧可在没有通气的情况下延缓缺氧发作，在这些情况下，CO_2 监测可对即将发生的缺氧状况提前 4min 发出预警，因此至关重要[20]。

病例 2

一名 5 岁儿童在急诊科接受闭合性骨折复位术。给予患儿面罩吸氧，并在面罩内插入 16 号采样管获取 CO_2 样本。令临床医生感到沮丧的是，CO_2 描记图的形状和频率不规则，呼气末 CO_2 值在 20mmHg 左右。该临床医生因沮丧，以及对 CO_2 监测值的真实性缺乏信心而放弃使用 CO_2 监测。

思考

这是一种常见情况。完美的 CO_2 描记曲线对于镇静过程来说，并不是强制规定或必须要有的，特别是考虑到空气、氧气或两者混合时会对呼出气体产生稀释，导致呼气末 CO_2 值降低。在镇静过程中使用 CO_2 监测时，重要的是观察 CO_2 描记图基线的变化趋势，特别注意波形高度或呼吸频率是否降低（图 10-10 至图 10-13 中的 CO_2 描记图）。

病例 3

一名 6 岁的健康儿童在镇静下进行口腔治疗。该患儿没有使用 CO_2 监测，仅进行脉搏血氧饱和度、血压和心电图监测，并采用能够覆盖鼻子的鼻罩吸入氧化亚氮（N_2O）实施镇静。静脉注射芬太尼用于补充镇静及改善操作条件，随后立即出现氧饱和度进行性下降。暂停手术，立刻进行面罩通气。心电图显示心动过缓，静脉给予阿托品处理。尽管进行了口腔吸引和面罩通气，但由于血氧饱和度在 70 左右，仍进行了气管插管。插管完成后氧饱和度仍没有改善。在多次尝试听诊呼吸音后，将 CO_2 描记图仪连接到呼吸回路上，但是没有测量到 CO_2 描记图。因此确定气管导管不在气管中，而是误入了食管，随即再次进行气管插管。在正确地完成气管插管后，氧合显著改善。

思考

出现呼吸暂停时，CO_2 描记图仪会发出警示。

鼻腔和氧化亚氮（N_2O）面罩配有 CO_2 监测的采样口，可对呼气末 CO_2 进行采样（图 10-18 和图 10-20）。在紧急情况下，CO_2 描记图仪能够立即确认气管插管位置是否正确。即使是在心肺复苏期间，CO_2 描记图仪也是确认气管插管位置是否准确的最可靠方法。

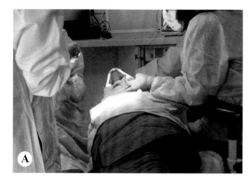
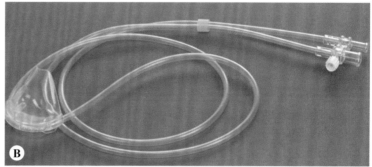
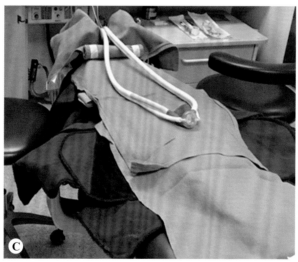

▲ 图 10-20 二氧化碳采样设备

A. 口腔手术过程中通过鼻罩吸入氧化亚氮（N_2O）；B. 带二氧化碳采样装置的鼻罩（图片经许可由宾夕法尼亚州 Porter Instrument/Parker Hannifin Corporation-Hatfield 提供）；C. 在口腔诊所使用的氧化亚氮（N_2O）鼻罩

第 11 章　镇静药、拮抗药和辅助药的临床药理学

Clinical Pharmacology of Sedatives, Reversal Agents, and Adjuncts

Randy P. Prescilla　著

姜丽华　符　强　译

手术室外镇静的总体目标是提供有效、安全的镇静。

2019 年 6 月，美国儿科学会（AAP）和美国儿科口腔学会（AAPD）更新了关于手术镇静期间和镇静后儿童患者监测和管理的指南[1]。这些指南规定了 5 个镇静目标（表 11-1）。

为了取得有效和安全的镇静，提供镇静的工作人员必须清楚地了解即将使用药物的药理学。了解每一种药物的起效时间、峰值反应和作用持续时间是至关重要的[1]。

美国麻醉医师学会（ASA）修订后的《中度操作性镇静和镇痛实践指南 2018》（*Practice Guidelines for Moderate Procedural Sedation and Analgesia 2018*）规定，房间内必须有 1 名工作人员了解所使用的镇静 / 镇痛药（如阿片类物质和苯二氮䓬类药物）的药理学，及其可能与患者服用的其他药物和营养保健品之间的潜在相互作用[2]。

一、镇静镇痛药的选择和使用

（一）镇静镇痛药的选择原则和注意事项

2019 年 AAP 指南指出，通过选择所需的最低剂量和为该操作选择治疗指数最高的药物，可

表 11-1	诊断和治疗过程中儿童患者的镇静目标

- 保障患者的安全与福利
- 尽可能减少身体不适和疼痛
- 控制焦虑，尽可能减少心理创伤，最大限度地提高遗忘的可能性
- 纠正行为和（或）动作，以便安全完成手术
- 根据公认标准，使患者恢复到可以安全脱离医疗 / 口腔监护的状态

信息来自 Cote 和 Wilson[1]

以最好地实现镇静目标。至关重要的是，在选择使用哪种药物的过程中，执业医师应选择数量最少的药物，同时将药物与计划的治疗类型和目标相匹配。例如，阿片类物质等镇痛药物适用于疼痛性操作，而对于非疼痛性操作，镇静 / 催眠药可能就足够了。由于 ≤6 岁的儿童和发育迟缓的儿童通常需要深度镇静，因此应预计到深度镇静的必要性[1]。在进行 CT 检查时，抗焦虑或轻度镇静偶尔是足够的，但在 MRI 或核医学成像等操作中往往是不够的。

药物和剂量的选择应以期望的关键效应为指导。理想的治疗方案应提供可接受的镇痛、镇

静，并对手术相关疼痛或焦虑的残留意识产生遗忘。它引起的不良反应最小，并具有广泛的治疗指数，因而效果可靠，即小剂量差异不会引起镇静过度或不良事件，起效快，恢复快，易于滴定起效。没有一种药物或药物组合完全达到这些目标。因此，手术镇静药物的选择是基于平衡预期效果和潜在不良反应。对于非常痛苦的手术，如骨折复位，控制疼痛将是至关重要的。对于要求儿童一动不动的操作，如 CT 或 MRI，不动可能是最重要的。儿童的大多数手术需要一定程度的镇痛、制动和抗焦虑。因此，制订镇静计划时应考虑所有这些参数。

由于镇静深度的增加与不良事件的发生频率增加相关，因此通常首选最浅的有效镇静[3, 4]。然而，对于具体患者，通常无法准确预测特定操作所需的镇静深度[3]。低龄儿童和发育迟缓儿童，焦虑未得到充分重视，且缺乏理解能力，往往需要比预期更深的镇静。对于剧烈疼痛的操作，通常需要深度镇静。因此，镇静医师应接受培训，并根据患者对操作的反应给予合适的镇静。

仔细的静脉"滴定"药物是使用反复给药的小剂量，以达到预期的临床效果。滴定可以使给药者使用最小的有效剂量，减少过度镇静的风险，以及其伴随的呼吸抑制和误吸的风险[3, 5-7]。还可以检测到对药物敏感性的个体差异；因此，对特定个体而言，小于预期的剂量可能是足够的。

在首次获得滴定经验时，必须了解特定药物达到药效峰值的时间，以避免剂量的"堆积"。"堆积"可能发生在下一剂量注射后，而前一剂量的峰值效应尚未出现。在这些情况下，很容易发生超出预期的深度镇静。例如，吗啡的峰值效应约为 10min。如果在 5min 后，由于患者仍然处于剧痛中而给予额外剂量，在原剂量 15min 后，当第一和第二剂量都接近峰值效应时，患者可能会由于累积剂量过大而出现明显的呼吸抑制。由于这个原因，对于达到药效峰值时间超过 1～3min 的药物，滴定是很困难的。

当已知某一特定操作的"典型"总剂量时，可将总剂量分割，并以短于"达峰效应时间"的间隔递增给药，则不可能有剂量超标。对于固定剂量方案，这种重复分次给药的策略，例如，将预期总剂量的一半分成间隔时间较短的两次给药，可降低某些药物（如芬太尼和咪达唑仑联合给药），引起显著呼吸抑制的风险。建议执业医师在获得某种具体药物的治疗经验时使用这种方法。

（二）多种镇静药的使用

当考虑使用几种镇静药物时，掌握扎实的药理学知识是必不可少的。必须等待作用时间长的药物显示其药理作用和峰值效应之后，才能考虑追加剂量。在追加药物之前，执业医师在应用其他药物前必须知道前一剂药物是否已经完全起效[1]。

如果合并用药的作用机制相似，协同作用可能会增强，不良事件的风险会增大。呼吸抑制是常见的不良事件，其发生可能出人意料且迅速。2000 年的一项研究表明，当使用 3 种或 3 种以上的镇静药物时，发生不良事件的可能性增加[8]。

从业人员还必须认识到发生药物相互作用的可能性。红霉素、西咪替丁和其他药物可抑制细胞色素 P_{450} 系统，同时使用这些药物可导致咪达唑仑和竞争相同酶系统的其他药物的镇静时间延长。即使是草药，如贯叶连翘或紫锥菊，由于细胞色素 P_{450} 效应的改变，也会影响药物的药代动力学。

（三）镇静药的其他药理作用

一些镇静药的好处是同时具有镇痛作用。这一点不仅对于开始镇静时有疼痛的患者至关重要，而且对于在辅助检查期间感到不适或疼痛的患者也至关重要。患者和操作因素都可能放大疼痛反应，例如，一个脊柱侧弯的儿童可能需要在 MRI 台上躺 1h，或者一个儿童在进行放射成像检查时需要将肘关节固定在某个角度。芬太尼、舒芬太尼、瑞芬太尼和阿芬太尼由于其阿片类物质的性质而被认为可以产生镇痛作用。据报道，右美托咪定也具有镇痛作用。

一些镇静药的附加效应是相对遗忘。这种效果对那些可能被以前就医经历中的创伤记忆所困扰的幼儿是有帮助的。遗忘效应对未来需要额外镇静或操作的儿童也最有帮助。据报道可引起遗忘的药物包括丙泊酚 [9-12]、芬太尼 [9]、氯胺酮 [12, 13] 和 s- 氯胺酮 [14]，以及苯二氮䓬类药物咪达唑仑 [15, 16] 和劳拉西泮 [17]。理想情况下，患者无法回忆起与手术有关的疼痛，尽管在手术的剧烈疼痛部分偶尔会发出呻吟或叫喊声 [18]。在知情同意过程中承诺完全遗忘是不明智的。

（四）说明书以外的应用

遗憾的是，经美国食品药品管理局（FDA）审查和批准的儿科信息不包含大多数用于儿童的镇静药物。因此，这些药物属于"超说明书"用药。在手术室药房为儿科患者提供的 106 种麻醉药物中，约 73% 的药物属于超说明书用药 [19]。美国《儿童最佳药物法案》（*Best Pharmaceuticals for Children Act*）和《儿童研究公平法案》（*Pediatric Research Equity Act*）等立法的实施导致截至 2019 年 9 月，超过 821 个产品说明书中增加了具体的儿科信息（见第 32 章）[20, 21]。

需要提醒读者的是，现行的 FDA 关于超说明书使用的指南指出，"如果医师将产品用于未被批准的适应证，他们有责任充分了解该产品，基于坚实的科学原理和可靠的医学证据使用该产品，并记录该产品的使用和效果 [22]。"

（五）多种给药途径

儿童的超说明书用药包括使用目前 FDA 批准的药物信息中不包含的用药途径。儿科医生试图创新，试图通过多种途径以减少儿童的疼痛和不适。这些用药途径包括经鼻、经皮、经口、舌下、口腔和直肠途径。美国儿科学会（AAP）药物委员会（Committee on Drugs）警告称，尽管新的用药途径提供优势，但实验室和临床试验是确定安全用药的必要条件。在引入新的用药方法或途径时，委员会进一步建议医生了解药物的药

理作用，以及药代动力学和药效动力学影响，这可能是儿科患者的独特之处 [23]。

（六）拮抗药

药理学知识也应扩展到可能需要的药物，以"拯救"镇静的患者。目前，麻醉药物拮抗药仅用于拮抗阿片类物质和苯二氮䓬类药物，包括氟马西尼和纳洛酮等拮抗药。本身不具备拮抗作用的药物，如沙丁胺醇、氨茶碱、阿托品、苯海拉明、地西泮、肾上腺素、葡萄糖、利多卡因、甲泼尼龙、磷苯妥英、罗库溴铵、碳酸氢钠和琥珀胆碱，在特定情况下也可能需要 [1]。由于可能需要对意外情况的紧急复苏，给药者应熟悉这些药物的剂量和用法。

（七）精神药物对发育中大脑的影响

人们越来越关注麻醉药对人类发育中大脑的神经毒性作用。迄今为止，没有直接证据表明该药物对人类有神经毒性。见第 33 章：是否有证据表明镇静药对神经认知产生长期影响？[24]。

二、处方集

目前用于儿童镇静的最常用药物见下文。对每种药物的药理学性质进行简要描述，并提供有用的儿童药代动力学数据，然后对儿童的临床应用和常见不良事件进行简要讨论。

正如数据所示，关于这些药物中的大多数，已发表的儿童数据有限。鼓励镇静医师参考其机构的最新适当处方，特别是儿童剂量和使用限制，如果有的话。也鼓励儿童镇静医师开展规范的临床研究，以补充儿童镇静方面的文献。

本节不打算列出哪些药物适用于哪些特定的手术。

建议读者参考在适当的临床背景下讨论特定镇静药的适应证和剂量的各章内容。

最后，将某药物纳入本章并不意味着支持超说明书用药。

（一）镇静药和镇痛药

1. 阿芬太尼（Alfenta、Rapifen）

药物类别：阿片类。

儿科说明书：无。

给药途径：主要是静脉给药，但在儿童中有经鼻给药的报道[25, 26]。

阿芬太尼的药代动力学可描述为三室模型。肝脏是生物转化的主要场所；肾脏排泄是代谢产物的主要清除途径[27]。

儿童阿芬太尼的药代动力学已有描述[26, 28–39]。

禁忌证：已知对阿芬太尼过敏或已知对其他阿片类激动药不耐受的患者禁用阿芬太尼。

临床应用：阿芬太尼是一种起效快的阿片类镇痛药。因此它作为麻醉或麻醉监护中的镇痛辅助用药而用于镇静。

不良反应：常见有呼吸抑制和骨骼肌僵硬，尤其是躯干肌[27]。阿芬太尼可引起肌肉强直，累及颈部和四肢的骨骼肌。

麻醉监测期间报告的呼吸系统事件包括缺氧、呼吸暂停和呼吸过缓、恶心、低血压、呕吐、瘙痒、意识错乱、嗜睡和躁动。

某些不良反应的发生率受使用方法的影响（例如，在阿芬太尼诱导的临床试验中，胸壁强直的发生率较高），以及受手术类型的影响（例如在接受妇产科手术的患者中，恶心和呕吐的发生率较高）。阿芬太尼组恶心和呕吐的总体报告与芬太尼组相当。

2. 水合氯醛

药物类别：氯醛衍生物。

儿科说明书：有，尽管水合氯醛的液体制剂在美国已不再上市。

水合氯醛迅速还原为活性化合物三氯乙醇，对 γ-氨基丁酸（GABA）受体产生巴比妥样效应[40]。

给药途径：主要经口给药，但直肠给药用于儿童镇静已有报道[41–44]。

水合氯醛在肝脏被乙醇脱氢酶和红细胞广泛代谢为其主要代谢产物三氯乙醇（trichloroethanol, TCE）[45]。不到10%的水合氯醛通过尿液排出。

儿童水合氯醛的药代动力学已有描述[46, 47]。

已批准适应证：镇静、催眠。

禁忌证：有明显肝肾功能损害的患者，以及对水合氯醛有超敏反应或特异质反应的患者禁用水合氯醛。

临床应用：虽然水合氯醛的液体制剂在美国已不再上市，但一些医院药房现在正在自行配制制剂。小剂量水合氯醛与其他镇静药物联用是儿童口腔诊疗常用的镇静药物[1]。

水合氯醛的优缺点均有评估[48]。缺点包括半衰期长：儿童的半衰期长达48h[46]。三氯乙醇TCE还被发现对小鼠具有致癌性[48, 49]。

1993年，AAP发表声明称，水合氯醛在按推荐剂量使用时是一种有效的镇静药。然而，水合氯醛的重复给药及理论上的长期作用致癌性风险令人担忧。因此，需要进行更多的研究[49]。

最近的一项综述表明，与水合氯醛相关的不良反应风险和复合制剂错误的可能性非常令人担忧。关于水合氯醛和替代镇静药的疗效，证据相互矛盾[50]。

不良反应：常见有长时间镇静、呼吸抑制、恶心/呕吐、胃和食管刺激、腹泻、头痛、定向障碍、烦躁不安、头晕、皮疹和低血压（尤其是在新生儿中）。

3. 可待因

药物类别：阿片类。

儿童说明书：对于<12岁的儿童，可待因不能用于治疗疼痛或咳嗽，曲马多不能用于治疗疼痛。说明书上的加框警告，禁止将可待因用于治疗任何年龄的儿童的扁桃体或腺样体切除术后的疼痛。

本处方中提到可待因只是为了强调它是一种不可靠的镇痛药，因为它是吗啡的前体药物，而将可待因转化为吗啡的酶（CYP2D6）有许多不同的遗传变异。这导致一些患者使用可待因几乎无法获得镇痛效果（慢代谢型），而另一些患者由于代谢过度活跃（超快速代谢型）而过量使用可待因。在儿科已有许多因代谢过度活跃而与可待因使用相关的死亡病例[51]。

FDA于2012年8月发布了以下药物安全性通报 [FDA 1]，之后于2013年2月发布了通报更新，并最终针对可待因在扁桃体切除术和（或）腺样体切除术后的使用禁忌发布了黑框警告[52]。

4. 右美托咪定（precede、Dexdor）

药物类别： α₂ 受体激动药。

儿科说明书： 无。

给药途径： 静脉给药[53]，但也有儿童经口[54-57]、经鼻[58-60]，和肌肉给药[61,62]的报道。

右美托咪定经历了几乎完全的生物转化，极少量的右美托咪定未经转化而通过尿液和粪便排泄。生物转化包括直接葡萄糖醛酸化和细胞色素 P₄₅₀ 介导的代谢。大约 95% 的药物在尿液中找到，4% 在粪便中找到。

右美托咪定在儿童中的药代动力学已有描述[63-67]。在 6—48 月龄患儿中，右美托咪定经鼻给药吸收快、起效快、生物利用度高。结果显示，给予 1μg/kg 右美托咪定后，达峰浓度为 182pg/ml（163~251pg/ml），达峰时间为 47min（31~62min）[68]。

已批准的适应证： 镇静。

禁忌证： 没有。

临床应用： 右美托咪定被批准用于非气管插管的成人手术的术前和（或）术中，和其他操作的镇静。

右美托咪定具有镇静和镇痛的优点，对呼吸抑制小，血压和心率的降低在大多数情况下可耐受[69]。

在重症监护室和程序化镇静研究中，常见的不良反应，如低血压、心动过缓、窦性停搏和一过性高血压等严重不良反应[53]。

5. 地西泮（Valium、Antenex）

药物类别： 苯二氮䓬类。

儿科说明书： ≥6 月龄的儿童。

给药途径： 直肠、静脉、口服。

口服后 90% 以上的地西泮被吸收，达到血药浓度峰值的平均时间是 1~1.5h。当摄入适量脂肪膳食时，吸收会延迟并减少。

地西泮被 N- 去甲基化形成活性代谢物 N- 去甲基地西泮，并被羟化形成活性代谢物替马西泮。N- 去甲地西泮和替马西泮均进一步代谢为奥沙西泮。替马西泮和奥沙西泮主要通过葡萄糖醛酸化消除，主要通过尿液排泄，主要是作为其葡萄糖醛酸复合物[70]。

地西泮在儿童中的临床药理学研究进展已有综述[71]。

已批准的适应证： 镇静。

禁忌证： 对于已知对地西泮过敏的患者禁止注射地西泮；开角型青光眼禁止注射地西泮，除非患者正在接受适当的治疗；急性闭角型青光眼禁止注射地西泮。

临床应用： 地西泮用于抗焦虑，并伴有轻度镇静作用。这种状态通常适用于简短的辅助检查。

不良反应： 常见有嗜睡、疲劳和共济失调；静脉血栓形成；以及注射部位的静脉炎[70]。

6. 依托咪酯（Amidate）

药物类别： 羧基咪唑。

儿科说明书： 依托咪酯用于 <10 岁患者的麻醉诱导推荐剂量尚缺乏足够数据。因此，不推荐这样使用。

给药途径： 静脉注射。

依托咪酯在肝脏内迅速代谢。

在注射后第 1 天，约 75% 的给药剂量通过尿液排出。主要代谢产物由依托咪酯水解产生，约占尿排泄的 80%[72]。

依托咪酯在儿童中的药代动力学已有描述[73]。

禁忌证： 对依托咪酯过敏的患者禁用依托咪酯。

临床应用： 依托咪酯在急诊科 CT 镇静中比戊巴比妥更有效、效率更高，不良反应较少[74]。也有人将依托咪酯用于镇静与咪达唑仑[75]和戊巴比妥进行比较[76]。

不良反应[72]**：** 包括注射时常见短暂的静脉疼痛和短暂的骨骼肌运动，包括肌阵挛。在一些患者中观察到过度换气、换气不足、短时间呼吸暂停、喉痉挛、呃逆和打鼾，提示部分上气道阻塞。高血压、低血压、心动过速、心动过缓和其他心律失常在麻醉诱导和维持期间偶见发生，麻醉诱导后也可出现恶心和（或）呕吐。已有 1 名类过敏反应（严重低血压和心动过速）的报道。

7. 依托咪酯类似物

两种依托咪酯衍生物正在开发中。MOC- 依托咪酯是一种类似物，保留了依托咪酯重要有利的药理特性，如起效快、催眠效力高、血流动力学稳定。此外，它代谢快，超短效，推注后不会产生长时间的肾上腺皮质抑制[77]。卡托咪酯作为一种依托咪酯类似物，含有一个五元吡咯环而不是咪唑。游离咪唑氮的缺失消除了与血红素铁的协调作用，从而减轻了肾上腺皮质抑制[78]。

8. 芬太尼（Fentanil、Sublimaze、Actiq、Durogesic、Duragesic、Fentora、Onsolis、Instanyl、Abstral）

药物类别：一种与苯基哌啶类有关的合成阿片样物质。

儿童说明书：枸橼酸芬太尼注射液用于<2岁患儿的安全性和有效性尚未确定[79]。

给药途径：主要是静脉、硬膜外和蛛网膜下腔给药。儿童经皮给药[80-86]，经鼻给药[87-100]，和经黏膜给药[101-127] 已有报道。

芬太尼主要在肝脏转化，并主要通过肾脏排泄。

芬太尼在儿童中的药代动力学已有描述[128-130]。

禁忌证：已知对芬太尼不耐受的患者禁用芬太尼。

临床应用：芬太尼因其达峰时间相对较短、小剂量推注后快速效应终止，以及相对稳定的心血管系统而成为常用的镇静药物。其静脉用药是有效的，但受限于临床对肌肉僵硬的关注[39]，尽管在程序化镇静文献中还没有胸壁强直综合征的病例报道[131]。

不良反应：常见有呼吸抑制、呼吸暂停、强直和心动过缓。已报告的其他不良反应包括高血压、低血压、头晕、视物模糊、恶心、呕吐、喉痉挛和出汗。术后偶有继发性反跳性呼吸抑制发生[79]。

当氟哌利多等镇静药与枸橼酸芬太尼联合使用时，可能发生寒战、躁动和术后幻觉发作（有时伴有短暂的精神抑郁）。术后 24h 内可观察到锥体外系症状（肌张力障碍、静坐不能和动眼危象）[79]。

9. 磷酸丙泊酚（Lusedra）

药物类别：烷基酚衍生物。

儿科说明书：尚未在<18 岁人群中研究过磷酸丙泊酚。不建议在这一人群中使用磷酸丙泊酚。

给药途径：静脉注射。

磷酸丙泊酚是丙泊酚的水溶性前体药物（见下文）。由于磷酸丙泊酚是水溶性的，因此它消除了与丙泊酚脂肪乳剂相关的一些缺点，如注射疼痛，治疗窗狭窄可能导致的深度镇静，长期镇静期间的高脂摄入，以及细菌污染导致感染的风险[132]。

磷酸丙泊酚在体内代谢产生释放丙泊酚（产生镇静作用）、磷酸盐和甲醛[133]。

磷酸丙泊酚在儿童中的使用和药代动力学尚未描述。

禁忌证：无。

临床应用：磷酸丙泊酚的药代动力学和药效学特点使其成为一种有吸引力的短时间操作的镇静药物。在成人辅助检查或治疗过程中用于麻醉监测镇静。

不良反应：常见有感觉异常、瘙痒和咳嗽。严重不良反应包括呼吸抑制、低氧血症、失去有目的性的反应能力和低血压[134]。

10. 氯胺酮（Ketanest、Ketaset、Ketalar）

药物类别：苯环己哌啶衍生物。

儿科说明书：≤16 岁儿童患者的安全性和有效性尚未确定。

给药途径：静脉注射和肌内注射。

氯胺酮在胃肠外给药后迅速吸收，并迅速分布到体内组织[135]。

儿童氯胺酮的药代动力学已有描述[136-140]。

禁忌证：对于血压明显升高会构成严重危害

的患者和对该药过敏的患者，氯胺酮是禁忌的。

临床应用：氯胺酮是一种速效的分离剂，可产生一种麻醉（分离麻醉）状态，其特征是深度镇痛，正常的咽 – 喉反射，正常或轻度增强的骨骼肌张力，心血管和呼吸刺激，偶尔有一过性的轻微呼吸抑制。

氯胺酮用于术前用药、镇静，以及全身麻醉的诱导和维持。氯胺酮及其 S（+）– 异构体是创伤患者、低血容量和感染性休克患者及肺部疾病患者的理想麻醉药物。即使亚麻醉剂量也有镇痛作用，因此氯胺酮也被推荐用于术后镇痛和镇静。氯胺酮联合咪达唑仑或丙泊酚可安全有效地用于重症监护患者的镇静和缓解疼痛，尤其是在脓毒症和心血管不稳定的情况下[141]。

氯胺酮在儿童中的应用进展已有综述[142]。

不良反应：常见的不良反应包括以下内容[135]。

心血管系统：高血压和心动过速常见，但也观察到低血压和心动过缓。心律失常也发生过。

呼吸：虽然经常呼吸兴奋，但快速静脉给予大剂量氯胺酮后可能出现严重的呼吸抑制或呼吸暂停。曾发生喉痉挛和其他形式的气道阻塞。

- **眼睛**：有复视和眼球震颤。氯胺酮也可能引起眼压测量值的轻微升高。

- **心理学**：有关于紧急反应的报道。

- **神经系统**：在某些患者中，骨骼肌张力增强可表现为强直和阵挛运动，有时类似癫痫发作。

- **胃肠道**：会发生轻度至中度厌食、恶心和呕吐。

- **一般**：注射部位的过敏反应、局部疼痛和皮疹很少有报道。也有一过性红斑和（或）麻疹样皮疹的报道。

11. 氯胺酮 + 丙泊酚（Ketamine + Propofol）

氯胺酮（见上文）于 1970 年获得美国 FDA 批准。丙泊酚（见下文）于 1989 年获得 FDA 批准，目前仍被标注为麻醉药。氯胺酮和丙泊酚现在在美国都有仿制药。

氯胺酮和丙泊酚联合用药已成功应用于麻醉，最近还被用于程序化镇静镇痛。两种药物的镇静作用是叠加的，因此可以使每种药物使用剂量更低。丙泊酚和氯胺酮的其他作用似乎是互补的：氯胺酮增加了镇痛作用，与丙泊酚不同，丙泊酚反过来减弱了氯胺酮的致吐作用和精神认知作用。氯胺酮和丙泊酚的不良反应有相互抵消的趋势，注射时疼痛更轻，对心脏和呼吸抑制的影响更小[143, 144]。氯胺酮∶丙泊酚通常是 1∶1 的混合物。

目前尚未发表人体药代动力学数据。

在急诊科进行的一项大型双盲研究中，氯胺酮 + 丙泊酚组和丙泊酚组的呼吸系统不良反应无差异，分别为 30% 和 32%。然而，丙泊酚减少了为达到 Ramsay 镇静评分≥4 分的补充镇静需求（46% vs. 65%），但在呼吸系统不良反应发生率方面没有优势[145]。

临床应用：氯胺酮 + 丙泊酚用于小儿手术麻醉的优势在于减少了麻醉药物的用量和丙泊酚的总体需求，并具有良好的血流动力学[146]。氯胺酮 + 丙泊酚应用于儿科手术镇静的利弊已有综述[147]。

12. 劳拉西泮（Ativan、Temesta）

药物类别：3– 羟基苯二氮䓬类。

儿科说明书：虽然劳拉西泮用于治疗癫痫持续状态，但尚未系统评价劳拉西泮用于癫痫持续状态患儿的安全性。

给药途径：口服、静脉注射、肌内注射。

劳拉西泮在肝脏中广泛结合，已知可进行肠肝循环。无活性的代谢物主要由肾脏消除[148]。

劳拉西泮儿童药代动力学中已有描述[149, 150]。

禁忌证：已知对苯二氮䓬类药物或其溶媒（聚乙二醇、丙二醇和苯甲醇）敏感的患者、急性闭角型青光眼患者或睡眠呼吸暂停综合征患者禁用劳拉西泮注射液。它也禁用于严重呼吸功能不全的患者，除了那些需要缓解焦虑和（或）需要消除机械通气回忆事件的患者。动脉内注射劳拉西泮是禁忌的，因为它可能引起动脉痉挛，导致坏疽，可能需要截肢。

临床应用：劳拉西泮已被用于提供抗焦虑和

麻醉前用药。与咪达唑仑相比，劳拉西泮起效慢，作用持续时间长。

不良反应[148]：常见有中枢神经系统的抑制，如过度嗜睡和困倦。其他症状包括躁动、意识错乱、抑郁、大哭、啜泣和谵妄。幻视的发生率约为1%，且具有自限性。偶尔可观察到高血压和低血压。

与所有苯二氮䓬类药物一样，刺激、躁狂症、易怒、躁动、激越、攻击、精神病、敌意、愤怒或幻觉等矛盾性反应可能在极少数情况下以不可预测的方式发生。

死亡病例也有报告，通常发生于合并用药（如呼吸抑制药）和（或）合并其他疾病（如阻塞性睡眠呼吸暂停）的患者。

13. 哌替啶（Demerol、Isonipecaine、Lidol, Pethanol、Piridosal、Algil、Alodan、Centralgin、Dispadol、Dolantin、Mialgin、Petidin Dolargan、Dolestine、Dolosal、Dolsin、Mefedina）

药物类别：阿片类。

儿科说明书：说明书上包含了儿童用于缓解疼痛和术前用药的剂量建议。

给药途径：肌内注射、皮下注射和缓慢静脉注射。

起效比吗啡略快，作用持续时间略短。哌替啶口服给药的效果显著低于静脉给药的效果，但口服和静脉给药效果的确切比例尚不清楚。

哌替啶主要在肝内代谢，并由肾广泛排泄[151]。

儿科中哌替啶的药代动力学已有描述[152]。

禁忌证：对哌替啶有超敏反应的患者和正在接受单胺氧化酶（monoamine oxidase，MAO）抑制药的患者禁用哌替啶。在14天内接受过此类药物的患者中，治疗剂量的哌替啶偶尔会引起不可预知的、严重的、保留"偶尔"致命的反应。这些反应的机制尚不清楚，但有可能与先前存在的高苯丙氨酸血症有关。一些人表现为昏迷、严重呼吸抑制、发绀、低血压和有类似急性麻醉药过量的综合征。在其他反应中，主要表现为兴奋过度、惊厥、心动过速、高热和高

血压。

虽然尚不清楚其他麻醉药是否有此类反应的风险，但几乎所有报告的反应均发生于使用哌替啶时。

临床应用：哌替啶60～80mg静脉给药，其镇痛效果相当于吗啡10mg左右。在过去的几十年里，它被用于儿童的镇痛和镇静。

不良反应：最常见的有头晕、目眩、镇静、恶心、呕吐、出汗、呼吸抑制，以及较轻程度的循环抑制；也发生过呼吸停止、休克和心脏停搏[151]。

14. 美索比妥（Methohexitone、Brevital）

药物类别：巴比妥类。

儿童说明书：美索比妥可用于>1月龄的儿科患者。

给药途径：静脉、直肠。

与硫喷妥钠和硫戊巴比妥不同，美索比妥的清除速度快得多，因此在长时间输注期间累积较少。这三种药物主要通过肝脏代谢和通过肾脏以非活性代谢产物的排泄来消除[153, 154]。

美索比妥在儿科的药代动力学已有描述[155-161]。

禁忌证：有全身麻醉禁忌证的患者、有隐性或显性卟啉病的患者或已知对巴比妥类药物过敏的患者禁用美索比妥。

临床应用：美索比妥用于>1月龄的儿科患者：①在使用其他全身麻醉药物前，经直肠或肌肉内用药行麻醉诱导；②用于经直肠或肌肉内麻醉诱导，并作为次强效吸入麻醉药的辅助用药用于短小手术；③经直肠或肌肉内麻醉，用于有轻微疼痛刺激的短小手术、诊断或治疗性操作。

美索比妥比硫喷妥钠和硫戊巴比妥的效力强3倍。

不良反应：常见不良反应包括药理作用的延伸，如下所述。

• **心血管**：循环抑制、血栓性静脉炎、低血压、心动过速、外周血管塌陷及与心跳呼吸骤停相关的惊厥。

• **呼吸**：呼吸抑制（包括呼吸暂停）、心跳呼吸

骤停、喉痉挛、支气管痉挛、呃逆和呼吸困难。

• 神经：骨骼肌过度活跃（抽搐）、注射部位邻近神经损伤和癫痫发作。

• 精神科：可能发生苏醒期谵妄、躁动和焦虑，特别是存在术后疼痛的情况下。

• 胃肠道：恶心、呕吐、腹痛和肝功能检查异常。

• 过敏性：红斑、瘙痒、荨麻疹和过敏反应的病例报道很少。

其他不良反应包括注射部位疼痛、流涎、头痛和鼻炎。

15. 咪达唑仑（Versed、Dormicum、Hypnovel）

药物类别：苯二氮䓬类。

儿童说明书：咪达唑仑适用于儿童患者在诊断、治疗或内镜操作前或麻醉诱导前的镇静、抗焦虑和遗忘。

给药途径：静脉注射、肌内注射、口服、经鼻。

肌内注射咪达唑仑的绝对生物利用度＞90%。咪达唑仑与血浆蛋白（主要是白蛋白）的结合率约为 97%。消除是由细胞色素 P_{450}-3A4 介导的羟基化代谢物结合并在尿液中排泄[162]。

2019 年，Ozalin（咪达唑仑）在欧盟被批准用于 6 月龄至 17 岁儿童的中度镇静，用于治疗性或诊断性操作前或麻醉前用药。它是第一个口服咪达唑仑液体溶液[163]。

2019 年，美国 FDA 批准 Nayzilam（咪达唑仑）鼻喷雾剂用于急性治疗≥12 岁癫痫患者中不同于通常发作模式的间歇性、刻板的频繁发作（即成簇发作，急性反复发作）[164]。

小儿咪达唑仑的药代动力学已有描述[71, 165-183]。

已批准适应证：镇静、麻醉诱导、平衡麻醉的成分。

禁忌证：咪达唑仑禁用于已知对该药过敏的患者。咪达唑仑与其他苯二氮䓬类药物一样，禁止用于急性闭角型青光眼患者。只有在开角型青光眼患者接受适当治疗时才可使用。

临床应用：咪达唑仑常用于抗焦虑，有轻度镇静作用。这种状态通常适用于简短的辅助检查。对于不需要静脉输液的儿童，可在操作前 15～30min 口服咪达唑仑。

不良反应：常见有低氧血症、呼吸暂停、低血压、反常反应、呃逆、惊厥样活动和眼球震颤。大多数气道相关事件发生于接受其他中枢神经系统 - 抑制药物治疗的患者和未将咪达唑仑作为单一镇静药物的患者。

16. 吗啡（MS Contin、MSIR、Avinza、Kadian、Oramorph、Roxanol、Kapanol）

药物类别：阿片类。

儿科说明书：吗啡用于新生儿的安全性和有效性尚未确定。包括吗啡在内的阿片类激动药不应用于早产儿。对婴儿和幼儿使用吗啡应非常谨慎，并应仔细监测其剂量，因为就体重而言，他们对阿片类物质可能相对更敏感。

给药途径：静脉、肌内、经直肠给药。

吗啡与葡萄糖醛酸结合形成两种主要代谢产物：吗啡 -6- 葡萄糖醛酸苷和吗啡 -3- 葡萄糖醛酸苷。前者与吗啡具有相似的药理作用。两种代谢物均由肾脏排泄[184]。

吗啡在儿科的药代动力学已经有了很好的描述[185-204]。

禁忌证：在无法通过静脉途径给予阿片类物质的情况下，吗啡是禁忌证：对吗啡或其他阿片类物质过敏，急性支气管哮喘和上呼吸道梗阻。吗啡和所有阿片类镇痛药一样，可能会导致严重的低血压，因为维持血压的能力已经因血容量不足或同时服用吩噻嗪类或全身麻醉药等药物而受到影响。

临床应用：吗啡等阿片受体激动药具有广泛的生理效应。在镇静中，最相关的效应是镇痛、嗜睡、情绪变化和精神错乱。在治疗水平上，患者报告疼痛程度减轻、不适感减轻或完全消失；随之而来的是困倦[38]。

不良反应：常见有呼吸抑制和（或）呼吸停止。这种抑制和（或）呼吸停止可能很严重，需要干预。由于静脉给药的最大中枢神经系统效应有延迟（30min），快速给药可能导致过量。单次椎管内给药可导致急性或迟发性呼吸抑制，持续时间至少达24h[184]。

17. 氧化亚氮

氧化亚氮（N_2O）是一种无色、无臭、无味的气体，可产生分离性欣快感、嗜睡和"漂浮感"，并伴有抗焦虑、轻中度遗忘和镇痛。

儿科说明书： 无。

给药途径： 吸入。

氧化亚氮（N_2O）在儿童中的药代动力学已有描述[205, 206]。

禁忌证： 氧化亚氮（N_2O）不应用于任何有空气滞留在体内及其膨胀可能有危险的情况：人为、创伤性或自发性气胸，空气栓塞，减压病，最近潜水史，脑造影术后，严重的大疱性肺气肿，鼓膜成形术中和明显的腹胀。

临床应用： 氧化亚氮主要用于抗焦虑、轻度镇痛和简短手术中的遗忘，尤其是配合局部麻醉，如撕裂伤修复、脓肿切开引流、腰椎穿刺、静脉置管和一些骨折复位。其优点包括起效迅速（5min内），并且N_2O不需要血管通路或引起疼痛的操作。N_2O镇静通常恢复很快，患儿5min内即可独自坐起，15min内即可出院[207]。

有文献报道在儿童中使用氧化亚氮进行镇静[207-226]。现就氧化亚氮在儿科程序化镇静中的应用进行综述[227]。

不良反应： 常见有呕吐、恶心、镇静不足、躁动/谵妄、低血氧饱和度、喘鸣、惊厥、出汗、打嗝/呃逆、恶心、咳出大量清痰和尖叫[228]。

18. 戊巴比妥（Nembutal）

药物类别： 巴比妥类。

儿科说明书： 尚未在儿科患者中进行充分的良好对照研究；然而，大量研究和文献引用的病例报告支持戊巴比妥在儿科患者中使用的安全性和有效性。说明书中描述了戊巴比妥的儿科剂量信息。

给药途径： 主要为静脉给药，但也有儿童口服给药的报道[229]。

巴比妥酸盐被吸收并迅速分布到所有组织和体液，在脑、肝和肾中浓度高。戊巴比妥主要由肝微粒体酶系统代谢，代谢产物随尿液排泄，少数情况下随粪便排泄[230]。

戊巴比妥在儿童中的药代动力学已有描述[231, 232]。

已批准适应证： 镇静催眠，麻醉诱导。

禁忌证： 对已知巴比妥类药物敏感的患者禁用戊巴比妥。有显性或隐性卟啉病史的患者也禁用。

临床应用： 戊巴比妥是一种广泛用于小儿镇静的巴比妥类药物。然而，由于其起效慢和镇静时间长，因此需要使用其他镇静药物。矛盾性多动反应的发生也导致了其使用的减少。

不良反应： 嗜睡是最常见的不良反应。其他不良反应包括躁动、意识错乱、运动过度症、共济失调、CNS抑郁、噩梦、紧张、精神障碍、幻觉、失眠、焦虑、头晕和思维异常。呼吸系统的影响包括通气不足和呼吸暂停。心血管系统影响包括心动过缓、低血压、晕厥。消化系统影响包括恶心、呕吐、便秘。其他已报道的反应包括头痛、注射部位反应、超敏反应（血管性水肿、皮疹、剥脱性皮炎）、发热、肝损伤和长期使用苯巴比妥后的巨幼细胞性贫血[230]。

19. 丙泊酚（Diprivan）

药物类别： 烷基酚衍生物。

儿童说明书： 丙泊酚被批准用于≥3岁患者的全身麻醉诱导，以及用于≥2月龄患者的全身麻醉维持。

给药途径： 静脉注射。

丙泊酚促进意识丧失，部分原因是通过$GABA_A$介导的抑制中来自下丘脑结节乳头体核的促唤醒神经递质组胺的释放[233]。丙泊酚广泛分布并迅速从体内清除。通过代谢过程进行清除，主要在肝脏，形成无活性的丙泊酚及其相应的醌醇结合物，并随尿液排出[234]。

儿童丙泊酚的药代动力学已有描述[235-253]。

已批准的适应证： 麻醉监护镇静、联合镇静和区域麻醉、全身麻醉诱导和维持及重症监护室

（ICU）机械通气插管患者的镇静基础用药。

禁忌证：丙泊酚注射乳剂禁用于已知对丙泊酚注射乳剂或其任何成分过敏的患者。对鸡蛋、鸡蛋制品、大豆或大豆制品过敏的患者禁用[254]。

临床应用：丙泊酚是一种快速作用的麻醉药，用于全身麻醉的诱导和维持，以及镇静。丙泊酚镇静效果与咪达唑仑镇静效果相似。由于其快速清除，患者很快就能从镇静中苏醒。

非麻醉医师使用丙泊酚在本书的其他章中进行了讨论。

有文献将丙泊酚[255] 在小儿镇静中的应用与咪达唑仑[256]、咪达唑仑 + 芬太尼[257]、戊巴比妥[258]、咪达唑仑 + 戊巴比妥 + 芬太尼[259]、氯胺酮[260]、咪达唑仑 + 氯胺酮、右美托咪定进行了比较[261]。

丙泊酚（和硫喷妥钠）也被发现可有效治疗无法控制的癫痫发作，如难治性癫痫持续状态。用麻醉药诱导进入麻醉状态，以完全控制癫痫发作[262, 263]。

有研究回顾了 37 个中心 49 836 名儿童丙泊酚镇静中的不良反应[264]。

不良反应：儿科患者常见呼吸暂停。成人的不良反应包括心动过缓、心律失常、窦性心动过速、低血压、心排量减少、高血压、注射部位灼痛 / 刺痛或疼痛、高脂血症、呼吸暂停、呼吸性酸中毒、皮疹和瘙痒。

一种罕见的并发症，丙泊酚输注综合征（propofol infusion syndrome，PRIS）已被发现并有描述[265]。PRIS 最初在儿童和创伤性脑损伤中报道，典型表现为重度横纹肌溶解、急性肾损伤、高钾血症、代谢性酸中毒和肝肿大。心肌损伤可有几种形式。该综合征的发生及其严重程度似乎与剂量有关，大多数病例发生于接受剂量 > 5mg/(kg·h)[80μg/(kg·min)] 至少 48h 的患者。然而，该综合征也曾发生于短期大剂量使用和长期小剂量使用。其他公认的危险因素包括儿茶酚胺或皮质类固醇的联合使用。尽管由于其风险，长期输注丙泊酚已不再用于儿童，但许多文献都

是基于这些病例[266]。在程序化镇静中，尚未见丙泊酚输注综合征的报道[131]。

20. 瑞芬太尼（Ultiva）

药物类别：芬太尼的一种 4- 苯胺哌啶衍生物。

小儿说明书：对于出生至 12 岁的患儿，瑞芬太尼作为镇痛药物用于小儿手术全身麻醉维持的有效性和安全性已被确立。每个患者的个体剂量应谨慎滴定调整。瑞芬太尼用于儿科患者术后镇痛或作为麻醉监护中镇痛组分的研究尚未开展。

给药途径：静脉注射。

与其他阿片类物质不同，瑞芬太尼可通过非特异性血液和组织酯酶对丙酸 – 甲酯键进行水解而快速代谢。这种代谢物活性极低。瑞芬太尼的药代动力学不受肾或肝损害的影响[267, 268]。

瑞芬太尼在儿童中的药代动力学已有描述[269]。

禁忌证：由于配方中含有甘氨酸，瑞芬太尼禁忌用于硬膜外或蛛网膜下腔给药。瑞芬太尼也禁止用于已知对芬太尼类似物过敏的患者。

临床应用：瑞芬太尼可用于儿科 ICU 需要机械通气的患者，需要机械通气的新生儿，以及术后机械通气的患儿，为其提供有效的基于镇痛的镇静[270]。

瑞芬太尼在儿童（欧洲）中的应用已有描述[271, 272]。

不良反应：儿童常见恶心、呕吐和寒战。在儿童中报告的其他不良反应包括出现干啰音、喘鸣和咳嗽。

21. 瑞马唑仑（Byfavo）

药物类别：苯二氮䓬类[273]。

儿科说明书：无。

给药途径：静脉注射。

临床应用：瑞马唑仑是一种超短效的静脉注射苯二氮䓬类药物，于 2020 年 7 月在美国和中国被批准用于持续时间 ≤30min 的成人手术操作的镇静诱导和维持。瑞马唑仑在韩国和日本也被批准作为全身麻醉药。

瑞马唑仑的美国说明书包含加框警告，内容涉及对手术镇静和恢复期间用于监测和复苏的人员应进行适当培训，设备必须随时待命，并强调了瑞马唑仑与阿片类镇痛药和其他镇静催眠药联合用药的风险。

氟马西尼（见下文）适用于逆转苯二氮䓬类药物的镇静作用，并可用于已知或怀疑瑞马唑仑过量的情况。

22. 艾司氯胺酮（Ketanest、Ketaset、Ketalar）

药物类别：苯环利定衍生物；艾司氯胺酮是氯胺酮的活性异构体[274]。

儿科说明书：≤16岁儿童患者的安全性和有效性尚未确定。

给药途径：主要是静脉给药，但在儿童中，也有经鼻给药[275]、骶管阻滞[276-282]和直肠给药[14, 283, 284]的报道。

氯胺酮在胃肠外给药后迅速吸收，并迅速分布到体内组织[274]。

艾司氯胺酮[285]在儿童中的药效动力学和药代动力学[286, 287]已有描述。

禁忌证：艾司氯胺酮禁用于血压明显升高可能构成严重危害的住院患者和对该药过敏的患者。

临床应用：临床上，S（+）-异构体的麻醉效力约为R（-）-异构体的3～4倍。

氯胺酮是一种速效全身麻醉药，可产生一种麻醉（分离麻醉）状态，其特征是深度镇痛，正常的咽-喉反射，正常或轻度增强的骨骼肌张力，心血管和呼吸刺激，偶尔有一过性和轻微的呼吸抑制。

与氯胺酮一样，艾司氯胺酮也用于术前用药、镇静，以及全身麻醉的诱导和维持，这一过程随后被称为"分离麻醉"。氯胺酮及其S（+）-异构体是创伤患者、低血容量和感染性休克患者，以及肺部疾病患者的理想麻醉药物。即使亚麻醉剂量也有镇痛作用，因此氯胺酮也被推荐用于术后镇痛和镇静。氯胺酮联合咪达唑仑或丙泊酚可安全有效地用于重症监护患者的镇静和缓解疼痛，尤其是在脓毒症和心血管不稳定的情况下。

常见不良反应与氯胺酮报告的不良反应相似。

23. 舒芬太尼（Sufenta）

药物类别：阿片类。

儿科说明书：静脉注射舒芬太尼用于小至1日龄的心血管手术患儿的安全性和有效性已在有限的病例中得到证实。健康新生儿的舒芬太尼清除率约为成人和儿童的一半。在有心血管疾病的新生儿中，舒芬太尼的清除率可进一步降低高达1/3，导致药物的消除半衰期增加。

给药途径：静脉注射。舒芬太尼起效迅速，蓄积相对有限。与等效剂量的芬太尼相比，从组织储存部位快速清除使其相对更快地恢复。在麻醉剂量内，与等效剂量芬太尼相比，恢复时间更快。肝脏和小肠是生物转化的主要部位。大约80%的给药剂量在24h内被排出，只有2%的剂量作为原形药物被排出[288]。

与青少年和成人相比，舒芬太尼在婴儿和儿童中的消除半衰期较短，在新生儿中的消除半衰期较长。舒芬太尼在儿童中的药代动力学已有描述[289-292]。

禁忌证：已知对舒芬太尼过敏或已知对其他阿片类激动药不耐受的患者禁用舒芬太尼。

临床应用：据报道，舒芬太尼的药效是芬太尼的5～10倍。

静脉注射剂量高达8mg/kg的舒芬太尼是全身麻醉的镇痛组分；静脉注射剂量≥8mg/kg时，舒芬太尼产生催眠和深度麻醉。

不良反应：常见有呼吸抑制、骨骼肌强直（尤其是躯干肌肉）和低血压。膀胱恢复正常活动可能会延迟。

（二）拮抗药

1. 氟马西尼（Flumazepil、Anexate、Lanexat、Mazicon、Romazicon、Anexate）

药物类别：咪唑苯二氮䓬类。

儿童说明书：氟马西尼适用于1—17岁儿童

患者，用于逆转苯二氮䓬类药物诱导的意识镇静。

给药途径： 主要是静脉给药[293]，但也有儿童经肌肉给药[294]，经鼻给药[295, 296]，口服给药[294] 和直肠给药[295-300] 的报道。

氟马西尼在肝脏中完全代谢。排泄基本上在 72h 内完成，其中 90%～95% 出现在尿液中，5%～10% 出现在粪便中。

儿童氟马西尼的药代动力学已有描述[300-301]。

禁忌证： 已知对氟马西尼或苯二氮䓬类药物过敏的患者，为了控制可能危及生命的疾病（如控制颅内压或癫痫持续状态）而接受苯二氮䓬类药物治疗的患者，以及表现出严重的周期性过量服用抗抑郁药迹象的患者禁用氟马西尼。

临床应用： 氟马西尼是苯二氮䓬类受体拮抗药。其在镇静中的主要用途是逆转苯二氮䓬类药物（如地西泮、劳拉西泮、咪达唑仑和替马西泮）产生的镇静作用。

高危人群包括重度肝损伤患者（易发生惊厥），以及依赖苯二氮䓬类药物作用来控制惊厥发作的患者，身体依赖苯二氮䓬类药物的患者，或摄入了大剂量其他药物（混合药物过量）的患者。严重不良反应包括死亡，其中大多数发生于有严重基础疾病的患者或作为过量用药的一部分摄入了大量非苯二氮䓬类药物（通常为周期性抗抑郁药）的患者[293]。

2. 纳洛酮（Narcan、Nalone、、Narcanti）

药物类别： 阿片类；羟吗啡酮的一种合成同源物。

儿童说明书： 纳洛酮适用于已知或怀疑阿片类物质过量和术后阿片类物质引起呼吸抑制的儿童人群，适用于新生儿阿片类物质引起的呼吸抑制。

给药途径： 主要是静脉给药，但纳洛酮也可肌内注射或皮下给药。

纳洛酮也可用于非镇静目的（如便秘）的口服给药。

纳洛酮主要通过葡萄糖醛酸结合在肝内代谢。药物通过尿液排出。

已对新生儿纳洛酮的药代动力学进行了描述[302-304]。

禁忌证： 纳洛酮禁用于已知对盐酸纳洛酮或任何其他成分过敏的患者。

临床应用： 纳洛酮是一种阿片类拮抗药。其在镇静中的主要用途是逆转因给予阿片类物质（如芬太尼和吗啡）而产生的镇静。

用于阿片类物质呼吸抑制的完全或部分逆转，包括丙氧酚、美沙酮等阿片类物质和某些混合性激动药 – 拮抗药镇痛药（如纳布啡、喷他佐辛、布托啡诺和环佐辛）诱导的呼吸抑制。

美国儿科学会药物委员会于 1990 年发布了纳洛酮在儿童中的使用指南[305]。

不良反应： 术后患者常会出现低血压、高血压、室性心动过速和心室颤动、呼吸困难、肺水肿和心脏停搏。死亡、昏迷和脑病被报道为这些事件的后遗症。术后患者过量服用纳洛酮可导致镇痛的显著逆转和躁动。对于服用纳洛酮治疗阿片类物质抑制的患者，阿片类物质抑制的突然逆转可能导致恶心、呕吐、出汗、心动过速、高血压、震颤、抽搐、室性心动过速和心室颤动、肺水肿和可能导致死亡的心脏停搏。

（三）局部麻醉药

利多卡因（Lignocaine）

药物类别： 氨乙基酰胺。

儿科说明书： 儿童用药剂量应降低并与年龄、体重和身体状况相称。

给药途径： 局部用药，也作为抗心律失常药静脉给药。

利多卡因在肝脏通过细胞色素 P_{450} 酶代谢[306]。

已有文献描述了儿童局部使用利多卡因的药代动力学[307-312]。

禁忌证： 对酰胺类局部麻醉药过敏的患者禁用利多卡因。

临床应用： 利多卡因作为一种中效局部麻醉药，在临床上有着广泛的应用。利多卡因（2.59%）和丙胺卡因（2.5%）联用，可在封闭敷料（EMLA 麻醉盘）中被用作静脉穿刺前，皮肤移植取皮前和麻醉药浸润生殖器前的麻醉药。

不良反应：一般来说，常见的不良反应[313]与剂量相关，可能是由于剂量过大导致的血浆浓度过高，或无意中的血管内注射造成，或者可能由部分患者的超敏反应、特异质性或耐受性降低引起。严重的不良反应通常是系统性的。

中枢神经系统表现为兴奋性和（或）抑制性，可能表现为头晕、紧张、恐惧、欣快感、意识错乱、眩晕、嗜睡、耳鸣、视物模糊或复视、呕吐、热感、冷感或麻木感、抽搐、震颤、痉挛、意识丧失，以及呼吸抑制和停止。兴奋性临床表现可能非常短暂或根本不发生，在这种情况下，中毒的最初表现可能是嗜睡合并意识丧失和呼吸停止。使用利多卡因后的嗜睡通常是血液中药物浓度高的早期征象，可能由于吸收迅速。

心血管表现通常是抑制性的，其特征是心动过缓、低血压和可能导致心脏停搏的心血管衰竭。

过敏反应的特征是皮肤病变、荨麻疹、水肿或类过敏反应。利多卡因过敏引起的过敏反应极为罕见。

盐酸利多卡因注射液应由精通其剂量相关毒性和可能出现的其他紧急情况诊断和处理的医生使用，并且必须确保能够立即提供氧气、其他复苏药物、心肺复苏设备，以及可以恰当处理毒性反应和相关紧急情况所需的人员。对剂量相关毒性，任何原因引起的通气不足和（或）敏感性改变的恰当处理不够及时可能导致发生酸中毒，心脏停搏，甚至可能导致死亡。

局部麻醉药全身毒性的机制及治疗已有综述[314]。

（四）镇吐药

1. 昂丹司琼（Zofran）

药物类别：选择性 5- 羟色胺 5-HT3 受体拮抗药。

儿科说明书：儿科研究在 4—18 岁的儿童患者中进行。关于 4 岁或 <4 岁儿童患者的剂量信息很少。

给药途径：静脉注射。昂丹司琼被广泛代谢，大约 5% 的放射性标记剂量作为原形药化合物从尿液中找到。主要代谢途径是吲哚环上的羟基化，然后是与葡萄糖醛酸或硫酸盐结合。体外代谢研究表明，昂丹司琼是人肝细胞色素 P_{450} 酶的底物，包括 CYP3A4（主要）、CYP1A2 和 CYP2D6[315]。

儿童昂丹司琼的药代动力学已有描述[316-318]。

禁忌证：已知对昂丹司琼过敏的患者禁用昂丹司琼。

临床应用：昂丹司琼用于预防初始和重复致吐性癌症化学药物相关的恶心和呕吐，以及预防术后恶心和（或）呕吐。

不良反应：儿童患者常见的不良反应包括伤口问题、焦虑或躁动、头痛、嗜睡 / 镇静、发热、支气管痉挛、术后疼痛和腹泻。

2. 甲氧氯普胺（Maxolon、Reglan、Degan、Maxeran、Primperan、Pylomid、Cerucal、Pramin）

药物类别：多巴胺能阻滞药。

儿科标签：除了便于小肠插管外，在儿科患者中的安全性和有效性尚未确定。给新生儿使用甲氧氯普胺时应小心，因为清除时间延长可能产生过高的血清浓度，更容易发生高铁血红蛋白血症。甲氧氯普胺在成人中的安全性不能外推到儿童患者。与甲氧氯普胺相关的肌张力障碍和其他锥体外系反应在儿童人群中比在成人人群中更常见。

给药途径：静脉和口服。

甲氧氯普胺吸收迅速且良好。药物广泛分布于组织。肾功能损害影响甲氧氯普胺的清除[319]。

已有关于儿童甲氧氯普胺药代动力学的描述[319-321]。

禁忌证：存在消化道出血、机械性梗阻或穿孔时不应使用甲氧氯普胺。

嗜铬细胞瘤患者禁用甲氧氯普胺，因为该药可能引起高血压危象。

甲氧氯普胺不适用于癫痫患者或正在接受可能引起锥体外系反应的其他药物的患者，因为癫痫发作或锥体外系反应的频率和严重程度可能增加。

临床应用：甲氧氯普胺刺激上消化道运动，加速胃排空和肠道传输。

不良反应：常见不良反应包括躁动、嗜睡、疲劳和乏力。失眠、头痛、意识错乱、头晕或有自杀意念的精神抑郁的发生率较低。有孤立的惊厥发作报告，与甲氧氯普胺没有明确的关系。很少有关于幻觉的报道。

锥体外系反应（extrapyramidal reaction，EPS）：急性张力障碍反应是与甲氧氯普胺相关的最常见类型，在少数每日接受甲氧氯普胺治疗的患者中有报道。症状包括四肢不自主运动、面具脸、斜颈、眼动危象、有节奏的伸舌、球型言语、牙关紧闭、角弓反张（破伤风样反应），以及在罕见情况下可能由喉痉挛引起的喘鸣和呼吸困难；通常这些症状很容易被苯海拉明逆转。帕金森样症状可能包括运动迟缓、震颤、齿轮样强直和面具样面容。迟发性运动障碍常表现为舌、脸、口或下颌，有时躯干和（或）四肢不自主运动；动作在外观上可能是手足徐动症。运动性躁动（静坐不能）可能包括焦虑、躁动、神经过敏和失眠，以及不能安静坐着、踱步和踩脚。这些症状可自行消失或对减量有反应。

罕见发生的已有报道抗精神病药恶性综合征。这种可能致命的综合征包括高热、意识改变、肌肉僵硬和自主神经功能障碍。总体而言，不良反应的发生率与甲氧氯普胺的剂量和用药时间相关。

3. 东莨菪碱（Levo-Duboisine、Hyoscine）

药物类别：颠茄生物碱。

儿科说明书：儿童使用东莨菪碱是超说明书用药。在儿科人群中尚未确定安全有效的剂量。儿童尤其易发生颠茄生物碱的不良反应，包括瞳孔散大、幻觉、弱视和停药综合征。当使用 1/2 或 1/4 的贴片时，也有报道发生神经和精神方面的不良反应，如幻觉、弱视和瞳孔散大[322]。

给药途径：经皮（仅在耳后区域）。

透皮给药系统可经体循环以大约恒定的速率在 3 天内向体内输送约 1.0mg 东莨菪碱。

东莨菪碱经皮吸收良好。应用于耳后皮肤后，在 4h 内检测到循环血浆水平，平均在 24h 内达到峰值。

儿童经皮给药东莨菪碱的药代动力学未见报道。

禁忌证：对东莨菪碱药物或其他颠茄生物碱、制剂或给药系统中的任何原料或成分过敏者，或有闭角（窄角）青光眼患者，禁用东莨菪碱。

临床应用：东莨菪碱用于预防晕车引起的恶心和呕吐，以及麻醉和手术后的恢复。该贴片应仅应用于耳后区域的皮肤。

不良反应：常见的不良反应包括口干和头晕。

报告的其他不良反应包括急性闭角型（窄角型）青光眼、意识错乱、排尿困难、眼干、眼痒或眼结膜充血、躁动、幻觉、记忆障碍、皮疹和红斑，以及一过性心率变化。

戒断 / 停药后症状：停药后可出现头晕、恶心、呕吐、头痛和平衡失调等症状。还可出现肌肉无力、心动过缓和低血压等更严重的症状。

4. 苯海拉明（Benadryl、DPH、DHM、Dimedrol、Daedalon）

药物类别：氨基乙醇 H 受体拮抗药。

人们认为苯海拉明的镇吐特性是由于它能够抑制运动增强的前庭神经元放电。

儿科说明书：苯海拉明不应用于新生儿和早产儿。

苯海拉明可降低大脑灵敏度，或在年幼的儿科患者，可引起兴奋。过量服用可能引起幻觉、惊厥或死亡。

给药途径：静脉注射，口服。

注射苯海拉明起效迅速。苯海拉明被吸收后广泛分布于全身，包括中枢神经系统。药物的一部分以原形随尿液排出，而其余部分则通过肝脏代谢。

苯海拉明在儿童中的药代动力学已有描述[323]。

禁忌证： 苯海拉明不能用于新生儿或早产儿。由于抗组胺药物对婴儿，尤其是新生儿和早产儿的风险较高，因此哺乳期母亲禁用抗组胺药物治疗。由于有局部坏死的风险，此药不应用作局部麻醉药。

临床应用： 苯海拉明具有显著的抗胆碱能和镇静作用，这也是其作为镇吐药的原因[324]。

不良反应： 常见的不良反应包括儿童的大脑灵敏度或兴奋性降低。过量服用可能引起幻觉、惊厥或死亡[325]。

5. 地塞米松

药物类别： 类固醇。

儿童说明书： 皮质类固醇在儿童人群中的疗效和安全性是基于公认的皮质类固醇作用过程，在儿童和成人人群中相似。

给药途径： 静脉和口服。

儿童患者使用皮质类固醇的不良反应与成人患者相似。与成人一样，应仔细观察儿童患者，经常测量血压、体重、身高、眼内压，并对是否存在感染、社会心理障碍、血栓栓塞、消化性溃疡、白内障和骨质疏松进行临床评估。通过任何途径，包括全身给药的皮质类固醇，接受皮质类固醇治疗的儿科患者可能会经历生长抑制。

地塞米松在儿童中的药代动力学已有描述[326-328]。

禁忌证： 地塞米松禁止用于全身真菌感染患者和对本产品任何成分过敏的患者。

临床应用： 地塞米松是一种公认的镇吐药，用于接受高致吐性癌症化学药物治疗的患者。然而，它的镇吐作用机制尚不清楚[329]。

不良反应： 常见不良反应包括高血压、体重增加、眼压升高、感染、社会心理障碍、血栓栓塞、消化性溃疡、白内障和骨质疏松。

通过任何途径接受皮质类固醇治疗的儿科患者，包括全身给药的皮质类固醇，可能会经历生长抑制。应监测接受糖皮质激素治疗的儿科患者的线性生长情况，并在长期治疗的潜在生长影响与临床获益和治疗替代方案的可获得性之间进行权衡。为了最大限度地减少皮质类固醇对生长的潜在影响，儿科患者应滴定到最低有效剂量。

已报道的地塞米松或其他皮质类固醇的不良反应几乎涵盖了身体的每一个系统，如过敏、心血管、皮肤、内分泌、水电解质紊乱、胃肠道、代谢、肌肉骨骼、神经/精神和眼部异常。

第12章 氧化亚氮的药理学、生理学及在口腔的临床应用

The Pharmacology, Physiology and Clinical Application in Dentistry of Nitrous Oxide

Dimitris Emmanouil 著

姜丽华 符 强 译

一、"笑气"——氧化亚氮

氧化亚氮（N_2O）是一种无刺激性，无色，无臭，无味的气体，可以产生抗焦虑，轻至中度镇痛作用，以及遗忘作用。它是现在使用的麻醉气体中药效最低的一个。它也是一种有效的镇痛及抗焦虑药，引起中枢神经系统（CNS）抑制的同时对呼吸系统有轻微的影响，因为能引起兴奋和放松的感觉也被称作"笑气"[1]。在口腔领域，N_2O被用作一种安全有效地减轻焦虑和产生镇痛作用的方法，并且作为一种行为管理的辅助手段，可以有效加强患者与医护人员之间的有效沟通。1772年英国人 J. Priestly 发现了N_2O，1844年由美国牙医 H. Wells 首次应用于口腔的拔牙手术。1868年，第一次和氧气一起用作一种混合气体，而在1955—1966年开发出来的N_2O/O_2传输系统至今仍在使用，改动极小。N_2O是现代麻醉学最重要的发现之一[2]。它的流行程度随时代而变：150年前用作麻醉药，后失宠，现在又卷土重来，帮助麻醉医师为患者带来更加快速无痛的麻醉；作为最受欢迎的镇痛药及抗焦虑药用于分娩及口腔；现今又一次失宠于麻醉学科，但复又受宠于口腔和急诊及院外医疗部门；现在还被上流社会当作娱乐性药品；在现代社会，在"氧化亚氮"酒吧里，年轻人把它用来当作娱乐性药品的一种选择。

N_2O吸收很快，从肺泡很快吸收之后溶解存留于血清中。它溶解于血液进行运输；它不与血红蛋白结合，不进行生物转化。它相对难溶，在体内呈梯度扩散至其他组织和细胞，如中枢神经系统。它能很快从肺部排出。N_2O经由呼吸排出体外，它的低溶解性使它能很快被消除。在分子水平，有多种作用机制来解释/描述它的麻醉、镇痛和抗焦虑的药理学特点。亚麻醉浓度的N_2O仅产生镇痛和抗焦虑作用，而不会造成意识丧失。

N_2O吸入镇静有几个优点：①无须血管通路或令人痛苦的操作，起效迅速（5min之内）；②复苏很快（儿童可以在15min内复苏）；③容易调整剂量以保持最小镇静程度；④它对心血管系统和呼吸系统功能影响极小，如果留意观察，就会发现这更多的归功于放松属性而不是对心血管和呼吸系统的直接作用。故它是口腔医生最常用的镇静方式，尤其是儿科牙医[3]。

1968 年，Langa 提出了"相对镇痛"（relative analgesia，RA）一词来定义 N_2O 吸入镇静[4]。他提出了在全身麻醉的第一阶段三个层次的镇痛。这些镇痛层次从中等到完全镇痛不等，取决于所用 N_2O 浓度的不同百分比。在第一层次（5%～25% N_2O），患者表现的正常，放松，并清醒；可能会感觉到脚趾、手指、舌头或嘴唇有轻微的刺痛，也可能傻笑。生命体征保持正常。没有明确的临床表现。第一层次通常持续很短暂。25% N_2O 产生的镇痛作用相当于 10mg 吗啡。

在第二层次或相对镇痛阶段（20%～55% N_2O），患者可能出现一种恍惚的表情，眼神表现"呆滞"，偶尔含泪，反应迟钝，可能声音听起来"嘶哑"。患者会感觉温暖和昏昏欲睡，可能会神游物外，听到悦耳的鸣声。可能会发生部分性失忆。生命体征仍然平稳。疼痛减轻或消除，但是还能感受到触觉和压力觉。患者对周围环境感知力下降；听觉和嗅觉变迟钝。Gillman and Lichtigfeld 提出了精神类镇痛药（psychotropic analgesic nitrous oxide，PAN）一词来描述第二层次的镇痛。这个词清晰地将用于抗焦虑/镇痛的 N_2O 的浓度与用于麻醉的使患者完全丧失意识的高得多的 N_2O 浓度区分开来[6]。第二层次提供了充足的 N_2O 镇静，并使牙医和患儿之间能够保持沟通，尽管有的临床医师更喜欢快速动眼睡眠期（做梦期），这个阶段特点是双目紧闭，难以说话。第二层次可能持续数小时，正是如此才可以提供足够的抑制，同时允许牙医和患儿能够交流。处于第二层次的患儿通常用点头摇头来回答问题，而不是说话。面部表情放松，下巴通常会张开，并且在不用张口器的情况下也会保持张口的状态。通常闭着眼睛，但是回答问题时会睁眼。胳膊会沉重地放着不动，双手张开。双腿经常从椅子的边缘滑下。所有生命体征平稳。没有明显的失去保护性反射的风险，并且患儿能够恢复手术前的活动能力。一种理想的镇静目标是达到这一层次但不要超越它。这是实施 N_2O 镇静时的理想镇静水平。通常，35% N_2O 可以提供一种可接受的镇痛，可供手术操作的同时使患者保留意识。

在第三层次（55%～70% N_2O），患者呈现出瞪着眼睛的愤怒表情，瞳孔通常居中固定并散大，嘴巴会频繁的闭合。患者无法感知周围环境，并会产生幻觉。当患者到了第三层次，他们可能有飞翔或坠落的感觉，或有无法控制的眩晕，或胸部感到沉重，患者不再能够配合[7]。对于有些患者，"失去控制"的感觉可能很麻烦。另外有些人可能会有幽闭恐怖症，无法忍受鼻罩，觉得它限制而令人不快。65% 的 N_2O 可以让患者进入麻醉的第二阶段（兴奋期）。80% 的 N_2O（口腔氧化亚氮镇痛装置达不到这一浓度）可引起缺氧，幻觉，以及呼吸，心血管系统，肝脏，肾脏的问题。

目标是在口腔手术 N_2O 吸入镇静过程中，患者始终处于麻醉第一阶段。在 N_2O 吸入过程中，暗示性和想象力增强，可以用来管理孩子的行为和提升口腔就诊经验。要达到这种能力，N_2O 是作为一种行为管理的辅助工具出现的。N_2O/O_2 镇静的谨慎选择将使很多患儿受益于看似难以开始的口腔治疗，所以他被报道为"预防性药物"。个体的生物变异性解释了对不同浓度 N_2O 的不同反应。有些人会出现几种症状；其他人只有少数几种症状。一些人的症状很严重，而另一些人则不明显。有时候体征表现得很明显；有时候又很轻微。N_2O/O_2 滴定和认真观察患者反应是用药成功的关键因素。临床医生必须明白使用和观测 N_2O 镇静时应该注意哪些症状和体征。时刻保持警惕非常重要，因为愉快的感觉可能很快就会改变，变得不愉快。了解适当的技术和相关的体格检查、生理和心理的变化，可以最大限度地减少患者的不良体验[8]。

二、口腔的管理技术

如前所述，N_2O 是一种行为引导技术，因此，重要的是评估患儿在第一次预约期间的焦虑或恐惧，并获得知情同意，向父母保证药物没有持久的后遗症，常规使用是安全的。患者记录也应该包含应用 N_2O 镇静的指征。应在患者病历中填写一份书面记录，详细记录给药的氧化亚氮浓度、监测的患者资料、过程持续时间、后续氧合治疗时间，以及遇到的或未遇到的任何并发症。应记录病史，必须无上呼吸道感染，以确保患者能通过鼻子呼吸。成功的 N_2O 镇静过程最重要的因素是患儿接受鼻罩。一种好的练习方法是带一个鼻罩回家，练习用鼻子呼吸。应该选择型号合适的鼻罩。一些技术被用来引入鼻罩，根据孩子的理解水平进行调整；让孩子从用嘴呼吸开始，使用有香味的鼻罩或提供一种令人愉快的气味。有了暗示的力量，根据他们的选择，许多患儿会认为这种有趣的气体闻起来像巧克力或草莓。吸入镇静开始前，检查鼻罩是否贴合，以保证有个闭合的回路很重要。气体泄漏会污染医生的呼吸环境（呼吸区），并会刺激孩子的眼睛（对实际的输送装置也应该常规进行气体泄漏检查）。气流量应该与患者的潮气量相匹配（潮气量：安静呼吸时吸入或呼出肺部的空气量）。每分钟总升数（L/min）依据患者的体格和年龄进行调整。5～6L/min 的流量对于大多数患者通常是足够的。2—3 岁的孩子（体重 14kg）可以从 3L/min 以下的流量开始，4 岁（20kg）的流量增加到 4L/min，6 岁（28kg）增加到 5L/min，10 岁以上（>40kg）几乎达 6L/min[7]。观察储气囊的运动是监测呼吸的关键。气囊应该随着每次呼吸轻柔的搏动，应该充盈至少约 2/3 满。对于新型的不带储气装置的面罩，观察呼吸是个问题。一旦确立了气流总体积（2～3min 的氧气），则开始对镇静气体进行用法滴定。在口腔手术中使用橡皮障也有助于正常呼吸。一旦橡皮障到位，经口呼吸会变得困难，而经鼻呼吸会更容易。最初有两种方法给患儿使用氧化亚氮：第一种方法，标准滴定技术（慢滴定技术或慢诱导技术）用于成人或年长一些的儿童。滴定法从 100% 氧气开始。2～3min 之后，气体调整至约 20%N_2O 和 80% 氧气。每 1～2 分钟，气体比率进行一次改动。N_2O 水平增

加 10%，氧气流量相应降低。一开始就设置好的气流总量保持不变。通常，做局部麻醉注射及橡皮障放置时，N_2O 气体被滴定高达 50%～60%，而后降低至 30%～40%。在手术结束时，100% 的氧气供应至少应达 3～5min。这一点对儿童尤为重要，因为它们的血氧饱和度下降较快[9]。由于 N_2O 在血液中的可溶性是氮的 34 倍，可能会发生弥漫性缺氧。当患者恢复到正常的（镇静前的）意识水平，正常的语言能力及步态时，可以出院[10]。第二种方法，快诱导技术：与标准滴定技术相似，快速诱导从纯氧开始。1～2min 后，气体传输为 50% N_2O 和 50% 氧气。维持这个水平 5～10min，当局部麻醉药注射完毕，橡胶障安置完毕，则将 N_2O 水平降至 30%～40%。由于这一技术可以让医生快速执行完各种操作，故最适合很小的孩子和高度紧张的患者[11]。

总的来说，用于口腔对抗焦虑的 N_2O 镇静，通常 N_2O 的浓度不应该超过 50%。浓度超过 50% 时，N_2O 可能造成深度镇静，随之不良事件发生的风险增加[12]。研究表明，按流量计的显示，进入肺部的气体浓度，决定着临床效果，又与肺泡气体浓度有很大不同[13]。在多数情况下，N_2O 不应该被用作局部麻醉的替代品。N_2O 实际上麻醉了软组织，使注射的不适感最小化，被强烈推荐。然而，为了避免局部麻醉的任何不适，有的医生利用 N_2O 的镇痛优势，不做任何局部麻醉，实施小型手术，如 I 类腔内修复[14]。治疗结束，不再需要 N_2O 时，给予 100% 的氧气，直到患者恢复到基准水平。

三、镇静监测

临床观察患者的反应能力，皮肤黏膜颜色，呼吸频率和节律，对于 N_2O/O_2 镇静的监测足够充分。根据美国儿童口腔学会的指南，儿科患者单独用氧化亚氮镇静时，没有要求使用脉搏血氧饱和度仪。笔者建议，对既往有系统性疾病的儿童，记录基线氧饱和度水平。为安全之故，牙医通常应该有助理人员陪同。使用氧化亚氮的过程

中，至少应该有 1 名工作人员始终待在治疗室里面，任何时候不应该令患者无人照顾。如果除 N_2O/O_2 之外还用了其他药物，或 N_2O/O_2 剂量超过了 50%，必须遵循相应剂量的检测指南[9]。

四、禁忌证

N_2O 镇静不能用于牙医无法与其沟通的那些歇斯底里的或叛逆的孩子。这些孩子不能接受鼻罩，或不能充分配合吸入氧化亚氮。普通感冒、上呼吸道感染（upper respiratory infection，URI）或支气管炎、过敏、花粉病，以及任何可能导致鼻阻塞或导致孩子无法充分吸入 N_2O 的情况，也是禁忌证。中耳炎患儿使用 N_2O 可能导致中耳压力增加，引起疼痛，并导致鼓膜破裂。对于肠梗阻的患者，可能导致气体膨胀，从而引起显而易见的不利后果[15]。近期做过视网膜手术的患者，可能有气体困在眼内，使用 N_2O 时这些气体可能膨胀，导致眼内压增高及不可逆的视力损伤[16]。

N_2O 可以安全应用于支气管哮喘及其他类型的慢性阻塞性肺疾病（chronic obstructive pulmonary disease，COPD），因为它对支气管和肺组织无刺激性。压力增加可能导致哮喘发作；因此，氧化亚氮镇静可能有好处。N_2O 对特殊的患者也会有更强的效果，如服用镇静药、镇痛药、抗抑郁药和抗精神病药的患者，或者意识水平低下的患者[15]。N_2O 可能引起神经和血液体征和症状，因为它通过不可逆地氧化钴胺素的钴原子来抑制维生素 B_{12}（钴胺素）[17]。因为反应的不可逆特性，维生素 B_{12} 的抑制持续数天。在叶酸循环中起作用的亚甲基四氢叶酸还原酶（MTHFR）基因中，已经描述了两种常见的与酶活性降低相关的单核苷酸多态性（MTHFR 677CT，MTHFR 1298AC）[18]。近年来的研究表明，参与叶酸通路的基因可能是孤独症谱系障碍（ASD）的危险因素，同时 ASD 综合征与 MTHFR 基因的单核苷酸突变有关[19]。

美国儿科口腔学会指南指出，MTHFR 和 B_{12} 缺乏是使用氧化亚氮的禁忌证。不幸的是，这只是基于一个极端的情况，一个经历全身麻醉 [包括两次 N_2O 暴露事件——第一次，45min 的 60% 氧化亚氮，然后 2 周后 270min（4.5h）的 60% 氧化亚氮] 的外科患者的 MTHFR 基因缺陷。尸检发现 MTHFR 突变伴随高同型半胱氨酸水平和脑脱髓鞘。不过，这并不是氧化亚氮在口腔中典型的使用方式[20]。

"Up To Date"（麻醉学同行评阅在线"教科书"）临床顾问总结了迄今为止的科学知识："对于无症状个体，测量空腹血浆同型半胱氨酸水平，或检测 MTHFR 677C→T 变异的存在，没有临床依据。如果患者已经进行了生物化学或基因检测，并发现异常，我们认为结果无临床意义，亲属不应进行检测。"慢性同型半胱氨酸水平升高是主要问题；因此，氧化亚氮的间歇性增加可以忽略不计（请阅读本书第 26 章的案例 3）。最后，用硫酸博莱霉素进行治疗是使用 N_2O 的禁忌[21]。

五、不良反应

在指南中规定的条件下（经过培训的人员使用适当的设备和技术并仔细选择患者），N_2O/O_2 是一种非常安全的技术。对近 3.6 万例非口腔手术中使用 50% N_2O 的情况进行了回顾，发现只有 0.03% 的严重不良事件（嗜睡、呕吐、心动过缓、眩晕、头痛、噩梦、出汗）可能是由 N_2O 引起的[22]。恶心和呕吐是最常见的不良反应，发生在 0.5%～1.2% 的患者中。不要求空腹，但建议使用 N_2O 前 2h 只食用少量清淡的食物[12, 23]。

六、氧化亚氮的作用机制

关于 N_2O 作用机制的讨论有着悠久的历史，使得它不仅对患者来说是一种"笑气"，对试图破译它的多种作用的研究人员来说也是如此。此外，N_2O 是一种只有 3 个分子的简单的惰性化合物，这使得它更加有趣。氧化亚氮和一氧化氮现在在药理学上被认为是一类新的神经递质。它们之间的相互作用影响了许多神经元活动，如认知、情感和行为。N_2O 具有多种作用机制，这是其不同药理特性的基础。

（一）镇痛机制

亚麻醉浓度的 N_2O 被发现可以在不失去意识的情况下，只产生镇痛和抗焦虑作用[24]。尽管它的镇痛特性早在 18 世纪就已为人所知，但直到 1970 年发现内源性阿片系统后，我们才开始了解其镇痛作用的潜在机制。重要的是，在这里要区分产生无意识的高麻醉浓度的氧化亚氮和与有意识、镇痛、抗焦虑和欣快相关的较低剂量的氧化亚氮[25, 26]。

1. N_2O 镇痛作用的阿片肽假说

Chapman 等最先报道了 N_2O 的镇痛作用可以媲美阿片类镇痛药——30% 的 N_2O 被认为等效于 10～15mg 的吗啡[26]。30 年后，Berkowitz 等在小鼠和大鼠[27, 28]，以及其他研究者在人类受试者[29-31]上都报道了 N_2O 诱导的镇痛作用可以用麻醉拮抗药纳洛酮阻断。Quock 等提供了第一个化学证据证明 N_2O 释放出阿片肽[32]。其他受体系统也与氧化亚氮的镇痛作用有关，包括 GABA 能系统，肾上腺素能系统，甚至可能是谷氨酰胺能系统[33, 34]。然而，就作用机制而言，氧化亚氮的镇痛作用和麻醉作用之间主要的区别是，麻醉作用中没有阿片系统的参与，而氧化亚氮的镇痛特性需要阿片系统介导。Emmanouil 和 Quock 是首先将 GABA 受体与氧化亚氮的镇痛作用联系起来的人，他们证明，反向激动药去甲亮氨酸降低了氧化亚氮的镇痛作用[35]。Okuda 等也证实了这一点，他们发现苯二氮草类拮抗药氟马西尼（fumazenil）减弱了猫脊髓中氧化亚氮的镇痛反应[36]。Fujinaga 等假设内源性阿片肽的释放和随后对阿片受体的刺激激活了脊髓痛觉传导的下行传导系统[37]。Sawamura 等[38]发现脑室内注射促肾上腺皮质激素释放因子拮抗药，能几乎完全消除氧化亚氮的镇痛作用，但却不能消除右美托咪定的镇痛作用。

在下丘脑室旁核含有促肾上腺皮质激素释放因子的细胞中，N_2O 也会产生剂量依赖性的 *c-Fos* 表达增加，这表明促肾上腺皮质激素释放因子在 N_2O 镇痛中具有特定的作用。无论实际机制是什么，刺激导水管周围灰质（periaqueductal grey, PAG）中的阿片受体，Sanders 等[33]提出了以下途径与 N_2O 的镇痛作用有关。

似乎一旦 GABA 能中间神经元上的阿片受体被激活，这些 GABA 中间神经元就会被抑制，从而对起源于脑桥和髓质的肾上腺素能下行神经元解除抑制。这些下行去甲肾上腺素能神经元通过在脊髓中将去甲肾上腺素释放到至少两种肾上腺素能受体上而产生抑制作用：二级神经元突触后的 α_{2B} 受体和 GABA 能中间神经元上的 α_1 受体。刺激这些肾上腺素能受体可减少二级传入神经元的放电。净效果是到达椎管上区域调节疼痛的疼痛冲动减少（图 12-1）。

所有这些研究表明，GABA 受体，最有可能是 $GABA_A$ 受体，参与了 N_2O 的镇痛作用。Orii 等[39]也发现在调节 N_2O 镇痛时，脊髓 GABA 能神经元在脊髓起的作用与在脊髓上水平起的作用是相反方向的。同样的神经递质可能有截然相反的作用，这取决于它的作用部位。因此，N_2O 的镇痛依赖于脊髓上的抑制和脊髓 GABA 能受体的激活[33]。

2. 肾上腺素通路的作用

尽管有争议，还有另外的间接证据，表明肾上腺素能通路参与了 N_2O 的镇痛作用。N_2O 刺激脊髓背角去甲肾上腺素的释放，而去甲肾上腺素的消耗干扰了 N_2O 的镇痛作用[40]。α_2 受体拮抗药的全身用药减弱了 N_2O 的镇痛作用。同样，蛛网膜下腔注射阿替美唑阻断 N_2O 镇痛。此外，脑室内注射阿替美唑起不到这个作用[41]。在转基因小鼠上的研究进一步表明，脊髓 α_{2B} 受体是最可能参与 N_2O 镇痛的受体[38]。进一步的协同证据，蛛网膜下腔注射右美托咪定，一种 α_2 受体激动药与 N_2O 协同作用，表明脊髓 α_2 受体在协同作用中发挥作用。右美托咪定不会在脊髓上水平产生镇痛作用，因为它实际上通过阻断 N_2O 在蓝斑核的作用来拮抗其作用[42]。所有这些因素似乎表明，N_2O 和右美托咪定之间

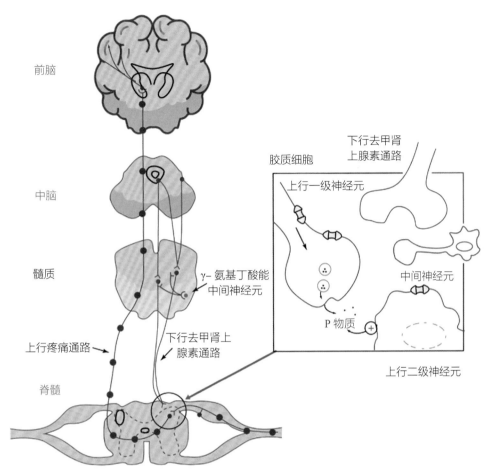

▲ 图 12-1　**N₂O 激活 γ- 氨基丁酸（GABA）能中间神经元，GABA 能中间神经元激活（反抑制）**
肾上腺素能下行通路，释放去甲肾上腺素到脊髓后角胶质层，进而抑制上行通路二级神经元
的激活，从而阻断疼痛（修改自 **Sanders** 等 [33]）
经 Springer Nature 的许可，转载自 Emmanouil[5]

的协同作用发生在脊柱水平。也有研究表明，N₂O 通过激活 α₁ 受体来刺激脊髓中的 *c-Fos* 表达 [39]，而非特异性 α₁ 受体阻滞药哌唑嗪拮抗 N₂O 的镇痛作用也牵涉到这些受体 [43]。5- 羟色胺在 N₂O 镇痛中的作用尚不清楚 [39, 44]。然而，这些实验中最重要的发现是下行去甲肾上腺素能抑制神经元在出生时是不成熟的，没有功能，在大鼠身上至少需要 3 周才能完全发育 [45]。有人认为，3 周龄的大鼠中枢神经系统与蹒跚学步阶段的人类相当 [46]。这可以解释实验观察到的大鼠在 4 周龄前对 N₂O 的镇痛作用不敏感的现象 [37, 47]。虽然我们不能从字面上理解这些发现（物种差异混淆了人类和大鼠神经系统发育的对

比），但这些结果提示，在幼儿期，N₂O 可能不是有效的镇痛药。

3. 谷氨酸的作用

50% 的 N₂O 会阻断脊髓背角胶质的 NMDA 和 AMPA 谷氨酰胺能受体，众所周知，脊髓背角胶质的区域与疼痛处理密切相关。谷氨酰胺能神经元也可能参与 N₂O 的镇痛作用 [48]。

4. 一氧化氮在 N₂O 镇痛中的作用

一氧化氮（NO）是一种自然产生的气体，最近才被认为是一种具有重要意义的内源性生物调节因子。《科学》杂志宣布 NO 为 1992 年的"年度分子"。有证据表明，氮能神经元释放的 NO 似乎可以调节多种递质的释放（乙酰胆碱、儿茶

酚胺、兴奋性和抑制性氨基酸、5-羟色胺、组胺和腺苷）[49]。N₂O 刺激一氧化氮合成酶，从而产生 NO，引起内源性阿片释放，进而激活下行疼痛通路。Quock 的研究小组首先发现 NO 参与了 N₂O 的镇痛作用。他们发现，L-精氨酸的各种类似物，抑制一氧化氮合酶，拮抗 N₂O 镇痛。他们证明了镇痛的拮抗作用可被 L-精氨酸立体特异性逆转，但不能被其非活性立体异构体 D-精氨酸立体特异性逆转。也表明了在小鼠身上，L-精氨酸可加强 N₂O 镇痛，但在大鼠身上却不会[50]。NO 还引起 PAG 区域内源性阿片（DYN 肽）的释放，在 N₂O 的镇痛效应中起介导作用[51]。在另一项研究中，他们发现在对 N₂O 镇痛敏感的小鼠（C57BL/6 小鼠）身上，比对该气体不敏感的小鼠（DBA/2 小鼠），N₂O 更能刺激一氧化氮合酶[52]。Henry 等[51] 也证明了 N₂O 镇痛敏感性和一氧化氮合酶活性增加之间的相关性。基因分析识别出小鼠 2 号和 5 号染色体上有 2 个与 N₂O 镇痛高度相关的标记，18 号染色体上也有一个可能的标记[53, 54]。同样有趣的是，一氧化氮合酶的神经元形态已定位于小鼠的 5 号染色体[55]。脑室内 β-内啡肽刺激脊髓释放甲硫脑啡肽[56, 57]。甲硫脑啡肽的释放可能由一氧化氮介导[58]。N₂O 吸入刺激 β-内啡肽和一氧化氮代谢产物的增加，而一氧化氮合酶阻断可拮抗这一变化证实了这一假设[59, 60]。Cope 等进一步研究发现，指出 N₂O 镇痛需要脊髓上和脊髓的一氧化氮两者共同参与[61]。有可靠证据表明，位于导水管周围灰质（periaqueductal grey，PAG）的一氧化氮和阿片受体均参与了 N₂O 的镇痛作用。导水管周围灰质阿片受体的激活机制可能是内源性的（受体直接被占据），也可能是外源性的或两者兼有。Emmanouil 等发现向 PAG 中注射非特异性阿片受体拮抗药或一氧化氮合酶抑制药可拮抗 N₂O 镇痛作用[62]。N₂O 暴露还增加了弓状核和导水管周围灰质透析液中的 β-内啡肽和一氧化氮氧化产物[59]。N₂O 预处理可增加脑内 L-精氨酸或 NO 水平，恢复对 N₂O 不敏感的 D2 小鼠对 N₂O 诱

导的镇痛作用的敏感性。这也说明 D2 小鼠体内的 NOS 酶是有功能的，D2 小鼠对 N₂O 的不敏感可能是由于与 NO 有关的其他成分或功能，可能与 L-精氨酸的有效性或利用率有关[63]。以上结果表明，NO 在 N₂O 诱导的内源性阿片类镇痛物质释放过程中起着重要的中介作用，但也有其他可能的机制，即 NO 可能增加阿片受体的敏感性[62]。

5. 对 N₂O 镇痛效应的耐受性

连续使用 N₂O 可使实验动物对 N₂O 的镇痛作用产生耐受[63]，并使人类受试者对 N₂O 的镇痛作用产生耐受[64]。阿片类机制已经从吗啡耐受动物对 N₂O 存在交叉耐受的报告中得到证实[28, 65]。有趣的是，耐受 N₂O 的动物对吗啡没有交叉耐受，这导致 Berkowitz 等很早就提出假设，N₂O 可能通过刺激神经元释放内源性阿片肽发挥作用[65]。长期使用吗啡进行治疗可导致阿片受体和（或）信号转导机制的脱敏，从而导致依赖相同阿片受体的 N₂O 交叉耐受。由于内源性阿片肽储存的过度消耗，长期使用 N₂O 会导致耐受，而随后的 N₂O 暴露无法释放足够的阿片肽来产生镇痛作用。

（二）抗焦虑机制

N₂O 的抗焦虑作用与其镇痛作用没有关联，尽管其机制尚未明确。

1. N₂O 抗焦虑作用的苯二氮/GABA 受体假说

N₂O 的抗焦虑作用涉及通过苯二氮䓬结合位点激活 GABA_A 受体。目前尚不清楚 N₂O 是直接作用还是间接作用。抗焦虑通路的激活涉及 NOS、可溶性鸟苷酸环化酶和 PKG 三种酶的序列。N₂O 的行为反应模拟了苯二氮䓬类药物在不同实验性焦虑动物模型中的作用[66-70]。N₂O 和苯二氮䓬诱导的抗焦虑样行为对苯二氮䓬结合位点阻断药氟马西尼可能拮抗 N₂O 和苯二氮䓬诱导的抗焦虑样行为[66]。通过每日递增剂量的甲氨二氮䓬治疗而对苯二氮䓬类药物产生耐受的小鼠，对 N₂O 产生的抗焦虑样行为反应会产生交叉耐受[67]。所有这些发现强烈提示 N₂O 的抗焦虑作

用与脑苯二氮䓬机制有关。

2. 介导抗焦虑活性的信号通路

由于苯二氮䓬类药物通过促进 GABA$_A$ 能抑制性神经传递发挥作用，因此我们进行了研究以确定 GABA$_A$ 受体在 N$_2$O 抗焦虑中的作用[69]。与已知的苯二氮䓬和 GABA$_A$ 受体的相互作用一致，这些发现表明 GABA$_A$ 受体介导了甲氨二氮䓬和 N$_2$O 激活苯二氮䓬受体引起的抗焦虑样效应。一氧化氮合酶（NOS）是一个负责一氧化氮（NO）合成的酶类家族，N$_2$O 和苯二氮䓬类药物在焦虑动物模型中诱导的抗焦虑样效应也容易被一氧化氮合酶（nitric oxide synthase，NOS）的抑制所拮抗。这些发现表明 NO 在苯二氮䓬类 /GABA$_A$ 受体复合物下游的抗焦虑信号机制中起关键作用[69, 71, 72]。类似于 N$_2$O 激活阿片受体的方式，N$_2$O 可能诱导神经元释放内源性苯二氮䓬因子，然后刺激 GABA$_A$ 受体。

基于上述研究，Emmanouil 和 Quock[34] 在细胞水平上提出了氧化亚氮抗焦虑作用的可能机制，其步骤如下：N$_2$O 激活 GABA$_A$ 受体的苯二氮䓬类结合位点，因为氟马西尼可阻断 N$_2$O 的抗焦虑作用。这促进了 GABA 的结合，导致 Cl- 的输入，从而激活钙调蛋白。钙调蛋白反过来激活一氧化氮合酶，而一氧化氮合酶催化 L- 精氨酸转化为 L- 瓜氨酸并释放一氧化氮。然后一氧化氮可刺激酶溶性鸟苷酸环化酶，导致第二信使环磷酸鸟苷（cyclic guanosine monophosphate，cGMP）的产生。然后 cGMP 刺激一种环 GMP- 依赖性蛋白激酶（cyclic GMP-dependent protein kinase，PKG），产生抗焦虑作用（图 12-2）。

（三）麻醉机制

N$_2$O 是最早用于手术麻醉的药物，在医学史上占有重要地位。虽然它是目前使用的所有麻醉气体中效力最弱的。如果要单独使用，最低肺泡浓度要＞100%，但物种不同，浓度也不同（人类 104% MAC 在 1atm，儿童未知），这意味着它需要高容量百分比和高气压条件才能达成麻醉[73]。因此，N$_2$O 与其他挥发性麻醉药一起使用以产生麻醉效果。添加至少 33% 浓度的氧以防止缺氧。尽管 N$_2$O 的麻醉作用有限，但 N$_2$O 是应用最广泛的全身麻醉药物，因为在临床实践中，N$_2$O 通常用于降低麻醉中第二种吸入麻醉药的最低肺泡浓度，提高诱导率（即第二气体效应），以及提供或增加全身麻醉的镇痛成分[74]。长期以来，N$_2$O 等全身麻醉药被假设以非特异性方式作用于神经元细胞膜，改变膜的流动性和（或）影响离子通道。与其他大多数麻醉药作为 GABA 激动药发挥作用不同，现在有足够的证据支持 N$_2$O 主要是 N- 甲基 -D- 天冬氨酸（N-methyl-D-aspartate，NMDA）受体拮抗药这一事实[75]。然而，在完全确定介导氧化亚氮麻醉的分子和神经通路之前，还需要进行大量的工作。有建议提出，NMDA 受体拮抗药的共同特性可能是 N$_2$O 和氯胺酮（一种静脉分离麻醉药）相似的药理学原理的基础。事实上，这两种药物在一起使用时会协同产生神经毒性[76]。

（四）氧化亚氮和记忆缺失

N$_2$O 除具有镇痛、抗焦虑、麻醉作用外，还可引起健忘症或记忆力丧失。很少有研究探讨 N$_2$O 的临床遗忘作用，但它们支持吸入 N$_2$O 影响学习[77, 78]。在人类中，研究发现，当参与者接受 30% 的 N$_2$O 气体时，达到学习标准所需付出的学习努力几乎是接受安慰剂气体时的 2 倍[79]。老年大鼠 70% N$_2$O 暴露，以及临床常见的异氟醚和 N$_2$O 联合暴露均可导致空间工作记忆的持续性损伤[80]。在一项分析环磷酸腺苷（cAMP）反应元件结合蛋白（cAMP response element-binding protein，CREB）的研究中，研究人员探索了 N$_2$O 和记忆受损的可能机制，该蛋白在学习和记忆中广泛存在[81]。T- 迷宫自发交替任务（T-Maze spontaneous alternation task，T-SAT）测试了自发交替行为（Sspontaneous alternation behaviour，AB）和空间工作记忆，证实 70% N$_2$O 降低了小鼠的空间工作记忆，这可以被氟马西尼和 HBO$_2$ 分别改善。这个研究说明，N$_2$O 可能通过影响 GABA$_A$ 受体复合物抑制空间工作记忆[82]。

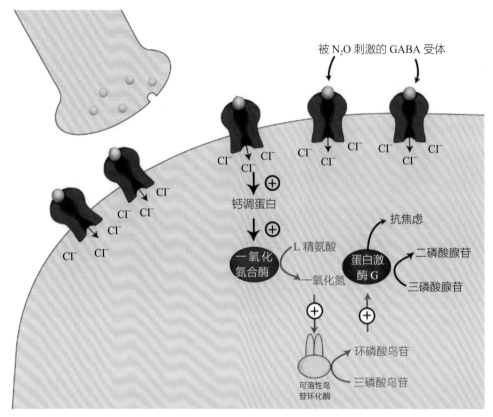

▲ 图 12-2　Emmanouil 和 Quock[34] 提出的氧化亚氮抗焦虑作用的细胞水平的一种可能机制

转载自 Emmanouil[5]，已获得 Springer Nature 的许可

关于 N_2O 作用机制的研究大多是动物研究，在试图将其应用于临床时存在一定的局限性。例如，通过阐明 N_2O 在动物中的镇痛作用，其镇痛作用的机制正在被阐明。理想情况下，"镇痛"一词应仅用于有能力表达包括情感成分在内的整个疼痛体验的人[83]。动物的镇痛被确定为抗伤害效应或对伤害性刺激的反应性降低。种族或物种之间的遗传差异也可能导致相互矛盾的研究结果[33]。

七、人身安全

反复、慢性暴露于氧化亚氮可能会发生骨髓抑制、肝脏、中枢神经系统和睾丸功能障碍及周围神经病变。人类自然流产和畸形风险的增加仍有争议，尽管动物研究显示了各种潜在风险（在大鼠中，450～1000ppm 的胎儿毒性）。在使用废气清除装置时，未发现这些对人员健康造成不良

反应。据报告，那些不使用废气清除设备和每周接触氧化亚氮超过 3h 的人生育能力降低[84]。不过，建议女性在孕期的前 3 个月不要使用氧化亚氮。为了减少 N_2O 相关的职业健康危害，美国儿科口腔学会（American Academy of Pediatric Dentistry，AAPD）建议使用有效的废气清除系统，以及气体传输和清除系统的定期评估和维护来减少环境 N_2O 的暴露[85, 86]。废气清除可显著降低牙医呼吸区的环境 N_2O 水平，但未达到国家职业安全与健康研究所（National Institute for Occupational Safety and Health，NIOSH）建议的水平（25ppm）。在口腔操作期间或当患者的行为（如说话增加或哭泣）可能导致工作人员更多地暴露于环境中的氧化亚氮时，应将补充口腔疏散与清除系统一起使用[87]。废气清除系统应排至室外。此外，双面罩系统在去除废 N_2O 方面比单面罩系统更有效[88]。

第 13 章 肥胖儿童镇静的基本原则

Sedation of the Obese Child: Essential Considerations

Tom G. Hansen　Thomas Engelhardt　著
姜丽华　周　斐　译

一、肥胖现状

肥胖指机体脂肪的异常或过度蓄积，并与全身麻醉和程序化镇静时并发症发病率和死亡率的增加有关。

肥胖已经成为全球公共健康的主要威胁[1-4]。在过去的几十年里，各个国家的儿童肥胖率均呈指数级增长。在美国，2—19 岁儿童青少年的肥胖率从 1980 年的约 7% 上升到 2016 年的约 18.5%；并有 1/3 的美国儿童出现肥胖或超重的情况[4]。全球肥胖症的分布情况如图 13-1 所示。

造成肥胖的原因是多方面的：热量摄入过量、营养选择不佳、社会经济地位低下和缺乏锻炼[5]。最新的证据表明，肥胖儿童通常在 5 岁前就有肥胖的表现，其潜在原因可能源于婴儿早期和儿童时期，这是成年后严重和顽固性肥胖的前兆[6]。据多项研究显示，住院治疗的肥胖儿童的内科或外科并发症增加。肥胖症带来了巨大的经济和社会负担（每年的医疗费用估计为 1470 亿美元），而这主要是由一些相关并发症导致的[7]。

二、肥胖的定义

目前尚无国际公认的儿童和青少年肥胖的定义。BMI= 体重（kg）÷ 身高（m²），但它并不能描述某个孩子的体型正常与否、是超重还是肥胖。

BMI 的正常值随着年龄、性别和青春期状态呈非线性变化[4]。因此，在儿科学中，单用 BMI 无法定义肥胖。作为替代，我们采用了基于人群内标准差（SD）的 BMI 百分比，它描述了基于性别和地区差异的 BMI 的百分比分布。共识委员会建议，如果儿童和青少年的 BMI 分别超过第 85 或 95 百分位，或在任何年龄超过 30kg/m²，那么其应被视为超重或肥胖（图 13-2）。为了解决这种令人担忧的情况，减重手术已经成为一种帮助青少年极端肥胖病例的手段，特别是对那些有减肥动机并做好了心理准备的患者[15]。

三、肥胖和并发症

肥胖与多种器官的功能障碍有关，如心血管疾病（高血压、血脂异常）、呼吸系统疾病（哮喘和阻塞性睡眠呼吸暂停）、肾脏疾病、内分泌疾病（糖尿病、代谢综合征）、肝脏疾病（非酒精性脂肪性肝病和非酒精性肝炎）[8-12]（表 13-1 和表 13-2）。儿童期肥胖与心血管系统早期病理性改变有关。以前最常见于患有肾脏疾病儿童的高血压现在越来越多地见于肥胖儿童[13]。肥胖儿童患高血压的风险是非肥胖者的 3 倍，并随着 BMI 的增加而增加。≤5 岁肥胖儿童的心脏疾病危险因素已被发现，包括高胆固醇血症、高血压和高胰岛素血症。左心室肥厚可见于 <10 岁的肥

最新获得的超重或肥胖女孩的数据

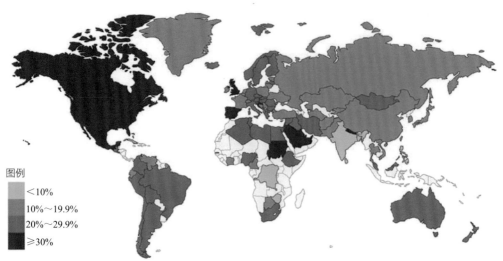

图例
- <10%
- 10%～19.9%
- 20%～29.9%
- ≥30%

非洲地区	美洲地区	东地中海地区	欧洲地区	东南亚地区	西太平洋地区
• 尼日利亚：27%	• 墨西哥：41%	• 科威特：43.2%	• 马耳他：38.7%	• 尼泊尔：30.9%	• 新西兰：29.5%
• 塞舌尔：23.6%	• 美国：38%	• 苏丹：41.6%	• 英国：36%	• 泰国：14.7%	• 文莱达鲁萨兰国：26.3%
• 南非：23.6%	• 巴巴多斯：37.2%	• 卡塔尔：40.4%	• 西班牙：34%	• 孟加拉国：8%	• 马来西亚：26.2%

最新获得的超重或肥胖男孩的数据

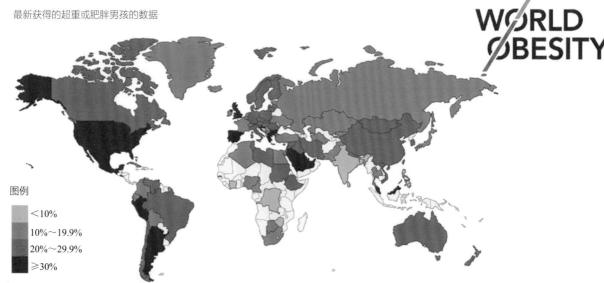

图例
- <10%
- 10%～19.9%
- 20%～29.9%
- ≥30%

非洲地区	美洲地区	东地中海地区	欧洲地区	东南亚地区	西太平洋地区
• 埃塞俄比亚：20.9%	• 秘鲁：37.8%	• 科威特：53.4%	• 马耳他：43.2%	• 尼泊尔：27.1%	• 马来西亚：33.2%
• 塞舌尔：20%	• 泰国和多巴哥：35.8%	• 卡塔尔：44.9%	• 英国：41%	• 泰国：18.2%	• 文莱达鲁萨兰国：30.5%
• 尼日利亚：18.6%	• 墨西哥：35.7%	• 阿联酋：43.1%	• 克罗地亚：38.7%	• 孟加拉国：6%	• 新西兰：29.7%

▲ 图 13-1 截至 2020 年本图发表时，全球女孩和男孩的肥胖率

经世界肥胖联合会许可转载

胖儿童，并且常常见于接受减重手术的青少年人群。有关心脏结构和功能的改变是否可以随着体重减轻而逆转的研究目前正在进行中。由于上述并发症，以及恶性肿瘤发病率和流行率的增加，肥胖显著降低预期寿命[14]。

四、肥胖的病理生理学

儿童肥胖是一种复杂的全身性疾病。脂肪的

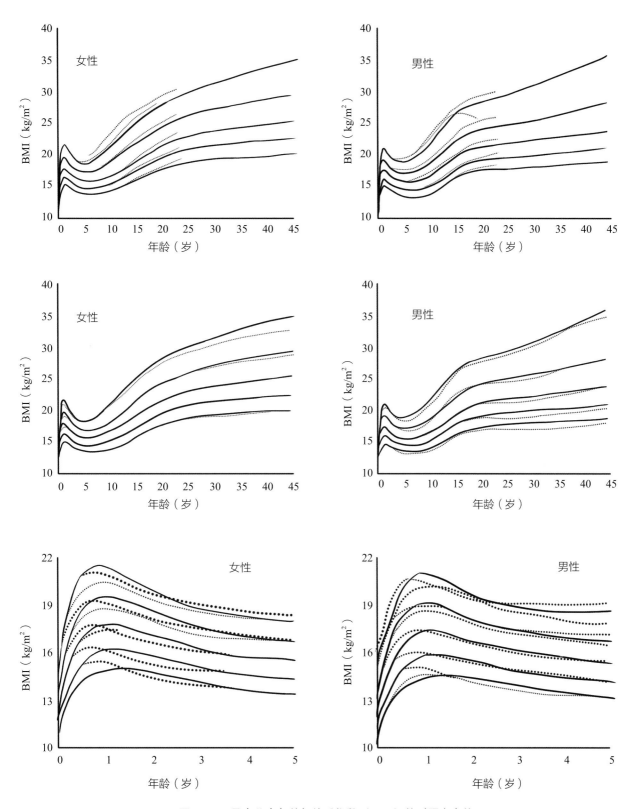

▲ 图 13-2　丹麦儿童年龄与体重指数（**BMI**）的对照参考值

经 Springer Nature 许可，转载自 Nysom[49]

表 13-1　儿童肥胖相关并发症	
受影响的系统	**并发症**
呼吸系统	• 支气管高反应性 • 哮喘（占比 30%） • 上呼吸道感染发病率高 • 阻塞性睡眠呼吸暂停（占比 13%～59%）
心血管系统	• 高血压（占比 20%～30%） • 左心室肥厚
内分泌系统	• 代谢综合征（存在于 40%～50% 的肥胖青少年中） • 血脂异常（高脂血症和高胆固醇血症） • 多囊卵巢综合征
消化系统	• 胃食管反流（存在于 20% 的严重肥胖儿童中） • 无症状脂肪肝（占比 80%） • 可进展为肝纤维化、非酒精性急性脂肪肝，极少数发展为肝硬化
神经系统	• 假性脑瘤 • 自卑和抑郁 • 学校表现不佳
运动系统	• 股骨骺滑脱

分布是肥胖症的一个重要方面。其分布通常分为外周性（女性特征的、梨形或下半身肥胖）或中心性（内脏型、男性特征的、苹果形或上半身肥胖）。中心性肥胖更有意义，因为它更常与全身炎症反应相关。核心脂肪组织产生许多生物活性物质（脂肪细胞因子或脂肪因子），包括趋化因子，如瘦素、抵抗素、内脏脂肪素、视黄醇结合蛋白和细胞因子（如肿瘤坏死因子 -α、IL-1、IL-6 和 IL-18）。这些物质会诱发全身性炎症反应，并导致肥胖相关的代谢功能障碍[16]（图 13-3）。

五、肥胖儿童在程序化镇静前的评估

为了制订成功的镇静方案，我们应在仔细和全面的术前评估的基础上，与儿科亚专业医生进行详细讨论[17]。尤其是呼吸系统和心脏系统的病史问诊和检查必须标准化。必须记录最近的住院治疗、检查、用药和任何既往疾病的恶化情况。在肥胖儿童中更常见到阻塞性睡眠呼吸暂停（OSA）（13%～59%）。伴有 OSA 和高 BMI 的儿童术中发生喉痉挛的风险高出 4 倍[19]。此外，如果儿童睡眠期间血氧饱和度的最低值＜85%，那么其对阿片类物质的敏感性可能增加，这会增加围术期呼吸系统不良事件（perioperative respiratory adverse event，PRAE）和呼吸暂停的发生风险[18-22]。最后，亚临床性肺动脉高压和临界性右心室心力衰竭可能使肥胖导致的心输出量（cardiac output，CO）增加和慢性间歇性低氧血症引起的肺动脉高压复杂化，从而导致儿童在紧急情况下发生急性右心衰竭的可能性增大。

在评估过程中，麻醉医生应查验检查和化验结果，并确保备好所有药物和干预设施 [如持续气道正压（continuous positive airway pressure，CPAP）装置]，然后向患者及其家属详细描述镇静过程。虽然肥胖儿童的体型可能看起来比较庞大，但他们的心理通常是不成熟的，往往会非常

表 13-2 肥胖儿童的呼吸系统改变
• 减少
- 肺容积
- 功能残气量
- 肺活量
- 用力呼气量
- 弥散量
- 肺泡表面积：肺容积比
- 肺总顺应性
- 辅助呼吸肌力
• 增加
- 呼吸做功
- 上呼吸道梗阻
- 阻塞性睡眠呼吸暂停的发生率
- 下呼吸道梗阻
- 支气管哮喘的发病率
- 肺萎陷

焦虑。应考虑在手术当天提前应用抗焦虑药物。访视时应评估气道，如果评估为困难气道，需备好合适的气道管理工具。建议使用 CPAP 装置的儿童在手术当天携带该装置，以便术后使用。对有过月经初潮的女性应进行常规禁食指导和尿妊娠检测。如果患儿无法步行至手术室，应使用符合儿童体重要求的轮椅或担架。肥胖患者上肢静脉通路的开放可能存在困难，因此要进行上肢静脉的检查[23]。"静脉探测器"或超声可能有助于建立静脉通路。应提供型号合适的手术台。应根据患者体重选择合适的手术台；对于正常体型的患者，手术台承重可为 227kg（500 磅）或 272kg（600 磅），而对于肥胖患者则应为 454kg（1000 磅）或 544kg（1200 磅）。为防止患儿从手术台上滚落，在任何情况下都应将其束缚在手术

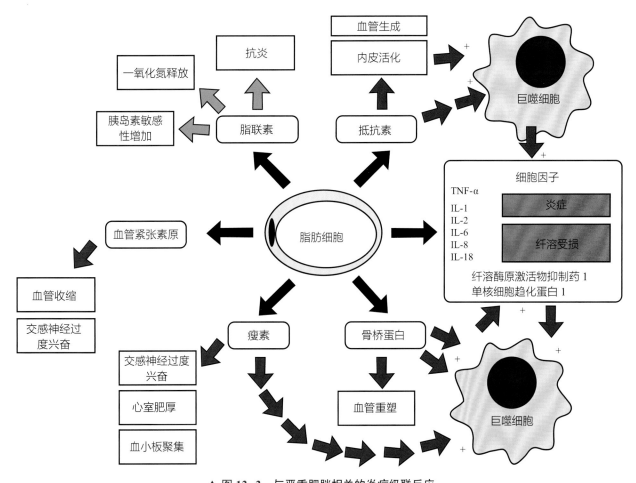

▲ 图 13-3 与严重肥胖相关的炎症级联反应

经 Springer Nature 许可，转载自 Cullen 和 Ferguson[50]

台上。当患者在手术台上时，即使其体重在手术台的额定承重范围内，解锁和移动手术台也可能会导致台面倾斜。如果手术台面偏离中心、患儿被反向放置或在手术台的某个方向上施加一个强力，则更有可能发生手术台倾斜的情况。

六、呼吸系统不良事件

围术期呼吸系统不良事件（perioperative respiratory adverse event，PRAE）更常发生于肥胖儿童；然而，相关方面的研究很少，结果也有很大的地区性差异 [20, 24-26]。肥胖与低氧血症、上呼吸道梗阻和面罩通气困难导致的 PRAE 之间有显著的相关性。肥胖和 BMI 是所有 PRAE 的重要预测因素，而困难喉镜显露、喉痉挛、支气管痉挛、严重的咳嗽发作和需要辅助供氧与 PRAE 相关，但没有统计学差异。这些发现来自于儿童镇静研究联盟（Pediatric Sedation Research Consortium，PSRC）的数据，证实了肥胖对儿童程序化镇静预后的影响。PSRC 表明，即使在不需要气道支持措施的情况下，肥胖也可以独立预测镇静期间的呼吸系统不良事件。镇静期间或镇静后的不良事件包括气道阻塞、氧饱和度降低、分泌物过多、喉痉挛、无法完成预期操作和苏醒延迟。此外，肥胖儿童更常需要进行气道干预，包括优化体位、气道吸引、托下颌、气道辅助装置和球囊 – 面罩通气 [27]。

七、气道管理

一些关于肥胖成年人的研究表明，肥胖是面罩通气困难的预测因素 [28]。在肥胖儿童中也有类似的报道 [29]。在喉镜检查和气管插管时，声门上和喉咽部的脂肪增多可能导致声门显露受限。但是，通过在患者的上身和头部下方放置楔形毯子，将枕骨高度从 7cm 增加到 14cm，使患者处于斜坡位，可以在直接喉镜检查时提供更佳的气道视野 [30]。斜坡和增强的嗅物位可使外耳道水平达到或高于胸骨上切迹。该操作改善了口咽视野、利于喉镜检查，可以抵消横跨肩胛骨的脂肪垫（使声门位置变高）的影响。为了避免使用大剂量镇静药后血氧饱和度下降，我们建议在诱导前进行预充氧，预充氧时需吸入至少 80% 氧含量的氧气（100% 氧气可能导致肺不张）、保持头高位、持续气道正压 $10cmH_2O$，以及呼气末正压（positive end-expiratory pressure，PEEP）。

经鼻湿化快速充气交换通气（transnasal humifed rapid-insuffation ventilatory exchange，THRIVE）是一种通过高流量鼻导管（high-fow nasal cannula，HFNC）快速吸入温湿气体来维持呼吸暂停时的氧合和通气的技术 [31]。该技术延长了儿童在单次应用镇静药物后的允许呼吸暂停时间。通过延长出现严重低氧饱和度的时间，THRIVE 可以提高儿科气道管理的安全性，并有可能减少一些不良事件，如喉痉挛、支气管痉挛、甚至心脏停搏。尤其对于肺功能受限、困难气道可能性更大的肥胖儿童来说，呼吸暂停期间的持续氧合更能使他们获益。到目前为止，尚无任何关于肥胖儿童的相关研究来支持这一观点，同样，这种方法的使用情况及术后情况的相关数据也是空白的。理论上，术后的 THRIVE 也有可能使肥胖儿童获益。HFNC 治疗减少了存在通气不足、肺不张和呼吸衰竭风险者的呼吸做功；肥胖儿童对此方法有良好的耐受性，因此对他们来说也许是可行的。如果患儿的头颈部体位已经最优化，困难喉镜显露就不会有很高的风险。由于证据的缺乏，肥胖儿童应选择使用声门上气道还是气管导管尚未获得统一的建议。目前唯一的一项随机对照研究显示，对于肥胖男性，与气管插管相比，喉罩与咳嗽的显著减少、气道峰值压力的增加、肺部并发症的减少和麻醉恢复室时间的缩短相关 [32]。肥胖成人应用围术期无创通气（noninvasive ventilation，NIV）的优势是其可以改善气管插管前和术后的氧合 [33]。此外，由于 NIV 能够降低呼吸系统并发症的发生风险，因此在特定的儿科病例中可能是一种可行的方法。

八、肥胖儿童用药的考虑

传统上，我们是根据婴幼儿的总体重（total body weight，TBW）来确定其用药剂量的。我们可以据此预测大多数麻醉镇静药物的终末器官效应及其恢复情况。然而，在肥胖儿童中，这种方法可能导致实际上的剂量不足或过量，并造成不良后果[34, 35]。一些方法可能有助于预估肥胖儿童的准确用药剂量，包括用来说明药代动力学参数（如清除率）随发育程度和体型变化的异速生长（体型和身体功能变化的研究），其指数为 0.75（相对于成人剂量）；以及体重量表。对于 >2 岁的儿童，后一种方法更便于临床应用。然而，最近对 21 种药物在肥胖儿童体内的药代动力学数据进行的一项系统回顾未能建立药物亲脂性和亲水性与其分布容积（volume of distribution，Vd）或清除率的变化之间的联系[34]。

考虑任何患者正确药物剂量的典型策略是监测其终末器官效应（如麻醉深度或神经肌肉阻滞程度）。

为肥胖儿童制订合适的药物剂量需要了解用于估算正确剂量的因素。总体重（total body weight，TBW）由两部分组成：去脂体重（fat-free mass，FFM）和脂肪质量（fat mass，FM）[35, 36]。一般来说，前者决定亲水性药物的分布容积，而后者决定亲脂性药物的分布容积。由于大多数药物同时具有亲脂性和亲水性，因此必须考虑每种（或每类）药物的药理学以确定其药代动力学特征。不幸的是，很少有关于肥胖儿童应用镇静药物的研究，因此有关药物剂量的证据是不足的。

FFM 类似于瘦体重（lean body weight，LBW），可以被认为是理想体重（ideal body weight，IBW）和维持 FM 物理及代谢需求所需的额外质量的总和。后者主要来自肌肉质量的增加，少量来自于血管丰富的器官质量（心脏、肝脏、肾脏）和流体室的增加。随总体重的增加，FM 成比例地增加；而 FFM 则稳步增加直至 BMI 达到 40，随后维持不变。

随着肥胖患者脂肪量的增加，这些药物的负荷剂量通常以总体重为基础。相反，FFM 包含所有的无脂肪器官，包括体液（如血液）、血管丰富的组织和肌肉群。亲水性药物对 FFM 有优先亲和力。而 FFM 不随总体重的增加而增加，因此肥胖患者的亲水性药物的剂量调整应比瘦体重多 30%～40%。从表格、图表或简单的公式中可以得到儿童的理想体重（IBW）和瘦体重（lean body weight，LBW）。

另外，以下公式可以用来估算儿童的 IBW。

$$≤8 \text{ 岁儿童的 IBW} = 2 × \text{ 年龄（岁）} + 9$$

$$>8 \text{ 岁儿童的 IBW} = 3 × \text{ 年龄（岁）}$$

$$\text{LBW} = \text{IBW} + 0.3 × （\text{TBW}–\text{IBW}）$$

负荷剂量的多少取决于分布容积，而维持剂量或输注速率取决于清除率，两者的不同使药物剂量的确定更为复杂。用于麻醉诱导的药物分布在中央室，并遍布血管丰富的组织器官（如大脑）。尽管这些药物是亲脂性的，但理论上诱导剂量是基于急性分布容积（volume of distribution，Vd）的，因此考虑诱导剂量时基于 IBW 或 LBW 更为合适。LBW 可能是丙泊酚用于麻醉诱导时所需剂量的良好计算依据，但其维持 / 输注剂量基于 TBW 更为适合。肥胖人群用药剂量的其他考虑因素有血浆蛋白、肝肾功能、细胞色素酶活性、心输出量和局部血流的变化。肥胖可能会造成器官功能的损害；肥胖成人的右美托咪定清除率会下降。在肥胖人群中，药物的药代动力学取决于该药的理化特性。

静脉注射药剂量的准确预估比吸入性麻醉药更为复杂。首先，静脉注射药需要单次快速注射或给予"负荷剂量"以达到理想的目标终末器官浓度；其次，需要连续或间歇性注射药物以维持所需浓度。

为了确定肥胖对药物负荷剂量的影响，我们可以计算肥胖儿童的 Vd/TBW，并将其与非肥胖儿童的比值进行比较[37]。对于药物负荷剂量，如果肥胖儿童的 Vd/TBW 不变或增加，则负荷剂量应以 TBW 为基础考虑；如果 Vd/TBW 减少，剂量应基于 LBW 或 IBW。对于亲脂性药物的负荷剂量，如果肥胖患者的 Vd/TBW 比值降低，那么该药物就较少分布于 FM 中，应以 LBW 或 IBW 为基础；如果肥胖患者的 Vd/TBW 比值不变或增加，应以 TBW 为基础。静脉注射药物的初始剂量或负荷剂量的多少取决于多种因素，最重要的是蛋白结合率和药物的 Vd。虽然肥胖人群的白蛋白浓度基本上没有变化，但 α_2 酸性糖蛋白可能会增多，特别是在全身性炎症反应存在的情况下。在肥胖者中，亲脂性药物（大多数镇静药物）的 Vd 会随着脂肪质量（FM）及 TBW 的增加而增加，尽管这种情况可能会被蛋白结合率所缓解。相比之下，亲水性药物的 VD 随机体含水量的变化而变化，而后者与 LBW 或 IBW 同时变化。

对于维持用药，剂量应以其清除率为依据。如果肥胖者的清除率保持不变或降低，则维持剂量应基于 LBW 或 IBW；而如果肥胖者的清除率增加，那么维持剂量应该基于 TBW。肥胖患者的心输出量和血容量增加，从而增加了对肝、肾的灌注。大多数肥胖儿童的肝功能（及肝摄取率高的药物的肝血流量）与非肥胖者相比没有明显差别[38]。2 岁以后，用于药物代谢的重要的细胞色素 P_{450} 同工酶（3A4 和 2D6）发育成熟，相对来说不受肥胖的影响；尽管有证据表明，肥胖成人非酒精性脂肪性肝病会减少细胞色素 P_{450} 3A4 的表达，并增加 2D6 的表达。与成人不同，＞ 1 岁肥胖儿童肾清除率不均匀下降。因此，我们可以使用以下方法来估计肥胖儿童的药物维持剂量：与非肥胖儿童相比，如果肥胖儿童药物清除率降低或保持不变，那么维持剂量应基于 LBW 或 IBW。相反，如果肥胖者的清除率增加，那么维持剂量应基于 TBW。体表面积（body surface area，BSA）和 BMI 在过去曾被用作估算药物剂量的标尺，但它们会随着儿童的年龄和性别不同而变化。一个更简单的基于体重的标尺是 TBW，

它可以用来估算对脂肪质量有强亲和力的亲脂性药物的剂量。

九、药代动力学

（一）吸收

肥胖不会显著影响药物的吸收。然而，某些减肥手术（胃或肠道旁路）可能与吸收不良综合征有关。接受过胃旁路手术的患者通常会出现维生素 K 缺乏，有时也会出现维生素 D、维生素 B_{12} 和叶酸的缺乏[39]。

（二）分布

肥胖也是一种炎性状态，肥胖个体中的 α_1-酸性糖蛋白（acid glycoprotein，AAG）可能比非肥胖个体增加 1 倍。因此，高 AAG 蛋白结合率药物（芬太尼等弱碱性药物）的活性和游离部分可能会显著减少。肥胖儿童脂肪组织质量的增加明显影响脂溶性药物的表观分布容积，但肥胖也与循环血容量的增加和许多器官（肝脏或肾脏）的大小有关。因此中央室容积常常增加，但在稳态下的分布容积也会增加——即使是亲水性药物。由于肥胖儿童的瘦体重也会更大，所以为了达到相同的血药浓度和最终相似的临床效果，大多数药物的剂量必须增加[40-42]。

十、清除

（一）肝脏代谢

如前所述，肥胖与心输出量、血容量和器官血流量的增加有关，但即使肝脏体积增大，功能性的肝血流量也几乎没有变化。这很可能是由于肝组织脂肪浸润使肝功能受到了损害，而此时肝生化检验仍表现正常。尽管一些细胞色素 P_{450} 酶活性增加，但主要由 I 相酶代谢的药物的清除率通常没有变化，乙酰化药物也是如此。相反，许多结合药物的清除率随总体重的增加而增加，这很可能是肝外结合过程的结果[40-42]。

（二）肾脏清除

相较于非肥胖儿童，肥胖儿童的肾脏体积更大，肾小球滤过率更高，肾小管排泄也增多（后

者比例更大）。因此，通过肾脏排泄的药物的清除率增加[40-42]。

十一、药效学

对于肥胖儿童，有关肥胖对药效学影响的内容我们知之甚少。肥胖似乎并不会影响镇静药的浓度-效应关系。然而，对人类疼痛阈值的研究显示了相互矛盾的结果：一些研究表明肥胖者的疼痛敏感性是增加的，而另一些研究则表明是降低的。现已证实，就如高胰岛素血症患者的代谢性周围神经病变一样，肥胖（非糖尿病）患者的小纤维神经也具有亚临床传导缺陷。

十二、肥胖儿童的镇静药及剂量

（一）镇静催眠药

有关具体镇静药物在肥胖儿童中的药代动力学（pharmacokinetics, PK）/药效学（pharmacodynamics, PD）的研究有限。根据最佳的"可获得的"数据，表13-3总结了麻醉诱导或维持药物的所需剂量。希望能有更多的证据来确定镇静药物在肥胖儿童中的安全用量。

（二）硫喷妥钠

由于肥胖儿童的心排血量、瘦体重增加，根据理想体重估算的药物分布和剂量会导致实际用药量不足，所以肥胖儿童比纤瘦者需要更高的单次剂量（mg/kg）。硫喷妥钠大量储存于脂肪组织中，这会导致分布容积增加和终末消除半衰期延长；正是这两个因素限制了其单次或多次少量注射应用[40-42]。

（三）丙泊酚

目前已有关于丙泊酚在肥胖儿童中的负荷量和维持剂量的一些研究[43-44]。

丙泊酚虽然是一种亲脂性药物，但它并不是主要集中在脂肪组织中，其分布容积与总体重成比例增加。丙泊酚主要在肝脏中结合后被消除，其代谢清除也随着肥胖的程度而增加。因此，肥胖儿童持续输注丙泊酚时的剂量应根据总体重计算。丙泊酚所需的单次剂量仍存在争议。毫无疑问，它高于非肥胖儿童，但仅基于总体重的计算可能会导致药物过量并造成心肺不良后果。因此，建议根据用药效果进行仔细滴定给药。

十三、阿片类物质

（一）吗啡

吗啡在肥胖患者中的药代动力学在很大程度上是未知的，更不要说在肥胖儿童中。一般认为，通过肝脏结合代谢的吗啡在肥胖者中的清除率可能会增加，其活性代谢物通过肾脏消除，不

表 13-3 肥胖儿童镇静药用量

药 物	负荷剂量	维持剂量
硫喷妥钠	LBW	不推荐
丙泊酚	LBW	TBW
依托咪酯	LBW	–
氯胺酮	IBW	–
苯二氮䓬类	LBW	IBW
吗啡	IBW	IBW
芬太尼	TBW	LBW
瑞芬太尼	LBW/IBW	LBW

IBW. 理想体重；LBW. 瘦体重；TBW. 总体重

会产生蓄积。

吗啡在血浆中与白蛋白结合，其未结合部分的作用过程很可能与非肥胖者相似。因此，从镇痛的角度来看，肥胖儿童可能比非肥胖儿童需要更多的吗啡。然而重要的是，吗啡（及所有其他阿片类物质）的主要问题是呼吸抑制和低氧血症，这种问题在没有 OSA 的儿童中也会出现[21]。在肥胖人群中应谨慎使用吗啡（和其他阿片类物质），为尽量减少其使用剂量，可将吗啡作为多模式镇痛方案的一部分，并在密切监测下根据效果来滴定给药。

（二）芬太尼和芬太尼衍生物（阿芬太尼、舒芬太尼和瑞芬太尼）

直到最近，芬太尼在肥胖儿童中的药代动力学还是完全未知的。对于学龄儿童来说，与非肥胖者相比，肥胖者的芬太尼清除率随体重增加的比例更小，而分布容积（在稳态下）随体重增加的比例更大[45, 46]。在肥胖儿童中，基于体重考虑的芬太尼剂量可能会导致稳态浓度的增加，同时延长达到稳态的时间。所以我们有必要研究针对肥胖儿童的替代给药策略。

理论上，瑞芬太尼可能是肥胖儿童理想的阿片类物质。在成人中，体重、去脂体重和年龄（不是体重指数）是特定三室模型参数的显著协变量[40-42]。

（三）右美托咪定

右美托咪定是一种高特异性 α_2 受体激动药，具有镇静和催眠作用。在高剂量下，其 α_2 激动作用能够激活位于循环系统平滑肌细胞上的 α_2、β 受体，可能引起短暂性高血压；此外，在低剂量下其 α_2 激动作用占主导，可抑制交感活性。右美托咪定主要由 UGT1A6 和 UGT2B7 代谢，很少部分由 CYP2B6 代谢，其代谢产物无活性。右美托咪定在儿童中的药代动力学只有有限的药代动力学 / 药效学数据，而在肥胖儿童中则没有。然而，在病态肥胖儿童的程序化镇静中使用右美托咪定可能更为合适。右美托咪定具有阿片类物质协同作用，可优先用于伴有阻塞性睡眠呼吸暂停和低通气综合征的肥胖儿童。不推荐单次快速用药，输注速率应不超过 $0.2\mu g/(kg \cdot h)$[47]。

十四、苯二氮䓬类

（一）咪达唑仑

咪达唑仑通常用于儿童的程序化镇静。起效快，作用时间较短，主要通过 CYP3A4 和 CYP3A5 代谢，其代谢产物通过 UGT1A4（1,4-羟基咪达唑仑），以及 UGT2B4 和 2B7（1-羟基咪达唑仑）进行葡萄糖醛酸化[40-42]。虽然在婴儿和正常体重儿童中咪达唑仑口服和静脉注射用药的药代动力学 / 药效学特性的研究较多，但目前还没有任何关于肥胖儿童的数据。

已经证实，咪达唑仑的总分布容积在肥胖成人中几乎增加了 3 倍，即使在校正总体重后该数值仍然很大。肥胖者中咪达唑仑的总代谢清除率没有变化，消除半衰期很可能与体重有关。咪达唑仑具有很强的亲脂性，因此它有可能分布于过量的脂肪组织中。因此，单次静脉注射咪达唑仑时，其剂量应与总体重（TBW）成比例增加[48]。肥胖患者的肾小球滤过率（glomerular filtration rate，GFR）增加，咪达唑仑的肾清除率也可能随之增加。其持续输注速率应根据理想体重来确定。

（二）更新的镇静催眠药

新型镇静药如磷丙泊酚、瑞马唑仑和依托咪酯衍生物（不引起肾上腺抑制）在肥胖儿童中有多大程度的镇静作用尚不清楚，有待确定[48]。

全球儿童肥胖症发生率的增加是儿童麻醉中的重大挑战。并发症影响多个器官系统，呼吸系统问题和药理学问题带来了围术期的风险。制订方案并谨慎管理气道及药物剂量可以减少围术期风险的发生。然而，有关肥胖儿童的最佳气道管理和药物用量的科学依据是有限的。

十五、病例研究

病例 1

一名 10 岁女孩因胃食管反流病(gastroesophageal

reflux disease，GERD）计划行胃镜检查。由于其母亲曾患有恶性高热，家属和胃肠科医生一致决定在检查中使用静脉麻醉。患儿被转送至医院的镇静机构进行胃镜检查。该患儿体重 65kg，身高 120cm（BMI = 45kg/m^2）。目前服用血管紧张素转换酶（angiotensin-converting enzyme，ACE）抑制药和 β 受体拮抗药治疗高血压，自诉血压"控制良好"，但据了解其用药依从性不足。此外，胃肠科医生称其是"健康的"。患儿无麻醉药或镇静催眠药应用史。主治麻醉医生指出，术前访视时，家属称患儿在睡觉时有大声咳嗽和打鼾的表现，并会出现呼吸暂停。而该患儿从未针对这些症状进行过进一步的检查。

分析

肥胖儿童患 GERD 的风险比正常体重的儿童高 30%～40%。GERD 的长期预后尚不清楚，但在成人中，GERD 及其后遗症 Barrett 食管是食管癌的显著危险因素，而食管癌这种恶性肿瘤的发病率在过去 20 年中增加至以前的 4 倍。因此，正确诊断和治疗 GERD 是很重要的。

该患儿的诸多症状表明其患有阻塞性睡眠呼吸暂停综合征（obstructive sleep apnea syndrome，OSAS）。OSAS 患儿有反复发作的低氧血症的表现，并对外源性阿片类物质的敏感性增加。低氧血症的严重程度与对阿片类物质的敏感性相关。对于术前血氧饱和度最低值＜85% 的 OSAS 儿童，达到同一镇痛终点所需的吗啡剂量是血氧饱和度＞85% 的儿童所需的一半。此外，在应用同一剂量的芬太尼后，46% 的患有严重 OSAS 的儿童出现了呼吸暂停导致的血氧饱和度降低，而对照组为 4%。

儿童行胃镜检查时通常需要使用阿片类物质及镇静催眠药，主治麻醉医师认为对此患儿来说静脉麻醉是不可行的，在全面监测术中及术后的情况下实施全身麻醉是更好的选择。

病例 2

一名患有孤独症谱系障碍、发育迟缓、广泛性焦虑症、冲动控制障碍的不善言语的 6 岁白人男孩计划进行 MRI 检查，这是其诸多计划用来协助其诊断、判断其预后的检查中的一项。该患儿肥胖，其肥胖程度按年龄和性别来算均在人群第 99 百分位以上（BMI = 34.9 kg/m^2，z 分数 = 3.098）。计划施行的 MRI 检查不太可能在没有任何形式的镇静作用下进行。患儿被转送至医院的镇静机构，主治麻醉医生决定在静脉注射丙泊酚镇静下进行 MRI 检查。此外，为控制其攻击性和焦虑症状，该患儿目前正在服用利培酮（维思通）和文拉法辛（郁复伸）。

行 MRI 检查当天，患儿严格禁食，和父母一起至医院的 MRI 室。在离家之前，父母试图在几个可见静脉血管的区域放置 EMLA 垫（利多卡因乳膏），但患儿很快将其去除。由于该患儿在陌生环境中更易焦虑，其父母要求使用一些药物来进行治疗。主治麻醉医生建议患儿口服 15mg 咪达唑仑，但被患儿拒绝。幸运的是，在超声下，肘部静脉置管顺利，麻醉医生迅速给予单次剂量的丙泊酚（2 mg/kg）。该患儿仍很活跃，无法躺下并进行检查。随后，又为其应用了 3 次快速单剂量的丙泊酚（每次 1mg/kg），每 10 分钟 1 次，但该患儿仍猛力对抗麻醉医生。随后麻醉医生给予患儿 2mg 咪达唑仑静脉注射，这次似乎有用，于是患儿被放置在 MRI 仪中。此时患儿出现伴有喘鸣的上呼吸道梗阻，麻醉医生抬起患儿下颌并通过面罩给氧，症状随之缓解。然而，患儿突然出现呼吸暂停及血氧饱和度下降，麻醉医生开始实施正压通气，并要求增援麻醉医生放置喉罩（laryngeal mask airway，LMA），但 LMA 无法被置入合适位置。最后大家一致决定取消此次检查，并为患儿重新制订下次在全身麻醉下行 MRI 检查的方案。

分析

肥胖儿童建立静脉通路可能存在困难。幸运的是，在超声引导下第一次尝试静脉置管顺利。认识到镇静药物效果可变性这一点是非常重要的，尤其是在多数镇静药物在肥胖儿童中应用的药理学知识相对匮乏的情况下。丙泊酚是一种不主要在脂肪组织中聚集的亲脂性药物。其分布容积与总体重成比例增加。丙泊酚主要在肝脏结合后被消除，其代谢清除率也随肥胖程度而增加。因此，肥胖儿童持续输注丙泊酚时的剂量应根据总体重计算。丙泊酚所需的单次剂量仍存在争议。仅根据总体重计算可能会导致药物过量并产生心肺不良后果。因此，建议根据预期效果进行仔细滴定。利培酮和文拉法辛对丙泊酚和咪达唑仑的药代动力学的影响程度尚不清楚。可能随时出现镇静不足或镇静过度，如发生气道阻塞（或心血管不稳定）的情况。如果所需的镇静状态不容易达到，应取消此次操作，并重新制订在有熟练气道操作经验的医生的帮助下或在全身麻醉下实施的替代方案。

为了患者的安全，麻醉医生必须接受正确的儿科复苏培训，以便帮助患儿从比预期更深的镇静水平中恢复。在开始操作之前必须有指定的负责医生在旁，以防发生意外的镇静并发症。患者的安全依赖于在安全的医疗系统中工作的训练有素的医护人员。

病例 3

一名 7 岁、63kg 的男童因严重的阻塞性睡眠呼吸暂停计划接受腺扁桃体切除术。其 McGil 血氧评分为 4 分，打鼾、呼吸困难、睡眠后精神不振（snoring,trouble breathing, unrefreshed, STBUR）评分是 5/5。该患儿社会史复杂，几年来一直接受高热量、高糖饮食。因口腔卫生不佳导致牙脓肿形成，因此在计划手术前一周该患儿被转至社区口腔。口腔医生没有患儿之前评估情况的记录。由于患儿不配合，口腔医生建议鼻腔应用咪达唑仑镇静。镇静时没有专门的镇静提供者，也没有标准监测（SpO₂、ECG 或 NIBP）。经鼻喷雾器给予 20 mg 咪达唑仑后不久，患儿出现嗜睡、重度缺氧及心肺骤停，最后复苏失败。

分析

肥胖儿童患严重气道阻塞和睡眠呼吸障碍的风险增加。为防止出现可预防的灾难性后果，应仔细询问病史，包括所有镇静前的检查。该患儿应至拥有训练有素的人员和儿科设备的儿科专科单元。理想情况下，以上两种方法应结合起来，以减少患儿暴露于镇静和麻醉的次数。

第 14 章　镇静是睡眠还是失忆，有何区别

Sedation; Is it Sleep, Is it Amnesia, What's the Difference?

Robert A. Veselis　Vittoria Arslan-Carlon　著

姜丽华　周斐　译

一、镇静、睡眠、记忆和失忆症

大多数儿科患者都需要进行深度镇静，以便为手术或操作（包括无创成像）提供良好的条件。正如本章将要揭示的，深度镇静本身会产生遗忘作用。然而，可供医生使用的药物的遗忘特性各不相同。尽管麻醉药物产生的深度镇静会导致无反应，但了解不同药物之间的遗忘特性是值得的。为奠定相关基础，我们需要了解记忆和镇静之间的关系。因此，本章将介绍镇静与睡眠及记忆的生理学基础。这些知识也有助于对目前正在进行的研究（和市场营销计划）进行批判性评估。我们认为，镇静作用的神经生理学可能包括两套相互作用的系统。一个深层的、低水平的位于皮质下/脑干核的可以投射到不同大脑网络的系统控制着睡眠和（或）镇静。这些直接或间接地影响着构成记忆功能和意识基础的更高水平皮质介导的网络（"自下而上"）[1, 2]。值得注意的是，也有许多人认为，高水平网络直接受到麻醉药物的影响，从而导致镇静/无意识，而不受皮质下机制的影响（"自上而下"）[3]。这两种机制很可能都在发挥作用[4]。

（一）镇静 vs. 麻醉

镇静与麻醉不易区分，两者接连发生，两种状态间界限模糊。本书不涉及麻醉，但我们常将使儿童能够耐受医疗干预所需的镇静状态视为麻醉。因此为医务人员制订有条理、一致的指导方针存在一定困难，例如，规定哪些医务人员可以或不能使用丙泊酚或右美托咪定。

镇静和麻醉之间的关键区别主要体现在所用药物的剂量和使用程度上[5, 6]。麻醉用高剂量的镇静药来诱导，最好的例子是丙泊酚（还有依托咪酯和氯胺酮），而镇静则用低剂量的麻醉药来诱导，如吸入器中使用的挥发性药物，这种方式自数百年前使用第一个吸入器以来就一直在变化。

（二）入睡，也许是镇静

随着对睡眠生理学的更好理解，人们将注意力放在了觉醒时调节药物麻醉（理解为"镇静"）作用的自然睡眠通路上，即保持清醒所必需的大脑过程[7-9]。本该觉醒的时候却没有觉醒，就会导致嗜睡症，即病理性的无法保持清醒[10]。梦之神莫菲斯以他的名字命名了最早的镇静药之一——吗啡。麻醉不是睡眠，因为人们无法从这种状态中被唤醒，但我们花费了大量的努力来开发能够模拟自然睡眠状态并提供理想镇静条件（即在侵入性操作过程中患者无体动，无呼吸抑制）的药物。镇静时的体动通常与镇痛不足有关，具有镇痛特性的镇静药物（如氯胺酮和氧化亚氮）在低于麻醉剂量用药时即可提供良好的操

作条件。从另一方面来说，当具有强效呼吸抑制的镇痛药（即阿片类物质）与镇静药联合使用时，如果没有密切关注药物的协同增强作用，那么不可避免地会发生一些呼吸灾难。由此可见，多模式麻醉的原理也同样适用于镇静[11]。

睡眠和镇静/麻醉的机制有所重叠，因此很难区分"镇静"和"麻醉"。思考镇静的一种方式是把它看作是与觉醒相反的东西。"觉醒通路"这一术语常被用来表示镇静的神经生理学。记忆会被镇静影响。觉醒，或在其他情况下，"注意力"是记忆力的强有力介体。大量的文献研究了注意力对记忆的影响[12-15]。觉醒程度的提高会带来更好的记忆力[16]。又或者，外部刺激在没有被注意到的情况下是不会被记住的，至少是不会被有意识地记住[13]。如果我们把注意力从一件事情上转移开，换句话说就是"分散注意力"，那么有关未被注意的事情的记忆就会受到影响。我们在临床实践中经常会这样做，例如，在开始静脉注射时，让助手与患者进行交谈。除了药物本身之外，心理学也是我们镇静所需的重要组成部分。

为了保持清醒，人们需要由皮质下和脑干核相互投射和包括皮质在内的其他大脑区域介导的觉醒[17]（图 14-1）。神经递质介导这些效应，其中两个重要的效应是去甲肾上腺素（或称为去甲肾上腺素能）和组胺。这些神经递质系统的突出例子是脑干蓝斑的去甲肾上腺素能投射和下丘脑结节乳头核的组胺能投射（紧邻大脑底部的垂体）[9]。镇静药的某些不良反应可以通过这些神经递质系统的作用来解释。例如，抗组胺药（如苯海拉明）会引起嗜睡，而抑制蓝斑输出的药物也会导致困乏。事实上，这就是右美托咪定镇静作用的途径[18]。蓝斑是睡眠通路的关键组成部分，这也解释了为什么右美托咪定产生的镇静状态被描述为更"类似睡眠"，并且似乎与其他镇静药物（如苯二氮䓬类）产生的镇静状态不同，而后者影响的是受其他受体系统[19-21]。然而，从单一神经递质的角度理解驱动行为（唤醒/镇静/

学习/记忆）的神经生理学是过于简单化的。许多神经递质和神经肽也参与其中，它们之间的相互作用决定了行为反应[22]（图 14-2）。

与觉醒相反的是促进睡眠的核团，最重要的例子是位于下丘脑的一个被称为腹外侧视前核（ventrolateral preoptic nucleus，VLPO）的核团，该大脑区域因与视神经距离相近被称为"视前区"[23]。该核团在睡眠时活跃，并抑制其他觉醒核团。介导 VLPO 作用的神经递质是 GABA，它正好是许多镇静药物的作用靶点（苯二氮䓬类、依托咪酯、丙泊酚）。然而，GABA 受体也广泛分布于大脑，并集中在大脑的某些区域，如内侧颞叶[24]。因此 GABA 能药物能够作用于 VLPO 以外的许多位点。GABA 受体不仅广泛分布于整个大脑中，而且种类繁多，这取决于构成其五聚体受体的 19 种已知糖基蛋白的种类[25]。因此，"GABA 能"药物之间的差异取决于它们与受体亚种之间的相互作用[26, 27]。其他跨膜蛋白对 GABA 受体的调节作用进一步增强了这种复杂性，从而影响了特定药物对特定 GABA 受体的作用[28]。有关依托咪酯（以含有 α_5 亚基的 GABA 受体为作用靶点）的篇章将说明受体亚型的重要性[29]。GABA 受体主要存在于大脑中重要的记忆处理区域，即由海马体和杏仁核组成的内侧颞叶结构[30]。这些大脑区域靠近脑干和下丘脑，其结构群可以被视为高级皮质中枢所依赖的功能单元。不足为奇的是，这些系统中的一个系统（如睡眠通路）会影响其他系统（如记忆）的功能。因此，作用于 GABA 受体的药物对记忆和觉醒（镇静）都会产生影响。

已知的睡眠通路生理学正在不断扩展，随着新的通路、神经递质和神经核的发现，越来越多的复杂交互作用变得清晰起来[22]。例如，促食欲素能通路，之所以如此命名是因为其神经递质是食欲素[31, 32]。食欲素（下视丘分泌素）不仅调节睡眠/觉醒，还调节新陈代谢、进食和奖赏[33]。缺乏食欲素会导致嗜睡症[10]。除了神经递质可调节睡眠/觉醒之外，蛋白质的信使 RNA 转录及

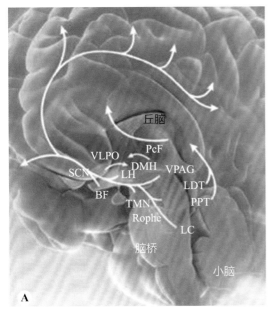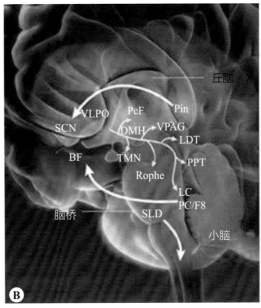

▲ 图 14-1 睡眠通路和觉醒通路，人类大脑中的睡眠中心和觉醒中心

A. 人类大脑在清醒状态下的艺术渲染，展示了觉醒和睡眠的重要中枢及神经传导通路。来自背外侧被盖（LDT）和脚桥（PPT）核的胆碱能传入（橙色）通过丘脑进行投射，促进丘脑皮质觉醒信号的传递。第二条通路通过下丘脑投射到皮质中心，促进来自中脑中心的丘脑皮质传入进程，包括去甲肾上腺素能（蓝色）蓝斑（LC）、5- 羟色胺能（紫色）中缝背侧（Raphe）、组胺能（粉红色）结节乳头状核（TMN）和多巴胺能（黄色）腹侧导水管周围灰质（VPAG）。该通路还接收来自类胆碱能（橙色）基底前脑（BF），以及下丘脑外侧（LH）和穹窿周围神经元（PeF）肽能神经元的输入，这些神经元含有食欲素或黑色素浓缩激素（浅绿色）。褪黑激素（红色）神经网络通过调节昼夜节律来影响觉醒和睡眠。这种内部生物钟起源于视交叉上核（SCN），并通过背内侧下丘脑（DMH）投射，向下丘脑 GABA 能（灰色）腹外侧视前核（VLPO）发送抑制信号。B. 人类大脑在睡眠状态下的艺术渲染，展示了睡眠和觉醒的重要中枢及神经传导通路。下丘脑的 VLPO 向包括 PeF、TMN、VPAG、Raphe、LDT 和 PPT 及 LC 在内的中脑觉醒中枢发送递减的 GABA 能（灰色）抑制信号。在黑暗期的早期，松果体（Pin）释放褪黑素（红色），抑制褪黑激素系统的 SCN 和 DMH。已在脑桥中脑中发现在快速眼动（REM）睡眠期间控制神经活动的核团。蓝斑核周围（PC）和臂旁核（PB）通过 BF 发送谷氨酰胺能（绿色）投射，影响 REM 睡眠期间的皮质活动，而侧下核（SLD）则通过脊髓发送谷氨酸能投射，诱发 REM 睡眠的特征性弛缓

经 Springer Nature 许可，转载自 Waffod 和 Ebert[17]

其磷酸化也能通过调节突触功能来驱动昼夜睡眠模式[34]。我们能够理解驱动觉醒和镇静的系统的惊人复杂性。将各种药物的临床效果与潜在机制联系起来是一项充满挑战的任务[35]。即使属于同一"类别"，药物的行为/临床效果也可能截然不同，因此医生必须熟悉每种药物的细微差别，本章稍后将对此进行讨论。

如用精心编排的和声起舞一样，将觉醒和睡眠的机制概念化是富有成效的[36]。这种交互式的平衡允许睡眠和觉醒状态在短时间内发生转变，因为一组核团开始工作的同时其他核团会被抑制。与这种活动相关的行为是"打瞌睡"和突然醒来之间的快速转变。右美托咪定的镇静特性可能是上述机制在发挥作用，因为应用右美托咪定的患者似乎经历了类似的快速转变。然而，应注意的是，这些转变发生在紧张性抑制的背景之上。一个人还没有完全清醒，然后就突然睡着了。因此，只有当一定程度的背景镇静（非觉醒）存在，如睡眠剥夺和大脑中褪黑素积累时，才会出现打瞌睡的情况。这似乎也是右美托咪定的一个性征，这一点将在右美托咪定的相关章中进行进一步的详细说明。当输注该药时，在达到特定

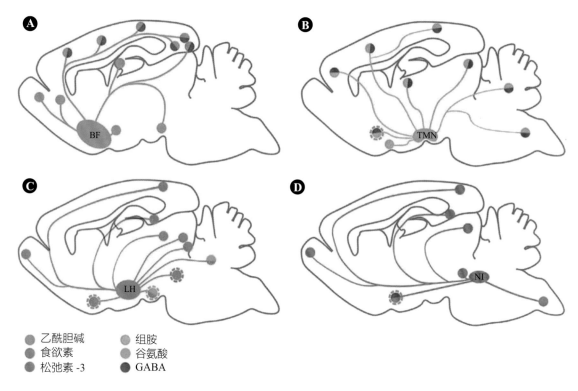

乙酰胆碱　　　组胺
食欲素　　　　谷氨酸
松弛素 -3　　　GABA

▲ 图 14-2　镇静和觉醒通路中的神经递质
觉醒和镇静有多种重要通路，通过不同的神经递质来影响突触传递。将某种药物的镇静作用归因于对单一神经递质（如抗胆碱能）的影响可能过于简单。已知有调节觉醒、注意力、学习和记忆的双重神经递质神经中枢。当某一神经元同时释放两种神经递质时，会出现共同传递。A. 基底前脑（BF）的胆碱能投射，已知的共同传递位点用双色标记；B. 结节性乳头状核（TMN）的组胺能投射；C. 下丘脑外侧（LH）的食欲素投射；D. 中缝核（NI）的松弛素 -3 投射。虚线轮廓标记的是这些系统之间已知的相互作用
经 Elsevier 许可，转载自 Sherie Ma 等 [22]

的"强效"镇静状态之前，人们是不可能进入睡眠（充分镇静）状态的。即便如此，与其他镇静药物相比，使用右美托咪定镇静时更容易出现觉醒（图 14-3）。

（三）镇静，或许遗忘

如果镇静时达到了无反应的程度，那就意味着患者会遗忘在此期间所发生的事情。儿童镇静时通常使用这样的剂量。在临床上，以无反应性为目标的镇静要比以"遗忘"为目标容易得多；"遗忘"是指患者当时有反应，随后不会记得这段时间发生的事情 [37, 38]。镇静药物的遗忘作用将在随后进行更深入的讨论。

在探索无反应会阻止记忆形成的过程中自然地出现了这样一个问题：什么是"经历"一件事情？这不是一个平常的问题，它已经属于哲学范畴 [39]。在本章中，我们将根据潜在的神经生理过程来定义有意识的经历 [40]。当来自外部世界的信息出现在大脑中时，经历就开始了，最初的入口是通过丘脑传递的感觉皮质。丘脑是一组深层的神经核，可以认为它类似于世界信息传播的关键互联网枢纽（顺便说一句，丘脑，尤其是丘脑枕核，协调来自不同皮质区域的网络活动）[41]。但感官上的"经历（experience）"本身并不足以满足具有大写 E 的"经历（Experience）" [39, 42]。来自大脑不同部位的信息必须被整合到更正式的"感知"中。整合不仅发生在感觉皮质，也发生在描绘世界知识的记忆区域，这就是语义记忆。记忆的整合可以使刚刚经历的事情被译解为有意识的经历。这种感知形成之后有机会被人们（有意识地）记住 [43, 44]（图 14-4）。通过使用不同的

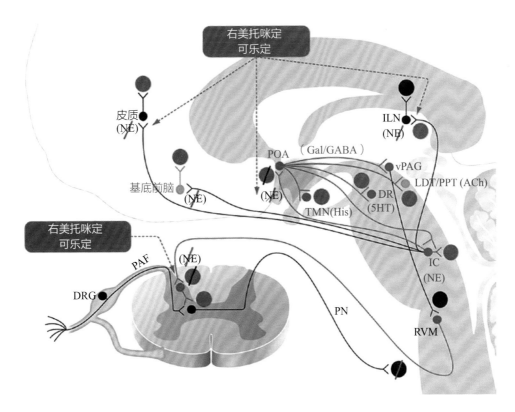

▲ 图 14-3　右美托咪定作用的神经解剖学基础

右美托咪定或可乐定引发的镇静和右美托咪定引发的意识消失是通过 NE 介导的下丘脑 POA 去抑制以及丘脑和皮质去甲肾上腺素能信号的减少而发生的。其中许多通路与睡眠通路重叠（图 14-1），因此右美托咪定镇静具有"类似睡眠"的特性。右美托咪定和可乐定的镇痛作用主要是通过增强脊髓下行伤害性感受通路的抑制活性来实现的。5HT. 5- 羟色胺；Ach. 乙酰胆碱；DA. 多巴胺；DR. 中缝背侧；DRG. 背根神经节；GABAA. γ- 氨基丁酸受体亚型 A；Gal. 甘丙肽；His. 组胺；ILN. 丘脑板内核；LC. 蓝斑；LDT. 背外侧被盖区；NE. 去甲肾上腺素；PAF. 外周传入纤维；PN. 投射神经元；POA. 视前区；PPT. 脚桥被盖区；RVM. 延髓吻侧腹侧区；TMN. 结节乳头状核；vPAG. 腹侧导水管周围灰质。符号⊕ 表示兴奋作用；符号●表示抑制作用；符号⊕/表示所指示效果的抑制
经威科医疗公司许可，转载自 Brown 等[196]

药物，我们可以干扰信息处理的任一阶段；另外，我们需要掌握根据需求来匹配药物（组合）的相关知识，这也是本章的一个目标。我们需要意识到，即使在完全麻醉的情况下，感官经历仍然会发生。由于远距离网络通路被抑制，感觉传入基本上停留在感觉皮质[45-50]。有个问题令人困惑，在完全麻醉期间出现感觉传入是否会对以后产生影响——我们是否已经形成了某种无意识的记忆[51-53]？由于镇静实际上是使用低剂量药物的麻醉，因此假定剂量 - 效应关系就成为更为棘手的问题。在这一点上，几乎没有数据可以对我们进行指导。镇静期间听觉传入的状态可能类似于新生儿是否能感知疼痛的问题。尽管缺乏行

为反应，但基础生理学表明新生儿确实能感知疼痛，所以减轻疼痛的方法是手术麻醉管理的必要组成部分[54]。因此，有一个哲学上的问题，对于应用了镇静药物的儿童，我们是否也应有类似的考虑，因为其大脑感觉皮质无疑都接收了听觉传入。幸运的是，有相当大比例的儿科患者在进行 MRI 检查时使用了泡沫耳塞。但对其他患者来说，我们难道不应考虑镇静过程中存在听觉传入这一自然情况吗？这一问题至今还没有答案，但确实为未来有意义的研究奠定了基础。例如，在临床相关剂量下苯巴比妥与听觉激活相关，而丙泊酚则似乎无关[55]。

镇静药物对感觉感知后的信息处理、学习和

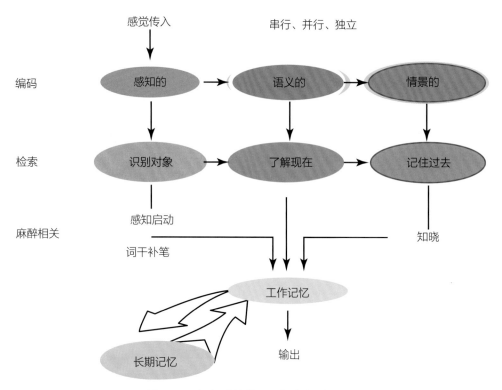

感觉传入　　　　　　　串行、并行、独立

编码　　　感知的 → 语义的 → 情景的

检索　　　识别对象 → 了解现在 → 记住过去

麻醉相关　　感知启动　　　　　　　　　　知晓

词干补笔

工作记忆

长期记忆

输出

▲ 图 14-4　记忆系统的 SPI 概念化（Tulving）

传统的分类法将记忆分为有意识的（情景的、语义的）和无意识的（初始的、程序性的、条件性的、非联想学习）两类。SPI 分类涉及来自外部世界的信息，通过感觉皮质（知觉的）去匹配先前学到的知识（语义的），来充分阐述刚刚的经历（情景的）。工作记忆是经历过的和检索到的信息的临时存储，这些进程可以相互影响。最终，经过数秒至数年，随着巩固过程的发生，记忆被纳入长期记忆中。这些过程是持续不断的，这就解释了为什么情景性记忆具有丰富的联想，而且随着时间的推移会变得更易受外界影响。情景记忆过程对药物作用最为敏感，而感知过程即使在全剂量麻醉下也能正常运行

经麻省理工学院出版社许可，转载于 Schacter DL, Tulving E. Memory systems 1994. Cambridge, Mass., MIT Press

记忆形成的影响更大，因为这些过程需要更高阶的神经 – 逻辑过程。意识是不同大脑区域的信息整合而成的想法，它可能是从内部产生的，也可能是外部感觉传入后形成的感知。感知包含了感官参数（所经历的物体 / 声音的特征）、原有知识（语义记忆，例如，这个物体是红色方块）及个人对经历的主观记忆（即情景记忆，例如，上次我玩了这个方块）[56]。另一种看待镇静的方式是，镇静的应用是为了防止信息整合，也就是说，当孩子"睡着"时，信息无法被整合为感知[2, 46, 57-62]。感觉传入会（毫无疑问）在深度镇静期间到达大脑，但不会被进一步处理。此外，与高级皮质相比，感觉皮质中的信息复杂性更低，大脑无法"解码"其感觉信号[50]。在适当剂量的镇静药物作用下，大脑 A 部分和 B 部分的连接进程几乎被阻断，因此没有机会形成记忆，至少没有机会形成有意识的记忆（这是当我们"不记得一件事"时最关心的记忆形式）[63-66]。

（四）记忆：到底是什么？

记忆不是单一的过程，而是一组复杂的相互关联的生理过程，因此，随着时间的推移，记忆具有不断的可塑性。在最简单的层面上，有两种不同的记忆形式，有意识和无意识，本章将重点讨论前者[67]。有意识的记忆需要知觉的形成，这是意识的必要条件。换句话说，一个人必须有意识才能形成有意识的记忆[68-74]。因此，当一个

人因镇静而失去意识/无反应时，有意识的记忆就无法形成。到目前为止，还没有可靠的脑电图监测仪器（或任何其他类型的仪器）能够高度可靠地确定某个患者在特定的情况下是否已达到充分的镇静、麻醉或者产生足够的遗忘。因此，毫不奇怪的是，即使我们认为患者被充分镇静，他们也可能只是在"装模作样"，并且会突然醒来，这也就是说，尽管我们尽了最大努力，他们仍有整合信息的能力。这种对突然觉醒的恐惧会导致更高剂量的镇静药物，使患者接近或实际上达到麻醉状态（被定义为在手术切皮时50%的患者无觉醒）。因此，理想的镇静药不仅能起到镇静作用，而且还能影响记忆形成的最后阶段，即将有意识的知觉纳入持久的有意识记忆的阶段。最后一个过程对药物作用最为敏感，只要药物具有明确的遗忘特性，其所需浓度就会低于产生镇静所需要的浓度[75-77]。这些药物的数量比镇静药物少得多，但被广泛使用，包括苯二氮䓬类药物、丙泊酚、氯胺酮和依托咪酯。这些药物有破坏长期记忆（被定义为超过30～60min）形成的能力，而这些记忆是在觉醒期间进行信息整合并形成的，这种状态通常被称为"知晓"。

存在知晓就是能够感知周围环境，可通过对口头指令表现出正确反应（例如，"紧握我的手两次"；顺便说一句，在没有任何行为标准的情况下，证明或否定知晓存在是非常困难的，这也是为什么很难判断处于持续性植物人状态的患者是否有意识的原因）[74, 78, 79]。事实上，有相当大比例（约7%）的"完全"被麻醉的患者会出现知晓，但几乎没有人能够在事后有意识地记得这种知晓经历[78, 80]。

（五）有意识记忆的最后一个组成部分：巩固

这是定义"失忆症"的关键部分。需要明确的是，本章中的失忆症指的是使用镇静药物导致的[37, 81]。失忆症通常是指记忆受到影响的病理状态（如阿尔茨海默病、短暂性缺血性失忆症、创伤性失忆症等）。本章（及一般的急性用药调查）

中使用的"失忆症"指的是药物引起的针对有意识感知的记忆障碍，在许多研究中表现为用药时出现的看到或听到的图片或文字的记忆缺失[77]。有意识感知的存在允许一个人有意识，换句话说，能够整合来自外部或内部的信息。我们只能观察到外部意识，就像我们不知道处于持续性植物人状态的患者是否有内部意识一样。意识是否存在是通过对环境做出的适当行为来证明的（例如，能够在有镇静药物存在的情况下听从命令）。意识发生在"此时此地"，但要记住在过去的某个时刻的意识，需要进一步将信息处理成记忆。为了实现这一点，有意识的感知必须被巩固为持久的记忆[76]（图14-5）。

巩固是记忆形成的基础，其根源可追溯到20世纪中叶唐纳德·赫布（Donald O. Hebb）的著作。赫布是一位对记忆基础非常感兴趣的心理学家，他提出大脑是可塑的。换句话说，神经元会根据它们被激活的方式改变彼此之间的连接（突触）[82]。传统的赫布观点认为，记忆存在于大脑中发生改变的突触连接中[83]。因此，巩固会产生一个与以前不同的大脑，其中的差异就是记忆。最近，非神经元细胞，即髓鞘少突胶质细胞，已被证明在巩固中起重要作用[84, 85]。类似地，突触修饰的"非典型"机制（外泌体RNA，表观遗传机制）也同样参与其中[86]。因此，记忆是数十个生理、分子和遗传过程的结果，每个过程都有自己特定的时间框架[87, 88]。这些过程的总和意味着得到的经历被巩固成为记忆，并可在随后的时间里被提取出来[89]。巩固过程在记忆的存在周期中也很活跃[90-93]。这一事实的一个推论是，记忆是持续可塑的。目击者证词可靠性的整个问题都围绕着这一生理事实[94, 95]（图14-6）。有时候，可塑的记忆会失控，导致强度不断增加的"闪回"，产生创伤后痛苦综合征，在这种情况下，记忆与逃避或对抗恐惧的反应密切相关[96-98]。这种情况可能发生在麻醉期间有意识的患者身上[99]。然而，记忆最常见的命运是随着时间的推移而逐渐衰减[100]。

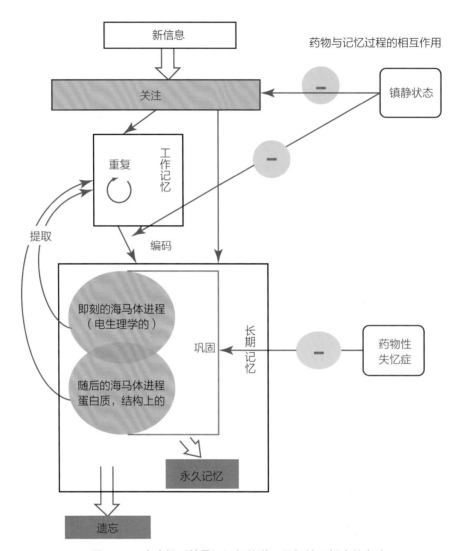

▲ 图 14-5　有意识（情景）记忆的学习最好被理解为信息流

要使信息被有意识地经历，就必须关注所传入的信息。镇静会干扰这一建立在工作记忆基础上的过程。工作记忆是一种容量有限（习惯上表示为 7±2 项）的短期信息存储系统。信息只能通过不断地重复保存在工作记忆中，否则它会被新传入的信息"覆盖"。药物对有意识记忆起遗忘效应的标准是：在很大程度上工作记忆的功能正常（换句话说，注意力受到的影响最小），长期记忆可初步形成，但遗忘药物存在时未知巩固过程会受到抑制，从而导致所形成的记忆被迅速遗忘

经 Sloan-Kettering 癌症研中心许可转载 ©MSKCC，2008

　　正如丘脑是感知经历和作为意识基础的信息整合的关键枢纽一样，位于内侧颞叶的一个海马状结构（事实证明它几乎紧邻丘脑），即海马体，也是有意识记忆的一个同样重要的中介 [101-103]。海马体将传入的信息与大脑中先前记忆所在的不同位置连接起来，从而形成新的记忆（图 14-7）。著名的神经学病例 HM 首次证实，没有海马体，就不能形成有意识的记忆。1956 年，为治疗顽固性癫痫，HM 进行了双侧颞叶切除术，这在当时是公认的治疗方式，因为许多皮质区域癫痫病灶的切除并没有导致附带损伤 [101, 103, 104]。然而，癫痫病灶常常存在于颞叶，于是人们很快就发现切除双侧内侧颞叶（恰好包含海马体）会导致有意识记忆的严重损伤，Scoville 和 Milner 对此有著名的描述 [103]。海马体在新形成记忆的"读出"中也很重要，在某种意义上，这种读出是在

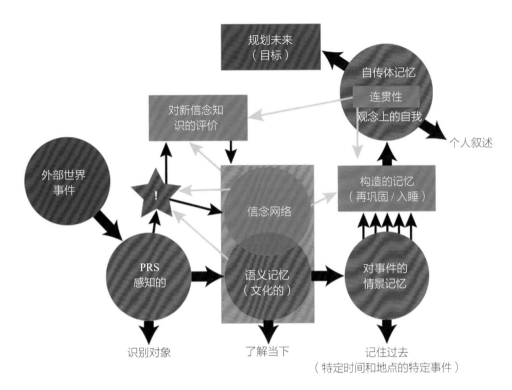

▲ 图 14-6 包含信念系统的有意识记忆的进一步概念化

此图是对 Tulving SPI 模型（图 14-2）的改进，形式化解释为什么有意识记忆可能是不真实的，以及为什么它们会随时间而改变。与 SPI 模型一样，有三个层次模块，其中信息以串行方式从知觉表征系统（PRS）流向语义记忆，然后流向情景记忆。信息流由黑箭表示，而比较器 / 调节器效应用蓝箭表示。值得注意的是，有意识记忆是由语义记忆形成的，换句话说就是对世界的认知。这些认知必然包括对世界认知的信念，例如，被文化规则所影响。自传体记忆（ABM）是与个人有关的过去的非近期记忆，在形成与个人信仰一致的新记忆方面非常重要。新的事件，或者被评估为与先前经历相匹配而被纳入记忆中，或者评估为不相匹配从而作为新的项目成为新的信念 / 认知。这些过程中有许多是在没有意识的情况下发生的，尽管有些可以通过内省来发现。情景事件（可能是多个相关的事件）被整合到所构建的记忆中，该记忆则是真实事件和信念 / 认知的混合物。多个记忆片段被整合到更复杂的 ABM 中，由连贯的自我感觉所构成。因此，有意识记忆是构建出来的，而不仅仅是实际事件的"视频记录"。记忆评估和信念处理也发生在再巩固过程中，在此过程中，先前的记忆被回忆起来，并可以被新的知识或信念所修改。将 ABM 和信念整合到重新巩固的记忆中的情况会反复循环发生，直到获得合乎逻辑的自我感觉，即记忆与内部信念和个人对知识的理解相一致。因此，随着时间的推移，有意识的记忆是可塑的，这也是目击证人证词不可靠的基础

经 Elsevier 许可，转载自 Veselis[89]

睡眠的特定阶段"习得的"[105-108]。睡眠会改善有意识的记忆，"睡个好觉"这句谚语也不无道理[109, 110]。毫不奇怪，关于海马体机制如何与记忆相互作用的详细研究目前一直在进行中。

（六）失忆症的第一个组成部分：遗忘

几乎所有记忆的命运都是随着时间的推移而被遗忘。这是一件幸运的事情，否则我们的大脑将充满无用的信息。已经有人描述过一些罕见的无法失去旧记忆的病例[111]。心理学家艾宾浩斯在 150 多年前首次描述了记忆随着时间的推移而逐渐衰退的现象（"遗忘"）①。大多数记忆在学习后很快就会被遗忘，但只要我们选择去斟酌它，这个过程就会被放慢[100]。理解药物性遗忘本质的关键是从记忆随时间的遗忘的角度来思考。事实

---

① http://psychclassics.yorku.ca/Ebbinghaus/memory7.htm 最后访问于 2019 年 11 月 26 日

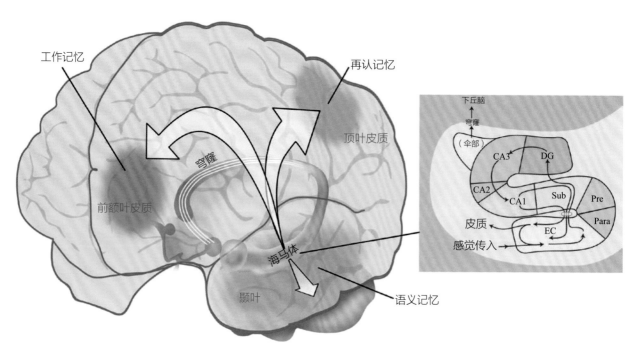

▲ 图 14-7　有意识记忆过程的神经解剖学相关性

海马体是有意识记忆的中枢，它将传入的信息与先前的经历相结合，形成记忆。其他的记忆过程位于不同的大脑区域，这些大脑区域之间的信息交流是记忆功能（和意识）的必要条件。这些过程可以用电生理（心电图）和神经成像（功能磁共振成像）方法来测量，并且有可能是不同麻醉镇静药物对记忆（和意识）的影响表达的靶点。CA. 海马角；DG. 齿状回；Sub. 下托；Pre. 前下托；Para. 傍下托；EC. 内嗅皮质（经 Sloan-Kettering 癌症研中心许可转载 ©MSKCC，2008）

上，遗忘性药物存在时仍可形成并存在记忆 [112]。例如，苯二氮䓬类药物，在低浓度时形成有意识记忆所需的几乎所有过程（即感官感知、信息整合、学习和最初的有意识记忆形成）都在进行，这就解释了为什么在使用该药时会表现出明显正常的行为状态，而不同于某些镇静状态（如"喝醉"）。如果我们去测定在遗忘药物作用下形成的记忆随着时间的推移会发生什么变化，我们就会发现它们消失得非常快 [75]。事实上，在应用咪达唑仑或丙泊酚的情况下，30~60min 后就没有明显的记忆存在了（图 14-8）。因此，药物性遗忘症的典型特征是记忆无法随着时间的推移而被保留。这一效应的潜在机制尚不清楚，但可以概括为巩固功能不能正常运行，因此记忆无法随着时间的推移以其通常的强度被留存。可能的机制也许相当微妙，比如改变在记忆处理过程中很重要的脑电波的振荡频率 [113-115]。与依托咪酯有关的另一种可能性是药物通过神经胶质（神经元支持）细胞对神经元元件的间接作用。在应用依托咪酯的情况下，GABA 受体的突触外受体密度被改变（导致记忆缺陷），但这是通过一种需要星形胶质细胞存在的机制来实现的 [116]。

（七）药物性失忆症机制的含义

长期记忆是从外界获取信息的最后一个阶段，这个过程被称为学习。如此可见，学习到的信息是经过了大脑不同区域的感觉和认知处理的。因此，记忆功能的一个必要条件是大脑的不同部分必须能够相互交流。这些过程已成为理解麻醉和镇静药物对认知和觉醒的作用的焦点 [61-64, 117]。使用相当复杂的测量和分析技术，可以量化不同大脑区域之间的连接度 [3, 123]。也可以测量这些区域之间信息（信息内容）流动的复杂性 [65, 118-122]。如此复杂的过程在低剂量麻醉镇静药物下被抑制是不足为奇的。镇静引起的记忆障碍正是基于这样的抑制机制 [124]。在较高的药物剂量下，参与觉醒状态维持的关键大脑区域，即丘脑，与大脑

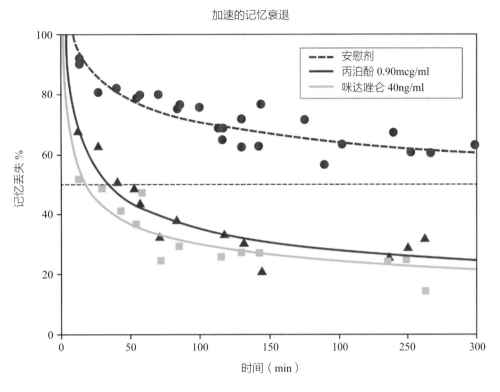

加速的记忆衰退

▲ 图 14-8 遗忘性药物作用的行为测定

我们可以测定随时间推移的记忆信息量以确定遗忘率（类似于 150 多年前艾宾浩斯最初对记忆的观察）。
遗忘药物在低药物浓度下镇静作用很弱，因此在其存在下初始记忆是可以形成的。但是这些记忆很快就
会被遗忘。设定 50% 为偶然性表现，在药物遗忘浓度存在下的大部分学习记忆在 15～50min 被遗忘
经 Sloan-Kettering 癌症研究中心许可转载 ©MSKCC，2008

其他部分的连接会被断开，人就会睡着，或者更准确地说，是被麻醉了[125, 126]。

在镇静程度极低时，类似的信息处理抑制机制也可能会导致遗忘。如前所述，失忆症的典型特征是无法随着时间的推移保留记忆，这意味着一开始是形成了记忆的；换句话说，学习已经发生了。学习只有在形成记忆的所有重要过程都发挥作用的情况下才能发生。正在使用遗忘浓度药物的人的行为看起来会相对正常，因为他们大部分的大脑功能都运行良好。具体来说，信息通过丘脑传递到大脑感觉皮质，再被转送到大脑其他区域进行处理。感觉感知之后的第一站是工作记忆，它可以被认为是一个包含来自大脑不同部分的信息的便笺本，然后将这些信息整理成感知[127, 128]。工作记忆过程位于大脑前部（前额叶皮质），涉及丘脑和海马体处理记忆时的信息传递[129]。工作记忆过程短暂，并对镇静最为敏感。随着镇静作用的增强[130, 131]，其进程受损越来越严重，信息就无法被进一步处理，因此不能被作为记忆来学习。当我们过于困乏而记不住一些信息（典型的是电话号码，因此餐巾纸作为酒吧里的外部便笺很受欢迎）时，我们就会经历这种情况。因此，要想体现某种药物的遗忘作用，工作记忆必须是完好无损的。新获得的信息必须从工作记忆转移到位于大脑弥漫性区域的长期记忆存储中，并由海马体负责这些记忆的获得和提取[76]。在遗忘性药物的存在下所获得的长期记忆很快就会被遗忘。可以通过电生理测量来标示长期记忆和工作记忆的过程。事实上，遗忘性药物会影响长期记忆过程的电生理测量，但不会影响工作记忆的电

生理测量 [112]。

（八）我们不知道的记忆：潜意识

如上所述，本章主要关注有意识的记忆过程。这主要是因为，由于行为变化（例如，识别以前经历过的刺激，"你以前看过这张照片吗？"）很容易被测量，因此研究药物对有意识记忆的影响要容易得多。无意识的记忆很难被察觉，因为基于这些记忆的行为变化可能是相当微妙的。尤其难以确定的是，是有意识还是无意识的过程影响了记忆相关行为的改变。因此，关于药物对无意识记忆和有意识记忆影响的研究通常存在争议 [52, 53]。

（九）临床实践

在临床实践中，特别是在儿科患者中，轻度镇静时给予少量药物的情况是不常见的。这会放大遗忘性药物（如丙泊酚、咪达唑仑、氯胺酮）和非遗忘性药物（苯巴比妥，可能还有右美托咪定）之间的差异。相反在实际操作中，在几乎没有反应的情况下出现了深度镇静。如前所述，如果刺激没有被感知到，那么它们就不会被记住（至少不会被有意识地记住）。当丙泊酚与右美托咪定以相似的方式给药，即在 10min 内给予负荷剂量时，我们会发现即使丙泊酚具有更强更具体的遗忘特性，但这两种药物对记忆的影响几乎没有区别 [132, 133]。然而，有意义的是，当药物浓度下降并低到患者会醒来且出现反应的程度时，仍有一些药物会存在，但在此时这种低浓度下，像丙泊酚这样的遗忘性药物将阻止这种状态下学习的任何记忆的保留，而右美托咪定则可能不会。

二、镇静药物：简单的考虑

形容词"简单的"用来表示这样一个事实，即很少有研究，尤其是在年幼人群中，检测镇静药物的镇静效果，而不是它们的遗忘效果。即使在最理想的条件下，这些密切相关的效果也难以被区分清楚。最有意义的研究是在健康的成年志愿者中进行的，目的是控制除药物存在外影响记忆的诸多因素。对儿童进行的研究较少。在很大程度上，就药物对记忆的影响而言，我们倾向于认为儿童是"小型成人"，然而这可能是一个错误的假设。但目前我们仍然主要使用成人相关知识来指导用药。

（一）丙泊酚

一系列非偶然事件的巧合使丙泊酚在最初被认为是一种非遗忘性药物。由于其药代动力学特点，丙泊酚很快会从血液中消失 [134]。药物在血液（及大脑）中迅速减少，进入到机体非常庞大的"第三隔室"中。由于这种再分配的存在，丙泊酚的中枢神经系统效应在单次甚至多次注射给药后是非常短暂的。因为这样的特点，丙泊酚可以用来诱导深度镇静，并且很少或没有药物蓄积，可快速唤醒，几乎没有宿醉效应。这些特性使丙泊酚极受欢迎；它是麻醉医生用来实现不同程度的镇静或麻醉时最常用的药物。而另一方面，丙泊酚的药代动力学特点使它可能不利于给药者。如果丙泊酚是间歇性给药而不是连续给药，那么在两次给药之间极有可能出现亚治疗药物浓度，从而导致遗忘效应的缺乏。毫不奇怪，病例报告描述了这种确切的情况，并提出了丙泊酚不能可靠地阻止记忆形成的观点 [135-138]。然而，问题不在于药物本身，而在于其给药方式。当持续输注丙泊酚并维持恒定血药浓度时，它是一种与"金标准"苯二氮䓬类药物同样好的遗忘性药物 [38, 76, 77, 112, 139]。

由于丙泊酚的中枢神经系统效应可迅速出现和消退，因此它是一种用于分析麻醉药如何影响有意识记忆的志愿者研究的理想药物。最初的研究着重于认真测定镇静作用，并证明了在药物存在时出现的事件记忆损伤在遗忘药物和镇静药物（丙泊酚和咪达唑仑 vs. 硫喷妥钠或芬太尼）之间存在显著差异 [77]。这些观察结果表明药物对记忆的影响存在两种不同的情况，并为进一步研究使用丙泊酚作为典型遗忘性药物的药物性失忆症奠定了基础。

另一个关键的观察结果是，除了相关镇静引

起的一些轻度记忆损害之外，丙泊酚（和咪达唑仑）并未阻止记忆的形成[75, 112, 140]。一个非常有用的概念是，记忆是信息从外部世界通过短暂的工作记忆过程进入最终的有意识记忆的最终结果（图14-5）。镇静影响最初的工作记忆过程（就像注意力分散会从工作记忆中转移资源一样）从而阻止记忆的形成。然而，丙泊酚（和咪达唑仑）的遗忘作用发生在记忆形成之后，也就是说是在巩固过程中。

进一步的研究揭示了这种遗忘效应的本质。随着时间的推移，信息的丢失可以用功率衰减曲线来模拟，在遗忘性药物存在下形成的记忆的快速丢失可以用该曲线的快速衰减常数来表示。记忆的初始强度在另一个参数中是可分离的，反映了该药物的镇静作用（图14-9）。这些测量使先前的观察结果参数化，即镇静通过降低记忆的初始强度来阻止记忆的形成，而遗忘则阻止了所获得记忆的巩固，或者换句话说，增加了遗忘的速度。对于丙泊酚和咪达唑仑来说，记忆在形成后30～60min会丢失。一个关键问题是：在巩固过程中，这些药物究竟何时会产生遗忘作用？在某种意义上，答案可以根据下面的思维实验进行"反向设计"。

如前所述，巩固意味着数十个生理过程，而每个过程都在学习后的特定时间开始。假设特定过程为 $P_{critical}$，其对应的时间为 $T_{critical}$。如果丙泊酚因为损害 $P_{critical}$ 而产生了遗忘效应，那么它也会阻止任何尚未达到 $P_{critical}$ 阶段的记忆，也就是那些"正在酝酿"中的记忆。记忆在不断地形成，在任意时间都有一定数量的记忆在 $P_{critical}$ 之前的

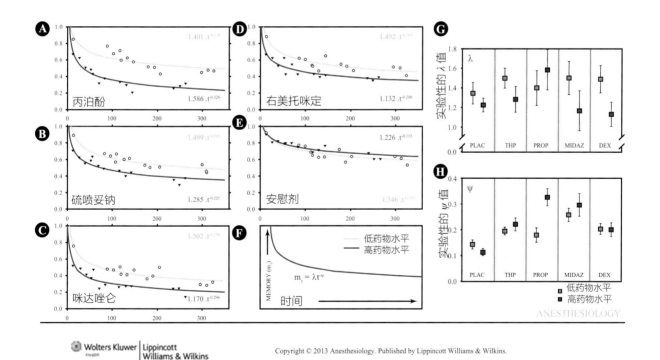

▲ 图 14-9 不同静脉镇静药物的记忆衰减曲线

与镇静（λ）和遗忘率（ψ）相关的两个特性可以使用功率衰减函数（mt=λt-ψ 使用 Marquardt-Levenberg 非线性回归）来估算。A 至 F. 每种药物 - 剂量组合的功率衰减（遗忘）曲线。横坐标表示从学习到随后确认的时间（确认间隔）。G 和 H. 图中给出了 λ 和 ψ 的值，其中的误差线表示通过非线性回归得到的估计值。除了高剂量的 MIDAZ 和 DEX 外，其余情况下镇静作用极弱。值得注意的是，只有 PROP 和 MIDAZ 达到了高 ψ 值，这代表了在药物存在时所获得记忆会被快速遗忘

DEX. 右美托咪定；MIDAZ. 咪达唑仑；PLAC. 安慰剂；PROP. 丙泊酚；THP. 硫喷妥钠

经威科医疗公司许可，转载自 Pryor 等[75]

阶段中。$P_{critical}$ 在持续处理记忆，包括在时间为零（$t=0$）应用丙泊酚的那一刻。显而易见的是，在给予丙泊酚时，$t=0$ 时的任何记忆都会丢失。换句话说，我们可以通过测定在给予丙泊酚前的记忆丢失的时间点来确定 $T_{critical}$。这种类型的记忆丢失被称为逆行性遗忘，常见于严重的头部外伤（这在某种意义上可以被认为是"计算机崩溃"）。在"重启计算机"的医学诱导疗法，即电休克疗法中也观察到了这种现象 [141, 142]。这些对记忆处理的重大损害可以被认为是同时停止了所有的巩固过程，而逆行性遗忘的时长表明了新记忆变为旧记忆并可抵抗各种干预所需的时间 ①[143]。观察药物性遗忘的关键是，即使进行了非常仔细地观察，也从未测定到明显的逆行性遗忘。因此，受遗忘药物影响的 $P_{critical}$ 一定是在获得新记忆后几分钟内发生的巩固过程。另一个可能的过程是基于信息传入的电生理过程 [115, 144, 145]。

如之前在"临床实践"部分中所讨论的，丙泊酚很少因其遗忘作用被使用，而是以较高剂量给药以产生镇静作用。即便如此，也没有其有逆行性遗忘作用的证据。这样的实际结果是，举个例子，如果患者在手术过程中清醒，那么即使应用大剂量的药物也不会影响患者清醒时形成的记忆。任何遗忘都是清醒前所应用药物的残留所致。

（二）苯二氮䓬类

经典的"金标准"遗忘性药物是最初用于治疗焦虑症的苯二氮䓬类药物，即地西泮。多年以来，人们认为苯二氮䓬类药物具有包括记忆障碍在内的不良反应。这些药物最初是被用来控制焦虑的，所以这样的不良反应令人烦恼，为此人们付出了巨大的努力去消除这种特性，这种情况一直持续到今天 [146, 146]。最初，人们认为记忆障碍主要与这些药物的镇静作用有关，并寻求无镇静作用的苯二氮䓬类药物 [148]。最终，这些药物被用于治疗极度焦虑的情况，即侵入性手术、重症监护室治疗、手术等。在麻醉实践中，苯二氮䓬类药物被用作其他麻醉药的辅助用药，因为苯二氮䓬类药物本身即使是大剂量也不能诱导麻醉。临床实践从使用这些药物诱导麻醉（即使是"短效"苯二氮䓬类药物的半衰期也相对较长，会产生明显的宿醉效应）发展到使用较低剂量的药物诱导镇静和抗焦虑 [149]。当以这种方式使用时，人们观察到了一个奇怪的现象。接受了地西泮和咪达唑仑的患者会保持安静嗜睡的状态，但会一遍又一遍地问同样的问题。很明显，患者不记得所给出的答案，然后会反复提出相同的问题。这一轶事性的观察结果导致的研究证明了镇静和药物诱发的遗忘具有不同的性质 [75, 77]。就像许多药物一样，恼人的不良反应成为了该药的主要治疗适应证。这是理想的药物，在成人患者中比在儿童患者中更为理想，因为当使用这些药物时，几乎没有人能够回忆起使用镇静药期间发生的事情。例如，在应用了几毫克咪达唑仑后，患者可能会一边咳嗽一边接受"粗暴的"支气管镜检查，然而当他们回来做下一次检查时，他们会评论以前的经历是多么美好。

（三）右美托咪定

右美托咪定似乎是作为一种理想的镇静药被引入临床的。它可以在没有任何药物"宿醉"的情况下产生一种类似自然睡眠的状态，易于滴定，并且足够安全（主要是因为对呼吸影响极小），因此可供非麻醉专业人员使用 [19]。在所有可用的镇静药物中，右美托咪定的作用目标最接近于自然睡眠途径，在睡眠途径中它主要从上游调节 GABA 能受体 [18, 19]。然而，与 GABA 能药物丙泊酚和苯二氮䓬类药物不同，除了镇静产生的影响外，它对记忆本身似乎并没有什么影响 [75, 112, 150]。

---

① 特定年龄的记忆，即自传体记忆，可抵抗任何干预（尽管它们是可塑的，被称为"黑质记忆"）。因此，无法形成新记忆的 HM 仍能生动地回忆起对童年的记忆等。

这可能是由于右美托咪定并不直接影响 GABA 受体，因此对内侧颞叶的这些受体影响不大。使用"似乎"一词是因为很少有研究来确定右美托咪定是否是一种如本章所述的药物丙泊酚和咪达唑仑一样的遗忘性药物。基本上没有证据支持右美托咪定是一种几乎没有遗忘作用的镇静药物。如果将右美托咪定与咪达唑仑、丙泊酚和硫喷妥钠（一种短效巴比妥类药物，具有镇静作用，已不再用于临床）进行比较，就会发现其"遗忘"特性更类似于硫喷妥钠，而不是咪达唑仑或丙泊酚[75]。同样，右美托咪定对记忆过程影响的电生理学特征也不同于遗忘性药物咪达唑仑和丙泊酚[112]。这是否是临床显著差异的原因仍是一个悬而未决的问题，但对大型术后问卷调查数据库的回顾性分析显示，术中事件的回忆与右美托咪定有关，而与丙泊酚无关，这为右美托咪定缺乏遗忘作用提供了间接证据[150]。

由于右美托咪定作用于上游蓝斑，进而调节 VLPO 中的 GABA 受体，所以其镇静质量不同于其他 GABA 能药物，特别是直接作用于 GABA 受体的咪达唑仑和苯巴比妥[18, 23]。与睡眠类似，应用右美托咪定时从深度镇静到清醒的转变非常迅速，但可能无法完全预测。此外，镇静诱导期间（需要在 10min 内推注药物）的无刺激对于确保平稳诱导至关重要。与其母体化合物可乐定可以显著增强麻醉效果但本身不产生麻醉作用一样，右美托咪定的最大作用可能是作为多药方案的主要组成部分。例如，氯胺酮的镇痛作用可能有助于防止手术过程中的体动，而氯胺酮引起的心动过速这一不良反应可能会抵消右美托咪定引起心动过缓[151]。

（四）氯胺酮

与本章中讨论的所有药物一样，我们所知道的氯胺酮对认知功能的影响来自于成人。氯胺酮在儿科的使用有着悠久的历史，但随着新药的出现，其使用量急剧下降。随着氯胺酮被用作其他镇静药的辅助药物，这种情况又发生了逆转。氯胺酮的不良反应通常与其他药物的不良反应互为

补充。例如，当与遗忘作用比镇静作用更差的右美托咪定合用时，氯胺酮的遗忘作用就可能是有益的。此外，氯胺酮在低剂量使用时具有潜在的镇痛和抗炎作用[152-154]。

氯胺酮对认知有显著的影响，这已经从精神病学和药物成瘾领域的角度进行了研究[155, 156, 158]。因此，氯胺酮对认知的影响比右美托咪定或依托咪酯等更容易理解。有充分的证据表明，氯胺酮是一种真正的遗忘性药物，而不仅仅是一种镇静药物。在 0.4~0.8mg/kg 的剂量下，它会对记忆产生明显的影响，但几乎不会产生镇静作用[159]。一些研究连续输注氯胺酮，在记忆编码期间维持恒定的血清浓度，这类似于测定丙泊酚记忆效果的研究[160-161]。血清浓度为 129ng/ml 剂量的氯胺酮与遗忘药量的丙泊酚产生的镇静程度（通过反应时间的增加来测定）相似。换句话说，这两种剂量具有等效镇静作用。在这种浓度下，氯胺酮具有与丙泊酚类似的随时间推移的记忆遗忘特性。

再次强调，记忆的形成是外部世界的信息被处理后的最终结果，通过感觉皮质为工作记忆提供信息，在工作记忆中信息与之前的知识进行核对，形成长期记忆存储中的最终记忆（有意识学习）。遗忘性药物的主要特性似乎是学习（编码）长期记忆后的遗忘，换句话说就是巩固失败。这一过程发生在药物浓度较低的情况下，因此将信息编码为长期记忆所需的其他认知过程仍在进行。工作记忆的测定应该相对不受影响，在丙泊酚 [以约 5mg/(kg·h) 的剂量给药] 和低剂量的氯胺酮（0.4mg/kg）的情况下确实如此。氯胺酮对学习的电生理指标的影响为此提供了额外的证据[145, 162]。这与丙泊酚和咪达唑仑相似，即抑制与长期记忆而非工作记忆功能相关的电生理标志物[112]。因此，氯胺酮的遗忘特性与丙泊酚和咪达唑仑非常相似。所有这些药物似乎都会影响长期记忆维持所必需的某些巩固过程。

（五）依托咪酯

依托咪酯的遗忘作用很少研究，大多数关于

其遗忘作用的见解来自于对小鼠镇静药量的研究。依托咪酯也因此被用作研究遗忘性药物作用的分子生物学范例。实际上目前还没有对人类进行过依托咪酯记忆方面的相关研究。毫无疑问，部分原因是其肌阵挛的高发生率和即使单次用药也会出现的不同寻常的不良反应——肾上腺抑制作用。这两种特性都使它难以被用于人类志愿者研究[163]。充其量，有间接证据表明在临床实践中存在"有利的"记忆特性[164, 165]。因此，无法证明依托咪酯对人类是一种遗忘性药物还是只是一种镇静药物。然而，动物数据支持其存在遗忘效应[29]。

如前所述，GABA 受体有多种类型，因为该受体是由 5 个亚基组成的，每个亚基构型不同，分别被标记为 alpha、beta、gamma 等[166, 167]。GABA 受体通常根据其亚基组成被命名，例如，最常见的 GABA$_A$ 受体可以被称为 alpha-1beta-2gamma-2。更常见的做法是用有意义的亚基来表示受体的偏好，例如，alpha-5GABA$_A$，而 alpha 亚基可调节记忆功能（alpha-5GABA$_A$ 受体并不常见，占大脑中受体的 4%，但在海马体中为 25%）。GABA$_A$ 受体亚型在大脑中的分布不同，在单独神经元也是如此[24, 168]。因此从逻辑上来说，针对特定受体类型的药物仅仅是基于受体与药物之间独特的相互作用，就会对大脑的某些结构 / 功能带来影响。所以说，不同的"GABA 能"药物可能会根据其影响的特定 GABA 受体产生极为不同的作用[5]。因此，特定药物在认知上的分离作用可能是由 GABA 受体亚群的不同效应来介导的。我们对解释遗忘性药物的镇静与遗忘分离的原因很感兴趣，而这已在依托咪酯动物模型中被充分证实[29]。在深入研究相关细节之前，还有重要的一点需要我们去考虑。

GABA 有两种受体激活模式。"传统的"受体相互作用发生在树突突触上，轴突上的受体正对

着从囊泡中释放 GABA 的突触扣结。这种相互作用被称为"相位性的"，因为其开始迅速，受体在与 GABA 结合后又会迅速恢复①。这是大脑中主要的抑制机制，我们可以把相位性受体的激活看作是核反应堆中的石墨棒，它会抑制兴奋性神经递质（大脑中最常见的是谷氨酸）产生的激动。例如，过度兴奋表现为癫痫发作，或更常见的为神经元缺血性损伤。后者可以被认为是当缺血时细胞的完整性受到破坏，释放的大量兴奋性神经递质过度刺激而导致了神经元耗竭。

更复杂的细胞实验揭示了另一种受体相互作用。这种受体激活模式是背景模式，更难以检测，因为它涉及远离突触的稀少 GABA 受体[168, 169]。相应地，这种激活方式被称为紧张性激活。它调节细胞的基线静止状态，在此基础上产生相位性作用[170]。紧张性受体的关键特性是只需要少量的 GABA 就能使其受到影响。换言之，低浓度的药物几乎不会影响"经典的"GABA 相位性受体，但却会影响紧张性受体。这似乎是依托咪酯的遗忘 / 镇静作用分离的基础。在低浓度时，紧张性 GABA 受体受到影响，重置细胞电生理，最终导致记忆巩固过程出现问题，而这很可能是通过影响海马体（此种受体集中的地方）theta 节律实现的。这些受体相互作用的行为效应表达为"遗忘"。在较高浓度下，依托咪酯和其他可能的 GABA 能药物增强了传统的相位性抑制受体，最终导致镇静（通过增强 GABA "石墨棒"的作用来增强对大脑的抑制）。进一步证明这个非常吸引人的假设的事实是，紧张性 GABA 受体包含有一个特有的 alpha-5 亚基（图 14-10）。缺乏这种亚基的小鼠在应用依托咪酯时记忆不会受到影响，但仍会出现镇静状态。不幸的是，我们不知道丙泊酚是否也存在类似的情况。然而，来自人类的行为证据完全符合丙泊酚对相位性和紧张性 GABA 受体都能同样产生作用的

---

① GABA 是一种抑制性神经递质，所以它会使"受体"关闭。

大脑中的 GABA_A 受体亚型

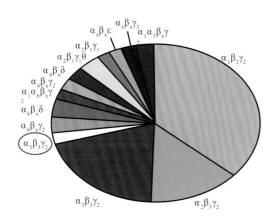

Whiting PJ . Drug Discovery Today. 2003;8:445-450.

▲ 图 14-10　GABA_A 受体的异质性

GABA 受体在大脑各区域的分布差异很大（圈住的 alpha-5 受体占海马体中受体的 25%，但在整个大脑中只占 4%）。此外在神经元细胞表面，alpha-5 受体主要位于远离突触的地方。突触外受体的作用是紧张性的，为神经元的兴奋性设定了"基调"。这些受体比位于突触的受体（相位性受体）更易受到低药物浓度的影响，这可以解释为什么遗忘药物在如此低的浓度下能够对记忆产生影响
经 Elsevier 许可，转载自 Whiting [197]

情况。

　　因此，依托咪酯提供了药物 – 受体相互作用与海马体电生理学之间的联系，而其他研究则指出，电生理损伤在长期记忆无法巩固从而导致失忆的情况中起着重要作用。这个吸引人的假说需要更多的研究，以确定这种机制是否确实是麻醉药物遗忘效应的基础。

（六）吸入药物和其他药物

　　巴比妥类作为"吐真剂"或"混有麻醉药的酒"流行于黑色电影和间谍电影中，其在第二次世界大战后的几年中被广泛使用。随着时间的推移，人们对这些药物的结构进行了化学修饰，通过增加它们的新陈代谢速度使其变得"短效"。因此，我们有了从巴比妥（最初于 1903 年在拜耳公司合成）到苯巴比妥、硫喷妥钠再到美索比妥的一系列药物。如果关于硫喷妥钠的研究结果可以外推到其他巴比妥类药物，那么我们就会得知这些作用于 GABA 受体的药物能够产生镇静作用，但很少会出现遗忘效应 [77, 171]。这些药物越来越难以获得，最后一个消失的是硫喷妥钠。由于右美托咪定的上市，已很少将巴比妥类药物用于镇静 [172]。

　　就受体而言，吸入药物可分为两大类。其中氧化亚氮（笑气）和氙气作用于大脑中优势兴奋性受体的一个亚类，其神经递质是谷氨酸 [173-175]。被这些药物拮抗的受体亚类 NMDA 同样可被氯胺酮拮抗 ①。如先前所述，氯胺酮具有明确的遗忘特性，因此，氧化亚氮理所当然的也会有同样的作用。低剂量氧化亚氮（10%～30%）确实会影响记忆 [176, 177]。目前还没有深入研究氧化亚氮产生的记忆损伤的特点是否与先前所述的丙泊酚和苯二氮䓬类药物的一样，能够使新形成的记忆迅速消失。

　　尽管所有其他吸入剂（如异氟醚、七氟烷）似乎影响许多受体，其作用也被描述为"混杂的"，但他们仍主要作用于 GABA 受体 [6, 178, 179]。当直接比较氧化亚氮与这些药物的记忆效应时，我们发现所有药物似乎都会产生相似形式的记忆损伤，这发生在出现无反应（50% 患者手术切皮时）时所需剂量的 1/4～1/2 [176, 177, 180]。目前还不清楚记忆障碍是失忆的特征，还是单纯是由镇静引起的。

　　自从麻醉存在，我们就通过吸入器使用这些吸入性药物 [181, 182]。19 世纪 70 年代以后就开始使用氧化亚氮吸入器，多年来，由于各种原因，几乎所有的吸入药物都以这种方式使用，主要用于短时间手术或阵痛和分娩 [181]。氧化亚氮的最大优势在于它无味，起效 / 失效迅速，并且具有

---

① 氧化亚氮可作为电休克疗法的替代品来治疗重度抑郁症的假设是有意义的，因为氯胺酮（或其同类口服药物）是一种快速治疗重度抑郁症的药物，而我们目前正在增加针对其他受体系统的药物的抗抑郁效果。Berman 等 [198]，Zarate 等 [199]。

无可争议的镇痛特性 [177, 180, 183, 184]。

三、病例研究

病例 1

一名 14 岁的青少年在进行广泛的紧急腹部手术后仍保留气管插管。为帮助通气，医生决定让他保持肌肉松弛状态，以避免腹部开放造成伤口损伤。使用 0.8μg/(kg·h) 的右美托咪定及间歇性单次注射咪达唑仑进行镇静。几天后拔管，患者诉说之前自己是清醒的，但不能移动，对此感到焦虑但并无不适。

这种临床情况引发了许多问题。包括遗忘的可预测性和对潜在"知晓"的管理。最为相关的问题是当患者清醒和有反应时是否存在遗忘。如果无反应，尤其是导致无反应的药物是一种遗忘性药物，如咪达唑仑、丙泊酚或氯胺酮，那么毫无疑问患者会产生遗忘。然而，在这种情况下，患者肌肉松弛，不具备评估镇静水平的能力，也会出现无反应的情况。我们无法使用行为测量来评估镇静的水平。咪达唑仑的遗忘作用持续 30～45min。由于右美托咪定可能缺乏遗忘特性，所以该患者的经历很可能是由于咪达唑仑剂量不足，用药间隔过长导致浓度太低无法产生持续的遗忘作用。我们必须承认知晓已经发生，并与患者和父母进行了相关讨论。幸运的是，患者的心理没有受到严重的影响，我们解释了使他处于肌肉松弛状态是为了提供最佳的护理。这有助于将他的经历情景化，并避免出现脱离现实的感觉 [99]。觉醒是发生在全身麻醉后还是镇静期间，对心理的影响似乎并没有什么区别 [185]。"知晓"的良好操作性定义是患者回忆起期望他们没有意识的时期内发生的事情。因此，如果患者的预期是"在整个过程中都处于睡眠状态"，那么在进行影像学检查的镇静过程中就可能会产生意识。这种情况带来的创伤可能比接受手术更大，因为在手术期间有需要保持清醒的时刻（例如，在脊柱或神经外科手术期间检查神经功能）。在后一种情况下，患者非常期望他们能够清醒，并且不会出现

任何异常情况。在上述情况下，该患者可能对预期进行术后即刻镇静这一情况没有做好准备，我们应在事先与其讨论可能会发生的事情。我们应予以保证，今后应遵循一些程序来防止知晓的再次发生，并告知知晓的发生并不是他自己所特有的。

病例 2

一名患有双相情感障碍、精神分裂症和焦虑症的 12 岁女孩，因头部深度撕裂伤至急诊室，需进行缝合。她特别焦虑、一直尖叫，医护人员无法靠近。她的父母称她无法接受通过面罩给予氧化亚氮或通过静脉给药进行镇静，要求为她进行肌内注射来镇静。在回顾可用的镇静药物时，你考虑到氯胺酮具有有效的镇痛和镇静作用。你是否对给该患儿应用氯胺酮有所顾虑，尤其是考虑到她有精神分裂症的病史？此外，考虑到患儿的病史，你会如何与她，及其父母讨论氯胺酮的风险和可能的不良反应？

父母通常最了解情况，认真考虑他们的要求是明智的。肌内注射镇静诱导似乎是这一必要程序的最佳选择，并且我们对于使用氯胺酮肌内注射进行儿童镇静有着丰富的经验。这还有额外的好处，即最小的呼吸影响及可能产生的遗忘作用（从最充分的意义上讲）。额外使用阿托品有助于避免唾液分泌过多。

这位特殊患者的关键问题是精神分裂症病史 [155-186]。氯胺酮已被广泛用于模拟精神分裂症对认知的影响。问题在于几乎没有关于氯胺酮对本身患有精神分裂症的患者的认知影响的研究。我们会是火上浇油吗？对此在儿科人群中也没有相关文献（精神分裂症往往在较年长的患者中被诊断出来）。在接受了氯胺酮的成年精神分裂症患者中报告了相互矛盾的结果。有不同的报道显示，亚麻醉剂量（0.3～0.5mg/kg）会加重精神症状，或者与安慰剂相比没有差异 [187-189]。对一些剂量为 0.1～0.5mg/kg 的研究进行的 Meta 分析显示，这些影响的发生率是可以被接受的 [190]。总而言之，患者可能会出现症状恶化，但其性质与疾

病恶化期间的发作相似，且持续时间有限。

重要的是，从伦理学的角度对这些研究进行回顾后发现在这一患者群体的知情同意是可能的，并且进行这些研究也是合理的[190]。因此，在这种临床情况下，我们应告知父母，为了最好地治疗患者，氯胺酮是一种合适的、也是必要的干预措施。精神分裂症的症状可能会因此加重，但持续时间有限（与过去病情加重的情况类似）。

近年来我们发现右美托咪定与氯胺酮联用效果更佳。从某种意义上说，这两种药物的不良反应相互平衡，每种药物也可因此使用更小的剂量[151, 191-193]。最近的一项研究证明了肌内注射右美托咪定有镇静效果[194]。然而，已进行的研究是联合氯胺酮/右美托咪定静脉注射。肌内注射给药是否会产生同样的效果是一个值得思考的问题。由于右美托咪定本身具有良好的耐受性，联合用药可能对该患者会更好，但没有文献直接支持这种给药方式。

病例 3

为确认上肢癌症是否复发，一名患有严重焦虑症的 10 岁女孩计划进行 CT。她现在在放射科，威胁说如果不让她离开，她就把自己锁在洗手间里。而她需要静脉注射对比剂和镇静药来进行扫描。她应该在家接受口服药物治疗后改天再来吗？考虑到 CT 通常不超过 10min，你应该采取怎样的镇静计划呢？父母拒绝改天再来，要求我们"让她忘记这段可怕的经历"，并且想知道我们是否能做些什么来改善目前的情况。

这种情况的困难之处在于，最具可靠遗忘特性的短效镇静药是丙泊酚，而它只能通过静脉注射。其他可供选择的方案没有静脉注射丙泊酚可靠，并且在如此短的操作的情况下可能会产生明显的"宿醉"效果，并延迟患者出院回家的时间。

可供选择的方案包括口服或鼻内给予咪达唑仑；其困难之处在于开始出现遗忘的时间不可预测，儿科文献中对此也没有很好的描述。最好的办法是根据我们已知的药理学和既往的经验做出最佳的临床判断，然后据此给予遗忘性药物。从既往的志愿者研究中可知，产生遗忘的药物浓度总是低于产生镇静的浓度。镇静是可以实时测量的，是遗忘作用很好的替代品。如果使用了遗忘性药物，即使患者在最初的深度镇静过后看起来有些"清醒"，遗忘作用也有可能是依然存在的。因此，使用遗忘性药物的目标是至少引起一些睡意。

如果孩子能够配合通过给药装置进行呼吸，那么吸入药物，尤其是氧化亚氮，将是一个很好的选择。在亚麻醉浓度下，氧化亚氮也能提供镇痛作用，适用于像开始静脉注射等有疼痛感的操作[177]。当氧化亚氮浓度>35% 时，可以产生遗忘和镇痛作用。在保持足够氧合的同时，可以给予更高的浓度。必须记住，氧化亚氮的作用消失和开始的速度一样快。因此，在需要遗忘的整个期间内都必须使用氧化亚氮。强行将面罩覆盖在孩子的脸上，可能会造成和静脉穿刺本身同样多的精神创伤。越来越多的人认识到，这种干预措施会产生与儿童创伤后应激障碍（posttraumatic stress disorder，PTSD）一致的后续症状。例如，有父母诉说，经历过这种创伤的儿童会把娃娃绑在床上。这种治疗方法可能比疾病本身更糟糕。

因此，以单次快注的方式给药，并在需要的时间内以足够的浓度存在于循环中是有优势的。鼻内或舌下给予半衰期较长的药物（如咪达唑仑或氯胺酮）是一种具有可预测性的方法。鼻内给药比舌下给药更具可预测性，并且具有单次干预的优势（尽管必须提前仔细考虑剂量）[195]。咪达唑仑的苦味可以被甜果汁掩盖，但胃的吸收是最不可预测的，而且起效时间也是最慢的。咪达唑仑的遗忘效应峰值发生在静脉给药后约 5min，使用其他途径给药时，至少需要这么长的时间起效。如果剂量高到足以引起嗜睡，这将是遗忘作用存在的良好标志。咪达唑仑的缺点是宿醉效应可能比 CT 持续时间更长。

联合方法可能最为合适，通过鼻内给予单次剂量的咪达唑仑以缓解焦虑，从而使患儿可以配合吸入氧化亚氮，再进行静脉置管，最后在 CT 时使用小剂量丙泊酚来实现配合。氧化亚氮起效/失效迅速，在静脉置管时能够产生遗忘作用（这可能会因咪达唑仑的存在而增强），小剂量咪达唑仑的基础镇静作用几乎不会持续很久，而丙泊酚也基本上不会产生宿醉效应。

第15章 儿童的药代动力学和药效学

Pharmacokinetics and Pharmacodynamics in the Pediatric Population

Brian J. Anderson 著

邢 娜 渠明翠 李平乐 译

许多生理上的成熟变化，包括药代动力学、药效学和毒性，都是在出生后的前几年内完成的。给药后药物浓度的时间变化由三个过程决定：输入（吸收、生物利用度）、分布和消除（代谢和排出）。

一、出生第一年的药代动力学差异

（一）输入

1. 吸收

吸收特性将影响可用药物的量、最大浓度、起效速度、效果维持时间和失效时间。

（1）肠内：新生儿口服给药时，大多数药物的吸收速度比年龄较大的儿童慢，因为胃排空延迟，可能要到6—8月龄时才能达到正常的成人吸收速度[1]。胃排空缓慢和清除率降低可能会导致剂量和给药频率的减少（如对乙酰氨基酚[2]）。作为镇静药使用的水合氯醛在6月龄以下的婴儿中会延迟起效。肠内吸收缓慢加上清除率降低会带来长时间影响，导致该年龄组的呼吸抑制和死亡[3]。经直肠给药（如硫喷妥钠、美索比妥）在儿童中起效时间约为8min，但对于接受心导管检查或放射镇静的新生儿来说起效速度更快[4, 5]。地西泮（0.3mg/kg）也可迅速经直肠吸收，16min即可达到峰值浓度[6]。

（2）肌肉：肌肉给药途径在儿童通常是不受

欢迎的。它保持了很高的生物利用度，但与静脉注射相比吸收延迟。然而，氯胺酮仍然很受欢迎，按照4mg/kg给药后10min内达到峰值浓度[7]。右美托咪定具有与之相似的吸收特性[8, 9]。

（3）鼻腔：幼儿替代性给药途径的探索主要集中在鼻道[10]。虽然吸收取决于脂类的溶解性、可用于吸收的有限的鼻表面积、黏液纤毛清除和鼻黏膜中的酶活性（如CYP3A4）；但对于某些药物，鼻部有活跃的转运体可用于通过细胞膜，其相对于其他药物，首过消除效应最小化。给药工具和配药更改也有利于吸收。在英国，鼻用二氢吗啡0.1mg/kg在急诊室用于治疗前臂骨折疼痛。它以鼻腔喷雾剂（0.1mg/kg）的形式在0.2ml无菌水中被迅速吸收[11]，吗啡血药浓度峰值（T_{peak}）出现在给药后10min[12]。鼻腔S-氯胺酮2mg/kg导致血浆峰值浓度在18min内达到355ng/ml[13]。鼻用芬太尼（150μg/ml）1.5μg/kg治疗3—17岁儿童骨折疼痛，有良好的镇痛效果，峰值浓度出现在给药后13min[14, 15]。通过标准雾化器给药的芬太尼（4μg/kg）也有类似的结果[16]。氟马西尼在鼻腔给药后几分钟内浓度达到峰值[17]，而咪达唑仑大约需要12min[18]。

右美托咪定的起效速度稍慢，峰值浓度到38min才达到高峰[19]。右美托咪定经鼻腔雾化和滴注给药生物利用度大约分别为40.6%

（95% CI 34.7%～54.4%） 和 40.7%（95% CI 36.5%～53.2%）[20]。这降低了相对生物利用度并且吸收缓慢，剂量 2～3μg/kg 才能在放射检查中达到满意的镇静效果[21]。以鼻腔雾化吸入可乐定（3～8μg/kg）未能在给药后 30min 内达到术前足够的镇静效果[22]，这是由于其吸收缓慢（T_{peak}：1.5～3h）[23]。经鼻腔给药存在尚未明确的问题，即鼻腔药物可能通过后鼻咽或刺激声带[24]。

雾化给药装置的进步提高了给药精准性。酮咯酸 15mg（体重＜50kg）或 30mg（体重＞50kg）经鼻腔给药后血药浓度迅速升高（达峰时间为 52min，标准差为 6min），有望成为静脉注射的一种有效的替代治疗方法。效应室中的目标浓度在 30min 内达到 0.37mg/L，并在 10h 内保持高于该浓度[25]。鼻道随年龄变化，因此，该途径的吸收或相对生物利用度也随年龄变化。

(4) 皮肤：新生儿的相对皮肤表面积较大，皮肤灌注量增加，角质层较薄，增加了局部应用药物（皮质类固醇、局部麻醉药、消毒防腐剂）的吸收和暴露。新生儿易于形成高铁血红蛋白，因为他们高铁血红蛋白还原酶水平降低，而且与成人血红蛋白相比，胎儿血红蛋白更容易被氧化。再加上新生儿表皮吸收增加，导致这个年龄段的人不宜重复使用利多卡因 – 普鲁卡因乳膏[26, 27]。

(5) 肺泡：麻醉药物向肺泡的输送主要取决于肺泡通气量和功能残气量（functional residual capacity，FRC）。新生儿肺泡通气量增加。与成人相比，由于胸壁顺应性增加，他们的 FRC 也更小，这导致药物输送速度加快。婴儿和儿童的肺部吸收通常比成人更快[28]。分布在血管丰富组织的心输出量越大（即清除因子），心输出量的比例越大，组织 / 血液溶解度越低（即体积因子），导致较年轻婴幼儿对吸入麻醉药的清除更快[29]。溶解度决定了分布体积。吸入剂的分布体积越大，当以恒定速度输送时，达到稳定浓度所需的时间就会更长。由于血清白蛋白、球蛋白、胆固醇和甘油三酯浓度不同于成人，新生儿中氟烷、

异氟烷、安氟烷和甲氧基氟烷在血液中的溶解度比成人低 18%[30]。这些药物在新生儿血管丰富的组织群中的溶解度约为成年人的一半[30]。后者可能是由于新生儿组织中的水分含量较高，蛋白质和脂肪浓度较低所致。溶解度降低的婴儿，由于分布体积较小，预计达到预定 F_E/F_I 比率的时间会更短。年龄对不易溶解的试剂、氧化亚氮和七氟烷的溶解度几乎没有影响[31]。这些原则也适用于使用一次性麻醉药保存装置（如 Anaconda®，Sedana Medical，Uppsala，Sweden）输送的吸入药物的镇静技术。AnaConDa 输送的七氟烷的吸入动力学与汽化器输送的动力学相似[32]。这类使用七氟烷的装置已用于重症监护室的镇静，与甲氧氟烷一起使用有可能在门诊或院外进行镇静或镇痛[33]。

对于患有发绀型先天性心脏病或肺内疾病的新生儿，从右到左的血液分流可以减慢麻醉的诱导。使用最难溶解的麻醉药时，这种效果最明显。左向右分流对摄取的影响通常很小，因为心输出量增加，全身组织灌注量维持在正常水平。正常情况下混合静脉血回流到右心以备吸入麻醉药摄取。如果心输出量不增加，外周血液灌注量减少，那么肺内的麻醉药摄取就会减少。虽然可以观察到肺泡内麻醉药分压迅速上升，但组织分压上升较慢，麻醉效果延迟。

2. 生物利用度

当新生儿被频繁喂养时，口服生物利用度可能会受到与食物相互作用的影响（如苯妥英钠[34]），也受成人配方改变后用于儿科（尼扎替丁[35]）及肠道中较低的细胞色素 P_{450} 酶活性的影响。后者可能导致咪达唑仑的生物利用度增加，因为 CYP3A 活性降低[36]。当与对乙酰氨基酚结合作为一种常见的“感冒药”使用时，由于肠壁中硫酸盐结合引起的药物相互作用增加了去氧肾上腺素的生物利用度[37, 38]。成人小瓶药物用于儿科可能会导致剂量不准确，导致假定生物利用度的相对增加或减少[39]。

成人常用的镇痛药和给药系统在儿童身上可

能不可行，因为他们没有成熟的行为。婴儿无法使用患者自控镇痛装置。当尝试口腔和舌下给药时，由于这些途径需要长时间暴露于黏膜表面，会丧失剂量准确性。婴儿很难将药物含在嘴里保持必要的保留时间（特别是在味道不佳的情况下），这导致比成年人吞咽或吐出更多的药物[40]。如果药物具有较高的首过效应，那么较低的相对生物利用度会导致较低的血浆浓度。虽然许多镇痛药都可以做成口服制剂，但口感是依从性的一个重要决定因素，不合口味的制剂可能会被拒绝。味道会随着年龄的增长而变化[41]。使用生物黏附性纳米片剂可以改善舌下或口腔给药[42]。

首过效应影响生物利用度和活性代谢物对效应的贡献。3—10岁儿童口服可乐定生物利用度低（$F=0.55$）。因此，当使用这种制剂来达到与成人报告的浓度相似的浓度时，需要更高的可乐定口服剂量（每千克）。口服吸收缓慢（吸收半衰期0.45h），直到1h才达到峰值浓度[43]。同样，口服氯胺酮的剂量需要高达10mg/kg，才能在1—8岁烧伤的儿童中达到治疗效果[44]。不仅生物利用度降低（$F=0.45$），而且吸收也很慢；吸收半衰期为59min，在该队列中受试者之间具有较高的变异性[44]。然而，镇痛作用可能是通过增加活性代谢物去甲氯胺酮的浓度来实现的。

吗啡口服后的相对生物利用度变异系数为37%[45]。虽然口服吗啡200μg/kg，然后4h后口服100μg/kg，在儿童中达到了镇痛的平均浓度，但存在较高的血清浓度变异性，这表明给予这些剂量的一些儿童的呼吸可能会受到影响[45]。其活性代谢物吗啡3–葡萄糖醛酸在新生儿体内的清除率也会降低[46]，这种代谢物会引起神经症状[47]。

新生儿频繁排便可能导致栓剂使用无效。当通过直肠途径给儿童重复使用阿片类物质时，吸收和生物利用度的变化导致了呼吸停止[48]。

（二）分布

简单来说，药物的分布体积决定了其初始剂量[49]。分布体积越大，达到目标浓度所需的剂量就越大。然而，许多用于麻醉的药物分布到多个隔室，而不是只有一个简单的体积分布。更大的剂量可能会引起更大的不良反应，例如，丙泊酚引起的低血压。分布受身体成分、蛋白质结合、血流动力学（如局部血流）和膜通透性的影响。

1. 身体成分

新生儿体内总水分和细胞外液（extracellular fluid，ECF）增加，并随着出生后年龄的增加而减少。极性药物，如非去极化神经肌肉阻滞药（neuromuscular blocking drug，NMBD）和氨基糖苷类药物快速分布到ECF中，但进入细胞的速度较慢。因此，与婴儿、年龄较大的儿童或成人相比，新生儿的此类药物的初始剂量更高。

体重1.5kg的早产儿脂肪占体重的百分比为3%，足月新生儿为12%；到4—5月龄时，这一比例会翻倍。当婴儿开始走路，蛋白质质量增加时（足月新生儿为20%，成人为50%），"婴儿肥"会消失。这些身体成分的变化会影响药物的分配量。分布体积影响初始剂量估算。芬太尼在新生儿体内的分布量增加。1个月以下新生儿的稳态分布体积为（5.9 ± 1.5）L/kg，而成人为（1.6 ± 0.3）L/kg[50]。这可能是大龄新生儿单次注射高达10μg/kg后呼吸抑制程度减轻的原因之一。从3岁到青春期，儿童肌肉体积的急剧增加影响了神经肌肉阻滞所需的药物剂量。例如，维库溴铵在新生儿和婴儿中的ED$_{95}$为（47 ± 11）μg/kg，在3—10岁儿童为（81 ± 12）μg/kg，在13岁或>13岁的患者为（55 ± 12）μg/kg[51]。对于神经肌肉连接未成熟的新生儿，因为ECV增加，剂量大于预期，但由于清除途径未成熟，新生儿神经肌肉阻滞的持续时间更长。新生儿达到与儿童或成人相同水平的神经肌肉阻滞所需的血浆浓度要低20%～50%[52]。

丙泊酚诱导后血药浓度的降低可归因于再分布而不是快速清除，因为其药代动力学是用多室模型描述的。新生儿体内脂肪和肌肉含量较低，因此分布到这些组织的丙泊酚较少。苏醒延迟的发生是因为中枢神经系统（central nervous system，CNS）中丙泊酚的浓度仍然高于年龄较大的儿童，这是再分布减少的结果。

2. 血浆蛋白

新生儿的蛋白和 α_1-酸性糖蛋白（acid glycoprotein，AAG）浓度降低，但在6月龄后与成人相似（图15-1），尽管患者之间的变异性很高（如 AAG 0.32~0.92g/L）[53, 54]。布比卡因与 AAG 结合。新生儿硬膜外应用布比卡因的推荐剂量低于儿童（1.5~2mg/kg vs. 2.5mg/kg），因为有较大比例是非结合的药物；发挥作用的是非结合药物。AAG 是一种急性期反应物，在手术应激后会增加。这导致布比卡因等中低级提取药物的血浆总浓度增加[55]。然而，游离浓度不会改变，因为游离药物的清除只受肝脏固有代谢能力的影响。在长期硬膜外麻醉期间观察到的任何游离浓度的增加都归因于清除率的降低，而不是 AAG 浓度的降低[56, 57]。

早产儿的血浆白蛋白浓度最低，其他胎儿蛋白如甲胎蛋白（由胚胎卵黄囊、胎儿胃肠道和肝脏合成，与白蛋白具有40%的同源性）降低了对药物的亲和力。此外，游离脂肪酸和未结合胆红素浓度的增加与酸性药物竞争白蛋白结合部位。新生儿也有表现出代谢性酸中毒的倾向，这种酸中毒改变了血浆蛋白的电离和结合特性。血清白蛋白浓度在5月龄时接近成人值，结合能力在1岁时接近成人值。新生儿硫喷妥钠的诱导剂量低于年龄较大的儿童。这可能与硫喷妥钠与血浆白蛋白结合减少有关；新生儿中13%的药物未结合，而成人中这一比例为7%[58, 59]。

3. 局部血流量

静脉给药后分布的初始阶段反映了局部血流。因此，大脑、心脏和肝脏是最先接触到药物的组织。药物被重新分配到其他相对灌注较好的组织，如骨骼肌。在长期输注药物的情况下，向相对灌注不足的身体组织的三级分布要慢得多。这些变化有助于缩短在镇静药物后较快"苏醒"的婴儿的时量相关半衰期；这些婴儿的脂肪和肌肉体积较少，药物可以重新分配到婴儿体内，然后从其中渗出。然而，新生儿的清除率通常会降

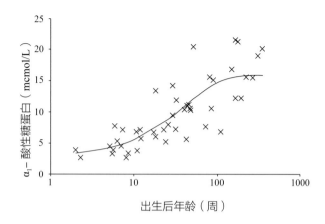

横坐标：出生后年龄（周）
纵坐标：α_1-酸性糖蛋白（mcmol/L）

▲ 图 15-1 α_1-酸性糖蛋白随年龄变化情况
经许可改编自 Booker 等[230]

低，并导致观察到的时量相关半衰期较长。

除了出生时发生的新生儿循环变化（例如，继发于静脉导管和动脉导管的功能性闭合）外，在出生后最初几个月的生长和发育过程中，器官质量和局部血流变化也有所不同。在新生儿时期，相对于心输出量，流向肾脏和大脑的血流量增加，而流向肝脏的血流量减少[60]。婴儿的大脑和肝脏质量占体重的比例远高于成人[61]。

在3—8岁平均脑血流量在儿童早期最高 [70ml/(min·100g)][62]。在这个年龄段之前的新生儿及成人中脑血流量减少，且流量相似 [50ml/(min·100g)][63]。高亲脂性诱导剂迅速扩散穿过血脑屏障，达到与脑组织浓度平衡。新生儿心输出量减少和脑灌注量减少意味着新生儿静脉诱导后的起效时间比儿童早期要慢。偏移时间也会延迟，因为重新分布会到充分灌注的和深部组织，灌注少的组织较少。

血脑屏障：血脑屏障是特殊的内皮细胞之间复杂的紧密连接的复杂网络，它限制了亲水性分子从血液到脑实质的细胞旁扩散。人们对这种屏障在新生儿中的重要性存在困惑，部分原因是早期的研究比较了阿片类物质、吗啡和哌替啶引起的呼吸抑制。在给予与成人哌替啶等效剂量的吗啡后，新生儿明显出现了更严重的呼吸抑制[64]。这一发现与哌替啶是一致的，与吗啡不同，哌替啶是脂溶性的，因此同等地穿过未成熟或成熟的

血脑屏障[64]。然而，在该研究中没有测量血浆阿片类物质浓度，在给予与成人相同剂量（mg/kg）的吗啡后，观察到的新生儿呼吸抑制增加，可能是由于足月儿中1—4日龄（1.3L/kg）与8—60日龄（1.8L/kg）、61—180日龄（2.4L/kg）及成人（2.8L/kg）相比，吗啡的分布量减少[65]。因此，我们可能预计新生儿的吗啡初始浓度会高于成人，从而导致更大的呼吸抑制。通过二氧化碳反应曲线或动脉氧张力测量的呼吸抑制，在相同吗啡浓度下，2—570日龄的儿童的情况相似[66]。

血脑屏障可能会在其他方面产生影响。在屏障内皮细胞膜中有选择性地表达的特定运输系统，它们介导营养物质进入中枢神经系统和有毒代谢物从中枢神经系统转运出去。与成人相比，小分子更容易进入胎儿和新生儿的大脑[67]。血脑屏障功能在胎儿大脑发育过程中逐渐改善，可能在足月达到成熟[67]。例如，核黄斑（核黄疸）在早产儿中比新生儿更常见。中枢神经系统内的病理状态可导致血脑屏障的破坏或运输系统的改变，在许多中枢神经系统疾病的发病机制中起着重要作用。促炎物质和特定的疾病相关蛋白通常介导血脑屏障功能障碍[68]。

芬太尼通过可饱和的依赖于ATP的过程跨血脑屏障主动转运，而ATP结合蛋白，如P-糖蛋白，主动泵出阿片类物质，如芬太尼和吗啡[69]。P-糖蛋白调节显著影响阿片脑（阿片类物质在脑的分布）的分布，以及镇痛反应的起效时间、幅度和持续时间[70]。调节可能发生在疾病过程、温度升高或摄入其他物质（如维拉帕米、镁）期间[69]。影响P-糖蛋白相关基因的遗传多态（多态性）可以解释中枢神经系统活性药物敏感性的一些个体差异[71]。

（三）药物代谢

药物及其代谢物从人体排出的主要途径是肝胆系统、肾脏和肺。清除量，即一种物质在单位时间内被完全清除的血浆体积，是用于确定稳态维持剂量或输液速率的重要药代动力学参数。肝脏是清除大多数药物的主要器官，尽管（而）肺在麻醉药扩散中起着主要作用。肾脏可以清除许多极性的、水溶性的药物。非极性、脂溶性药物被转化为更具极性和水溶性的化合物。由肝脏产生的水溶性药物和代谢物由肾脏排泄。肝脏和肾脏系统在新生儿中都是发育不完善的，在出生后第一年发育完善。出生作为这些过程发育的加速器或时间转换器的影响仍然不确定。这些过程的发育通常是以胎龄（postmenstrual age，PMA）来衡量的，尽管出生后年龄也可能对成熟有影响。出生对酶发育的影响可能很小[72]。

代谢成熟的描述：体积、成熟度和器官功能被用来描述清除的各个方面。清除量与体积间存在非线性关系[73, 74]。1—2岁儿童的清除量以L/(kg·h)表示，通常比年龄较大的儿童和青少年的清除量大。因此，幼儿的丙泊酚或瑞芬太尼的输注率（输注速率）高于青少年。

体积大小通常使用体表面积（body surface area，BSA）来标准化，虽然BSA的计算通常包括身高和体重，但也可以仅使用体重来表示[75]。

$$\text{BSA} \propto \text{体重}^{2/3}$$

在所有被研究的物种中，如人类基础代谢率（basal metabolic rate，BMR）的对数与体重的对数产生了一条斜率为¾的直线。这与BSA不同，BSA是用体重和2/3的指数来描述的[77]。分形几何被用来从数学上解释这种称为异速生长的现象[76]。许多生理、结构和时间相关的变量在物种内部和物种之间的比例是可预测的，与体重之间的指数关系分别为3/4、1和1/4[77]。

这样的指数关系适用于清除量（CL）、容量（V）和半衰期等药代动力学参数。总药物清除量的预测因子（F_{size}）以体重的3/4的指数表示。

$$F_{size}（\text{W}/70）^{3/4}$$

曲马多在不同物种之间的清除率就是一个很好的例子[77]（图15-2）。生物在出生后的几年内

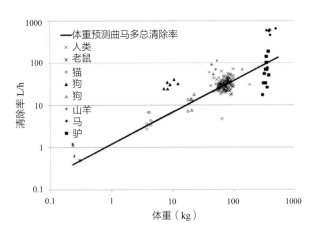

▲ 图 15-2　不同物种体重预测曲马多总清除率模型与人体异速预测（实线）的比较

经许可转载自 Holford 等 [231]

清除功能成熟后，这些指数关系也同样适用。使用这些异速生长模型可以用成人剂量来预测儿童剂量；使用"mg/kg"这种标度不太可能进行这种预测。新生儿时期的儿童其使用的药物剂量要比成人更多。

使用异速生长指数 ¾ 衡量时，1 月龄—9 岁儿童的瑞芬太尼清除率与成人的清除率相似 [78, 79]。瑞芬太尼在体内是由非特异性组织和血浆酯酶水解，在标准化体重后发现这些酶似乎不受年龄的影响。也就是说，负责清除的血浆酯酶在出生时刻就已经完全成熟 [80]。

对 45 名全身麻醉下接受斜视手术的儿童（n=45，年龄为 6 月龄—9 岁）在全身麻醉自主呼吸情况下对瑞芬太尼的剂量大小的耐受度进行了研究。丙泊酚输注以状态熵作为药效学终点，瑞芬太尼则采用改进的上下滴定方法，以呼吸频率抑制作为药效学终点。当呼吸频率＞10 次 / 分且稳定 10min 时的给药剂量就是瑞芬太尼的最终输注速率 [81]。年龄对瑞芬太尼输注需求量的影响如图 15-3 所示 [82]。图表上呈现的是随年龄变化的清除率 [78]。这个清除率以异速生长模型预测，模型的基准为 70kg 成年人 2790ml/min 的清除率。清除率同时也可以反映＞1 岁儿童的给药速率。而＜1 岁的儿童估计的清除率和实际给药速度并不持平。较高的给药速率可以归因于在研究期

间，＜1 岁年龄段的儿童比年龄较大的儿童更容易遇到呼吸抑制；相于于七岁儿童 10 次 / 分的呼吸速率，同样的呼吸速率发生在＜1 岁儿童就显得更加夸张，同时也提示药物剂量过大。

然而，对于大多数药物来说，仅靠异速生长不足以预测新生儿和婴儿在成人中的清除量。大多数清除系统在出生时并不成熟。需要添加一个模型来描述随年龄增长的清除情况。Sigmoid 双曲线函数（也称为 Hill 方程）[83]（也用于描述血氧饱和度曲线）可以有效描述这种成熟过程（MF）。

$$MF = \frac{PMA^{Hill}}{TM_{50}^{Hill} + PMA^{Hill}}$$

TM_{50} 描述了清除系统成熟的半衰期，而 Hill 系数则与成熟度曲线的斜率有关。现在已经用这个方程式描述了相当多药物的成熟度 [84]。右美托咪定的成熟度曲线用异速生长比例表示，这一成熟度模型如图 15-4 所示 [85]。

器官功能（organ function，OF）仍然是影响清除量的另一个主要协变量。虽然肾脏病理可以通过肌酐清除等评估来反映，但除非清楚正常的肾脏成熟情况，否则很难将其与婴儿的正常生理情况区分 [86]。虽然特定的器官（如肾脏或肝脏）功能障碍被公认为对清除有影响，但其他因素（败血症、营养不良、疾病严重程度评分）也可视为清除功能下降的标志。危重儿童的咪达唑仑清除量明显减少。过去认为是由于 CYP3A 活性降低，但更可能的因素为肝血流量减少 [87]。在个体中，药代动力学参数（P）可以描述为大小（F_{size}）、成熟度（MF）和器官功能（OF）影响的乘积，其中 P_{Std} 为器官功能没有病理变化的标准体型成人的清除能力。

$$P = P_{Std} \cdot F_{size} \cdot MF \cdot OF$$

理解以上原理后，可以更好地使用目标浓度方法预测儿童的剂量 [88]。

当缺乏真实数据以描述成熟度变化时，可以

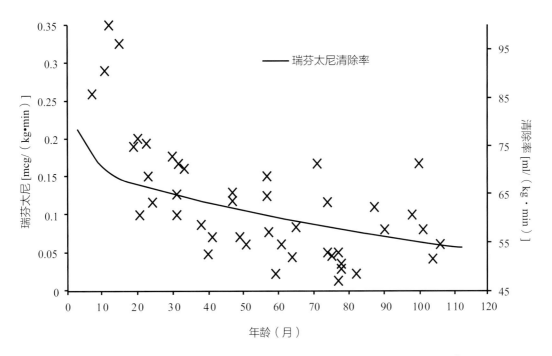

▲ 图 15-3 年龄对接受斜视手术的儿童在麻醉下自主呼吸时瑞芬太尼耐受量的影响[81]。叠加在该图上的是使用异速生长模型确定的瑞芬太尼清除量的估算。对于那些仍处于婴儿期的人来说，清除率和输液率之间存在不匹配[82]

转载自 Anderson，经 John Wiley and Sons 许可[82]

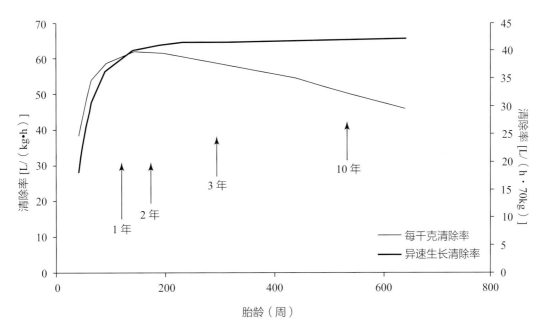

▲ 图 15-4 右美托咪定清除率随年龄的变化，以每 kg 为单位，并用成熟模型的异速生长标尺表示。每 kg 模型 [L/(kg·h)] 显示婴儿的清除率增加，这解释了这个年龄段的镇静所需观察到的增加的输液量 [mg/(kg·min)]。异速生长模型的使用有助于更好地理解间隙成熟过程

数据经许可转载自 Potts 等[86]

使用一种基于生理的药代动力学（physiological-based pharmacokinetic，PBPK）模型的替代方法来预测其随年龄的变化。器官成熟程度、身体成分和药物消除途径的个体发育对生命最初几年的药代动力学参数有显著影响。PBPK 模型的预测需要详细的生理数据。从离体肝脏中获得的酶表达和活性的测量水平数据，以及通过类似途径清除的药物的体内数据中获得的个体清除途径的个体发生数据是有用的。包括遗传、生理、器官和组织的大小和组成、蛋白质结合、人口学和临床数据在内的信息持续导入数据库，以及用于 PBPK 建模程序的算法已经逐步提高了模型的预测能力。这些模型已被用于帮助儿童首次给药[89-91]。引入人群中酶数量和活性的变异度有助于估计个体间的差异[92]。该方法已被用于研究新生儿中芬太尼清除成熟度随年龄的变化[93]。

（四）肝脏清除

阶段 1

混合功能 $CYPP_{450}$（得名于这些酶吸收 450nm 附近波长的光）氧化酶通常在出生时就开始减少[94, 95]。酶的成熟速度各不相同。根据发育轨迹的不同，肝脏药物代谢酶被分为 3 类[96]。第一类酶在妊娠前 3 个月胎儿中的表达水平最高（如可能在维甲酸代谢中起作用的 CYP3A7）；第二类酶在整个妊娠期和成年期间以相对稳定的水平表达（如磺基转移酶、SULT1A1 负责新生儿对乙酰氨基酚的大部分清除）。绝大多数酶（如 CYP3A4、UGT2B7）在出生时表达水平较低，并随着时间的推移而成熟。

一些一期酶系统（如 CYP3A7）在出生时可能是高活性的，但会在出生后的头几个月里活性降低。美沙酮是由这种酶代谢的，因此药物在新生儿体内很快就会被清除。但机体的清除能力不会随着年龄的增长而减少，因为 CYP3A4 在出生后会增加活性，并承担起清除美沙酮的任务[97]。

出生后，CYP2E1 酶的活性激增[98]，随后很快就可以检测到 CYP2D6（如可待因、曲马多），并且在第一周出现 CYP3A4（如咪达唑仑）和 CYP2C 家族（如双氯芬酸、布洛芬），而 CYP1A2（如咖啡因）是最后出现的[99]。新生儿依赖未成熟的细胞色素 P3A4 清除左旋布比卡因，依赖细胞色素 P1A2 清除罗哌卡因，这导致这个年龄段的硬膜外输液率降低[100, 101]。其中一些药物的成熟速率已在上文描述，如咪达唑仑[102]、左旋布比卡因[103]、曲马多[104] 和布洛芬[105]。

如果一种药物有很高的萃取率，那么内在的清除速度可能远远大于肝脏血流速度，在这种情况下，肝脏清除率主要由肝脏的血流特性决定。足月新生儿的芬太尼清除量（CYP3A4）是标准体重 70kg 的成人的 70%～80%，且在出生的头几周达到成人值[57]。可能由腹内压升高（一种器官功能效应）引起的脐膨出修复导致的芬太尼清除减少可归因于肝脏血流减少。

阶段 2

一些阶段 2 途径在足月新生儿出生时成熟（硫酸盐结合），而另一些则不成熟（乙酰化、糖化、葡萄糖醛酸化）[106]。使用成熟模型可以利用异速生长的身体尺寸测量揭示被葡萄糖醛酸基转移酶清除的药物的发育动力学[74, 77]。对乙酰氨基酚和吗啡被葡萄糖醛酸基转移酶（UGT1A6 和 UGT2B7）的不同亚型清除，胆红素（UGT1A1）也是如此。在早产的 24 周胎龄新生儿中，这两种药物的清除是不成熟的[107-109]，到 1 岁时达到成人水平。右美托咪定也主要被 UGT 系统清除，并具有类似的成熟度[110]。葡萄糖醛酸化也是丙泊酚代谢的主要代谢途径，但多个细胞色素 P_{450} 同工酶，包括细胞色素 P_{450} 同工酶、CYP2B6、CYP2C 或 CYP2A6，均有助于其代谢并导致成熟曲线[86, 104, 110-112] 比单独葡萄糖醛酸化物更快（图 15-5）。

这种成熟过程可能很难辨别，因为疾病等其他因素会影响观察到的清除。接受非心脏手术的婴儿的吗啡清除量比心脏手术后的婴儿[113] 或接受体外膜氧合[114] 或正压通气[107] 的婴儿更大。同样，住进儿科重症监护室的儿童心脏手术后丙泊酚清除量减少[115]。在一项大型颅面手术后婴儿

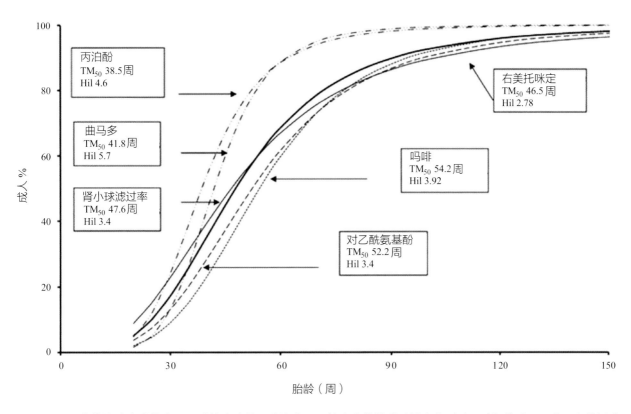

▲ 图 15-5　药物的清除成熟度，以成熟清除的百分比表示，其中葡萄糖醛酸结合物（对乙酰氨基酚、吗啡、右美托咪定）起主要作用。这些曲线与肾小球滤过率（GFR）密切相关。相比之下，细胞色素 P_{450} 同工酶也有助于丙泊酚的代谢，并导致比单独使用葡萄糖醛酸结合的预期更快的成熟曲线。曲马多清除成熟（阶段 1，细胞色素 P4D6，细胞色素 P3A）也很快，成熟度参数的估计数取自参考文献[86, 104, 110-112]。TM_{50}. 成熟半衰期；Hil. 斜率

丙泊酚镇静的研究中注意到昼夜节律效应[116]。

和肝血流量减少一致，当心输出量减少时，右美托咪定清除率会降低[117]。在肝功能障碍时，例如，凝血功能障碍或肥胖[118]，右美托咪定清除量也会减少[119]。

（五）肾脏清除

药物及其代谢物在肾脏通过两个过程——肾小球滤过和肾小管分泌——排出，这两个过程成熟速率并不相同[120]。肾小球滤过率（GFR）在 25 周龄时仅为完全成熟的 10%，足月时为 35%，1 岁时为成人 GFR 的 90%[86]。氨基糖苷类药物几乎完全被肾脏清除，维持剂量可由胎龄预测，因为它能够预测肾功能发展的时间进程[121]。旧的非去极化神经肌肉阻断药、右旋筒箭毒的清除可以直接与肾小球滤过率相关[122]。计算肌酐清除量的公式使用简单的指标，如身高、血浆肌

酐浓度和体表面积（BSA）[123]。肾小球滤过率（GFR）值＜40ml/min 的儿童的预后很差[124]。如 Schwartz 等的估计方法包括与年龄相关的长度因子（体长或身高）和比例因子（K），例如：早产儿的 k=0.33，0—1 岁足月婴儿的 k=0.45，1—12 岁儿童的 k=0.45，13—21 岁青春期男性的 k=0.7[125-127]。此变量在以下公式中输入。

$$CLcr = \frac{k \cdot 身高}{血清肌酐}$$

不成熟的清除途径在处理早产儿的麻醉后呼吸暂停时，反而会成为优势。新生儿体内产生咖啡因的茶碱 N_7- 甲基化发育良好，而负责咖啡因代谢的氧化去甲基化（CYP1A2）缺乏，并在随后的几个月中发育。茶碱是治疗早产儿术后呼吸暂停的有效药物，部分原因是它是咖啡因的前

体药物，可以有效地控制呼吸暂停。咖啡因只能被未成熟的肾脏缓慢清除，并在 60 周胎龄时成熟[128]。

（六）肺清除

决定麻醉药吸收的因素（肺泡通气量、功能残气量、心输出量、组织 / 血液溶解度）也有助于消除。我们推测，在任何给定的麻醉持续时间内，新生儿比成年人更快地消除麻醉药，因为脂肪和肌肉含量的分布更少。氟烷引起的新生儿心输出量的较大下降可能会加速消除，但大脑灌注量也会减少，这会减缓恢复。尤其是氟烷，异氟烷和七氟烷的肝脏代谢程度要小得多，但与肺消除相比贡献很小[129]。

二、代谢

许多药物都有活性代谢物，这些代谢物有助于发挥作用。实例包括来自氯胺酮的去甲氯胺酮[130]、来自双氯芬酸的 4'- 羟基双氯芬酸[131]、来自曲马多的 O- 去甲基曲马多[104]、来自咪达唑仑的羟咪唑仑[132]，以及来自吗啡的吗啡 6- 葡萄糖醛酸苷（morphine 6-glucuronide，M6G）[134]。

吗啡和代谢物对 M6G 的预期效果（镇痛）和不良效果（恶心、呼吸抑制）的作用仍不确定[134]。吗啡和 M6G 的 EC_{50} 似乎相似，但 M6G 需要更长的时间 [（4～8）hvs. 16min] 才能达到作用部位的平衡[135]。在新生儿和婴儿早期，吗啡和 M6G 的相对比例不同，这取决于 UGT2B7（M6G 的形成）和 GFR（M6G 的消除）的相对成熟。出生<7 天的足月新生儿血浆吗啡 M6G 比率低于<1 岁的新生儿，尽管剂量相似[46, 136]。

三、药物基因组学

药物基因组学（pharmacogenomics，PG）是研究与药物反应相关的 DNA 和 RNA 特征的变化，包括药代动力学 / 药效学。个体间药代动力学变异很大，这是由编码代谢酶的基因的多态性造成的。遗传变异影响血浆胆碱酯酶活性及其对琥珀胆碱的影响是一个众所周知的例子。另一个例子是作为常染色体隐性性状遗传的 CYP2D6 单核多态性（single nuclear polymorphism，SNP）。CYP2D6 纯合子个体在多种重要药物的代谢方面存在缺陷：β 受体阻滞药、抗抑郁药、抗精神病药和阿片类物质。代谢不良者会减少可待因产生吗啡的量[137]。曲马多在肝脏中也可通过 O- 去甲基化（CYP2D6 酶）代谢为 O- 去甲基曲马多（M1），M1 代谢物对 μ 阿片类受体的亲和力约为曲马多的 200 倍[138]。

如果一个单核多态性（SNP）对代谢的贡献>50%，具有活性代谢物，具有陡峭的剂量反应关系曲线，并且治疗指数较窄，那么它通常是重要的。这些多态性在新生儿期可能影响不大，因为新生儿的新陈代谢是有限的。单核多态性（SNP）肯定会对婴儿和儿童产生影响。而所产生的影响将取决于特定酶系统的成熟度。当然，可待因的超速代谢者（通过 CYP2D6）会因吗啡的快速形成而出现呼吸抑制。有报道称，扁桃体切除术后的儿童因使用可待因镇痛而导致呼吸衰竭死亡，因此限制了该药物在儿童中的使用[139-142]。

药物基因组学的差异对药效学（pharmaco-dynamics，PD）也有影响。参与疼痛感知、疼痛处理和疼痛管理的候补基因（如阿片类受体、转运蛋白和其他药物治疗的靶点）尚未研究清楚[143]。遗传突变（如 *G118* 等位基因）可以解释为什么一些患者需要更高的阿片类物质剂量，而且这些突变可能会改变药物的不良反应谱[144]。一些基因（如胎儿血红蛋白基因）在生命早期的表达要比在成人中表达得更多，这种基因表达的转变可能意味着一种药物在某个年龄段有效，而在另一个年龄段无效。

基因检测可能有助于减少某些药物的不良反应，并有助于个体化治疗。然而，大多数药物反应涉及由多个基因调控的大量蛋白质。基因型并不等同于表现型；环境、伴随治疗、疾病对表现型都有影响；等位基因频率在不同的种族群体中有所不同[145]。儿童的情况则更为复杂，等位基因可能终生保持不变，但儿童的转录组、蛋白质组和代谢组数据在整个发育过程中呈现出不断变化的趋势。

四、出生后第一年的药效学差异

儿童对药物的反应与成人对药物的反应有许多共同之处[146]，例如，对乙酰氨基酚的镇痛作用在新生儿、儿童和成人中极为相似[147, 148]。药物对儿童的影响的不同观点之所以出现，是因为这些药物在非成年人群中没有得到充分的研究，非成年人群受到体型、发育与不同类型疾病多方面的影响。值得注意的是，新生儿和婴儿往往确实有药效学方面的改变。

几乎所有吸入性麻醉药的最低肺泡有效浓度（minimal alveolar concentration，MAC）在新生儿期低于婴儿期，而婴儿期又高于儿童和成人时期[29]。胎龄<32周的早产儿异氟烷 MAC 为 1.28%，胎龄为 32—37 周的早产儿异氟烷 MAC 为 1.41%[149]。这一数值在 6 月龄时上升至 1.87%，然后在儿童期再次下降[149]。这些差异的原因尚不清楚，可能与脑血流量的变化、γ- 氨基丁酸（$GABA_A$）受体数量或氯离子转运蛋白的调控变化有关。在适合成人的 MAC 下给新生儿吸入氟烷会导致新生儿心动过缓和高死亡率[150]。

硫喷妥钠的剂量因年龄而异，例如，新生儿为 3.4mg/kg、婴儿为 6.3mg/kg、4—7 岁儿童为 4.5mg/kg，尚不确定药代动力学或药效学反应的改变是否能够解释新生儿剂量需求的减少[151, 152]。由于新生儿的大脑皮质功能相对不成熟，树突结构发育不全，$GABA_A$ 受体较少，突触相对较少，因此硫喷妥钠在新生儿麻醉诱导中的效应部位浓度可能低于婴儿，但目前尚无研究支持或驳斥这一假设。

新生儿对神经肌肉阻滞药（NMBD）更加敏感[122]。其原因尚不清楚，但这与观察结果一致，即幼年大鼠膈神经释放的乙酰胆碱减少了 3 倍[153, 154]。然而，新生儿分布容积的增加意味着单次 NMBD 的剂量要大于一个年龄较大的儿童；清除率下降延长了药物作用的持续时间。

由于新生儿尚未发育成熟，其心脏内质网中的心肌钙储备减少。相对于年龄较大的儿童或成人，外源性钙对新生儿的心肌收缩能力有更大的影响。相反，钙通道阻滞药（如维拉帕米）会导致危及生命的心动过缓和低血压[155]。

婴儿进行蛛网膜下腔阻滞时，酰胺类局部麻醉药引起的阻滞持续时间较短，并且需要较大的比重才能达到相应的皮质水平。这可能部分归因于髓鞘形成、郎飞节间距、暴露的神经长度、体型因素及脑脊液体积随年龄的变化。新生儿肠胃动素受体的表达和胃窦收缩的调节具有年龄依赖性。促动力药可能对极早产儿无效，而对较大早产儿部分有效，对足月儿有效。同样，支气管扩张药对婴儿是无效的，因为婴儿缺乏可引起支气管痉挛的支气管平滑肌。

五、药效学终点的测量

新生儿和婴儿比儿童或成人更难评估结果。测量技术、疾病和病理差异、非同质组、招募问题、伦理考虑，以及确定疗效和安全性的终点定义，都会使数据解释变得混乱[156]。

常见的测量结果包括麻醉深度、疼痛，以及镇静和神经肌肉阻滞。用于评估麻醉深度的一种常用测量方法是脑电图或处理分析后的脑电信号 [如频谱边缘频率、脑电双谱指数（bispectral index，BIS）、熵指数]。成人和儿童的生理学研究表明，脑电图衍生的麻醉深度监测仪可以提供一种不精确且药物依赖的觉醒测量。这些 PD 监测设备具有药物特异性（例如，氯胺酮和阿片类物质浓度与脑电图信号的相关性较差）。虽然这些监测设备的输出结果不能准确地代表任何真实的生理情况，但它们可以作为麻醉的指导，并因此改善成人的麻醉效果。在年龄较大的儿童中，生理学、解剖学和临床观察表明，监测设备的表现可能与成年人相似。

目前，我们并没有满意度高的新生儿丙泊酚麻醉深度监测仪，新生儿的大脑发育还不成熟。年龄依赖性的脑电图（EEG）变化反映了大脑发育成熟的过程，尤其是神经元髓鞘形成过程。成人丙泊酚和七氟烷麻醉中常见的 θ 和 α 振荡出现在出生后 4 个月左右[156, 157]。测量大脑皮质对疼痛刺激的反应可能是衡量麻醉效果的一个很好的替代措施；然而，很少有文献报道其在新生儿中的应用。新生儿在清醒时会表现出痛苦的行为体征，麻醉下的生命体征不能很好地衡量麻醉深度。神经反射在年幼时是易兴奋的，因此在这个群体中依靠运动反射来判断麻醉深度是不可靠的。

新的监测设备仍在研究中，例如，正在研究中的潜伏期听觉诱发电位衍生的催眠深度指数，但发现其在区分不同镇静水平方面不如 BIS[158]。替代性脑电信号处理设备具有一定前景，并已被应用于闭环式麻醉。

威斯康星州儿童医院镇静量表[159]（ The Children's Hospital of Wisconsin Sedation Scale ）已被用于研究急诊患儿氯胺酮镇静[160]。然而，尽管在程序性疼痛或镇静研究中使用了此类量表，但很少有行为量表在这种情况下得到充分验证[161, 162]。观察者之间的差异可能很大[163]。已得到验证的 COMFORT 镇静量表[164, 165] 是一种在儿科重症监护环境中日益有用的评分系统[166]，在各种情况的患儿中似乎都有用，甚至已经扩展到早产儿[165] 和 21- 三体综合征儿童[167]。药物使用模式的改变和对重要不良事件影响因素的重新考虑可能会重新定义镇静连续体[168, 169]。不幸的是，大多数疼痛评分对急性疼痛、手术疼痛有效，对亚急性或慢性疼痛或压力表现较差。新生儿和婴儿术后恶心很难量化，因为他们无法用言语表达；这使得其与成人术后恶心呕吐量表相比显得微不足道。

六、人群建模

数学模型用简单的术语描述复杂的系统，使我们能够描述、预测和解释观察结果。药代动力学（pharmacokinetics，PK）和药效学（pharmacodynamics，PD）模型被用来改善儿科麻醉和镇静管理。它们量化了暴露 – 反应关系，使人们对复杂系统和药物作用机制有了清晰深入的认识和了解，剂量选择逐渐合理化。模型可以在观测数据之外进行推测，模型是一种知识管理工具；它能够捕捉和整合所有研究的数据。模型也可用于假设检验，并可在药物开发过程中起到关键作用。

使用非线性混合效应模型对群体药代动力学/药效学进行建模在成人麻醉药理学中产生了巨大的影响。这种方法特别适用于可供采样的血量有限的儿童，可以使用来自多个受试者的稀疏数据。采样时间对于人群方法来说并不重要，可以根据临床程序或门诊预约进行调整。与准确时间相比，采样时间段同样有效，并允许新生儿灵活使用。虽然用于 PK 研究的取样管可能会堵塞，父母可能会拒绝重复采样，重复静脉穿刺术饱受抵制等问题无法避免，但是缺失的数据仍然可以用于儿科人群分析，不同研究的数据可以汇集在一起[170, 171]。

七、靶浓度法

治疗的目标是靶向效应（见第 39 章）。药效学模型用于在给定靶向效应的情况下预测靶向浓度。PD 模型参数的群体估计值和协变量信息被用来预测特定患者的典型 PD 值。然后使用 PK 模型参数的群体估计值和协变量信息来预测典型患者的典型 PK 值[172]。例如，在新生儿输注 0.33μg/(kg·h)、1 岁儿童输注 0.51μg/(kg·h)、8 岁儿童输注 0.47μg/(kg·h) 的情况下，可达到 0.6μg/L 的右美托咪定达到稳定的血药浓度[173]。这种目标浓度策略是确定所有年龄段儿童临床剂量的有力工具；丙泊酚[112]（ 表 15-1 ）、曲马多[174]、布洛芬[105]、可乐定[175] 和右美托咪定[20] 的剂量确定都使用了这种策略。血清药物浓度的监测和贝叶斯预测可用于改善个别患者的用药。

这种靶向效应方法是使用靶控输注系统的儿科麻醉医生固有模式。靶向输注设备以典型个体的特定血浆或效应部位浓度为目标，并假定这一

表 15-1 推荐用于新生儿和＜3 岁婴幼儿的丙泊酚手动输注速率，丙泊酚目标血药浓度为 2μg/ml，输注速率以 mg/(kg·h) 为单位

年　龄	诱导剂量（mg/kg）	0～15min	15～30min	30～60min	60～12min
27—44 周龄（矫正胎龄）	1.5	6	5	4	3
44—52 周龄（矫正胎龄）	1.5	8	7	6	6
3—12 月龄	1.5	9	8	7	6
1—3 岁	1.5	10	8	8	7

转载自 Morse 等 [112]，经 John Wiley and Sons 许可

浓度具有典型的靶向效应。靶浓度是指在没有过度不良反应（如低血压）的情况下达到目标治疗效果（如麻醉或镇静水平）的浓度。可以使用效果监测（如 BIS）来改进靶向治疗效果。

八、药代动力学模型

房室模型在镇静和镇痛文献中占据主导地位。标准房室模型可能无法准确描述麻醉诱导药物静脉推注后即刻的血药浓度，因为中央室中的药物混合不是瞬间完成的，这使得很难对快速血 - 脑浓度平衡进行建模 [176]，而这一过程中还可能发生肺部摄取 [177]，再循环模型有助于解释这些早期阶段的药代动力学 [178]。事实证明，这种模型在确定麻醉药物诱导剂量 [179] 和 NMBD 药效学方面 [180] 很有价值。基于生理学的药代动力学（PBPK）模型已被用于辅助儿童的首次给药。使用茶碱和咪达唑仑作为模型药物的实验成功评估了婴儿和儿童药物处置的通用 PBPK 模型，该模型涵盖了从出生到成年的年龄范围 [60]。

单个房室通常不足以描述时间 - 浓度分布，这需要更多的房室（哺乳动物模型）。在二室模型中药物注入中央室（V_1），再分布到外周室（V_2、V_3 等，图 15-6A），与消除速率相比，药物在中央室和外周室之间的转移速率相对较快。这种模型既适用于静脉注射药物，也适用于吸入性药物。输送七氟烷的麻醉保存装置（AnaConDa）

也已使用房室模型来描述其药代动力学过程 [181]。给药后浓度的自然对数曲线显示了两个不同的斜率（速率常数、α 和 β，图 15-6B）。因此，通常使用多指数函数来描述时间 - 浓度分布。

$$C\ (t)\ =A \cdot e^{-\alpha \cdot t} + B \cdot e^{-\beta \cdot t}$$

这些参数与基础生理学几乎没有联系，其中一种参数化方法是使用中央室分布容积和三个速率常数（k_{10}、k_{12}、k_{21}）来描述药物在不同房室之间的分布。而另一种常用参数化方法是使用两个分布容积（V_1、V_2）和两个清除率（CL、Q）来描述，在这一方法中，Q 为房室间清除率。

研究者们通常通过解释代表时间 - 浓度分布的曲线图来估计房室模型的 PK 参数。将浓度转换为对数尺度，可以估算消除速率常数和房室容积（图 15-6C）。对描述该曲线的函数进行积分，可以得到曲线下面积（area under the curve, AUC），由此可以确定 CL。

CL= 剂量 /AUC

计算机利用非线性回归模型，通过最小二乘法曲线拟合的迭代技术，直接估计参数，具有两个或两个以上房室的模型现在通常用微分方程求解。

参数估计（CL、Q、V_1、V_2）可用于预测

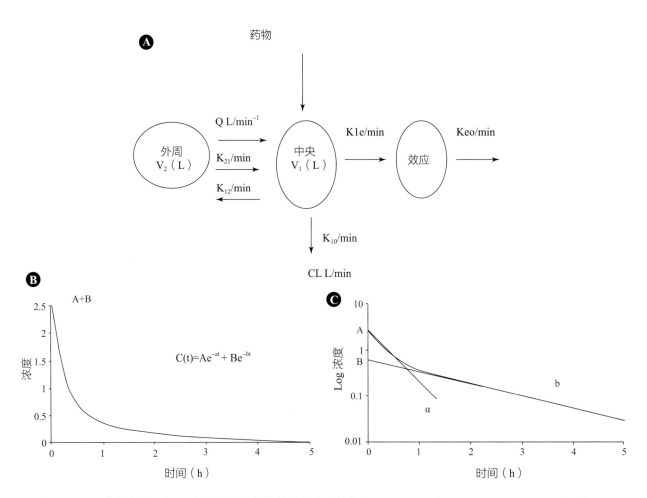

▲ 图 15-6　A. 哺乳动物二室 **PK** 模型，具有额外的效应室（转载自 **Anderson**，经 **John Wiley and Sons** 许可）；**B.** 二室模型的时间－浓度分布；**C.** 将浓度转换为对数尺度，可以估算消除速率常数和房室容积

给药剂量。负荷剂量可迅速将血浆药物浓度提高至目标浓度，常用于快速诱导麻醉。在单室模型中，分布容积是将体内药物总量与血浆药物浓度（TC= 目标浓度）联系起来的比例系数。

$$负荷剂量 = V \cdot TC$$

这一计算可能不适用于多室模型涵盖的许多镇静药物。V_1 的使用会导致负荷剂量过高；剂量过高可能会引起一过性毒性反应。

另一种技术是使用目标效应剂量。达峰时间（T_{peak}）取决于清除率和效应部位平衡半衰期（$T_{1/2keo}$）。在亚最大剂量下，T_{peak} 与剂量无关。在超最大剂量时，最大效应将早于 T_{peak} 出现，并持续更长的时间。T_{peak} 的概念已被用于计算最佳初始推注剂量[182]。

在确定合理的稳态给药方案时，清除率是最重要的参数。在稳定状态下，有如下等式。

$$给药速率_{ss}= 清除速率_{ss}=CL \cdot TC$$

间歇给药时如下。

$$给药速率 = 维持剂量 \times 给药间隔$$

持续输注给药时如下。

$$输注速率_{ss}= 给药速率_{ss}$$

一旦确定了药物的目标浓度，输注速率就由稳定状态下的 CL 来决定。许多镇静药物分布至外周室，在输注过程中可能不会达到稳定状态，通常需要进行剂量调整才能达到稳定状态。

丙泊酚的药代动力学通常采用三室模型来描述。为了在 3—11 岁的儿童中实现 3μg/ml 的稳态血药浓度，需要改变剂量，例如，负荷剂量为 2.5mg/kg，然后第一个 15min 内输注速率为 15mg/(kg·h)，15～30min 为 13mg/(kg·h)，30～60min 为 11mg/(kg·h)，1～2h 为 10mg/(kg·h)，2～4h 为 9mg/(kg·h)。目标靶控输注（targetcontrolled infusion，TCI）泵能够以 10s 为间隔进行微调。

单室模型药物的药代动力学通常用半衰期来表示。半衰期（$T_{1/2}$）是指体内房室中的药物量减少一半所需的时间。

$$T_{1/2} = \mathrm{Ln}\,(2) \times \frac{V}{CL}$$

这个半衰期与消除速率常数（k）有关，该参数表示指数衰减曲线的斜率。

$$k = \frac{CL}{V}$$

麻醉给药期间，消除半衰期在描述多室模型静脉麻醉药物的浓度变化方面没有价值。一个更常用的概念是时量相关半衰期，其中"时"指的是输注持续时间。这是停止输注后血浆药物浓度下降 50% 所需的时间。时量相关半衰期与单室模型的消除半衰期相同，并且不随输液持续时间而改变[184]。时量相关半衰期与单室模型的消除半衰期相同，并且不随输注持续时间而改变。

时－量相关半衰期可能与输注持续时间无关（例如，瑞芬太尼 2.5min）、可能受到输注持续时间的中度影响（丙泊酚输注 1h 为 12min、输注 8h 为 38min）或显示明显延长[183]（例如，芬太尼输注 1h 为 24min、输注 8h 为 280min）。这是由于停止输注后药物从外周室返回到血浆中。儿童和成人的外周室大小不同，因此在任何给定的血浆浓度下，当输注结束时，儿童体内残留的药物可能比成年人更多。例如，给予丙泊酚的儿童

的时－量相关半衰期更长。时－量相关半衰期使人们深入了解镇静药物的药代动力学，但其可能与临床无关，因为患者恢复时血药浓度下降的百分比不一定是 50%。

九、药效学模型

药代动力学是人体对药物的作用，而药效学是药物对人体的作用。两个过程之间的精确界限尚不明确，但是通常都需要描述药物从血浆到效应部位及其靶点的运动的联系。药物可以通过干扰转运机制，酶抑制或诱导，或激活或抑制受体，在非特异性膜部位发挥作用。

十、S 形 E_{max} 模型

药物浓度和药效之间的关系可以用 Hill 方程（参见上面的成熟模型）来描述，该方程通过氧解离曲线而广为人知[83]，根据以下方程。

$$效应 = E_0 - \frac{E_{max} \times C_e^N}{EC_{50}^N + C_e^N}$$

其中 E_0 是基线反应，E_{max} 是最大效应变化（E_{max} 可以是负的或正的），C_e 是效应室中的浓度，EC_{50} 是产生 50%E_{max} 的浓度，N 是定义浓度－反应曲线陡度的 Hill 系数。疗效是指在剂量或浓度－反应曲线上的最大效应。EC_{50} 可以被认为是相对于另一种药物的效价强度的衡量标准；前提是这两种药物的 N 和 E_{max} 相同。用该模型描述了对乙酰氨基酚的浓度－反应关系。报道的 EC_{50} 为 9.8mg/L，$N=1$，E_{max} 为 5.3 疼痛单位（VAS 0～10）[148]。通过脑电图可以反映咪达唑仑在成人体内的药效动力学[185, 186]，丙泊酚[112]、阿法沙龙[187]、七氟烷[188] 和可乐定[189] 的浓度－反应关系如图 15-7 所示。

不良反应也可以用这个 E_{max} 模型来描述；随着右美托咪定浓度的增加，观察到的心输出量的减少已经用一个 S 形的 E_{max} 模型表达出来，EC_{50} 值为 2.4μg/L，N 为 3.15[117]。服用右美托咪定的儿童的血压变化也能使用 E_{max} 模型进行描述[190]。

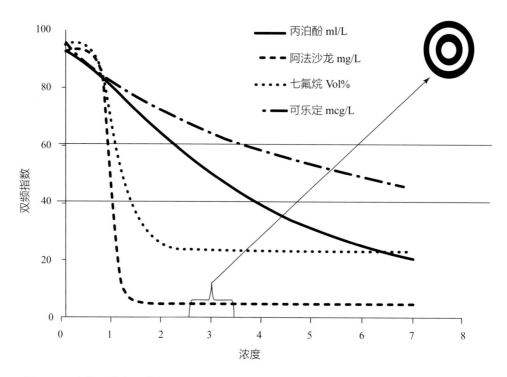

▲ 图 15-7　为使用脑电双谱指数（BIS）测量的丙泊酚、阿法沙龙、七氟烷和可乐定的浓度 - 反应关系。BIS 监护仪的目标作用范围是 40~60，丙泊酚浓度与麻醉效果一致。达到这些 BIS 措施的目标浓度可以从浓度 - 反应关系中确定。丙泊酚的目标浓度为 3mg/L 时，目标 BIS 为 50

十一、数量效应模型

吸入麻醉药的效力可以用最低肺泡浓度（MAC）来表示，这是 50% 的受试者对标准手术刺激做出反应时的浓度。初看，MAC 似乎类似于 EC_{50}，但它是一种定量表达，而不是效果的大小。有两种方法可以估计 MAC，可以记录大量受试者在超过临床剂量范围的反应，以及通过 Logistic 回归来估计剂量和定量效应之间的关系，然后对 MAC 进行估计。受限于受试者的数量，因此经常使用替代方案。Dixon 所描述的 "up-and-down" 方法只估计 MAC，而不是整个 S 形曲线[191, 192]。它只涉及对每个受试者的一种浓度的研究，在一系列受试者中，每个受试者都根据前 1 名受试者的反应而获得一种浓度；如果前 1 名受试者没有反应，浓度就会增加，而如果有反应，浓度就会降低。MAC 通常被计算为相同数量的反应和无反应的平均浓度，或者是 "反应 - 无反应" 的平均浓度。这种方法也被应用于吸入麻醉药以外的

药物，如腰麻的局部麻醉剂量[193-195]。

十二、Logistic 回归模型

当药理效应很难分级时，估计作为血浆浓度函数的效果实现的可能性可能是有用的。诸如移动 / 不移动或可唤醒 / 不可唤醒等效果措施分为两类。Logistic 回归是分析此类数据的常用方法，估计的 EC_{50} 值是指响应概率。例如，使用这项技术估计了儿童氯胺酮镇静后唤醒的 EC_{50} 为 0.52mg/L[160]。

十三、药代动力学 / 药效学衔接

药物效应与浓度直接相关的简单情况并不意味着药物效应与浓度的时间进程平行。只有当浓度相对于 EC_{50} 较低时才会发生这种情况。在这种情况下，药物的半衰期可能与药物效应的半衰期密切相关。观察到的效果可能与血清浓度没有直接关系。许多药物的半衰期很短，但药效持续时

间却很长。这可能是由于诱导的生理变化（如阿司匹林和血小板功能），也可能是由于 E_{max} 模型的形状。如果初始浓度相对于 EC_{50} 非常高，那么五个半衰期后的药物浓度，尽管我们认为已经是最低浓度，仍可能产生相当大的影响[46]。可能由于药物转移到作用部位（NMBD）、滞后时间（利尿剂）、生理反应（解热）、活性代谢物（丙帕他莫）或生理物质的合成（华法林）而延迟。

由于效应中的这种延迟，血浆浓度－效应曲线图可能形成一个滞后环。一个与血浆浓度相关的效应室被用来解释血浆浓度和观察到的效应之间的时间延迟（图 15-8）。

一个一阶参数（$T_{1/2keo}$）描述了血浆（或中央室，V_1）和该效应室（图 15-6A）之间的平衡半衰期。

$$T_{1/2keo}=Ln(2)/keo$$

假定平衡时效应室中的浓度与中心室中的浓度相同，但在药物到达效应室之前存在时间延迟。

效应室中的浓度用来描述浓度－效应关系[196]。

成人的 $T_{1/2keo}$ 值可以很好地描述，例如，吗啡为 16min，芬太尼为 5min，阿芬太尼为 1min，丙泊酚为 3min。儿童右美托咪定镇静的 $T_{1/2keO}$ 与丙泊酚相似（3.3min；95% CI 1.8，4.7min）[20]。该 $T_{1/2keo}$ 参数通常被纳入 TCI 泵中，以实现快速有效的作用位点浓度。成人咪达唑仑的 $T_{1/2keo}$ 为 5min[186]，在老年人中可能会延长[197, 198]，如果在剂量滴定过程中没有发现这一点，就会导致过量服药。

年龄越小，起效越快。根据生理时间，我们预计丙泊酚的 $T_{1/2keo}$ 随着年龄的降低（及相应的大小）而缩短[199, 200]。

$$儿童\ T_{1/2keo}= 成人\ T_{1/2keo}\left(\frac{体重}{70}\right)^{1/4}$$

丙泊酚在儿童中的这一生理时间已被描述[201, 202]。使用 BIS 作为一种镇静效果标准，对

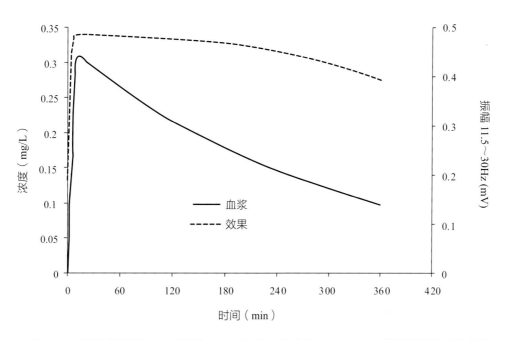

▲ 图 15-8　新生儿早期 2 次（间隔 5min）给予咪达唑仑（0.1mg/kg）以达到镇静的血药浓度和效果。由于清除缓慢，血浆浓度下降缓慢。即使没有进行维持性输注，镇静恢复远远落后于血浆浓度的下降。药效学参数估计来自 Mandema 等[132]
转载自 Wolf 等[232]，经 Springer Nature 许可

七氟烷也有类似的结果[203]。如果这一生理时间没有被识别，如果作用部位是有针对性的，并且峰值效应（T_{peak}）预计比实际晚，可能会导致幼儿过量服用，因为它是在青少年或成年人中确定的。

十四、不良反应

新生儿和幼儿可能会因为在发育的敏感阶段受到刺激而产生永久性影响。例如，先天性甲状腺功能减退症，如果不治疗，会导致终生的身体变化。孕期接受施他宁治疗的母亲的孩子患阴道癌的概率很高[204]。有人担心，新生动物接触一些麻醉药（如氯胺酮、咪达唑仑）可能会导致动物广泛的神经细胞凋亡和长期记忆障碍，但是根据目前的数据，这在人类中仍然是不太可能的[205]。

麻醉、镇痛或镇静通常包括检查术后恶心呕吐（postoperative nausea and vomiting，PONV）、低血压或呼吸抑制等即刻不良反应。研究了接受扁桃体切除术或腹股沟疝修补术的儿童静脉注射吗啡和呕吐的剂量 – 反应曲线。>0.1mg/kg 的剂量与>50% 的呕吐发生率相关[206, 207]，这表明较低剂量的吗啡与日间手术后呕吐的发生率降低有关，并鼓励使用替代镇痛药。

药物的治疗性使用平衡了有益的影响和不利的影响。然而，不良反应可能仅仅是由于对药代动力学的了解不足所致。新生儿的丙泊酚输注剂量，如果以成人剂量 [mg/(kg·h)] 为基础，则会过量并导致低血压；1—2 岁的丙泊酚输注剂量 [清除量增加以 mg/(kg·h) 表示] 可能会剂量不足，从而导致术中知晓。传统上，由于担心呼吸抑制，幼年儿童的吗啡剂量受到限制；仍有使用镇静药后新生儿动脉血氧饱和度下降的报道[208]。这些都是对药代动力学认识不足的结果。然而，也存在药效学上的差异。早产儿更容易发生呼吸暂停。新生儿的交感 – 副交感神经张力不成熟，丙泊酚在新生儿中的使用与严重的低血压相关[209]，使我们对这种常见药物的量效关系的理解产生疑问[210]。这样的信息支持已知的剂量。

十五、药物相互作用

药物相互作用可以增加或减少通过 PK 或 PD 途径介导的反应[211]。苯巴比妥诱导了许多其他负责药物清除的途径（PK 相互作用），如 CYP1A2、CYP2C9、CYP2C19、CYP3A4 和 UDP– 葡萄糖醛酸基转移酶（UDP-glucuronosyltransferase，UGT）[212]。人体内的氯胺酮主要由 CYP3A4 代谢。氯胺酮陡峭的浓度 – 反应曲线[160] 意味着，由于清除量增加而导致的血浆浓度的微小变化可能会对镇静程度产生显著影响[213]。

已经证明，随着吸入氟烷浓度的增加，右旋筒箭毒碱的 $T_{1/2keo}$ 增加[214]。氟烷是一种负性肌力药物[215]，会减少骨骼肌血流量[216]，因此将 $T_{1/2keo}$ 的变化解释为血流量变化（药物相互作用的生理机制）似乎是合理的。吸入麻醉药也可延长阻滞时间，且这种作用是药物特异性的。与氟烷相比，七氟烷对维库溴铵的增强作用更强；与复合麻醉相比，维库溴铵的剂量需求分别减少了约 60% 和 40%[217]（药效相互作用）。

麻醉药物的相互作用传统上是用等谱分析或多元 Logistic 回归来描述的。响应曲面法更好地描述了这种相互作用[211]。基于作用部位相互作用的计算机模拟预测，最大协同作用的三种药物组合（咪达唑仑、丙泊酚和阿芬太尼）的作用时间是单独丙泊酚的 3 倍。响应曲面可以描述麻醉药的相互作用，甚至是激动药、部分激动药、竞争性拮抗药和反向激动药之间的相互作用[218]。

丙泊酚和阿芬太尼之间的协同作用已通过响应曲面法得到证实（图 15–9）。单用瑞芬太尼对摇晃和喊叫的反应或对喉镜检查的反应没有明显的影响，而丙泊酚可以消除这两种反应。然而，适当的瑞芬太尼浓度显著降低了抑制这两种反应所需的丙泊酚浓度[219]。儿童丙泊酚 – 瑞芬太尼表面相互作用模型的瑞芬太尼 EC_{50} 为 21μg/L，估计与成人相似[202]。七氟烷和阿芬太尼[220]，以及瑞芬太尼和丙泊酚[221] 联合应用对通气控制的研究也采用了类似的响应曲面法。这些组合对呼

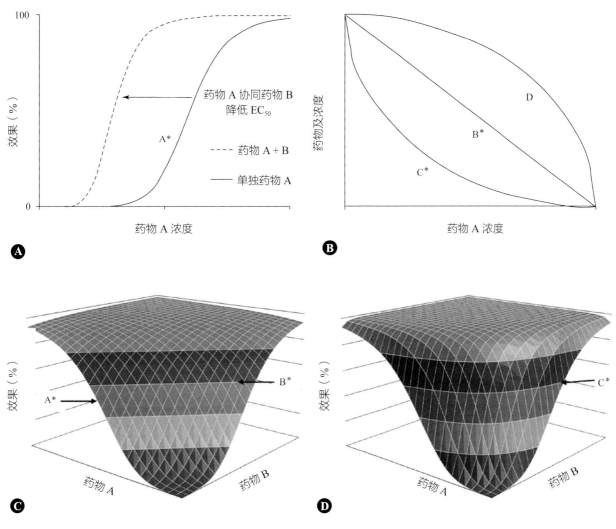

▲ 图 15-9　研究相互作用的方法

A. 反应曲线变化分析涉及绘制一种药物单独的浓度（或剂量）- 效应关系，以及存在第二种药物的稳定浓度的情况下；B. 等效线是用等效线构成的，其曲线是根据预期（或"附加"）响应线（B*）评估的观测值得出的。超可加性由向曲线图原点（C*）弯曲的曲线来描述，而次可加性则由向外曲线（D）来表示。这两种方法的信息都表示在响应面内，等效显示为水平面，各浓度 - 效应曲线显示为垂直切片（由 A* 单一浓度 - 效应曲线药物 A、B* 添加剂异构体和 C* 超可加性等效性表面的箭表示）。C. 两种药物的加法响应面；D. 两种药物的协同响应面，通过向外弯曲表面来描述协同作用

转载自 Hannam 和 Anderson[211]，经 John Wiley and Sons 许可

吸有显著的协同作用，导致成人严重的呼吸抑制。这些协同作用可以扩展到儿童镇静技术。难怪与一两种药物相比，使用 3 种或 3 种以上镇静药物与不良反应密切相关[3]。

"酮酚"是氯胺酮和丙泊酚（1∶1）的混合物，在急诊室的程序化镇静中有一席之地。据报道其血流动力学稳定、镇痛和恢复良好[222]。成人麻醉诱导的加性相互作用已有报道[223]，但没有报道持续镇静的加性相互作用。镇静的"理想

混合物"很可能取决于镇静所需的镇静持续时间[224]。氯胺酮的时量相关半衰期随着输注时间的延长而增加，可能会导致恢复延迟[225]。在右美托咪定中加入氯胺酮可减轻窦房结和房室结功能障碍[226]（见第 11 章）。

十六、确定目标浓度

许多用于麻醉、镇痛和镇静的药物的作用点靶浓度已被估计出来。例如，使用预编程的靶控

输注装置，典型患者的丙泊酚目标浓度可以达到 3mg/L。然后，可以使用 BIS 监视器手动调整输液速度，以在特定个体中实现所需的目标效果。这种反馈系统是大多数药物所不具备的。使用 Ramsey[227] 等量表的镇静剂量更难量化，并会因药物相互作用而进一步改变。0.21mg/kg 的氯胺酮可使成年女性丙泊酚催眠的 ED_{50} 由 1.1mg/kg 降至 0.63mg/kg。

吗啡镇痛的靶浓度为 10μg/L。对儿童心脏手术后的观察表明，稳态血清浓度＞20mg/L 会导致高碳酸血症（$PaCO_2$＞55mmHg），并降低二氧化碳反应曲线斜率。在稀释过程中，吗啡浓度＞15μg/L 会导致 46% 的儿童发生高碳酸血症，而浓度＜15μg/L 的儿童中有 13% 会出现高碳酸血症。在这些研究中，在相同血清吗啡浓度下，没有发现与年龄相关的呼吸效应差异[66]。观察或自我报告疼痛量表被用作剂量增量变化反馈循环的一部分。

根据所需的靶向效果，目标浓度可能会有所不同。氯胺酮镇痛的目标浓度（0.25mg/L）与麻醉的目标浓度（2mg/L）有很大差异[228]。

儿童可以被认为是小大人；仅体型因素就可以解释儿童和成人之间的许多差异。新生儿是发育中的儿童；生命最初几年的成熟过程对药代动力学（PK）和药效学（PD）都有很大的影响。大小、年龄和器官功能模型可以用来描述儿科人群中 PK 的变化。虽然新生儿和儿童之间的帕金森病差异得到了承认，但很少有信息描述这些帕金森病差异的成熟度。以最小的不良反应达到目标效果是麻醉、镇痛和镇静药物使用的关键。药效学模型是确定靶向效应和发生这种效应的浓度的有用工具。反过来，药代动力学模型表明，剂量将达到目标浓度。人群建模方法已被证明对探索儿童药代动力学 / 药效学的差异是有益的。对于许多药物，其他药物、活性代谢物、立体异构体相互作用和药物基因组学对浓度 – 反应关系的影响尚不明确[229]。

了解各个年龄段儿童常用药物的药代动力学 / 药效学对于合理的镇静方案至关重要。目标效应策略优于剂量策略。针对某种效果的氯胺酮疗法被报道过（例如，通过持续的疼痛刺激慢慢唤醒意识）[229]。靶控输液泵依赖于对药代动力学 / 药效学参数的准确了解。虽然有基于 PK 的靶浓度策略的报道，但由于缺乏 PD 信息，该技术甚至无法用于＜2 岁婴儿的丙泊酚和瑞芬太尼[112]。一旦获得 PD 信息，就可以对这些 TCI 泵进行编程，以将任何经过充分研究的药物输送到血浆或效应部位并达到任何特定目标浓度[83]。然而，即使对药代动力学 / 药效学参数估计有很好的了解，患者之间的药代动力学 / 药效学参数仍有相当大的变异性。这种可变性可能导致一些患者因为"太浅"或"太深"而无法达到期望的镇静水平。浓度监测（如呼气中的丙泊酚）可以减少因 PK 参数变异性引起的靶浓度分散。可以增加或减少输注，以达到预期的目标。不幸的是，浓度 – 反应曲线也与相当大的变异性有关，靶向效应监测（如修改的脑电信号）可用于进一步调节个体给药。改良的脑电信号和反馈环自动调节输液速度以达到预期效果，已经在成人中实践，并被广泛用于丙泊酚。不应否认儿童具有类似的成熟水平。只有在我们阐明和了解了儿科药代动力学 / 药效学及导致它们差异的因素（如年龄、体型、药物基因组学）之后，这种复杂程度才会出现。

第16章 美国镇静服务的费用和报销

Billing and Reimbursement for Sedation Services in the United States

Devona J. Slater 著

邢　娜　渠明翠　李平乐　译

一、镇静服务

任何镇静服务的目的都是在连续监测患者的同时尽可能地让患者感到舒适，以便在完全安全的环境中完成手术。镇静服务的费用必须反映医生提供的实际服务。大多数儿童镇静服务是在医院内进行的（即护士为医院的职工），因此他们的工作不能包括在专业费用中；只有医生本身提供的实际服务才能收取其专业服务的费用。专业服务应由雇用医生的单位进行收费。无论医生是私人执业还是受雇于大型的单位，专业服务的计费规则都适用。

美国医疗保险和医疗补助服务中心（Centers for Medicare & Medicaid Services，CMS），前身为医疗保健融资管理局（Health Care Financing Administration，HCFA），是美国卫生与公众服务部（United States Department of Health and Human Services，DHHS）的一个联邦机构，负责管理联邦医疗保险计划，并与州政府合作管理医疗补助计划、州儿童健康保险计划（State Children's Health Insurance Program，SCHIP）和医疗保险可携带性标准。除了这些计划，CMS还有其他责任，包括1996年《健康保险携带和责任法案》（Health Insurance Portability and Accountability Act，HIPAA）中的行政简化标准，通过其调查和认证后制订的长期护理设施（通常称为疗养院）的质量标准，以及临床实验室改进修正案下的临床实验室质量标准。CMS为美国超过1亿人提供医疗保险，并负责监督服务的提供，提高医疗质量，并控制美国的医疗成本。

在CMS医疗保险福利结构中，有四个不同的部分涵盖特定的服务。医疗保险A部分（医院保险）涵盖医院的住院护理、专业护理机构、临终关怀和家庭保健。医疗保险B部分（医疗保险）涵盖医生和其他医疗保健提供者服务、门诊护理、耐用医疗设备和一些预防性服务。关于CMS报销，我们将在本章中引用医疗保险的B部分。医疗保险C部分（医疗保险优势）提供由医疗保险批准的私人保险公司管理的健康计划选项。医疗保险优势计划通常提供一个结合了A部分、B部分和D部分保险覆盖范围的计划。最后，设立了联邦医疗保险D部分（处方药保险），以帮助联邦医疗保险受益人支付处方药的费用。

2009年12月，CMS发布的《医院麻醉服务解释性指南修订版》（简称"解释指南"）明确了参与付费服务的要求，明确规定，所有涉及麻醉的服务必须在一个麻醉部门下组织[1]。该备忘录特别指出，麻醉的连续性服务必须在单一麻醉服务下进行组织，并在每个可提供任何类型麻醉服务的医院部门实施。这些服务必须由合格的医生指导，并在每个医院部门贯彻实施，这将要求镇静部门与医院麻醉科密切合作，以认证镇静提供者的资格并评估气道管理技能。

指南还特别提到了深度镇静的合格提供者，以及术前和术后访视的要求。值得注意的一点是，指南明确了麻醉前和麻醉后评估的预期内容，以确定服务是否被考虑为全身、区域、深度镇静或麻醉监测管理（monitored anesthesia care，MAC）。这些服务中的任何一项都限制了服务提供者只允许"合格的"麻醉提供者在 48h 窗口内进行评估。他们明确地将合格的麻醉提供者定义为麻醉医师、认证注册的麻醉护士或执业范围内的麻醉助理。他们将合格的提供者扩展到拥有提供镇静服务（麻醉服务特权）资格的其他医生。这些指南直接影响到在 CMS 站点访问时对麻醉科的评审。在政府机构的现场访问中，审计员寻找因素来判断医院是否将被允许继续参加联邦医疗保险计划。医院将要求医生确保文件符合备忘录发布的标准。虽然"解释指南"不是医生付费规则，但如果不允许医院参与政府项目，它们就无法生存。医生确实有责任确保他们提供的服务符合医院参与的预期准则。

"解释指南"专门规定，在这些被认为属于麻醉管辖范围的病例中，只有麻醉医师才能对注册麻醉护士（certifed registered nurse anesthetist，CRNA）和麻醉助理（anesthesia assistant，AA）提供医疗监督。这些最新的 CMS 指南对于使用非麻醉医师提供镇静服务的机构至关重要。基于这些指南，人们可以从"解释指南"中得出结论，所有的全身、局部、深度镇静和 MAC 只能由合格的麻醉专业人员提供。在决定是否为合格的提供者之前，请参考当前 CMS 麻醉服务"解释指南"[2, 3]。

"解释指南"的第二项重要内容是"立即可用"的定义。这句话经常有不同的解释，也是恐慌的来源。传输声明指出 CRNA/AA 必须由位于同一区域的医生监督。虽然这一定义有些限制性，但仍含糊不清，不过政府的意图和期望是明确的。政府希望将一个区域定义为相同的分娩单位、相同的手术室或程序性区域，如放射科、胃肠科（gastroenterology，GI）或心导管室。在严格的定义中，指南将要求每个区域都有 1 名合格的麻醉医师。虽然没有特别提到镇静服务，但可以得出结论，监督镇静服务的医生需要留在提供深度镇静服务的同一区域，以满足指南的要求。

虽然这些指南专门针对医院参与联邦医疗保险和医疗补助服务，但它们并未采用 B 部分的报销方法，即医疗保险服务支付的医生部分。历史告诉我们，一旦适用于医院方面的报销，这些规定成为医生支付规则只是时间问题。医生应该预料到，这些指南将来可能会应用于联邦医疗保险 B 部分专业服务的报销。

美国医学会（American Medical Association，AMA）允许任何医生使用 CPT-4 手册中的任何代码。CPT-4 手册是现行程序术语（CPT®）第 4 版 [4]。它每年由美国医学会发布，包含代码、描述和指南，旨在描述医生和其他医疗保健提供者所执行的程序和服务。每个程序或服务都用五位数代码进行标识。CPT 代码的使用得到了整个行业的认可，并简化了服务的报告。除了 CPT 代码之外，还有附加到代码后面的修饰符，这些修饰符只是描述服务的某些方面。在麻醉中，需要这些修饰符来解释提供服务的方式（医疗方向修饰符），以及是否针对 MAC 提供服务。

如前所述，只要准确报告所提供的服务，任何医生都可以使用任何代码。对于服务的原因及医生实际执行的操作，文档是至关重要的。许多保险公司都有专门针对非麻醉医师使用麻醉代码的政策。当医生开出合适的麻醉代码（00100～01999）时，大多数将报销任何非麻醉医生的 MAC 服务费用，或深度镇静的费用。然而，使用这些麻醉代码需要医生。

- 执行麻醉前评估和麻醉后评估服务。
- 以分钟为单位记录麻醉时间。
- 无论服务地点如何，通常都会报销这些服务。
- 满足 MAC 要求。

MAC 或深度镇静服务的服务文件必须与全

身麻醉或区域麻醉的文件相一致，以便使用麻醉代码进行计费。如果开具麻醉代码账单，建议医生按麻醉记录格式进行记录这将包括持续监测和将应用的药物标记在时间相关的记录上。

由于镇静服务面临财政压力，重要的是要记住，虽然 AMA 可能允许非麻醉提供者对麻醉代码进行收费，但一些州对执业范围和谁可以使用特定的麻醉药物有规定，如丙泊酚。一些特定受管制药物的制造商都有产品标签，建议只有接受过实施全身麻醉培训的人才能使用这些药物。虽然公认的是，许多医生在危重患者的管理方面很熟练，并接受过心血管复苏和气道管理方面的专业培训，但非麻醉提供者必须与麻醉科合作，制订政策和程序，以便在镇静服务期间最好地保护患者。如前所述，确定能够准确描述所提供服务的代码不是计费人员的责任。只有提供者知道在此过程中提供了什么服务，因此他或她有责任与编码人员一起确定正确的代码。编码人员应指导提供者哪些编码是可用的，但最终提供者必须确保所选的代码与实施的服务相当。

为了了解如何使镇静服务收费最优化，重要的是首先评估为患者提供的服务。文档及提供的实际服务将指导如何对服务进行编码和计费。根据镇静深度的不同，镇静服务的编码也不同。这是由医疗提供者做出的医疗决定，不能（也不应该）由医疗编码人员决定。提供者必须在他／她的文件中详细说明所提供的是轻度、中度或深度镇静，还是全身麻醉。

二、轻度镇静

最低程度镇静是一种药物诱导的状态，在此期间，患者对口头命令能做出正常反应。虽然认知功能和协调能力可能受损，但呼吸和心血管功能不受影响。如果提供最低程度的镇静服务，则不允许额外收费。没有代码来代表最低程度的镇静服务。最低程度的镇静通常是在外科医生的指导下进行的，并包含在手术费用中。这项服务不允许额外收费。

三、中度镇静

中度镇静是由药物引起的意识抑制，在此期间患者能有目的地对口头命令做出反应，或者对轻拍加语言刺激有应答。不需要任何干预措施来维持患者的气道，自主通气是充分的。

AMA 于 2006 年推出了中度镇静规范，并于 2017 年修订，该规范认为其服务是在轻度镇静和深度镇静之间[4]。随着 2017 年规范的修订，AMA 已经反映了麻醉提供者的工作。文件要求有三个不同的服务组成部分，即服务前工作、服务内工作和服务后工作。

服务前工作要求反映麻醉预评估，在确定编码的时间要素时，不包括以下所需工作和资料。

• 评估患者的既往病史和手术史，特别关注心血管、肺、呼吸道或神经疾病。
• 回顾患者以前的麻醉和（或）镇静经历。
• 镇静并发症家族史。
• 患者目前用药清单的摘要。
• 药物过敏和不耐受病史。
• 注重体格检查，重点为以下内容。
  − 口腔、下颌、口咽、颈部和呼吸道的 Mallampati 评分。
  − 胸部和肺部。
  − 心脏和循环。
• 生命体征，包括心率、呼吸频率、血压和呼气末二氧化碳分压。
• 回顾任何镇静前诊断测试。
• 完成镇静前评估表（ASA 体格状态分级）。
• 患者知情同意。
• 在第一次应用镇静药之前立即进行镇静前评估。
• 开放静脉通路并输液以保持通畅。

服务内工作是决定时间量的因素，可以计算它以确定合适的 CPT 编码。

这部分记录可以由有资质的镇静专业人员、亲自执行镇静服务的医生或其他有资质的医疗专业人员来记录。此部分服务的资料包括以下内容。

- 以应用镇静药物为开始服务时间。
- 当手术完成，患者复苏状态稳定，提供镇静的医生或其他有资质的医疗保健专业人员结束与患者的个人持续面对面时间时，服务时间即结束。
- 包括制订和（或）注射首剂和后续剂量的镇静药。
- 需要医生或其他有资质的医疗专业人员持续面对面的看护。
- 需要监测患者对镇静药的反应，包括以下内容。
  - 定期评估患者。
  - 根据需要进一步给药以维持镇静。
  - 监测血氧饱和度、心率和血压。

最后一个组成部分是服务后工作。同样，这些活动是必需的，但不包括在确定代码选择的服务内时间中。

- 在镇静后恢复期评估患者的生命体征、意识水平，以及神经、心血管和呼吸的稳定性。
- 评估患者在手术后出院的准备情况。
- 准备有关镇静服务的文件。
- 与家人 / 照顾者就镇静服务进行沟通。

美国医学会选择遵循麻醉计费的逻辑，允许按时间计费。代码需要"服务内"时间的文档，只有上面描述的服务内时间才能用于代码选择。

<10min 的服务内时间不单独报告。

中度镇静服务的编码由 CPT 代码 99151～99157 报告。实际编码特定于提供服务的医生、患者的年龄、机构和服务内时间。允许在所有类型的地点进行外科医生监督，并且需要一个受过独立培训的第三方人员专门负责监督患者。相比之下，CPT 代码 99155～99157 是由第二名医生或其他有资质的卫生专业人员提供的服务，并且仅允许在机构中使用。这些代码专门针对<5 岁或≥5 岁的患者，要求由医生管理，医生必须全程陪伴患者（表 16-1）。

目前，联邦医疗保险系统和大多数商业保险都允许为中度镇静支付额外费用。在 2017 年的修订中，删除了附录 G 中将镇静作为服务部分的代码。此外，随着 2017 年的修订，联邦医疗保险医生费用表确实将相对价值单位（relative value unit，RVU）分配给新的代码，在全国范围内进行统一支付。用户可以使用 CMS 网站上的医生费用表的搜索工具获得 CMS 的当前费用计划。对于商业保险，每个代码的费用在40～200美元，具体取决于国家的不同地区和不同的运营商。当单独的医生只提供部分镇静服务，如分诊、评估和镇静计划，然后对镇静护士进行监督时，就会出现镇静服务计费的混乱。此类型的情况没有编码参考。然而，医生对镇静服务的必要性的认可是十分重要的。例如，据了解，在幼儿中，镇静

表 16-1　中度镇静的收费

代　码	服　务
99151	中度镇静服务，由需要镇静以进行诊断或治疗的同一医生实施，需要有 1 名经过培训的独立观察员在场，协助监测患者的意识水平和生理状态；<5 岁，首次服务时间为 15min
99152	初始服务时间 15min，患者年龄≥5 岁
99153	服务内时间每增加 15min
99155	除医疗保健专业人员外的医生实施中度镇静服务以进行诊断或治疗；<5 岁，首次服务时间为 15min
99156	初始服务时间 15min，≥5 岁患者
99157	服务内时间每增加 15min

服务是进行手术所必需的。如果在以后的一段时间（甚至几年后），审查者不认可由一个单独的医生提供镇静服务的必要性，那么详尽的记录是至关重要的。运营商可能需要长达 7 年的时间来质疑或反对一项指控，但提供者也应该明白，如果政府代理机构认为涉及欺诈，他们可以无限期地追溯。因此，一份详尽的记录可以解释你为什么需要镇静的思维过程，这是你在辩护医疗审查方面所能得到的最好保护。

四、评估和管理服务文件的主要组成部分

所有评估和管理服务都有特定的组成部分。有七个部分可帮助编码员将文档化的工作转换为适当代码，其中只有三个部分是必需的（关键），所有访问都必须记录。这三个关键部分是：①病史；②体格检查；③医疗决策。

第一个特定的关键部分是患者的病史。包含以下 4 个元素。

- 主诉 / 主要存在的问题。
- 既往病史。
- 系统回顾。
- 患者的既往病史、家族史和社会史。

这一病史部分应包括要求单独的医生提供镇静服务的原因和理由。

第二个关键部分是体格检查。检查文件必须包含检查时患者情况的最新信息，并应描述医生在对身体部位或器官进行实际检查时的发现。特别要指出的是，这种类型的体格检查应以医生的临床判断为基础，并以支持医疗决定的医学证据为依据。

三个关键部分中的最后一个是医疗决策。医疗决策通常被称为"医生的思维过程"。它应该是代表决策制订复杂性的一个或多个表述，以选择一个管理和实施镇静服务的计划。该评估应包括在制订镇静计划时所考虑的关键因素及所需的预期镇静深度。在提供镇静时，没有明确定义的风险水平。CMS 指南最佳地定义了在低到中等决

策类别内做出这些医疗决策所涉及的风险程度，这取决于患者当前疾病情况和手术类别。

如果进行评估和制订管理计划的人员与实施镇静和监护的人员不同，那么根据评估和管理规范对初始服务收费是合适的。当医生在患者的治疗或治疗计划中发挥积极作用时，这些并存的护理服务是需要收费的。医疗诊断应反映医疗评估和管理的需要，以此作为提供后续镇静服务的必要条件。应当指出的是，在编写本书时，评估和管理编码计划从 2021 年开始进行更改。尽管所有组件仍然适用，但只需要取决于时间或医疗决策的编码进行计费。与往常一样，在选择用于计费的代码之前，您应该参考本年度 AMA CPT 程序编码手册。

五、深度镇静

深度镇静（MAC）被定义为由药物诱导的意识抑制，在此期间，患者在反复或疼痛的刺激后不易被唤醒。维持自主呼吸的能力可能会受损，可能需要辅助来维持气道。

如果不了解其中的区别，就不能讨论深度镇静和 MAC。MAC 是轻度、中度或深度镇静，其中 MAC 的实施者必须为转为全身麻醉做好准备并有资格进行全身麻醉的管理。许多 MAC 服务不需要应用任何药物；尽管可能性不大，但患者的风险水平要求他们必须为转为全身麻醉做好准备。

保险公司感兴趣的是为独立的麻醉提供者解决有关医疗需要的规则，因为这增加了服务的成本。美国麻醉医师协会（ASA）的立场声明将必要的医疗服务定义为在接受外科、产科或其他治疗 / 诊断过程中缓解情绪或心理压力或疼痛的服务。ASA 支持镇静深度应基于接受过麻醉培训的医生及执行手术的医生的医学判断。镇静的目标深度必须考虑到患者健康的各个方面及要进行的操作。许多保险公司不承认这一宽泛的定义，并将医疗必要性与患者的 ASA 状态联系起来，需要额外的诊断（ICD-10 代码）来说明手术的原

因，以体现需要单独的麻醉提供者。ASA 状态是在择期麻醉或手术之前，分配一个 P 代码来评估患者的"疾病"的严重程度或"身体状态"。它有助于确定患者存在的"风险"，描述患者手术前的身体状况。一些保险公司指定 ASA 分级为 P3 或更高时才可以证明需要单独的麻醉提供者。

在根据 CPT-4 手册为麻醉代码记账时，手术医生必须遵守与麻醉提供者相同的文件要求。包括以下要求。

- 回顾主要器官系统异常情况的术前评估。
- 气道评估。
- 使用镇静或麻醉药的既往史。
- 药物过敏和当前用药的回顾。
- 对烟草、酒精或药物滥用的回顾。
- 最后一次进食水的时间和性质。
- ASA 分级评估。

在实际医疗过程中，必须进行以下适当的监测。

- 心率。
- 氧合。
- 呼吸频率和充足的肺通气量。
- 血压和心电监测。

生命体征应每 5 分钟记录 1 次。

在将护理转移给麻醉后恢复室人员之前，应进行生理状态、精神状态和疼痛程度的麻醉后评估并记录。病历应记录患者只有在达到麻醉科或麻醉医师批准的临床标准后才能出院。

六、全身麻醉、区域麻醉和监测下的麻醉管理

麻醉服务的计费允许将基本单位添加到时间单位中，通常以 15min 为增量分配，然后添加修改情况或物理状态单位。ASA 基本单元被分配到每个外科 CPT 代码，并反映了麻醉服务的难度，包括通常的术前和术后护理。CPT 程序代码根据身体部位、技术和患者的年龄交叉到适当的麻醉代码。与其他专业不同，麻醉只能为单一程序收费，即使在同一环境下进行多个程序也是如此。在这种情况下，麻醉可能会按单位价值最高的程序收费。在建立了基本单位的选择之后（在确定基础单位后），计算麻醉时间并将其添加到基础单位中。麻醉时间从提供者开始为患者在手术室或同等区域进行麻醉护理准备时开始，到将患者安全转至麻醉后恢复室时结束。然后，总分钟数除以当地习惯的数字，在美国大多数地区为 15min。这会将分钟转换为单位，然后将其添加到基本单位值中。符合条件的情况和物理状态修饰符在某些情况下带有基本单位值。严重系统性疾病患者或符合资格情节定义的病例可被允许增加额外的单元。最好参考 ASA 当年相对价值指南来建立单位的计费。

在某些情况下，保险公司可能需要"修饰符"来定义"谁提供了服务"，以及其他特殊修饰符，用于 MAC 服务的场合。修饰符只是额外的两位数代码，告诉保险公司关于麻醉服务的具体情况。附加到麻醉服务的第一个修饰符被称为医疗指导修饰符。只有麻醉医师才能指导合格的麻醉人员，并同时提供多种服务。

修饰符 AA 代表由医生单独提供服务。QK 代表 CRNA、AA、麻醉住院医师 / 培训生或 SRNA 的医疗指导服务，如果合适，将从那些具有 QX 修饰符的提供者那里获得匹配的声明。

在提供 MAC 时，索赔声明表上附加的第二组修饰符应使用以下信息修饰符之一标识 MAC 服务。

QS：代表 MAC。

G8：代表 MAC 服务是必要的，该过程是深度、复杂、复合或显著侵入性的。

G9：代表 MAC 服务是必要的，患者有心肺疾病的病史。

最后可能附加的修饰符是表示患者病情的身体状态修饰符。这些都在 CPT-4 说明中有概述，并且都以 P 开头。

七、服务费

麻醉服务费是按单位确定的。只要服务在性质上是平等的，付费就不限于专业指定。单位价值从几美元（通常是由州或政府项目支付的）到100美元不等。[单位价值从低到几美元（通常由州或政府项目支付）到超过100美元不等]。

与商业支付方签订麻醉服务合同是镇静项目成功的关键因素。与付款人会面，解释服务的性质，以及允许非麻醉人员按照麻醉法规支付（麻醉代码收取）麻醉费用，对任何镇静项目都是巨大的障碍。应确定"主要"保险公司，然后逐一处理。为了支持报销，提供者需要牢记提供者的资格、服务的医疗必要性及保险公司的成本收益。谈判将要求非麻醉医师证明他们可以提供与当地麻醉医师相同水平的护理，并且这种护理在医学上是为了患者的安全所必需的。服务提供者需要记住的重要一点是，护理质量总是由保险管理人员承担的。

中等镇静代码，以及评估和管理代码的支付是基于统一费用服务的。这些报销金额因付款人而有很大不同。大多数非政府运营商将以联邦医疗保险基于资源的相对V值系统（Medicare Resource-Based Relative Value System，RBRVS）的报销百分比作为报销基础。RBRVS 是在 1988 年为政府开发的一种支付方法。RBRVS 为每个程序分配一个相对值，然后根据地理区域进行调整。然后将该值乘以换算系数，换算系数每年都会改变，以确定付款金额。管理人员应仔细评估报销情况，并与付款人协商费率，以反映对镇静服务所需的强度和时间相对等的报酬。

八、医师素质测评报告

CPT-4 手册中的第二类代码与 CMS 制订的质量计划一致。报告这些代码的目标是减少对临床图表抽象的需要，并减轻医疗保健专业人员在报告患者护理质量方面的负担。CMS 于 2007 年 7 月启动该计划，成功参与的人可获得 1.5% 的奖励。在撰写本文时，这些代码和程序的使用是可选的，但对不报告的惩罚已经大幅增加。目前，您需要报告所有患者的情况，但奖励 / 惩罚只适用于医疗保险金额。

报告分为四个类别：质量措施、促进互操作性、改进活动和成本措施。在质量衡量标准组中，目前有 64 项衡量标准。这些指标每年都会发生变化，包括群体和个人指标。这些代码实际上描述了在评估和管理服务或临床服务期间可能出现的临床成分。有一些代码实际上描述了临床实验室、放射学或其他诊断程序的结果，这些程序与患者的安全流程有关，或反映了在服务期间遵守美国各州或联邦法律的情况。这些措施的主要资源可以在 CMS 网站上找到 [5]，其他资源可以在 AMA 网站上找到 [6]。CMS 网站有一些工具，可以审查每项衡量标准的指标、文件中所需的要素和准确的报告说明。医生的整个执业期间都参与这一计划。建议提供者在选择要报告的措施之前仔细审阅所有信息。

报告镇静服务的医生，如本章与评估和管理代码讨论的那样，由于患者病史和检查选项与评估和管理代码一致，因此具有许多报告可能性。供应商报告的流行指标（提供者报告的常用指标）包括药物对账、吸烟状况 / 烟草使用和体重指数。对于亲自执行镇静服务的医生（CPT-4 代码 99155～99157），这些服务没有报告选项。最后，对于那些选择报告 MAC 服务的医生来说，第二类选择有限。目前，麻醉代码有一套专门的措施集，并要求以电子方式提交。同样重要的是，在报告任何措施之前，提供者必须彻底了解哪些 CPT 代码触发了措施，患者的医疗记录中需要哪些文件，以及如何正确报告这些文件。

九、错误编码 / 文档的法律后果

作为麻醉医师，如果要为这些服务选择计费，重要的是要遵守麻醉时间和并发性的计费记录。根据定义，麻醉时间是指与患者面对面接触的时间。这是执法机构特别关注的一个概念，并将继续这样做。使用循环护理记录、外科医生的手术报告和麻醉后恢复室记录，审核员能够验证报告的时间是否准确。并发性只能由麻醉医师报告，即使是这样，也必须密切关注在任何时间提供的确切服务。政府不允许您在任何给定时间同时进行医疗指导和亲自执行服务。了解并理解麻醉医师不能同时在医学上指导和亲自执行服务，这对避免合规问题至关重要。深度镇静服务也会有同样的限制，记住一个医生一次只能照顾一个患者。

无论哪个专业，政府收回不当支付款项的活动将继续进行。人们意识到，政府从欺诈和滥用投资资金方面获得了巨大的回报，并将继续审查服务。医生可能会受到金钱上的惩罚，在某些涉及欺诈的情况下，可能会被判入狱，被吊销行医执照，或被联邦医疗保险和医疗补助计划取消资格。正是出于这个原因，实施合规计划至关重要。

合规计划的实施可能是一个挑战，因为许多医生仍然不清楚"是什么构成了一个有效的合规计划？"最有效的方案将把合规纳入该组织的日常运作中，并将七项联邦量刑指南纳入简单的日常程序中。

量刑准则的第一条要求有书面的政策和程序。小组的所有成员都需要理解该计划编写的政策和程序。重要的是要指导员工理解计划中讨论的基本概念。可以对计划策略进行测试，并将结果保存在人事档案中，以确保每个人都知道集团对合规计划的承诺，以及只为有适当记录的服务开具收费的意图。

指南还明确要求为该组织指定1名合规干事。组织必须评估合规干事的表现，虽然合规干事不一定是医生，但必须是拥有雇用和解雇人员绝对权力的人。审计委员会应评估合规干事是否有足够的知识和教育来处理所分配的责任。对他们来说，重要的是判断是否正在进行适当的审计和教育，以满足合规要求。应审查合规委员会的会议记录和处理任何报告的违规行为的流程，以确保

所有问题都已得到处理，并记录了纠正措施。

各级员工的教育和培训必须按照量刑指南进行。课程和教育材料应反映集团合规计划的重要方面。应记录正在进行的知识评估培训和演示。为了展示教育成果，准确记录教学内容、教学频率和参加人员是非常重要的。

量刑指南强调公开沟通，被认为是合规计划的基本要素。在今天的环境中，如果供应商从员工那里收到的反馈很少或根本没有反馈，它就不可能有一个有效的合规计划。仅仅记录没有报告任何违规行为是不够的。有关政策的问题记录，以及合规干事或委员会提供的任何指导或研究，都应记录在案，以显示公开的沟通渠道。

量刑准则的关键组成部分之一强调持续监察和审计。内部和外部审计对成功的合规计划至关重要。审计职能的频率和范围将根据该组织确定的规模和问题而有所不同。审计不能歧视供应商（提供者），必须解决被认为是专业中的"热点"的问题。审核应确保对合规计划中列出的要素进行监控，并确保审核技术有效且由客观审查员执行。例如，我们知道镇静计划可能使用评估和管理代码来为服务收费。合规专业人员希望对这些服务进行审计，以查看它们是否符合计费标准。如果深度镇静计划使用麻醉代码，则应审查有关麻醉时间、修饰符和麻醉服务组成部分的记录。

联邦量刑指南的第六项要求是对涉嫌违规行为进行彻底调查。当提供商（提供者）了解到问题时，联系法律顾问以正确处理和规避与该群体的任何风险敞口是很重要的。如果有证据表明发生了不当行为，律师将需要完成自我披露的过程。

最后，纪律处分是联邦量刑指导方针的最后一个关键因素。对于那些未能遵守集团合规程序中规定的标准的员工，必须采取纪律措施。纪律必须在员工之间一视同仁，并记录在案，无论员工的级别如何。高级管理层必须给出严肃的承诺，以营造一种需要遵守所有联邦和州法规的氛围。

总而言之，遵从性是一项必须纳入集团日常实践的活动。政府的调查将继续进行。所有新的医保立法都提到需要继续努力打击欺诈和滥用行为。对一个群体来说，最好的保护是积极的合规计划。

记住，"镇静"服务没有单一的收费方式。麻醉/镇静服务必须从详细的记录开始，以充分反映镇静护理提供者在整个镇静过程中的作用。应仔细考虑以确定适当的编码方法。在许多情况下，编码应在仔细审查记录和医生服务性质后根据具体情况确定。建议定期对记录、编码和帐单进行独立审查，以避免可能存在当局审计的疏忽错误。编码专业人员可以帮助确定准确的编码，并确定实现最佳服务补偿（报销）的最佳方式。

十、病例场景

以下是根据涉及的人员、提供的镇静水平和服务的强度，对病例如何进行计费的场景。这些都是假设性的例子，完全不能反映医疗服务。

一名在医院门诊工作的儿科放射科医生希望为患者的 MRI 检查提供镇静服务。

• 如果放射科医生监督注册护士（非内科医生）提供中度镇静，假设服务时间超过 10min，您应查看代码 99151～99153。

• 如果放射科医生要求另一位内科医生（如儿科医生）进行中度镇静，假设服务时间超过 10min，您应查看代码 99155～99157。

• 如果放射科医生使用医院镇静服务，该服务由该患者的主管医生负责，允许患者接受中度镇静服务，然后监督受过专门培训的注册护士（非内科医生）实施中度镇静，医生只能根据所记录的评估和管理要素及所执行的医疗决策为评估和管理服务收费。

• 如果放射科医生要求给予深度镇静，由有资格提供深度镇静服务的人员提供服务，您应该查看 ASA 代码 01922，并查看麻醉记录，以获得合适的时间账单。

• 如果非麻醉医师或麻醉医师能够为放射科医生提供 MAC，您应该查看 ASA 代码 01922 并附加 QS 修饰符，指定它是 MAC，并查看麻醉记录以确定适当的时间对应的账单。

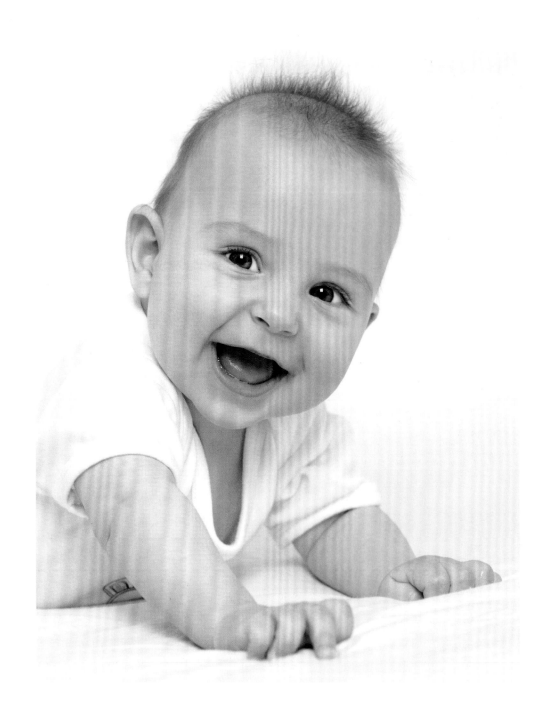

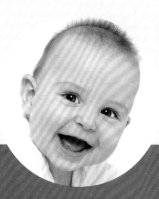

第二篇　不同专业提供的镇静模型：全球之旅

Sedation Models Delivered by Different Specialties:
A Global Voyage

第 17 章　儿童医院医学服务的模式、方案和挑战

The Pediatric Hospital Medicine Service: Models, Protocols, and Challenges

Douglas W. Carlson　Suzanne S. Mendez　著

涂梦云　译

一、历史回顾

在过去的 30 年里，儿科医院医学（Pediatric Hospital Medicine，PHM）的领域迅速扩大。"住院医师"的定义最初出现于 1996 年《新英格兰医学杂志》的一篇文章中，是指半数或以上的工作时间用于住院患儿诊疗的医师。现在，美国大多数儿童医院的医务人员及越来越多的社区医院医务人员中都有儿科住院医师。2019 年，PHM 被美国医学专科委员会认定为儿科的一个亚专科。由于儿科住院医师大部分时间都在照顾住院患儿，因此他们能够充分了解这些患儿的临床需求。儿科住院医师能够识别患儿需求并在系统内工作以提供适当的诊疗服务。他们还致力于安全、有效且高效地提供诊疗服务。

住院患儿的诊疗通常包含诊断和治疗的步骤，而这些步骤往往在使用镇静药和镇痛药的情况下完成。儿科住院医师有责任实施或安排这些步骤。儿科住院医师还有责任确保以最安全和最有效的方式提供执行这些步骤所需的任何镇静药或镇痛药。

正如 2010 年发表的《儿科医院医学核心能力》[1] 和 2017 年的文章《儿科医院医学专科医师课程框架的开发》中所述，提供安全的程序化镇静的能力是儿科住院医师的核心技能 [2]。

在一项由"住院环境下的儿科学研究（Pediatric Research in Inpatient Settings, PRIS）网络"进行的调查中，54% 的儿科住院医师表示会提供中度和（或）深度镇静。调查显示，大多数镇静采用麻醉药和苯二氮䓬类药物，在医院内或病房内，主要是在患儿床旁提供。然而，儿科住院医师并不总能接受针对镇静方面的专门培训 [3]（表 17-1 至表 17-3）。

二、培训住院医师中度和深度镇静

目前，儿科医师在安全使用镇静药方面的培训尚无国家标准。医院专科医师培训中则有相应的培训标准。这类培训应依据实际情况设立，且一旦设立就应坚持下去。培训应包括对患儿的评估、安全诊疗系统的建立、选择最合适的药物并做出决策及将患儿从比预期更深的镇静中复苏的能力。住院医师可通过不同类型的培训来获得这些技能。这取决于住院医师个人是否体会到培训对他们提供镇静技能有所帮助，以及这些住院医

表 17-1 实施镇静的儿科住院医师采用的镇静药 [3]	
占 比	药 品
94%	阿片类物质 / 苯二氮䓬类药物组合
70%	水合氯醛
51%	氯胺酮
46%	戊巴比妥
16%	丙泊酚
6%	氧化亚氮

表 17-2 实施镇静的地点 [3]	
占 比	地 点
86%	住院病房
24%	放射科
16%	镇静中心
8%	急诊科
5%	儿科重症监护室
4%	其他：内镜检查室、脑电图室、门诊手术和输液中心

表 17-3 镇静训练 [3]	
占 比	培 训
79%	在职
71%	住院医师培训
44%	在直接监督下培训
42%	完成医学培训后的住院医师培训后教育课程
19%	在职期间有被监督下的手术室经验

师工作的机构所确定的发展和维持镇静技能所需的培训水平。

在职培训

在 PRIS 调查中，大多数实施镇静的住院医师表示他们接受的是在职培训。这种培训的强度差异很大，从独立实施镇静前参与一些镇静操作到非常结构化的培训项目（表 17-1 至 17-3）。重要的是，住院医师在实施镇静之前接受过培训，而不仅仅是因为其他人不愿意而被安排去实施镇静操作[4]。

1. 住院医师和专科医师培训

在儿科住院医师期间，接触安全镇静、获得安全镇静培训的机会差异很大。一些儿科住院医师能够较多地接触这一技术，一些儿科住院医师能够在训练有素的儿科主治医师的直接监督下实施镇静。然而由于培训的差异很大，因此不应假定大多数儿科医师在住院医师期间均接受过足够的培训而无须进一步培训和历练即可独立实施镇静。PHM 专科医师培训提供额外的镇静培训，包括领导和业务管理，以帮助领导镇静计划[2]。

2. 直接监督下的培训

这可能是针对未受过专科医师培训的儿科住院医师在职培训的一部分，也可能是 PHM 专科医师培训的一部分，包括获得安全镇静实践经验的更详细和更全面的计划。这种培训可以由具有丰富镇静经验和精通镇静的麻醉医师或儿科医师完成。直接监督下镇静操作的数量和每种药物使用的次数应由当地机构确定。

3. 手术室时间

这可能是其他类型培训的重要补充。在手术室（operating room，OR）中，可能会有其他地方难以获得的众多气道管理的机会，且对于复苏而言尤为重要。手术室中的大多数患儿需要高级气道管理。可以在手术室中练习的技能包括通过体位保持气道通畅、使用气囊进行正压通气、喉罩（laryngeal mask airway，LMA）放置和气管内插管。手术室时间允许在可控环境中提高气道管理技能。这类培训对于实施镇静的每位医师来说并非必需，但值得推荐。

4. 模拟时间

越来越多的模拟实验室可用于镇静培训，尤其是在学术型医疗中心中。在模拟实验室中进行培训对镇静培训帮助很大。人体模型变得越来越复杂，并且更接近地模拟现实生活中的体验。模拟实验室特别有助于处理在实际患儿的安全镇静实践中希望避免的困难情况。模拟训练在培训罕见事件（如喉痉挛）处理时同样意义重大。

5. 儿童高级生命支持培训

儿童高级生命支持（PALS）培训是提供安全镇静的重要辅助手段。但它不应被视为对实施镇静的医师进行充分培训的标志。PALS 应是安全镇静培训计划的一部分，但绝不能单独用作充分训练以提供中度和深度镇静的标志。

6. 持续能力

一旦住院医师获得了提供安全镇静的培训和资质认证，保持相应能力并具有衡量这些能力的方法就显得尤为重要。在每年需完成多少数量的镇静操作方能保持这一技能方面尚无固定标准。每个机构都应确定每年实施镇静的最低数量和类型，并制订一个包括其他培训方式以保持镇静技能的计划，如手术室时间或模拟实验室时间。一些药物，如丙泊酚，应非常明确每位镇静实施者用以保持资质而每年需实施的最小镇静数量。在美国圣路易斯儿童医院（St. Louis Children's Hospital，SLCH），获得使用丙泊酚资质的非麻醉医师必须每年记录有 25 次采用丙泊酚的镇静操作。这个数字仅是一个机构决策的例子，而非对其他人的指导 [5, 6]。

三、美国如何认证住院医师提供中度和深度镇静的资质

在美国，大多数儿科住院医师已经完成了 3 年的儿科住院医师培训，一些还接受了 2~3 年的专科医师培训。PHM 专科医师培训现在将镇静作为一项核心技能进行培训。所有的专科医师项目现在都在获得"毕业后医学教育认证委员会（the Accreditation Council for Graduate Medical Education，ACGME）"的认证过程中。截至 2021 年，所有 PHM 专科培训的毕业生都将接受镇静培训。一些儿科住院医师完成了儿科和内科的联合住院医师培训，一些则完成了家庭医学住院医师培训。许多儿科住院医师在他们培训期间均接触过中度和深度镇静，但实施中度和深度镇静并不是 ACGME 认证的儿科住院医师核心能力的一部分。儿科住院医师培训期间关于镇静的培训差异很大，从少有正规培训到手术室和镇静中心几周的专门培训。中度和深度镇静的培训和经验是儿科急诊医学和儿科重症监护医学 ACGME 专科医师核心能力的一部分，而程序化镇静培训是 PHM 专科医师的核心能力 [2]。每家医院都应制订自己的标准，以确定实施中度和深度镇静的医师资质。联合委员会建议，所有提供中度和深度镇静的医师均需具有基于教育、培训和经验的最低能力水平 [7]。联合委员会概述的实施中度和深度镇静所需能力见下。

1. 能够在实施中度和深度镇静之前评估患儿。

2. 能够实施中度和深度镇静，包括对出现比所需镇静或镇痛程度更深的患儿进行复苏。

(1) 实施中度镇静的医师需具备将患儿从深度镇静中复苏、处理梗阻气道和提供充足氧合及通气的能力。

(2) 实施深度镇静的医师需具备将患儿从全身麻醉中复苏、不稳定的心血管系统管理、梗阻气道处理和提供充足氧合及通气的能力。

联合委员会的标准还要求"管理中度和深度镇静的医师必须具备相应资质和适当的证书，可以管理有意或无意下达到任何镇静水平的患儿" [7]。

由各个机构制订中度和深度镇静的认证标准。大多数医院的医师资格认证标准是通过一个有组织的医务人员架构制订、依据医院的医务人员章程和规章制度来完成的。大多数医院由麻醉科来建立非麻醉医师实施中度和深度镇静的资格认证规则。为实施中度和深度镇静提供资质认证的教育、培训和经验的数量则由各个机构决定。

表 17-4 概述了在美国圣路易斯儿童医院获得中度和深度镇静资质所需的教育、培训和经

表 17-4 圣路易斯儿童医院（SLCH）和华盛顿大学（WU）对实施中度和深度镇静住院医师的认证要求

所有非麻醉医务人员所需的证书

成功完成经毕业后医学教育认证（AGME）、美国骨科协会（AOA）或美国口腔学校协会（AADS）批准的毕业后住院医师培训计划，并接触过麻醉和静脉注射中度和深度镇静操作，包括适应证、禁忌证、镇静前评估、镇静期间监护、程序化监测、镇静后监护，以及镇静药物与相关逆转和复苏药物药理学方面的培训

—或者—

如果毕业后培训不包括如上所述的麻醉和镇静操作，需证明已完成获得批准的培训要求，包括满足 SLCH 要求的教学和实践部分，并在过去 12 个月内有至少 20 名临床实践记录在案，其病例和质量结果符合麻醉科主任和 SLCH 医务人员制订的指南

—或者—

过去 12 个月在 SLCH 进行了至少 40 次记录在案的镇静操作，病例的质量结果符合麻醉科主任和 SLCH 制订的指南

住院医师进行镇静服务所需的认证	住院医师采用丙泊酚进行镇静服务所需的认证
• SLCH 中度和深度镇静权限	• SLCH 中度和深度镇静权限
• 至少 1 年 SLCH/WU 住院医师培训经历	• 至少 2 年 SLCH/WU 住院医师培训经历
• 较强的临床和人际交往能力的跟踪记录	• 在我院进行镇静服务至少 1 年
• 五个手术室培训日，包括带阀气囊面罩通气、喉罩放置和气管内插管	• 麻醉科指导的教学课程和模拟实验时间
• 具有使用的所需镇静药的经验记录，包括但不限于氯胺酮、芬太尼／咪达唑仑、右美托咪定、N_2O、戊巴比妥和水合氯醛	• 10 次气管内插管、15 次喉罩放置和 15 次带阀气囊面罩通气
	• 25 次直接监督下的丙泊酚镇静

验。它还概述了在镇静服务中心提供预约镇静的非麻醉医师所需的经验和培训，以及授予住院医师丙泊酚使用权限的要求。此信息作为认证过程的示例提供。

四、建立住院医师实施镇静服务的后勤工作

（一）人员配备

提供镇静服务所需的住院医师人数依据他们所面临的需求而有所不同。虽然一些儿科住院医师全职提供镇静服务，但大多数参与镇静服务的医师将其作为所承担的多项临床职责之一。在考虑提供镇静服务所需的住院医师数量时需考虑到这一点，同时考虑到维持镇静技能所需进行的镇

静操作的每年最低数量。一般而言，儿科住院医师每年应至少实施 25～50 次镇静以保持技能。每年实施少于 25 次镇静时，应该对进一步的手术室时间、模拟时间和监督下操作时间制订更严格的计划。进一步的手术室时间和模拟时间对于每年实施超过 25 次镇静的儿科住院医师来说，也是保持技能的重要组成部分。

（二）人员配备示例

如需儿科住院医师提供每周 5 天、每天 10h 镇静服务，则需要配备大约 1.5 个全职等效人员（full-time equivalent，FTE）。因此，如每个儿科住院医师每月提供 4～5 天的镇静工作，则需配备 4 名儿科住院医师来提供此项服务。每月 4～5 天实施镇静通常可以在保持镇静技能和其他对儿

科住院医师的临床职责而言较为重要的技能之间建立良好的平衡。

在开始镇静服务之前，需要为培训计划安排足够时间。为手术室时间、监督下镇静时间及培训中涉及的任何其他活动安排时间非常重要。如果您低估了进行培训所需的时间，那么镇静服务的开始日期将会延迟，且可能无法实现预期计划。规划人员的流动也很重要。在培训结束后获得儿科住院医师的长期服务承诺是一个好主意，同时也要认识到部分人员的流动是不可避免的。需要在规划阶段考虑新手培训所需的时间和资源[4]。

五、儿科住院医师对患儿进行分类以实施镇静

一般来说，接受过镇静训练并具有实施镇静资质的儿科住院医师会为具有轻度镇静风险的患儿实施镇静。大多数儿科住院医师实施的镇静包括计划内的气道干预。然而，儿科住院医师必须具备将患儿从超出预期的镇静水平中复苏的能力。大多数情况下，这包括进行有效正压通气和直接行喉罩放置或气管内插管（endotracheal tube，ETT）的气道管理能力。必须对患儿进行适当分类，以便为镇静风险增加的患儿配备适当的人员实施镇静。在圣路易斯儿童医院，表 17-5 中列出的情况需转诊给麻醉医师进行会诊。

这一列表并不全面。所有患儿均需进行气道干预风险和气道条件的评估。如果有任何高于常规风险的担忧，建议请麻醉医师会诊。实施镇静的儿科住院医师需熟知镇静带来的并发症，并有相应的复苏经验。但对于并发症风险较高的患儿，应需转诊。

六、为分诊而进行医学评估的时机和方式

儿科住院医师独立实施镇静，也可能被要求监督其他人（包括护士）实施镇静。当住院医师亲自或监督他人实施镇静时，负有对接受镇静的

表 17-5　圣路易斯儿童医院进行麻醉医师会诊或转诊的医学标准 / 条件

- 年龄 < 50 周
- 具有睡眠呼吸暂停的证据
- 气管切开术
- 气道解剖异常
- 心脏异常导致心输出量减少
- 肺动脉高压
- 植入式起搏器
- 持续呕吐
- 存在胃造瘘管（G 管）
- 吞咽困难
- 慢性肾病
- 存在并发症的镰状细胞贫血
- 频繁癫痫发作
- 伴有呼吸系统损害或气道异常的脑瘫
- 好斗行为
- 显著的先天性综合征

其他注意事项：

- 体重指数（BMI）> 31kg/m² 的患儿在手术当天接受镇静实施者的仔细评估，这类患儿可能需要转诊麻醉，具体取决于身体状态和气道情况
- 任何 BMI ≥ 35kg/m² 的患儿都需转诊麻醉
- 对年龄 < 50 周的婴儿进行镇静通常需转诊麻醉，或者如果可能，推迟至婴儿年龄更大时再进行镇静

患儿进行评估的责任。不同的医院规定不同，但在大多数情况下，实施镇静或监督镇静的医师需要进行镇静前评估。这并不意味着取代由预约医师进行的镇静前身体检查。这项检查旨在关注实施预定镇静操作的风险。该检查需要在预定镇静操作之前安排充足的时间进行。拥有实施这一检查的空间和设备非常重要。该检查对于最终决定如何，以及是否继续实施镇静至关重要。该检查对于确定镇静是否应在儿科住院医师的指导下进行或是否最好由麻醉医师实施也是必不可少的。如果在镇静前没有足够的时间对患儿进行评估，并发症的发生率可能会增加。

对于为进行必要但不紧急的检查或操作而进行的择期镇静，应仔细遵循安全标准（包括

禁食时间）。如果在镇静前检查时发现问题，则应另行安排镇静时间，除非重新安排可能会增加患儿的风险。必须根据延误诊断或治疗的风险仔细衡量继续实施镇静的风险。在圣路易斯儿童医院，重新安排择期镇静的最低要求建议如下。

- 不伴有潜在感染的哮喘加重——7 天。
- 伴有感染的哮喘加重——3 周。
- 伴有咳嗽或充血的上呼吸道感染（upper respiratory infection，URI）——3 周。
- 发热——恢复正常并停用退烧药 24h。
- 呕吐——停止呕吐 24h、能耐受清液体并具有电解质正常的证据。
- 喉炎——3 周。
- 肺炎——4 周。
- 流感——3 周。
- 呼吸道合胞病毒（respiratory syncytial virus，RSV）——6 周。

圣路易斯儿童医院儿童镇静病房禁食指南如下。

- 2h：清液体（水、苹果汁等）。
- 3h：母乳。
- 4h：其他液体（配方奶、牛奶、苏打水）。
- 6h：<36 月龄儿童，固体食物。
- 8h：>36 月龄儿童，固体食物。

这些仅作为一般指南而非绝对标准。这仅是一家医院的指南，并不意味着其他指南无效。如果由于检查或操作的紧迫性，需要在上述情况之一或没有满足确切禁食时间的情况下实施紧急镇静，通常建议咨询麻醉医师。美国麻醉医师协会（ASA）禁食指南可参见 2017 年 3 月的实践指南[8]。2019 年，国际程序化镇静促进委员会（the International Committee for the Advancement of Procedural Sedation，ICAPS）发布了一项共识声明，其中包括基于证据的镇静患儿的禁食指南。如果患儿的风险因素可以忽略不计（包括最小的潜在疾病风险），婴儿和儿童建议不严格限制清液体或母乳，约 2h 禁食物、配方奶和非母乳[9]。

七、资助儿科住院医师镇静项目

儿科住院医师镇静项目的资金来源通常有 2 个：医师专业费用和医院的财政支持。依据镇静实施的数量、麻醉代码的收费情况和报销的百分比，儿科医院镇静项目的资金水平因机构而异。在美国，医疗保险和医疗补助中心（Centers for Medicare and Medicaid Services，CMS）确定了医疗计费相关的大多数规则[10]。CMS 规则要求镇静服务由医院的麻醉科监督。这通常需要医院的麻醉科与其他提供中度和深度镇静的人员之间建立密切的工作关系。大多数镇静操作达到 ASA 和美国儿科学会定义的"深度镇静"水平[11, 12]。在大多数情况下，可以使用麻醉代码。当提供的诊疗水平符合这些麻醉代码的标准时，非麻醉医师可以适当地使用这些代码。美国各地使用麻醉代码的能力各不相同，有时因州或地方而异。当机构内就非麻醉医师适当使用这些代码达成一致时，麻醉代码通常会成功计费。如果医院的科室之间存在分歧，这些代码通常很难得到报销。中度镇静的单独代码于 2006 年制订并于 2017 年更新。这些代码没附加相对价值单位（Relative Value Unit，RVU）。每个机构负责确定这些代码的费用。中度镇静代码报销是否成功因地区而异。

如果儿科住院医师镇静项目每天都安排了镇静服务，则提供这项服务的费用很可能通过医师专业费用的计费和收取来支付。如果镇静项目负责满足紧急需求而非安排一整天，则可能无法满足该项目的成本。提供及时、安全的镇静能力对于许多医院服务而言很重要。放射科、外科、住院服务和门诊服务均会受益。医院管理和某些服务可能愿意在专业计费之外为镇静服务提供单独的财务支持。重要的是了解谁能从有效的镇静中受益，并通过协商获得对这些服务的支持。

八、住院镇静服务的未来

根据医院医学会、美国儿科学会和儿科学术

协会估计，美国儿科住院医师的人数为 3000～4000 人。儿科住院医师可以成为满足日益增长的镇静需求的提供者。接触安全镇静实践和安全镇静培训在儿科住院医师培训中变得越来越普遍。对镇静服务的需求可能会增长，并且儿科住院医师的数量也将会增加。因此，镇静项目中儿科住院医师的数量也可能会增加。

九、制订儿科住院医师镇静培训和认证的国家标准

由于住院医师培训已标准化，镇静培训也可能会成为该标准的一部分。然而，目前尚无针对儿科住院医师培训和资格认证的国家标准。

大多数儿科住院医师在住院医师培训后获得了实施镇静的能力。50% 的住院医师表示将继续医学教育（continuing medical education，CME）作为获得和保持镇静技能的一部分。在手术室外，有专门讨论儿童镇静的全国性会议，也有使用模拟的全天镇静研讨会。PHM 的核心能力已经建立，提供安全镇静是推荐能力的一部分[1]。

未来，很可能会开发全国性的镇静课程，但近几年不太可能提供标准化的培训和认证。对镇静能力的认证可能仍将是一个地方性流程。重要的是，提供镇静的儿科住院医师需接受额外的培训，保持技能，适当选择患儿，有能力对比预期更深的镇静水平进行复苏，在能够提供支持的系统内工作。

十、计划、监测和从镇静中恢复

以最安全的方式实施镇静很重要。首先要确定处理紧急情况所需的人员、设备和设施均可立即使用。进行镇静最安全的地方是医院定期进行镇静的区域。这些区域的人员熟悉监护和复苏所需的所有设备，并在必要时有经验可提供帮助。如在不常镇静的医院区域进行镇静，镇静实施者必须在镇静前准备好所有必要的材料和人员。

（一）镇静前评估

所有接受镇静的患儿均应仔细筛查可能在镇静和复苏期间发生的潜在不良事件。镇静实施者应进行集中的镇静前病史采集和体格检查。该评估应侧重于发现患儿镇静风险增加或潜在困难气道的特征。病史应包括是否存在镇静或麻醉异常史、喘鸣、打鼾和睡眠呼吸暂停、哮喘、胃食管反流和近期呼吸系统疾病。显著的体格检查异常包括显著肥胖、发育迟缓、颈短、下颌骨小、五官畸形、张口度小和扁桃体大。

如果患儿有明显的病史和体格检查提示实施镇静的风险增加，则需要权衡实施镇静的风险与操作或诊断需求的必要性。实施镇静的住院医师应始终熟悉如何复苏比预期镇静水平更深的患儿。如果预期存在气道问题或出现意料外的由于患儿解剖而难以处理的气道问题，建议咨询麻醉医师。

ASA 认可的患儿体格状态检查可用于评估镇静风险[13]。在严密监护下，ASA Ⅰ级和Ⅱ级患儿在镇静期间发生不良事件的风险较低。依据定义，ASA Ⅲ级患儿的风险增加。一般而言，对于紧急的医院镇静，大多数住院医师应仅为 ASA Ⅰ级和Ⅱ级患儿提供镇静。在为 ASA Ⅲ级患儿提供镇静前，建议咨询麻醉科。从事镇静服务或定期提供镇静的住院医师可安全地为 ASA Ⅲ级患儿提供镇静，只要这些患儿经过仔细评估，并且已经计划和备有诊疗支持系统。

镇静前禁食时间与误吸风险之间的关系尚未证实。一般认为，禁食可以降低误吸的风险。对于择期镇静，应像全身麻醉一样遵循各个医院的禁食指南。对于紧急情况，一旦确定可能需要镇静，患儿应立即禁食。对于大多数患儿而言，出现具有临床意义的重大误吸的风险很小，但仍需仔细权衡该风险与快速进行诊断或治疗的必要性。此外，即使遵循了禁食指南，仍然存在呕吐和误吸的风险，因此镇静实施者需要进行监测并快速响应。

（二）人员

对于中度镇静，需要具有足够镇静培训和经验的人员对镇静和镇痛进行负责。在患儿安全和

单位政策允许的情况下，这一人员也可实施中度镇静。此外，还需要另一位具有儿童基础生命支持知识的人员。这一人员责监测患儿的心肺状态，负责在镇静记录上记录数据，以及一旦镇静水平稳定，可以协助完成简短、可中断的任务。

对于深度镇静，受过儿童高级生命支持（PALS）培训的实施者必须在房间内。深度镇静的实施者应直接监护患儿，且不得主要负责镇静外的其他操作。深度镇静期间的通气和氧合问题在获得快速识别时通常很容易处理。任何患儿均可出现比预期更深的镇静水平；通常建议镇静实施者在预期实施中度镇静时应做好深度镇静的准备，在预期实施深度镇静时做好全身麻醉的准备。

（三）监测

对于中度镇静，强烈建议至少进行脉搏血氧饱和度监测，并应着重考虑呼气末 CO_2 描记监测。此外，建议持续监测心率、呼吸频率和间歇性无创血压（non-invasive blood pressure，NIBP）测量值。如未以其他方式建立静脉通路，则无须建立，但应慎重考虑。

对于深度镇静，强烈建议使用连续心电图心率、呼吸频率、脉搏血氧饱和度和无创血压监测。呼气末二氧化碳（CO_2）描记监测已成为深度镇静下患儿的标准监护，除了极少数例外[12]。建议接受深度镇静的患儿建立静脉通路。在整个镇静和复苏过程中都需要监护。除了电生理监测外，还应通过直接观察患儿的肤色、气道通畅情况、呼吸频率和深度进行监测。

（四）药物

镇静实施者应仔细选择用于提供中度和深度镇静的药物以达到镇静目标。目前，存在许多合理的方法来对患儿进行安全的镇静和镇痛。镇静的目标应是使用最低剂量和种类的药物达到最广泛的治疗效果。住院医师最好熟悉一定数量的用于缓解疼痛和镇静制动的药物。根据经验和可获得性的不同，这些药物可能因镇静实施者而异。相对于掌握多种类的药物以试图适应每一种临床

情况，对适用于多数情况下的小部分的药物较为熟悉更好。一般而言，氯胺酮适用于有疼痛或需要短时间制动的诊疗操作，右美托咪定适用于长时间制动而疼痛较轻的诊疗操作，这两种药物可满足住院医师提供的大多数镇静需求。戊巴比妥是右美托咪定的合理替代品。在某些情况下，使用住院医师不熟悉的药物进行镇静可能是最好的选择。在这些情况下，将患儿转诊给另一位镇静实施者可能比继续使用一种不经常使用的药物更谨慎。

（五）镇静前的最终检查表

镇静之前，镇静实施者应行最终清单项目的检查。该清单应包括操作前核对，即包括患儿身份识别和体重核对。首字母缩写 SOAPME 可以作为这个最终清单的有效工具。

• S 为负压吸引（suction）：设备已开启并经过适当尺寸的 Yankauer 导管测试。

• O 为氧气（oxygen）：鼻导管、可用并连接好球囊的能够提供持续气道正压的复苏气囊、运送患者时的氧气瓶。

• A 为气道（airway）：合适尺寸的鼻咽和口咽通气道、气管导管、喉罩、可用的喉镜片。

• P 为药物（pharmacy）：镇静药物、插管所需的紧急药物、拮抗药物（如果使用阿片类物质或苯二氮䓬类药物）。

• M 为监护仪（monitors）：脉搏血氧仪、无创血压监测、呼气末 CO_2 描记、ECG、可用的听诊器。

• E 为设备（equipment）：附近可用的抢救车/气道车和其他预期使用的特殊设备。

如果患儿要进入 MRI 检查室，那么应该有适当抗磁设备和抗磁监护仪。

（六）复苏

在患儿出院或回住院病床之前，对患儿进行监测并使从镇静状态中完全恢复非常重要。复苏的监测应由熟悉镇静复苏阶段的经过培训且经验丰富的人员进行。如果没有经过适当培训的护士，住院医师可能需要亲自进行复苏监护。仅当

由非医师办理出院或转运安排的制度完善时，才应进行患儿交接。

一些用于镇静的药物具有极长的半衰期。水合氯醛口服或灌肠（已停产）和戊巴比妥肌内注射就是 2 个例子。使用这些药物的患儿表面上似乎恢复清醒，但随后可能会出现明显的再次镇静状态并伴有潜在气道阻塞的情况。鼻内使用右美托咪定也可能导致复苏时间延长，但通常不会影响呼吸。

（七）出院 / 转运标准

一般而言，在出院或从镇静后恢复区转出之前，应满足以下所有标准。

1. 恢复基线时的生命体征。

2. 无呼吸窘迫。

3. 恢复基线时的 SpO_2。

4. 达到基线功能：坐着或站着时几乎不需要协助。

5. 电解质正常，没有呕吐或明显恶心。

6. Aldrete 复苏评分≥9 分可出院，≥8 分则可转运。

7. 疼痛评分≤4 分可出院，≤6 分可转入住院病床。

8. 患儿清醒且注意力集中或很容易被唤醒。

9. 应采用明确的标准来确定出院"准备情况"（见第 5 章）。用于确定是否适合从复苏中出院的常用量表是 Aldrete 复苏评分[14, 15]（表 17-6）。

十一、常用镇静药

儿科住院医师可使用多种镇静和镇痛药。特别是在丙泊酚的使用上，通常由机构决定是否允许非麻醉医师的镇静实施者使用丙泊酚。表 17-7 列出了常用的镇静和镇痛药，包括剂量范围和适应证，具体细节见后（见第 11 章）。

（一）氯胺酮

如患儿在未镇静情况下不能耐受 CT 检查等过程，氯胺酮是一种非常有用的药物，可用于需要减轻疼痛和减少体动的短时间操作。氯胺酮可静脉注射（IV）、鼻内或肌内注射（IM）给

表 17-6　Aldrete 复苏评分
（一般总分≥8 分即可出院）[11, 12]

- 活动
  - 能够自主或按命令移动 4 个肢体 =2
  - 能够自主或按命令移动 2 个肢体 =1
  - 能够自主或按命令移动 0 个肢体 =0
- 呼吸
  - 能够深呼吸和自主咳嗽 =2
  - 呼吸困难或呼吸受限 =1
  - 呼吸暂停 =0
- 循环
  - 血压 ± 镇静前水平的 20% =2
  - 血压 ± 镇静前水平的 20%～50% =1
  - 血压 ± 镇静前水平的 50% 或更多 =0
- 意识
  - 完全清醒 =2
  - 可被言语刺激唤醒 =1
  - 无反应 =0
- 颜色
  - 粉红色 =2
  - 苍白、暗淡、斑点、黄疸 =1
  - 发绀 =0

药。静脉给药时，通常在 30～60s 内起效。肌内注射给药时，通常几分钟起效。单次静脉注射 1～2mg/kg，初始深度效应持续 5～10min。对于时间较长的操作，可根据效果以每 5～10 分钟给予 0.5～1mg/kg 的重复剂量。

小剂量给予氯胺酮可保留自主呼吸和气道反射，同时提供无反应性和镇痛作用。呼吸抑制相对较少和气道反射的保留使氯胺酮成为疼痛性操作的广泛选择。按照最常见的定义，最常达到的镇静水平是深度镇静。由于氯胺酮是一种分离麻醉药物，其所达到的镇静水平是有争议的。由于气道反射的保留，一些人认为氯胺酮镇静具有自身属性。然而，监护和人员的配备决定应基于患儿达到深度镇静水平的可能性。

喉痉挛是一种罕见但严重的氯胺酮不良反应。氯胺酮通常禁用于颅内压升高患儿。氯胺酮可引起高血压、心动过速、苏醒期烦躁显著和眼

表 17-7　镇静药物

药品	用法　镇静水平	剂量	起效 / 持续时间	联合用药	注意事项
氯胺酮	短时间引起疼痛的操作；短时间减少体动 深度镇静	IV：1～2mg/kg IM：2～4mg/kg 根据效果以5～10分钟的间隔给子0.5～1mg/kg的重复剂量	IV：30～60s起效 IM：3～10min起效 持续：深度镇静 5～10min	在氯胺酮之前使用咪达唑仑作为抗焦虑药物，未发现它可以降低烦躁不安或其他苏醒时不良症状的发生率	喉痉挛（罕见），禁用于颅内压升高的患儿 在多数患儿中可引起高血压、心动过速，苏醒期明显烦躁和眼球震颤；格隆溴铵 5μg/kg，IV，可能会减少口腔分泌物
芬太尼和咪达唑仑	两者联合用药为短时间引起疼痛的操作提供镇静和镇痛 中度到深度镇静	咪达唑仑 0.1mg/kg IV，随后剂量为每2～5分钟子0.05mg/kg，直至达到预期效果；芬太尼 1～2μg/kg IV，随后每2～5分钟子1μg/kg，直到达到预期效果	芬太尼 IV：30～60s起效；持续5～10min 咪达唑仑 IV：1min内起效，达峰时间2～6min；持续30～60min 咪达唑仑 PO：15～20min起效；持续60～90min	• 通常首先给予咪达唑仑并滴定至中度镇静以抗焦虑 • 然后添加芬太尼以达到镇痛和中度至深度镇静效果	可导致与镇静水平不成比例的呼吸抑制；应密切监测患儿的呼吸道梗阻和呼吸暂停
氧化亚氮	• 镇痛和遗忘作用 • 单独给子时可达中度镇静 • 与其他药物联合使用时可达到中度至深度镇静	30%～70%氧化亚氮与氧气混合吸入		可与羟考酮 0.2～0.3mg/kg，最大剂量20mg联合使用。这一联合用药可达深度镇静	
戊巴比妥	需要长时间制动的镇静，其中镇痛不是主要诉求时	IV：2.5～7.5mg/kg。可子初始剂量2.5mg/kg，随后每次子1.25mg/kg，直到达到预期效果		联合咪达唑仑（0.05mg/kg）增强镇静作用并减少体动	由于半衰期长，镇静后恢复期延长。可出现长达24h的烦躁不安

（续表）

药品	用法/镇静水平	剂量	起效/持续时间	联合用药	注意事项
丙泊酚	深度镇静至全身麻醉；可用于短时间需要深度镇静或长时间操作间制动的镇静	对短时间操作予1~2mg/kg，然后根据需要每5~10分钟予1mg/kg以制动。对于长时间无疼痛刺激的镇静，给予1~2mg/kg负荷量，随后以150~200μg/(kg·min)速率输注	<1min起效，单次IV剂量持续时间为5~10min	如果预期疼痛刺激，可联合阿片类或其他镇痛药物	只能由具有高级气道管理技能和丙泊酚使用经验的人员实施镇静。气道阻塞和（或）呼吸运动减弱很常见，需特别注意气道管理
水合氯醛	• 最适合对<12个月的患儿进行需制动的镇静 • 中度至深度镇静	25~100mg/kg 口服或直肠给药，不超过3g	20~60min起效；复苏需60~120min		呼吸抑制和低血压；由于半衰期为4~9h，在出院时应采取特别预防措施
右美托咪定	中度镇静	负荷量：1~3μg/kg 10min内输注完成；持续输注：1~2μg/(kg·h)	负荷量输注完成后起效	咪达唑仑0.05mg/kg（最多2次）或戊巴比妥2mg/kg以增加扫描完成的成功率和安全性	负荷量：心动过缓、窦性停搏、短暂性高血压；输注剂量：低血压、心动过缓；低血容量患儿、接受血管扩张药或负性变时性药物的患儿、心律失常、肾或肝功能不全和慢性高血压患儿需采取特别预防措施

IM. 肌内注射；IV. 静脉注射；PO. 口服

球震颤。大剂量使用氯胺酮后通常会出现恶心呕吐。格隆溴铵 5μg/kg 静脉注射可能会减少口腔分泌物。

与咪达唑仑合用是一种常见的做法。尚未发现咪达唑仑可降低烦躁不安或其他复苏时不良反应的发生率。然而，咪达唑仑仍可作为抗焦虑药物在给予氯胺酮之前使用。如果需要更大剂量的氯胺酮（＞5mg/kg），昂丹司琼或许可用于预防呕吐或镇静后出现的恶心或呕吐[16]。氯胺酮尚无拮抗药物。

剂量：氯胺酮静脉注射剂量为 1～2mg/kg。重复剂量为每 5～10 分钟静脉注射 0.5～1mg/kg。氯胺酮的使用没有绝对上限，但对于持续时间超过 30～45min 的操作，应考虑使用其他镇静方法。

氯胺酮肌内注射剂量为 2～4mg/kg。起效时间为 3～10min[16]。

（二）芬太尼和咪达唑仑

这些药物经常联合使用以提供镇痛和镇静作用。咪达唑仑和芬太尼联合使用通常会导致中度至深度镇静。人员配备和监护措施的决定应基于达到深度镇静的可能性。芬太尼 / 咪达唑仑可引起与达到的镇静水平不成比例的呼吸抑制。当这些药物联合使用时，必须密切监测患儿的呼吸道梗阻和呼吸暂停情况。这些药物的优点是可以通过滴定来发挥作用。

芬太尼是一种高效的阿片类物质，对血流动力学影响小。起效时间为 30～60s，作用持续时间为 5～10min。主要不良反应是与剂量相关的呼吸抑制，但有时也可能在较低剂量时出现。苯二氮䓬类药物和巴比妥类药物发生呼吸抑制的风险更高。芬太尼和咪达唑仑过度镇静的拮抗药物分别是纳洛酮和氟马西尼。高血压、低血压和胸壁僵硬是罕见的不良事件，但可能难以处理。胸壁僵硬需要使用麻醉药物和气管内插管。

剂量：咪达唑仑 0.1mg/kg 静脉注射，随后剂量为每 2～5 分钟静脉注射 0.05mg/kg，以达到预期效果。

芬太尼 1～2μg/kg 静脉注射，随后每 2～5 分钟静脉注射 1μg/kg，以达到预期效果。

通常首先给予咪达唑仑以达到抗焦虑及中度镇静的目的。这通常需要 0.1～0.2mg/kg 的咪达唑仑。然后追加芬太尼以达到镇痛效果并达到中度至深度镇静。

（三）氧化亚氮

当吸入 30%～70% 的氧化亚氮混合氧气时，会产生解离性欣快感、嗜睡、抗焦虑、中度遗忘和镇痛作用。通常 2～3min 起效，停止吸入后 3～5min 完全恢复。接受 30%～70% 氧化亚氮吸入的患儿通常呈中度镇静；氧化亚氮与苯二氮䓬类药物或阿片类物质的组合可能会导致深度镇静甚至全身麻醉。有些患儿似乎对氧化亚氮没有反应，这可能是由于心理抗拒引起的。大约 10% 的接受氧化亚氮的患儿会出现呕吐。氧化亚氮会导致充满气体的空腔扩张；如果怀疑可能存在肠梗阻、气胸或中耳炎，应避免使用氧化亚氮。

当氧化亚氮作为单一药物使用时，监护设备应达到中度镇静所需的水平。如果与口服阿片类物质如羟考酮（0.2～0.3mg/kg，最大剂量 15mg）一起使用，有时可以引起深度镇静，因而监护应达到这一镇静深度所需的水平。

输送氧化亚氮需要特殊设备。市面上销售不同型号的面罩，但有效的氧化亚氮输送需要密封良好的面罩和患儿产生的显著负压。患儿可能无法产生足够的负压来克服喷泉式氧化亚氮装置。用于口腔的氧化亚氮是市售的，但通过鼻导管（nasal cone）输送氧化亚氮可能会限制其在医疗环境中的使用。那些报告使用氧化亚氮而取得重大成功的机构通常得到了其生物医学部门的内部支持。

剂量：30%～70% 的氧化亚氮混合氧气吸入，可与羟考酮 0.2～0.3mg/kg（最大不超过 15mg）联合使用。这种组合可以产生深度镇静；镇静实施者需要为此做好准备[17]。

（四）戊巴比妥

戊巴比妥是一种中长效巴比妥类药物，具有镇静催眠作用，但无镇痛作用。

静脉给药时起效时间不到 60s，肌内注射或灌肠时起效时间为 10～30min。恢复取决于再分布时间，通常 50～75min 发生，尽管其半衰期为 15～20h。呼吸抑制与戊巴比妥相关且呈剂量依赖性。戊巴比妥必须缓慢静脉给药，因为如果给药过快，可能产生极高的呼吸暂停风险。在一些中心，镇静实施者必须在给予戊巴比妥后的最初 15min 内在患儿床旁。戊巴比妥无拮抗药物。

当疼痛控制良好时，戊巴比妥已被证明对长时间的需要制动的镇静非常有效。戊巴比妥通常会导致深度镇静。气道反射和呼吸运动通常不会显著减弱。然而，监护应针对预期的深度镇静水平，并应配备具有高级气道管理技能的人员。

如仍有持续体动，可静脉给予咪达唑仑（0.05mg/kg，最大 5mg）。

镇静后恢复时间可能延长。给患儿充足的恢复时间很重要。有时可将患儿刺激至可出院的清醒水平。医护人员需意识到，由于戊巴比妥的半衰期长，患儿可能会再次出现镇静状态。患儿可出现长时间的烦躁、共济失调和恶心，有时可持续长达 24h。

剂量：戊巴比妥 2.5～7.5mg/kg 静脉注射。可缓慢静脉注射 2.5mg/kg 的初始剂量，然后每次给予 1.25mg/kg，直至达到预期镇静水平。

咪达唑仑 0.05mg/kg 静脉注射，最大 5mg。可用于增强镇静作用和减少体动，但与其他抑制呼吸的药物合用时会增加呼吸抑制的风险。

（五）丙泊酚

丙泊酚是一种非巴比妥类镇静催眠药物，无镇痛作用。丙泊酚静脉注射，起效时间 <1min。单次给药的作用持续时间为 5～10min。它可以 1～2mg/kg 的剂量使用，为短时间操作提供镇静作用。如果可能出现疼痛，则需要给予丙泊酚和适当剂量的阿片类物质或其他镇痛药。对于长时间的无痛镇静，如 MRI 检查所需要的那样，可予 1～2mg/kg 负荷量推注，然后以 150～200μg/(kg·min) 的速度输注。起效快、持续时间短，

使丙泊酚成为一种用于短期操作的具有吸引力的药物；然而它可能难以滴定，且很容易超过预期的镇静水平，导致呼吸暂停和低血压。如果与阿片类物质或苯二氮䓬类药物合用，则会增加呼吸抑制的风险。

丙泊酚只能由具有高级气道管理技能的经验丰富的实施者使用。丙泊酚会导致深度镇静甚至全身麻醉。当推注 1～2mg/kg 丙泊酚负荷量时，相当多的患儿会出现气道阻塞和（或）呼吸运动减弱。注意气道情况变化非常必要。

一般而言，丙泊酚应仅由具有熟练的深度镇静技能和经验并具有高级气道管理技能（包括喉罩放置和气管插管）的镇静实施者考虑采用。

剂量：持续镇静 1～2mg/kg 静脉注射初始负荷量，然后 120～200μg/(kg·min)。

短时间操作 1～2mg/kg 静脉注射，然后根据需要每 5～10 分钟追加 1mg/kg。

（六）水合氯醛

水合氯醛是一种卤代烃，具有催眠作用，但没有镇痛作用。该药物的半衰期为 4～9h，一般在 15～30min 产生镇静作用，在 60～120min 内恢复。显著的不良反应包括呼吸抑制和低血压。它的效果可能是高度可变的。当 <12 月龄的患儿需要制动方面的镇静时，该药物效果良好。水合氯醛的半衰期很长。在评估患儿能否出院时应特别注意。曾有记录出院后再次出现镇静的情况。过早出院的患儿存在气道阻塞风险。最后一剂水合氯醛给药后应经过足够的时间才可出院。水合氯醛不再在北美市场销售，但继续在全球许多其他国家使用。

剂量：口服或灌肠 25～100mg/kg，最大剂量总计 3g。

圣路易斯儿童医院方案：4—6 月龄的患儿 50mg/kg 口服 / 灌肠；如果需要，30min 后追加 25mg/kg。6—12 月龄的患儿：75mg/kg 口服 / 灌肠；如果需要，30min 后追加 25mg/kg。

（七）右美托咪定

右美托咪定是一种选择性 α_2 受体激动药，具

有麻醉、镇静、镇痛和抗颤抖的特性。它最常引起与深度镇静定义一致的镇静水平。用右美托咪定镇静时的脑电图活动类似于非快速眼动（non-rapid eye movement，NREM）睡眠[18]。右美托咪定的优点之一是不影响呼吸参数且不会引起呼吸抑制[19]。

静脉注射右美托咪定的初始半衰期分布为6min，终末半衰期为2h。右美托咪定对血压产生剂量依赖性的双相效应。在低血清浓度时，血压可能会略有下降，而在高血清浓度时，可能会观察到高血压[20]。需对这些患儿采取预防措施：低血容量患儿；接受地高辛、血管扩张药物或负变时药物的患儿；心律失常的患儿；肾功能不全或肝功能不全和慢性高血压患儿（见第11章）。

接受右美托咪定进行长时间制动的镇静患儿有时对巨响很敏感，例如，在 MRI 检查期间发生的响动。耳塞可能会有所帮助。咪达唑仑、戊巴比妥或氯胺酮已成功用于增加右美托咪定镇静的成功率，这一成功率通过扫描的完成情况和安全性来衡量[21, 22]。

剂量：静脉注射负荷量 1～3μg/kg 并输注 >10min。患儿通常会在几分钟后变得昏昏欲睡，并且通常能够在负荷量输注完成后开始该项操作。

持续输注 1～2μg/(kg·h)。请注意，输注速率是每小时，而不是每分钟。

鼻内 2～4μg/kg，分为 2 剂 (每个鼻孔 1 剂)[23]。

给予咪达唑仑补充镇静：0.05mg/kg 静脉注射，最多可给予 2 次；或者口服咪达唑仑 (0.5mg/kg PO)，在右美托咪定镇静前给予。或者给予戊巴比妥补充镇静：2mg/kg 静脉注射；或者氯胺酮 1mg/kg 静脉注射[18–31]。

十二、病例研究

病例 1

一名 26 月龄的男童因多次无热惊厥发作而被转诊至门诊镇静室进行脑部 MRI 检查。最初计划于 3 周前检查，但因患儿有 2 天的发热、咳嗽和流鼻涕，所以检查被重新安排。患儿目前身体健康，近期无发热或呼吸道症状；存在语言发育延迟和运动功能轻度延迟的情况；无打鼾或阻塞性睡眠呼吸暂停病史；未服用任何药物，无已知药物或食物过敏史；无镇静史及镇静问题家族史。禁食情况：患儿从前一天晚上 7 点开始未进食固体食物，从午夜开始禁饮。镇静前检查：体重 12kg，心率 150 次 / 分，呼吸频率 35 次 / 分，血压 105/60mmHg，室内呼吸空气情况下氧饱和度 98%。患儿警觉并可互动，无明显痛苦，尽管因检查而焦虑和哭泣。气道检查显示扁桃体 2+，颈部活动正常，无淋巴结肿大。心 / 肺检查正常，但检查结果受患儿哭声影响。其余检查结果正常。

1. 分析

鉴于患儿存在发育迟缓和多次无热惊厥，神经科医师建议进行 MRI 以评估是否存在脑部异常。如果患儿进行了非局灶性的神经系统检查，并且其他方面都表现良好，这可能是一项非紧急检查。

MRI 特殊之处在于不方便观察和接触患儿。因此气道问题和呼吸道分泌物的增加对于 MRI 镇静的影响可能大于对其他检查镇静的影响。镇静前评估必须包括对气道或呼吸问题的筛查，因此此患儿的非紧急 MRI 被重新安排了时间，直至其呼吸道症状得到治愈。如果在存在呼吸或气道问题（包括病态肥胖）的情况下仍迫切需要进行 MRI 检查，那么应考虑转诊至麻醉科。

MRI 还要求患儿在整个检查过程中保持静止不动，而其他无痛操作或检查可允许一些体动，因此 MRI 的镇静水平可能需要比中度镇静更深。此外还要考虑的因素包括检查的时长、是否需要静脉注射对比剂，以及监护患儿和干预任何呼吸或心血管抑制的能力。MRI 的持续时间往往比 CT 长，而 CT 通常无须镇静即可完成。许多新生儿和年龄较大的儿童可能能够忍受短暂的 MRI 检查（30～45min）而无须镇静或使用最少剂量的镇静药或抗焦虑药物。快速 MRI 检查（5～10min）也可能无须镇静，但这也取决于患儿的合作程度和焦虑程度。对于更长时间的 MRI 检查（90～120min），可能需要由麻醉医师实施镇静。

监护对于任何计划实施的镇静来说都是一个重要事项。当患儿在扫描仪中时，必须找到一种方法至少能够监测脉搏血氧饱和度和心率。呼气末 CO_2 监测正成为深度镇静的标准监护，并强烈建议用于计划施行的中度至深度镇静。应该由 1 名镇静护士或医师来密切监测和记录生命体征，以便将患儿对任何不良事件中进行处理，如呼吸暂停、低氧或低血压。同时 1 名 MRI 技术人员也应在场。这些人员需要在整个检查过程中始终在场。根据所使用的药物和医院的镇静政策，可能需要 1 名镇静主治医师出现在 MRI 区域，或者能够随时到场处理任何可能出现的并发症。

其他考虑因素包括给予镇静药物的时机和地点，是在附近的镇静区域还是在 MRI 仪内部，以及检查之后监护患儿复苏的地点。如果患儿需要在不同地点之间转运，并且未处于其基线状态，那么应该至少使用便携式脉搏血氧仪对患儿进行监测，并应在床边配备 1 名能够处理任何镇静并发症的护士或医师。

2. 镇静药的选择

通过与 MRI 技术人员或放射科医师讨论来了解更多关于这项检查的信息至关重要。本次 MRI 计划进行 30min 无须静脉注射对比剂的扫描，除非发现异常情况需要使用对比剂。与大多数 MRI 一样，它是无痛的。

对于此次镇静，提供中度至深度镇静至少 30min 的药物是最佳选择。无须提供镇痛。可选药物包括静脉注射丙泊酚、静脉注射或肌内注射戊巴比妥，静脉注射或鼻内使用右美托咪定，联合或不联合使用咪达唑仑。其他的选项，如静脉注射或肌内注射氯胺酮、芬太尼 / 咪达唑仑，但这些药物并不理想。使用氯胺酮进行镇静通常会产生分离麻醉，其中可能包括自发运动，并提供镇痛作用，因此它通常不是 MRI 镇静的最佳选择。芬太尼和咪达唑仑联用时，可能难以获得足够的镇静水平并保持足够的镇静时间，因而无法在不引起呼吸抑制的情况下进行 MRI 检查，并且芬太尼的附加镇痛作用是多余的。对于年龄较大的患有焦虑症或幽闭恐惧症但能合作的儿童或青少年，苯二氮䓬类药物（咪达唑仑、劳拉西泮或地西泮）或苯海拉明可能足以用于抗焦虑或最小程度的镇静。

如果 MRI 需要静脉注射对比剂，通常会考虑静脉注射镇静药物。根据患儿的焦虑程度，可在开始静脉注射前 15～20min 给予口服咪达唑仑（0.5mg/kg）。这可能在静脉注射开始时提供遗忘作用。一些医学中心可以采用氧化亚氮进行静脉通路的建立。如果可用的话，局部麻醉药如蒸汽冷却喷雾剂或局部利多卡因有助于缓解初始建立静脉时的疼痛，并且可能有助于提高静脉通路开放的成功率 [26]。开放静脉通路后，将患儿带至 MRI 仪并与 MRI 兼容的监护仪相连，这时可以给予小剂量负荷量的丙泊酚（1mg/kg）并在需要时重复给药以诱导至中度镇静。然后可以 120µg/(kg·min) 的速度开始滴注丙泊酚，并根据需要滴定至 150～200µg/(kg·min) 以保持镇静状态。一旦患儿进入平静状态并能忍受检查，则在双耳中放置耳塞，并建议通过特殊的鼻导管进行呼气末二氧化碳监测。在检查即将结束时，可以停止丙泊酚滴注，以便患儿在 MRI 结束后不久即可苏醒。

其他静脉用可替代药物包括静脉注射戊巴比妥（2.5mg/kg），在 MRI 开始时给予并且无须滴注来维持镇静。然而静脉注射戊巴比妥的恢复时间往往长于丙泊酚。并且在复苏期间和复苏后24h 内可能会出现共济失调和恶心。静脉注射右美托咪定也是一种可能的选择，推注 1～2µg/kg 的负荷量后持续输注 1～2µg/(kg·h) 以保持镇静状态。尽管输注剂量通常较为精准，但仍可存在常见的不良反应包括心动过缓及血压问题（负荷剂量时的高血压和持续输注期间的低血压）。由于检查期间噪音较大，患儿可能会中途苏醒并在MRI过程中活动，因此可能需要静脉注射咪达唑仑（0.05mg/kg）、戊巴比妥（1～2mg/kg）或氯胺酮（0.5～1mg/kg）作为辅助。

这个案例无须静脉注射对比剂，因此镇静实施者可考虑避免静脉注射药物。过去，对于年幼儿童，水合氯醛是一种有用的镇静催眠药，但这种药物已经停产。其他替代方案包括肌内注射戊巴比妥2～4mg/kg，口服或鼻内使用咪达唑仑，以及鼻内使用右美托咪定（2～3μg/kg，最高4μg/kg）。如前所述，单独使用右美托咪定可能会产生"可唤醒"的镇静状态，导致一开始看起来处于镇静状态的儿童可能会因MRI仪中的噪音醒来。

为了辅助MRI检查所需的镇静作用，除了鼻内给予右美托咪定外，还可口服咪达唑仑（0.5mg/kg，最大口服量为20mg）。也可鼻内给予咪达唑仑，但在使用这种方式给药时可能会有烧灼感。如果与鼻内右美托咪定同时给药，则需要额外时间使口服咪达唑仑生效。口服咪达唑仑的味道会令人不快但通常也可接受。

鼻内给予右美托咪定可能需要长达30min才能起效，并且通常需要较长的恢复时间。

鼻内给药时，建议使用雾化装置，对于超过0.2ml的剂量，建议在两个鼻孔之间分配剂量（例如，对于0.4ml的剂量，左右侧鼻孔分别给药0.2ml）以增加黏膜接触和吸收。如果鼻内给药的量超过1ml，可能会降低药物有效性，因为某些药物可能会被吞咽而不是雾化吸入。

如果需要的话，可以给予额外剂量的右美托咪定鼻内给药（1～2μg/kg），但这可能需要额外的30min才能生效，因而此时通常考虑建立静脉通路和静脉用药。可用药物包括静脉注射丙泊酚、静脉注射戊巴比妥或静脉注射咪达唑仑，并且通常只需要单次剂量而不是持续输注，因为一旦患儿被额外的静脉注射药物镇静，已经给予的鼻内右美托咪定剂量可能就足够保持镇静状态。

对于这个案例，鼻内给予右美托咪定40μg（每个鼻孔20μg，总剂量3.3μg/kg），同时口服咪达唑仑6mg（0.5mg/kg）。患儿穿着与MRI兼容的病号服，并连接监护仪，15min后入睡。在母亲的陪伴下，一位获得镇静认证的注册护士通过便携式监护仪将其带至MRI仪前。患儿被转移至MRI的轮床上连接MRI兼容的监护仪并放置耳塞，这个监护仪带有呼气末CO_2监护/鼻导管。患儿中途由于刺激短暂醒来，但放入MRI仪后又重新入睡。获得镇静认证的注册护士在MRI控制室中持续监测其状态，每5分钟记录一次生命体征（心率、呼吸频率、氧饱和度、呼气末CO_2和血压）。这个案例未使用静脉注射对比剂。

扫描结束时，患儿被带出扫描仪并转移至医院病床上。重新连接便携式监护仪并开始苏醒，母亲陪在身旁。一旦患儿完全清醒，便可喝水和吃东西，并监护直到回到其基线状态。一旦符合出院标准，医院会向母亲提供出院说明，以及镇静室和实施者的联系电话，然后患儿便可出院回家。

病例2

一名5岁孤独症患儿被转诊进行门诊脑电图检查并使用了镇静药，因为他在之前尝试获取脑电图时不能忍受导线放置。他存在可能与局灶性癫痫发作一致的神志恍惚和行为。唯一服用药物为今早服用的利他林。禁食情况：从昨晚10点开始未进食固体食物，3h前喝了苹果汁和利他林。患儿近期未生病、无发热。无睡眠时打鼾或睡眠呼吸暂停病史。母亲昨晚让他熬夜至凌晨1点，所以睡眠时间比平时少了4h。对鸡蛋过敏，但无已知的药物过敏史。2年前，在水合氯醛镇静下进行了MRI检查，并且未接受过其他镇静或手术。患儿在上次的水合氯醛镇静和复苏过程中表现良好。在镇静前检查中，患儿体重为20kg，当你靠近他时，会表现激动。心率为124次/分，呼吸频率为28次/分，血压107/72mmHg（哭泣），室内吸空气下氧饱和度 98%。在母亲帮助下，可完成检查并在检查他的口咽部时发现扁桃体 2+。无鼻漏，无淋巴结肿大。心肺检查正常。在讨论了使用或不使用镇静药再次尝试时，其母亲认为无镇静情况下他不会允许放置导线。

1. 分析

一些无痛的影像学检查或研究可在无镇静药情况下进行，并且可能需要进行不使用镇静药的试验，这取决于试验的紧迫性及在试验失败时重复试验的能力。

与任何研究一样，镇静实施者必须平衡镇静风险与操作需要。在此案例中，如果脑电图检查显示癫痫样活动呈阳性，则神经科医师计划开始使用抗癫痫药物，因此脑电图结果将改变患儿的治疗计划。

2. 镇静药的选择

对于脑电图，一个特殊的考虑是研究结果可能会被某类药物影响。例如，苯二氮䓬类药物（如咪达唑仑）可能会抑制癫痫样活动并导致 EEG 假阴性。巴比妥类药物会产生类似效果。氯胺酮可抑制癫痫发作期间患儿的癫痫样脑电图放电，并且不常用于脑电图镇静，因为这些检查是无痛的。水合氯醛已用于接受脑电图的幼小患儿，它会轻微改变脑电图结果，但水合氯醛已不再生产。羟嗪是另一种已用于脑电图镇静的口服药物，可单独使用或与水合氯醛联合使用。用于脑电图检查镇静的两种常用药物是丙泊酚和右美托咪定。丙泊酚还具有抗癫痫特性，但可以单次小剂量（1～2mg/kg）给药，以便放置导线，并且随着其效果的迅速消失，脑电图结果受到的影响甚微。右美托咪定镇静类似于 NREM 睡眠，并且不会抑制癫痫样活动。

EEG 镇静的另一个考虑因素是静脉通路是否已经建立。脑电图本身不需要静脉注射，因此镇静实施者需要确定是否需要采用静脉注射镇静。如果首选药物为丙泊酚，则需建立静脉通路，随后可短暂镇静患儿以放置导线，然后让其醒来。如果导线固定良好且无法被患儿接触到，许多患

儿能够忍受脑电图检查的其余部分。右美托咪定可静脉注射、肌内注射或鼻内给药。

与 MRI 等检查相比，EEG 或其他检查如听觉脑干反应（auditory brainstem responses，ABR）中患儿的一些体动是可以忍受的。这意味着镇静水平可以从轻度到中度，并且通常单一药物和单次剂量即可。

在此案例中，另一个需要考虑的因素是患儿对鸡蛋过敏。一些丙泊酚制剂中含有鸡蛋卵磷脂/磷脂和豆油，这意味着在食用鸡蛋或豆制品后发生严重过敏反应的儿童使用丙泊酚后，有一定可能发生过敏反应。某种丙泊酚制剂还含有微量的花生油，因此获得患儿的食物过敏史至关重要。在这些情况下，必须权衡使用丙泊酚存在的小而有争议的风险与使用替代药物的风险[31]。

3. 总结

给予患儿 60μg 鼻内右美托咪定（即 3μg/kg），患儿在 20min 内入睡。呼吸室内空气的情况下生命体征稳定，未发现心动过缓或血压问题。患儿很好地耐受导线放置，并在脑电图检查和之后的 40min 内保持镇静。一旦醒来即可吃饭，其母亲得到回家的出院指示。

病例 3

一名 15 月龄女童出现左唇脓肿 1 天。2 天前，患儿在急诊科因右臀脓肿切开引流，并服用克林霉素 2 天。患儿对检查很焦虑，左侧唇红斑并且触感柔软。右侧臀部脓肿持续排出脓液，并且有硬结、无红斑。儿外科医师对患儿进行评估并建议左唇脓肿的切开和引流是必要的。患儿已被送入儿科病房并建立了静脉通路。

1. 分析

实施任何镇静的第一个考虑：是否有必要进行相关操作或影像学检查。在这一案例中，儿科医师和儿外科医师都认为引流是必要的并且对患儿有益。第二个考虑：该操作或检查是否是紧急、限期的，或者是否可以推迟作为择期镇静安排。在这一案例中，患儿无须在入院时即行紧急

引流，但紧急施行优于非择期操作，建议遵循该机构的禁食指南。第三个考虑因素是应该在哪里进行操作和镇静。镇静必须由受过监护和气道管理培训的适当人员在可立即使用复苏设备的区域进行。相关人员应接受至中度至深度镇静患儿监护的培训，并应为比计划更深的镇静水平做好准备。应至少指定1名人员来监护患儿，这一人员不能参与操作本身。在这一案例中，儿科住院病房的治疗室配有适当的监护仪，包括心电图监护仪（必需）、呼吸频率（必需）、脉搏血氧仪（必需）、血压袖带（必需）和呼气末二氧化碳监护（强力推荐）。还有适当的复苏设备（带有适当持续面罩的自充气式皮囊、氧气、抽吸装置和装有插管设备和复苏药物的推车）。

在选择地点时需考虑的另一个问题是镇静前评估的结果：患儿是否存在任何其他医疗问题，是否存在打鼾或阻塞性睡眠呼吸暂停病史，或者是否存在任何其他会使她处于镇静的更高风险类别的情况？

镇静前评估生命体征：体重12kg，心率168次/分，呼吸频率45次/分，室内空气下氧饱和度98%，血压98/60mmHg。患儿较警觉，能与父母合作，但非常害怕和抗拒监护。气道检查正常，心肺检查正常。无药物或食物过敏史，无镇静或手术史。家庭用药包括克林霉素和对乙酰氨基酚。4h前，她吃了一顿清淡的午餐（几口花生酱三明治、一点薯条和一杯牛奶）。

按照标准的禁食指南，患儿应该等到午餐后6h，所以现在应该停止所有的饮食，并于2h内安排镇静。

2. 镇静药的选择

在此案例中，患儿可能会因操作而感到疼痛和焦虑，因此应该选择能够解决这两个问题的镇静药物。可能的选择包括芬太尼和咪达唑仑、氯胺酮、丙泊酚和芬太尼或氯胺酮，以及氧化亚氮和阿片类物质。

考虑因素是目标镇静水平。对于脓肿引流，患儿可能处于中度镇静而不是深度镇静的水平，因为一些体动是可以容忍的。此外，该操作本身持续时间相对较短，因此无须像MRI那样长时间的镇静效果。起效快且持续时间短的药物较为理想。

关于选择哪种药物，取决于医师最熟悉的药物及该地点可使用的药物。例如，对于氧化亚氮的使用，需要一个清除装置。如果患儿没有建立静脉通路，并且医师在没有静脉通路的情况下也较为适应，则最常见的选择是氧化亚氮和阿片类物质或肌内注射（IM）氯胺酮。芬太尼和咪达唑仑可通过鼻内途径给药，但其吸收可能不可靠。氯胺酮肌内注射的剂量范围为2～6mg/kg。<3mg/kg时，有时需要进行第二次肌内注射，尽管患儿应该处于轻度到中度的镇静水平，但不受干扰。4～5mg/kg，术后恶心和呕吐的发生率增加。

对于静脉注射镇静，芬太尼和咪达唑仑是一种选择，但医师必须小心避免这种组合引起的呼吸抑制。

氯胺酮是相对作用短暂（15～30min）、有疼痛刺激操作的常见选择。它提供镇痛作用和保留气道反射的分离麻醉。对于该患儿，由于先前手术给她带来高度焦虑，可考虑首先给予咪达唑仑。如果父母留下陪同手术，最好告知他们，患儿的眼睛至少在镇静最初时会保持睁开，并且她会出现奇怪的眼球运动（眼球震颤）。氯胺酮通常也会导致眼泪和唾液增多，这可能会让家属感到不安。如果需要大剂量的氯胺酮，患儿在复苏时可能会出现恶心和呕吐。可以通过让患儿在安静、黑暗的房间里苏醒来缓解其他复苏时出现的现象。

丙泊酚具有起效快、持续时间短的优点，但不提供镇痛作用，因此它通常不是首选，除非与芬太尼（会增加呼吸抑制和低血压的风险）或氯胺酮一起使用。

氧化亚氮具有抗焦虑作用，起效快，一旦停用后持续时间短。对于有疼痛刺激的手术，可以与口服羟考酮结合，以实现更深水平的镇静和镇痛。应在开始使用氧化亚氮前 20～30min 给予羟考酮。

在此案例中，给予患儿静脉注射咪达唑仑（0.05～1mg/kg），然后给予氯胺酮（1mg/kg），每 3～5 分钟重复给予 0.5mg/kg，直至将镇静水平滴定到有效水平。患儿由经过镇静培训的护士每 5 分钟监测一次生命体征，并持续监测心率、呼吸频率和脉搏血氧饱和度。一旦注意到眼球震颤，患儿已做好手术准备，进行手术体位摆放。该操作迅速，无并发症，共给予氯胺酮 2mg/kg。

患儿在父母双方在场的情况下缓慢苏醒。按深度镇静的要求对其进行严密的生命体征监测，直到患儿恢复至基线功能状态。一旦恢复到基线，便可饮水，需密切观察是否存在任何恶心或呕吐的迹象。

病例 4

一名患有肾积水的 7 月龄患儿被转诊至医院镇静服务中心进行肾脏扫描。患儿反复尿路感染，希望通过扫描寻找肾损伤。患儿在其他方面很健康。除持续 2 周无明显变化的少量清鼻涕外，体格检查无异常。无打鼾，但需注意正在改善的轻度间歇性咳嗽。

1. 分析

出于诊断和治疗原因，患儿接受肾脏扫描很重要。除了有少量清鼻涕的慢性鼻炎和偶尔咳嗽的病史外，对患儿的评估无明显异常。虽然肾脏扫描至关重要，但应仔细考虑在可治愈的上呼吸道感染情况下采用深度镇静的潜在风险增加。对于活动性上呼吸道感染或咳嗽，应推迟择期镇静直至患儿康复。当存在可能增加镇静风险的任何情况时，需平衡该风险与需要进行的操作或测试的紧迫性。在与麻醉医师讨论后，决定进行镇静。

2. 镇静药的选择

住院医师给予推注丙泊酚（2mg/kg）。患儿保持清醒，因而追加 1mg/kg 丙泊酚。5min 后患儿仍有体动，再给予 1mg/kg 丙泊酚。当患儿被放置在核医学扫描仪上时，注意到有喘鸣，住院医师托下颌并放置口咽通气道。患儿出现呼吸暂停。开始进行正压通气，并请求帮助。氧饱和度在降至 90% 以下 1min 后，随后保持在 94% 以上。住院医师和支援麻醉医师选择放置喉罩。麻醉医师接手病例，扫描完成，患儿康复出院。

所有镇静实施者均经过良好培训，能够从比预期更深的镇静水平复苏患儿对于患儿安全而言尤为重要。同样重要的是，有一个支持系统可在出现意外镇静并发症的情况下提供进一步的诊疗。患儿安全取决于在安全诊疗系统中工作的训练有素的镇静实施者。

病例 5

一名 13 月龄女童被转诊进行 MRI 检查。患儿出生时估计胎龄为 40 周，存在持续的发育迟缓，并被描述为肌张力差。患儿可在没有支撑的情况下坐着，但不会爬行，也无法自行站立。其在刚出生的最初几个月里喂养不佳，在喂食时偶尔会咳嗽和呕吐。6 月龄时因肺炎住院。患儿在其他方面表现良好，近期无上呼吸道感染或其他疾病。为评估患儿肌张力差和运动发育迟缓的情况，需行大脑和脊柱 MRI 检查。

1. 分析

这名 13 月龄患儿近期未生病，但存在与肌张力减退相符的病史和体格检查结果。发育迟缓的病因尚不清楚，需要 MRI 来帮助诊断和判断预后。肌张力差可能会增加她出现镇静并发症的风险。在镇静期间，患儿出现气道并发症和误吸的风险有所增加。呕吐的不良喂养史及 6 月龄时的肺炎史也可表明患儿在吞咽和处理口腔分泌物存在一些困难。需要认识这些会增加的镇静风险。镇静的实施者需要能够轻松地提供气道支持，包括放置喉罩或气管插管。可能需要转诊或咨询麻醉医师。每个镇静系统均需提前制订如何最好地处理镇静不良风险增加的患儿。在镇静系统工作的住院医师应能够处理包括需要气管插管在内的镇静并发症，但如果气道管理的风险高于平常水平，则需转诊给麻醉医师。

2. 镇静药的选择

在镇静前评估期间，再次注意到轻度肌张力减退。该患儿被认为确实有着更高的镇静并发症风险。已安排由儿科住院医师使用丙泊酚镇静进行 MRI 检查。住院医师咨询了麻醉医师，双方一致认为该病例可以在当天完成，但应放置喉罩，并由麻醉医师进行镇静。镇静采用了全身麻醉。患儿未出现并发症，在整个复苏过程中接受监护，随后出院。

第 18 章　新生儿重症监护室的镇静：国际实践

Sedation in the Neonatal Intensive Care Unit: International Practice

Karel Allegaert　John van den Anker　著

苏怡蝶　董婧婧　王英伟　译

一、为什么新生儿需要操作性镇痛与镇静

30 年前，Anand 等观察到动脉导管未闭夹闭术术中及术后镇痛不足会导致新生儿死亡率和发病率增加，由此推翻了此前关于新生儿由于神经系统发育不全导致没有痛觉及相关的不良反应的错误认识[1]。随后发现，镇痛不足的负面影响不仅限于新生儿，在婴儿后期也同样存在。新生儿镇痛不足会对痛阈、疼痛或压力相关行为及生理反应等产生影响，并可能导致神经发育受损[1-5]。

神经系统的个体发育是基于细胞增殖、迁移、分化和选择性细胞死亡（包括细胞凋亡）的复杂模式。功能发育涉及兴奋性和抑制性信号的平衡。由于整个婴儿期伤害感受系统都具有成熟的可塑性，伤害感受输入可能导致疼痛处理过程出现群体特异性的持续改变[1-5]。在早产儿中，生物学变量（如外周和中枢躯体感觉功能及其调节、大脑的结构和连通性）和社会心理变量（如性别、应对方式、情绪、父母反应等）发生了改变，影响了早产儿的疼痛感知和表达[5]。因此，新生儿的有效镇痛不仅是道德伦理的要求，同时也是新生儿治疗护理不可或缺的重要部分。

然而，同时有最新证据表明麻醉药物的使用与神经发育受损之间存在相关性，导致新生儿镇痛镇静陷入两难境地[6]。有动物实验结果证明，围产期长期使用吗啡会导致脑容量减少、神经元密度降低、树突生长和分支减少，这与学习和运动障碍具有相关性，而阿片受体拮抗药纳洛酮可以增加脑容量、促进树突分支生长。其他麻醉药物也有类似的动物实验数据，包括苯二氮䓬类、氯胺酮、吸入麻醉药、丙泊酚、巴比妥类药物或这些药物的组合。麻醉药物对于神经发育的负面影响是部分药物和剂量依赖性的，且细胞凋亡及树突的改变具有易发的年龄阶段[7-10]。

将动物实验结果推演至人类新生儿（早产儿）显然具有一定的局限性。已有研究观察到新生儿接受大手术（次数、疾病严重程度）与神经发育障碍之间存在一定关系。然而，镇静药的使用只是造成神经发育障碍的因素之一[11, 12]。新生儿（早产儿）的边缘系统似乎极易受到过度暴露于疼痛、压力或药物（麻醉药、镇痛药或镇静药）的伤害，这可能是由于边缘系统的结构在妊娠最后 3 个月至婴儿晚期快速发育的原因。边缘系统、海马体和与海马体相连的区域在记忆的编码、整合巩固和回忆中起着重要作用，而这种记忆缺陷常见于早产儿[6]。

有研究者为进一步探究长期影响，研究了医疗相关疼痛和生活中的伤害感受对早产儿的影响[2, 13]。使用 MRI 进行 3 组比较（新生儿重症监

护室早产儿、新生儿重症监护室足月儿、非新生儿重症监护室住院患者），研究每组各 9 名儿童对于热刺激的脑部痛觉反应[13]。早产儿在初级躯体感觉皮质、前扣带回皮质和脑岛的活动明显高于对照组；在非疼痛的温和热刺激时没有观察到这种更加显著的大脑反应，说明其具有疼痛特异性[13]。Walker 等运用足月儿配对对照设计，在 43 名极早产新生儿中观察到童年躯体感觉的差异[14]。有趣的是，部分差异是局部的（例如，开胸手术瘢痕周围的热高敏性和机械高敏性），部分差异是普遍的（热敏性）。但值得欣慰的是，有研究比较清醒区域麻醉和全身麻醉对接受腹股沟疝修补术婴儿（胎龄＜60 周）的影响，结果证明短暂暴露于全身麻醉的婴儿在 5 岁时的神经发育水平（智商评估）与接受清醒区域麻醉的婴儿无差异[14]。

目前相关的研究证据均已证明早期疼痛对神经发育、痛阈、疼痛或压力相关的行为或生理反应均有影响，应当避免镇痛不足。因此，不管从伦理角度，还是预后角度，有效的疼痛管理是新生儿治疗护理质量评估的一个重要指标[14, 15]。

虽然镇静和镇痛之间存在明显区别，但现有的评估工具尚不能充分区分两者。人们越来越意识到新生儿能够感知疼痛，越来越重视使用镇痛药治疗新生儿疼痛的道德义务，越来越多的证据表明未经治疗的新生儿疼痛可能导致对疼痛反应的改变，而这种反应将持续至整个婴儿期和儿童期，以及对新生儿进行人道关怀的需要，促使人们制订指南来优化新生儿镇痛药的使用[3, 16]。镇静和镇痛的主要目的是减轻疼痛、压力、应激，维持生理稳定。从长远来看，减轻压力及提高生理稳定性可以最大限度地降低神经损伤和死亡的风险。不论年龄，缓解疼痛都是一项人权[17-19]。

尽管存在道德伦理要求，人们对新生儿疼痛管理的认识也日益提高，并制订发布了手术性疼痛的治疗指南，但是早产儿仍然在经历疼痛，这将导致短期和长期的有害影响。Carbajal 等[20]说明了认知（充分镇静镇痛的意义，技术的有效性）

和床旁实践之间的差异。该研究小组在 6 周内前瞻性地收集了 2005—2006 年间在法国巴黎入住新生儿重症监护室行三级护理的 430 名新生儿，入院后 14 天疼痛性和压力性操作发生率及其管理的流行病学数据，结果发现研究期间每个新生儿的中位数为 115 个操作，每天 16 个操作；每个新生儿在研究期间平均经历 75 次疼痛性操作，住院期间每天经历 10 次疼痛性操作。在 42 413 名疼痛性操作中，2.1% 使用药物治疗，18.2% 仅用非药物治疗，20.8% 用药物和非药物治疗，79.2% 没有特别的镇痛处理；34.2% 的新生儿因其他原因正在输注镇痛或麻醉药物[20]；早产、操作类别、父母在场、手术、在白天操作和住院后第一天进行操作与镇痛实施率较高相关，而机械通气、无创通气和由于其他原因同时输注镇痛药物与镇痛实施率较低相关[20]。因此作者得出结论，新生儿接受了大量疼痛性和压力性操作，并且其中大多数没有伴随镇痛。此结论和流行病学调查结果与 Simons 等 5 年前收集的数据非常相似。基于 151 名早产儿的数据集，每名新生儿每天进行 14 次（SD4）操作[21]。尽管大多数操作是疼痛性的，但每个研究日不足 35% 的新生儿被予以超前镇痛，而约 40% 的新生儿在新生儿重症监护室住院期间没有接受过任何镇痛治疗[21]。

有研究比较了 2004 年和 2010 年意大利新生儿重症监护室常见有创操作的镇痛策略和实践的调查数据，以确定自意大利指南出版以来新生儿有创操作镇痛所发生的变化[17-22]。75 个新生儿重症监护室的配对数据表明自指南出版以来更加普遍地进行了疼痛监测。然而只有 21% 和 17% 的新生儿重症监护室常规在机械通气和手术后评估疼痛；同样有创操作常规用药仍然有限（腰椎穿刺 35%、气管插管 40%、机械通气 46%），术后疼痛治疗也不充分。作者认为尽管自国家指南发表以来，意大利新生儿镇痛实践有所改善，但疼痛仍然在很大程度上得不到充分的治疗和重视[17-22]。在 EUROPAIN（队列 2012-13）联盟中，已经证实了实践中的这种广泛差异[23]。

要点

新生儿会感到疼痛，甚至更容易感受到疼痛的伤害；这些更脆弱的新生儿正是那些最容易受到疼痛干扰的人。新生儿疼痛评估固有的主观性可能进一步促成了实践情况的不同[18, 19]。由于新生儿的特殊性，需要采取有针对性的方法，原因如下。

• 缺乏语言表达能力可能是正确诊断和治疗新生儿疼痛的最重要障碍之一[1]。新生儿的疼痛通常不容易识别，且通常未得到充分治疗或未得到治疗。一般来说，如果一个操作对于成年人来说是疼痛的，对新生儿也是疼痛的。

• 新生儿适当的镇静镇痛与降低发病率和死亡率相关。与年龄较大的儿童和成人相比，新生儿尤其是早产儿对疼痛的敏感性更高。这是由于抑制性下行皮质脊髓束相对于上行感觉性脊髓皮质束的成熟较晚。此外在神经发育过程中，镇痛不足会导致对伤害性刺激的长期影响更敏感[4]。

• 由于他们的天性，新生儿完全依赖于照顾者（父母、卫生保健专业人员）来识别他们的需求。这包括与舒适、减压和无痛相关的方面，应涵盖评估、预防和疼痛管理[14]。

• 适当使用环境、行为和药物干预可以预防、减少或消除疼痛，促进舒适。这意味着这些干预措施需要在常规护理和临床治疗中得到验证、比较和整合。促进临床研究、知识传播，并验证实施策略的有效性以促进镇静镇痛仍然至关重要[7, 14]。

• 与此同时，新生儿护理本身也是一个不断发展的学科，适当使用镇静药的证据也越来越多。通过引入最小量的肠内喂养来缩短肠外营养的持续时间，和通过早期鼻腔内持续气道正压通气（CPAP）或插管 - 表面活性物质 - 拔管（intubation-surfactant-extubation，INSURE）或侵入性较小的表面活性剂给药（less invasive surfactant administration，LISA）缩短气管内通气的持续时间，反映了向有创性较小的护理的转变。对于足月新生儿，全身低温成为改善围产期窒息预后的有效技术。临床护理的这些变化引起

了药代动力学协变量和药效学终点的变化[16]。

• 给药方案应考虑到疼痛的严重程度和类型、镇痛药的治疗窗口，以及（早产）新生儿的年龄或发育状态。将这些概念转化为新生儿安全有效的药物镇痛实践，需要对临床药理学原理有透彻的理解。生长、体重、身高、发育或年龄变化深刻影响药代动力学（浓度 - 时间曲线、吸收、分布、代谢和排泄）和药效学（浓度 - 效应曲线、客观评估）。

• 除了年龄和体重外，伴随疾病、共同用药或药物代谢酶、转运蛋白和受体的遗传变异进一步导致药代动力学的广泛个体间差异[20]。当我们将发育药理学的概念应用于新生儿的镇痛镇静药时，这意味着应该是基于作用和不良反应（药效学）的系统评估的权衡，然后滴定施用最适当的镇痛药（药代动力学），随后重新评估（药效学）以适应和进一步滴定用量和效果[7, 14, 24]。

• 在生命早期阶段中对镇痛不足会导致神经发育受损，并改变痛阈、疼痛或压力相关行为和生理反应[3, 11, 12]。然而，也有新兴的动物实验数据显示暴露于镇静药对神经细胞凋亡的发生率和程度的影响。新生儿疼痛的药理学治疗正在寻找一种新的平衡，这些"相互矛盾"的研究结果促使我们进一步重新考虑目前的治疗方案。

有效的疼痛管理仍然是新生儿护理质量评估的一个重要指标。有效的治疗包括适当的评估（"新生儿窘迫和疼痛评估"章节）、尽可能采取的预防措施（"预防策略"章节）、使用药物（"药物干预"章节）或非药物技术（"辅助干预"章节）管理疼痛和痛苦，以及根据新生儿需求和特点个体化应用（图 18-1）。我们将首先讨论与评估有关的问题，然后举例说明预防策略的潜在重要性。本章主要总结有关新生儿非药物（辅助）和药物干预的现有数据。最后一部分讨论新生儿镇痛镇静的建议流程，并以病例研究中的操作回顾（免疫接种、影像学镇静、包皮环切术、产科病房常规采血）作为结束。对于每个部分，提供了可用的科学信息，而随后的"关键信息"部分

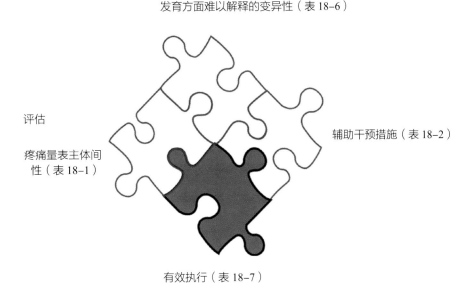

药物治疗
发育方面难以解释的变异性（表 18-6）

评估

疼痛量表主体间
性（表 18-1）

辅助干预措施（表 18-2）

有效执行（表 18-7）

▲ 图 18-1 评估、辅助干预措施、药物治疗和有效执行像拼图一样相互配合形成新生儿疼痛或窘迫的有效管理

也反映了我们的观点。

二、新生儿痛苦和疼痛的评估

（一）评估新生儿痛苦和疼痛的局限性

虽然新生儿痛苦和疼痛评估是一个研究热点，但目前缺乏一个简单、被广泛接受、统一的方法或评估工具来筛选和量化新生儿疼痛或痛苦[25]。疼痛评估的黄金标准——言语自我表达，不能用于尚无言语能力的患儿：新生儿只能表现他们的痛苦或疼痛，依赖照顾者发现并识别这些迹象[3, 26]。为了获得更加客观的疼痛评估方法，很多研究构建了疼痛评估工具。然而，评估新生儿的疼痛或痛苦仍然是护理人员、临床研究人员和父母必须解决的最具挑战性的问题之一。因为缺乏一个普遍接受、有效、可靠的和床旁可用的单一生物学测量方法，因此我们需要依靠疼痛评估工具。这种评估技术是基于行为观察和（或）生理和激素水平来测量。一般会使用多维评估工具（即行为和生理项目）。量化疼痛相关行为的疼痛评估工具包括但不限于肌肉张力、面部表情、眉毛和嘴的位置、哭泣、肌肉活动或可安慰

性。表 18-1 为我们提供了一系列新生儿常用的多维疼痛量表[27-39]。

疼痛量表的主要局限性是受发育程度和疾病状态对这些指标的影响。一般来说，严重疾病或未发育成熟会导致较不健全的表达。此外，这些指标评估疼痛的特异度和灵敏度较低[40]。痛苦或不安（如饥饿、冷尿布、湿尿布）也会导致类似的行为反应。Slater 等很好地证明了新生儿痛觉和疼痛表达（面部无反应）之间存在差异。疼痛评估工具侧重于疼痛表达方面，不完全等同于反映痛觉感受[40, 41]。最后，大多数评估工具已经在急性操作性疼痛的情况下得到验证，但对新生儿急性持续性或慢性疼痛的评估效果较差。由于大多数研究主要集中在急性疼痛，临床实践中评估长期和持续疼痛依然是一项挑战[26]。

发育相对不成熟导致了有害或无害刺激输入后的早产儿的面部表情与护理人员非常相似[42]。早产儿的疼痛行为和生理指标不像足月儿那样可靠和具体[43]。

此外有其他更复杂的测量工具，例如，双频指数（BIS）监测仪、近红外光谱技术（near-

表 18-1　常用的新生儿多维疼痛评估工具的特点和评估指标 [27-39]

量　表	评估指标
PIPP-R[27, 28]	早产儿的疼痛概述，操作性疼痛评分。评估指标包括胎龄、行为状态、心率、饱和度、皱眉、眼睛挤压、鼻唇沟
AN[29]	新生儿急性疼痛，操作性疼痛评分。评估指标包括面部表情、肢体运动、发声和尝试发声
MBPS[30]	改良的行为疼痛量表，操作性疼痛评分。评估指标包括面部表情、哭泣和身体动作
COMFORT[31]	长时间疼痛，包括术后疼痛。评估指标包括警觉性、平静 / 激动、呼吸反应、哭泣（只有在非通气的情况下，身体运动、肌肉张力、面部紧张（最初的行为和生理测试）
COMFORT-neo[32]	长时间的疼痛，改良 COMFORT 评分。评估 7 个行为项目，但根据观察（握紧的脚趾 / 拳头）评估肌肉张力，而"没有运动"更改为"没有或较小的运动"以适应新生儿的特征。行为项目之一是哭泣（在非通气的情况下）或呼吸反应（在通气的情况下）
CRIES[33]	长期疼痛，包括术后疼痛。评估指标包括哭泣、需氧量增加、生命体征升高、表情、失眠
FLACC[34]	长期疼痛，包括术后疼痛。评估指标包括脸、腿、活动、哭泣、可安慰性
N-PASS[35]	新生儿疼痛，躁动，镇静量表。手术性和长期性疼痛，包括通气或术后疼痛。评估的指标包括哭泣 / 易怒、行为状态、面部表情、四肢（语气）和生命体征（心率、呼吸频率、血压、上静脉血氧饱和度）
NIPS[36]	新生儿疼痛量表。评估指标包括面部表情、哭泣、呼吸模式、手臂动作、腿部动作和唤醒状态
EDIN[37]	新生儿不适疼痛阶梯量表。评估指标包括面部活动、身体运动、睡眠质量、与护士的接触质量、可安慰性
NFCS[38]	新生儿面部量表。评估指标包括皱眉、挤眼、鼻唇沟状态、张开嘴唇（垂直和水平）、圆唇吐气、紧绷的舌头、下巴颤抖
BPSN[39]	新生儿 Bernese 疼痛量表。评估指标包括呼吸模式、心率、血氧饱和度、警觉性、哭泣持续时间、冷静时间、肤色、皱眉、姿势

PIPP-R. 修订版早产儿疼痛评定量表；AN. 新生儿急性疼痛评定量表；MBPS. 改良的行为疼痛量表；COMFORT. 新生儿舒适量表；COMFORT-neo. 改良的新生儿舒适量表；CRIES. 修订版儿童事件影响量表；FLACC. 面部表情、腿、体位、哭、安慰评价量表；N-PASS. 躁动及镇静评估量表；NIPS. 新生儿疼痛评估量表；EDIN. 新生儿疼痛与不适量表；NFCS. 认知闭合需要量表；BPSN. Bernese 疼痛评估量表

infrared spectroscopy，NIRS）、脑电图（EEG）或皮肤电传导来量化新生儿镇静或疼痛[42]。BIS 是一种从脑电图发展而来的多因素工具，可以量化镇静作用，但尚未验证可以用于在婴儿出生后第一年。近红外光谱仪用于提示局部脑血流和氧气摄取情况[44, 45]。然而，这只是镇静或疼痛的间接反映指标。皮肤电传导可能受汗腺影响，因此可能反映自发活跃，但在新生儿中也与恒温箱的湿度差异和发育变化有关。在这些方法的可行性得到验证之前，我们还是需要依靠临床评估工具[46, 47]。

尽管有一定的局限性，但用于量化新生儿疼痛的临床评估工具越来越多[26, 43]。这种数量的增长也反映了目前缺乏一种普遍接受、有效、可靠、床旁可用的单一生物学测量方法的困境。在目前可用的 40 余个疼痛评分中，应该针对不同的人群和背景选择性使用[43]。

在新生儿临床环境下，我们建议选择早产儿疼

痛 量 表（pre-mature infant pain profile，PIPP）[27, 28]、新生儿急性疼痛量表（Douleur Aiguë du Nouveau-né，DAN）、新生儿疼痛不适等级量表（Echelle de la Douleur inconfort Nouveau-Né，EDIN）[29, 37] 和 COMFORT 评分 [31, 32]，这些是最常用的疼痛评估工具。改良的行为疼痛量表（modified behavioral pain scale，MBPS）也常用于评估婴儿的疼痛表现 [30]。表 18-1 概括了这些量表评估的变量 [27-29]。

PIPP 评分已被用于早产儿和足月新生儿的操作性疼痛评估，该量表纳入了胎龄（≥36 周，32～35 周，28～31 周及 <28 周）作为量化疼痛表达的指标之一，反映了疼痛表达在未成熟早产儿中没有足月儿强烈。PIPP 评分基于七个指标（三个行为指标：皱眉、挤眼、鼻唇沟状态）、两个特征指标（年龄、行为状态）和两个生理指标（心率、血氧饱和度）；每个指标均为 4 分制，评估总分为 0～28 分。其中，行为指标观察 15s，而心率、血氧饱和度、皱眉、挤眼和鼻唇沟的变化观察 30s[27, 28]。这种疼痛量表具有良好的结构效度，并结合优秀的评分者间和评分者内部信度 [48]。DAN 和 EDIN 评分是多维行为疼痛评估工具，最初开发用于评估（早产）新生儿的操作性疼痛，而不需要先区分早产儿和足月儿 [29, 37]。因此，它综合了与面部表情（0～4 分）、肢体运动（0～3 分）和声音表达（0～3 分）相关的问题，DAN 评分最高为 10 分。其中，声音表达的评分对于插管新生儿具有特殊说明。

有研究对 158 名新生儿和学步儿童进行了腹部或胸部手术后疼痛评估来评价 COMFORT 量表作为术后疼痛评估工具的信度和效度 [31]。小儿外科重症监护室接受过培训的护士使用 COMFORT 量表和视觉模拟法（visual analogue scale，VAS）在术后 3h、6h 和 9h 评估患儿的疼痛程度。COMFORT 量表的评分项目中，除了"呼吸反应"指标为中等（Kappa=0.54）外，其余评分指标的评分者间可信度都较高。进一步的分析表明，COMFORT 量表的指标最好分为三个变量表示：COMFORT"行为"（行为项目：警觉性、平静、

呼吸反应 / 哭泣、身体运动、肌肉张力和面部紧张）、"心率基线"（heart rate，HR）、"平均动脉压基线"（mean arterial blood pressure，MAP）。随着时间的推移，评分项目的因素数量是不变的，表明量表结构的稳定性。COMFORT"行为"评分和 VAS 疼痛量表具有高度一致性，证明了两者的有效性。COMFORT"行为"评分和 VAS 疼痛量表的稳定性中等 [31]。由于新生儿持续疼痛评估仍然是一个挑战，有研究评估了改良 COMFORT 行为量表（COMFORT-neo）在新生儿重症监护室作为疼痛评估工具的有效性 [31]，被证明是评估新生儿持续急性疼痛和不适的可靠手段 [49]。在一项临床观察性研究中，护士分别用 COMFORT-neo 量表和数字疼痛评分（numeric rating scales，NRS）来评估患儿的疼痛和窘迫。对 286 名新生儿进行近 3600 个三重评分的结果显示，评分者之间的信度结果良好。与同时进行 NRS 疼痛评分和 NRS 窘迫评分相比，COMFORT-neo 量表具有有效性和较高相关性（r=0.52，95% CI 0.44～0.59 和 r=0.70，95% CI 0.64～0.75）。COMFORT-neo 量表评分 ≥14 分（分数范围为 6～30 分）对应 NRS 疼痛评分和 NRS 痛苦评分为 ≥4 分，有良好的灵敏度和特异度（分别为 81% 和 90%）[36]。MBPS 量表通过量化面部表情，肢体运动和发声或尝试发声等指标，主要用于评估 2—6 月龄婴儿操作性疼痛（如疫苗接种）的表达 [30]。

（二）疼痛评估的实施

美国儿科学会指出，持续的疼痛评估对于实现充分的疼痛治疗至关重要。尽管如此，新生儿疼痛评估的认知与实践之间仍然存在差距，这一点反映在一些流行病学研究中 [50]。为了进一步说明这些研究的相关性，我们参考了来自意大利、澳大利亚和荷兰三个已发表的观察性研究 [17, 22, 51, 52]。来自意大利新生儿重症监护室的一份报告表明，仅 20% 新生儿在机械通气得到系统的疼痛评估，仅 12% 新生儿鼻腔 CPAP 得到系统的疼痛评估，仅 14% 新生儿在术后得到系统的疼痛评估 [17, 22]。澳大利亚 196 家医院提供的数据也

报告了类似的观察结果，临床实践指南报告了 76 家（39%）医院对新生儿疼痛的管理。各州之间践行指南的情况差异显著，高级护理单位能更多地践行指南。疼痛评估工具仅用于 21 个（11%）单位，更多地用于新生儿重症监护室（50%）和外科新生儿重症监护室（80%）。在 196 名受访者中，90% 的人认识到母乳喂养可以缓解操作性疼痛，而仅 78% 将母乳喂养在实践中运用于缓解疼痛；对蔗糖喂养缓解操作性疼痛的认知低于母乳喂养（79%），其中 53% 在实践中使用蔗糖。总体而言，89% 的受访者报告母乳或蔗糖喂养在自己的工作单位被用于治疗操作性疼痛[51]。此外，Ceelie 等评估了鹿特丹 200 名术后婴儿对疼痛管理方案的依从性[52]，记录每位患儿术后 72h 的平均 11 次疼痛评估，共检索到 2103 个疼痛评分，其中 1675 个（79.7%）提示舒适；在提示疼痛或痛苦的 428 项评分中，有 66 项（15.4%）提供了实践方案（重新评估和正确用药）的情况。因此作者认为在 ICU 应用的术后疼痛管理方案应是有效的，而管理方案的实践不到位导致了疼痛治疗不充分[52]。

最近，EUROPAIN 研究（2012–13 队列）报告了新生儿重症监护室疼痛管理，发现只有少于 1/3 的单位和对不足 10% 的入院新生儿进行了持续的疼痛评估[53]。随后的干预显示，单位之间和国家之间的镇静镇痛实践差异巨大，阿片类物质、苯二氮䓬类药物和肌肉松弛药在新生儿插管中的应用分别为 74%、25% 和 25%（但至少部分反映了疾病严重程度）[23]。

要点

• 对新生儿进行疼痛评估和干预后的重新评估是有效疼痛治疗的重要部分[26, 43]。

• 多维疼痛评估量表，如 PIPP、DAN 和 COMFORT（neo）是最常用的疼痛评估工具，在表 18-1 中提供了各种量表的信息[27-39]。

• 目前可用的疼痛评估工具并不完善，因为是基于疼痛表达，而不能充分反映伤害性感受[40, 43]。

• 瓶颈不是疼痛评估，而是疼痛评估的实施：迫切需要优化疼痛系统评估实施的有效策略[50]。

三、预防策略

若干辅助干预措施及手术技术的改进可用于预防新生儿疼痛和压力，减少对药物干预的需求或提高其有效性（协同作用）。可用的措施包括减少光和噪音、襁褓、合理化和精简操作（如保留睡眠的自由时间、避免连续采血、集群护理），考虑使用中心静脉导管而不是多次外周血管输液，个性化监测技术（生命体征记录、血压测量间隔），个体化护理技术（如气管内吸引、皮肤和伤口护理、胶带和伤口敷料），并促进新生儿与其父母之间的皮肤接触。关于非药物干预有效性的更多证据在其他章节（"辅助干预"部分）也有讨论。在这里我们强调应当重视这些方法和手术方面的改进，作为减少镇静镇痛药物的有效手段[54]。如在早产儿视网膜病变（retinopathy of prematurity，ROP）筛查中使用透镜代替眼睑牵引器可以减少过程中的疼痛反应，Kiwi Omni 胎头吸引器代替金属吸引器可减轻助产过程中新生儿的疼痛反应[55]。

气管内吸痰是一个痛苦的过程，通常与新生儿生命体征的明显波动具有相关性。Cordero 等比较早产儿的两种气管内吸引频率得出结论[56]：常规吸引与必要时吸引相比没有益处，因此推荐机械通气的新生儿只在必要时进行气管内吸引。这项建议被引入协作质量改进计划[57]，使得操作次数明显减少。在气管内吸引过程中四手护理改善控制有利于促进新生儿减少应激和防御行为，增加自我调节行为[58]。除了气管内吸引的频率或辅助干预措施外，在两项 Cochrane Meta 分析中还评估了是否断开呼吸机和深浅气管内吸引等技术问题[59, 60]。基于对 252 名婴儿的观察，并使用比较有无断开呼吸机进行吸引的交叉设计，得出的结论是，没有断开呼吸机的吸引可减少缺氧发作（RR=0.48），且经皮监测氧分压（transcutaneous partial pressure of oxygen，TcPO$_2$）降低 >10% 的发生率下降（RR=0.39），没有断开呼吸机的气管内吸引造成的心率波动更小（加

权均数差 =6.77），心率降低＞10% 的发生率降低（RR=0.61），心动过缓发生率降低（RR=0.38）。有证据表明，不断开呼吸机进行气管内吸引改善了短期结局（生命体征变化），反映了可能有助于减少应激反应[59]。相比之下，没有证据表明气管内吸引的深度对新生儿的预后有影响[60]。

静脉采血是一种更常见的新生儿操作。Larsson 等对接受苯丙酮尿症检查的新生儿进行静脉穿刺分别与小针和大针足底穿刺进行比较。一次穿刺成功抽样的达成率为 86%、19% 和 40%，中位时间分别为 191s、419s 和 279s。这也导致静脉穿刺组与两种足跟穿刺组相比疼痛评分较低 [新生儿面部编码评分（neonatal facial coding score，NFCS）][61]。Ogawa 等也报道了类似的观察结果[62]。100 名健康足月新生儿被随机分为 4 组（静脉穿刺与足跟穿刺，口服蔗糖与水），静脉穿刺组的 NFCS 显著降低（230 vs. 580），使用蔗糖的静脉穿刺组比不使用蔗糖的静脉穿刺组评分更高（470 vs. 230）。足跟穿刺时，自动穿刺比手动穿刺更好（疼痛减轻，脑氧合增强）[63]。

要点

方法很重要：除了药物干预和辅助干预措施外，对所采用的技术或操作进行优化调整也是减轻疼痛不适的有力工具。这是基于气管内吸引和静脉采血的随机对照试验证据，也有其他类型操作的相关研究结果[59-62]。

四、辅助干预措施

对新生儿住院期间常规进行持续大量疼痛操作的认知增加，对药物潜在不良反应的担忧，以及积极让父母参与照顾新生儿的愿望，促进了对新生儿操作性疼痛进行替代性非药物干预[64, 65]。这符合 Bucsea 和 Riddell 最近总结的婴儿急性疼痛治疗的生物心理社会模型 [婴儿急性疼痛反应的进展 – 修订（DIAPR-R：*The Development of Infant Acute Pain Responding-Revised*）][66]。

非药物干预，如环境或行为干预，可广泛适用于新生儿疼痛管理；这些免费的干预手段不一定能完全代替药物干预措施。非药物干预通过减少婴儿接受的伤害性刺激数量、阻断伤害性转导、激活下行抑制途径或通过激活调节疼痛的注意力和觉醒系统来减少新生儿疼痛。新生儿疼痛的辅助干预措施包括非营养目的的吸吮、蔗糖、葡萄糖或母乳、襁褓、感觉刺激和袋鼠方法等。

（一）非营养性吸吮、蔗糖、葡萄糖和母乳

有一些证据支持在早产和高危足月婴儿中使用非营养性吸吮作为干预措施来改善行为结局、胃肠功能及喂养耐受性，这与缩短住院时间和改善疼痛管理有关。早产儿和高危足月儿的非营养性吸吮似乎没有任何短期负面影响，但是没有关于高危足月儿和早产儿长期结局的数据。根据现有的结果，使用安抚奶嘴和非营养性吸吮可以合理用于高危足月和早产儿的疼痛管理[67, 68]。

目前新生儿操作性疼痛的缓解措施中最广泛评估和最可靠的非药物干预是口服蔗糖（12%～24%）、葡萄糖（30%）或母乳，或者与非营养性吸吮（奶嘴）结合使用，但其效果有限。最近一篇关于新生儿非药物镇痛方法的有效性和安全性系统评价的搜索关键词为"婴儿""早产儿""疼痛""针灸""皮肤接触""蔗糖""按摩""音乐疗法""母乳喂养"，包括了 24 项研究，发现多数措施都可实现一定程度的镇痛，但有些是无效的，有些甚至是有害的[69]。如蔗糖通常是无效的，但比音乐疗法、按摩、母乳（对极早产儿）、无创电刺激针灸更有效。针灸、袋鼠疗法和音乐疗法也有不一致的研究结果。大多数非药物镇痛方法都有一定效果，但没有一种是完全有效的，也没有明显优越的方法[69]。

蔗糖和非营养性吸吮是由内源性阿片类物质和非阿片类物质系统控制的。有 Meta 分析证据支持在疼痛操作（如采血、鼻胃管放置、疫苗接种）前不久使用蔗糖 24%、葡萄糖 30% 或母乳联合奶嘴作为新生儿镇痛的有效工具[70-75]。与其他干预措施或操作相比，在足跟穿刺中使用蔗糖的有效性更为普遍。

因此，蔗糖成为新生儿操作性镇痛最常用的干预措施，但在婴儿中作用有限。为使这种方法更加有效可结合使用安抚奶嘴，并在操作开始前不久将甜味溶液滴在患儿舌头上。服用蔗糖后通常等待 2min，但这一做法最近受到了质疑[76]。

与局部麻醉药、对乙酰氨基酚（扑热息痛）、吗啡相比，葡萄糖、蔗糖和非营养性吸吮使足跟穿刺疼痛评分降低最为显著[70-75]。在婴儿（2—6月龄）疫苗接种期间也是阳性研究结果。指南仅推荐在 4—6 月龄以下使用奶嘴吸吮甜味溶液[77]。

以上研究均使用早产儿疼痛量表来量化疼痛表达，以此来反应伤害感受的差异。对于还未开发语言功能的新生儿，不能适用疼痛评估的黄金标准——患儿个人言语报告。新生儿不能说话，只能表达痛苦，依靠照顾者识别这些迹象或发现不舒适的迹象。为了有条理地解读这些表现，已经开发并验证了多种镇静或疼痛量表。一般来说，所有目前可用的临床工具都集中在疼痛行为或表达方面（如运动、面部表情、声音、生命体征），不能充分反映疼痛感知或伤害感受[26, 40, 43]。Slater 等在新生儿足跟穿刺中应用蔗糖的研究阐述了疼痛表达评估和伤害感受评估两者间的方法学相关问题[41]。

在一项随机对照试验中（蔗糖 vs. 水），作者证实使用蔗糖后 PIPP 评分显著下降；然而当使用更复杂的评估工具（脊髓伤害性反射撤回活动或皮质诱发反应，即一次足跟穿刺激发特定的大脑活动通过脑电图主成分分析被识别出来），两组间无显著差异。虽然这项研究因其样本量（收集不充分）和方法（脑电图评估限于足跟穿刺前 0.5s 和后 1s）而受到评论，但至少它重新说明了疼痛表达（通过疼痛评分评估）不等于伤害感受[41]。蔗糖对行为的影响可以用疼痛调制效应来解释，从而为新生儿疼痛调制系统的存在提供证据。实质上，负责新生儿和婴儿的护理人员应意识到，早期疼痛经历是神经发育个体间差异的影响因素之一，例如，痛阈、疼痛或压力相关行为及生理反应，而 Slater 等证明蔗糖或葡萄糖确实不是完善的镇痛药，它们的效果可能是部分通过分散注意力，部分通过内源性阿片类物质释放来实现的[41]。

（二）襁褓和控制操作

Van Sleuwen 等基于现有知识 Meta 分析了襁褓对婴儿过度哭闹的影响[78]。作者得出结论，襁褓中的婴儿醒得更少，睡眠时间更长[79]。早产儿在襁褓中神经肌肉发育得到改善，生理痛苦减轻，运动组织更好，自我调节能力更强。与按摩相比，过度哭闹的婴儿在襁褓中哭得更少，襁褓可以减轻婴儿疼痛。它对新生儿戒断综合征和新生儿脑损伤的婴儿有支持作用。它有助于调节温度，但在误用时也会导致体温过高。另一个可能的不利影响是髋关节发育不良的风险增加，这与包裹时双腿伸展和内收有关。在新生儿重症监护环境中数据存在矛盾。在一项 Meta 分析中，襁褓似乎有缓解疼痛的作用，但与早产新生儿相比，其在足月新生儿中维持时间更长[78, 79]。

表 18-2 我们提供了一个对现有研究的说明性概述，以说明促进包裹在（早产）足月新生儿中的有效性和局限性，无论是否与其他补充干预措施（如口服蔗糖或非营养性吮吸）相结合或相比较[80-93]。从方法上讲，这些研究中的大多数未遵循盲法，而是采用了交叉类型设计，而这些交叉类型的研究中的顺序效应较少被报道。然而现有证据表明，疼痛评分和生理波动略有降低，并更快地恢复至基线[80-93]。为了测试单独或联合应用不同非药物镇痛干预措施（口服蔗糖、鸟巢式包裹或两者联合）的相对有效性，记录潜在的协同作用，在瑞士的 3 个 NICU 中对 71 名早产（24—32 周胎龄）新生儿进行了一项前瞻性研究[85]。与 24% 蔗糖（0.2ml/kg）相比，单独的鸟巢式包裹在缓解反复操作疼痛方面的效果明显较差；然而与两种单一干预措施相比，鸟巢式包裹结合口服蔗糖疼痛评分较低，在恢复阶段具有附加效果[85]。

（三）多感觉刺激与感官饱和

感官饱和是一种多感官刺激，由柔和的触

研究者	研究设计
Liaw 等（2012）[80]	对 34 名早产（胎龄 29—37 周）新生儿进行随机对照交叉试验，比较常规护理下非营养性吸吮与鸟巢式包裹对足跟穿刺后疼痛反应（早产儿疼痛状况、早产儿疼痛量表、评分）的影响。鸟巢式包裹和非营养性吸吮都能减少疼痛反应，但非营养性的吸吮作为单一干预措施更有效
Liaw 等（2012）[81]	对 110 名婴儿（胎龄 26.4—37 周）进行随机对照试验，以评估非营养性吸吮、蔗糖和鸟巢式包裹（单独或联合）对足跟取血前后婴儿睡眠觉醒状态的影响。非营养性吸吮、蔗糖和促进包裹相结合，可以最好地保持婴儿的睡眠觉醒状态
Sundara 等（2013）[82]	对 20 名早产（胎龄 28—36 周）新生儿进行的随机对照交叉试点研究，以比较鸟巢式包裹与无干预对足跟取血后 30s、60s、90s 和 120s 早产儿疼痛量表评分的影响。鸟巢式包裹导致整个时间内早产儿疼痛量表评分显著降低 [（8.8、7.5、7.2、6.6）分 vs.（11.2、10.7、10.6、10.5）分]
Hill 等（2005）[83]	对 12 名早产（胎龄 25—34 周）新生儿进行随机交叉研究，以比较常规护理评估期间，促进包裹与常规护理对早产儿疼痛量表的影响。9/12 名接受鸟巢式包裹的婴儿早产儿疼痛量表评分较低，提示在日常护理评估中，促进包裹可以减轻压力
Corff 等（1995）[84]	对 30 名早产（胎龄 25—35 周）新生儿进行随机交叉研究，比较鸟巢式包裹和常规护理对足跟穿刺后生命体征和睡眠中断的影响。在鸟巢式包裹中，记录到较低的心率、较短的哭泣时间和较短的睡眠中断时间
Cignacc 等（2012）[85]	在 71 名（胎龄 24—32 周）新生儿中进行的随机对照试验，使用新生儿 Bernese 疼痛量表，评估蔗糖、鸟巢式包裹或两者联合对降低足跟穿刺后疼痛反应的有效性。与蔗糖相比，鸟巢式包裹效果较差，但两种干预措施的结合能进一步改善恢复期
Axelin 等（2006）[86]	对 20 名早产（胎龄 24—33 周）新生儿进行前瞻性随机对照试验，以评估父母鸟巢式包裹对新生儿气管内或食管吸引期间疼痛表达（新生儿疼痛量表）和生命体征的影响。父母实施促进包裹使得新生儿疼痛量表评分较低（中位数 3~5），婴儿也能更快地平静下来（中位数 5~17s）
Ward-Larson 等（2004）[87]	对 40 名（胎龄 23—32 周）早产儿进行前瞻性随机交叉试验，以评估常规护理（另 1 名护士）对与气管内抽吸相关的程序性疼痛（PIPP）的影响。与常规护理相比，鸟巢式包裹期间的 PIPP 评分显著降低
Fearon 等（1997）[88]	对 15 名早产儿在足跟穿刺取血后襁褓包裹的反应进行了量化。31 周或更大的早产儿表现出长期的行为障碍，使用襁褓可以减少这种障碍。在年幼的婴儿中，无论治疗条件如何，都会有行为模式的恢复
Marin Gabriel 等（2013）[75]	136 名健康新生儿的新生儿疼痛量表评分。足跟取血时，皮肤与皮肤接触（SSC）与蔗糖（Sucr）或母乳喂养（BF）相结合。SSC 结合 BF，提供优于其他非药物镇痛的镇痛效果
Johnston 等（2013）[89]	采用随机盲法，在极早产（胎龄<30 周）新生儿足跟取血前后立即给予治疗性抚触，对降低足跟取血期间和之后的疼痛表现无效（PIPP 评分）
Alinejad-naeini 等（2014）[90]	34 名新生儿（胎龄 29—37 周）气管内抽吸期间疼痛行为（PIPP 评分）的交叉研究。当使用鸟巢式包裹时，严重疼痛的发生率显著降低（38.2% vs. 9%）
Peyrovi 等（2014）[91]	34 名早产儿气管内抽吸过程中疼痛行为（新生儿疼痛量表评分）的交叉研究。疼痛评分没有差异，但当使用鸟巢式包裹时心率的变化幅度更低
Gautheyrou 等（2018）[92]	50 名极早产新生儿（胎龄 26—29 周）在新生儿早期接受新生儿医学专家的超声心动图检查时，鸟巢式包裹与肺动脉压降低、心率变化减少及改善新生儿在操作过程中的舒适度有关
Perroteau 等（2018）[93]	在 60 名早产儿（胎龄 28—32 周）的足跟穿刺期间和之后，评估了鸟巢式包裹和非营养性吸吮的附加效果。鸟巢式包裹对疼痛评分（PIPP）没有显著影响，但恢复速度更快

表 18-2 促进包裹与作为单一干预或与辅助干预（口服蔗糖、非营养性吸吮）相结合，对新生儿镇痛的效果和局限性的研究概述 [75, 80-93]

觉、味觉、听觉和视觉共刺激组成。该操作包括通过按摩婴儿的面部来吸引婴儿注意力；温柔而坚定地对婴儿说话；并在婴儿的舌头上滴入甜溶液。非疼痛刺激，通过多个通道（即听觉、触觉、视觉、嗅觉、前庭、味觉），被认为可与疼痛的感觉输入相竞争。在有关这一主题的系统综述中，检索到了 10 项至少评估了部分感觉饱和的研究 [64]。根据收集的证据，单独使用口服甜液的效果不如与感觉饱和相结合的效果，然而不使用口服甜溶液的感官刺激是无效的。因此，所有接受抽血或其他轻微疼痛手术的新生儿都可以使用感觉饱和，它比单独口服糖更有效，并能够促进护理者和婴儿之间的互动 [64, 75, 81, 85]。

（四）从证据到实践：实施问题

尽管存在可用知识，但疼痛的临床管理仍然存在缺陷。一个原因是研究证据没有及时转化为临床实践，对于非药物镇痛方法尤其如此 [94]。其中一些方法的有效实施需要额外的人员和时间。尽管"鸟巢式包裹"被认为是一种能轻微缓解急性疼痛的有效方法，但成功实施这种耗费资源的干预措施所需的临床条件仍不明确。实质上，成本和组织约束需要与可能的（长期）健康收益相平衡。一份欧洲 NICU 关于在足跟血液采样过程中遵守疼痛管理指南不足的报告证实了现有知识、指南和床旁实践之间的差距 [95]。

另一个相关的问题是，如何通过袋鼠式护理或鸟巢式包裹将父母纳入这些补充干预措施。袋鼠护理指是无论是否有额外的覆盖物，将新生儿的皮肤紧贴于母亲身体上，并以 40°～60° 的角度直立。据报道，袋鼠护理对足跟穿刺时疼痛表现（PIPP 评分）有一定影响 [96]。类似地皮肤与皮肤的接触、握持和母亲的声音能够减少在足跟穿刺期间和之后哭泣或痛苦面容的持续时间。然而，Johnston 研究报道了 40% 的拒绝率，这表明并非所有父母都对这些操作及其对缓解疼痛的贡献感到满意 [96]。

在连续两个关于父母鸟巢式包裹的研究中，Axelin 等首先说明，父母进行鸟巢式包裹对进行

气管内吸引的早产儿是有效且安全的 [NIPS 评分：3（2～6）分 vs. 5（2～7）分][86]。随后对父母积极参与早产儿疼痛护理的参与意愿进行了评估，发现意愿同内部参与有关，即父母认为自己在多大程度上有足够的技能来承担这个责任 [97]。

要点

- 尽可能避免操作疼痛，或者至少使用最合适的技术 [20, 21]。

- 24% 蔗糖、30% 葡萄糖或母乳分别结合安抚奶嘴，是最有效的疼痛转移技术，目前可用于缓解新生儿的操作疼痛。证据支持其他非药理学镇痛方法（如襁褓、握持、多感觉刺激）发挥协同作用 [72-74, 81, 85]。

- 在操作开始前不久，应将甜味溶液滴在舌头上。尽管可能没有预期那么有效，但仍强调我们尽可能避免操作上的痛苦 [41]。

- 不要高估这些化合物的镇痛作用，当需要更适当的镇痛药（局部或全身）时，不要滥用这些化合物进行"小"手术干预 [18, 19]。

五、药物干预

药物干预侧重于镇痛、镇静或两者兼有。我们将根据药效从低到高讨论常用于镇痛的药物（包括表面麻醉和局部麻醉、对乙酰氨基酚、吗啡和芬太尼、瑞芬太尼），其次讨论镇静药（苯二氮䓬类、水合氯醛、丙泊酚、右美托咪定）或同时用于镇痛和镇静的药物（氯胺酮、吸入剂）。

（一）表面麻醉和局部麻醉

酰胺类（Ia）的局部麻醉药对中枢神经系统（抑制或激活）、周围神经系统（传导降低）和心血管系统（缩短动作电位）存在影响，通过肾脏清除或肝脏代谢清除。肝脏代谢会产生中间代谢产物，这些代谢产物同观察到的一些不良反应相关 [98]。然而，与新生儿肾脏清除相比，代谢清除的程度尚不清楚。除了镇痛作用，利多卡因治疗新生儿癫痫的经验也越来越多。然而，这一特定的指征超出了本章的范围。在新生儿局部麻醉用药中，效果和潜在不良反应之间本质上存在着微

妙的平衡[98]。

表面麻醉用局部麻醉药有多种，如利多卡因软膏或凝胶和阿美索卡因（丁卡因）乳膏，但最常用且评估最充分的是含有 2.5% 利多卡因和 2.5% 丙胺卡因的 EMLA 乳膏。我们将首先讨论疗效数据，然后讨论一些毒性观察结果。一般来说，当在封闭敷料下使用时，它可以提供 1～2h 良好的表面（皮肤）麻醉；敷药应在破皮操作前约 1h 进行。

在新生儿中，已对足跟穿刺、静脉穿刺、腰椎穿刺和包皮环切术进行了评估，但破皮操作的数据不一致（表 18-3）[61, 99-109]。最新的 Meta 分析（关于针刺相关疼痛的局部麻醉）表明，当合并 EMLA 和阿美索卡因的可用数据时，局部麻醉组与安慰剂组相比，在腰椎穿刺（1 项研究）和静脉穿刺（4 项研究）期间疼痛显著减少，但对缓解与足跟穿刺相关疼痛无效[110]。对于静脉穿刺，EMLA 治疗的婴儿与安慰剂治疗的婴儿相比，心率和哭泣时间显著降低。然而，口服 24% 蔗糖[111] 或 30% 葡萄糖[112] 与奶嘴的组合使用较 EMLA 能更有效地减少静脉穿刺期间的疼痛表现。在婴儿中，EMLA 作为单一疗法相比于安慰剂仅对静脉穿刺相关的疼痛产生最小益处[113]。然而，在早产儿静脉穿刺过程中，蔗糖和 EMLA 乳膏的组合显示出比单独 24% 蔗糖更好的镇痛效果，这一论据支持多模式方法[114]。

经皮静脉置管（心率、呼吸频率）和动脉穿刺（行为疼痛评分）期间的疼痛缓解也有类似效果。对于腰椎穿刺，我们发现两项研究结果不一致，Kaur 等的证据支持 EMLA 能有效减少新生儿腰椎穿刺过程中针插入和拔出时的相关疼痛[108]。不幸的是，与基线数据相比，所有新生儿均经历了疼痛，表现为心率增加、氧饱和度降低和总行为评分降低[108]。相比之下，在另一项随机对照试验中，EMLA 并未降低接受腰椎穿刺的新生儿（>34 周 GA）的生理指标变化或疼痛行为评分[109]。根据现有证据，局部麻醉药可能会降低提示疼痛的生理指标水平，但并不能达到

无痛效果[115]。

表 18-3 关于新生儿阿美索卡因镇痛作用的文献报道（手术类型着重强调）。

在缓解包皮环切术期间的疼痛方面也观察到了类似、有限到中等的效果。EMLA 乳膏（1～2g）可在包皮环切术前 60～90min 涂抹于阴茎远端，并用敷料封闭。然而最近的一项 Meta 分析得出结论，与 EMLA 相比，阴茎背神经阻滞是包皮环切术期间更为有效的镇痛方式[116]。同样，在 70 名新生儿中进行的一项双盲随机试验比较了 3 种多模式镇痛策略（EMLA+ 蔗糖 vs. EMLA+ 阴茎背神经阻滞 vs. EMLA+ 蔗糖 + 环阻滞），结果表明，最后一种方法（EMLA+ 蔗糖 + 环阻滞）是最有效的镇痛方法[117]。

在外科手术开始前去除乳霜，尽量减少全身吸收尤为重要。Taddio 等[118] 首次描述了该方法的有效性和安全性。采用随机方法，使 38 名新生儿接受 EMLA 处理。与安慰剂组的 30 名新生儿相比，利多卡因 – 丙胺卡因组的新生儿面部活动较少、哭泣时间较少、心率增加幅度也小于安慰剂组。两组的高铁血红蛋白浓度（以血红蛋白浓度的百分比表示）相似（1.3%）。在用利多卡因 – 丙胺卡因乳膏治疗的婴儿中，分别有 61% 和 55% 的婴儿血浆中检测到利多卡因和丙胺卡因。然而与其他区域性镇痛干预措施（环阻滞、阴茎背侧阻滞）相比，环阻滞在包皮环切术的所有阶段均有效，而阴茎背侧神经阻滞和 EMLA 在包皮分离和切开期间效果较差，且 EMLA 组高铁血红蛋白水平最高。然而针对上述发现，没有一个新生儿需要进行特定干预[119]。

EMLA 预处理减少了与常规疫苗接种相关的婴儿疼痛，但这些数据的应用仅限于健康婴儿[120, 121]。与安慰剂相比，EMLA 和葡萄糖 30% 的联合使用被证明是有效的，而蔗糖、口腔触觉刺激和父母怀抱的联合使用也同接受多次免疫注射的婴儿哭声显著减少相关[122]。然而在新生儿肌内注射维生素 K 的过程中，使用阿美索卡因不影响对其疼痛表达[99, 121]。

表 18–3 丁卡因在新生儿镇痛中的效果相关研究（突出显示的操作类型）[66, 99-109]	
肌内注射	
Shah 等（2008）[99]	随机、双盲、安慰剂对照试验，对 110 名足月新生儿进行肌内注射（维生素 K），外用 4% 的丁卡因凝胶。治疗组的哭泣持续时间和疼痛评分没有差异，只有哭泣的潜伏期稍长。4% 的局部丁卡因凝胶对减轻足月新生儿肌内注射维生素 K 的疼痛无效
静脉穿刺	
Jain 等（2000）[100]	对 40 名早产 / 足月新生儿进行静脉穿刺的随机、双盲、安慰剂对照试验。作为单项镇痛技术用于新生儿静脉穿刺时，表面丁卡因可有效缓解疼痛（哭闹、新生儿面部编码系统）
Lemyre 等（2007）[101]	对 142 名早产儿（24 周起）进行静脉穿刺的随机、双盲、安慰剂对照试验。当与常规蔗糖给药联合使用时，丁卡因不会显著减少静脉穿刺婴儿的手术疼痛
Lemyre 等（2006）[102]	对 54 名早产儿进行的随机、双盲、安慰剂对照试验，研究了在蔗糖的基础上，丁卡因凝胶对缓解经外周静脉穿刺的中心静脉导管（peripherally inserted central catheter，PICC）相关疼痛的附加效果。当应用 4% 的丁卡因 30min 时，对缓解极小婴儿 PICC 相关的操作疼痛没有益处
Larsson 等（1998）[61]	120 名足月健康新生儿，静脉穿刺进行代谢筛查，0.5gEMLA 或安慰剂置于手背 60min，新生儿面部编码评分（NFCS）和哭泣作为结果变量。EMLA 组的 NFCS 和哭泣持续时间显著降低
Long 等（2003）[103]	34 名新生儿（胎龄 32—42 周）随机对照试验，15 名暴露于丁卡因用于诊断性静脉穿刺以进行代谢或胆红素筛查。评估 NFCS 和哭泣。相比与安慰剂组的 6/17，丁卡因组 14/15 名受试者的疼痛反应降低（低 NFCS）
足跟穿刺	
Jain 等（2001）[104]	60 名足月前新生儿足跟穿刺采血期间的随机、双盲、安慰剂对照试验。局部丁卡因凝胶对足跟穿刺采血的疼痛缓解没有临床意义。因此，不建议将丁卡因用于此目的
Bonetto 等（2008）[105]	76 名需要足跟穿刺的健康足月新生儿，比较 EMLA、口服对乙酰氨基酚或 25% 葡萄糖对足跟穿刺相关疼痛（新生儿 – 婴儿疼痛评分，NIPS）的影响。安慰剂、对乙酰氨基酚和 EMLA 之间 NIPS 评分<4 分的发生率相似（47%、42% 和 63%），而口服葡萄糖最有效（84%，NNT 2.7）
Larsson 等（1995）[106]	112 名足月健康新生儿，足跟穿刺进行代谢筛查，0.5 g EMLA 或安慰剂，重点是应用持续时间（20min、30min、40min、50min、60min、90min、120min）。未观察到 EMLA 的镇痛作用
Stevens 等（1999）[107]	120 名新生儿早产（胎龄 30—36 周）新生儿，与安慰剂相比，EMLA 0.5 g，足跟穿刺，对早产儿 PIPP 评分的影响。施用后 30min 或 60min 进行操作。PIPP 评分无差异，因此对疼痛缓解无效
腰椎穿刺	
Kaur 等（2003）[108]	60 名新生儿（胎龄>33 周），随机对照试验，诊断性腰椎穿刺。所有新生儿都经历了疼痛，但与安慰剂相比，EMLA 减轻了入针和出针时的疼痛反应（总行为评分、心率）
Enad 等（1995）[109]	在另一项随机对照试验中，EMLA 并未降低接受腰椎穿刺的新生儿（胎龄>34 周）的生理变化或行为疼痛评分

除 EMLA 乳膏外，黏膜局部麻醉中喷雾剂（4% 利多卡因，最大 0.1ml/kg）或凝胶（2%，最大 0.3ml/kg），或利多卡因局部注射（最多 3mg/kg，等于 0.3 的 1% 制剂）也是常用的选择。婴儿的数据表明，雾化利多卡因不能有效减少鼻胃管置入引起的疼痛[123]。相比之下，舌面浸润24% 蔗糖可有效降低早产儿鼻胃管插入后的行为和生理疼痛反应[124]。我们无法找到关于黏膜喷雾对新生儿支气管镜或胃镜检查影响的数据。

除了利多卡因的总体益处或附加作用有限外，还存在对其新生儿毒性的担忧。不同病例报告和病例系列报道已经描述了应用 EMLA 与癫痫发作或高铁血红蛋白血症的关联。由于 NADH依赖性高铁血红蛋白还原酶降低，新生儿患高铁血红蛋白血症的风险更高。类似的有限效应 / 潜在不良反应平衡同样适用于丁卡因。相反，在前面提到的系统综述中，相关的高铁血红蛋白血症没有被记录为不良反应[110]。

要点

• 总体证据表明，表面麻醉对新生儿手术性的镇痛效果多为轻至中度。这意味着在大多数手术中，表面麻醉应被视作多模式镇痛的一部分[98]。

• 药物吸收相关毒性（癫痫发作、高铁血红蛋白血症）仍被关注，因此应遵守最大剂量；由于在皮肤破裂的情况下，更可能发生吸收，因此当应用包皮环切术时，EMLA 应在手术干预开始之前移除[98]。

（二）丙泊酚

丙泊酚（2,6- 二异丙基酚）是一种高度亲脂性的化合物，可以经血液迅速分布到皮下脂肪和中枢神经系统部分，随后重新分布和代谢清除。它被认为是一种短效麻醉药（而非镇痛药），起效迅速，停药后持续时间短[125]。因为这些药代动力学和动力学特性，丙泊酚成为一种儿童中常用的诱导和（或）维持麻醉药物，近期也逐渐用于新生儿。然而连续给药可能导致儿童出现严重甚至致命的代谢并发症（"丙泊酚输注综合征"）。这一点至关重要，因为丙泊酚在经过大约

15 年的未经许可的不恰当给药后，其在儿科患儿中存在的严重不良反应及其危险因素才逐渐被认识到。

丙泊酚是一种不溶于水的酚类化合物，完全通过代谢清除。在成年人中，主要是通过葡萄糖醛酸化代谢。由于新生儿的葡萄糖醛酸化能力存在个体差异，因此在这一特定人群中的药代动力学至关重要。有文献报道了新生儿丙泊酚药代动力学的数据[126]。标准化丙泊酚清除率（CL_{std}）在矫正胎龄（postmenstrual age，PMA）38 周时为 0.029L/min。上述模型中添加常数后公式变为 [CLstd.（PMA/38）11.5 +0.03] L/min，该公式对出生≥10 天的新生儿评估效果更好。与静脉推注后的成年人（1.91L/min）相比，新生儿的清除率差异较大（65 倍）[126]。体重和成熟之间的复杂相互作用导致出生时丙泊酚清除能力总体较低（矫正胎龄 38 周估计值为 0.029L/min），并存在产后日龄(postnatal age，PNA)与矫正胎龄（PMA）相关的增长。因此，早产儿和足月新生儿在出生后第一周内由于丙泊酚清除能力降低，在间歇性推注或连续给予丙泊酚后的风险增加。其次，在引入 PMA 和 PNA 作为协变量后，新生儿丙泊酚清除率仍然存在广泛的不明原因的变异性，使得新生儿暴露预测更加困难[126]。

药效学描述特别强调丙泊酚在气管插管期间的（不良）反应（表 18-4）[127-135]。Ghanta 等报道了 2.5mg/kg 丙泊酚在 33 名早产儿气管插管中的药效学作用。与吗啡 / 阿托品 / 琥珀胆碱方案相比，入睡时间、肌肉松弛时间和插管成功时间更短[127]。丙泊酚的短效镇静作用也被其他学者证实[128-135]。然而，相比之下，在足月新生儿，伴有心脏病的新生儿和两组接受胸管摘除术（n=20，3mg/kg） 或"INSURE 术"（n=13，1mg/kg）的早产新生儿中，丙泊酚对血压（降低20%）和氧合影响较显著。因此应特别提醒，早产儿在出生后第一天的血压波动与颅内出血有关[136]。丙泊酚也会影响新生儿的心肌功能，部分取决于给药的配方[137]。已经观察到在行低剂

参考文献	研究设计和结果
Welzing 等（2011）[127]	对 13 名使用丙泊酚（1mg/kg）进行 INSURE 术（插管、表面活性剂、拔管）治疗的早产儿进行插管条件、生命体征、拔管次数和结局的前瞻性观察研究。由于显著的心血管不良反应，表现为暴露丙泊酚 10min 后平均血压明显下降（平均在 10min 内从 38mmHg 下降至 24mmHg），研究提前停止。据报道插管条件良好
Nauta 等（2011）[128]	回顾性分析 21 名早产儿（胎龄 28.8 周，SD 3.5 周）暴露于丙泊酚（2mg/kg），21 名中 5 名与阿托品联合用药，早产儿动脉血压（有创）变化趋势。丙泊酚使用前后平均动脉压下降不显著（48～41mmHg），丙泊酚使用前后低血压患儿的比例相近
Ghanta 等（2007）[129]	比较丙泊酚（2.5mg/kg）与吗啡（100μg/kg）、阿托品（10μg/kg）、磺胺氢铵（2mg/kg）作为 63 名早产新生儿气管插管诱导药物的随机、开放标签对照试验。生命体征无差异，但吗啡 - 阿托品 - 磺胺氢铵组的氧饱和度明显较低，丙泊酚组的恢复时间较短（恢复时间等于自主肌肉运动的恢复）
Papoff 等（2007）[130]	21 名早产儿严重呼吸窘迫综合征的初步研究。芬太尼（1.5μg/kg）与丙泊酚（2mg/kg，超过 20s）联合使用，如果需要尝试插管 1 次以上，则再次使用丙泊酚。Helbo-Hansen 评分系统中所有项评分≤2 分代表插管容易。插管在所有病例中均被认为是容易的，21 名中 18 名首次尝试插管成功，7 名出现氧饱和度降低（全部＞60%）。这些低氧饱和度事件通常与短暂的全身血压下降有关（用类晶体药物治疗，10 ml/kg）
Penido 等（2011）[131]	20 名早产儿（胎龄 28—34 周）暴露于丙泊酚（2mg/kg）或咪达唑仑（0.2mg/kg）的双盲、随机对照试验。丙泊酚 / 咪达唑仑均与瑞芬太尼联合使用（1μg/kg）。插管条件和需要的尝试次数没有差异
Simons 等（2013）[132]	对 62 名(矫正胎龄 24—49 周)使用丙泊酚促进气管插管的前瞻性研究。平均剂量为 3.3(SD 1.2) mg/kg，39% 的病例出现低血压，15% 使用其他药物
Smits 等（2016）[133]	50 名接受气管插管或 INSURE 术的新生儿丙泊酚剂量摸索研究。＜10 日龄早产新生儿 50% 的丙泊酚有效剂量在 0.7～1.5mg/kg。这些"低"剂量足以镇静，但与容许性低血压有关
Durrmeyer 等（2018）[134]	171 名新生儿（平均胎龄 30.6 周）接受阿托品、丙泊酚（n=89），或者阿托品、阿曲库铵、舒芬太尼（n=82）作为非急诊新生儿插管前用药的随机对照研究。两组间无显著差异（主要结局：长时间的低氧饱和度），两组的不良事件发生率分别为 11% 和 20%
Dekker 等（2019）[135]	78 名接受微创表面活性剂治疗的早产儿（胎龄 26—36 周）的随机对照试验。COMFORT-neo 评分＜14 分在丙泊酚（1mg/kg）暴露组更常见，但氧饱和度降低和需要鼻间歇性强制通气的也更常见。低血压、心动过缓、插管或气胸的发生率无差异

表 18-4 关于使用丙泊酚优化新生儿气管插管前瞻性研究的总结不同研究中分析的临床特征，结局指标，联合用药和剂量的差异性[127-135]

量丙泊酚插管后的早产儿出现药物相关性低血压和脑活动减少，且没有脑缺血性缺氧的证据，并且在几乎所有（95%）的丙泊酚相关低血压事件中，脑自主调节功能完整[138]。由于可以维持自主呼吸，丙泊酚（间歇推注，1mg/kg，结合表面

麻醉）已被用于辅助诊断性或治疗性支气管镜检查。这种方法与儿童相似，但新生儿中仍局限于病例报告。使用持续正压面罩和保持自主呼吸可显著降低手术过程中氧饱和度降低相关的风险。同样，另有一篇关于联合使用丙泊酚＋芬太尼，

结合喉罩通气辅助激光光凝治疗视网膜手术的报道[139]。

在对新生儿进行影像学检查的过程中，丙泊酚持续给药已被用于辅助镇静，有建议对新生儿和婴儿进行手动丙泊酚输注，但尚未得到验证[140]。考虑到上述丙泊酚药代动力学的协变量（产后日龄和矫正胎龄）和较长的扫描时间，我们建议对新生儿长时间输注丙泊酚保持谨慎。我们发现了2例"丙泊酚输注综合征"。Sammartino报道了1名早产儿"丙泊酚输注综合征"的临床和代谢症状，而另1名足月新生儿（出生后第7天，肺部手术）在单剂量丙泊酚（10mg，3kg）给药后出现了该综合征[141, 142]。

在新生儿中缺乏完整的药代动力学（pharmacokinetics，PK）/药效学（pharmacodynamics，PD）模型的情况下，我们只能推测丙泊酚在新生儿中的目标浓度[143]。然而，当我们考虑到生命早期可用的药代动力学估算时，即使在新生儿早期的"常规成人或儿童"剂量也可能发生蓄积。虽然丙泊酚似乎是一种很有前途的多功能短效镇痛 – 镇静药，但目前迫切需要剂量和安全性研究。在Cochrane的一篇综述中，Shah等的结论是，基于现有的关于新生儿使用丙泊酚的证据，无法提出实践建议[144]。目前，已经确定了一个相对安全的剂量范围来进行随机对照和比较试验，以进一步评估丙泊酚的安全性和有效性。

要点

• 在新生儿人群中丙泊酚清除率有广泛的差异性，部分原因是产后日龄和矫正胎龄[126, 143]。

• 建议新生儿和婴儿手动输注丙泊酚[140]。

• 关于丙泊酚对（早）产儿血流动力学作用（不良反应）的影响程度，目前仍存在相互矛盾的信息[129, 136]。

• 静脉输注丙泊酚给药在促进气管插管方面已有经验，但在临床特征、结局标准、联合用药和不同研究评估的剂量方面存在重要的变异性[127-135]。

• 不建议对机械通气的新生儿使用丙泊酚镇静。

（三）氯胺酮

氯胺酮是一种能够提供遗忘、镇静和镇痛的麻醉药，可以通过静脉注射、肌内注射、经鼻腔，直肠或口服途径给药，全身生物利用度分别为93%、50%、25%和17%。氯胺酮在小儿麻醉中被常规用于诱导和维持麻醉，部分是由于其起效快（30～60s）、持续时间短，以及对血流动力学和呼吸系统的影响小。镇痛 – 镇静作用是通过不同机制介导，既包括外周作用，也包括中枢作用。氯胺酮拮抗 N– 甲基 –D– 天冬氨酸（N-methyl-D-aspartate，NMDA）受体的作用，对胆碱能、肾上腺素能、5– 羟色胺能、阿片通路的作用，和其局部麻醉效应等多种机制的参与贡献程度仍有待完全阐明。在氯胺酮给药过程中，经常出现患儿唾液分泌过多，因此临床上会共用阿托品或其他止涎药。氯胺酮很少用作单一麻醉药，而更常作为多模式麻醉策略的一部分，但可以考虑用于操作性镇痛镇静[145, 146]。由于氯胺酮对心血管系统影响小，因此常用于患有先天性心脏病婴儿的诱导。相反，颅内压升高或眼压升高可能是氯胺酮用于镇痛 – 镇静的禁忌证。

六、药代动力学

氯胺酮是一种高度脂溶性的药物，从全身循环迅速分布到大脑[147]。由于这些特点，骶管或硬膜外注射氯胺酮的全身吸收也更有可能。它是由两种对映体组成的外消旋（50/50）混合物，S（+）对映体的效力是 R（–）对映体的4倍。氯胺酮经 N– 去甲基化转化为去甲氯胺酮，该代谢物具有一定的镇静作用（母体化合物的30%）。氯胺酮血浆蛋白结合率有限（47%），代谢清除率高与肝血流量密切相关。氯胺酮药物代谢显示出明显的首过效应，这解释了与静脉给药相比，口服给药建议的剂量更高，而直肠给药导致较难预测的暴露量。因此，当校正异速生长差异后，儿童和婴儿的清除率与成人相似，但有所降低 [80～26L/(h·70kg)][148]。在一项随机交叉试验中，评估了16名早产儿气管内吸痰期间氯胺酮对疼痛的影响，静脉注射氯胺酮 15min 后（与安慰剂相比为 0.5、1、2mg/kg），血浆氯胺酮浓度分别为 103（73～134）、189（144～235）、379（320～437）ng/ml。遗憾的是，采样时间限制在 15min 而未收集去甲氯胺酮数据[146]。先前讨论的氯胺酮 PK 数据说明，新生儿镇静药的剂量建议（0.5～1mg/kg）低于大龄儿童，口服剂量高于静脉注射（2～5mg/kg）。

关于氯胺酮在新生儿应用的有效性和安全性的观察有限。前文提到的 Saarenmaa 等的研究中评估了在气管内吸痰时对 16 名早产儿（胎龄 31 周，SD 3 周）使用氯胺酮是否可导致相关的疼痛缓解。当不同剂量（0.5、1、2mg/kg）的氯胺酮与安慰剂后的反应相比时，气管内吸痰引起的心率、动脉血压和血浆儿茶酚胺的增加并未减弱[146]。

一前瞻性研究以评价氯胺酮（0.5mg/kg）联合阿托品对 29 名早产儿 LISA 的促进作用，结果发现导致了低疼痛评分和稳定的血流动力学（血压和心率瞬时增加），但延长了低氧饱和度（17/29，59%；氧饱和度<80% 至少 60s）及因呼吸暂停而需要插管 7 名（24%）[149]。一项随机对照试验探讨 60 名新生儿在产房接受紧急插管，鼻用咪达唑仑（0.2mg/kg）与鼻用氯胺酮（2mg/kg）相比有类似的血流动力学和呼吸效应，但鼻用咪达唑仑作为镇静药便于插管更有效（成功率更高，89% vs. 58%；插管时间更短，10min vs. 16min）[150]。

另一组数据与治疗早产儿视网膜病变时使用氯胺酮镇静有关。在新生儿重症监护室，氯胺酮用于 11 名早产儿（14 名）激光治疗早产儿视网膜病变，给予 0.5mg/kg 经验性初始静脉注射剂量，如患儿在插入窥镜时感到痛苦，则每 2 分钟进一步增加剂量；发现使用的总剂量中位数为 2.4mg/kg，干预持续时间的中位数为 1.6h；联合使用阿托品可减少唾液分泌和反射性心率减慢[151]。Uleey 等报告了 30 名接受视网膜手术的早产儿中使用氯胺酮 [1mg/kg，后续 0.25mg/

（kg·h）；联合丙泊酚 1mg/kg，后续 0.1～0.15mg/（kg·min）] 的经验；与历史对照组相比，血压和心率相似，但只有 2/30 和 11/30（6% vs. 36%）的新生儿需要术后通气[152]。

此外，还有 1 例新生儿大疱性表皮松解症的病例报告。患儿口服氯胺酮以便换药。4 天后将剂量从 0.125mg/kg 滴定至 0.75mg/kg，并在给药后 15min 内达到足够的镇静深度，效应可持续 45min[153]。值得一提的是，与推荐的口服剂量相比，这种口服剂量较低。因此，我们认为肠道通透性的差异支持个体化给药的必要性。

最后，在动物（小鼠、大鼠、恒河猴）出生后不久的实验研究中，氯胺酮引起剂量和持续时间相关的神经元凋亡的问题日益受到关注。目前尚不清楚这类结果在多大程度上适用于人类新生儿和婴儿。此外类似的动物实验已报道了其他镇静药（如阿片类物质、苯二氮䓬类药物、丙泊酚、吸入剂）。关于安全性，有一个小规模的前瞻性队列研究，其中包括 51 名曾经接触过氯胺酮用于气管插管的早产儿，与对照组和参考数据相比，这些患儿在 1 岁和 2 岁时的神经发育无差异[154]。

要点
• 氯胺酮很少用作单一麻醉药，而更常用于作为多模式麻醉策略的一部分。
• 新生儿应用氯胺酮的临床经验逐渐增多，但仍然有限。
• 在对出生不久的动物（小鼠、大鼠、猕猴）的实验研究中，人们对氯胺酮引起剂量和持续时间相关的神经细胞凋亡表示担忧[6-10]。现有的安全数据仍然十分有限。

（一）瑞芬太尼
除了吗啡和芬太尼，短效阿片类物质也有在新生儿中的应用。阿芬太尼、舒芬太尼或最近的瑞芬太尼主要用于短期手术，如气管内插管、视网膜激光手术或中心静脉导管的置入，也有用于大手术期间及机械通气期间维持镇痛镇静[16, 125]。盐酸瑞芬太尼是一种短效 μ 受体阿片激动药。它在给药后 1min 内达到镇痛效果的峰值，比芬太尼快 3～4 倍，与吗啡相比快得更多。停止输注后其作用随即迅速消失。新生儿同样如此，因为瑞芬太尼被血浆和组织酯酶代谢，而这些酶在出生早期就已达到成年水平[155]。

表 18-5 总结了瑞芬太尼用于新生儿气管插管的研究进展[156-164]。这些研究反映了瑞芬太尼在（早产）新生儿气管插管的研究之间的差异。在临床特征（早产或足月、INSURE 或通气）、结局指标（插管评分、手术持续时间、生理变量）、联合用药和剂量（1～4µg/kg 静脉缓慢推注）等方面都有差异。根据累积的前瞻性和回顾性证据报告，研究对象为约 250 名暴露于瑞芬太尼的患者（表 18-5），尽管瑞芬太尼具有良好的药代动力学特征，但作为单一药物未能达到有效的镇静以便于插管，并且与少数胸部僵直病例（4%～42%）有关。

关于瑞芬太尼促进气管插管剂量反应的数据已有报道。根据对 32 名"足月新生儿"的观察记录，瑞芬太尼作用于"新生儿"（平均体重 8 kg，SD 2.2）的 50% 和 98% 有效剂量分别为（ED_{50}=1.7，SD 0.1µg/kg；以及 ED_{98}= 2.88，SD 0.5µg/kg），这与儿童相似[165]。然而，瑞芬太尼剂量是复合麻醉的一部分，复合丙泊酚（4 mg/kg）、格隆溴铵（10µg/kg），且"新生儿"实际上是婴儿（平均年龄为 7 月龄，SD 3.3）。在另一项剂量 – 反应研究中，采用序贯上下设计，20 名新生儿和幼儿（0—4 月龄，平均体重 5.9kg），瑞芬太尼与丙泊酚（5mg/kg）和格隆溴铵（10µg/kg）复合使用时，瑞芬太尼 ED_{50} 显著升高（3.1～3.7µg/kg）[165]。在早产儿中，Chollat 等还报道了他们使用剂量递减方法避免插管期间不良反应的经验，但是无论剂量如何，均未达到相关疗效[166]。

总之，瑞芬太尼仍是一种有前途的复合物，仍在寻找其在新生儿中的适应证[167]。为了评估小剂量瑞芬太尼静脉输注在早产儿经皮中心静脉导管置入术中的镇痛和手术操作效果，对 54 名早产儿进行随机分组，被随机分配至瑞芬太尼输

注 [0.03µg/(kg·min)] 组或安慰剂组；外加 0.3 ml 12% 蔗糖（口服）联合非营养性吸吮。发现瑞芬太尼组早产儿疼痛量表（pre-mature infant pain profile，PIPP）显著降低，提示更好的疼痛和痛苦控制，两组在完成手术的时间和所需尝试次数方面无显著差异[168]。Sammartino 等报道了瑞芬太尼 [开始时为 0.75～1µg/(kg·min)，手术中为 3～5µg/(kg·min)] 联合静脉注射咪达唑仑（0.2mg/kg）用于 6 名早产儿视网膜激光治疗的经验[169]。同一研究组还报告了 2 名分别在妊娠 26 周和 27 周出生、体重分别为 580g 和 400g 的婴儿均因坏死性小肠结肠炎接受剖腹手术[170]。两人均接受咪达唑仑静脉推注和持续瑞芬太尼输注。最后，这个研究小组也报告了他们在机械通气期间使用瑞芬太尼进行镇静的经验。在他们的手术中，瑞芬太尼提供了足够的镇痛，在开始输注瑞芬太尼 1h 起 NIPS 和 COMFORT 评分显著降低[171]。该药初始剂量为 0.075µg/(kg·min)，但在 73% 的新生儿剂量必须增加到 0.094(SD 0.03)µg/(kg·min)。这个剂量可为 97% 的新生儿提供足够的镇痛和镇静。从停用瑞芬太尼到拔管耗时 36（SD 12）min，反映了其短效性[171]。

然而临床上这种短效和可逆的特点需要进一步考虑。瑞芬太尼的优点是无论肝肾功能的好坏，该药经血浆酯酶代谢，导致快速和可预测的清除。因此在停用瑞芬太尼后，因药物被很快清除而镇痛镇静作用很快消失。对于没有继发疼痛的手术过程使用瑞芬太尼镇静镇痛是完美或最佳的。然而，"短效"概念在此指的是其作用的开始和结束：瑞芬太尼相关的镇痛镇静在停药后很快消失。这需要预测及其管理可能取决于适应证[172]。

当用于大手术时，需要预先更换其他（更长）作用的阿片类物质或非阿片类物质镇痛药，或者延长瑞芬太尼的输注时间。然而，进一步的延续将更有可能导致潜在的负面影响，如阿片类物质诱导的耐受性或痛觉过敏，因为这些现象在给予消除半衰期短的阿片类物质时更为常见[172]。基

研究者（年）	研究设计和结果
表 18-5　瑞芬太尼优化（早产）新生儿气管插管的研究总结反映了临床特征、结局指标、联合用药和剂量（1～4μg/kg，重要剂量）的差异 [156-164]	
Norman 等（2011）[156]	34 名早产儿（胎龄＜37 周）气管插管的随机对照试验。阿托品 / 吗啡与 RSI [快速序列插管，基于格隆溴铵、硫喷妥钠、琥珀胆碱和瑞芬太尼（1μg/kg）进行比较。主要结果：插管评分≤10；次要结果：手术持续时间、生理 / 生化变量、动态脑电图、疼痛评分。插管评分 RSI 组优于对照组 [5 分（IQR 5～6）vs. 12 分（IQR 10～13.5）]。血浆皮质醇和疼痛评分相似，但是吗啡组生理变量的波动更加明显和延长
Choong 等（2010）[157]	双盲、随机对照试验，30 名（早产儿）气管插管。瑞芬太尼（3μg/kg）与芬太尼（2μg/kg）和琥珀胆碱（2mg/kg）的比较。主要结果：插管成功的时间；次要结果：生理变量、不良事件、插管情况调查，以及恢复自主呼吸的时间。插管成功的时间没有差异（156s vs. 247s）。与芬太尼和琥珀胆碱相比，瑞芬太尼预给药可减弱新生儿气管插管期间的生理反应。芬太尼 / 琥珀胆碱对插管条件的评价更为有利。瑞芬太尼组肌肉僵硬（n=2/15）
Welzing 等（2009）[158]	21 名早产儿（胎龄 29—31 周）接受瑞芬太尼（2μg/kg）联合阿托品（10μg/kg）作为诱导剂进行 INSURE（插管 – 表面麻醉 – 拔管）程序的前瞻性、描述性初步研究。结果变量包括插管条件、拔管时间和并发症。气管插管条件优良或良好。给予表面麻醉后平均拔管时间为 16.9（1～45）min，其次是平均 3.3（1～8）天的呼吸支持（CPAP）
Pereira e Silva 等（2007）[159]	对 20 名早产儿（胎龄 28—34 周）进行双盲随机对照试验，评估吗啡（150μg/kg）或瑞芬太尼（1μg/kg）均联合咪达唑仑（0.2mg/kg）后的插管条件，瑞芬太尼组总体插管条件较好
Hume-Smith 等（2010）[160]	瑞芬太尼剂量探索性研究（序贯上下设计），包括 20 名新生儿和婴幼儿（0～4 个月，平均体重 5.9kg）。当瑞芬太尼与格隆溴铵（10μg/kg）和丙泊酚（5mg/kg）合用时，其半数有效量是 3.1～3.7μg/kg
Avino 等（2014）[161]	瑞芬太尼（n=36，1μg/kg）和吗啡（100μg/kg）的比较 + 咪达唑仑（50μg/kg）（n=35）。两组疗效无显著差异（第一次插管条件差 25% vs. 28.8%，第二次插管条件差 28.6% vs. 10%），不良反应（包括低血压、心动过缓）也无显著差异
De Kort 等（2017）[162]	对需要插管的早产儿进行前瞻性、单中心的研究。滴定给药（1μg/kg，可重复 3 次）。14 名早术后早期终止妊娠。只有 2/14 名的患儿达到充分镇静，6/14 名出现胸壁僵硬，6/14 名额外使用丙泊酚
Audil 等（2018）[163]	• 回顾性图表回顾，比较 30 名吗啡的历史资料，插管条件的数据有限 • 主要指标：拔管成功率。瑞芬太尼组（65 名，2μg/kg，缓慢输注 1～2min）成功（88% vs. 33%），4% 患儿出现胸壁僵硬
Chollat 等（2019）[164]	回顾性研究，54 名瑞芬太尼 [0.5～0.1μg/(kg·min) 连续输注]+ 阿托品（10μg/kg）。在整个时间间隔内，瑞芬太尼剂量减少了 2 次试图限制不良反应。第一次插管成功率 33%，胸壁僵硬度 11%，心动过缓 23%，氧饱和度降低 37%

于瑞芬太尼的镇痛和镇静的儿科重症监护患儿试验（RAPIP）对比芬太尼（分别为 11 名和 12 名），瑞芬太尼是否诱导新生儿的耐受性、停药反应或痛觉过敏尚未知。一项气管插管的新生儿随机对照试验比较了瑞芬太尼和芬太尼为基础镇静方案的有效性和安全性。当给药少于 96h 时，瑞芬太

尼不会增加耐受性、停药反应或阿片类物质诱导的痛觉过敏[172]。

要点

• 瑞芬太尼是一种在新生儿中具有应用经验的短效复合物[16, 167]。

• 其药理学特征似乎适用于短期镇痛镇静，如INSURE 手术，尽管单一使用通常会导致胸部僵硬等不良反应[156-164]（表18-5）。

• 良好的可预测性、快速起效和随后的快速消失被认为是有利的。临床医师需要意识到潜在的快速耐受性、痛觉过敏和潜在的胸壁僵硬的风险。

• 当11 名机械通气新生儿给药时间少于96h时，与芬太尼相比，瑞芬太尼不会增加耐受、戒断或阿片类物质诱导的痛觉过敏的风险[172]。

（二）水合氯醛

水合氯醛仍被广泛用作（短期）镇静催眠药，但无镇痛作用。在婴儿早期，通常认为其在临床上应用的指征是无痛或无创检查（如超声心动图、影像技术、听力评估）或非特异性综合征（如失眠或非阿片类物质戒断综合征）的镇静。最近对加拿大 NICU 机械通气早产儿（<35 周）使用镇静药的分析表明，在这种情况下使用镇静药超过 24h 比率很低（5638 名通气早产儿中有 16%），然而在发表的病例中，水合氯醛（44.2%）被普遍使用，仅略低于苯巴比妥（44.9%），依次是咪达唑仑（37.9%）、劳拉西泮（12.9%）、氯胺酮（1.4%）和丙泊酚（0.2%）[173]。

水合氯醛可口服或直肠给药。口服给药吸收迅速，随后肝脏代谢成三氯乙酸或三氯乙醇（trichloro-ethanol，TCE）。TCE 随后经历结合和肾脏消除。TCE 代谢物也具有镇静作用，且由于其消除延迟——在早产儿中最为显著（消除半衰期在幼儿中约为 10h，但在早产新生儿中高达 50h 以上），因此该代谢物可能会导致蓄积和随后的镇静作用[174, 175]。早产儿和（或）肾脏或肝脏功能受损的新生儿风险增加。长期接触也可能导致胃炎、恶心和（或）呕吐；明显过量或蓄积也

可能导致心律失常[176]。有担心水合氯醛可能具有遗传毒性作用。为了说明这一点，作者测定了水合氯醛暴露前后婴儿淋巴细胞中姐妹染色单体交换和微核率，经处理后，姐妹染色单体交换和微核出现的频率显著增加，表明水合氯醛具有中度的遗传毒性[177]。由于所有这些不良反应，应避免长期重复使用水合氯醛。然而这类用法相当普遍。在墨尔本市 NICU 最近的一次审计中，发现共有 32 名新生儿接受了 238 剂次的注射，反映了重复注射的普遍性[178]。然而，这并不意味着单剂量给药不存在风险。

口服、鼻胃或直肠给药的通常剂量为 20～70mg/kg，直肠给药剂量相对较高。随后预计可在 30～45min 产生镇静作用。因为 TCE 的清除延迟，早产儿镇静时间可能延长。为了进一步说明这一点，我们参考了一项关于 26 名足月前早产儿水合氯醛药效学的研究。在早产儿前期前瞻性评估水合氯醛（口服 30mg/kg）给药前后的镇静（COMFORT）、摄食行为和心肺事件（心动过缓，呼吸暂停），暴露于水合氯醛是为帮助完成听力筛查[179]。发现在给药 12h 后仍有镇静作用，口服摄入量轻微而镇静作用显著下降[161～156ml/(kg·d)]。此外还观察到心动过缓事件的数量和最严重心动过缓事件的持续时间显著增加。服用水合氯醛显示严重心动过缓事件的婴儿（$n=13$）出生时胎龄较低。基于所采用的方法（心肺监测），该研究不能区分中枢性和阻塞性呼吸暂停[179]。

水合氯醛镇静可能导致中枢通气不足或呼吸暂停。由于肌张力下降和维持上呼吸道的肌张力低下，会出现阻塞性呼吸暂停。在动物实验中发现水合氯醛暴露后，口底肌的肌电活动明显低于膈肌[180, 181]。这可能导致阻塞性呼吸暂停，更常见于患有阻塞性呼吸暂停综合征的婴幼儿，或新生儿畸形或微小 / 小鼻孔。在接触水合氯醛及超声心动图的幼儿中，观察到阻塞性呼吸暂停伴有继发性心动过缓的表现[182]。

还有关于水合氯醛暴露与婴儿猝死综合征间

关系的病例报告。由于水合氯醛（部分是由三氯乙烯代谢产物引起的）是一种长效化合物，事件可能在手术后数小时内发生。同样，（早产）新生儿似乎更容易在暴露 24h 后出现相关的心动过缓事件[179]。

有研究报道了水合氯醛镇静的疗效和并发症，但这些研究并不总是报道早产儿在出生后第一个月的亚组。Litman 等报道了行 MRI 检查的 1394 名婴儿暴露于水合氯醛（50～75mg/kg）的疗效和并发症[176]。发现住院患儿、体重较轻患儿、美国麻醉医师协会（American Society of Anesthesiologists，ASA）分级较高和年龄较小患儿（与产后日龄和矫正胎龄均有关）更有可能出现氧饱和度降低（<90%）；足月和早产儿血氧饱和度降低或需要吸氧的发生率约为 20%；8 名婴儿发生 10 次心动过缓，其中 6 名为早产儿。与足月新生儿（0.05）相比，早产儿（0.1）术后早期氧饱和度降低的概率更高，随后预测概率降低（出生后 100 天为 0.035，而足月新生儿为 0.015）[176]。Heistein 等使用水合氯醛（80mg/kg，口服）行超声心动图检查，包括 58 名新生儿和 398 名（1—6 月龄）婴儿；发现镇静中心率和血压均有中度下降，10.8% 患儿出现不良反应 [呼吸暂停（n=3）、气道阻塞（n=15）、缺氧（n=65）、高碳酸血症（n=40）、低血压伴低灌注（n=4）、呕吐（n=4）和长时间镇静（n=36）]。不良事件在 <6 月龄的婴儿中更为常见[182]。

也对水合氯醛不良反应情况与其他非药理学和药理学技术进行了比较。Keidan 等评价禁食对水合氯醛镇静效果的影响，通过比较两家不同医院新生儿听觉脑干反应的两种做法[183]，发现禁食与初始镇静失败率增加相关，且禁食组需要较高总剂量的水合氯醛，并导致术后镇静时间延长[183]。相比之下，与单独"喂养和扫描"方法相比，水合氯醛（50mg/kg，口服或直肠）在 25 名新生儿中导致更短的扫描时间和持续时间，但没有提供扫描后恢复的数据[184]。因此可以合理地得出结论，联合或分阶段的方法（补充水合氯醛，或者在需要时补充水合氯醛）似乎是最好的方法[185]。一项关于 47 名新生儿的研究也报告了这种"喂养和包裹"策略，其中 42/47 名首次成功成像，仅有 5 名新生儿暴露于氯水合物[186]。在英国最近的一项调查中，水合氯醛是最常用的镇静药（42/47，89%），在常规或"根据需要"使用镇静药（47/53）的单位中，作为"喂养和包裹 + 镇静药"的联合实践的一部分[187]。在此应重新阐明补充干预措施的附加价值，以减少接触镇静药或提高药物干预的有效性。

近期发表一些重要的比较研究。在神经影像学检查期间，比较口服戊巴比妥（4mg/kg）与水合氯醛（50mg/kg）对婴儿（<1 岁）的镇静作用，根据 1316 名婴儿观察发现，有效性、镇静时间和出院时间无差异，但戊巴比妥组的总体不良事件发生率（0.5%）低于水合氯醛（2.7%）[188]。不幸的是研究未报告新生儿亚组的数据。一项针对 7 名足月新生儿的交叉研究发现，水合氯醛（75mg/kg）较咪达唑仑（0.2mg/kg 静脉注射）效果更好、不良反应相似[189]。Miller 等报道了一项对 150 名婴儿（<3 岁）行右美托咪定（2～3μg/kg，鼻内）与水合氯醛物（70mg/kg，口服）镇静行经胸超声心动图检查的对比研究，发现两组出现相似的心率下降（水合氯醛减少 22%）、相似的作用时间（80～90min）及相似的疗效[190]。

要点

- 水合氯醛单剂量给药是一种常用的方法，以促进无痛化镇静。但对（早）产儿的研究有限。

- 15～30min 后即可产生镇静。对于新生儿而言，镇静的持续时间不太确定，但 24h 后的镇静效果已被描述[174, 175, 179]。

- 在水合氯醛暴露后，监测（早产）新生儿至少相当于停经后 46 周的年龄是合理的[179]。

- 遗传毒性风险与水合氯醛的暴露有关[177]。

（三）吗啡和芬太尼

在儿科关于新生儿重症监护室药物使用的报告中，吗啡和芬太尼在新生儿处方药物位于前 30 名（19/30 和 25/30）；在 1997—2004 年队列中，估计暴露在 56‰ 和 35‰ 名入院新生儿中；在最近（2005—2010 年）的分析中分别升至第 7 和第 14 名，估计暴露量分别为 70‰ 和 51‰，对乙酰氨基酚则出现在第 16 名（43‰）[191, 192]。这些化合物是新生儿重症监护室最常用的镇痛药。

因此，吗啡可能是新生儿中应用最广泛的镇痛药，可通过口服（生物利用度约为 30%）或静脉途径给药。吗啡刺激中枢神经系统内外的阿片受体产生作用，这也对其疗效（镇静、镇痛、瞳孔缩小）和不良反应（膀胱潴留、麻痹性肠梗阻、呼吸抑制）有合理的解释。需要在吗啡暴露期间和之后进行适当的监测（心肺、镇静）。有建议镇痛需要吗啡水平达到 120ng/ml，而不良反应出现在剂量超过 300ng/ml[193]。但这些剂量在新生儿中有所不同，很可能是由于阿片受体表达 / 活性、成熟表型葡萄糖醛酸化活性的差异，也可能是由于血脑屏障水平上转运蛋白活性的差异[194]。吗啡转化为两种葡萄糖醛酸代谢产物（吗啡 -3- 葡萄糖醛酸和吗啡 -6- 葡萄糖醛酸），这些代谢产物随后通过肾脏途径被消除。吗啡 -3- 葡萄糖醛酸钠是吗啡作用的拮抗药，吗啡 -6- 葡萄糖醛酸钠也具有镇痛和呼吸抑制作用。吗啡硫酸化只是一个很小的代谢途径[195]。

尽管吗啡已被使用至少 30 年，但有关该药在新生儿中的成熟药代动力学的知识只是在近期才获得重大进展。基于吗啡药代动力学的观察汇总，基于模型的模拟表明早产儿中的负荷剂量（μg/kg）和维持剂量 [μg/(kg$^{1.5}$·h)]，在 < 10 日龄的新生儿中应额外减少这种维持剂量（约 50%），以产生合理范围的吗啡和吗啡代谢物[196]；这些模拟随后在新生儿吗啡使用的其他数据集中验证了其药代动力学可预测性[197]。这些药代模型随后可用于验证或拒绝上述建议的药效学浓度（120～300ng/ml 阈值）。除了体重，特定的疾病特征如全身体温过低或手术类型可能进一步影响吗啡药代动力学[198, 199]。

芬太尼是合成类脂溶性阿片类物质（舒芬太尼、阿芬太尼）序列的第一个。与吗啡相比，它能更快地透到中枢神经系统，因为它具有高脂溶性而产生更快的效果。芬太尼是一种有效的 μ 阿片受体激动药，其效力是吗啡的 70～125 倍；通过 N- 脱烷基化代谢为非活性代谢产物。该药为短效，但与年龄较大的儿童相比，在新生儿具有较长的消除半衰期，因此需要在新生儿中进行血药水平的监测。耐受性预计出现在暴露后 3 天。然而 Völler 等最近发现早产儿生命第一周有非常快速成熟的芬太尼清除率（3 倍），因此应将耐受性与增加的清除能力区分开来[200]。

肌肉（胸部）僵硬偶有报道。使用 1～5μg/kg 可达到短期镇痛，但与呼吸抑制相关。可在相同的负荷剂量下开始使用，然后按 1～5μg/(kg·h) 持续使用[125, 201]。

对新生儿使用阿片类物质的建议主要取决于适应证，如术后镇痛、诊疗操作的镇痛或机械通气时的镇静。阿片类物质相关的新生儿戒断 / 戒断综合征的治疗不在本章的讨论范围内。然而预防和减少阿片类物质接触显然是第一步，结构化的指导方针可在这方面提供帮助。实施关于使用阿片类物质和镇静药的指导方针有效地减少了这些药物的使用及其变异性[202]。这种暴露的减少反映在患儿数量（63%～33%）和累积剂量（吗啡约 68%；咪达唑仑约 37%）。有趣的是，这种干预也导致了医源性阿片类物质戒断需要纳洛酮治疗的病例数显著减少（-75%）[202]。

在"大"手术的术后镇痛中，推荐使用这些化合物作为单一疗法或作为多模式镇痛的一部分；甚至还有随机对照试验（randomized control trial，RCT）证据支持阿片类物质对新生儿结局的好处[1]。为达到均匀性、安全性和简单性的目的，负荷剂量后的连续输注是最常用的方法，尽管当连续给予吗啡与间歇给药相比时已有类似的结果[203]。文献表明对乙酰氨基酚结合多模式镇痛确实导致临床相关的吗啡消耗减少[204]。由于芬太尼消除半衰期较短，负荷剂量后连续给药最为常见。已评估了这一用法（对早产儿间歇推注与持续使用芬太尼）在机械通气新生儿中的有效性[205]。

相比之下，阿片类物质用于诊疗操作性镇痛有效性的证据则非常有限。吗啡不能减轻机械通气新生儿气管内吸痰相关的疼痛评分[206]。与口服蔗糖等其他干预措施相比，新生儿足跟刺激或血液采样时的疼痛反应也未得到改善[207]。

部分原因可能是吗啡作用于中枢神经系统，因此在给药和镇静效果间存在一个相关的滞后时间。在气管插管时使用吗啡也应考虑同样的问题。在 RCT 研究发现，与瑞芬太尼、芬太尼或丙泊酚相比，吗啡的效能似乎更差[129, 156, 159]。基于阿片类物质的临床药理学，芬太尼或瑞芬太尼等"速效"的阿片类物质更为合适。适用于机械通气时的镇静证据也同样有限。

不推荐吗啡常规用于机械通气(早产)新生儿，因为 Meta 分析未记录显著有益的短期结果[207]。早产儿接触阿片类物质的短期不良反应包括通气不足和呼吸暂停、低血压、肠蠕动不良和膀胱功能障碍。通气不足和呼吸暂停导致持续时间延长[吗啡暴露组为 7（4～20）天，而安慰剂组为 6（3～19）天，通气 +1 天][208]。同样 Hartley 等最近报道，在非机械通气早产儿中应用吗啡（单次 100μg/kg，口服）可促进早产儿视网膜病变（retinopathy of prematurity，ROP）的筛查并减轻疼痛反应，但导致新发生的呼吸暂停事件发生率增高（8/15 vs. 3/15，RR=2.7）[209]。

此外有研究表明，机械通气早产儿优先使用吗啡与 5 岁和 8 岁时的次佳神经发育结果变量相关；同样的发现也见于芬太尼[210, 211]。根据已发表的芬太尼用于机械通气早产儿的研究结果，在早产儿机械通气中似乎没有常规持续输注芬太尼的应用。这是因为与芬太尼推注相比，持续输注的疼痛评分没有持续降低，反而不良反应增加。此外，在侵入性手术之前或根据疼痛评分使用芬太尼推注与持续输注芬太尼相比，已证明了相同的疗效和安全性[212]。这个结论可以基于一项多中心、双盲 RCT 试验，机械通气的新生儿（≤32^{+6}周胎龄）被随机分配至芬太尼组（n=64，持续输注芬太尼加上开放标签的芬太尼推注）或安慰剂组（n=67，持续输注安慰剂加开放标签的芬太尼推注）；根据 EDIN 和 PIPP 量表评估的主要结果是镇痛效果[205]。有趣的是，芬太尼开放标签推注的需求相似，两组间的 EDIN 评分相当，而在治疗第 1～3 天安慰剂组的中位 PIPP 评分在临床上和统计学上高于芬太尼组。在不良反应方面，芬太尼组 64 名婴儿中的 27 名（42.2%）仍需要 1 周的机械通气，而安慰剂组 67 名婴儿中的 17 名（25.4%）需要 1 周的机械通气（P=0.042）；芬太尼组第一次机械通气周期较长、第一次胎粪排出时间较晚（P=0.019 和 P=0.27）。根据收集到的大量证据，芬太尼确实能减轻急性疼痛，但不能减轻长时间的疼痛，反而增加通气时间或麻痹性肠梗阻的额外费用[205]。

要点

• 有关吗啡和芬太尼药代动力学的数据已有报道，因此制订了剂量指南，减少可预测的暴露[196, 197, 200]。

• 有强有力的证据支持在术后镇痛中使用阿片类物质[1]，但是不良反应包括心肺抑制、膀胱和肠麻痹、低血压和耐受性。

• Völler 等描述了早产儿在出生第一天或第一周有非常快速成熟的芬太尼清除率（3 倍），因此应将耐受性与增加的清除能力区分开来[200]。

• 对于主要干预（如气管内插管）期间的程序性疼痛缓解，脂溶性合成阿片类物质的起效时间较短，有一定的效果[129, 156, 159]。

• 相比之下，尚无证据支持机械通气新生儿常规使用阿片类物质。阿片类物质似乎仅应用于减轻急性和长期疼痛，而不是用于减轻机械通气过程中的长时疼痛，因其会导致通气时间延长和麻痹性肠梗阻的增加。此外，随访数据显示阿片类物质暴露程度与神经系统预后受损之间存在联系。

（四）苯二氮䓬类药

苯二氮䓬类药物作用在中枢神经系统的 γ-氨基丁酸受体（GABA），导致镇静与相关的催眠、抗焦虑、肌肉松弛和抗惊厥活动，但不减轻疼痛。重要的是 GABA 受体在早期发育过程中（相当于早产儿）从兴奋性转变为抑制性，这也许可以解释与年龄相关的药效不良反应的差异，如兴奋或肌肉抽搐。最常用的苯二氮䓬类药物是咪达唑仑，关于新生儿中劳拉西泮或地西泮的信息非常有限[212]。

咪达唑仑的生物利用度在口服时约为 35%，直接通过口腔或鼻黏膜吸收时为 50%。咪达唑仑经历广泛的代谢清除，包括羟基化为 1-OH- 咪达唑仑，同样具有少许镇静作用（细胞色素 $P_{450}3A$）和葡萄糖醛酸化，由于这些过程逐渐成熟，新生儿消除半衰期为 12h，而成人为 2h。Anderson 和 Larsson[213] 描述了咪达唑仑清除的成熟模型，并推断需要 0.014mg/(kg·h) 的稳态输注速率才能达到与成年人相似的靶镇静浓度。然而这种剂量建议尚未得到验证。最近，咪达唑仑用于重症监护室镇静药的新剂量建议：胎龄＜32 周早产儿为 0.03mg/(kg·h)，胎龄＞32 周新生儿为 0.06mg/(kg·h)。然而对这种新剂量的模拟显示，早产儿中的稳态浓度存在较大的差异[214]。

由于细胞色素 $P_{450}CYP3A$ 活性的表型主要变化可在生后前几个月预测，因此 Ince 等对 26 周胎龄（gestational age，GA）的早产儿体内 CYP3A 介导的咪达唑仑清除的成熟度进行了评估[215]。这项研究是基于包括早产儿在内的 6 项先前报道的静脉注射咪达唑仑后的药代动力学研究的数据汇总。从早产儿到成年人的整个生命周期中，体重是咪达唑仑清除率的重要协变量。对体重影响的最好描述是使用一个指数随体重变化的异速生长方程，从早产儿（0.77kg）的 0.84 到成人（89kg）的 0.44。这些发现证实了最快的成熟确实发生在最年轻的年龄段。因此新生儿的剂量应该较低，且在出生后早期可能发生蓄积[215]。除了成熟协变量，疾病特征（如危重病、炎症）也影响新生儿和婴儿的咪达唑仑清除率（高达降低 90%）[216]。

尽管咪达唑仑常用于儿童的预用药（0.5mg/kg，口服），但早产儿负荷剂量（0.05～0.1mg/

kg，静脉注射）常导致低通气、低血压和脑血流量减少。有些单位给予机械通气新生儿 0.06mg/(kg·h) 的剂量，24h 后减少量以避免蓄积；然而这种方法现在越来越受到质疑，因为在 NOPAIN 研究之后，多不愿意在早产儿中使用苯二氮䓬类药。NOPAIN 多中心研究旨在评估在 67 名早产（胎龄 24—32 周）新生儿队列中测试镇痛或镇静（吗啡、咪达唑仑与安慰剂）对死亡率和神经系统发病率的影响的可行性[217]。这项初步研究表明，使用咪达唑仑后，神经系统不良事件的发生率在统计学上升高（死亡、Ⅲ级或Ⅳ级 IVH、PVL）。根据最新的 Meta 分析，数据仍不足以使静脉注射咪达唑仑作为重症监护期间新生儿的镇静药，而同一 Meta 分析提出了对新生儿使用咪达唑仑安全性（不良神经事件发生率）的担忧[218]。

除在机械通气期间单独使用咪达唑仑外，也有报道其与阿片类物质（吗啡、芬太尼或瑞芬太尼）的联合应用以实现机械通气期间更平衡的镇静。在双盲 RCT 试验的机械通气新生儿和年幼婴儿（＜60 日龄）中，低剂量咪达唑仑 [0.05mg/(kg·h)] 与瑞芬太尼 [3μg/(kg·h)] 或芬太尼 [1μg/(kg·h)] 联合使用。两种给药方案的疗效相当，血流动力学稳定性良好，不良事件发生率相似。有趣的是，与芬太尼相比，瑞芬太尼镇静中断后的拔管时间中位数显著缩短 [80（15～165）vs. 782（250～1875）min][219]。总之，根据现有的证据，不推荐常规使用咪达唑仑用于（早产）新生儿的机械通气，而当镇痛被认为不足或作为减少镇痛药暴露的手段时，咪达唑仑通常被用作附加治疗。与单药治疗相似，这种治疗方法与低血压、低通气和低氧血症有关[220]。为了进一步反映这种做法，在 EUROPAIN 研究中，6680 名新生儿中有 576 名（9%）接受咪达唑仑治疗，而插管新生儿中有 536 名（25%）接受咪达唑仑治疗[23]。

也有一些关于苯二氮䓬类药物用于气管内插管的报道。在一项针对早产儿的小型（n=20）随机研究中，咪达唑仑与丙泊酚相比，尝试次数和总体插管条件没有显著差异[131]。另一项随机、安慰剂对照的早产儿双盲试验在 16 次插管后停止，因为暴露于咪达唑仑和阿托品的早产儿有更多的去氧饱和现象及需要更频繁的心肺复苏[221]。在 60 名需要在产房进行新生儿插管的随机对照试验中，鼻用咪达唑仑（0.2mg/kg）与鼻用氯胺酮（2mg/kg）的效果相似，但鼻用咪达唑仑作为镇静药更有效（成功率 89% vs. 58%，插管时间更短 10min vs. 16min）[150]。Pereira e Silva 等对 20 名早产儿（胎龄 28—34 周）的双盲随机对照试验中，在吗啡（150μg/kg）或瑞芬太尼（1μg/kg）联合咪达唑仑（0.2mg/kg）的情况下进行插管，发现瑞芬太尼组总体气管插管情况较好[159]。

咪达唑仑会导致早产儿和足月新生儿低血压、心输出量减少，早产儿脑血流速度降低。因此咪达唑仑用于气管内插管似乎不是最佳选择，应限于（接近）足月新生儿[222]。为进一步说明这一点，在英国三级新生儿病房使用插管用药的调查中，只有非常有限的病房（6%）使用咪达唑仑（中位剂量 0.1mg/kg）来帮助气管内插管。同样，美国儿科学会不支持在早产儿中使用咪达唑仑，但可考虑在足月新生儿和婴儿中使用咪达唑仑，作为选择性气管插管用药的一部分[222]。

最后，长期和蓄积剂量的苯二氮䓬类药物与耐受性、依赖性和戒断综合征有关，在新生儿中也是如此。与儿童或成人的方法相似，20 名新生儿接受体外膜氧合（extracorporeal membrane oxygenation，ECMO）后镇静和镇痛中断的可行性已在一项前瞻性观察性研究中描述[223]。

要点
- 咪达唑仑在新生儿中的清除率要低得多，因此需要特定人群的剂量，而且在新生儿中更容易蓄积[213-215]。
- 咪达唑仑镇静的新剂量建议已包括在指南中[0.03mg/(kg·h) 胎龄＜32 周和 0.06mg/(kg·h) 胎龄＞32 周）]。然而模拟的这种剂量显示早产儿体内的稳态浓度存在显著差异[214]。

- 咪达唑仑使用通常会导致不良反应，包括通气不足、低血压和脑灌注不足。咪达唑仑与早产儿较差的神经系统预后有关[217, 218, 221]。
- 新生儿不需要常规使用苯二氮䓬类药物进行镇静治疗。需要个性化用药，这通常是多模式镇静策略的一部分[212, 218]。

（五）右美托咪啶

理想的镇静药应该起效迅速、持续时间和作用深度可预测、不依赖于活性代谢物（效应或不良反应）、停药后影响快速消失、无成瘾（身体依赖或停药反应）、无药物耐受性、无心肺功能不良反应[16]。最好再加上蛋白结合率高、无药物相互作用、与其他药物不相容、不影响潜在的合并症，如肾脏或肝脏疾病。目前尚无这样一种理想的化合物，但右美托咪啶可能会成为实现这一目标的一种潜在药物[16]。

右美托咪啶是一种有效的亲脂性 α_2 受体激动药，其 α_2 与 α_1 的活性比为 1620:1；其作用机制被认为是在中枢突触后 α_2 受体激活 G 蛋白，通过钾离子通道增加电导，从而抑制去甲肾上腺素的释放。通过抑制交感神经，右美托咪啶发挥其镇静、镇痛和抗焦虑的特性及不良反应（如低血压或心动过缓）。令人感兴趣的是使用后应激反应减弱，对促进拔管和减少（术后）谵妄有积极作用，从而具有心脏保护特性及神经保护作用[224]。目前右美托咪啶被批准用于机械通气重症监护成年患儿的短期镇静（＜24h）和非插管成年患儿手术和其他检查之前和（或）期间的镇静。目前正在进行试验以研究其药代动力学、临床疗效和长期使用的安全性，但在成人重症监护室（intensive care unit，ICU）中长期使用该药物已有临床经验[225, 226]。

相比之下，在儿科人群中，新生儿使用右美托咪啶的情况仍相当有限。据报道，与芬太尼处理组相比，右美托咪啶的优点是不影响呼吸驱动，并可缩短的机械通气持续时间。右美托咪啶似乎对胃动力的影响很小，与芬太尼相比，右美托咪啶治疗的新生儿需要较短的时间便可达到完整的肠内喂养。最后，体外和动物实验研究表明其具有神经保护作用[16, 224-226]。

右美托咪啶也存在潜在、明显的药物不良反应。最令人担忧的是低血压，这种情况在成人和儿科患儿中都常见于大剂量使用。静脉给药后低血压的发生率和程度与典型的芬太尼和咪达唑仑相似。至少在成年人中，避免推注或快速滴定右美托咪定可以减弱这种效应。由于该低血压的病理生理学特征（与中枢 α_2 受体激动有关），随后的治疗更加困难，持续时间延长。

目前，在新生儿中使用右美托咪啶的经验是有限的，但也包括新生儿 ECMO[227]，或者其作为咪达唑仑备用药物用于早产儿的医学影像学检查等[228]。其药代动力学最近才在新生儿中被描述，包括早产儿和心脏直视手术后的足月新生儿[225, 229, 230]。有报道 16 名新生儿腹部手术麻醉期间右美托咪啶 [10min 内负荷剂量 1μg/kg，0.5～0.8μg/(kg·h)] 暴露后的血流动力学变化，与七氟烷麻醉相似，观察血流动力学稳定性（心率、舒张压和收缩压）[226]。Shukry 等报道 4 名婴儿 [包括 1 名新生儿（2 周龄—11 月龄）] 使用右美托咪啶行直接喉镜检查及支气管镜检查的情况[230]。使用的右美托咪啶总剂量为 2～5μg/kg，1 名患儿（新生儿）额外需要丙泊酚（3.7mg/kg）。在整个手术过程中（7～38min）心率和平均动脉压保持稳定[229]。有一个病例研究报告了 1 名新生儿联合使用右美托咪啶 [0.09～0.53μg/(kg·h)] 与咪达唑仑 [0.15mg/(kg·h)] 和芬太尼 [0.8μg/(kg·h)] 用于先天性纵隔神经母细胞瘤相关气道受损时的镇静。血浆右美托咪啶浓度为 0.25～0.65ng/ml 达足够镇静(COMFORT 评分)[231]。在对手术后新生儿或共同暴露于右美托咪定的回顾性分析中，加入右美托咪定可使阿片类物质需求显著降低（约37%，1155μg/kg vs. 1841μg/kg），但右美托咪定组与更多的心动过缓事件相关（2 倍增加，12.8% vs. 5.1%）[233]。同样在一项随机对照试验研究中，新生儿和婴儿（<3 月龄）应用右美托咪啶＋骶管阻滞（n=51）与吸入麻醉

（氧化亚氮、七氟烷）和气管插管全身麻醉＋骶管阻滞（n=48）相比，心率明显变慢、平均动脉压相对增高，但重症监护入住率较低（3.9% vs. 12.5%），这种技术避免右美托咪啶组行气管插管（49/51）[233]。

需要进一步研究来确定这种效应在早产儿中的发生率和临床影响。这种对早产儿右美托咪啶的前瞻性研究必须包括持续评估血压和心率，以及利用现有技术评估灌注[234]。作为警告，已发现 1 新生儿癫痫发作的病例报告可能系右美托咪啶诱发，这也可解释为与右美托咪啶相关的蓝斑抗惊厥活性的降低。

要点

• 基于药代动力学和药效学，右美托咪啶有望成为新生儿镇静的有用化合物[225, 226, 228-233]。

• 目前数据正在积累，强烈建议同行们报道使用这种药物的经验以增加现有的信息，以便对新生儿的风险 / 收益情况有一个有效的印象。

（六）吸入麻醉药

据我们所知，吸入麻醉药用于新生儿和婴儿诊疗性镇静的研究数量和临床应用仅限于等摩尔氧化亚氮（N_2O）/ 氧气混合物（早产儿视网膜病变的筛查、肌内注射帕利韦单抗）和单医院的七氟烷使用经验（中心静脉导管放置、气管插管）。更重要的是无法检索到过去 5 年中有关这些做法的新数据或报告。

根据有关等摩尔氧化亚氮（N_2O）和氧气对年龄相关的镇痛作用的现有知识[235]，一项随机对照试验证明，这种吸入策略不会对早产儿眼部筛查检查中产生任何额外的疼痛缓解[236]。对照组窥镜插入时的平均 PIPP 评分（8.4 分，95%CI 7.6～9.3）与氧亚氮暴露组相当（8.5 分，95%CI 7.3～9.8）；两组患儿血氧饱和度和心率均没有显著差异。吸入法未见明显不良反应，患儿可以接受[236]。有研究采用随机研究观察接受帕利韦单抗治疗的婴儿接受氧化亚氮（50/50 混合物）、应用 EMLA 或两者兼用的比较，疼痛评估方法基于改良疼痛行为量表（Modifed Pain Behavior Scale，

MPBS）；发现虽然在氧化亚氮给药期间 MBPS 显著降低，与 EMLA 联合使用时最为明显，但在免疫接种和恢复期间平均 MBPS 评分仍分别为 8 分和 7 分[237]。在帕利韦单抗免疫接种期间，在未进行任何特定干预情况下行 MPBS 评分的平均值与另一组早产儿的报道相似[238]。

蒙彼利埃医院报告了将七氟烷用于新生儿诊疗性镇静[239-241]。在连续的 33 名患者中，使用逐步增加浓度直到失去意识和运动反应的方法来协助中心静脉导管的放置，镇静期间患儿心率保持稳定，平均动脉压下降，但无一患儿需要气管插管[239]。操作的容易程度被评为"平均"13 次，"优秀"20 次[239]。本报告遵循早期报道的 55 名新生儿的随机对照试验，旨在比较七氟烷与葡萄糖和非营养性吸吮（non-nutritive sucking, GNNS）镇静药在缩短手术持续时间和预防 PICC 放置期间疼痛相关影响方面的有效性和安全性[240]；发现七氟烷组具有更明显的静止不动、更少的高血压和心动过速或心动过缓发作；两组低血压发生率无差异；而葡萄糖组在干预后的 4h 内表现出更多的去氧饱和。同一研究组报道了使用七氟烷行气管内插管[241]，33 名新生儿在气管插管前被随机分配到七氟烷（吸入浓度 2%～5%）或无药物治疗（100% 氧气预氧化）对照组。与对照组相比，七氟烷组不良事件发生率没有显著差异 [低血压（37.5% vs. 37.5%），氧饱和度降低（37.5% vs. 44.5%）]；而对照组高血压（25% vs. 56.3%）和心动过缓事件（8.3% vs. 44.4%）更常见。与对照组相比，七氟烷组无运动（95.5% vs. 28%）、最佳声门可视化（73% vs. 33%）和失败率（25% vs. 39%）低，插管更为容易。因为使用了"安慰剂对照"的研究设计，所以实际上不可能将这些结果数据与更常用的药理学策略进行比较[241]。

在我们考虑使用吸入麻醉药对新生儿进行镇静之前，我们应该意识到药代动力学的差异和所涉及的逻辑。为了说明年龄相关的药效学，我们参考了关于氟烷的现有数据。Lerman 等发现新生儿氟烷的最低肺泡浓度（0.87%）显著低于婴儿（1.20%），而婴儿最低肺泡浓度显著高于年龄较大的儿童[242]；在麻醉诱导时，新生儿收缩压下降 23%，婴儿收缩压下降 34%；新生儿心率下降 12%，婴儿心率下降 22%，低血压无显著差异（33%～44%）。作者结论认为新生儿氟烷最低肺泡浓度值比婴儿低 25%，明显低于先前认为的水平，心血管不良反应的发生率没有任何差异。其次，为避免空气污染，一般是通过使用闭环回路实现，因此需要专门的通气设备。

要点

- 关于新生儿使用吸入麻醉药的数据有限。更重要的是，似乎在过去 5 年中没有关于这些做法的真正新的数据或报告。

- 由于所需的设备，使其使用受限。

（七）对乙酰氨基酚

对乙酰氨基酚（扑热息痛）的临床药理学：对乙酰氨基酚是一种易获得、非处方（over the counter, OTC）的解热镇痛药，是治疗轻至中度疼痛或发热最常用的药物，适用于婴儿和新生儿，可通过口服、直肠给药，也可通过静脉给药[243]。关于新生儿重症监护室处方用药的数据仍然支离破碎，整体模式表明对乙酰氨基酚是新生儿重症监护室疼痛管理的"明星"。这反映在 Pediatrix 数据库和 NEOPAIN 研究[23, 191, 192]。虽然在第 1 个（1997—2004 年）队列研究的前 30 名中未出现，但在最近（2005—2010 年）队列分析中，对乙酰氨基酚出现在第 16 名（43‰）[191, 192]。在 EUROPAIN 研究中，对乙酰氨基酚（14%）较镇静 / 催眠药（12%）更常见，但仍低于阿片类物质（26%）[23]。

对乙酰氨基酚被广泛用于疼痛治疗，同时具有较有限的外周抗炎作用[244, 245]。对乙酰氨基酚的峰值浓度在口服给药后约 60min 出现，直肠给药后吸收均有可变和延后性。有趣的是目前只是部分揭示对乙酰氨基酚的作用机制。前列腺素 H_2 合成酶（prostaglandin H2 synthetase, PGHS）浓度依赖性抑制，这个 PGHS 复合物有两个位点：

环氧合酶（cyclooxygenase，COX）和过氧化物酶（peroxidase，POX）位点[244-247]。因此对乙酰氨基酚通过减少共同底物的作用，使前列腺素 G2 在 PGHS 酶的 POX 位点上转化为前列腺素 H_2。对乙酰氨基酚相关的 POX 抑制是竞争性的，因为前列腺素 G_2 本身或脂质过氧化物抵消了这种抑制。这就解释了为什么在中枢神经系统内抑制前列腺素合成是有效的（没有脂质过氧化物，因为这些过氧化物主要来源于白细胞和血小板）。在中枢神经系统以外，对乙酰氨基酚对外周 COX 也有非选择性抑制作用，然而这种抑制作用只涉及生理上的低浓度花生四烯酸，这解释了与布洛芬等在炎症（高氢过氧化物、高前列腺素）环境中具有更强大的外周抗炎作用的差异[245]。其他机制包括与大麻素受体相互作用的活性代谢产物（对氨基苯酚）有关，其镇痛作用进一步通过降低 5- 羟色胺能通路、P 物质介导的过程或与 NMDA 受体相互作用及氧化亚氮作为脊髓神经递质的作用来介导[244-247]。

在治疗浓度（中位数 10mg/L）范围内，对乙酰氨基酚被肝脏代谢为对乙酰氨基酚 - 葡萄糖醛酸（47%～62%）和对乙酰氨基酚 - 硫酸盐（25%～36%）主要代谢物，随后通过肾脏途径消除。只有 1%～4% 在尿中排出，8%～10% 的对乙酰氨基酚被氧化为 3- 羟基对乙酰氨基酚和(肝)毒性代谢物 N- 乙酰基对苯醌亚胺（N-acetyl-p-benzoquinone-imine，NAPQI）[243]。已经发表了有关对乙酰氨基酚临床药理学的数据，包括肠内或静脉注射后新生儿的药代动力学和耐受性(肝脏、血流动力学)。清除率主要与体重、年龄有关，在一定程度上与高胆红素血症有关[248-252]。除了总体清除率的数据之外，关于各种消除途径（葡萄糖醛酸化、硫酸化、氧化，肾脏）详细信息已被报道并随后得到验证[248, 249]。

反复给药期间的肝耐受性和血流动力学耐受性均有记录[246]。因此对乙酰氨基酚被认为在广泛的患儿群体中作为镇痛药具有良好的有效性和安全性。然而，由于对乙酰氨基酚是最常用的治疗疼痛或发热的药物之一，对乙酰氨基酚相关协变的知识仍至关重要，以避免意外的变异性及毒性。除了口服和直肠配方，最近还有几种静脉注射配方用于肠道途径不能使用时给予对乙酰氨基酚，且应通过降低与吸收相关的变异性来提高可预测性[250, 251]。

1. 功效

根据现有的证据，对乙酰氨基酚对治疗轻、中度疼痛综合征有效，但对新生儿的有效诊疗的疼痛管理无效。新生儿重症监护室（NICU）最初引入了多模式"阿片类物质节俭"镇痛的概念，但没有强有力的证据支持这种做法。就在最近（2013 年），Ceelie 等记录了新生儿在接受重大非心脏手术后，与安慰剂相比，静脉注射对乙酰氨基酚的临床效果显著（约 66%）[204]。同样在一项关于早产新生儿（<32 周）的阿片类物质摄入量的回顾性分析中，在一个 NICU 的临床方案中引入对乙酰氨基酚（Ⅳ）之前和之后，也观察到了阿片类物质的节约效果（累计剂量约 54%；累计剂量约 59%）[253]。

相比之下，对乙酰氨基酚在疼痛过程中镇痛的数据始终表明，当其用于疼痛缓解过程中整体的镇痛效果较差。现有资料强烈表明，对乙酰氨基酚不能减轻急性诊疗性（皮肤破裂，如足跟采血或 PICC 放置、ROP 筛查）疼痛[254]。与安慰剂相比，暴露于对乙酰氨基酚的病例并未获益，效果较非药物干预方法（如蔗糖或葡萄糖）差。Roofthooft 等也得出类似的结论，无论给药剂量如何，静脉注射对乙酰氨基酚（10mg/kg、15mg/kg、20mg/kg）在 60 名早产儿（胎龄<32 周）PICC 置入期间作为镇痛药无效（PIPP 评分，COMFORT-neo）[255]。这与对乙酰氨基酚高剂量（40mg/kg，口服）对疼痛、恐惧的类似研究结果一致，正如将针插入 ssss 儿童皮下植入静脉港所报道的那样[256]。在这种情况下，新生儿的结果与在儿童中观察到的结果相似。

对乙酰氨基酚（15mg/kg，口服）不能减轻包皮环切术中和术后即刻的疼痛，尽管在术后即刻（＞6h）似乎可以提供一些益处[257]。Van Lingen 等[258]记录了对乙酰氨基酚（20mg/kg，直肠）对新生儿胎头吸引术的影响。基于一项随机、安慰剂对照的研究设计，在 122 名胎头吸引术的新生儿中，一剂对乙酰氨基酚显著改善了他们的临床状况（如饮水行为），但未能导致客观疼痛评分的显著变化，且重复给药后未见积极效果。采用预先镇痛法和安慰剂对照的研究设计，对 123 名接受辅助阴道分娩治疗的足月新生儿进行研究，辅助阴道分娩的新生儿不论是否接触对乙酰氨基酚，分娩后即刻疼痛评分均较低。有趣的是，在出生后不久给予足月新生儿对乙酰氨基酚（20～25mg/kg，直肠），与出生后第 2～3 天足跟采血相似的应激反应[259]。

2. 安全性

反复给药时的肝耐受性在之前已经提到过。然而也有新生儿接触对乙酰氨基酚导致肝衰竭的病例报告。不幸的是，这些病例中的大多数可用众所周知的过量用药错误（10mg/kg，静脉注射）来解释。另一个需要提到的是，早产儿群体特殊指征是使用乙酰氨基酚可诱导动脉导管闭合，这是一种新兴的做法[260, 261]。

关于安全问题的长期流行病学关联研究与神经行为（注意力缺陷多动障碍、孤独症谱系障碍、智力）的结果，特应性反应或生育能力（隐睾症）有关。目前这些数据主要来源于孕妇摄入和随后的胎儿暴露后的流行病学观察。美国食品药品管理局（FDA）和欧洲药物管理局（European Medicines Agency，EMA）分别在 2015 年和 2019 年检查了现有的观察结果，并得出结论认为这些潜在关联的临床相关性仍然不清楚，导致决定不改变他们的建议，而产品说明书已经在关于生育、哺乳和妊娠的特殊部分进行了调整[262]。

3. 要点

• 有关对乙酰氨基酚药代动力学 / 药效学的数据已经发表，并且建议对乙酰氨基酚的相同效应室浓度（10mg/L）应适应于新生儿[248-252]。

• 这意味着应考虑负荷剂量（20mg/kg，静脉或口服，30～40mg/kg 直肠），然后是维持剂量（10mg/kg 静脉或口服，1～18mg/kg 直肠）（足月新生儿每 6 小时，早产儿（胎龄＜32 周）每 8 小时）[250]。

• 有关安全性的数据表明，对乙酰氨基酚在有限的时间内（48～72h）给药，确实对新生儿中具有短期良好的安全性。

• 对乙酰氨基酚暴露与神经行为（注意缺陷障碍、孤独症谱系障碍、智力）结果、特应性反应或生育能力（隐睾症）之间的关联研究存在新数据[243, 262]。

• 已经发表的文献表明，与儿童和成人相似，（IV）对乙酰氨基酚在新生儿非心脏大手术后确实具有阿片类物质节俭（约 66%）的作用[204]。

• 对乙酰氨基酚在缓解诊疗操作性疼痛中作用甚微[254]。

七、新生儿镇静：难以权衡

在 20 世纪 80 年代后期，Anand 等的关键报告证明了新生儿有感觉疼痛的能力，疼痛的非药物及药物治疗成为新生儿护理质量的指标[1]。对这些脆弱个体的疼痛治疗无效不仅是不人道的[18, 19]，也同样导致了更糟糕的健康结果[2, 14]。本质上，这些观察结果强烈表明，早期疼痛经历会影响神经发育结果、痛阈、疼痛或压力相关的行为及晚期生理反应。因此不仅从伦理上，而且从短期和长期结果的角度来看，有效的疼痛管理仍然是新生儿护理质量的一个重要指标[2, 14, 18, 19]。然而因与暴露于镇静药相关神经细胞凋亡的新兴研究及新生儿本身的同时变化，需要进一步调整和患儿个性化定制[8-12, 16]。

神经系统的个体发育是基于一个复杂的细胞增殖、迁移、分化和选择性细胞凋亡的模式。功能发育与兴奋性和抑制性信号的平衡有关。由于整个婴儿期伤害性感受系统的成熟可塑性，伤害感受的输入可能导致特定人群的疼痛处理持续改变。类似地，将伤害性和非伤害性神经回路暴露于类似镇静药，也能调节受体信号传导相关的大脑发育。来自动物的实验数据提供的证据表明，在围产期慢性吗啡暴露导致新生儿脑容量减少、神经元密度降低、树突生长和分支减少，这与学习和运动障碍有关。相比之下，阿片受体通过纳洛酮阻断导致大脑尺寸增加和更明显的树突树枝化。类似的动物实验数据已经报道了其他类似镇静药，包括苯二氮䓬类药物、氯胺酮、吸入麻醉药、丙泊酚和巴比妥类药物或这些类似镇静药的组合[8-12]。改变部分取决于药物和剂量，一方面是细胞凋亡与年龄相关的易损性窗口期，另一方面是树突状改变。将动物的这些观察结果外推到人类（早产儿）的新生儿，显然受到一些局限性的阻碍。一些作者报道了新生儿大手术（干预次数、疾病严重程度）和神经发育障碍之间的关系。然而接触镇静药只是与这种负面结果相关的因素之一[12]。此外，与清醒区域麻醉（awake-regional anesthesia，GAS）研究相比，婴儿接受全身麻醉行腹股沟疝修补术（停经后<60周）与5岁时的神经发育结果（智力评估）没有任何差异[15]。

新生儿护理的转变是指更少的侵入性护理，如通过引入最小的肠内喂养来缩短肠外营养的持续时间，而通过早期鼻腔 CPAP、INSURE 或 LISA 方法缩短气管内通气的持续时间[16]。

首先，充分的疼痛管理不是一个孤立的过程，它应是发育护理的一个组成部分。以婴儿为中心的护理（infant-centered care，ICC）指数（父母参与婴儿护理及以发育为导向的护理干预）与婴儿疼痛管理（infant pain management，IPM）指数（减少婴儿疼痛的方法和程序）的水平有关。ICC 越高，注意力和调节能力评分越高，兴奋性越低，压力评分越低；而 IPM 越高，注意力评分越高，觉醒程度越高，嗜睡程度越低。两者之间的联系表明，两种实践（ICC 和 IPM）的结合支持更好的神经行为稳定性[263]。在我们看来，非药物性镇痛方法是药物性镇痛和以发展心理为导向的护理干预之间的联系，重点是父母如何能够

为此做出贡献[66]。

其次，镇静药和技术的引入也导致了新的临床综合征，如阿片类物质诱导的耐受性、新生儿药物戒断综合征、痛觉过敏或由于局部技术引起的药物相关毒性或毒性等并发症。对乙酰氨基酚和丙泊酚输注综合征的过量给药错误已有报道。护理人员应该意识到上述并发症的管理。

临床环境中需要一种结构化的方法[50-52]。毫无疑问，所有的新生儿重症监护室需要一个有效的疼痛评估工具和公式来指导医疗保健提供者的反应（如果发现异常疼痛评分）。在新生儿重症监护室护理小组内就异常疼痛评分的解释达成共识，并针对每种疼痛情况开发护理规则至关重要。同样的规则也应该为那些对治疗没有反应或发生不良事件的婴儿提供思路。尽管疼痛评估工具有其局限性，但是这种结构化的方法应该从对特定年龄组常规使用经过验证的疼痛评估评分开始，然后应该遵循有限数量化合物（"工具箱"）的特定条件疼痛管理方案，以便护理人员意识到这些化合物的（不良反应）影响。表 18-6 提供一些给药建议。给药建议是基于文献报道的给药方案，这在一定程度上也反映了有关新生儿剂量的总体有限信息。

疼痛管理方案也应关注镇痛药的滴定，包括何时和如何增加和减少接触镇痛药的决策树。在获得更先进的疼痛评估工具之前，我们必须在临床实践中应用经过验证的疼痛评估工具，并培训 NICU 保健提供者以标准化的方式使用这些工具，以保证在评估新生儿疼痛方面的观察者间差异的可接受性[50-52, 57]。

Dunbar 等描述了一种有希望的方法，促进更有效地实施更好的做法以改善新生儿的疼痛管理[57]。新生儿重症监护质量改善协作中的 12 个 NICU 专注于改善新生儿疼痛管理和镇静实践。协作质量改进技术用于促进婴儿疼痛管理中的局部质量改进。基本上，这些单位制订并随后实施了以证据为基础的新生儿疼痛管理和镇静的更好做法。该小组通过"计划 - 做 - 学习 - 行动"周

镇静药	剂　量
局部麻醉药	EMLA：0.5～1g，每日 1 次
丙泊酚（表 18-4）	插管：1～3mg/kg，静脉推注 连续：手动给药方案已被建议，但尚未得到验证[140]
氯胺酮	数据仍然有限，通常是多模式镇静的一部分
瑞芬太尼（表 18-5）	插管：1～3μg/kg，通常为多模式镇痛镇静 连续：0.1～2μg/(kg·min)
水合氯醛	25～75mg/kg，单次剂量，口服或直肠
吗啡	间断给药：50～200μg/kg，单次剂量，静脉或肌肉或皮下，每 4 小时 连续的：在 1h 内负荷 50～100μg/kg，然后 5～20μg/(kg·h)
芬太尼	间断给药：0.5～4μg/kg，静脉缓慢推注，按需（每 2 小时到每 4 小时） 连续：0.5～3μg/(kg·h)
咪达唑仑	间断给药：0.05～0.15mg/kg，至少超过 5min（每 2 小时到每 4 小时） 连续：0.01～0.06mg/(kg·h)
右美托咪啶	没有确切的剂量建议，实践不一样 10min 内负荷 1μg/kg，然后是 0.5～0.8μg/(kg·h)
对乙酰氨基酚	静脉注射：负荷剂量 20mg/kg 维持 10mg/kg，单次剂量 口服：负荷剂量 20～25mg/kg 维持 12～15mg/kg，单次剂量 直肠：负荷剂量 30mg/kg 维持 12～18mg/kg，单次剂量 维持间隔：每 6 小时（足月），每 8 小时 （胎龄 32—36 周），每 12 小时（胎龄＜32 周）

表 18-6　从文献中提取的不同镇静药的剂量建议

期进行变革，并在整个过程中跟踪业绩指标。新生儿重症监护室根据当地特点采取不同的策略。各个医院确定了实施的障碍，开发了改进工具，随后与合作机构分享了他们的经验。使用这种合作质量改进技术的方法，加强了当地的质量改进工作，并导致参与的新生儿重症监护室有效实施潜在的更好做法[57]。由于日本的类似努力导致了相似的结果（疼痛评估工具的改进使用，基于这些评估的干预措施，以及这些干预措施的后续效果）[264]。我们对如何改善新生儿疼痛管理的主要意见总结在表 18-7。

最后，很明显需要我们进一步研究。建议这项研究议程包括：①开发和验证更先进的疼痛评估工具，结合神经生物学评估；②收集新生儿暴露于镇静药（药物安全）后的长期结果数据；③使用适当的研究设计进行新生儿疼痛研究。我

表 18-7　主流的观点：如何改善新生儿的疼痛管理

预防

- 任何有效的疼痛缓解计划都应该纳入一个更广泛的计划，重点是减少环境压力，促进神经运动和认知发展。父母的参与是至关重要的
- 减少可避免的痛苦过程的频率：这是一个显而易见的过程，但并不容易实施（如气管内吸引的频率、皮肤破裂过程）
- 使用最合适的技术来避免压力或疼痛，如血液采样、气管内抽吸、早产儿视网膜病变筛查或视网膜手术

评估

- 基于经过验证的疼痛量表对疼痛进行系统评估是至关重要的。不仅授予评估的责任，而且授予采取行动的责任：将疼痛的治疗和药物治疗在预定义范围内的滴定和预定义的决策树授予床旁护理人员
- 对疼痛进行系统评估，而不是临时登记，可以提高对治疗和预防疼痛的认识

治疗

- 根据经过验证的非药理学和药理学干预，对个别程序、干预措施或临床诊断提出单位特异性建议。此类方案还应考虑断奶策略，以及评估和治疗戒断综合征
- 为了保护长期的神经系统结果，滴定镇痛药的使用不仅应该注重加强，而且还应该注重减少的策略

们鼓励临床医师，也鼓励伦理委员会和其他利益相关者设计剂量探索研究，以改善新生儿中镇静药的充分（即有效，既不过量也不过量）给药。

你最好知道你开的是什么药：将你的药理学工具限制在某些化合物上，了解它们的效果和不良反应，而不是引入太多不同的化合物：经验很重要。如果您使用较新的药物，请考虑收集有关其在新生儿中的疗效和安全性的前瞻性数据，或参与临床试验。长期的安全性和药物安全——在评估这些人群时需要注意的所有问题——都很重要。

八、病例实践

实践 1

一名 2 月龄婴儿的母亲担心与疫苗接种相关的疼痛。她提到，这个婴儿的姐姐害怕任何医疗干预，而母亲本人有针头恐惧症，甚至导致在需要时不接受医疗护理。事实上，母亲要求你写一份证明，证明她的婴儿不能耐受任何疫苗接种，因此不应该接受任何疫苗接种。在讨论过程中，母亲想知道是否存在有效干预措施减轻幼儿免疫相关疼痛的证据。

(1) 诊疗操作镇痛：有 Meta 分析的证据表明，不同的药理、生理、诊疗操作技术相关、心理的干预措施，以及这些干预措施的结合，在减轻与疫苗接种相关的痛苦方面的有效性和耐受性。药物干预与局部麻醉药、甜味（蔗糖 30%、葡萄糖 24%）溶液和包括母乳喂养在内的联合镇痛干预与儿童接种疫苗期间的疼痛减轻有关，应推荐用于临床实践。物理干预：通过注射最不痛苦的疫苗配方、让儿童坐起来或抱着婴儿、在注射前和注射期间抚摸皮肤或在注射部位附近施加压力，可以减轻疫苗接种期间的疼痛。其他有效的干预措施涉及首先注射最不痛苦的疫苗，即在一次就诊期间先后注射两种疫苗，并在没有抽吸的情况下进行快速肌内注射。心理干预与父母呼吸练习、儿童指导的注意力分散、护士指导的注意力分散以及认知 – 行为干预相关，以减少与常规儿童疫苗接种相关的疼痛和痛苦。应建议家长和卫生保健专业人员纳入这些心理干预措施，以减少儿童在疫苗接种期间经历的疼痛和痛苦。HELPinKIDS 计划基于上述方法，开发了一本家长指导的教育小册子和视频，介绍了预防接种疫苗疼痛的管理。

(2) 疫苗接种后治疗发热 / 疼痛的相关性：接

种前服用对乙酰氨基酚并不能减轻相关的疼痛。尽管预防性对乙酰氨基酚给药与免疫后数小时模糊性或发热的适度减少有关，但这也与免疫反应（抗体）的减少有关。因此，对乙酰氨基酚的系统性预防性给药似乎已过时。

实践 2

新生儿呼吸护理已从气管内插管后的长时间机械通气转向经鼻持续气道正压通气（CPAP）或高流量鼻导管提供的鼻呼吸支持。然而，有压倒性的证据支持在极低出生体重的婴儿中使用表面活性剂进行早期治疗。这给临床医师带来了一个困境：气管内插管需要有效的镇静以避免机械通气的创伤和疼痛，而长时间的镇静会导致表面活性剂给药后拔管失败。越来越多的证据支持这种 INSURE 方法。尽管如此，临床医师仍然难以在避免机械通气和预防早产儿疼痛或压力之间取得平衡。

可供考虑的潜在选择如下。

(1) 非药物干预：一些团体考虑采用一些技术来预防压力或疼痛。除了有关气雾剂和吸入物处置的实验研究，这主要转化为一种侵入性较小的技术，使用鼻胃管进入气管，而不是常用的气管内导管。有证据表明在自主呼吸过程中早期通过细导管给予表面活性剂是可行的。与 INSURE 方法相比，这种策略进一步减少了对机械通气的需求，但仍需要前瞻性的验证性研究。

(2) 药物干预 INSURE：成功的镇静方法不仅与气管插管期间的有效镇静有关，而且与不久后的有效拔管有关。因此通常的组合策略（如吗啡、阿托品、琥珀胆碱）在很大程度是失败的，因为吗啡起效充分需要时间，且从中枢神经系统中充分清除吗啡也需要时间。基于丙泊酚的替代策略已被报道为有效促进 INSURE 的有效镇静方法（表 18-4）。根据已报道的剂量寻求研究和临床队列数据，我们建议以下剂量范围（丙泊酚 0.5～2 mg/kg，滴定效果）。相比之下，瑞芬太尼似乎与有限的疗效和相关的不良反应有关，如胸部僵硬（表 18-5）。

实践 3

作为质量改进计划的一部分，您被要求就如何处理与新生儿代谢筛查常规血液采样相关过程的疼痛提出建议。

采取的方法如图 18-1 所示，重点是预防、非药理学和药理学干预。

(1) 预防：静脉穿刺比足跟穿刺更有效（穿刺次数少、穿刺时间短）。

(2) 非药物干预：促进褶褓与非营养性吸吮（表 18-2）、24% 蔗糖或 30% 葡萄糖与奶嘴或母乳喂养相结合是有效的。

(3) 干预治疗：相比之下，吗啡、对乙酰氨基酚[206, 207] 或局部麻醉药（表 18-3）是没有效果的，并且在这个过程中不能减轻疼痛。

实践 4

包括美国在内的全球许多国家对新生儿包皮环切术的需求仍然很高。随着关于暴露于吸入或全身麻醉药物的潜在风险信息的迅速出现，特别是神经细胞凋亡的风险增加，医学界越来越多地抵制在全身麻醉下或甚至在清醒镇静下进行包皮环切术，如使用丙泊酚。这清楚地表明，当父母希望他们的（早产）新生儿接受包皮环切术时，临床医师进退两难。那么，如果父母确实希望他们的新生婴儿在新生儿加护病房期间接受包皮环切术，他们可以考虑什么样的选择呢？

临床上生命体征稳定的早产儿（胎龄 24 周；产后 4 周；当前体重 650g），其父母希望他们接受包皮环切术，并且态度坚决。

可考虑的备选方案如下。

(1) 试图说服父母，这样一个小男婴的包皮环切术不仅在技术上具有挑战性——考虑到一个总重量为 650g 的婴儿的阴茎大小，更重要的是，在手术过程中和手术后充分预防疼痛可能会恶化婴儿的长期结果。你的建议是将包皮环切手术推迟到婴儿期的晚期。

(2) 向父母解释所有上述风险后在局部麻醉下进行包皮环切术。使用阴茎阻滞术（对于这种大小的患儿来说技术上非常有挑战性）或含有利

多卡因 / 普鲁卡因的乳膏。采用后一种方法，由于高铁血红蛋白还原酶在发育过程中的低表达，检查婴儿体内的高铁血红蛋白浓度是明智的。在一个相对较小的胎龄<32 周的早产儿群体中没有发现重大问题。因此，基于这个婴儿已经 4 周龄的事实，这种风险相对较低。

(3) 向父母解释所有上述风险后在全身麻醉下实施包皮环切术。一般来说，大多数医疗机构要求胎龄≥60 周的婴儿才能接受该择期手术的麻醉。

第19章　儿童重症监护室的镇静：美国面临的挑战、结果和未来策略

Sedation in the Pediatric Intensive Care Unit: Challenges, Outcomes, and FutureStrategies in the United States

Pradip Kamat　Joseph D. Tobias　著

李　源　王英伟　译

一、儿童重症监护室

在儿科重症监护室（PICU），可能每天都对婴儿和儿童进行镇静和镇痛。无论患儿年龄、认知水平、潜在的医疗条件或合并症，均可导致患儿在 PICU 住院期间的焦虑、不安和疼痛。患儿类型（年龄、体重、合并症、急性疾病）、操作类型和持续时间及地点（PICU 与场外）的多样性是 PICU 所面临的挑战之一。操作过程可较短（烧伤换药、中心静脉或动脉穿刺置管）或较长（机械通气），也可无痛仅需镇静（成像），或者有疼痛需镇静镇痛。心理因素可能会进一步加剧患儿疼痛和焦虑，包括定期与父母分离、昼夜周期中断和正常睡眠模式改变、陌生人的接触、机器的应用和监测设备的噪音、对死亡的恐惧及失去自控力[1]。

二、术前准备

无论环境如何，在用药控制与手术相关的疼痛和焦虑前，必须对患儿和环境准备进行评估（表 19-1），当患儿从 PICU 转送至放射科时，评估对于非现场手术尤为重要。仔细评估 PICU 患儿，对于区分可治疗和潜在危及生命的躁动原因至关重要，如低氧血症、高碳酸血症、脑灌注不足、肠坏死或需要镇静的异常房室激动综合征。

术前评估的基本组成部分如表 19-2 所示。该评估包括重要病史和体格检查。病史应侧重于儿童目前的健康状况，因为它与手术原因、确定重大合并症的既往病史及导致收住 PICU 的急性事件有关。由于与镇静相关的主要风险包括不良呼吸事件（呼吸暂停、低氧血症、高碳酸血症和上气道阻塞）或心血管事件（低血压、心动过缓、心律失常），因此预先评估和体格检查的重点应放在这些系统或区域。

美国麻醉医师协会（ASA）强调，"只要可行，应在所有患儿开始麻醉护理和气道管理之前进行气道评估"[2]。该检查的目的是识别可能存在困难气道的生理特征（见第 7 章）。上呼吸道评估包括获取提示潜在气道问题（呼吸嘈杂、喘鸣、鼾声或阻塞性睡眠呼吸暂停）的体征和症状史。随后进行头部和颈部检查，以确定气道管理或疑似气管插管困难的患儿。评估包括颈部活动度（屈伸范围）、张口度、口腔和舌头的大小（有无大舌症）、小下颌及甲颏距离（从甲状

表 19-1 PICU 程序化镇静准备	
序 号	准备内容
1	• 排除引起躁动的可治疗原因 • 低氧与高碳酸血症 • 脑灌注不足 • 膀胱扩张 • 外科病变 – 肠坏死或腔室综合征
2	• 对患儿进行预见分级评估，该评估与手术室术前评估类似 • 确定疼痛或躁动的病因，从而指导选择合适的药物，以及是否需要提供镇静 / 抗焦虑 / 遗忘、镇痛或两者兼有的操作
3	• 根据美国儿科学会概述的程序化镇静标准监测患儿
4	• 使用正式的镇静 / 疼痛量表，根据患儿的临床反应，确定药物的初始推注剂量和随后的输注率
5	• 观察不良生理效应，包括身体耐受性的进展，这需要增加所用药物的剂量或改用另一种通过不同受体系统发挥作用的药物

表 19-2 术前评估

- 患儿姓名、年龄、体重和性别
- 既往病史
  - 急性内、外科问题
  - 合并症
  - 既往镇静或麻醉史，包括遇到的问题
  - 过敏史
  - 当前用药情况
  - 麻醉并发症家族史
  - 饮食史
  - 妊娠史
- 体格检查
  - 基线生命体征包括房间吸空气时氧饱和度（如可行）
  - 用 Mallampati 分级系统进行气道检查
  - 重点检查心脏和呼吸系统
  - 当前血管通路和输注（选择给药部位）
  - 实验室评估（视情况而定）
  - ASA 分级 I～V
- 总结
  - 镇静和恢复计划
  - 风险讨论并在获得患儿知情同意
  - 进行正式、以医院为基础的暂停

软骨到下颌尖的距离）。一般而言，张口度应大于两指宽，而甲颏距离应至少三指宽。这两种情况下，患儿手指均可用于测量。尽管在成年人群中，Mallampati 分级系统（I～IV）[4]（图 19-1）是困难插管的一个客观衡量标准，但其在气道管理或手术中补充标准气道评估的准确性、可靠性和可行性受到质疑，不应将其用作代替标准气道评估的临床标准[5]。该系统评估患儿张口时显示扁桃体和悬雍垂的暴露情况。如果 Mallampati 分级为 III 或 IV 级（张口伸舌无法看到扁桃体柱和悬雍垂基部），疑似困难气管插管和面罩通气困难。

在 PICU 患儿中，要对患儿当前的医疗方案（包括镇静 / 镇痛药和其他）进行全面回顾，并确定患儿当前的血管通路及镇静 / 镇痛药的给药部位。

在完成病史和体格检查后，可采用美国麻醉医师协会身体状况（American Association of Anesthesiologist Physical Status, ASA-PS）分级（表 19-3）[6] 以帮助指导镇静的选择：已证明不良事件在 ASA 分级较高的患儿中发生率更高（III 或 IV 级 vs. I 级或 II 级）[6]。在评估过程中，对儿童既往程序化镇静的经历进行探讨，确定其疗效及

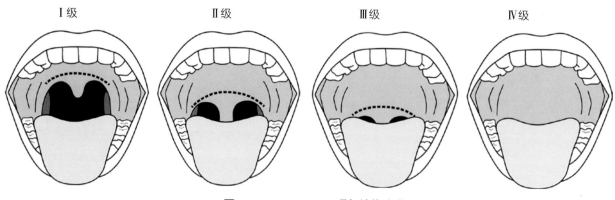

Ⅰ级　　　　　Ⅱ级　　　　　Ⅲ级　　　　　Ⅳ级

▲ 图 19-1　**Mallampati** 咽部结构分类

经 Elsevier 允许，转载自 Vargo 等[3]

表 19-3　ASA-PS 分类	
分级	标准
ASA Ⅰ	无相关并发症
ASA Ⅱ	轻度合并症：轻度哮喘
ASA Ⅲ	严重相关并发症：镰状细胞性贫血、阻塞性睡眠呼吸暂停、严重哮喘
ASA Ⅳ	持续威胁生命的合并症：扩张性心肌病、感染性休克
ASA Ⅴ	预计活不过 24h 的濒死患儿
E	代表急诊操作或手术

儿童和父母对该经历的印象（见第 4 章）。镇静前评估的最后一个组成部分是通过坚持禁饮禁食（nil per os，NPO）状态限制胃容量，从而将误吸风险降至最低。在 PICU 患儿中，NPO 以外的因素可能会影响胃排空，从而影响胃容量和 pH。严格遵守 NPO 程序化镇静指南的必要性受到了挑战，尤其是那些在急诊室等急性护理环境中的患儿，他们可能需要更紧急地进行诊疗操作[7-9]。若认为患儿有明显的误吸风险，应考虑采用快速顺序诱导麻醉和气管插管。经过仔细的评估后，在诊疗操作开始之前，应该执行正式的三方核查制度并进行记录。三方核查制度应包括核对患儿两个标识（姓名和病历号），确认并签署了知情同意书，核对将要进行的手术、手术部位和注意

事项。

根据美国儿科学会（American Academy of Pediatrics，AAP）和（或）ASA 制订的指南，手术过程中和术后均需对患儿进行监测[6, 10]（见第 2 章）。PICU 是监测患儿生命体征最佳环境，当 PICU 患儿在 PICU 外镇静时，应继续监测。常规监测应包括连续的脉搏血氧饱和度和心率（通过脉搏血氧计或心电图），以及每隔 5min 测量呼吸频率和血压[10]。上述参考的 AAP 指南建议在中度镇静时使用呼吸末 CO_2 描记图仪，但需对所有接受深度镇静的患儿进行呼吸末二氧化碳监测。

三、评估镇静深度

一些持续评估镇静深度的方法应纳入程序化镇静。这种监测基于患儿的镇静深度，而不是血流动力学参数来增加或减少所使用的剂量。主观评分法和评估已被标准化的疼痛和镇静评分系统所取代，并定期进行监测（见第 5 章）。舒适度量表、舒适行为量表和最近的状态行为量表（SBS）已用于 PICU，可以系统描述机械通气支持下的幼童患儿的镇静 – 躁动连续状态[11, 12]。

还开发了各种量表用于评估程序化镇静期间的患儿。考虑到与患儿镇静过深相关的潜在发生率，以及对镇静不足的担忧，还需要能够对程序化镇静过程中对镇静和镇痛药的反应进行准确评估的工具。在轻度镇静期间，这可能很容易通过评估患儿对问题的适当反应能力来实现。然而，

随着镇静程度的加深，这种评估的效用变得有限。Malviya 等开发并验证了密歇根大学镇静量表（university of Michigan sedation scale，UMSS）[13]（表 19-4）。该量表是一种简单有效的工具，可用于评估整个镇静连续状态的镇静深度，且各种医疗保健提供者可方便应用。

达特茅斯手术条件量表（Dartmouth operative conditions scale，DOCS）通过视频回顾对患儿运动、压力、疼痛和呼吸变化的观察，目的是优化提供者、药物和非药物干预措施，以创造理想的程序化镇静条件。作为一种研究工具，DOCS 有可能改善个体提供者、服务人员和机构之间的镇静实践（PMID 15920183）。在镇静苏醒期间，监测患儿的意识水平、血氧饱和度、心率、呼吸、体温和疼痛至关重要。最常用的恢复量表包括 Aldrete 评分和温哥华镇静恢复量表。Aldrete 评分主要评估患儿的活动、呼吸、循环、意识和氧饱和度。Aldrete 评分的最高 22 分（完全清醒），最低 0 分（无法唤醒）[14]。如果符合其他标准，通常＞13 分即可出院。

除经典镇静量表外，还可通过监测和分析脑电图（EEG）来评估镇静深度。脑电双谱指数（BIS 监测仪，Covidien，Boulder，Colorado）使用一种算法来查询处理过的脑电图模式，并提供从 0（等电）～100（睁眼清醒）的数值。其主要临床用途是在术中监测全身麻醉和镇静药的效果，并监测麻醉深度（见第 6 章）。尽管仍存在一些争议，研究表明 BIS 值维持在 60～70 以下可降低术中知晓发生率[15, 16]。

在手术室外，BIS 监测仪可有效识别患儿是否镇静过深，而镇静过深可增加相关不良呼吸事件的风险[17]。然而，由于脑电图和某些药物在年龄上的差异，BIS 可能会高估甚至低估镇静深度。门诊程序化镇静的可靠性和实用性仍有争议，与目前的观察法相比，它们并没有增加任何明显的优势。

BIS 监测也被认为是在长时间机械通气期间评估镇静深度的一种手段。尽管研究结果众说纷纭，但多数报道显示 BIS 监测与常用的重症监护室（intensive care unit，ICU）镇静评分（包括 Ramsay 评分或 COMFORT 评分）之间存在临床可接受的相关性[18-20]。

尽管存在这些问题，但在无法使用传统 ICU 评分系统的情况下，某种形式的镇静深度监测对临床也有所帮助，如患儿接受神经肌肉阻滞药和（或）可能改变心率和血压反应的药物，从而无法使用临床镇静评分系统[21]。

四、基本原则

迄今为止，已有有限的循证医学依据来制订 PICU 镇静和镇痛药的使用指南。最近的两项研究揭示了咪达唑仑和吗啡在急性呼吸衰竭机械通气危重患儿中的药代动力学 / 药物基因组学[22, 23]。

上述吗啡研究表明，患儿体重和停经后年龄是吗啡及其代谢药药代动力学参数的相关预测因子。此外，机械通气时间≥10 天，吗啡代谢物的形成和消除减少＞30%。在咪达唑仑的研究中，作者可识别与白种人药物清除率增加相关的等位基因。这两项研究可以为未来实施基于个体的镇静方法提供基础。

PICU 中存在的并发症可能会影响这些药物的分布容积和消除半衰期，从而进一步改变这些

表 19-4 密歇根大学镇静量表（UMSS）

分 数	镇静等级
0	清醒和警觉
1	轻度镇静：疲倦 / 困倦，可适当回应口头对话和（或）声音
2	中度镇静：嗜睡 / 睡眠，易被轻微的触觉刺激或简单的口头命令唤醒
3	深度镇静：深度睡眠，仅在有明显物理刺激的情况下才能唤醒
4	无法唤醒

药物的药代动力学。PICU 环境下的其他变量可能来自药物 – 药物相互作用、终末器官（肝、肾）衰竭或功能障碍、营养不良、低血浆蛋白与药物结合改变，若使用非静脉途径，药物摄取及药物分布发生改变。

药物遗传因素也可影响药物反应，包括对急性疾病的反应和各种药物的代谢和消除[24, 25]。这些基因变异还可改变药物受体和患儿对各种镇静和镇痛药物的反应[26, 27]。因此，在 PICU 患儿中，使用带有关于用药及其剂量的具体指南的"食谱"来提供镇静和镇痛是不可行的。镇静和镇痛不能按每公斤给药，相反，输液速率应该上下滴定从而达到所需镇静水平。本章中所讨论的特定药物的剂量建议仅作为起始剂量的指南。实际剂量应上下滴定，以达到所需的镇静或镇痛水平，同时尽量避免不良反应。最近，可变性和潜在的不良反应（包括长期镇静）已促使采用"每日镇静中断"的建议。一项前瞻性随机对照开放标签试验（荷兰合作）显示每日中断吗啡和咪达唑仑的镇静可减少镇静药的使用、提早拔管和缩短住院时间。本研究入组了约 30 名儿童。在干预组中，每日停用所有镇静药，当 COMFORT 行为评分≥17 时重新使用。记录了 2 名并发症：1 名（干预组）患儿静脉通路中断，1 名（对照组）患儿意外拔管[28]。Ely 等启动了"ICU 解放"——一项质量改善项目，旨在减少疼痛、躁动和谵妄（pain, agitation, and delirium, PAD）症状，这些症状影响患儿的自我价值感和尊严。使用有效和可靠的工具监测这些症状，并使用基于循证的 ABCDEF 集束化方案作为舍入检查清单[29]。ABCDEF 集束化方案可访问 https://www.ncbi.nlm.nih.gov/pmc/articles/ PMC5830123/figure/F2/。

五、药物、给药途径的选择

PICU 镇静和镇痛的三个主要决策点包括药物、给药途径和给药方式。本章的其余部分将重点讨论各种药物、药理学、临床应用和不良反应特征。

（一）吸入麻醉药

强效吸入麻醉药（如异氟烷和七氟烷），可提供特定的治疗终末器官效应，包括支气管扩张、心肌预处理和脑保护。此外，非麻醉医师目前使用氧化亚氮进行程序化镇静[30]。为了全面回顾这些药物对终末器官的影响、其在儿童 ICU 的应用及输送技术，读者可参考 Tobias 的文章[31]。

尽管异烷在 PICU 中用于哮喘、难治性癫痫持续状态等，但最近 Mencia 等报道了 23 名在机械通气期间使用其他镇静药无效的儿童，使用麻醉保存装置或"AnaConDa®"输送的七氟烷作为镇静替代药物。七氟烷的中位时间为 5 天，中位呼气末七氟烷浓度为 0.8%。主要不良反应为低血压（30%）和停药反应（32%）[32]。

尽管在 ICU 环境中使用这些药物存在潜在优势，但有关给药的伦理问题仍阻碍了它们在 ICU 环境中的广泛应用。必须收集或清除呼吸机或麻醉机呼出的气体，并排出 ICU 环境外。在 ICU 中使用这些药物所需的其他设备包括蒸发器，其可将药物的液相转化为气体进行输送，并监测呼气末（呼出）药物浓度。由于对这些问题的全面讨论超出了本章的范围，请读者参考 Tobias 的文章，该文章全面讨论了在 ICU 环境中使用强效吸入性麻醉药的给药方案和其他注意事项[33]。氧化亚氮已被用作抗焦虑药用于门诊患儿轻度镇静需求，如外周静脉开放或儿童膀胱导管 Foley 放置术，以及小手术（如脓肿引流）。在程序化镇静用药期间，严重不良事件的总体发生率较低。呕吐最常见于合并使用阿片类物质和 NPO 清除＜2h 的情况[30]。

（二）苯二氮䓬类药

苯二氮䓬类药物仍是 PICU 患儿机械通气期间最常用的镇静药物。这些药物通过对抑制性神经递质 γ- 氨基丁酸（GABA）的作用而产生遗忘、抗焦虑和镇静作用。苯二氮䓬类与 GABA 受体的 α 亚基结合，从而促进 GABA 分子与 β 亚基结合，从而增加氯离子跨神经元膜的传导和超极化。PICU 常用于镇静的苯二氮䓬类药物包括咪达唑仑和劳拉西泮。

咪达唑仑是一种咪唑苯二氮䓬类药物，起效快，消除半衰期短[34]。由于咪达唑仑起效快，且水溶性好，注射时疼痛有限，因此咪达唑仑既可间断推注给药用于程序化镇静，也可连续输注用于机械通气期间的镇静（除简单操作外）。临床经验和多年的使用证明了其在 PICU 患儿中的镇静疗效剂量范围为 0.05～0.2mg/(kg·h)[35]。

尽管静脉给药通常是 PICU 患儿选择的给药途径，但在 ICU 环境中用于镇静的许多其他药物中，咪达唑仑仍然是唯一的，因为在临床上已经使用了替代的非静脉给药途径，包括口服、直肠、经黏膜（鼻、直肠、舌下）和皮下给药。对于这些非静脉给药途径（皮下给药除外），由于生物利用度降低，需要增加剂量。经鼻给药的生物利用度为 60%～70%，口服给药的生物利用度低至 30%[36, 37]。

在美国的许多中心，口服咪达唑仑是目前手术室术前用药的首选药物。口服剂量范围为 0.25～0.7mg/kg。市售咪达唑仑樱桃味口服溶液制剂（精制糖浆，Roche Laboratories Inc., Nutley，NJ）。由于生产工艺期间对 pH 的控制，临床数据表明，与使用稀释于其他口服溶液中的 IV 制剂时报告的 0.5～1.0mg/kg 剂量相比，低至 0.25mg/kg 的剂量也可达到有效镇静[38]。

鼻内给药在文献中也有十分详细的描述。该给药途径的生物利用度高于口服给药，故剂量（0.2～0.4mg/kg）更低且起效更快，仅需 5～10min[39]。鼻内给药时，患儿可能会因刺激鼻黏膜而反对使用苯甲醇作为防腐剂。虽然药物经常从结核菌素注射器滴入鼻腔，但有几种装置（雾化器）可提供细雾接触黏膜。这些可改善药物与鼻黏膜的接触，从而增加吸收并减少与稀释剂相关的疼痛。

咪达唑仑通过肝脏细胞色素 P_{450} 3A 酶系统的亚型代谢为主要的羟基化代谢物 1-OH 咪达唑仑。1-OH 咪达唑仑与母体化合物的效价近似相等。它通过葡糖醛酸基转移酶系统进一步经肝脏代谢为 1-OH 咪达唑仑葡糖苷酸（一种水溶性代谢物），经肾脏排泄。在肾功能不全的情况下，1-OH 咪达唑仑葡糖醛酸苷蓄积，从而增强咪达唑仑的作用[40]。

劳拉西泮是一种水溶性苯二氮䓬类药物，通过葡萄糖醛酸转移酶代谢为无药理活性的化合物。已知改变 P_{450} 系统的药物（抗惊厥药、利福平、西咪替丁）和基因多态性不影响劳拉西泮的药代动力学。在晚期肝病中，Ⅱ 相反应（葡萄糖醛酸基转移酶）的保留优于 Ⅰ 期反应（P_{450} 系统），因此劳拉西泮的药代动力学保持不变[41]。

与咪达唑仑相比，关于劳拉西泮用于 PICU 患儿镇静的报告数量有限。一项成人双盲随机对照研究报道，在长期镇静中，与咪达唑仑相比，劳拉西泮输注达到所需镇静水平和血药浓度所需的时间更短，并且所需的等效剂量更低。此外，劳拉西泮比咪达唑仑更具成本效益[42]。

每毫升静脉注射劳拉西泮溶液（每毫升溶液含 2mg 劳拉西泮）含 0.8ml 或 800mg 丙二醇。长期或高剂量静脉给药时，可能会出现与静脉制剂中使用的稀释剂丙二醇相关的问题[43-45]。丙二醇毒性的体征和症状包括代谢性酸中毒、肾衰竭/肾功能不全[46]、精神状态改变、溶血和渗透压间隙升高[47]。丙二醇在肝脏中代谢为乳酸和丙酮酸，这在一定程度上解释了乳酸酸中毒。丙二醇也以原型药形式经尿液排泄，这使得肾功能不全的患儿更有可能出现毒性[48, 49]。另一种苯二氮䓬类药物地西泮，虽然在过去被广泛使用，但在今天的 PICU 中同样常用。地西泮脂溶性高，半衰期长。它主要用作口服治疗上述两种苯二氮䓬类药物的戒断，或者作为术后肌肉痉挛的解痉药或作为抗癫痫药物经直肠给药[47]。

（三）依托咪酯

依托咪酯（Amidate，Abbott Pharmaceuticals）是一种静脉麻醉药，于 1972 年引入临床实践。其镇静和遗忘的主要作用是通过 GABA 抑制性神经递质系统介导的。与其他镇静催眠药不同，只有 R（+）对映体具有临床效果。静脉给药后，意识丧失迅速（15～20s），与丙泊酚和巴比妥类药物一样，单次推注给药后其作用持续时间与再分布相关，而与代谢和清除无关。依托咪酯经过肝脏代谢，消除半衰期为 2.9～5.3h[49]。有益的中枢神经系统作用包括降低脑氧代谢率（cerebral metabolic rate for oxygen，$CMRO_2$）、脑血流量（cerebral blood flow，CBF）和脑灌注压（cerebral perfusion pressure，CPP）。鉴于其对心肌功能和血压的影响较小，即使在伴有血流动力学疾病的患儿中也能维持脑灌注压。

依托咪酯对呼吸功能产生剂量依赖性抑制作用，可导致呼吸暂停，取决于所用剂量、合并用药及患儿的基础状况。依托咪酯导致二氧化碳反应曲线右移，而斜率不变[50]。这些作用使一些人认为，当需要维持自主通气时，可使用依托咪酯。但应保持谨慎；合并使用其他镇静和镇痛药（包括苯二氮䓬类）会放大该作用。

依托咪酯作为程序化镇静（尤其是气管插管）药物是由于其对心肌功能的影响甚微，即使对心肌功能显著改变患儿亦是如此。结合其对中枢神经系统的有益作用 [减少 $CMRO_2$ 导致脑血管收缩、CBF 降低和颅内压（intracranial pressure，ICP）降低]，可维持 CPP[51]。肌阵挛运动也是依托咪酯快速静脉给药后经常观察到的效应[52]。芬太尼和苯二氮䓬类药物或小剂量依托咪酯预处理可有效降低肌阵挛的发生率。

依托咪酯最重要的问题及限制其在 ICU 和围术期长期给药的因素是其对内源性皮质类固醇生成的影响[53]。依托咪酯抑制皮质醇、醛固酮和皮质酮生成关键步骤所必需的 11–β– 羟化酶。尽管长期输注或重复给药的影响是显而易见的，但肾上腺栓剂的临床意义仍存在争议。然而，一些权威机构和研究者呼吁放弃或至少重新评估依托咪酯的使用 [54, 55]。另一项回顾性队列研究评价了 150 名患儿，其中 110 名接受依托咪酯行快速顺序诱导插管，发现 79 名（71%）使用依托咪酯的患儿发生临床上的显著低血压，为一过性，未引起任何长期影响[56]。

尽管在许多中心依托咪酯的使用已经减少，特别是在疑似脓毒症或脓毒性休克的患儿中，鉴于其对血流动力学功能和颅内动力学的有益作用，在获得进一步的数据之前，谨慎考虑将其用于脓毒症领域以外的危重患儿或接受手术镇静的健康患儿 [57, 58]。当其他具有显著心血管作用的药物用于危重患儿时，更大的风险可能是心血管性虚脱的可能性。

报告的依托咪酯本身或稀释剂相关的其他不良反应包括过敏样反应、注射痛，以及恶心和呕吐发生率增加[59]。与载体（丙二醇）相关的问题包括注射疼痛、血栓性静脉炎和丙二醇毒性。据报道，注射时疼痛的发生率高达 50%，以头背小静脉注射时更高，预先给予利多卡因（1.5mg/kg）或芬太尼（2～3μg/kg）可使疼痛降低。较新的制剂含有溶于中长链甘油三酯脂肪乳剂的依托咪酯，可减少注射疼痛和血栓性静脉炎的发生[60]。

尽管存在这些问题，但鉴于其对中枢神经系统动力学和心肌功能的有益作用，依托咪酯尚未在危重患儿中被弃用，仍可作为气管插管期间提供镇静和遗忘作用的有效药物[61]。其对心血管影响小的特点使其在可能无法耐受持续病毒应答（sustained virologic response，SVR）或心肌收缩力降低的患儿中特别有价值。鉴于其对大脑血流动力学的影响，对于颅内压增高伴有或不伴心肌功能障碍的患儿也应考虑使用。正在开发安全性特征更好且临床效果理想的新型依托咪酯类似物，如甲氧羰基依托咪酯[62]。

（四）氯胺酮

术语"分离麻醉"用于描述失忆和镇痛的状态，因为患儿可能保持睁眼，但对疼痛刺激无反应。氯胺酮的麻醉（镇静、镇痛和遗忘）特性是通过各种假定的机制介导的，包括对阿片受体的激动作用和 NMDA 受体的拮抗作用。氯胺酮区别于其他大多数药物的独特属性是同时提供遗忘和镇痛。氯胺酮主要通过肝脏 N– 甲基化代谢为去甲氯胺酮，保留了母体化合物大约 1/3 的镇痛和镇静特性。鉴于其对肝脏代谢的依赖性，肝功能不全患儿应调整剂量。肾功能不全患儿也可能需要调整剂量，因为去甲氯胺酮取决于肾脏清除。

氯胺酮的优点包括保护心血管功能，对呼吸力学的影响小，以及维持呼吸的中枢控制。这些特性使其成为自主呼吸患儿在疼痛、侵入性操作期间程序化镇静领域的有效且受欢迎的药物[63]。可每1～2分钟给予递增剂量（0.5～1mg/kg），并滴定至达到所需的镇静和镇痛水平，同时通常保持自主通气。氯胺酮常与唾液抑制药（如格隆溴铵）合用以防止流涎，与苯二氮草类合用以限制苏醒期现象的发生。

鉴于氯胺酮对阿片受体和 NMDA 受体的作用，人们对其用于治疗急性疼痛越来越关注，尤其是在术后期间。在吗啡镇痛期间，联用低剂量氯胺酮可减少成人大手术后阿片类物质的消耗量，并减少阿片类物质相关的不良反应[64, 65]。

氯胺酮在手术镇静，特别是疼痛性侵入性操作的普及与其对心脏和呼吸功能的有益作用有关。由于内源性儿茶酚胺的释放，氯胺酮通常会增加心率和血压，并提供支气管扩张作用。尽管内源性儿茶酚胺释放产生的间接拟交感神经作用通常大于氯胺酮的直接负性肌力作用（维持血压和心率），但心肌收缩力减弱的患儿可能发生低血压甚至心血管衰竭，因为当内源性儿茶酚胺储备因应激或慢性疾病而耗尽时，氯胺酮的直接负性肌力作用可能占主导地位[66]。当以通常的临床剂量使用时，氯胺酮对先天性心脏病患儿的血流动力学影响甚微。全身血管阻力和肺血管阻力无明显改变[67, 68]。

另外研究表明，氯胺酮对一些呼吸参数的影响较小，包括功能残气量、每分通气量和潮气量[69]。内源性儿茶酚胺的释放通常会改善肺顺应性，降低阻力并预防支气管痉挛[70]。基于这些特点，当哮喘持续状态的患儿需要气管插管时，临床上通常使用氯胺酮。尽管维持每分通气量，但二氧化碳反应曲线右移的高碳酸血症仍可能发生[71]。然而，与任何镇静/镇痛/全身麻醉药一

样，氯胺酮可导致保护性气道反射丧失、胃反流误吸和呼吸暂停[72]。可能影响气道通畅和潜在气道阻塞或喉痉挛的另一个因素是氯胺酮可能增加口腔和气道分泌物。这些作用导致了在临床中将抗胆碱药 [如阿托品（0.01mg/kg）或格隆溴铵（0.005mg/kg）] 与氯胺酮联合给药。在一项大型前瞻性观察性研究中，使用抗胆碱药和氯胺酮进行程序化镇静已被证明与不良呼吸事件增加相关[73]。当既往有上呼吸道感染史时，以及长期暴露于烟草烟雾的患儿中，使用氯胺酮后气道问题（如喉痉挛）的发生率更高。尽管有可能增加气道分泌物、反应性甚至喉痉挛，氯胺酮已被有效用于纤维支气管镜检查期间的婴儿镇静，并可维持自主通气[74]。

关于氯胺酮的另一个争议领域是其对 ICP 的影响。然而，动物和人类研究的最新数据显示，氯胺酮给药后，ICP 无变化，甚至降低[75, 76]。

与氯胺酮的中枢神经系统作用相关的另一个有争议的问题是其在潜在癫痫患儿中的使用。然而，没有临床证据表明服用氯胺酮会导致癫痫发作。事实上，它已被用于治疗难治性癫痫持续状态[77, 78]。

在日常的临床使用中，最受关注的氯胺酮的不良反应是其引起紧急苏醒现象或幻觉的可能性。出于这些考虑，临床实践通常包括在给予氯胺酮的同时或之前给予苯二氮草类药物（劳拉西泮或咪达唑仑）[79]。此外，另一项小型回顾性研究评估了在机械通气儿童的现有镇静方案中添加氯胺酮，发现至少与添加氯胺酮前的患儿方案一样有效，且无不良事件[80]。

无论是单次给药还是连续输注，使用氯胺酮的最后一个注意事项是，市售三种不同浓度的氯胺酮（100mg/ml、50mg/ml、10mg/ml）。因此如果不仔细考虑其浓度，可能会发生意外的用药过量或不足。尽管氯胺酮可能永远不会成为 PICU 患儿机械通气期间镇静的一线药物，但在使用阿片类药物或苯二氮草类药物发生心血管不良反应的患儿中，氯胺酮可能是有用的，在使用非侵入

性静脉麻醉技术时提供镇静并保持自主通气，在哮喘持续状态患儿中，氯胺酮给药后释放内源性儿茶酚胺可能提供一些治疗影响，并且在重症患儿中通过持续输注低剂量以延迟或防止与其NMDA 受体作用相关的阿片类物质耐受性的发展[81]。据报道，氯胺酮还有其他非静脉给药途径，如鼻内给药[82, 83]。这些替代的给药途径已用于在手术过程中一次性给药或作为麻醉诱导前药物。此外，偶有不合作患儿在无静脉通路的情况下通过肌内注射途径给予氯胺酮。

（五）丙泊酚

丙泊酚是一种烷基酚化合物（2,6- 二异丙基酚），具有全身麻醉特性。尽管其化学结构与其他静脉麻醉药不同，但其作用机制与通过 GABA 系统发挥作用的机制相似[84]。丙泊酚促进 GABA 与膜结合受体的结合，从而增加氯离子的传导性。尽管丙泊酚最初被引入麻醉实践中用于麻醉诱导和维持，但其起效快和恢复时间短的特性最终使其用于 ICU 环境中的镇静。

丙泊酚以类似于巴比妥类药物和依托咪酯的方式降低脑氧代谢率（$CMRO_2$），导致反射性脑血管收缩和 ICP 降低[85]。

尽管氯胺酮通常被认为是活动性支气管痉挛患儿麻醉诱导的最佳药物，但实验室和临床数据均支持丙泊酚对气道反应性的有益作用[86, 87]。

丙泊酚的心血管作用类似于巴比妥类药物，可能因外周血管舒张和负性肌力作用而导致低血压。这些效应呈剂量依赖性，在快速推注给药后和心血管功能受损的患儿中可加重。与其他已知可改变心脏变时功能的药物（包括芬太尼或琥珀胆碱）合用时，上述影响的可能性更大[88, 89]。

据报道，丙泊酚给药后出现了各种神经系统表现，包括反张姿势、肌阵挛运动（尤其是儿童）及类似癫痫样活动的运动[90]。肌阵挛、反张姿势和其他运动归因于丙泊酚对皮质下结构甘氨酸受体的拮抗作用。迄今为止，尚无正式的证据表明丙泊酚与癫痫发作有关，在癫痫发作和其他神经疾病患儿中使用丙泊酚是可以接受的。丙泊酚仍是终止难治性癫痫持续状态的有效药物，并且在各种已发表文章中仍推荐其治疗作用[91, 92]。

尽管它在 ICU 环境中的使用具有潜在优势，并且在机械通气期间具有镇静作用，但是事实上不推荐常规使用，因为可能发生所谓的"丙泊酚输注综合征"，许多权威机构认为应禁忌常规使用丙泊酚输注综合征包括代谢性酸中毒、心动过缓、节律障碍、横纹肌溶解和致命性心力衰竭[93, 94]。该队列中发生该综合征的风险因素包括丙泊酚给药 ≥ 48h 或输注速率 ≥ 4mg/(kg·h)[95]。然而，并非所有符合这些风险因素标准的患儿都会出现问题，这表明共病或遗传素质可能是丙泊酚输注综合征的原因[96]。除了代谢性酸中毒和心血管表现外，其他临床发现还包括高脂血症、肝肿大、横纹肌溶解症和高钾血症[97, 98]。建议的治疗包括立即停用丙泊酚，并结合心血管功能障碍和酸中毒的对症治疗。

2001 年 3 月，Diprivan® 的制造商阿斯利康（Wilmington，DE）发函称："丙泊酚目前在美国尚未被批准用于 PICU 患儿的镇静，也不应用于此目的。"在大多数大型儿童中心，这些担忧已经排除了在 PICU 长期输注丙泊酚镇静的常规用途。

虽然丙泊酚已被安全有效地用于 PICU 患儿的小群体镇静，但不推荐常规使用[99, 100]。在特定的临床情况下，丙泊酚仍被用作治疗难治性癫痫持续状态或颅内压升高。在这种情况下，建议对酸碱状态和肌酐磷酸激酶进行间歇性分析。如果在血清乳酸升高时观察到碱缺失，建议立即停用丙泊酚。此外，许多中心仍短期使用丙泊酚（6～12h）来替代其他药物，如芬太尼和咪达唑仑，以使气管拔管时苏醒更快[101, 102]。丙泊酚短期输注也可在程序化镇静领域中发挥作用，作为无痛性侵入性诊疗操作（如放射成像）提供镇静的一种手段。鉴于其缺乏镇痛作用，在进行侵入性操作时可能需要额外的药物（阿片类物质或氯胺酮）。虽然丙泊酚输注综合征较为罕见，但是当手术时间较长时，也有人担心会发生。

关于丙泊酚为自主呼吸患儿提供程序化镇静的其他问题包括呼吸抑制的发生率相对较高，包括通气不足、上气道阻塞和呼吸暂停，其中许多需要气囊面罩通气或气道支持[103]。

由于丙泊酚以脂肪乳剂形式给药，长期输注可能会出现过敏反应、注射疼痛、甘油三酯水平升高或高碳酸血症[43]。从理论上讲，对鸡蛋、蛋制品、大豆或豆制品过敏的患儿可能会出现交叉反应[44]。此外，尽管丙泊酚是一种大豆乳剂，但在生产过程中去除了所有的蛋白质组分。除与大豆有 5% 的交叉反应外，在花生过敏患儿中未出现其他问题。更大的问题是关于鸡蛋过敏患儿使用丙泊酚的安全性。迄今为止，在该人群中尚无免疫学验证的丙泊酚过敏反应。丙泊酚（Diprivan）含有来源于蛋黄的卵磷脂。大多数真正的鸡蛋过敏与蛋清中的蛋白质有关。鸡蛋卵磷脂是一种磷脂化合物，尚未报道其是过敏反应的激发物。事实上，文献证实了在"鸡蛋过敏"的患儿中使用丙泊酚的安全性，并表明在大多数无鸡蛋过敏病史而目前对鸡蛋过敏的患儿使用丙泊酚也是安全的[45]。

丙泊酚输注 $2mg/(kg \cdot h)$ 提供大约 $0.5g/(kg \cdot d)$ 的脂肪。鉴于对脂质成分的担忧，如果长期输注，应将其脂肪含量考虑到每日热量需求中。

丙泊酚注射痛仍然是一个严重的问题，尤其是在手或足背小静脉推注时。据报道，各种操作在降低疼痛发生率方面的成功率各不相同，包括预先给予利多卡因，将利多卡因和丙泊酚混合成单一溶液，稀释丙泊酚的浓度，在快速给药前冷却或在给予丙泊酚前给予小剂量氯胺酮（0.5mg/kg）[104]。由于丙泊酚的镇痛作用有限，氯胺酮和丙泊酚可以一起给药，以利用氯胺酮的镇痛作用和丙泊酚的快速恢复作用。一项来自儿童镇静研究联盟的大型前瞻性观察研究报道称，与单独使用氯胺酮用于程序化镇静相比，氯胺酮和丙泊酚合用时的不良事件发生率更高[49]。在该队列中，联合应用抗胆碱能药物与较高的并发症相关。

关于丙泊酚的脂质成分的最后一个问题是其作为细菌的可行生长培养基的潜力，有与外部污染的丙泊酚相关的菌血症和术后伤口感染的报道[105]。目前可使用的丙泊酚溶液中使用各种防腐剂，包括乙二胺四乙酸二钠、焦亚硫酸钠和苯甲醇。这些物质的加入显著降低了溶液的细菌污染发生率；然而，必须严格注意无菌操作。

（六）巴比妥类药物

巴比妥类药物于 1864 年由冯·拜耳首次合成。硫喷妥钠是一种短效巴比妥类药物，于 1934 年首次用于临床；但它不再在美国市场销售。这类麻醉药可根据其化学结构或活性持续时间进行分类。巴比妥类药物的化学结构各不相同，因为它们的环结构可以含有一个硫原子（硫代巴比妥类药物，如硫胺醇和硫喷妥钠）或一个氧原子（甲氧己定）。环中存在硫而不是氧原子使起效更快、作用持续时间更短。增加环 5 位碳侧链的长度增强了化合物的效价。短效药物（如美索比妥、硫喷妥钠和硫胺醇）的临床作用持续时间为 5～10min，最常用于单次推注麻醉诱导。当需要更长时间的作用时，可以使用连续输注来维持恒定的血浆水平。半衰期为 6～12h 的长效药物包括戊巴比妥和苯巴比妥。短效药物的临床效应迅速消散与其再分布有关，尽管其肝脏代谢可能需要数小时。然而，当这样做时，偏移时间也将显著延长，并取决于输注的持续时间。在 PICU 中，虽然巴比妥类药物更常见的用法是作为抗惊厥药或用于降低全身放射治疗（total body irradiation, TBI）患儿颅内压，但在机械通气期间，巴比妥类药物偶尔被连续输注用于镇静[106, 107]。

与丙泊酚一样，巴比妥类药物对血流动力学和呼吸功能的影响呈剂量依赖性。在健康患儿中，镇静剂量对心血管功能、呼吸动力和气道保护作用的影响有限，而较大剂量（尤其是心肺功能受损的患儿）会导致呼吸抑制、呼吸暂停或低血压。低血压是由外周血管扩张（一种直接的负性肌力作用）和交感神经系统钝化引起的。在细胞水平上，巴比妥类药物抑制跨细胞膜和肌浆网的钙流出，从而抑制心肌收缩力。这些效应在合并心血管疾病和低血容量患儿中尤为明显。心血管功能障碍患儿应谨慎使用这类药物。此外，对心血管和通气功能的影响可与阿片类物质等相叠加。

超短效巴比妥类药物（硫喷妥钠和硫胺醇）在 pH 为 10.5 的 2.5% 溶液中使用。高 pH 产生抑菌溶液，减少了细菌污染的顾虑，也减少了静脉注射时可能出现的疼痛。然而，pH 为 10.5 会导致与其他药物和胃肠外营养溶液的不相容，因此如果连续输注，则需单独的输注部位。特别值得注意的是，当与罗库溴铵等药物一起给药时，巴比妥类药物可能会形成沉淀，因此在快速给药期间（如快速顺序插管期间）必须冲洗管路，以避免在关键时刻再静脉通路。皮下浸润可能会出现局部红斑、血栓性静脉炎或皮肤脱落。巴比妥类药物无镇痛特性，因此在需要镇痛的情况下应与阿片类物质联合使用。

巴比妥类药物在 ICU 镇静中的作用似乎是当主要药物（单独或联合使用）不能提供足够的镇静或导致不良反应时的替代药物[108]。此外，戊巴比妥昏迷可用于控制难治性癫痫持续状态及颅内高压[109, 110]。

除了作为治疗药物或在机械通气期间提供镇静作用外，还有几份报告概述了各种巴比妥类药物用于程序化镇静。由于巴比妥类药物不具有内在的镇痛特性，因此最常用于无痛手术镇静。短效氧巴比妥类药物美索已被广泛用于口服、直肠给药和静脉给药，作为 CT 或 MRI 的镇静药，成功率高达 80%～85%[111]。经直肠给药标准剂量为 20～30mg/kg，可快速入睡（6～10min），并在 1.5～2h 恢复至基线状态。不良反应少见，对重新定位或给予辅助供氧有反应的轻度呼吸抑制发生率高达 4%。静脉给药（0.75～1.0mg/kg）的作用持续时间约为 10min，这使得该药物对短小操作（如 CT）具有吸引力。然而，静脉给药途径的呼吸抑制发生率更高，这可能限制了其有效性。戊巴比妥的作用持续时间中等，在 MRI 等放射检查过程中，镇静时间可能接近 60～90min，

仍是静脉镇静的常用选择。有多种给药方式可供选择，包括静脉、肠内和肠内给药，但 IV 给药仍然是最常用的途径。戊巴比妥每 3～5 分钟给药 1～2mg/kg，直至诱导睡眠（平均总剂量为 4～5mg/kg）。单次静脉注射后的平均睡眠时间为 60～90min，足以进行大多数常规 MRI 检查。但可能会出现呼吸抑制和低血压，尤其是在快速静脉给药时。

戊巴比妥的缺点包括恢复时间延长（2～4h）和苏醒问题（包括躁动）[112, 113]。与其他巴比妥类药物不同，美索比妥可能会影响脑电波，据报道可使潜在癫痫发作障碍的患儿癫痫发作。

（七）阿片类物质

阿片类物质是儿童重症监护室镇痛与镇静及手术镇静的主要药物[114]。尽管阿片类物质通常用于镇痛，但也具有镇静特性，尤其是对 κ 阿片受体具有激动作用的药物[115]。因此，这些药物可在机械通气期间提供有效的镇静作用，在 PICU 环境中的使用率仅次于苯二氮䓬类。然而，阿片类物质不会导致失忆。因此，在需要遗忘的情况下需辅助额外药物，如正使用神经肌肉阻断药的患儿。据报道，在心肌功能改变或有肺动脉高压风险的患儿中，如术前存在大量从左向右分流的婴儿，合成阿片类物质具有特殊优势，因为其可提供心血管稳定性、对肺血管阻力（pulmonary vascular resistance，PVR）的有益作用，以及减弱交感神经应激反应。由于合成阿片类物质在大剂量给药后的迅速再分布和由此产生的短血浆半衰期，合成阿片类物质通常通过连续输注来给药，以维持足以提供镇静与镇痛的血浆浓度。

目前临床常用的合成阿片类物质包括芬太尼、舒芬太尼和瑞芬太尼[116]。芬太尼和舒芬太尼都依赖于肝脏代谢，而瑞芬太尼依赖于非特异性酯酶的代谢。几种临床情况可能会改变肝脏代谢功能，从而延长药物半衰期，包括肝微粒体酶的不成熟、腹内手术后出现的肝血流量减少及伴有肝细胞功能障碍的原发性肝病。尽管这些药物

在单次推注给药时是短效的，但它们也具有时量相关半衰期，因此当它们给药时间延长时，作用持续时间也延长。芬太尼的这种作用大于舒芬太尼[117]。

瑞芬太尼由血浆中非特异性酯酶代谢。它的临床半衰期为 5～10min，即使连续输注 12～24h 后，其作用持续时间仍很短，因此不会出现与时量相关半衰期相关的变化。这些药代动力学参数甚至适用于新生儿群体，这使得瑞芬太尼成为唯一一种药代动力学不受胎龄或年龄影响的阿片类物质[118]。鉴于这些特性，它是一种可提供深度镇静的潜在有用药物，并且即使在新生儿群体中也允许在输注停止时快速苏醒。尽管瑞芬太尼在所有年龄段患儿的外科手术中有大量临床使用经验，但迄今为止，其在 ICU 人群中使用瑞芬太尼的经验仍然有限。一项回顾性研究评价了瑞芬太尼在创伤性脑损伤儿童中的镇静作用，发现瑞芬太尼是一种合适的镇静药，可快速镇静并恢复，允许进行可靠且可重复的临床检查[119]。

鉴于其镇痛特性，瑞芬太尼已与咪达唑仑或丙泊酚联合使用，作为在疼痛性侵入性操作中提供镇痛的一种方式。尽管其在该领域有效，但报告显示呼吸抑制和呼吸暂停的发生率较高，这可能限制了其在这种情况下的适用性。然而，鉴于阿片类物质减弱咳嗽反射的能力，瑞芬太尼可能在支气管镜检查或气管光纤插管时发挥作用[120]。

合成阿片类物质特有的不良反应是胸壁和喉僵直[121, 122]。这些效应与剂量和给药速率相关，是中枢介导的反应，可干扰呼吸功能，可通过预先使用 α_2 受体激动药降低、使用纳洛酮逆转和神经肌肉阻断药中断此类效应[122]。

鉴于使用合成阿片类物质后耐受性迅速发展的问题，吗啡在 PICU 的机械通气中作为镇静与镇痛药物重新受到欢迎。由于吗啡对 μ 和 κ 阿片受体均有激动作用，因此，它不仅通过 μ 受体提供镇痛作用，还可通过 κ 受体提供镇静作用。心血管影响包括随着前负荷的降低而扩张静脉容量系统，这可导致血压适度降低，尤其是在血管内

容量减少或患有心脏病的患儿中。当在新生儿机械通气期间通过持续输注用于镇静时，已证明吗啡对智力、运动功能或行为无影响[123]。

在婴儿中，在先天性心脏病手术后的机械通气期间输注 10～30µg/(kg·h) 的吗啡提供了有效的镇痛与镇静作用，而不影响脱离机械通气支持的能力[124]。Martyn 等最近的一篇综述强调了重症监护室中危重病、炎症在阿片类物质耐受性发展中的重要性。尽管阿片类物质耐受可见于任何危重疾病，但在创伤和烧伤患儿、需要长期机械通气的患儿及危重儿童中，阿片耐受的影响尤为明显[125, 126]。

（八）吩噻嗪和丁酰苯类

吩噻嗪类和丁酮类被归类为"主要镇静药"，其大多数临床用途是治疗精神障碍或在各种临床情况下用作镇吐药。在现有的几种药物中，氟哌啶醇是 ICU 环境中最常用于成人镇静的药物。氟哌啶醇通过中枢多巴胺受体发挥作用。静脉给药时，其起效时间为 10～20min，持续时间为 12～24h，消除半衰期为 18～26h[127]。虽然 FDA 没有正式批准静脉注射给药，但在成人人群中以这种途径给药有显著和充分的临床经验。

在 PICU 人群中使用氟哌啶醇的经验仍不多。Harrison 等报告了他们在 5 名重症儿童中使用氟哌啶醇间歇推注给药的经验[127]。患儿年龄范围为 9 月龄至 16 岁，尽管苯二氮䓬类和阿片类物质剂量递增，但仍难以镇静。氟哌啶醇剂量包括 0.025～0.1mg/kg 的负荷剂量，每 10 分钟重复一次，直到患儿镇静。所需的总负荷剂量范围为 0.09～0.25mg/kg。随后每 8 小时给予 0.015～0.15mg/kg 的间歇剂量 [每日维持剂量为 0.06～0.45mg/(kg·d)]。氟哌啶醇的疗效通过减少阿片类物质和苯二氮䓬类药物的需求、减少镇静药的补充剂量、减少神经肌肉阻断药的使用及改善临床镇静作用得到证实。1 名患儿出现肌张力障碍，该反应在 36h 内消失，无须治疗，因为氟哌啶醇已停用。

与丁酮类和吩噻嗪类相关的潜在不良反应包

括与外周 α 受体阻滞相关的低血压、肌张力障碍和锥体束外效应、癫痫发作阈值降低、神经阻滞药恶性综合征和由于对心脏复极化的影响引起的心律失常（包括尖端扭转型室性心动过速）。建议在围术期接受氟哌利多治疗的患儿延长术后心电图（ECG）监测时间。

（九）α₂ 受体激动药

尽管最初用于控制血压等临床效应，但 α_2 受体激动药（包括可乐定和右美托咪定）也可在 PICU 患儿机械通气期间提供镇静，减少阿片类物质需求，控制各种病因的疼痛，以及在非侵入性操作期间提供镇静作用。这些药物的生理作用是通过刺激突触后 α_2 受体来介导的，该受体可激活百日咳毒素敏感性鸟嘌呤核苷酸调节蛋白（G 蛋白），导致腺苷酸环化酶活性降低 [128, 129]。随后细胞内环磷酸腺苷（cAMP）和 cAMP 依赖性蛋白激酶活性降低，改变了膜离子电导，导致神经元活化减少，从而发挥镇静和抗焦虑作用 [130]。

激活延髓血管舒缩中枢受体可减少去甲肾上腺素的周转，并减少了中枢交感神经冲动的流出，导致交感神经功能的改变，伴心率和血压下降。脑干蓝斑副交感神经传出的中枢刺激和交感神经传出的抑制可产生额外的效应。后一种作用在这些药物产生的镇静和抗焦虑作用中起着重要作用，因为蓝斑的去甲肾上腺素能输出减少可增加抑制性神经元（包括 GABA 系统）的放电，从而产生镇静和抗焦虑作用 [131]。已证明该效应与非快速动眼睡眠期间发生的效应相似 [132]。使用其他镇静药（包括丙泊酚、苯二氮䓬类和巴比妥类药物）时缺乏非快速动眼睡眠是导致成人 ICU 患者谵妄的因素之一。这种作用机制导致该药物在成人 ICU 的使用增加，最近的文献强调了谵妄对预后影响。α₂ 受体激动药还通过调节中枢神经系统内 P 物质的释放来加强阿片类物质的镇痛作用 [133]。

可乐定已被用作手术室的术前用药，用于骶管和硬膜外镇痛，作为术后阿片类物质诱导镇痛的辅助药物，甚至用于 ICU 镇静 [129]。虽然最初可乐定只有片剂，但可乐定目前存在透皮贴剂和椎管内给药制剂的形式。后者已经在各种临床情况下静脉给药，但在美国未予静脉给药。随着右美托咪定使用的增加和临床经验的积累，可乐定在大多数儿科 ICU 中的使用已经减少 [134]。在最近的一项研究中，Keiber 等发现静脉输注可乐定与危重患儿临床上不显著低血压和心动过缓相关 [135]。此外，作者还报道可乐定可能具有保留血管活性作用。

与可乐定一样，右美托咪定是一种中枢作用的 α_2 受体激动药，并表现出相同的生理作用。然而，其对 α_2 受体的亲和力是可乐定的 8 倍，α_1 与 α_2 激动作用差异为 1 : 1600，半衰期为 2～3h，因此可通过静脉给药进行滴定。右美托咪定显示线性动力学，蛋白结合率为 94%，并进行肝脏代谢，在尿液和粪便中排泄的原型药极少。鉴于其对肝脏代谢的依赖性，肝功能改变的患儿有必要调整剂量 [136]。

迄今为止，仅有一项前瞻性试验评估了右美托咪定在儿科年龄患儿机械通气期间的镇静作用 [137]。使用 Ramsay 量表并通过比较补充吗啡的需求来评估疗效。0.25μg/(kg·h) 的右美托咪定提供的镇静作用与 0.22mg/(kg·h) 的咪达唑仑相当。0.5μg/(kg·h) 的右美托咪定比咪达唑仑更有效，表现为患儿对吗啡的补充需求减少，Ramsay 评分为 1 分的数量减少。

右美托咪定对 ≤12 月龄的患儿效果稍差，因为在右美托咪定使用期间 Ramsay 评分为 1 分的 6 名患儿中有 5 名 <12 月龄。唯一的不良反应是 1 名接受右美托咪定同时接受地高辛治疗的患儿出现心动过缓 [138]。Grant MJ 等使用呼吸衰竭镇静滴定随机评估临床试验（Randomized Evaluation of Sedation Titration for Respiratory Failure clinical trial，RESTORE）的数据进行的二次分析发现，在低危重患儿中使用右美托咪定作为主要药物可快速达到目标镇静水平，但如果将其用作其他镇静输注的辅助药物，则无效果。

作者还报告称，对于不能耐受清醒插管状态的儿童，右美托咪定可用于促进拔管和缩短呼吸机脱机时间[139]。Venkatraman 等在一项单中心观察队列研究中，报告了在 PICU 无创机械通气期间使用右美托咪定作为持续镇静的单一药物[140]。作者还报道了通过减量、补液和（或）无创通气滴定产生的轻度或可逆的心肺影响，以及 194/202名（96%）患儿成功脱机后使用鼻导管吸氧或呼吸室内空气。Shutes BL 等根据来自 382 名＜18岁儿童的数据报告称，接受无创正压通气的儿童使用的较高累积剂量的右美托咪定与戒断症状的风险相关，但可很容易地通过短期肠内给予可乐定进行管理[141]。

除了在机械通气期间用于镇静外，右美托咪定的其他应用还包括程序化镇静、预防寒战，以及治疗在 ICU 环境中长期使用后的医源性阿片类物质和苯二氮䓬类药物戒断反应[142]。Koroglu等将 80 名儿童（1—7 岁）在 MRI 检查期间随机分配至右美托咪定组或咪达唑仑组[143]。右美托咪定以 1μg/kg 的负荷剂量给药 10min，然后以0.5μg/(kg·h) 的速度输注，而咪达唑仑以 0.2mg/kg 的负荷剂量给药，随后以 6μg/(kg·h) 的速度输注。与咪达唑仑相比，右美托咪定的镇静质量更好，对补救镇静的需求更少（1/5 vs. 4/5）。在一项右美托咪定用于 48 名 5 月龄至 16 岁的儿科患儿的 MRI 期间镇静的开放性试验中，报告了类似的疗效，其中 15 名患儿使用另一种药物镇静失败[144]。Koroglu 等的第二项研究在磁共振成像期间，将 60 名儿童随机分为右美托咪定组或丙泊酚组。虽然这两种药物在提供镇静方面同样有效，但丙泊酚的诱导时间、恢复时间和出院时间更短[145]。

在其质量保证（quality assurance，QA）数据库数据的回顾性审查中，Mason 等在影像学检查中对 62 名儿童使用了递增剂量的右美托咪定用于镇静[146]。右美托咪定以 2μg/kg 的负荷剂量在 10min 内给药，并重复给药以达到有效镇静，之后开始以 1μg/(kg·h) 的速度输注。平均负荷剂量为 2.2μg/kg，52 名患儿仅需 2μg/kg 的初始剂量。达到镇静的时间范围为 6～20min。10 名患儿（16%）观察到窦性心律失常。所有患儿心率和血压下降，但无须治疗，血流动力学值均未低于相应年龄的第 5 百分位。未观察到 $ETCO_2$变化，且无患儿在呼吸室内空气时出现氧饱和度下降。两例患儿在应用右美托咪定负荷剂量期间出现躁动，并改用其他镇静药（丙泊酚或戊巴比妥）。最近初步数据表明，当缺乏静脉通路时，右美托咪定可通过肌内途径给药。两项试验表明，肌内注射（IM）右美托咪定可有效用于放射学成像和 EEG 分析期间的镇静[147-149]。

鉴于其镇痛作用有限，当单独用于疼痛手术时，右美托咪定可能不是理想的药物。然而经验表明，在这种情况下，右美托咪定联合氯胺酮可能有效。读者可参考 Tobias 关于这些药物联合用于操作镇静的文献综述[150]。Boriosi 等报道，在接受 MRI 检查的儿童中，在标准丙泊酚输注前加用右美托咪定负荷进行诱导可减少与镇静相关的不良事件，尤其是上气道阻塞[151]。Sulton 等使用儿童镇静研究联盟的前瞻性观察数据，评估了13 072 名在手术室外接受右美托咪定静脉给药的儿童，报告了极高的镇静成功率和低不良事件发生率。气道阻塞是最常见的不良事件 [35/13 072（0.27%，95% CI 0.19%～0.37%）][152]。在另一份使用 PSRC 数据的报告中，Sulton 等报道称，对于需要镇静行 MRI 的儿童，鼻内使用右美托咪定和咪达唑仑（共研究 224 次镇静治疗）是一种有效的方案[153]。最近的一些研究报道称，右美托咪定的独特性质是其对各种动物脑损伤模型和吸入麻醉药的神经保护作用[154, 155]。右美托咪定在 PICU 中可减少其他镇静药和镇痛药的潜在神经毒性[156]。

（十）水合氯醛

水合氯醛的普及源于几个因素，包括其易于通过口服或直肠途径给药、医疗保健提供者对其熟悉度及对其安全范围的误解。使用水合氯醛时无须要监测的观点在医疗保健人员中并不少见。

不幸的是，这些关于该药物的错误观念导致了死亡。水合氯醛与其他镇静药合用时，会增加呼吸系统影响的可能性。口服或直肠给药后，水合氯醛迅速完全吸收。它经过肝脏代谢成为其活性代谢物：三氯乙醇（trichloroethanol，TCE）。虽然一次性给药对非感染性放射学操作通常有效，但在 PICU 环境下重复给药会导致过度和长期的中枢神经系统抑制，因为半衰期（范围为 9~40h）及活性代谢物的蓄积[157]。此外，水合氯醛的使用与临床镇静风险、发育大脑中潜在的神经凋亡效应，以及潜在致癌和致畸效应有关[158-160]。

水合氯醛可能会引起呼吸和心血管抑制。尽管存在此药物无上述不良反应的误解，但水合氯醛可引起呼吸暂停，应始终进行适当的监测。鉴于水合氯醛与胆红素竞争蛋白结合位点，相对而言，水合氯醛禁用于新生儿。此外，活性代谢物三氯乙醇与卤代烃有关，可能会引起室性心律失常，尤其是在存在此类问题的患儿中（摄入三环类抗抑郁药或潜在心律失常）[161]。鉴于这些问题，水合氯醛在 PICU 的镇静作用有限；然而，在无痛的放射成像中，它仍有镇静作用。当用于此目的时，剂量为 75~100mg/kg（最大 2g）可通过口服或直肠给药。我们的临床经验表明，水合氯醛对≥5 岁的患儿和患有潜在中枢神经系统疾病（如孤独症）的患儿效果较差。已经不再使用用于口服给药的液体溶液。因为口服溶液必须由粉末制剂制备，因此，那些继续使用这种药物的中心已经转向他们的药房。最近，镇静应用使用右美托咪定而不是水合氯醛，主要是因为后者缺乏可用性并需要复合用药[162]。

六、耐受性、身体依赖性和戒断

耐受性是指随着时间的推移药物的作用降低或需要增加剂量才能达到相同的效果。耐受性与受体或其远端的变化有关，通常在细胞水平[163]。在药效学耐受的情况下，尽管药物的血浆浓度保持恒定，但效应降低。出于讨论的目的，后一种现象将被称为耐受性，因为在考虑 PICU 患儿时，

其他问题并不相关。

戒断包括身体耐受的患儿突然停止使用镇静药或镇痛药时出现的体征和症状。戒断症状因人而异，可受下列因素影响：相关药物、患儿年龄、认知状态和相关医学疾病。生理（身体）依赖是指需要持续使用镇静药或镇痛药以防止戒断反应。心理依赖是因欣快感而对某种物质的需要。成瘾是一种复杂的行为模式，其特征是反复、强迫性地使用某种物质，通过反社会或犯罪行为以获得药物，且治疗后复发的发生率很高。在 PICU 适当使用镇静药或镇痛药治疗疼痛或缓解焦虑后，心理依赖和成瘾极为罕见。

据报道，除阿片类物质外，PICU 患儿停用其他用于长期镇静的药物亦可产生戒断反应，包括苯二氮䓬类、巴比妥类、丙泊酚、右美托咪定，甚至吸入性麻醉药[163, 164]。

七、戒断的临床体征和症状

尽管无论何种药物，许多戒断体征和症状都是相同的，但根据具体的药物，可能会有细微差异。出现戒断症状的时间取决于药物的半衰期和活性代谢物的半衰期，其可能比母体化合物延长数倍。一般而言，镇静药和镇痛药停药的体征和症状包括中枢神经系统、胃肠道和交感神经系统相关的体征和症状。中枢神经系统通常表现为易怒性增加，包括睡眠减少、震颤、深度腱反射亢进、阵挛、注意力不集中、频繁打哈欠、打喷嚏、谵妄和肌张力亢进。在新生儿和婴儿中，中枢神经系统刺激的其他迹象包括高音调的哭声和夸张的莫罗反射。据报道，阿片类、苯二氮䓬类、巴比妥类、丙泊酚和吸入性麻醉药戒断时会出现癫痫发作，而阿片类、苯二氮䓬类、巴比妥类和吸入性麻醉药时戒断也会出现幻视和幻听。胃肠道表现包括呕吐、腹泻和喂养不耐受，这可能在新生儿和婴儿中尤为突出。当这些问题在没有其他戒断迹象和症状的情况下发生时，它们可能归因于其他问题而不是戒断。交感神经系统激活伴有心动过速、高血压、瞳孔散大和呼吸急促

是停用任何上述镇静 / 镇痛药的突出表现。交感神经过度活跃的其他体征和症状包括鼻塞、出汗和发热[126]。

八、戒断治疗和临床评分系统

与临床医学中出现的大多数问题一样，有效的治疗始于预防。鉴于戒断的发生率与给药的药物总量相关，建议使用临床镇静量表指导滴定镇静药或镇痛药。这样可将所需药物使用量控制在最小剂量。

需要进行前瞻性研究，以更好地阐述交替镇静方案的功效、间歇性与连续输注镇静 / 镇痛药的比较、"药物假期"疗效，以及其他药物（如NMDA 受体拮抗药和镁）在预防耐受性和依赖性中的作用[165]。在进一步研究对阿片类物质依赖性的控制因素，以及预防或延缓阿片类物质依赖性的方法提供额外见解之前，PICU 医师将面临一群需要采取具体措施来预防戒断症状发展的患儿。治疗策略和方案是必要的，因此与耐受性、身体依赖性和停药相关的问题不会限制给药的这些药物在 PICU 人群中的应用。

为了给戒断患儿提供有效的治疗，识别那些最有可能表现出戒断症状的患儿可能是有帮助的，也有评分系统来识别和量化戒断的体征和症状。停药的风险因素不仅包括已给予的镇静药或镇痛药的总剂量，还包括输注的持续时间[126, 166]。

评分系统可能有助于管理表现出戒断症状和体征的患儿，而不仅仅是识别戒断行为。PICU 中常用的工具是 WAT-1（戒断症状评估量表1[168, 169]，图 19-2 ）。Franck 等概述了这一评分的组成部分[169]。对于以下问题，评分为 0 分（否）或 1 分（是）：稀便或水样便；呕吐、恶心或干呕；以及体温≥37.8℃。然后观察患儿 2min，以评估他们的状态（睡眠、清醒或平静与痛苦）、是否存在震颤、出汗、不协调或重复运动，以及打哈欠或打喷嚏。同样，这些评分为 0 分（否）和 1分（是）。然后在刺激后和恢复期间触感和肌肉表现出惊吓反应及恢复平静状态的时间。

这些部分的得分为 0～12 分。PICU 使用的另一个工具是阿片类和苯二氮䓬类戒断量表（benzodiazepine withdrawal scale，OBWS）[170]。OBWS 是一个 21 项检查表，用以评价 16 种特定戒断行为。当以 8 分作为临界值时，灵敏度为50%，特异度为 87%。阳性率和阴性率的预测值分别为 4.0 和 0.57（认为对于诊断工具是适度的）。评分者间信度为 0.8（表 19-5）[170]。

通过保持较高的怀疑指数和使用为 PICU 患儿开发的戒断评分，我们可以更接近我们的目标，即识别出现戒断症状的患儿。如前所述，预防戒断的主要手段必须是识别高危患儿并缓慢停用镇静和镇痛药。即使我们试图预防戒断，戒断量表仍应适用于这些患儿。基于有限的循证医学，有人建议，在接受镇静和镇痛药物输注超过5～7 天的患儿中，可以每天 10%～20% 的速度完成撤机[126, 171, 172]。然而，这些研究报告了使用这些方案的显著戒断发生率，从而表明更合理的方法可能是每天减少 5%～10%，这与成人患者的建议一致，并得到 PICU 人群的一些支持[173]。当患儿接受这些药物的时间少于 3～5 天时，可实现更快的戒断。

当需要长期给予阿片类物质或其他诱导剂时，转换为口服长效药物（如美沙酮）可能会使患儿提前出院[173]。在接受数周治疗并接受大剂量阿片类物质和（或）苯二氮䓬类药物的患儿中尤其如此。美沙酮的优点包括其较长的半衰期，每天给药 2～3 次，口服生物利用度为75%～90%，可作为液体使用。尽管关于美沙酮使用的第一份报告建议开始剂量为每 12h 给药0.1mg/kg，但该系列中的 3 名患儿接受的阿片类物质剂量相对较低，因此不需要较高剂量的美沙酮。随后的临床经验表明，根据芬太尼的剂量，可能需要更高剂量的美沙酮[174]。

当考虑从静脉注射芬太尼到口服美沙酮的适当剂量转换时，应考虑两种药物的效力和半衰期的差异及交叉耐受性[175]。当从静脉注射咪达唑仑改为口服劳拉西泮时，类似的考虑也是必要

戒断症状评估量表 1（WAT-1）及说明

住院号: 日期:													
时间:													
过去 12h 内记录的患儿信息													
稀便 / 水样便	无 =0 有 =1												
呕吐 / 恶心 / 干呕	无 =0 有 =1												
体温＞37.8℃	无 =0 有 =1												
刺激前 2min 观察所见													
状态	SBS[1]≤0 或睡眠 / 清醒平静 =0 SBS[1]≥+1 或清醒痛苦 =1												
震颤	没有 / 轻微 =0 中度 / 重度 =1												
出汗	无 =0 有 =1												
不协调 / 重复运动	没有 / 轻微 =0 中度 / 重度 =1												
打哈欠 / 打喷嚏	没有或仅 1 次 =0 ≥2 次 =1												
刺激 1min 所见													
刺激惊跳	没有 / 轻微 =0 中度 / 重度 =1												
肌张力	正常 =0 增加 =1												
刺激后恢复													
恢复 平静时间（SBS[1]≤0）	＜2min=0 2～5min=1 ＞5min=2												
总分（0～12）													

戒断症状评估量表 1（WAT-1）使用说明

- 对于通过输注或长期常规给药（如＞5 天）接受阿片类物质和（或）苯二氮䓬类药物的患儿，从停药第 1 天开始 WAT-1 评分。继续每日 2 次评分，直至末次给药后 72h，WAT-1 需要与镇静行为量表（State Behavioral Scale，SBS）一同使用，至少每 12 小时评估 1 次（如 8:00 和 20:00 ±2h）。SBS 评估中使用的渐进刺激为观察戒断体征提供了标准刺激

从患儿的医疗护理记录中获得信息（刺激前或刺激后均可）

√ 稀便 / 水样便：过去 12h 的记录中有任何关于稀便或水样便的记录计 1 分，没有计 0 分
√ 恶心 / 呕吐 / 干呕：过去 12h 的记录中有任何关于恶心、呕吐或干呕的记录计 1 分，没有计 0 分
√ 体温＞ 37.8℃：过去 12h 内出现频率最高的温度记录＞ 37.8℃计 1 分，如果≤ 37.8℃计 0 分

刺激前 2min 观察所见

√ 状态：刺激前观察 2min，如果患儿清醒并且痛苦（SBS[1]≥+1）计 1 分，如果患儿正在睡眠或清醒且平静 / 合作（SBS[1] ≤ 0）则计 0 分
√ 震颤：刺激前观察 2min，出现中度到重度震颤计 1 分，没有震颤或仅有轻微、间歇性的震颤计 0 分
√ 出汗：刺激前观察 2min，患儿有出汗计 1 分，没有计 0 分
√ 不协调 / 重复运动：刺激前观察 2min，如果患儿出现中度或重度不协调或重复运动，如摇头、四肢挥舞、躯干拱起等计 1 分，没有或仅有轻微的不协调或重复运动计 0 分
√ 打哈欠 / 打喷嚏＞ 1：刺激前观察 2min，如果出现 1 次以上打哈欠或打喷嚏计 1 分，如果出现 1 次或没有出现计 0 分

刺激 1min 所见

√ 刺激惊跳：出现中度到重度惊跳计 1 分，没有或仅有轻微易激惹计 0 分
√ 肌张力：刺激时肌张力增高计 1 分，肌张力正常计 0 分

刺激后恢复

√ 恢复平静时间（SBS[1] ≤ 0）：时间＞5min 计 2 分；2～5min 计 1 分；＜2min 计 0 分

11 个项目得分总和即为 WAT-1 的得分（0～12）

1Martha A.Q. Curley et cl. State Behavioral Scale（SBS）A Sedation Assessment Instrument for Infants and Young Children Supported on Mechanical Ventilation. Pediatr Crit Care Med. 2006;7（2）: 107–114.

▲ **图 19–2 戒断症状评估量表 1（WAT-1）**

经 Frank 等 [167] 许可转载。©2007 LS Franck 和 Maq Curley

迹象或症状	护士对戒断的评估	
	出现（%）	未出现（%）
哭泣 / 激动＞间隔的 75%	11.9	0.2
哭泣 / 激动占间隔的 26%～75%	33.8	11.8
睡眠时间＜占间隔时间的 25%	51.7	10.7
极度活跃的莫罗反射	1.3	1.5
瞳孔＞4mm	36.4	17.3
颤抖	35.7	17.4
运动障碍	15.9	0.9
幻觉	0.7	0.4
体温＞37.2℃	81.5	67.9
该年龄呼吸频率高	7.9	1.3
需要频繁抽吸	26.5	25.6
发汗	10.6	1.8
打呵欠	5.3	1.7
打喷嚏	2.4	0.7
鼻塞	7.9	3.7
呕吐	3.9	0.4
腹泻	42.4	20.3

表 19-5　阿片类和苯二氮䓬类戒断量表（OBWS）

经 Elsevier 许可，转载自 Franck 等 [170]

的。Lugo 等在一项评估肠内劳拉西泮减少机械通气期间咪达唑仑需求的研究中，建议开始时劳拉西泮剂量为静脉注射咪达唑仑每日总剂量的 1/6。一旦确定并开始适当的肠内 / 口服剂量，静脉给药将迅速减少 [176]。

在关于美沙酮使用的最初报告后，其他作者提出了芬太尼到美沙酮的转换率、给药间隔及最重要的戒断时间表存在差异 [173, 177]。在最初的转化过程中，一些研究者在口服美沙酮前使用静脉注射美沙酮。无论使用哪种方案，在转换期间都必须密切观察，以避免过度用药的不良反应或识别停药的早期症状。关于美沙酮的使用还存在一些问题。因此，有必要与父母进行彻底的讨论，讨论为什么使用美沙酮，并概述成瘾和身体依赖之间的差异。由于这些问题，以及对用于治疗儿童慢性癌症相关疼痛的长效吗啡制剂较为熟悉，一些医师更倾向使用后一种药物。然而，这些药物仅在不可粉碎的片剂中可用，因此在年轻患儿中给药和随后的停药方案可能更困难。另一方面，美沙酮有液体剂型。

最近，人们对成人人群中因药物成瘾而接受美沙酮维持治疗的人的死亡可能性，以及 QT 间期延长和心律失常的可能性表示担忧 [178]。迄今为止，尚无儿童人群的报告；然而，这些问题使人们考虑在开始美沙酮治疗前后需定期获取心电图。美沙酮的最后一个问题是其通过肝脏的 P_{450} 同工酶系统进行代谢，因此可能会因遗传因素和其他药物的联合给药而使代谢发生改变。当开始美沙酮治疗或在患儿的治疗方案中加入其他药物时，应该考虑这些因素。

除阿片类物质外，非阿片类物质也用于治疗阿片类物质戒断。在作者看来，这并不理想，因为在处理耐受性和依赖性问题时，替代缺失的药物而不是治疗由此产生的症状似乎是有生理学意义的。考虑到这些问题，我们目前的临床实践是通常使用与停药药物类别相同的药物。在特定的临床情况下，中枢作用的 α_2 受体激动药可乐定和右美托咪定已被用于治疗和预防阿片类物质的戒断反应 [179, 180]。

九、谵妄

除了围绕危重患者提供镇静与镇痛的众多问题之外，最近临床实践和文献都集中在危重疾病后的谵妄问题上。在 ICU 环境中，谵妄被描述为一种急性和波动性意识和认知障碍。在一项大型多中心国际谵妄患病率研究中，Traube 等报告称，儿童谵妄的时点患病率为 25%，范围为 10%～30%[181]。需要机械通气的儿童（可能会使镇静药的暴露量和疾病的严重程度增加）谵妄患病率为 53%。上述研究中概述的谵妄的危险因素包括使用麻醉药、苯二氮䓬类、血管加压药、身体约束、年龄较小（<2 岁）和机械通气。小儿谵妄与 PICU 费用的大幅增加有关。费用随着谵妄天数的增加而递增（谵妄 1 天的中位费用为 9173 美元；谵妄 2～3 天的中位费用为 19 682 美元；谵妄 3 天的中位费用为 75 833 美元。$P<0.0001$）；即使对 PICU 的住院时间进行调整后，这仍然非常显著（$P<0.0001$）[182]。

（一）谵妄的分类

考虑到鉴别的困难，即使在成年人群中，谵妄也可经常无法识别或归因于其他疾病过程或并发症，如痴呆和抑郁症，或者被认为是严重疾病

的自然、可接受的并发症。谵妄通常可分为活动减退和活动过度亚型，在 ICU 人群之外，这些亚型具有一些预后价值 [183]。活动减退性谵妄倾向于占 ICU 环境中大多数病例，其特征是反应性下降、戒断行为、冷漠和抑郁。多动性谵妄，顾名思义，表现为激动、不安和情绪不稳定。

（二）谵妄的诊断

ICU 镇静镇痛儿童谵妄的 Cornell 评估（Cornell Assessment of Pediatric Delirium，CAPD）的总体灵敏度为 94.1%（95% CI 83.8%～98.8%），特异度为 79.2%（95% CI 73.5%～84.9%），是诊断儿童谵妄最常用的有效工具之一 [184]。

（三）谵妄的病理生理学

谵妄的确切细胞或生理机制仍不清楚。针对谵妄发展的神经炎症假说认为，全身炎症导致细胞因子释放，并在大脑中产生尚未描述的后续效应，导致神经元和突触功能障碍，最终出现谵妄的临床症状 [185-187]。

（四）谵妄的预防和治疗

考虑到 ICU 谵妄的患病率和不良反应，适当的干预措施不仅包括谵妄发生后的治疗，还包括限制其发生率的潜在策略。应首先尝试非药物干预，如患儿重新定位，改善睡眠卫生的方案，下床和早期活动；及时拔除导尿管和解除身体约束；家庭成员的参与与安慰；通过使用谵妄工具（如耳机、音乐和游戏）改善感觉输入 [188]。此外，尽管认识到在 ICU 环境中需要适当的镇静与镇痛，但也必须认识到使用镇静药物可能会增加谵妄的发生率。因此，通过使用镇静评分滴定镇静水平，以及在接受机械通气的儿童中使用无苯二氮䓬类镇痛方案，建议适当使用最低可行剂量的此类药物 [189]。

尽管没有安慰剂对照试验，但重症医学协会和 APA 都推荐氟哌啶醇作为治疗 ICU 谵妄的首选药物。作为典型的抗精神病药，氟哌啶醇阻断多巴胺 2 受体，从而减少焦虑、幻觉和妄想。由于缺乏前瞻性临床试验，最佳剂量方案尚未确定。

在一项包含 55 名患儿的单中心研究中评价了非典型抗精神病药物（如喹硫平），结果显示短期使用奎硫平治疗谵妄有效且安全，无任何严重不良事件[190]。另一项研究最近评估了利培酮在<2 岁谵妄儿童中的使用情况，并得出类似的结论，即利培酮耐受性良好，不良事件最少[191]。这些药物针对多巴胺受体及中枢神经系统内其他神经递质的受体，包括 5- 羟色胺、乙酰胆碱和去甲肾上腺素。应监测接受氟哌啶醇或其他抗精神病药物治疗的患儿的不良反应，包括由于对复极的影响而导致的心律失常（这些影响在非典型抗精神病药物中不太常见）、低血压、张力障碍反应、锥体外系效应、恶性精神抑制综合征和癫痫发作阈值降低。鉴于出现致命性心律失常（包括尖端扭转型室性心动过速）的可能性，这些药物禁用于 QT 间期延长的患儿。也可能出现抗胆碱能效应，如口干、便秘和尿潴留。

十、姑息性镇静疗法

姑息性镇静疗法（palliative sedation therapy，PST）是使用镇静药物，通过有目的地降低患儿意识，甚至到失去意识的程度来解决无法忍受和难治的痛苦。PST 中常用的药物包括苯二氮䓬类、麻醉药（丙泊酚和氯胺酮）、阿片类和抗精神病药物，其剂量通常达到持续深度镇静。开始 PST 的目标是舒适，而不是保持功能或意识。PST 是一种很少使用的 "最后手段"，其目的不是加速死亡，而是减轻难以治愈和痛苦的身体症状[192]。

尽管疼痛管理技术不断进步，但姑息治疗或 ICU 医师经常会遇到常规疗法难于缓解症状的患儿。在终末期疾病的早期阶段，鉴于阿片类物质在控制疼痛方面的功效，仍然是治疗的主要手段[193]。此外，在这种情况下，这些药物仍然是缓解呼吸困难的主要药物。鉴于药物耐受性，随着时间的推移或疾病的发展而增加剂量。由于阿片类物质在这种情况下的使用在其他地方已有详细描述，本节将重点介绍主要阿片类物质治疗失

败时可能使用的药物[194, 195]。可能需要升级至使用其他药物以治疗与高剂量阿片类物质输注相关的不良反应，作为控制疼痛的辅助药物，控制与疾病进展相关的躁动或在阿片类物质失效时用于临终镇静 / 舒适护理。

由于它们的使用与本章已经描述的略有不同，我们将简要讨论后三种药物，因为它们与姑息治疗相关。

（一）氯胺酮

氯胺酮通常被归类为全身麻醉药。然而它可以亚麻醉剂量给药，以在癌症相关疼痛、神经性疼痛、缺血性疼痛和局部疼痛综合征中提供镇痛或补充基于阿片类物质的镇痛方案[196, 197]。世界卫生组织认为其是治疗顽固性疼痛的主要药物。据推测，其镇痛作用主要是对 NMDA 受体产生拮抗作用。该效应可能逆转阿片类物质耐受性。鉴于其对血流动力学和呼吸功能的影响有限，氯胺酮已成为难治性疼痛综合征和姑息治疗的常用药物[198, 199]。已经证明，逐渐调整剂量可能会减弱拟精神病作用[200]。

（二）丙泊酚

丙泊酚也被归类为静脉麻醉药，可行剂量滴定，以便可以较低的剂量实现镇静。然而与氯胺酮不同，丙泊酚对呼吸和血流动力学功能的不良反应可能更常见，尤其是在终末期疾病患儿中，这在推注给药时更常见，但在姑息治疗中不推荐使用丙泊酚。鉴于其半衰期较短，在开始给药或改变剂量后可快速达到稳态血清浓度。因此，即使在这种情况下开始镇静，也不需要推注给药。丙泊酚必须通过静脉途径给药，根据国家法规，可能需要在医院环境中给药。迄今为止，大多数经验仍然是由个案报告或小病例系列组成[201, 202]。尽管这些报告具有轶事性质，但它们一致证明了丙泊酚在这种情况下可提供镇静和症状缓解的疗效。阿片类物质需求减少或避免了剂量递增的需要。除了回顾他们在 3 名儿童中使用丙泊酚进行姑息性镇静的经验外，Anghelescu 等提供了一种适用于这种情况的有用算法[203]。

（三）右美托咪啶

鉴于右美托咪定是最后一种进入临床市场的药物，关于其在姑息治疗中的应用数据仍然较少。然而，考虑到其对终末血流动力学和呼吸的影响相对较小，具有有优势的镇静特性，以及可作为阿片类镇痛药的辅助药物，右美托咪定在这种情况下可能是一种有用的药物 [204, 205]。最重要的是，由于其未被归类为静脉麻醉药，因此在医院外使用可能更可行。此外，ICU 环境中的证据已证明其在预防和治疗谵妄方面的疗效 [206]。尽管在 ICU 环境下常通过静脉途径给药，但在围术期和程序化镇静领域使用非胃肠外途径的使用越来越多，包括口服、鼻内和口腔给药 [207]。

总之，PICU 的镇静和镇痛采用"食谱"方式是不可行的，因为该人群中患儿、年龄、并发症和面临的临床情况存在很大差异。由于没有一种药物对所有患儿和所有情况均有效，医疗服务提供者必须熟悉应用多种镇静和镇痛药。

尽管芬太尼因其血流动力学稳定性和对 PVR 的有益作用而经常被选用，但与芬太尼相比，吗啡是一种有效的替代药物，有数据表明其耐受性的可能更慢，且戒断问题可能较少。长期随访研究表明，新生儿和婴儿使用吗啡对中枢神经系统发育无不良反应。在有肺动脉高压风险的危重婴儿中，考虑到合成阿片类物质具有调节 PVR 和预防肺动脉高压危象的能力，文献继续支持使用合成阿片类物质。当这些药物无效或导致不良反应时，替代药物包括氯胺酮、戊巴比妥或右美托咪定。氯胺酮可用于血流动力学不稳定或气道高反应性的患儿。丙泊酚可提供深度镇静且苏醒快，获得了成年人群的极大青睐。其在大龄儿童患儿中也获得了相似的有益特性；然而，对丙泊酚输注综合征的担忧明显限制了其在 PICU 人群中的使用。

右美托咪定的使用可能会继续增加，因为与常用的苯二氮䓬类药物相比，使用该药后谵妄的发生率较低 [206, 208, 209]。表 19-6 列出了镇静药和镇痛药的建议起始指南。

十一、病例研究

病例 1

一名 12 岁、54kg 的男孩，癫痫发作后被送往急诊室。既往病史：主动脉瓣狭窄，压差 60mmHg。主要症状闭合性头部外伤和右侧股骨骨折，计划于下个月行手术修复。其生命体征尚平稳，Glasgow 昏迷评分 11 分。癫痫发作前约 1h 进食午餐。患儿嗜睡，但有间歇性的攻击行为。需施行 MRI 镇静。

1. 分析

该患儿精神状态改变和可能饱腹，存在镇静无法控制的气道潜在问题，因为失去了气道反射可能导致上气道阻塞，需要捏气囊进行面罩通气，存在误吸风险。鉴于这些问题，决定不施行镇静，而是通过气管插管保护气道并诱导全身麻醉。考虑到相关的主动脉狭窄，需要使用对血流动力学功能影响小的药物以维持收缩性和 SVR。因患儿主动脉狭窄，每搏输出量固定，因此 SVR 的任何降低都可能显著降低平均动脉压（mean arterial pressure，MAP）。

2. 药物

依托咪酯是一种静脉麻醉药，1972 年引入临床实践，其镇静和遗忘的主要作用是通过 GABA 抑制性神经递质系统介导的。静脉给药后，意识丧失迅速（15～20s），与丙泊酚和巴比妥类药物相似，单次推注给药后的作用持续时间与再分布相关，而与代谢和清除无关。有益的中枢神经系统作用包括降低脑氧代谢率（$CMRO_2$）、CBF 和颅内压。由于对心肌功能和 SVR 的影响极小，CPP 得以维持。虽然巴比妥类药物和丙泊酚对中枢神经系统动力学的影响相似，但后者可能会降低全身血管和平均动脉压。依托咪酯最大的问题和限制其在 ICU 长期使用的因素是其对内源性皮质类固醇生成的影响。这种效应是在持续注射依托咪酯镇静的成人 ICU 患者死亡风险增加时发现的。依托咪酯抑制皮质醇、醛固酮和皮质酮生成所必需的 11-β 羟化酶。迄今为止，围绕依托咪

药　物	剂　量	注　解
芬太尼	$2\sim3\mu g/(kg\cdot h)$	调节术后和交感神经应激反应，从而减弱肺血管阻力的增加。可对先天性心脏病手术后有肺动脉高压风险的新生儿和婴儿有用。对心输出量和平均动脉压的影响有限。可能导致轻度至中度的负性变时效应
吗啡	$10\sim30\mu g/(kg\cdot min)$	经济有效的镇静药物。血流动力学效应通常与容量血管的血管舒张和前负荷的降低有关。在低血容量的情况下，这些效应被放大。与芬太尼相比，耐受性延迟，戒断问题较少
瑞芬太尼	$0.1\sim0.3\mu g/(kg\cdot min)$	由于酯酶代谢，所有年龄组（包括新生儿和婴儿）的半衰期短（4～8min）且一致；耐受性和成本的快速发展，故用于长期（超过24h）镇静有限
咪达唑仑	$0.05\sim0.15mg/(kg\cdot h)$	在PICU的镇静中有丰富的临床经验。P_{450}的代谢可能会延长肝功能障碍患儿的半衰期。活性代谢物的存在可能导致长期给药的镇静作用延长。与其他药物相比，普通制剂限制了成本
氯羟去甲地西泮	$0.025\sim0.05mg/(kg\cdot h)$；每3～4小时$0.05\sim0.1mg/kg$	在PICU人群中作为镇静药物的临床经验有限。仿制药限制了成本。主要的顾虑是它的稀释剂丙二醇的蓄积。葡萄糖醛酸基转移酶的代谢限制了药代动力学的变化，即使肝功能不全
氯胺酮	$1\sim2mg/(kg\cdot h)$	内源性儿茶酚胺的释放导致支气管扩张和心血管稳定。然而，在内源性儿茶酚胺耗竭的患儿中可能引起心血管衰竭，因为其主要直接作用是心肌功能下降。对颅内压和肺血管阻力的影响存在争议，尽管最近的文献表明无有害影响
戊巴比妥	$1\sim2mg/(kg\cdot h)$	苯二氮䓬类和阿片类物质之后的二线药物。碱性pH导致与其他药物的相容性问题，并可能导致组织刺激或皮肤脱落和外渗。血管舒张和负性肌力作用可能导致低血压
丙泊酚	$1\sim3mg/(kg\cdot h)$	停止输液后迅速苏醒。溶液中脂质含量很高。由于丙泊酚输注综合征的风险，PICU人群禁止长期使用（≥12h）镇静。越来越多的数据表明，这也可能发生在成年人群中。在极少数情况下仍可用作治疗颅内高压或癫痫持续状态的治疗药物。但是，建议间歇性监测酸碱状态，以监测毒性
氟哌啶醇	$0.06\sim0.45mg/(kg\cdot d)$	儿童人群中的临床经验有限。成人群体中的少量数据表明，使用本品可降低戒断和谵妄的发生率。可能在治疗PICU人群的激越和谵妄中发挥作用。α肾上腺素能阻滞可导致低血压。引起其他不良反应包括降低癫痫发作阈值和QT间期延长导致心律失常
右旋美托咪啶	$0.25\sim2\mu g/(kg\cdot h)$	作用机制可能限制成人／儿童ICU环境中的谵妄。对血流动力学功能的不利影响包括心动过缓和低血压

列出的输注速率是起始剂量的建议。实际输注速率应根据患儿的实际需求和对药物的反应而上下调整。ICU.重症监护室；PICU.儿科重症监护室

酯单次诱导给药后肾上腺抑制的临床意义存在重大争议，一些作者呼吁放弃或至少重新评价依托咪酯的使用。依托咪酯单次诱导产生的肾上腺抑制持续时间因研究而异，但可能超过12h。然而，没有研究证明依托咪酯单次给药后肾上腺抑制的临床结局变化。因此，关于是否应该从临床实践

中取消使用依托咪酯无法做出明确的决定，即使在目前的情况下，其使用也存在一定争议。在给予依托咪酯和琥珀胆碱后，进行改良的快速顺序插管。随后开始输注丙泊酚，起始剂量为 25μg/(kg·min)，根据血流动力学反应逐渐增加剂量，以完成 MRI。随后，患儿送入儿童 ICU，一旦他的精神状态恢复随机拔管。

病例 2

14 月龄婴儿，先天性心脏病术后。患儿外科手术后，在机械通气期间，输注吗啡维持镇静，并间断给予咪达唑仑已达 7 天。为了预期拔管，停用芬太尼 [以 20μg/(kg·min) 输注] 和间歇剂量的咪达唑仑。拔出患儿气管导管 3h 后，婴儿出现心动过速和高血压，瞳孔散大，体温 38.6℃。

1. 分析

该婴儿可能表现出戒断症状和体征；但必须排除其他可能性，因为戒断的诊断是排除诊断。包括全面的体格检查和实验室评估，包括全血细胞计数和血气分析，以排除高碳酸血症、低氧血症、心输出量减少和感染。考虑到镇静和镇痛的持续时间（7 天），如果镇静和镇痛药物突然中断或减少，该患儿可能会出现戒断症状。OBWS 是一个 21 项检查表，评价 16 种特定的戒断行为(表 19-5)。患儿得分 12 分，表示戒断。

2. 药物

鉴于该患儿拔管后存在自主呼吸，决定使用右美托咪定，其对通气功能的影响可能小于阿片类物质或苯二氮䓬类药物。右美托咪是美托咪定的药理活性右旋异构体。与可乐定一样，它通过 α_2 受体发挥其生理作用。右美托咪定和可乐定是咪唑亚类的成员，其对 α_2 和 α_1 受体的特异度高。然而，可乐定的 α_2/α_1 特异度比为 200∶1，而右美托咪定的特异度比为 1600∶1，因此，它是 α_2 受体的完全激动药。右美托咪定的半衰期较短（2~3h，可乐定为 12~24h），可用于静脉给药。右美托咪定的不良反应较少，尽管偶尔会出现血流动力学影响（心动过缓或低血压）。与可乐定

一样，在 PICU 环境下，长期给予阿片类物质和苯二氮䓬类药物后，使用右美托咪定预防和治疗戒断的经验越来越多。无论一种或多种药物的阶段反应，右美托咪定对此类问题的治疗作用得到了动物研究、成人和儿童病例报告，以及一项婴幼儿回顾性病例系列的支持。在 10min 内给予负荷剂量的右美托咪定(0.5μg/kg)，随后输注 0.5μg/(kg·h)。在 3~4h，持续的 OBWS 值降至 1~3 分。以 0.1μg/(kg·h) 的增量降低右美托咪定，并持续观察 OBWS。或者，如果需要去除中心导管和消除对血管通路的需求，也可以皮下给予右美托咪定。考虑到可能需要逐渐停药，决定根据吗啡输注率计算美沙酮的等效剂量，并转化为肠内给予美沙酮，然后在儿童 ICU 出院后停药。

病例 3

15 月龄婴儿手术室行直接喉镜检查和激光导气管检查后转送入 PICU。直接喉镜检查发现声门下血管瘤，激光治疗有效，考虑到水肿和气道肿胀，患儿仍留置 4.0 气管插管。耳鼻喉科医师要求留观镇静（16~18h），以确保气道水肿消退，并可成功拔管。到达 PICU 时，婴儿最初感觉舒适，Ramsay 镇静评分为 4 分。以吗啡 30μg/(kg·h) 和咪达唑仑 0.5mg/(kg·h) 开始镇静。患儿逐渐变得更加清醒，然后出现躁动，Ramsay 评分为 1 分。给予 4 次咪达唑仑（ 0.1mg/kg ）和 2 次吗啡（ 0.05mg/kg ），吗啡输注增加至 50μg/(kg·h)，然后增加至 100μg/(kg·h)，同时咪达唑仑输注增加至 0.25mg/(kg·h)。4h 后，患儿的 Ramsay 评分再次为 1~2 分。

1. 分析

该患儿镇静的目的是在气管插管前维持深度镇静，然后快速唤醒，以确保呼吸功能完好和上呼吸道可控。在一小部分患儿中，阿片类物质（吗啡或芬太尼）和咪达唑仑的常用组合不能提供所需的镇静深度。该联合用药的另一问题是，这些药物表现出对环境敏感的半衰期，即在短暂输注超过 12~24h 时后，可能会出现长时间觉醒。

2. 药物

容易滴定且作用迅速消退的药物包括丙泊酚或瑞芬太尼。另一种选择是短期输注丙泊酚是一种烷基酚化合物（2,6- 二异丙基酚），具有全身麻醉特性。尽管其在 ICU 具有潜在优势，并且在机械通气期间具有镇静作用，但是不推荐常规使用，事实上，许多权威机构认为丙泊酚是禁忌的，因其特定的临床情况下可能出现所谓的"丙泊酚输注综合征"，丙泊酚仍可短期（6～12h）用于从芬太尼和咪达唑仑等其他药物的过渡，以更快的苏醒和气管拔管，且残余作用较小。

更好的选择可能是瑞芬太尼。瑞芬太尼是一种合成阿片类物质，在血浆中通过非特异性酯酶代谢。其临床半衰期为 5～10min，即使在连续输注 12～24h 后作用仍短暂。这些药代动力学参数即使在新生儿群体中也是如此，这使得瑞芬太尼成为唯一药代动力学不受胎龄或实足年龄影响的阿片类物质。鉴于这些特性，它是一种潜在有用

的药物，可提供深度镇静，但即使在新生儿群体中也可通过停止输注快速唤醒。然而，主要的局限性是尽管在手术室有大量的使用经验，但在儿童 ICU 使用这种药物的经验非常有限。有关瑞芬太尼在 ICU 个案报告表明，当停止输注时，可以快速控制麻醉深度和快速苏醒。与其他阿片类物质不同，瑞芬太尼没有时量相关半衰期，即使作用时间延长，其作用持续时间也保持不变。问题包括耐受性的快速发展及成本，限制其功效超过 24h。

选择瑞芬太尼来实施镇静。以 0.2μg/(kg·min) 开始输注，15min 后停止吗啡输注。瑞芬太尼增至 0.3μg/(kg·min)，咪达唑仑输注逐渐减少，2h 后停止。在接下来的 12h 内，Ramsay 评分为 4～5 分，瑞芬太尼输注增加至 0.4μg/(kg·min)。次日早晨，气管导管周围出现漏气，PICU 的上呼吸道检查显示无呼吸道水肿的问题。停止瑞芬太尼输注，15min 后患儿顺利气管拔管。

第20章　儿童重症监护室的镇静：欧洲实践的现状

Sedation in the Pediatric Intensive Care Unit: Current Practice in Europe

Stephen D. Playfor　Ian A. Jenkins　著
黄　三　王　琦　王英伟　译

一旦你意识到一种习惯的存在，你就有责任改变它……而一旦你明白习惯可以改变，你就有了重塑习惯的自由和责任。

——Charles Duhigg[1]

一、重症监护室

在重症监护所需的所有治疗中，最常用的是镇静与镇痛。然而，相较于其他重症监护中的常用治疗手段，镇静、镇痛似乎并未受到更多的审查和探讨。镇静与镇痛通常是有助于促进其他治疗的简单方法，这种观点一旦确立，镇静似乎就可以随意开启和关闭——在出重症监护室（ICU）后不产生不良反应、耐受性、戒断反应、毒性反应，以及神经和精神作用的危险。而幸运的是，不少对儿科重症监护专业保有高度热情的工作者们强调了这样一个事实：即重症监护的这一方面（镇静、镇痛）远比最初看起来复杂，并且进行有责任的重症监护实践也需要我们加深理解并严格地重新审视该领域根深蒂固的习惯[2]。

需要重症监护的儿童通常需要镇静与镇痛，以缓解入院前手术或创伤、其他病情，以及持续留置装置（如血管内导管、胸腔或腹部引流管甚至气管内导管）引起的疼痛、痛苦和其他有害感觉。而经气管导管吸痰、胸部或其他物理治疗，以及置入导管或引流管、伤口检查、清创和换药等操作常需更大剂量的镇痛、镇静药物。

镇静与镇痛之间的平衡取决于当时影响患儿的情况。虽然在成人进行重症监护时（包括经气管插管行机械通气）完全有可能只需轻度镇静甚至无须镇静，但这只有在足够成熟、经过一定训练和较少痛苦刺激的情况下才有可能实现[2]。然而，在儿童中，很难在不给患儿情感、身体和心理带来伤害性风险和不愉快体验的同时实施重症监护[3]。

如果所有被认为必要的镇静与镇痛均可在无不良反应的情况下进行，那么不仅重症监护相关工作人员可以不受限制地专注于患儿的病因及病理生理的治疗，而本章节的讨论也失去了存在的意义。不幸的是，镇静与镇痛均存在较大可能性以各种形式造成医源性伤害，本章目的是就目前最受关注的领域描述这些情况是如何发生的，以及如何制订策略以避免或尽量减少这些有害影响。

为了表述简洁明了，在本章中提及镇静时，将镇静与镇痛结合的治疗方案简称为"镇静"，而不是使用相对繁琐的术语如"镇静镇痛"或"镇痛镇静"。只在涉及具有不同镇痛或镇静特性，且必须提及特定药物等情况时才对两者进行区分。

二、药理学

总体而言，专门针对镇静本身对 PICU 患儿预后影响的研究相对较少。为便于在重症患儿中进行镇静相关不良事件的前瞻性研究，呼吸衰竭镇静滴定的随机评估临床试验（Randomized Evaluation of Sedation Titration for Respiratory Failure clinical trial，RESTORE）小组于 2013 年描述了一套评估标准[4]。其中确定的变量包括用"状态行为量表"[5]评估的躁动定义的不充分镇静，疼痛（根据已公布年龄对应的疼痛量表），使用戒断症状评估量表 1（WAT-1）[6] 的停药，以及一些其他的替代评分的标志性操作，如计划外拔管、拔管后喘鸣、计划外取出任何其他设备或导管、呼吸机相关肺炎、导管相关血流感染、压疮和新的气管造口术。

2015 年，Curley 和他的同事发表了一项在美国 31 家儿科重症监护室（pediatric intensive care unit，PICU）进行的多中心前瞻性随机对照的临床研究结果，该研究旨在确定护士实施目标导向镇静管理是否比常规护理更有望降低危重症患儿机械通气的天数。结果显示 1225 名接受目标导向镇静管理的患儿与 1224 名接受常规护理方案（非目标导向镇静管理）的患儿的机械通气持续时间无统计学差异[7]。

对院内次要结果的分析表明，插管患儿往往是在相对清醒、平静的状态下更能得到安全的管理，在这种情形下接受阿片类物质和镇静药的天数更少，而不至于经历不充分的疼痛或镇静管理，或者增加任何临床上显著的医源性戒断特征。RESTORE 研究中对患儿的长期随访表明，接受程序化镇静治疗的患儿和接受常规治疗的患儿在功能状态、健康相关生活质量或创伤后应激障碍特征方面无显著差异[8]。

众所周知，镇静会抑制正常的生理反应（如对危急疾病应激源的自主神经系统活动的完整性）[9]，但其重要性（如果有的话）尚不清楚。

尽管多年来人们已经认识到吗啡和其他阿片类物质可降低胃肠蠕动，但新生儿神经功能预后和超前镇痛（NEOPAIN）小组已经证明，在早产儿中，吗啡会延迟完全肠道喂养的开始和达成。然而，似乎对获得性肠道病变的发生率没有任何影响[10]。

基于成人的研究显示，通过控制病情严重程度和使用血管加压素来分析镇静作用，ICU 住院早期较深的镇静程度与拔管时间、谵妄时间、总住院时间和 180 天死亡率相关[11, 12]。而进一步的前瞻性研究同样显示，早期深度镇静与机械通气时间延长、ICU 滞留时间增加、住院天数延长和 180 天死亡率增高之间存在相关性。该研究还证实了其与血管加压药使用量增加相关[13]。但在镇静深度更高的患儿中更多地使用血管活性药物是否是病情严重的标志，或者仅是使用这些镇静药的不良反应，仍未得到证实。2019 年，Aragón 和他的同事发表了一项对 1657 名成年重症患儿的前瞻性纵向研究，其中深度镇静、躁动和苯二氮䓬类药物的累计用量都与 90 天死亡率较高存在独立相关性。此外，深度镇静与呼吸机使用时间、ICU 滞留时间和住院天数也呈正相关[14]。

我们应尽可能减少重症患儿中镇静药的应用，但如何在儿科重症患儿中实现这一目标尚有待解决。

在重症监护室长期输液时，需要考虑许多药代动力学和药效学因素。与间歇推注镇静药相比，连续输液的出现使重症监护室的工作人员能够忙于其他更紧迫的事情，但也导致了其他意想不到的后果（本章节将展开讨论）。

导致患儿长期过度镇静的药代动力学因素包括以下内容。

• 肝肾功能不全降低了药物的消除效率。

• "时量相关半衰期"（又称"静脉输注即时半衰期"）可能是 ICU 患儿恢复延迟的一个尚未得到重视的因素（图 20-1）。芬太尼用于麻醉维持时，表现出适合短期输注的特征。然而，当在 ICU 长期使用时，其脂溶性会增加其在脂质间隔中的负荷，使其时量相关半衰期增加 6 倍，因此不适用于长期输注 [15]。相比之下，亲水性高的阿芬太尼不延长时量相关半衰期。

重症监护中常用的药物，如吗啡、咪达唑仑和维库溴铵，均可产生依赖于肾脏清除的活性代谢物 [16]。吗啡在肝脏中转化为吗啡 -6- 葡糖醛酸，是阿片受体的高效激活剂，而吗啡 –3– 葡糖苷酸，与 N– 甲基 –D– 天冬氨酸（N-methyl-D-aspartate，NMDA）受体结合，具有兴奋性，可能诱发惊厥 [17, 18]。咪达唑仑代谢为 α_1– 羟基咪达唑仑，虽然其效力不及咪达唑仑，但仍具有镇静活性，且两种化合物均可能蓄积 [19]。维库溴铵具有几种活性代谢产物：3– 羟基和 17– 羟基和 3,17-羟基维库溴钠，所有这些化合物均需肾脏清除，因此常在 ICU 患儿体内蓄积。所以在停用肌肉松弛药后，残余肌肉麻痹效应是真正的危险所在。尽管这种残留效应可通过四个成串刺激序列进行评估，但在尝试使用舒更葡糖钠（sugammadex，SUG）拮抗肌肉松弛药时也必须谨慎。尽管舒更葡糖钠可以清除"可触及的"细胞外液中的肌肉松弛药，但它不能结合并清除进入其他组织的药物。这种分布容积的增大被认为是危重患儿毛细血管功能紊乱和长时程用药的结果 [20]。

儿童的体型只是纳入考虑的因素之一；其他重要且复杂的变量包括婴儿的"矫正胎龄"或称"矫正胎龄"（postmenstrual age，PMA）和影响药效学的神经发育成熟度及持续增长的器官成熟度所影响的药代动力学，但对这些因素的了解还远远不够 [21, 22]。研究显示，无肾损害的婴儿足月时，其肾小球滤过率（glomerular filtration rate，GFR）约为成人的 30%，1 岁时约升高至成人的 90%，但早产儿的肾小球滤过率可能仅为成人的 10% 左右 [23]。

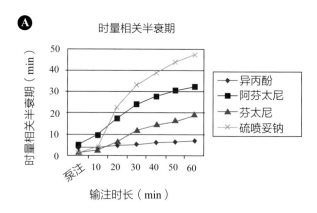

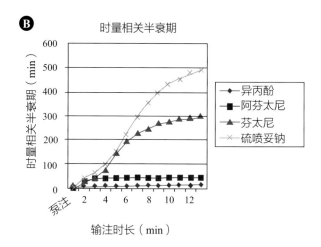

▲ 图 20-1　时量相关半衰期
A. 短期输注；B. 持续输注 12h 以上

针对这种复杂情况的一种解决办法可能是在每天特定时间选择性地暂停镇静药物输注，使患儿能够清除药物，减少药物在各种药代动力学隔室中的蓄积，并从镇静状态中苏醒过来。这种方法为重新校准镇静药物产生的镇静深度提供时机同时避免了药物在效应室中的蓄积。

Kress 曾于 2000 年将这种方法用于成人 ICU 的临床观察并证实这种用药中断可缩短机械通气时间和 ICU 住院时间 [24]。然而，在 2012 年，Mehta 及其同事通过研究证实，当采用方案规定的镇静方法治疗机械通气的成人患儿时，每日"中断镇静"并不会缩短机械通气或 ICU 住院时间 [25]。针对儿童人群的初步研究表明每日镇静中断可减少镇静药物用量，缩短机械通气和 ICU 滞留时间同时不增加不良事件（如呼吸系统并发症或计划外拔管）的发生率[26, 27]。最近，Vet 及其同事在一项多中心随机对照研究中评价了重症儿童最近的每日镇静中断[28]：患儿在实施每日镇静中断的情况下接受程序化镇静，或仅接受方案规定的镇静（不进行每日镇静中断），其机械通气持续时间、咪达唑仑累积用量或住院时间并无差异。使用方案规定的镇静管理的获益可能超过了之前观察到的每日中断给药的获益。

英国儿科重症监护学会研究小组（Paediatric Intensive Care Society Study Group，PICS-SG）目前正在进行儿童镇静和撤机的研究（Sedation AND Weaning In CHildren，SANDWICH），这是第一项大型多中心实用性随机研究（纳入约 10 000 名儿童），旨在评估用于缩短重症患儿有创机械通气持续时间的协同镇静和撤机方案[29]。最近的研究还表明，在以护士为主导的镇静方案中也观察到每日镇静中断的益处。这两种策略的组合可能会带来最大获益[30]。一般来说，镇痛与镇静药物用量越大，尤其是合并一定程度的谵妄时，呼吸机使用和 ICU 滞留的时间越长。这种现象可以通过结构化用药得以改善[31]。尽管新生儿程序化镇静最终增加用药量，但这并不会引起机械通气和 ICU 滞留时间延长或其他不良后果[32]。这可能是因为结构化用药使得药量增加更及时，且其他非药理学措施也可减少剂量。

另一项策略研究是关于自动化给药对 ICU 患儿有效镇静的影响。Le Guen 发现，当使用瑞芬太尼和丙泊酚维持双频指数（BIS）在 40～60 范围时，使用直接连接到 BIS 的闭环控制器的自动化给药系统优于人工跟踪 BIS 的手动控制给药系统[33]。最近，研究人员开发了一种基于卷积和递归神经网络组合的深度学习模型，该模型使用额叶 EEG 信号自动跟踪意识水平和谵妄[34]。该系统在预测意识水平方面达到了 70% 的中位数准确度，相当于或高于 59% 的人工认同中位数。对于谵妄，该系统在最佳操作点的曲线下面积（AUC）为 0.80，灵敏度为 69%，特异度为 83%。这些发

现表明，持续跟踪 ICU 患儿的意识和谵妄水平实现自动、个性化使用镇静药物是可行的，且有望减少不良后果的发生。

在过去 20 年里，PICU 的死亡率显著下降，现在越来越重视降低 PICU 获得性发病率；儿科危重症的幸存者常伴有严重的身体、认知和社会 – 心理疾病，导致康复延迟、医疗利用率增加、功能受损和生活质量下降。"重症监护室解放"是一项鼓励危重症患儿尽可能安全地清醒、互动和活动，以减轻此类疾病的负担。"ABCDEF 集束化方案"（即评估、预防和管理疼痛；自主觉醒和呼吸试验；镇痛和镇静的选择；谵妄评估、预防与管理；早期活动和锻炼；以及家庭参与和授权）是重症监护室解放联盟制订的一项循证指南，旨在减少医源性危重症。鉴于缺少对早期活动的定义、年龄、发育状况、合并症和诊断类别的差异，将这种方法扩展至 PICU 面临着重大阻碍。目前，PICU 早期活动措施的有效性证据尚存争议，但目前一致认为镇静药物的最佳用量和机械通气的及时撤机是改善 PICU 幸存者预后的关键因素[35]。

三、阿片类物质

人们越来越认识到广泛、复杂的遗传变异会影响阿片类物质的吸收、分布、代谢、排泄和毒性[36]。因此应谨慎对待关于这类药物的作用及其消除相关的假说。

早产儿对吗啡的肾清除率在满月（即矫正胎龄为 40 周）时未发育至正常水平，与足月出生的婴儿有着不同的发育轨迹[22]。因此，在早产儿中给予吗啡应考虑这种药代动力学差异。

人们很早就认识到阿片类物质的耐受性问题，即需要增加剂量以产生相同的预期效果[37]。这可能是由于 μ– 阿片受体复合物脱敏导致需求量增加或机体生理性补偿的"快速耐药反应"，如激活拮抗药信号系统（如 N– 甲基 –D– 天冬氨酸通路），当阿片类物质被停用时，这种反应失去对抗。无论潜在机制如何，阿片类物质的快速

撤药均会导致戒断症状 [38]。

当阿片类物质对阿片类受体亲和力较高时，这种急性耐受性的影响可能更为明显，这一点已在瑞芬太尼的使用中得到证实 [39, 40]。理论上，氯胺酮等药物对 NMDA 通路的抑制可能会减少该通路对阿片类物质作用于 μ– 阿片受体时诱导的代偿性拮抗作用，但在接受脊柱侧弯手术的儿童中的研究数据未能证明联合使用低剂量氯胺酮存在任何优势 [41]。

四、苯二氮䓬类药物

越来越多的证据表明，与非苯二氮䓬类为主的镇静方案相比，基于苯二氮䓬类的镇静与住院时间和机械通气持续时间延长相关 [42]，在成人 ICU 实践中使用丙泊酚诱导镇静与机械通气时间和住院时间缩短相关 [43]。然而，出于对丙泊酚相关不良后果的担忧，丙泊酚在儿科临床实践的使用率仍然很低 [44-48]。

咪达唑仑仍是成人 [49] 和儿童 [16] 重症监护室中最常用的苯二氮䓬类药物之一，但人们越来越认识到它与并发症发生率的显著增高相关。虽然可以测定血浆中咪达唑仑及其代谢物 α-1– 羟基咪达唑仑的水平，但达到满意的临床镇静效果与血中这些物质的浓度关系的易变性限制了这种监测方式的实际应用 [19]。

除了对机械通气持续时间延长和从重症监护室转出延迟的担忧外，谵妄 [50, 51]、戒断现象 [16, 52] 等不良反应同样广受关注。这些问题将在后面的章节进行讨论。

五、氯胺酮

氯胺酮制剂存在两种结构，即 S（+）氯胺酮和 R（–）氯胺酮。S+ 结构更有效，不良反应更少，可单独使用，但最普遍的制剂仍然是混合外消旋 R–/S+ 的结构形式 [53]。

与其他镇静药一样，在婴儿中使用氯胺酮与神经元凋亡相关。一项在未成年大鼠中使用了大剂量氯胺酮（20mg/kg）的研究证实了这一点 [54]。

有趣的是，可通过给予维生素 D$_3$ 或氯胺酮 5mg/kg（接近临床实践中使用的剂量）的 "预处理" 来阻断这种影响。

然而，氯胺酮也可能在预计出现神经损伤的情况下起到神经保护作用，例如，在体外循环或直接的缺氧缺血性损伤中，NMDA 受体介导的谷氨酸毒性可能被氯胺酮阻断 [55]。NMDA 受体的拮抗作用也减少了术后获得满意镇痛所需的阿片类物质的量 [56]，并减少了由芬太尼和吗啡诱导的阿片耐受所引起的反跳性痛觉过敏 [57]。

人们担心在脑病或脑损伤中使用氯胺酮可能会升高颅内压（intracranial pressure，ICP），从而进一步损伤大脑功能 [58]。然而，这些担心可能缺乏充分的理论支持 [59]。1997 年，Albanese 及其同事的研究发现，在监测颅内压的患儿中氯胺酮用量增加实际上引起颅内压下降 [60]。随后的研究同样未能证实氯胺酮的任何危害，即使未能证明其直接获益 [61]。

另对氯胺酮在哮喘中的应用进行了评价。有证据表明，氯胺酮在较高剂量下可避免插管和通气的需要 [62]。在最近的一项 Cochrane 综述中，只有一项儿童研究符合入选条件，突出表明该领域优质数据的匮乏 [63]。该研究是在未插管的儿童中进行，这些儿童接受相对低剂量的氯胺酮输注 [起始推注剂量为 0.2mg/kg，随后以 0.5mg/(kg·h) 剂量维持] 且在住院率或机械通气需求方面未表现出任何优势 [64]。

研究表明，氯胺酮不会增加心血管疾病和既往有肺动脉高压患儿的肺血管阻力 [65]。

在早期病例报告低剂量氯胺酮 [2μg/kg 诱导，7.5μg/(kg·h) 维持][66] 可有效治疗难治性癫痫持续状态有效，最近一项针对儿童和成人难治性癫痫持续状态的研究发现，氯胺酮可能在治疗这种疾病中有效。有人认为，在儿童难治性惊厥性癫痫持续状态中，氯胺酮的使用可避免气管插管的需要 [67]。其潜在作用的理论依据是：长期癫痫发作伴随着 γ– 氨基丁酸激动药（苯二氮䓬类）而非 NMDA 拮抗药的作用下降 [68]。针对这种情况氯胺酮似乎只有在剂量＞0.9mg/(kg·h) 时获益。

六、吸入麻醉药

异氟烷应用于 ICU 镇静已有 30 余年的历史，尤其在哮喘治疗方面的潜在优势受到关注[69, 70]。最初，挥发性麻醉药的使用对呼吸机功能的改进带来巨大挑战，一方面，它需要随通气设备输送麻醉药[71, 72]；另一方面，需要有必要的药物回收清除装置，此外该技术与其他常用镇静药一样会导致明显的撤药效应[73]。

"Anaconda®" 系统（Sedana, Uppsala, Sweden）通过未经改良的机械呼吸机输送异氟烷或七氟烷，并通过"反射式"再呼吸回收保存麻醉药。新型 Anaconda-S® 装置的死腔量降至 50ml，且使用 Y 形管连接气管导管时，可在低至 200ml 的潮气量下工作。对于体型较小的儿童，可将呼吸机回路完全连接至吸气管道上[72, 74, 75]。然而，这种模式下清除元件无法正常工作，因此在一定程度上增加了麻醉药的消耗。此外，必须监测呼气末麻醉药浓度，并使用诺模图作为指导，根据直接输注至器械中的药液物流速滴定。对于异氟烷，通常呼气末浓度应为 0.6%～1.2%[72, 74]。

挥发性麻醉药在哮喘患儿，以及需多种镇静药物镇静困难的患儿中特别适用，尤其是在静脉通道建立困难的情况下[76]。拔管前使用吸入麻醉药可减少其他镇静药的用量，尤其是在伴有躁动或谵妄的情况下。

七氟烷和异氟烷均可在体内代谢，产生的氟离子经尿液排出可能导致肾小管毒性，尤其在 ICU 中长期使用时。然而，目前尚无在 ICU 使用异氟烷产生肾脏毒性的研究证据[77]。

氙气是一种有趣的元素，可被用作吸入麻醉药和镇静药。其麻醉特性自 1951 年就已为人所知[78]，包括其极低的血气分配系数（诱导苏醒快），并具有催眠和镇痛作用。与氢氟碳麻醉药相比，虽然其生产、使用成本较高，但还具备以下优点：心血管稳定性良好[78]、神经保护、无温室效应和臭氧效应[79]。

一项多中心试验结果显示，与异氟烷相比，氙气麻醉更安全有效，且苏醒更快[80]。

与静脉注射丙泊酚 - 阿芬太尼方案相比，氙气平均吸入浓度为 28%（9%～62%）时可提供令人满意的镇静效果，且心血管稳定性更强，恢复时间更快[81]。氙气用于成人血管手术的麻醉时，比全凭静脉麻醉更易抑制自主神经反应[82]。

组织病理学已证实[84]氙气可通过限制缺氧缺血性脑病产生神经保护作用[83]，一般认为氙气可通过竞争性结合 NMDA 受体的甘氨酸位点而产生神经保护作用[85]。

在一项针对成年院外心脏停搏幸存者的前瞻性研究中，发现在低温管理中使用氙气可以降低心脏损害和心血管不稳定的标志物浓度[86]。

尽管上述提到的所有特性均使氙成为未来体外循环中极具吸引力的麻醉药，但它可溶解在所有含氮腔隙中（与氧化亚氮特性相似），因此，虽然有证据表明氙气具有神经保护作用，但它同样有增加"空气"栓塞的风险[87]，这种风险至少在实验中已得到组织病理学的证实[88]。

人们原本寄希望于吸入性麻醉药的使用能规避静脉麻醉药产生的明显戒断效应。但人们日渐认识到无论麻醉药（包括异氟烷）引起机体代偿的机制如何，最终均可导致药物耐受和一定程度的药物依赖[73]。

七、α₂ 受体激动药

这些药物可作用于 α_2 受体不同部位[89]：交感神经突触前末端（交感神经末梢）[90]，胶质细胞内影响 P 物质释放（镇痛）[91]，更集中在蓝斑（镇静和镇痛）[92]，以及迷走神经疑核[93]和背侧运动核（副交感神经刺激）[94]。其用于重症监护室镇静可能存在的主要不良反应包括低血压和心动过缓。

关于在 ICU 中使用 α_2 受体激动药镇静的信息越来越多。其中研究最多的是可乐定和右美托咪定在 ICU、PICU 中的应用。而右美托咪定的关注度更高。其对 α_2 受体的亲和力是可乐定的 8 倍[95]，半衰期为 2～3h（可乐定半衰期为 12～24h）。右美托咪定的代谢分解产物"H-3 代谢物"仅为母体化合物药效学活性的 0.5%，增加了使用的安全性[96]。

然而，与其他常用镇静药一样，必须牢记两种药物的分布对时量相关半衰期的影响。一项危重患儿队列研究显示，将右美托咪定输注速度增至 2.5μg/(kg·h) 时未显示任何蓄积，并且循环中药物浓度水平确实与输注速率呈线性关系[96]。然而，研究人员指出，已知肝功能不全的患儿被排除在这项队列研究外，这一点需要警惕。

当被用于镇静持续输注时间超过 48h[负荷剂量为 3～6μg/kg，维持剂量为 0.1～0.25μg/(kg·h)]，随着患儿心输出量降低或年龄增加，药物清除率呈下降趋势，并且其分布体积随低蛋白血症而增加。建模结果显示这些情况均可引起时量相关半衰期延长[97]。

然而，国际上不同的许可程序影响了右美托咪定在不同地区儿童中的使用。当研究可乐定在儿童体内的药代动力学时，发现其清除率取决于肾功能，约 50% 以原型经肾排出，50% 经肝转化后排出。因此，清除率主要取决于肾功能，而对于婴儿，其清除率主要取决于肾脏发育的程度[98]。此外，随着输注时间延长，时量相关半衰期可能会加倍，这是因为其脂溶性高容易进入并滞留在外周组织中[99]。

早期在 PICU 中的可乐定剂量反应观察研究中发现剂量≤2μg/(kg·h) 的可乐定与剂量为 50μg/(kg·h) 的咪达唑仑联用，可产生可接受的镇静、镇痛作用，且对心血管系统无不良反应（即使在心脏手术后）[99]。随后发现，在接受机械通气的不同类型 PICU 患儿中每 8 小时经肠内给予可乐定 3～5μg/kg 可提供适当的镇静深度，但同时静脉给予了背景剂量的苯二氮䓬类（在该研究中为劳拉西泮）和吗啡。然而，当以这种方式与可乐定联合使用时，这两种药物的用量似乎随时间的推移而减少[100]。2014 年，Wolf 及其同事发表了一项命名为"SLEEPS"的研究结果，

该试验证明了可乐定对咪达唑仑静脉镇静的非劣效性，尽管这项研究受到低纳入率的阻碍[101]。

一个新兴领域是 α₂ 受体激动药镇静在减少与重症监护相关的谵妄和其他认知障碍方面的可能获益。在成人中，与劳拉西泮相比，右美托咪定与谵妄和深度意识丧失的相关性明显较低[102]。此外，右美托咪定组在出 ICU 后的神经心理测试中显示出认知功能似乎受到了更好的保留。

当右美托咪定与咪达唑仑进行比较时，也显示出类似的优势：右美托咪定组的谵妄发生率更低和拔管时间更早。尽管右美托咪定组中心动过缓发生率更高，但需要干预的病例数在统计学上并未显示出差异，且右美托咪定组要治疗的心动过速和高血压的发生率更低[103]。

与丙泊酚相比，右美托咪定更能保护认知和产生"协同镇静"，因此可预防谵妄的发生[104]。

在创伤患儿中，当剂量增至 0.7μg/(kg·h) 以上时，低血压更为常见，负荷剂量时偶尔会出现高血压[105]。这被认为是由于分别激活了两种 α₂ 受体亚型（α₂a 和 α₂b）产生的低血压或高血压，其中 α₂b 介导的激活通常发生在较高剂量下[106]。在成人中，仅每 30 分钟滴定 1 次输注速率与 Ramsay 镇静评分 [不超过 0.7μg/(kg·h)] 的给药方案将低血压的发生率降低了 4 倍[106]。

已知可乐定可减缓胃肠道转运[107]，而右美托咪定在 0.2μg/(kg·h) 的剂量下似乎无此不良反应[108]。然而，当在较高剂量时 [0.7μg/(kg·h)]，与吗啡相比，右美托咪定可显著减缓胃肠道转运[109]。因此，与阿片类物质相比，该药物的潜在优势可能被否定。

已经开展了一项关于右美托咪定用于成人的大型国际多中心研究：一组与咪达唑仑进行比较，另一组与丙泊酚进行比较[110]。据观察，与其他两种药物相比，右美托咪定具有同等的镇静效果，与咪达唑仑相比，右美托咪定组机械通气持续时间更短。与丙泊酚相比，机械通气时间无显著差异，但相较另外两组，右美托咪定的拔管时间更短。使用右美托咪定的患儿与 ICU 工作人

员互动的能力似乎优于其他两种药物。右美托咪定组低血压发生率高于咪达唑仑组，但不高于丙泊酚组。本研究中右美托咪定允许剂量的上限为 1.4 μg/(kg·h)。

在一项 PICU 机械通气患儿的右美托咪定剂量探索研究中，托比亚斯发现 0.25～0.5μg/(kg·h) 剂量范围的右美托咪定提供了与咪达唑仑效果相当的满意镇静，而当剂量提高至 0.5μg/(kg·h) 右美托咪定镇静效果更优[111]。在随后的观察性研究中，当右美托咪定剂量高达 0.7μg/(kg·h) 时对血压和心率几乎无影响，即使 76% 的研究人群接受过心脏手术[112]。这与 Hosokawa 在心脏手术后儿童中进行的一项非对照、序贯观察性研究的结果形成对比；该研究将氯丙嗪、芬太尼和咪达唑仑的混合镇静方案与基于右美托咪定的术后镇静方案进行了比较（在必要的时候追加氯丙嗪、芬太尼和咪达唑仑）。右美托咪定的剂量始终未超过 0.6μg/(kg·h)。统计结果显示右美托咪定组低血压发作次数显著增多，但拔管时间更短，对无创呼吸支持需求更少[113]。

最近，发表了一项儿童心脏直视手术后的开放标签、剂量递增药代动力学和药效学研究[114]。3 种负荷剂量（0.35μg/kg、0.7μg/kg、1μg/kg）分别对应 3 种维持剂量 [0.25μg/(kg·h)、0.5μg/(kg·h) 或 0.75μg/(kg·h)]，咪达唑仑、吗啡、芬太尼或对乙酰氨基酚等追加镇静、镇痛药的使用频率在各组之间差异无统计学意义。通过密歇根大学镇静量表（university of Michigan sedation scale, UMSS）[115] 监测镇静水平，显示其与右美托咪定的血浆水平呈中度相关性。这三个队列在心血管或呼吸影响方面无显著差异，虽然有剂量依赖性心率下降，但似乎并未引起任何临床问题。此外，3 组患儿在 24h 的输注期内成功拔管率无明显差异。进一步研究儿童心脏直视手术后这些剂量范围的药代动力学，似乎无任何药物蓄积[116]。

可能是由于其有效的部分交感神经抑制作用（可能通过副交感神经刺激作用介导），右美托咪定可降低快速心律失常的倾向。一些报告表明，

右美托咪定在处理儿童节律异常（如交界性异位、室上性和室性心动过速）方面可能会产生有益影响[94]。

目前尚不清楚右美托咪定是否与所有其他镇静、镇痛药一样长期使用后会出现戒断症状。

Darnell 报道了一名婴儿病例，似乎显示出右美托咪定也可能出现戒断反应[117]。在一组接受心脏重症监护至少 3 天后儿童中停用右美托咪定时观察到心动过速、短暂性高血压和躁动[118]。而更早期的关于儿童和成人使用右美托咪定的报告表明它可能与戒断症状无关[119-121]。因此，基于这些不同时期的报道，右美托咪定撤药后是否产生戒断症状尚存争议[122]。

据报道右美托咪定可作为儿童镇静戒断症状的"补救"疗法，经过稀释可皮下注射，可在无其他适应证的情况下拔除静脉注射装置[123]。

八、丙泊酚

这种药物的众多良好属性使其适用于重症监护室中的镇静。其具有良好的药代动力学特征，随着输注时间延长，时量相关半衰期增长幅度最小。这与其停药后的快速苏醒有关。它可降低脑代谢、颅内压，只要血压得到维持（ICU 中常规支持），则不会对脑灌注压产生有害影响[124]，此外，它还具有抗炎、抗氧化和抗惊厥的特性[125]。

早期丙泊酚未出现任何严重临床问题，直至报道了几例儿童致命性心肌衰竭。这项报道描述了英国 3 个重症监护室中 5 名儿童的代谢性酸中毒和致命性心肌衰竭[46]。这些儿童的临床表现非常相似，主要特征是代谢性酸中毒、缓慢性心律失常和进行性心衰。其丙泊酚平均输注速率为 7.4～10mg/(kg·h)。

同时，有人担心单独应用丙泊酚时，剂量偏高 [6～18 mg/(kg·h)]，可能会出现停药后神经症状，包括异常的肌阵挛和舞蹈活动，尽管无长期后遗症[47]。1998 年，随着更多类似病例报告的出现，"丙泊酚输注综合征"（propofol infusion syndrome，PRIS）的概念被更多人熟知[126]。尽

管如此，还有另一个学派对 PRIS 的存在持怀疑态度，并声称许多人在药代动力学数据的指导下以中等剂量使用丙泊酚时，并未出现过此类综合征。随后，他们进行了多项研究，以探索丙泊酚是否可在受控条件下安全使用[127, 128]。

有人提出，丙泊酚以 ≤4mg/(kg·h) 的速率下持续输注不超过 48h（同时严格监测酸碱、乳酸盐和甘油三酯水平）可能是安全的但其安全性仍需进一步研究[45]；这是儿科重症监护中许多人采取的立场[44]，并得到了前瞻性研究的支持[45, 129]。

病因学的线索来源于对受所谓 "PRIS" 影响的儿童代谢研究。Wolf 及其同事研究了 1 名 2 岁儿童，头部创伤，接受了高达 5.4mg/(kg·h) 的丙泊酚输注后发展为肾衰竭和窦房结性心动过缓。停止丙泊酚并开始静脉起搏后，代谢性酸中毒持续恶化。在开始血液透析前，血液分析显示丙二酰肉碱、C5 酰基肉碱、肌酸激酶、肌钙蛋白 –T 和肌红蛋白升高。血液透析后，酸中毒和心功能得以改善。

在随后 9 个月的随访中，所有脂肪酸代谢指标均正常。据推测，丙泊酚干扰长链酰基肉碱进入线粒体，并导致线粒体呼吸链在 "复合物 Ⅱ" 处失效，低碳水化合物摄入可能会加剧这种情况 [39.8kcal/(kg·d)][48]。加拿大随后的 1 名 5 月龄儿童在唇裂修复术后服用镇静药的案例也证实了这一点。该患儿碳水化合物摄入量限制在 1.53~2.7mg/(kg·min)，丙泊酚输注速率在 2 天内逐步增加至 15mg/(kg·h)。随后，患儿出现广泛复杂的快速心律失常、代谢性酸中毒、肾衰竭、高钾血症、肝功能障碍和高甘油三酯血症。行碳吸附血液灌流后 2h 内心脏异常明显改善。灌流前血液分析也显示酰基肉碱化学指标明显异常[130]。进一步的研究也强调了丙泊酚剂量>超过 4mg/(kg·h) 似乎与酰基肉碱化异常的出现相关的观点[131]。

最近，致命的 PRIS 发生在 1 名骨骼肌氧化途径存在潜在缺陷的成人身上，从而强化了 PRIS 的病因可能是由于线粒体功能异常所致的理论，

但这种异常是先天还是后天获得亦或两种都有，尚无定论[132]。

一项未发表的研究将 1% 和 2% 的丙泊酚配方与常规疗法进行了对比[133, 134]，随后各政府的药监机构指南在儿童中禁用了丙泊酚，尽管如此，丙泊酚仍继续在儿童中使用，但主要是在上述限制条件下并谨慎使用[16]；但关于其最安全的剂量及在哪种情况下使用仍未达成一致[135]。

在儿童用药出现零星但严重的结果后，成人也出现了类似情况的报告[136-138]，即使输注时间相对较短[139]。在一系列病例报告中，Cremer 及其同事确认了头部受伤但死于其他原因不明心脏停搏的成年人。并将其归因于丙泊酚的使用与 "丙泊酚输注综合征"（代谢性酸中毒、心律失常、横纹肌溶解症、脂血症和高钾血症），并且这种情况的发生似乎与剂量 >5mg/(kg·h) 相关[140]。

对这些患儿心电图（electrocardiogram，ECG）的进一步分析表明，在发生致死性快速心律失常之前，V_1~V_3 导联出现了 ST 段抬高。其 ECG 表现与 Brugada 综合征相似，因此他们推测 PRIS 可能导致后天性 Brugada 综合征[141]。在年轻成人的其他情况中也观察到这些 ECG 变化[142]。尽管有关于丙泊酚最大输注速率[143]、心电图监测、代谢和生化标志物的建议，但仍有青年患儿死于类似情况的病例报道[144]。

关于丙泊酚镇静作用的剂量相关性，心脏术后患儿随机队列研究显示其血浆水平与对应的脑电图测量值之间存在一定相关性，但与临床镇静状态评估（通过 COMFORT 评分测量）结果不存在相关性。此外，研究还提及丙泊酚血浆水平随稳态输注率变化的程度而不可预测[145]。

九、免疫

阿片类物质影响免疫早已为人所知，但其确切机制尚未完全阐明。可能的机制是通过下丘脑 – 垂体 – 肾上腺轴对免疫细胞受体的直接调控或这些机制的组合[146]。

苯二氮䓬类药物也与免疫调节作用有关。这

可通过抑制介导肥大细胞和减少促炎介质释放，这似乎也可通过药物作用于细胞壁上的直接结合位点来解释[147]。

吗啡、硫喷妥钠和咪达唑仑可抑制淋巴细胞增殖[148]，但地西泮可能很好地保护淋巴细胞[149]。

有研究对丙泊酚和咪达唑仑对外科 ICU 患儿细胞因子产生的影响进行了比较。丙泊酚与较高水平的 IL-1β、IFN-γ、IL-6 和 TNF-α 相关，而咪达唑仑与这些水平的降低相关。IL-8 在两种药物的作用下均降低，丙泊酚降低更多。丙泊酚同样也可降低 IL-2。其中一些调节因子是完整免疫反应所必需的，而不仅仅是炎症反应的结果，尤其是 IFN-γ 和 IL-2。总之，人们认为咪达唑仑对促炎细胞因子的影响较小[150]。在马模型中，咪达唑仑降低了中性粒细胞和巨噬细胞的吞噬作用和氧化裂解[151]。

丙泊酚在临床相关血液浓度下抑制人体中性粒细胞趋化性、吞噬作用和氧化裂解。这可能是由于抑制钙流入细胞所致[152]。临床相关浓度的硫喷妥钠和咪达唑仑也会抑制中性粒细胞这三个方面的功能，而氯胺酮仅影响吞噬作用[153]。

α₂ 激动药，如右美托咪定和可乐定越来越广泛的应用于临床，相比之下，这两种药物在临床相关浓度下似乎不影响中性粒细胞趋化性、吞噬作用或超氧化物产生[154]。

这些发现对 ICU 中使用此类药物治疗脓毒症和全身炎症具有显著的潜在意义。

十、神经病理学影响

目前，镇静、镇痛药和麻醉药可能对发育中大脑起到的作用收到广泛关注。人们担忧这些药物可能通过包括神经元凋亡、神经发生受损、神经炎症、神经元可塑性改变、未成熟星形胶质细胞结构的破坏，以及发育中突触超微结构特性的紊乱等机制引起神经毒性。2016 年 12 月，FDA 发布了一项药物安全警告，称对 <3 岁儿童或孕晚期孕妇在手术或其他操作中反复或长时程（>3h）使用全身麻醉和镇静药物可能会对儿童的大脑发育产生负面影响。

这显然对 PICU 实践具有重要意义，因其中镇静药可能会持续使用数月。FDA 的警告主要基于动物研究得出的神经毒性的有力证据。挥发性麻醉药物、咪达唑仑和氯胺酮都与未成熟啮齿动物的细胞凋亡有关。然而，这些实验中研究的剂量通常远远超过临床人体实践中使用的剂量，以及儿科麻醉和重症监护模型中使用药物的剂量[155]。

在儿童中的研究结果喜忧参半，但多少带来些宽慰：单次或短暂暴露于麻醉药（至少是麻醉药）可能不会导致人类持续的认知障碍。一项针对早产儿的大型前瞻性临床研究（EPIPAGE）未能显示与早产儿重症监护中长期使用镇静药和镇痛相关的任何有害影响[156]。事实上，在某些情况下，一些药物甚至被认为具有神经保护特性（如氙、七氟烷、氯胺酮、可乐定和右美托咪定），尤其是在缺氧损伤等其他损伤可能已经存在或即将发生的情况下[155]。未经治疗的疼痛似乎也会导致细胞凋亡，也可以通过使用氯胺酮来抵消[157]。还有数据表明，至少在早产儿中，对有害刺激的治疗不足，可能与孩子后期的一系列持续症状有关，如痛阈降低，以及行为和情绪问题[21]。

因此，目前研究的总体情况尚不明朗。危重症后的认知能力下降很常见，并且可能是显著的。在镇静和神经毒性之间的关系明确之前，我们应坚持将镇静药的使用控制在最短时间、最低剂量。

另一个值得关注的领域是，镇静可能对重症监护患儿的神经肌病产生影响[158]。目前确定了两种表型：多发性神经病和肌病。电生理学有助于两者的区分，但这两种疾病可能同时发生在同一患儿中。因此，在某些情况下，血清肌酸激酶的测量甚至肌肉活检可能有助于诊断可能出现萎缩或全束坏死[159, 160]。

关于多发性神经病，尚未发现单一致病过程。据推测，这类神经病变源于"血脑屏障"破

坏或相应的血 – 神经屏障的降解，正如其他毛细血管床因炎症相关病理而破坏，这在 ICU 中十分常见。脓毒症本身与这种多发性神经病理性损伤有关。然而，尽管可以看到轴突变性，但与吉兰 – 巴雷综合征不同，这种变性与局部组织病理学炎症证据无关[161]。

肌病也见于神经传导正常的情况。这似乎与肌球蛋白的损失有关，而不是肌动蛋白的损失（见于粗肌丝丢失）[159]。导致肌肉消耗的因素包括制动（从根本上减少神经刺激并丧失抗重力活动）、营养不良和激素因素，尤其是糖皮质激素的使用[161]。但新近数据显示，炎症［如缺氧和（或）缺血引起的败血症或全身性炎症］会干扰肌肉线粒体功能[158]。尚无证据表明体液因素在这些过程中起作用，至少缺乏可能被免疫球蛋白阻断的因素（以吉兰 – 巴雷综合征的模型做对照）[161]。

肌肉松弛药的使用强化了骨骼肌的传入神经阻滞，从而加剧了失神经活动营养的倾向[159, 161]。其他增强肌肉松弛药作用的药物，如氨基糖苷类抗生素也会发挥作用，并且有证据表明糖皮质激素和肌肉松弛药在这方面具有协同作用[159]。

总体而言，镇静使患儿保持相对固定的体位、骨骼活动减少，从而导致该问题的发生。因此劝告患儿尽早活动并非偶然，但当然，这必须与重症患儿实现这一目标的现实可行性相平衡。

一旦发生此类神经病和肌病，目前尚无特效治疗方法，但对这些情况的诊断有助于了解患儿在脱离呼吸机和运动方面面临的困难。恢复可能需要数月[158]。

十一、镇静评分

文献中报道了很多临床评分量表，但很少有人对这些量表在儿童 ICU 的适用性进行严格评估（见第 5 章、第 19 章和第 24 章）。成人 ICU 现在面临着文献中可用的各种镇静量表的合理化。最近的一项综述评价了 11 项量表，将他们与心理评估对比分析[162]。有两项量表显示出优势：Richmond 躁动 – 镇静评分[163]和镇静 – 躁动评分[164, 165]。

舒适度评分（COMFORT 评分）已在儿童镇静研究文献中广泛应用，并于 2016 年被欧洲儿科和新生儿重症监护学会（European Society of Paediatric and Neonatal Intensive Care，ESPNIC）推荐用于镇静监测[166]。该量表于 1992 年开发，由基于自发运动、平静、面部紧张、警觉、呼吸活动、肌张力、心率和血压观察结果的八个域量表组成[167]。每个域的值为 1～5 分。17～26 分提示镇静效果满意，即镇静深度不至于过深或过浅[68]。然而，后续研究表明，心率和血压这两个"生理"变量并没有发挥重要作用[169, 170]。因此，使用剩余六个域的缩写版本"行为"版 COMFORT 量表（COMFORT-B）已广泛采用和验证[171]。

Hartwig 量表是在一项检查新生儿和婴儿镇静的研究中开发的，由五个域量表组成，每个域（包括运动活动、面部表情、睁眼和呼吸活动）得分为 1～5 分，但最后一个域取决于气管吸痰[172]。已在新生儿和＜1 岁婴儿年龄组中得到验证[173]。

状态行为量表（State Behavioral Scale，SBS）使用了不同的增量刺激方法，从观察开始，然后是声音，然后是有害刺激（计划内的气管抽吸或＜5s 的甲床压力实验）[5]。基本上检查了 5 个参数［运动、平静、警觉、对刺激的反应、咳嗽（自发或刺激）］及呼吸机驱动或同步辅助呼吸。因此分值分布从 +2 至 –3，与各自拓展组的标题一致：躁动、不安 / 悲痛、清醒 / 平静、对声音或触摸的反应、对有害刺激的反应和无反应。

密歇根大学镇静量表（UMSS）专门用于评估接受如 CT 等医疗操作的儿童的镇静情况[115]。它由从 0（清醒和警觉）～4（无知觉）的 5 分制组成，中间阶段根据声音、触摸或"重要"身体刺激进行判断。其优点之一在于简单，但须记住它只评估意识水平，且没有任何其他佐证信息，并且设计只用于没有插管和通气的短时间操作。此类程序化镇静水平似乎与脑电双频指数评分

（BIS）的相关性很差[174]。

Richmond 躁 动 – 镇 静 量 表 （ Richmond Agitation-Sedation Scale，RASS）[163]是在成人ICU中开发的，但也出现在PICU的相关文献中[51]。它由10分量表组成，从+4的"有攻击性"到0分对应的"平静但有警觉性"，然后镇静深度进一步增加至–5分的"无法唤醒"。它还使用增量刺激，从观察开始，随后声音刺激，晃动肩膀，然后是胸骨按摩。Kerson和他的同事已经验证了RASS工具，发现其与UMSS评分和适当的视觉模拟评分都高度相关[175]。

儿童镇静状态量表（Pediatric Sedation State Scale，PSSS）是一种6分量表，用于衡量程序化镇静的有效性和质量，包括对疼痛、焦虑、运动和不良反应的控制。与行为观察量表相比，该量表在评分者间和评分者内都具有合理的可信度和效度[176]。

希望出现一种更客观的方法来评估ICU患儿的镇静程度，而不是依赖"公正的"临床观察者评估和打分。

脑电双谱指数（BIS）最初开发为麻醉的"测量指标"，其低频信号输出为0～100。<40表示深度镇静，>80与术后可回忆有关[177]。已经观察到，由于电生理频率的不同分布，不同年龄组的BIS评分不同。当在相同的镇静剂量下测量BIS时，比较婴儿和较大的儿童时，输出随年龄而变化，在某一特定的BIS水平上对相同刺激的可唤醒性上也有类似的差异[178]。

已在PICU对BIS进行了多次研究，但总的来说，尚未证明其在所有患儿、所有药物中的可靠性[179]。Triltsch发现COMFORT评分和BIS之间存在相关性，但发生在更深的镇静水平，而不是在COMFORT评分为17～26的"目标"区域[180]。此外，BIS评分为83似乎是轻度镇静和深度镇静之间的分界[179]。它可能在检测深度镇静和评估肌肉松弛下的镇静中发挥作用[177, 181, 182]。

Courtman发现，BIS与COMFORT评分有适度的相关性，但它只能区分轻度和深度镇静，

但承认其在肌肉松弛儿童中的潜力。其他人还发现，在未瘫痪的儿童中，Ramsay（Ramsay）评分和COMFORT行为量表都与BIS有合理的相关性[183]。

在较老的BIS模型中，肌电图（electromyogram，EMG）信号和来自EEG脑电的信号之间可能存在串扰，因为在肌肉松弛药给药后观察到BIS信号发生变化[184]。然而，较新版本的BIS（"BIS-XP"）具有肌电补偿，尽管尚不清楚这可能在多大程度上改变BIS读数与镇静水平的相关性[185]。

有趣且重要的是，当Froom和他的同事们发现分别在儿童的额头的不同侧面（左、右）使用双BIS监视器时，刺激过程中检测结果存在差异。当他们比较BIS和COMFORT评分时，在轻度和中度镇静时，舒适度、平均BIS值和左右BIS值之间有很好的相关性；但在刺激时，右侧BIS值和COMFORT评分没有相关性[186]。

Snap Ⅱ指数是最近增加的。它使用低频和高频脑电信号，也用经验值标度0～100表示。以往的经验建议麻醉推荐50～65。当在PICU中研究这一指数并与COMFORT评分进行比较时，观察其与COMFORT评分有良好的相关性，特别是对于更深的镇静水平，即便如此，现在就得出任何关于最佳SNAP Ⅱ指数范围的结论还为时尚早，目前并未得到广泛应用[187]。以前的工作测量了脑电的推导总和比，并将其与PICU中丙泊酚分期苏醒时的COMFORT评分进行了比较，结果表明，至少在使用该药物时，与脑电的推导总和比、丙泊酚血浆浓度和输液速度间具有相关性，但COMFORT评分并不能很好地预测苏醒——儿童似乎会突然地从深度睡眠过渡到非常轻微的镇静[145]。

十二、谵妄

越来越多的人认识到谵妄在危重患儿治疗中所起的作用，以及原发病理学和镇静疗法对谵妄的影响。

谵妄是一种意识和认知障碍，影响接收、处

理、存储和回忆信息的能力。其特征为波动性症状、迷失方向、幻觉和焦虑因素（如恐惧、愤怒或冷漠），并表现为多动（激动）或活动减退（嗜睡）。不同的报告显示，ICU 中老年患者至住院期间谵妄发生率可能高达 80%[188]。在最近的一项国际时点患病率研究中，发现重症儿童的谵妄患病率高达 25%[189]。在审查文献的研究结果时，很明显不同语言之间存在差异，为便于分享研究，已经做出了一些尝试来解释术语[190]。最近的研究表明，谵妄与 ICU 住院时间延长有关，并且是死亡率明确的独立预测因素[191]。儿童谵妄与医疗保健系统的显著经济负担有关。谵妄与 PICU 费用增加的相关率为 85%，费用随着谵妄天数的增加而增加[192]。

这种谵妄的病因是什么？几乎可以肯定的是多因素的，是对正常脑生理学的各种挑战（药理学和病理生理学）的结果。

在一项对接受机械通气和静脉镇静的成年危重患儿的研究中，通过每小时尿液中褪黑素代谢物（6- 硫氧褪黑素）的排泄，研究了多导睡眠描记术与快速动眼（rapid eye movement, REM）睡眠的昼夜节律性是否一致[193]。观察到睡眠 – 觉醒调节和昼夜节律活动严重紊乱。最近研究发现，在接受非心脏手术后在 ICU 进行一段时间机械通气的患儿中，在手术后第 1h 褪黑素水平下降的患儿中观察到谵妄，但谵妄的发生与随后的褪黑素水平无关[194]。

至少在假设上，谵妄的某些方面可能是由后顶叶皮质、内侧颞叶和前额叶皮质组成的回路之间的正常信号中断引起的。这个 "回路" 的完整性对正常认知十分重要。它由上升的网状激活系统激活和维持[195]。这种紊乱可能会在较高的认知水平上产生连锁反应，导致谵妄中观察到定向和行为障碍[196]。

此外，根据 Richmond 躁动 – 镇静量表测量的镇静水平波动与发生谵妄的风险增加相关。

显然，使用结构化和经验证的评估工具有一定帮助，这是 10 多年前在成人实践中使用 ICU

精神紊乱评估方法（CAM-ICU）实现的[188, 197]。最近一项对英国成人 ICU 调查中，只有 25% 的人筛查出谵妄。其中，55% 使用了经验证的筛选工具，大多数（80%）使用了 CAM-ICU[198]。

S100B 是一种与神经损伤相关的释放入血的蛋白质。Routsi 及其同事发现，在无原发性神经损伤的成人患儿中，超过 2/3 的 ICU 患儿 S100B 水平升高[199]。这与乳酸水平升高、血红蛋白＜7mg/dl、pH 及平均动脉压降低相关。由于谵妄的发生率相似，因此出现的问题是，这两种现象（一种是实验室现象，另一种是临床现象）是否可能反映了相同的基础病理[200]。

当研究神经递质 5- 羟色胺、多巴胺、去甲肾上腺素和乙酰胆碱及其前体（苯丙氨酸、色氨酸和酪氨酸）的潜在作用时，发现色氨酸与酪氨酸相对于其他大的中性氨基酸比例的高或低比率与转变为谵妄有关。在同一研究中，还发现这一转变与疾病严重程度评分 [急性生理学和慢性健康状况评分系统 Ⅱ (Acute Physiology and Chronic Health Evaluation Ⅱ，PAPACHE Ⅱ)] 和芬太尼暴露较高相关[201]。

如何预防和治疗谵妄？在最近的英国成人 ICU 调查中，最常见的 "补救" 治疗是氟哌啶醇，最常用的二线治疗是苯二氮䓬类药物，尤其是高活动性谵妄。但是，在低活动性谵妄中，最常见的方法是不添加任何其他药物，尽管在一些患儿中使用了氟哌啶醇[198]。

值得怀疑的是苯二氮䓬类药物是否有用，或者实际上可能只是问题的一部分。在一项比较咪达唑仑和右美托咪定的前瞻性、随机、双盲研究中，右美托咪定组既可达到相同的镇静水平，又可降低谵妄发生率（通气时间减少）[103]。在最近的一项回顾性研究中，Mody 和同事证明苯二氮䓬类药物是危重儿童谵妄的强独立预测因素。他们证实了苯二氮䓬类药物给药与随后发生的谵妄之间的时间、因果和剂量依赖性关系。无论既往谵妄状态如何，给予苯二氮䓬类药物后次日谵妄的风险增加 1 倍以上。在尚未发生谵妄的儿童中，苯二氮䓬类药物的使用使谵妄发生的概率增加了4倍以上（OR=4.4，$P \leqslant 0.002$）[202]。研究还表明，劳拉西泮可能是发生谵妄的独立危险因素[50]。在有或无脓毒症的成人ICU患者中比较右美托咪定和劳拉西泮，发现随机分配至右美托咪定组的脓毒症组在机械通气天数更少、显示脑功能障碍的天数更少和死亡率降低方面表现更好[203]。

目前，此类分析在患儿中研究尚不深入，尽管多年来人们已经认识到麻醉苏醒期出现谵妄，并且Sikich和乐尔曼于2004年开发了经验证的评分系统，即"PAED量表"，但其进展较差[204]。最近，在评估儿童ICU患儿谵妄方面即将开展一些开创性工作[51, 205]。虽然潜在病因可能非常相似，但诊断方法会因年龄相关的脑、智力功能差异有所不同[51]，尽管基本原理相同[205]。2007年，Schieveld描述一项在PICU患儿中进行的6年序列研究结果，谵妄总发生率为5%，其中25%为低活动型，35%为高活动型，但最大组（占40%）患儿表现为"苏醒型"或"隐藏型"[206]。后一类表现为焦虑、呻吟和（或）不安。

在所有组中，治疗主要为氟哌啶醇，但约25%为利培酮。与成人实践相反，儿童谵妄更易激动，这已在其他研究中得到证实[205]。此后，使用谵妄评定量表改善了儿童谵妄的评分[207]，尤其是在PICU，引入了经验证的儿童版CAM-ICU——"pCAM-ICU"[51]。

pCAM-ICU是一种交互式、以认知为导向的专为≥5岁的儿童设计的工具，但需要患儿合作和护士广泛培训。相比之下，康奈尔儿童谵妄评估（Cornell Assessment of Pediatric Delirium，CAPD）为一种经验证的护士观察工具，适用于所有年龄段的儿童，包括具有不同阶段的儿童[208]。最近，已开发针对儿童谵妄监测的学龄前意识模糊评估方法工具（psCAM-ICU），并已验证可用于6月龄至5岁的儿童[209]。CAPD和psCAM-ICU工具代表了重大进步，使临床团队能够筛查和监测幼儿（包括接受有创机械通气的儿童）的谵妄。

美国重症医学会最近发布了关于成人ICU患者的疼痛、躁动和谵妄的管理指南，但这些与成人实践有关，进一步阐明儿童人群中的谵妄有望得到类似的指南[210]。欧洲儿童和新生儿重症监护学会（ESPNIC）建议每8~12小时评估并记录1次谵妄[166]。然而值得注意的是，曾有人建议使用氟哌啶醇，认为其可能缩短谵妄持续时间，但这一点现在已从最新版本指南中删除[210]，最近的一项成人研究似乎证实了氟哌啶醇在减少谵妄发生率或持续时间方面并无获益[211]。因此，人们对寻找其他可能预防或至少治疗ICU患儿谵妄的策略或药物存在一定兴趣。在成人谵妄患儿中，已证实利伐斯明治疗非ICU患儿有一定的获益，然而用于ICU患儿时，无明显获益，甚至产生一定危害[212]。因此，据推测，也许不出所料，在重症监护患儿中存在其他混杂因素使谵妄的病因复杂化。

十三、耐药性和戒断反应

在这一实践领域有许多术语，其中一些术语具有重合和相互关联的因素：耐受性、快速反应性、成瘾性、依赖性和戒断。

Anand试图描述这些概念[38]：成瘾的特征是心理依赖，是一种慢性且经常复发的疾病，在PICU较少发生。耐受性和快速耐受组性的主要区别在于发生的时间进程。快速耐受性表现为药物效果的快速消失，例如，递质耗竭或拮抗系统（NMDA受体）的激活。耐受性与暴露时间延长相关，可能反映受体脱敏或细胞内代偿过程的上调（例如，使用阿片类物质时的cAMP通路[37]）。依赖性是神经元的生理和生化适应，去除药物会导致戒断症状和体征。戒断是一种临床综合征，在长期暴露停药后出现各种临床症状，其中一种形式的依赖性是由上述适应性生理学引起的。

尽管药物耐受和相应的戒断反应长期以来都与阿片类物质的使用相关[38, 213]，但需更长时间才能认识到镇静与镇痛领域的其他药物可能诱导耐受性和戒断反应[73, 213-215]，包括丙泊酚[47, 216]、

咪达唑仑 [16, 52, 217, 218]、异氟烷 [73]、可乐定 [219] 和右美托咪定 [117, 118, 122]。

阿片类物质耐受似乎在年轻患儿中发生较早，可能因背景神经损伤而加重 [220]，并且由于对阿片受体的高亲和力及短期起效形式 [38, 40, 221, 222]，即使在麻醉过程中，这种情况也会迅速发生 [39]。

苯二氮䓬类药物的戒断反应似乎与总剂量增加有关，尤其是咪达唑仑 [16, 52]。然而，这些较大剂量也可能反映了影响儿童本身的疾病的潜在程度或性质 [16]。此外，这系列的报道未意识到任何潜在谵妄（应纳入考量的另一种新发并发症），可以说，当时可能已经存在 [223]。

直到最近，由于缺乏专门为儿科 ICU 人群构建的工具，儿童戒断的评估一直受到阻碍。该领域的文献常使用新生儿戒断评分。实际上只适用于成瘾母亲的新生儿 [224]。Cunlife 对镇静戒断评分进行了改编，旨在评估婴儿组以外的儿童。它综合了 12 个临床特征，每个特征赋值 0～2 分（分别对应无、轻度、重度），总分范围在 0～24 分 [217]。

Ista 及其同事描述了可能与儿童 ICU 人群戒断相关的 24 种症状，这指明了未来寻找合适、有效、可重复的评估工具的努力方向 [225]。

现有两种经验证的评分工具："戒断症状评估量表 1"（Withdrawal Asessment Tool Version 1，WAT-1）[6] 和 "Sophia 观察评分"（SOS）[226]。可以说，与苯二氮䓬类药物相比，WAT-1 更适用于阿片类物质的评估 [6, 226]。WAT-1 包括 11 个部分：稀便、呕吐、发热＞37.8℃、使用状态观察量表观察 "状态" [5]、震颤、出汗、异常运动、打哈欠 / 打喷嚏、触摸惊跳、肌张力及刺激后恢复平静的时间。该测试需大约 7min 完成，评分分数范围为 0～12 分，高分提示戒断程度，＞3 分所反映住院时间、需要戒断镇静、机械通气持续时间和 ICU 住院时间。近期验证实践证实了这些发现 [227]。Sanchez-Pinto 及其同事已经证明，使用阿片类物质撤药方案可减少重症儿童阿片类用药的天数并减少总阿片类物质暴露，而不会增加戒断症状。

纳入基础戒断评估工具（WAT-1）分作为戒断方案的组成部分，有助于护理人员能够区分戒断和其他临床症状，以免被这些症状误导进而致阿片类物质戒断时间延长和总阿片类物质暴露增加 [228]。

SOS 是由经验丰富的护士和医师组成的小组根据他们是否存在戒断镇静问题而分为两组的儿童之间的共同事件进行多维分析而构建的。在 21 种可能符合条件的症状中，有 15 种被分析为具有区分度。然后，这些症状的评分只关注存在或不存在（1 分或 0 分），未进行分级，给出 0～15 分潜在范围 [226]。此后，该项评分视为一种心理学评估。评分≥4 分认为发生戒断反应概率更高，其他护理方面的因素被认定为具有统计学意义的风险因素：停药前持续时间和咪达唑仑和吗啡停药前持续使用时间，以及使用的其他镇静药或阿片类物质的数量 [229]。评分≥4 分的 SOS 似乎在预测那些不会出现明显戒断反应（特异性）的儿童方面非常可靠，但与其他量表一样，在预测那些将发生戒断的儿童方面不太敏感。人们认识到其他因素如疼痛、痛苦和谵妄可能是混杂因素 [229]。

据报道，戒断症状的治疗时间跨度很大，在年龄较大的儿童中可长达 8 周 [217]，但新生儿接受体外膜氧合治疗后超过 24 周 [218]。鉴于这些时程延长，一些临床医师在家中通过电话和门诊远程管理这些患儿 [215, 218]。管理可能包括逐步减少镇静药 [217]，必要时使用皮下输注，这有利于拔除静脉导管及降低其伴随的感染风险 [123, 215]；用同类口服药替代静脉注射药物，例如，美沙酮或口服吗啡替代静脉注射吗啡或芬太尼 [215]，或者用口服劳拉西泮替代静脉注射咪达唑仑；抑或用另一类药物替代儿童对已产生耐受的某类受体对应的药物，例如，用氯丙嗪 [230]、可乐定 [217] 或右美托咪定 [123] 替代苯二氮䓬类或阿片类物质。有观点主张优先考虑替代治疗而不是延长戒断时间 [214]，但仍需在密切监测下进行，以确保替代药物适当滴定。现在，我们已经验证了用于评估镇静戒断的存在和程度的评分系统 [227, 229]，可以更大程度地保证治疗进行。

十四、医务工作者

不仅仅是患儿容易受到 ICU 中使用的镇静和镇痛药物的影响。

麻醉医师滥用药物也并不罕见；10%～14% 的医师在其一生中会产生药物依赖，麻醉医师中的发生率比其他医师群体高 2～3 倍。除酒精外，研究表明 1.6% 的学员和 1% 的非培训生出现了药物成瘾[231]。最常见的滥用药物包括静脉注射阿片类物质（64% 为芬太尼）、催眠药（12% 为咪达唑仑）和口服阿片类物质（占 10%～14%）[232]。2007 年在美国进行的一项调查显示，在所接触的麻醉学学术部门中，18% 记录了一起或多起丙泊酚滥用或"转移"的事件[233]。在已确定的患儿中，28% 死于丙泊酚滥用。2015 年澳大利亚的一项研究表明，麻醉医师中 41% 的药物滥用病例与丙泊酚有关，32% 滥用阿片类物质，27% 滥用酒精[234]。丙泊酚可引起耐受性[216]，并可能产生精神症状[235]，这在人类志愿者中得到了证实[236]。认为丙泊酚滥用与死亡率具有极高（28%～45%）相关性[231, 234]。显然，麻醉医师比其他卫生工作者更易获得此类药物，从而导致这一群体的药物滥用更多[237]，其次为重症监护人员。可能人们不太清楚的是，在一项对手术室环境使用质谱分析的研究中，在手术室空气、患儿呼气回路和锐器盒上方的顶部空间中均检测到雾化芬太尼，在经尿道前列腺切除术患儿呼气中也检测到雾化丙泊酚[238]。考虑到这些药物在微小纳米摩尔浓度下发挥作用的潜力[239]，职业暴露的成瘾性危害不仅涉及手术室工作人员，同样也存在于如重症监护室和急诊室等常用这些药物的地方。这需要从几个方面得到制度上的承认。应严格追踪已知具有成瘾可能的药物，此类药物应具有安全和不可逆转的处置。这类药物可能包括丙泊酚及其他可疑会出现的成瘾性药物。最后，医护人员固有的成瘾易感性不仅是由于其易于获得这些药物，还可能是由于隐性和显性的职业环境暴露。

要点

对于每个复杂的问题，都有一个看似简洁但实则错误的解答。

——H. L. Mencken[240]。

我们在 ICU 的镇静方案亦是如此。看起来似乎很简单，让我们专注于临床护理的"更重要"方面，但事实上非常复杂，其后果会影响到这些儿童重症监护的许多方面，甚至波及他们的家庭。当然还有很大的进一步探索的空间，但只要我们充分认识到我们的处境才能更好地了解我们前进的方向。未来我们该如何使用镇静镇痛药物？这个问题的解答依旧任重道远。

战胜一切障碍和干扰，我们将坚定不移地达到我们选择的目标或目的地。

——Christopher Columbus

十五、病例研究

病例 1

男孩，14 岁，从树上跌落后，全身多处受伤，包含Ⅳ级肝撕裂伤和肺挫伤。需进行容量复苏、输血，予正性肌力药和机械通气 4 天。患儿难以镇静，需逐渐增加芬太尼用量、咪达唑仑，偶尔辅用可乐定，根据需要予氯丙嗪。

拔管后，患儿开始呕吐，频繁腹泻，新发低热、瞳孔散大和震颤。给予持续输注可乐定，起始量 2μg/(kg·h)，负荷量 2μg/kg。然而，直到后续应用芬太尼推荐剂量 5μg/(kg·h) 后，患儿上述症状才得以缓解。

此后，尽管患儿依然紧张不安，上述由撤引起的戒断症状均已消退。一天后，恢复进食、饮水，肠道问题也随之解决。2 天后，开始口服吗啡，芬太尼输注减半，逐渐至当晚停用。

第 2 天，将可乐定换用等效价肠内用药，计划在 10 天后与吗啡一起停药，并成功完成。

分析

戒断症状：这是本例的主要问题。预计通气持续 4 天所用的镇静药可能并不会引起戒断症状，但是几项研究的数据显示，即使在如此短的时间内也可能出现戒断现象，尤其是在使用较大剂量的镇静药（包括咪达唑仑）的情况下。患儿明确诊断存在"难以充分镇静"，在停用镇静药物后也表现出了明确的戒断反应。如果对患儿进行 SOS 评分，则评分为 7 分，远高于以证明与戒断反应可靠相关的阈值 4 分。

一种策略是用其他药物（主要是 α_2 受体激动药，如可乐定和右美托咪定）来弥补患儿咪达唑仑和阿片类物质水平的下降。然而，重要的是要认识到这两种药物分别有 12～24h 和 2～3h 的半衰期，在达到稳态输注速率而发挥作用之前均需输注负荷量。尽管在输注前注射负荷剂量的可乐定，但仍有必要重新应用芬太尼。这一方法的效果非常显著，躁动和胃肠道症状可立即得以缓解，但仍会残余一些震颤反应。

对于这种震颤反应，最好的解决办法可能是用更特异性的药物，例如，停用咪达唑仑，改用口服劳拉西泮。

在克服上述问题后，如果可能的话，下一个目标是将静脉用药转换为肠内用药，以利于尽早拔除静脉导管，尽管一些临床医师已经开始皮下用药。要使这种肠内策略获得成功，需满足三个前提条件：肠道功能充分可靠，新药生物利用度令人满意，以及新药的药效必须与其所替代的静脉药物的药效相匹配。

在本病例中，吗啡 0.5mg/kg 每 4 小时肠内注射 1 次足以替代芬太尼的作用，可乐定静脉输注替换为可乐定每 4 小时肠内注射 2.5μg/kg。这两种药物均需逐步停药，停药速度要考虑儿童最初接受镇静药的持续时间。

病例 2

男孩，4 岁，因 A 组链球菌致感染肺炎、脓胸、败血症入院。患儿呼吸困难，需快速行一氧化氮高频振荡通气。患儿存在气胸，需行双侧胸腔闭式引流。

为了便于行机械通气，需用罗库溴铵维持肌肉松弛 10 天；同时予咪达唑仑和芬太尼镇静。

病情好转缓慢，为便于通气和镇静脱机，1

个月后行气管切开。因担心不明原因的高血压和心动过速相关的谵妄发生，需频繁改变大量镇静药物剂量，并开始静脉注射氟哌啶醇。这样可逐渐减少镇静药物的使用，并逐渐停止通气。镇静苏醒后，患儿轻微偏瘫，CT 显示小范围脑梗死。周围神经生理与肌病表现一致，但无神经传导缺陷。患儿由静脉给药转为口服可乐定和吗啡，用肠内喹硫平代替氟哌啶醇。这些药物在一个月内逐渐停用，并在夜间给予褪黑素。

分析

(1) 谵妄：临床医师担心为患儿施行镇静后发生谵妄，尤其是与直接刺激无关的发作性高血压和心动过速，以及由此引起的大剂量镇静药物的使用，加重了这项隐患。除此之外，能够引发谵妄的还有危重症的已知危险因素，特别是败血症。

谵妄的特征是脑功能紊乱，在清醒的患儿中主要表现为"意识模糊"。PICU 中监测 ≤5 岁儿童谵妄的两种有效工具是康奈尔儿童谵妄评估（CAPD）和学龄前意识模糊评估方法（psCAM-ICU）。谵妄的管理包括解决潜在的疾病过程，尽量减少医源性因素，并在选择药物治疗方案前先优化用药途径：在没有可靠的肠内通路时，通常推荐静脉注射氟哌啶醇。肠内治疗选择有喹硫平和利培酮。

在该病例中，脑梗死的后期诊断及器质性病理改变可能在某种程度上解释了先前怀疑的脑功能障碍的早期症状。

(2) 睡眠周期：恢复性睡眠对于神经发育、代谢和优化免疫系统功能具有重要作用。不幸的是，多项研究表明 PICU 中的患儿大多存在严重的睡眠紊乱。在机械通气重症儿童中进行的睡眠脑电图（EEG）研究证实，与健康儿童相比，其缺乏正常的超昼夜变化，且慢波睡眠减少。重要的是，临床医师观察到，虽然危重儿童可表现出类似于睡眠的行为状态，但是脑电图记录显示其并未进入恢复性睡眠状态。众多因素可能导致 PICU 患儿缺乏有效的恢复性睡眠。这些因素可能包含药物选择、营养方案、护理和医疗干预的时间及环境刺激等。未来的研究需要对儿童危重患儿的 ICU 环境、药物选择、患儿活动和睡眠之间的相互作用进行评估。

另一项措施是在夜间给予褪黑素以模拟其正常的分泌模式，尽管有一些临床获益的报道，但目前尚无明确的研究结论。

(3) 神经肌病：目前存在两种表型：多发性神经病和肌病。尽管它们可能经常同时存在，电理学通常可以解释哪种病理占主导地位。多发性神经病主要与脓毒症相关。引起肌肉萎缩、失用性萎缩、营养不良和给予糖皮质激素的因素也可引起肌病。本病例中的所有治疗都较为合适，但是持续 2 周使用肌肉松弛药可能会进一步引起肌肉失去传入信号从而导致肌肉萎缩。针对本病例，虽然目前尚无特异性的治疗，但神经生理学研究有助于确定病情的严重程度，提醒物理治疗师未来治疗可能会遇到的挑战，并指导康复。

病例 3

新生儿，出生后 4 天，左心发育不良，拟行诺伍德手术。术后，胸腔开放至术后第 2 天，予利尿和腹膜透析清除全身组织水肿，心脏复跳。在此期间，予芬太尼和罗库溴铵（一种神经肌肉阻断药）持续输注。胸腔闭合后，停止输注，以最大限度地清除药物。第二天，自主呼吸少见，并注意到存在一定程度的肾损害。4 个成串刺激测试表明，神经肌肉阻滞药残留明显。

舒更葡糖钠（sugammadex，SUG）是一种神经肌肉阻断药的拮抗药，给予 2mg/kg 后开始观察自主运动和 4 个成串刺激的反应。前两次推注后无反应。直到总量给予 6mg/kg 时，患儿才出现明显的自主运动和呼吸驱动（通过触发呼吸机）。然后在机械通气减少后的几小时内，密切观察患儿是否有复苏的迹象。随后，患儿未出现其他不良事件并在最后的几天内缓慢地从残余镇静状态中恢复。

分析

时量相关半衰期：这种药代动力学特性常被忽视。在这种情况下，芬太尼一旦给药超过 24h，由于其具有脂溶性，其时量相关半衰期表现出稳定且相当陡峭的上升，药物越来越多地集中在血管较少、富含脂质的组织中。即使停止输注，药物也会从其他间隙释放出来，从而维持血浆水平。这种效应在毛细血管渗漏、间质水肿和肝肾消除减少的情况下会加剧。

因此，应考虑使用动力学特征相对更有优势的药物（如阿芬太尼）。这方面最有优势的可能是瑞芬太尼。然而，这种药物与诱导急性耐受相关。

尽管罗库溴铵与活性代谢产物的产生无关，但其仍易受到肝和肾清除率减少的影响。此外，所有的肌肉松弛药，虽然主要是亲水性的，并且通常局限于血管内，但在与毛细血管渗透性增加相关的情况下，可能会在组织中蓄积。尽管已证明舒更葡糖钠对肌肉松弛药的结合非常有效，但在药物可能蓄积在其他间隙的情况下，很难发挥作用。因此，舒更葡糖钠用于有潜在药物蓄积的患儿时，必须仔细滴定并观察是否存在复发情况。

第21章 儿童胃肠道检查的镇静
Sedation for Pediatric Gastrointestinal Procedures

Jenifer R. Lightdale　著

张　瑜　王英伟　译

一、胃肠道检查镇静

提供镇静以确保胃肠道内镜检查的安全与成功，是诊断和治疗儿童消化系统疾病的基础。然而目前尚未建立一种理想的单一或联合的镇静方案[1, 2]。全身麻醉和中度镇静仍是儿童和成人内镜检查的两种主要选择[3, 4]。全身麻醉需要具有麻醉医师或注册麻醉护士在场，因为可能涉及吸入或静脉麻醉药物的专业知识。中度镇静，旨在保留儿童在完整气道保护反射下的自主呼吸能力，这通常使用静脉镇静药物来实现，在无麻醉医师在场的情况下可由消化科医师或护士给药。

一般而言，为儿童胃肠道检查提供适当的镇静或麻醉十分必要，可提高检查舒适度和患儿配合度。然而，与内镜检查引起的出血或穿孔等技术性并发症相比，镇静引起的并发症更为常见[5-10]。自20世纪70年代起，提高胃肠道检查镇静的有效性和安全性一直是儿童胃肠科医师（GI）非常感兴趣的话题[6, 11]。预测哪些患儿更适合全身麻醉而不是中度镇静，以避免与镇静不足相关的并发症，仍然是一个难以实现的目标[12, 13]。

在过去的10年中，镇静方式在世界范围内发生了巨大变化，目前基于丙泊酚的治疗方案已成为儿童胃肠道检查的标准治疗方案[14]。令人惊讶的是，世界各地内镜医师在确定哪些检查需要镇静、由谁实施镇静、使用何种药物、药物剂量，以及达到的效果方面存在较大差异，这一点往往被忽视[15, 16]。这些变化似乎在一定程度上基于文化规范和内镜培训，但也越来越多地反映出不同的机构、第三方付款人或政府政策。一些地区，特别是发展中国家的地区，在儿童胃肠道检查中实施镇静的报告越来越多[17-20]。尽管在很大程度上这可能反映了在优先考虑患儿安全的同时提高患儿满意度[21]，但成本仍然是全球医疗保健系统的核心考虑因素[4, 22]。

在实施麻醉进行内镜检查的较发达国家，成本尤其令人担忧[4, 23]。2005年，一项针对北美儿科胃肠病学、肝脏病学和营养学会（North American Society for Pediatric Gastroenterology, Hepatology and Nutrition，NASPGHAN）成员的调查报告称，在儿童检查中使用镇静药物的做法存在很大差异[24]。但目前的数据表明，麻醉医师使用丙泊酚镇静已成为常见的麻醉方案[1]。此外，尽管许多胃肠道检查可能在医院的手术室进行，但从日程安排的角度考虑，总被认为比在专门内镜室进行检查更加昂贵和不便[24]。正因如此，越来越多此类检查在手术室外进行，且越来越多的麻醉医师被要求在非传统的环境下实施镇静术[1]。

本章将回顾用于儿童胃肠镜检查的镇静方式

和技术范围，重点关注给药方式，以及各种镇静方案的优势、局限性及缺陷。我们还将探讨成年患者胃肠道检查中使用镇静药物的趋势，这可能预示着儿科未来的发展趋势。无论"传统的"还是创新的镇静方案均适用于所有年龄段，都将在优化检查效率的同时最大限度地降低患儿风险。

二、减少儿童胃肠道检查并发症的目标和最佳镇静水平

为接受上、下消化道内镜检查的儿童提供镇静的主要目标是为了安全地进行检查，最大限度地减少情绪和身体的不适。次要目标可能包括使患儿遗忘检查过程、检查效率和成本效益。

最佳镇静水平可能因检查方式而异[25]。对于上消化道内镜检查，在静脉置管前使用局部麻醉药物及口服抗焦虑药物已被证明可提高患儿耐受性和满意度[26]。上消化道内镜镇静的重要目标是避免呕吐及提高患儿合作度。在结肠镜检查中，镇静的目标通常是避免内镜在结肠中穿梭时引起的内脏痛。

许多先进的治疗方法需较长治疗时间，可能与内镜旋转、长时间充气和应用电凝技术导致疼痛增加患儿不适感相关。例如，经内镜逆行性胰胆管造影（endoscopic retrograde cholangiopancreatography，ERCP）是一种越来越多地用于儿童的侵入性检查，与患儿检查中和检查后的疼痛和不适高度相关[27]。与其他胃肠道检查一样，如内镜下黏膜剥离切除术（endoscopic mucosal resection，EMR）、内镜黏膜下剥离术（endoscopic submucosal dissection，ESD）和磁共振小肠成像（magnetic resonance enterography，MRE），患儿处于静止状态对提高成功率和安全性尤为重要[28-30]。因此，无论是否气管插管，实现深度镇静可能是在儿童和成人中实施这些诊疗操作的关键[31]。

达到轻中度镇静的风险必须与深度镇静的可能性相平衡[32]。如上所述，让患儿处于相对静止的状态可能是某些临床情况下的主要目标，而不是达到特定水平的镇静[3]。迄今为止，无论是社

会或管理指南均未能成功协调镇静深度的评估与静止的可能性[33]。这可能导致对理想的镇静状态产生不同定义。

胃肠道检查期间的镇静效果已使用许多不同的标准进行了测量（表21-1）。在某种程度上，镇静成功的定义是由实施镇静者个人定义的。Vargo等提出，患儿满意度评分和临床医师满意度评分的发展和心理评估应该一起使用，以提供镇静效果的综合评分[34]。然而，每个临床医师对程序化镇静的评估可能存在差异。例如，护士可能更倾向于根据患儿的舒适度来评价诊疗操作的质量，而医师可能更倾向于考虑诊疗操作的技术成功与否[35]。结果的差异限制了在已发表的研究中比较镇静方案的可能性，并提示设计使用独立观察员和标准化量表的对照试验或许更可取[36-38]。

三、检查前准备和患儿评估

儿童胃肠道检查的镇静应根据患儿的身体状况而定。这通常是按照ASA的指南进行[39-42]。电子病历的使用增加了操作者在术前识别和管理复杂病史患儿的潜力[5, 43]。在儿童和成人中，考虑患儿的年龄、健康条件（ASA水平）及发育情况通常是至关重要的。数据表明，美国麻醉医师

表 21-1　可用于评估儿童内镜检查镇静方案的参数

- 镇静评分
- 与镇静有关的不良事件
- 与检查有关的不良事件
- 检查完成率
- 检查时间
- 患儿苏醒时间
- 患儿满意度
- 父母满意度
- 实施者满意度
- 花费
- 认知恢复的速度
- 运动能力恢复的速度

协会（ASA）分级越高且年龄越小的患儿在胃肠道检查中发生并发症的风险最高[1, 5, 44]。

在对接受胃肠道检查的儿童进行治疗时，人们注意到，性格和社会心理发展阶段可能存在很大差异，并通过药物起效的速度和达到的深度两方面影响儿童对镇静药的反应[45, 46]。患儿大致可以分为 4 个不同的年龄组：<6 月龄婴儿、>6 月龄婴儿、学龄儿童（4—11 岁）和青少年。<6 月龄的婴儿几乎不会焦虑、容易镇静。>6 月龄的患儿已经出现"陌生人焦虑"，如果镇静诱导过程中父母留在他们身边，可能效果最好。学龄儿童表现出"具体思维"，可能难以镇静下来，因为他们倾向于隐藏高度焦虑水平[12]。青少年也可能在术前准备期间表现得镇定自若，但在服用了最初剂量的镇静药后会变得失控和焦虑。

特别是对于学龄儿童，对操作过程中可能发生的情况应进行轻松、详细和令人安心地解释，包括静脉导管（IV）置入以降低患儿的焦虑水平[46]。静脉置管前使用表面麻醉药，如局部利多卡因乳膏或许很必要。同样，使用咪达唑仑等口服抗焦虑药可以提高患儿舒适度，但不一定是通过降低皮质醇水平来实现的[26, 47]。在静脉置管过程中表现出更大痛苦的儿童在后续整个过程中也会表现出更大痛苦和疼痛[48]。

无论采用何种镇静方案，在内镜检查的每一步都必须进行气道评估，从术前评估至复苏结束。所有照顾胃肠道疾病患儿的医务人员，包括麻醉医师、胃肠科医师和护士，均应接受气道评估的培训[3]。关于胃肠科医师对如何用标准化方法（如 Mallampati 分级）更好地评估患儿的气道越来越受到关注[49]（表 21-2 和图 21-1）。

识别有阻塞性睡眠呼吸暂停风险的患儿尤为重要，因为这些患儿发生镇静相关并发症的风险更高[50]。许多这类肥胖患儿合并高血压、糖尿病和心脏病，可能是胃肠道检查中低氧血症和其他并发症的独立危险因素[51]。"STOP-BANG"是一种经过验证的床旁筛查工具，已被麻醉医师用于预测未被识别的阻塞性睡眠呼吸暂停风险[52, 53]（表 21-3）。在一项前瞻性研究中，Cote 等证明，在美国学术医疗中心接受结肠镜筛查的成人中，超过 40% 的人符合 STOP-BANG 评分阳性

表 21-2　Mallampati 气道分级[49]
Ⅰ级——软腭、咽腭弓、悬雍垂
Ⅱ级——软腭、咽腭弓、部分悬雍垂
Ⅲ级——软腭、悬雍垂根部
Ⅳ级——只能看到硬腭

Ⅰ级　　　　　　Ⅱ级　　　　　　Ⅲ级　　　　　　Ⅳ级

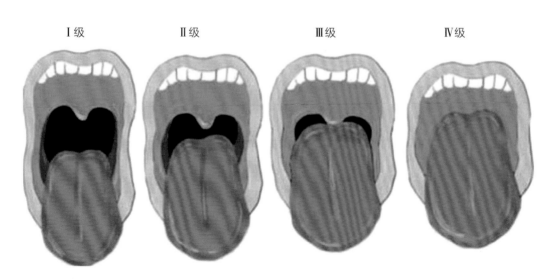

▲ 图 21-1　咽部 Mallampati 气管分级
转载自 Lightdale 等[5]，获得 Wolters Kluwer Health 的许可

	表 21-3　STOP-BANG 量表		
S	打鼾：你打鼾的声音大吗，比说话的声音大或者关上门都能听见	是	否
T	疲劳：你白天感到疲劳、劳累或困倦吗	是	否
O	观察结果：有人发现你睡眠中有呼吸暂停吗	是	否
P	血压：你有高血压吗	是	否
B	BMI＞35kg/m^2	是	否
A	年龄＞50 岁	是	否
N	颈围＞40cm	是	否
G	性别：男性	是	否

获得 Elsevier 的许可，转载自 Mehta 等[149]
阻塞性睡眠呼吸暂停高风险：≥3 题回答"是"；阻塞性睡眠呼吸暂停低风险：＜3 个问题回答"是"

的标准[52]。有阻塞性睡眠呼吸暂停风险的肥胖患儿或许最能从高级监测或定制的镇静方案中获益。其中一种称为"靶控输注"（target-controlled infusion，TCI）的方案利用计算机达到目标药物浓度，并通过生理反馈来调整剂量[54, 55]（见第 39 章，Absalom）。目前尚不清楚 STOP-BANG 工具是否适用于儿童。然而，肥胖及其相关合并症（如阻塞性睡眠呼吸暂停）在儿童中越来越常见，这是一个不可辩驳的事实，因此可以合理地假设肥胖儿童与肥胖成人具有相似的风险特征（表21-3）。

除气道评估外，仔细评估患儿的胃肠道状况、既往病史，以及既往镇静和检查经验可指导儿童接受此次胃肠道检查。一些胃肠道疾病增加了检查风险[5, 56]。特别是上消化道出血、上消化道解剖或生理性梗阻、近期摄入血液或食物，以及需要胆总管清除的败血症患儿，所有这些都将使患儿在检查和镇静过程中出现并发症的风险更高[57]。早产儿以及超过应有 BMI 85% 的大龄儿童也可能面临更高风险[58, 59]。此外，可能因药物清除率改变，患有严重肝病或肝硬化患儿发生镇静相关并发症的风险增加，包括呼吸功能受损和恢复延迟，以及心理疾病恶化甚至出现脑病[60, 61]。

四、患儿体位

所有接受诊断性上、下消化道内镜检查并镇静的患儿均应左侧卧位。这是因为仰卧位的患儿更容易在口咽部积聚分泌物，存在上气道阻塞或喉痉挛的风险。此外，一项关于肺部误吸影响较大的系统性综述表明，与接受其他镇静治疗的患儿相比，接受内镜检查镇静的儿童发生罕见的肺部误吸风险可能更高[62]。接受内镜逆行性胰胆管造影术（endoscopic retrograde cholangiopancreatography，ERCP）的患儿可能需要俯卧位或倾斜位[56]。显然对于俯卧位的患儿，气道管理更具挑战性，他们可能需要更高级别的监护。

五、儿童胃肠道检查常用的静脉镇静方案

表 21-4 列出了儿童胃肠道检查中常用的镇静方案。一般而言，儿童内镜检查中最常用的中度镇静方案是将麻醉性镇痛药（如哌替啶或芬太尼）与苯二氮䓬类药物（如地西泮或咪达唑仑）联合使用[24]。接下来，我们将针对胃肠道问题对内镜检查中最常用的镇静药物的重要药代动力学、药效学和临床特性进行简要综述。

药　物	给药方式	最大剂量（mg/kg）	起效时间（min）	持续时间（min）
苯二氮䓬类				
地西泮	静脉注射	0.1～0.3	1～3	15～30
	直肠给药	0.2～0.3	2～10	15～30
	口服	0.5～0.75	15～30	60～90
咪达唑仑	静脉注射	0.05～0.15	2～3	45～60
	直肠给药	0.5～0.75	10～30	60～90
阿片类				
哌替啶	静脉注射	1～3	<5	120～240
	肌内注射	1～3	10～15	120～180
芬太尼	静脉注射	0.001～0.005（1～5μgm/kg，以 0.5～1.0μgm/kg 递增）	2～3	30～60
氯胺酮	静脉注射	1～3	1	15～60
	肌内注射	2～10	3～5	15～150

表 21-4　儿童胃肠道检查常用静脉镇静药的推荐剂量

该表反映了常见的药物和剂量，但必须谨慎解读和应用。该表反映了作者的观点

（一）芬太尼

芬太尼是一种脂溶性麻醉药，可快速穿透血脑屏障，比吗啡和哌替啶的作用更强、更快。芬太尼静脉给药后约 30s 起效，阿片类物质作用持续时间为 30～45min。静脉注射芬太尼应缓慢给药，因为快速给药后会出现胸壁僵直和声门紧闭的不良反应[63]。

芬太尼在肝脏的代谢存在差异，尤其是在幼儿中[64]。据报道，在肝血流受损的新生儿中，芬太尼排泄延迟。一些研究表明，芬太尼可能不是婴儿的理想镇静药。特别是它与 3 月龄以下婴儿显著的呼吸暂停相关[65]。芬太尼这些特有的药代动力学与儿童内镜检查相关。芬太尼的作用终止是由于代谢物在血浆中再分布，而非药物代谢，这导致其潜在的呼吸抑制作用比自身阿片类物质的作用更持久。芬太尼用于儿童时应以小剂量给药，两次给药之间至少间隔几分钟。

（二）咪达唑仑

咪达唑仑是一种苯二氮䓬类药物，其效力是地西泮的 3～6 倍。可通过多种途径给药：静脉、口服、直肠、肌肉和经鼻给药。静脉给药时，起效时间为 1～5min，在 30min～1h 达到峰值。几项早期药代动力学研究证实：与成人相比，儿童体内咪达唑仑的代谢和排泄速度可能更快[26, 66, 67]。咪达唑仑在苯二氮䓬类药物中是相对独特的，因其清除率与剂量相关，清除率随着剂量的增加而增加[68]。儿童消化科医师长期以来一直报道称，为了达到相似的镇静剂量和持续时间，与成人患者相比，儿童需要更大的体重调整剂量[69]。

（三）麻醉性镇痛药和苯二氮䓬类药物的拮抗药

苯二氮䓬类药物和麻醉性镇痛药有相应的拮抗药。表 21-5 列出了拮抗药及用于儿童的推荐剂量。虽然拮抗药已用于成人以加快恢复，但认

表 21-5 苯二氮䓬类药物和阿片类物质的拮抗药及推荐剂量

药 物	种 类	给药方式	剂 量	起效时间（min）	拮抗持续时间（min）
氟马西尼	苯二氮䓬类	静脉注射（最大 3mg/h）	0.01mg/kg	1～2	＜60
纳洛酮	阿片类	静脉注射 / 肌内注射	0.1mg/kg	2～5	20～60

该表反映了常见的药物和剂量，但必须谨慎解读和应用。该表反映了作者的观点

识到可能会有重新镇静作用十分重要，因为镇静的效果可能比拮抗药的效果更持久[40]。大多数内镜检查和儿童镇静指南规定，接受拮抗药治疗的患儿需长时间监测，并在必要时重复给药[42, 70]。

（四）氯胺酮

氯胺酮是一种解离性药物，可在很大程度上避免上呼吸道肌紧张和喉反射，可作为麻醉药和苯二氮䓬类药物的替代药物，用于儿童胃肠道检查的镇静[71-75]。氯胺酮也可用于阿片类物质耐受患儿的镇静[76]。作为苯环利定的衍生物，氯胺酮可与阿片受体结合，迅速诱导出一种具有明显镇痛作用的催眠状态。给药途径包括口服或直肠给药，但内镜检查期间静脉或肌内注射是更常见的给药途径。

与大多数镇静药不同，氯胺酮几乎总能以最小的心肺影响、有效地抑制患儿体动，并且被认为具有广泛的安全性。＜3 月龄的患儿，以及有气道不稳定、气管异常、活动性肺部疾病、心血管疾病、颅脑损伤、中枢神经系统肿物、脑积水、卟啉病、甲状腺疾病病史的患儿应慎用氯胺酮[77-79]。

许多人认为有精神病病史的患儿应禁用氯胺酮[78, 79]。迄今为止，其主要缺点是与一些儿童的致幻反应有关[80, 81]。它可与短效苯二氮䓬类药物（如咪达唑仑）联合使用。Brecelj 等在一项单盲随机对照试验（randomized control trial，RCT）中证实，氯胺酮治疗前静脉给予 0.1mg 咪达唑仑（最大剂量 2.5mg 咪达唑仑）可减少此类反应发生的频率[82]。然而这种方法的结果并不一致，且一些数据提示咪达唑仑实际上可能会增加青春期

患儿检查后的躁动[83, 84]。最近有报道氯胺酮与其他药物成功联用，包括镇痛药，如芬太尼和曲马多[85]、瑞芬太尼[86]、右美托咪定[87]和丙泊酚[88]，为各种内镜检查提供了良好的方案。一项直接比较丙泊酚 - 氯胺酮和丙泊酚 - 芬太尼用于儿童内镜检查的 RCT 研究发现，两种联合方案对丙泊酚的需求相似，丙泊酚 - 氯胺酮组报告的丙泊酚注射痛发生率较低[88]。

氯胺酮与气道分泌物增加和术后恶心呕吐发生率增加有关。在上消化道内镜检查期间，氯胺酮可能会导致喉痉挛[37, 72, 89]。通过使用抗胆碱能药物并不能将这一风险最小化。事实上，对急诊科 8282 名使用氯胺酮的病例对照分析表明，年龄、剂量、操作、医疗状况、给药途径和抗胆碱能药物的使用与喉痉挛的发生不存在相关性[73]。

然而，氯胺酮是否足以取代传统的儿童内镜镇静治疗方案（阿片类物质和苯二氮䓬类药物）仍有待验证。一项对 402 名采用不同镇静联合用药的内镜检查的回顾性研究报告称，咪达唑仑和氯胺酮联合用药既安全又优于传统镇静方案（根据医师报告）[89]。然而，由独立观察员收集的最新数据表明，与使用咪达唑仑和芬太尼镇静相比，使用氯胺酮时喉痉挛的发生率较高，患儿出现体动和需要约束的发生率相似[37]。这些发现可能证实了以下观点：氯胺酮可能最适用于肝活检，这是一项非常简单的操作，对上呼吸道的刺激最小[78]。

（五）氧化亚氮

氧化亚氮是一种吸入性气体混合物，具有

镇痛、镇静和遗忘的特性；它通常复合氧气以 50% 浓度形式制备，是一种短效剂，起效快（3～5min），停药后持续时间短（3～5min）。多项研究表明，氧化亚氮可能为接受胃肠道检查的患儿提供快速有效的镇静，而不会诱导深度镇静[90, 91]。对于不引起疼痛的检查来说氧化亚氮已足够，如上消化道内镜检查和软式乙状结肠镜检查。比较氧化亚氮与阿片类物质和苯二氮䓬类药物用于相对不舒适的检查，得到了相互矛盾的结果：Forbes 等发现氧化亚氮可能无法为结肠镜检查提供足够的镇痛[91]，而 Mcculloch 等报道在缓解老年患者的疼痛和腹胀方面，氧化亚氮与静脉注射咪达唑仑和哌替啶同样有效，同时将心肺风险降至最低[92]。

（六）丙泊酚

丙泊酚是一种超短效麻醉药，具有起效快、苏醒时间短的特点。它可用于诱导和维持一定的镇静水平及麻醉。利用功能性近红外光谱技术（functional nearinfrared spectroscopy，fNIRS）进行的研究表明，该药对脑血流动力学活动的相关影响具有剂量依赖性，在推注过程中，背外侧前额叶皮质的氧合降低，且镇静水平较深[93]。对健康志愿者进行的丙泊酚研究发现，在检查开始时，单独使用丙泊酚镇静可使患儿进行食管插管，并且在停止输注后 3～4min，患儿便可从意识丧失和呼吸抑制中恢复[94]。

在儿童内镜检查期间，丙泊酚可作为全凭静脉麻醉药使用，也可与其他镇静药（包括吸入性药物）联合使用[3, 88]。多项研究表明，丙泊酚单独或与其他药物联用，可高效地用于接受上、下消化道内镜检查儿童的诱导镇静，并且对检查过程有良好的遗忘作用[95-96]。一些研究也表明，对于有严重肝病或肝硬化的患儿，它是一种较好的药物[60, 61]。

目前，世界各地的许多儿童消化科医师将丙泊酚（由麻醉医师给药）作为主要的镇静手段[1, 14, 17]。这一趋势与在专门的内镜室进行的儿童胃肠道检查并行，以减少对检查时间的需求[98, 100, 101]。虽然麻醉医师在专门的内镜室使用丙泊酚可能在时间安排方面有优势，但目前尚不清楚这一做法是否会改变日常工作效率。事实上，虽然接受丙泊酚的儿童诱导时间短于接受咪达唑仑和芬太尼的儿童，但与更传统的静脉给药方案相比，使用丙泊酚并未提高周转率[102]。

丙泊酚的一个主要药理学缺点是其治疗范围相对狭窄。对使用丙泊酚的儿童进行的药代动力学研究表明，在年龄较小的儿童中，达到目标血浆丙泊酚浓度所需的每千克体重丙泊酚平均总剂量更高[103, 104]。丙泊酚也有引起低血压的倾向，但使用稀释的丙泊酚已被证明可减少与镇静相关的低血压和其他不良事件，而不影响其达到深度镇静的潜力[105]。

丙泊酚可单独使用，也可与其他镇静药联合使用。Elitsur 等综述了儿童内镜检查中丙泊酚的镇静作用，发现丙泊酚与咪达唑仑和芬太尼联用时所需的丙泊酚剂量低于单用丙泊酚时[106]。研究还发现丙泊酚具有遗忘效应，与咪达唑仑的遗忘效应不相关。

在不诱导全身麻醉的情况下滴定丙泊酚以达到镇静目的需要临床专业知识，而且即使由麻醉医师给药，也有诱导麻醉而非镇静的风险。Kaddu 等报道，在麻醉医师提供丙泊酚镇静进行上消化道内镜检查的患儿中，短暂性呼吸暂停发生率达 20%[98]。缓慢（非快速）给药（>3min）可减轻呼吸抑制的并发症[107]。

六、非麻醉医师给药的丙泊酚镇静

非麻醉医师给药的丙泊酚镇静（non-anesthesiologists-administered propofol sedation，NAAPS）用于描述在医师指导下，由合格的注册护士或未接受过麻醉医师培训的医师实施丙泊酚镇静[118-110]。已经制订了多个 NAAPS 方案，所有方案均强调了药物知识课程及气道管理的具体实践技能[110, 111]。护士主导的丙泊酚镇静（nurse-administered propofol sedation，NAPS）是由内镜检查室的专职护士实施丙泊酚镇静，在实施特别培训计划后，全球许多国家的团体均称其取得了成功[112]。

目前关于儿童 NAAPS 的报道很少。在意大利的一项前瞻性研究中，儿科住院医师给予 1～2mg/kg 的丙泊酚诱导剂量，随后追加 0.5～1.0mg/kg 丙泊酚，同时消化科医师对儿童进行内镜检查[113]。镇静人员接受过为期 4 周的心肺复苏专门培训，在此期间他们至少进行了 20 次球囊面罩通气和气管插管。患儿仅限于 ASA 分级Ⅰ～Ⅱ级。有任何气道阻塞（现有或潜在）、呼吸系统疾病、癫痫发作或误吸风险的患儿被排除在外。总体而言，正压通气实施率为 0.7%（6/811），短暂氧饱和度下降发生率为 12%，均未行气管插管。

在印度，一项关于丙泊酚 – 氯胺酮联合方案与丙泊酚 – 芬太尼联合方案的平行分组、随机、双盲的比较中，儿科医师分别给予 0.5mg/kg 氯胺酮或 1μg/kg 芬太尼，两组均给予 1mg/kg 丙泊酚，术中根据需要追加剂量[88]。该研究纳入部分 ASA Ⅲ级患儿。作者报告在不良事件或护理升级方面无差异，包括气道管理。虽然这两项研究的规模太小，无法充分证明 NAAPS 在儿童中的安全性，但它们确实证实了国际上对研究这一问题的兴趣。

NAAPS 自成立以来一直是一个有争议的话题[114]。总体而言，美国和欧洲的消化科医师及其代表医学学会已反复指出，在成人中，丙泊酚的使用和标准镇静方案在疗效和报告的并发症发生率方面具有可比性[115-117]。然而，医疗保险和医疗补助服务中心（Center for Medicare and Medicaid Services，CMS）在 2010 年发布的指南限制了使用丙泊酚进行深度镇静，尤其是在未接受过麻醉培训的临床医师在场的情况下[118]。做出这一决策的一个主要因素是，非麻醉医师如消化科医师，未接受过在整个镇静过程中照护患儿所需的综合技能的专门培训。2011 年，21 个欧洲国家麻醉学会（European National Societies of Anesthesia）发表了一份共识声明，支持 CMS 的

声明，即丙泊酚只能由接受过全身麻醉培训的人员使用[119]。目前，人们认为丙泊酚在儿童中诱发呼吸抑制和循环不稳定的可能性较高，因此在儿童内镜检查中基本上由麻醉医师使用[1, 2]。

右美托咪定

右美托咪定是一种高选择性 α$_2$ 受体激动药，具有镇静、镇痛和抗唾液分泌作用。在许多方面，右美托咪定的药物特征提示其可能是用于儿童内镜镇静的良好药物，因为其血流动力学稳定，并且对呼吸和认知功能的影响最小。重要的是，α$_2$ 受体拮抗药阿替美唑对右美托咪定具有逆转潜力[15]。

一些研究探索了这一镇静药用于成人胃肠道检查的疗效和安全性。例如，一项前瞻性干预性研究发现，对于接受 ERCP 的成人患者而言，右美托咪定 + 咪达唑仑的方案优于单独使用咪达唑仑[120]。此外，对被随机分配至 3 组（咪达唑仑、丙泊酚和右美托咪定）的成人进行的一项对照试验发现，右美托咪定组的内镜医师满意度更高，血流动力学稳定，患者恢复更快[121]。最近，一项关于右美托咪定联合氯胺酮用于 46 名 2—12 岁儿童胃肠镜检查的开放式研究表明，心率、平均动脉压或 SpO$_2$ 与基线相比无变化。该病例系列提供了进一步的证据，表明此联合用药方案在儿科内镜检查中可能是临床有效和安全的[87]。未来的研究可能会继续确定在成人和儿童内镜检查中，右美托咪定更适用于哪些临床场景。

七、镇静管理培训

无论采用何种镇静方案，对儿童进行无痛胃肠镜检查均需医师和护士团队仔细协调[42, 122]。通过包括高仿真模拟在内的常规培训，团队有机会在安全的环境中实践高风险的患儿管理，可以增强团队绩效的优化[123]。一般而言，消化科临床医师认为模拟是令人愉快的、有价值的、具有现实意义的实践。2012 年国际多学会制订了《消化道内镜镇静培训课程》，明确了非麻醉专业学员

必须具备的基本知识和操作能力[42]。参与胃肠道检查镇静管理的麻醉医师可以通过培养特定技能而受益，同时对内镜检查的范围和目标有充分的了解[124, 126]。

八、镇静下接受内镜检查的儿童监测

一般而言，在胃肠道检查期间，患儿监测的重点是通气——可以通过视觉评估或通过生理监测（脉搏血氧仪、心前听诊器、CO_2描记图）。所有团队成员需共同努力，以识别通气欠佳的情况，并及时采取适当的干预措施。

（一）脉搏血氧仪

虽然在确保患儿安全方面，视觉评估被认为与电子监测同样重要，但在接受胃肠道检查的镇静儿童中，氧饱和度降低是检测呼吸困难的一种特别客观的方法。如果医务人员通过临床评估未能发现通气欠佳，而脉搏血氧仪检测到轻度氧饱和度下降，他通常会进行干预，刺激患儿呼吸。重要的是要认识到氧饱和度降低是通气不佳的一个相对较晚的迹象[58]。此外，虽然上消化道内镜检查期间辅助供氧已被证明可降低低氧饱和度的发生率，并增加达到100% 动脉血氧饱和度的可能性[127]，但更重要的是，即使是接受辅助供氧的患儿也可能出现通气不良[11]。

（二）CO_2描记图

在内镜检查期间依靠脉搏血氧仪监测儿童可能出现的问题是，尽管患儿有显著的二氧化碳潴留，但可能仍处于良好的氧合状态。在过去的10年中，采用吸入气流技术改进的紧凑型微流二氧化碳分析仪使非插管患儿的通气波形得以准确地实时显示[128]。在儿童内镜检查中使用CO_2描记图可能会发现，在儿童内镜检查过程中，通气异常的发生率高于预期[129]。

一项对接受内镜检查的儿童开展的随机对照试验表明，在识别患儿通气不足方面，CO_2描记图比直接观察更有效[129]。内镜检查人员记录到所有检查中，有3%的患儿发生通气不良，无呼吸暂停；而CO_2描记图显示＞1/2的患儿存在肺泡通气不足，1/4患儿检查期间出现呼吸暂停。在成人和儿童内镜检查中，将CO_2描记图纳入患儿监测方案可能最终改善接受中度镇静的非插管患儿的安全性[58]。美国胃肠病协会（American Gastroenterological Association, AGA）研究所、美国胃肠内镜检查协会（American Society for Gastrointestinal Endoscopy, ASGE）和美国胃肠病学会（American College of Gastroenterology）最近发布的多协会指南提示，CO_2描记图可能成为患儿监测的标准[130]。

（三）脑电图监测

脑电双频（BIS）指数监测是一种基于脑电图（EEG）的方法，通过复杂的算法生成一个加权指数来评估患者的意识水平[131]。在两项针对成人结肠镜检查的NAPS研究中，未发现BIS监测可预测不良呼吸事件[132, 133]。然而，在ERCP期间用于指导丙泊酚给药的基于脑电图的系统已被证明可减少丙泊酚的剂量[131]，并改善患者的耐受性和缩短恢复时间[134, 135]。

最近，在接受胃肠镜检查的儿童中，使用三种常规ECG电极和麻醉深度指数[范围为0（深度催眠）～100（完全清醒）]进行了EEG监测，将丙泊酚滴定至预定的镇静终点，其恢复速度显著快于标准做法[136]。这些研究和其他研究表明，未来EEG监测可能在儿童内镜检查的镇静中发挥作用[137-139]。

九、儿童内镜检查的未来镇静策略

患者自控镇静与镇痛（patient-controlled sedation and analgesia, PCS）是一种用于成人的吸入麻醉药和丙泊酚镇静及镇痛策略。最近的一项随机多中心试验比较了吸入甲氧氟烷与传统的临床医师使用咪达唑仑和芬太尼的PCS方案的可行性和有效性[140]。在这一策略中，PCS给药基本上由患者通过吸入频率和深度来控制。吸入甲氧氟烷起效迅速（3～6次呼吸后），3ml溶液可提供约30min的镇痛时间。

在一项丙泊酚PCS的研究中，Kulling等将 150 名成人随机分为 3 组：丙泊酚 / 阿芬太尼 PCS（Ⅰ组），丙泊酚 / 阿芬太尼持续输注（Ⅱ组），护士主导的咪达唑仑 / 哌替啶（Ⅲ组）[141]。与常规镇静与镇痛相比，Ⅰ组表现出较高的患者满意度，在 45min 时能完全恢复。在一项类似的研究中，Ng 等将 88 名接受结肠镜检查的患者随机分组，分别接受单独丙泊酚或单独咪达唑仑的 PCS[142]。接受丙泊酚 PCS 的患者平均苏醒时间明显缩短（43min vs. 61min），舒适度显著提高。

目前有多种"智能输注"策略，结合正在开发的技术，在可预见的未来也可能提高儿童内镜检查中安全、成功镇静的可能性[59, 109, 136, 142, 143]。例如，计算机辅助个性化镇静（computer-assisted personalized sedation，CAPS）是一种镇静策略，它利用包括心电图、CO_2 描记图和自动反应监测等多种生理反馈参数，通过定期评估患者对耳部和振动刺激的反应，在操作期间达到中度镇静[143, 144]（见第 31 章）。CAPS 通过电脑生成的声音（通过耳机）要求患者定期按下按钮，与此同时，一个带有内置振动器的手持装置传递触觉刺激。如患者无反应，则增加语言和触觉刺激强度，直至其产生反应。如患者仍无反应，则认为患者镇静过度，不再给药。尽管人们看好 CAPS 前景，但迄今为止，能够应用它的技术尚未取得成功。例如，虽然 FDA 在 2013 年批准了 SEDASYS® 系统，但由于销售情况不佳和终端用户不满，该技术于 2016 年被制造商撤销[22]。尽管如此，CAPS 仍然是一个重要例子，表明我们可以将颠覆性技术与对镇静生理学的科学理解相结合，从而改善医疗质量。

综上所述，目前认为儿童内镜镇静是成功实施检查的必要条件。对接受胃肠镜检查的儿童进行镇静的最佳做法包括结合患儿和检查因素来定制方案。在儿童胃肠道检查中保障患儿安全仍最为重要，但在选择镇静部位和类型时，考虑效率和成本也变得越来越重要。相反，如需优化儿童胃肠镜检查的效果，儿童内镜医师和麻醉医师应共同评估不同镇静方案的获益和风险。

十、病例研究

病例 1

一名 5 岁儿童（ASA Ⅰ级），既往健康，新近体重下降 2kg，血清学检测结果升高，符合乳糜泻。患儿计划在专门的内镜检查室接受上消化道内镜检查和活检，由麻醉护士实施镇静，并由麻醉医师监督。检查当天到达内镜室后，患儿在其父母、麻醉护士、麻醉医师、巡回护士和消化科医师的陪同下被带至检查室，患儿清醒且警觉。灯光调暗，并开始吸入七氟烷。一旦患儿表现困倦，父母则被送至等候区，麻醉医师在右肘静脉建立静脉通路，同时麻醉护士进行气道管理并给予吸入性麻醉药。随后停用七氟烷，静脉给予丙泊酚。将患儿置于左侧卧位，鼻内放置一个双重用途的鼻导管，以便给予 2L 的基线 NCO_2，并监测 CO_2 描记图。一旦确定患儿处于中度至深度镇静状态，麻醉医师离开房间准备下一位患儿，然后开始内镜下食管插管。将内镜推进至十二指肠第三部分，钳取多个组织进行活检。整个过程共耗时 6min。取出内镜后，麻醉护士停用丙泊酚，并立即将患儿转移到麻醉复苏室进行复苏。

分析

在专门的内镜室实施深度镇静的儿童内镜检查正在成为许多机构的标准，并且通常是安全的[145]。然而，正如该案例所示，它可能需要大量的人员配置。如果同时有多个检查室进行检查，最好配备 1 名监督麻醉医师和多名辅助医师。恢复室还必须配备适当的人员，以监测正在从深度镇静中复苏的患儿。

该病例还表明，需要根据检查情况调整镇静水平和方案。在此例中，患儿健康，无已知的气道损害危险因素。计划的诊断性上消化道内镜检查和活检过程是短暂的，且无疼痛。患儿年龄较小，放置静脉导管会产生痛苦。如果允许她和父母待在一起，直至注射镇静药，并在父母离开房间后再放置静脉导管，可使其保持冷静。通过调暗灯光和播放安静的音乐来创造一个平静的环境也会有所帮助。通过非气管插管情况下实施镇静，麻醉医师将维持一个足够深的镇静水平并保留患儿自主呼吸，以便检查顺利进行。相反，检查效率亦不会因诱导和恢复时间长的镇静方案而降低。使用双重用途的鼻导管可以给氧，并在非气管插管情况下监测患儿通气情况。

病例 2

一名 17 岁男孩，已知患有溃疡性结肠炎，尽管最近因炎症性肠病发作接受了类固醇治疗，但仍出现频繁的便血而至急诊室就诊。患儿决定再次入院，并在第二天进行结肠镜检查，然后进行进一步的药物治疗，如使用环孢素作为治疗药物。医疗团队选择在专门的检查室安排紧急检查，并计划让内镜医师实施中度镇静。入院后，患儿接受静脉输注，并持续滴注液体。患儿接受口服肠道准备，并保持禁食直到检查前。进入内镜室后，患儿由 2 名护士和内镜医师带至检查室，1 名护士在头端监测气道。第二名护士作为巡回并记录药物。根据已建立的静脉通路给予连续剂量的咪达唑仑和芬太尼，直至确定患儿舒适并对光触觉刺激有反应。此时，鼓励患儿翻身并保持左侧卧位，并将利多卡因胶浆注入肛门。将内镜插入肛门，发现肛门有严重的黏膜炎症。然后内镜通过脾曲（这段黏膜开始恢复正常），并一直进入盲肠。整个过程共持续 25min。在整个过程中，偶尔追加一定剂量的芬太尼和咪达唑仑，并持续监测气道。此外，监测并记录脉搏血氧仪读数和 CO_2 描记图。一旦 CO_2 描记图上出现通气不足的证据，通过按摩患儿背部和口头鼓励其深呼吸。在取出内镜后，患儿被送至复苏室。

分析

在大多数医疗机构，消化科团队可能会发现，在专门的内镜室安排紧急检查，由内镜医师给予中度镇静更有效可行[146]。年龄较大的儿童和青少年可能特别适合这一选择。在这种情况下，患儿使用咪达唑仑和芬太尼的典型镇静方案操作容易且安全。咪达唑仑是一种强效的苯二氮

草类药物，具有水溶性，可大大减轻静脉给药时的疼痛。它还具有较短的消除半衰期，这对简短的检查特别有利。

咪达唑仑最理想作用之一是对检查的逆行和顺行性遗忘。根据 Versed 药品说明书（罗氏实验室），在接受咪达唑仑镇静的患儿中，71% 不记得内镜进入，82% 不记得内镜退出。这种药物通常使患儿平静、顺从，易于接受无威胁的检查。阿片类物质芬太尼的效能约为吗啡的 100 倍，因其脂溶性高，可快速穿透血脑屏障。因此，芬太尼产生阿片类物质效应的时间显著快于哌替啶（起效时间分别为 30s～5min，5～10min）。

当然，镇静药可能通过中枢性呼吸抑制导致低氧血症和 CO_2 潴留，或者通过抑制由高碳酸血症驱动的通气反射而使氧饱和度降低。如该病例所示，常规通过鼻导管给氧，一般建议的流量为 2 L/min。该方法成本低、效益高，但不能否定因去饱和而进行通气监测的必要性。如该病例所示，利用 CO_2 描记图进行监测可能会发现通气欠佳的短暂过程，我们可以采用最简单但有效的措施进行干预。一项对儿童患儿开展的随机对照试验表明，尽管有专门的气道管理护士，但临床工作人员可能无法识别短暂性呼吸暂停和通气不足，但可通过监测患儿的 CO_2 描记图及时发现[147]。根据 CO_2 描记图识别患儿通气欠佳的情况，积极采取措施可能会降低动脉血氧饱和度降低的发生率。

该病例还表明，及时进行内镜检查在指导治疗方面具有宝贵价值。在此过程中发现的部分疾病可能更适合药物治疗，从而推迟外科手术。

病例 3

患儿，男性，2 岁，体重 10kg，非特异性不典型面容，广泛性发育迟缓，喂养困难，转诊至消化科，拟行经皮内镜下胃造瘘术（percutaneous endoscopic gastrostomy，PEG）。该手术计划由内镜室的麻醉小组实施全身麻醉。患儿无明确诊断，但在其他方面病情稳定，由护理团队通过电话进行的标准化评估确认了消化科医师的评估，

即患儿是 ASA Ⅱ 级患儿，适合在内镜室进行手术。然而，手术当天的重点体格检查表明，患儿气道评分为 Mallampati Ⅳ级（患儿坐着张口时，看不见软腭和悬垂）。决定将该病例重新安排于次日在主手术室进行。

分析

关于手术地点和类型的决策应根据患儿和手术情况而定。虽然尚无正式研究帮助指导决定哪些患儿在内镜室可安全地接受深度镇静或全身麻醉，但 ASA 分级方案可能为机构政策提供参考建议。一般而言，ASA Ⅰ 级和 Ⅱ 级患儿适合采用中度镇静，一般认为在内镜室是安全的。患有严重系统性疾病的 ASA Ⅲ 级患儿应仔细评估，但在内镜室（而不是在手术室）进行镇静也是安全的[100]。ASA Ⅳ 级和 Ⅴ 级患儿，患有严重危及生命的系统性疾病或濒临死亡，均应在手术室接受全身麻醉。然而，该病例显示仅依靠 ASA 分级指导手术地点的局限性。事实上，在决定合适的镇静水平和类型时，需认识到 ASA 分级只是提供了粗略的患儿分类以服务于多学科的目的，而未能充分反映复杂的临床情况，这点尤为重要。

相反，胃肠病学、内镜和麻醉学协会均在其指南中强调，在给予镇静之前必须详细询问病史。大部分病史可在手术前通过电话[148]或查阅病历[43]获得。询问病史必须包括当前所有用药史、不良反应或过敏反应、酒精或其他物质滥用、长期使用镇静药或镇痛药及既往内镜治疗史。风险评估还包括患儿的年龄、合并症或器官功能障碍及肥胖。还应询问患儿的心肺病史、神经系统疾史、肝脏病史和手术史，以及任何可能影响患儿气道的情况。如此次评估发现任何其他危险因素，则该患儿可能会被安排至主手术室。

如该病例所示，直至手术前的重点体格检查才发现患儿存在困难气道的危险因素。与镇静计划相关的体格检查包括仔细评估心脏、循环、胸部、头部、颈部和气道。在少数紧急情况下，颈部伸展受限、甲颏距离短、悬雍垂不可见、下颌疾病或头颈部其他疾病的患儿可能存在插管困难。在气道评估方面，标准化 Mallampati 分级可能有助于识别气道高风险患儿。麻醉团队可以在手术室更好地为这些患儿服务，因为当紧急情况出现时更容易获得纤维支气管镜和麻醉工作人员的支援等。

第 22 章　急诊科镇静：一个复杂的多因素挑战

Sedation in the Emergency Department: A Complex and Multifactorial Challenge

Robert M. Kennedy　著

胡　月　王英伟　译

一、急诊科的镇静诊疗

（一）为什么要进行程序化镇静镇痛

儿童紧急诊疗操作中常伴随痛苦的治疗过程，其中许多儿童伴有严重疼痛和疾病。儿童放射性诊断操作往往也需要制动。这些过程对患儿及其父母和医疗保健者来说都是痛苦的。如未能充分缓解手术相关疼痛，则会引发相关的生理和心理反应，从而导致急性或远期并发症[1-6]。

在急诊科（emergency department，ED），安全有效地管理与手术相关的疼痛和焦虑已是常态[7]。这有助于更好地完成诊断和治疗过程[3, 8, 9]，减少心理创伤及其后遗症[3, 5, 8, 10]，减少医疗人员和父母的痛苦，并提高父母对护理的接受程度[11]。过去 30 年来，由于人们对这一理念的强烈兴趣，以及全科和儿科急诊医学专业的发展，在急诊非禁食患儿的非选择性手术中，儿科程序化镇静镇痛（paediatric procedural sedation and analgesia，PSA）已取得诸多进展[12]。家庭和第三方付款人在初次急诊就诊期间明确管理急性损伤的愿望也在增强。本章回顾了一些 PSA 技术，这些技术被证明可安全有效地减少与急诊手术相关的儿童疼

痛和焦虑。由于疼痛和焦虑通常难以区分，因此通常统称为"痛苦"。

（二）痛苦诊疗操作的长期负面影响

在可能情况下，减轻或消除患儿疼痛和痛苦是医生的一项重要责任[13]，因为不可控的疼痛可能导致各种长期的负面后果[14]。越来越多的证据表明，在人类妊娠的第三阶段中期，上行的传导疼痛纤维完全连接至大脑的初级体感皮质[15, 16]；下行的抑制性疼痛途径可能在出生后发育。年幼的婴儿实际上可能比年长的儿童经历更强烈的疼痛[17]。随着大脑在出生后数周至数月内迅速成熟，反复的疼痛刺激可能会改变新的神经元回路的形成，导致儿童对有害刺激的敏感性和行为反应增加[15, 18-23]。

由于手术镇痛不全而导致随后医疗过程中更强烈的痛苦和不配合。在 4 个月和 6 个月的常规疫苗接种中，出生时接受包皮环切术（无有效麻醉）的男孩比未接受包皮环切术男孩表现出更大痛苦[24]。同样，在出生后 3 个月内经历过手术疼痛的幼儿，在生后第 14 个月的免疫接种中表现出较对照组更强烈的疼痛反应[25]。年长儿童的痛苦治疗过程还与负面记忆有关，且在未来类似经

历中会产生更强烈的疼痛，即便那时已使用了足够的镇痛药[26-28]。尽管这些观察结果背后的机制尚不明确[5]。但这些研究表明，痛苦事件可以被编码到儿童的内隐和外显记忆中[23]。然而，在痛苦手术后赞扬孩子以修正负面记忆，可能会减少这些记忆，并减少后续手术中的痛苦反应[29]。通过对疼痛剧烈的手术使用有效的镇静 - 镇痛来预防负面记忆可能是预防负反馈的一个关键部分，因为在未来的手术和医疗过程中，负反馈会导致更严重的焦虑和疼痛[30, 31]。

（三）何时可能不需要镇静和镇痛

在繁忙的急诊室中，PSA 需要大量且稀缺的医疗资源，且具有高度（尽管罕见）风险。因此，急诊医疗服务提供者越来越多地采用一些策略，使用局部麻醉或全身镇痛来提供有效镇痛。结合心理或行为方法以缓解患儿焦虑，可能会大大降低对 PSA 的需求，并减少深度镇静的需要[32]。

二、接近无痛的局部麻醉

（一）局部麻醉药

在 ED 中，表面麻醉用于治疗儿童撕裂伤已成为标准。当将含有 4% 利多卡因、0.1% 肾上腺素和 0.5% 丁卡因（LET 或 LAT）的复合溶液或凝胶滴入开放性伤口或脓肿内 20～30min，可提供有效的局部麻醉[33-35]。这些溶液对头皮和面部裂伤的治疗效果优于四肢或躯干，初次使用可显著减少随后注射利多卡因的疼痛。现已证明，在唇部或黏膜撕裂处小心且少量使用（如使用棉签）安全有效[36]。但必须谨慎使用，尤其是幼儿，因为麻醉药的快速吸收可能导致中毒。最近的一项研究还发现，使用 LET 治疗手指撕裂伤也安全有效[37]。

（二）缓冲注射利多卡因

可通过缓冲麻醉药、细针（如 30 号针）皮下注射而不是皮内注射，以及将麻醉药加热至身体温度来显著缓解注射利多卡因时的疼痛[38-42]。使用 9～10 份 1% 利多卡因与 1 份 1mEq/ml（氢离子毫克当量）的碳酸氢钠混合，可将利多卡因（含

或不含肾上腺素）的 pH 缓冲至 7.0～7.2，可明显减轻注射痛[43, 44]。缓冲作用也可缩短了药物起效时间[44]，而不影响功效或持续时间[44-46]。缓冲混合物在室温下可至少保存 3 周[45]，冷藏下保存时间更长[47]。使用 30 号针头皮下注射缓冲利多卡因，可快速有效地减轻静脉导管置管时的疼痛[462]。

（三）心理干预减少痛苦和对镇静镇痛的需求

急性损伤或疾病对大多数儿童及其父母带来严重的焦虑和压力。缺乏对 ED 护理常规的理解、持续性疼痛、长时间等待、对急诊护理先入为主的观念，以及许多其他已知和未知因素，均影响儿童的有效准备，也干扰了其与父母的应对能力[48]。因此，许多幼儿因受到惊吓而不愿配合即使是无痛或轻微疼痛的必要的诊疗操作。一个温暖的微笑，一个缓慢、尊重、嬉戏的举动可能会减少受惊吓孩子将医务人员视为威胁的感觉，增加合作的可能性，减少镇静需要。当接近婴儿、学步儿童和幼儿时，应结合适用于陌生人焦虑、分离恐惧和其他适合发育阶段的关键技巧[463]。解除父母的担忧，向他们解释护理计划，以及提供针对减轻特定年龄孩子的恐惧和焦虑的建议，让他们自己和孩子做好准备[371]。

对于学龄儿童和年幼儿童而言，父母的陪伴至关重要，尽管父母在减轻诊疗操作疼痛方面无能为力[49]。父母同样认为，他们在诊疗操作中的陪伴对孩子非常重要且有益[50-52]。急诊科制订了越来越多地策略以让父母可选择在所有手术和复苏期间陪伴子女，通常由 1 名工作人员专门解释所提供的护理，并观察父母是否有极度痛苦、晕厥等症状[53-55]。当向父母提供如何帮助孩子的建议（如触摸、讲故事分散注意力、背诵字母表、数数等）时，父母可为完成引起焦虑的诊疗操作（在无镇静药情况下）提供重要帮助[56-57]。此外，应该使用非威胁性语言来描述预期的感觉，例如，"冻结、戳或挤压"，而不是"燃烧、蜂蜇或伤害"。简单地让幼儿坐于其父母膝上，父母可通过各种方法分散患儿注意力，拥抱他们以保持

温和的约束，可以显著减少患儿在小手术过程中的痛苦 [58]。将该技术与 LET 结合用于局部伤口的麻醉，根据需要经 30 号针头注射缓冲利多卡因，而不必使用 PSA 缝合儿童撕裂伤。

（四）急诊室的镇静和镇痛有所不同的原因

尽管采用了镇痛药物和心理干预，但当面临 ED 诊疗操作时，儿童往往表现出明显的痛苦。他们可能对自己不理解的声音和景象感到焦虑，因为对先前的经历或道听途说而感到恐惧，或者因为镇痛不全或局部麻醉而感到疼痛。此外，患儿的应对通常是混乱的，因为疾病或外伤具有不可预知性，且他们认为自己无法控制即将到来的治疗。当儿童拒绝或无法配合必要的手术或无法进行有效的局部麻醉时，安全有效的药物镇静可以避免伤害患儿、解除家长和医生的顾虑，并有助于完成手术 [5, 59, 60]。

然而，与选择性镇静作用相比，儿童急诊 PSA 具有更大的内在风险 [61-63]。患儿通常未禁食，因此可能是"饱腹"的。由于资源有限，推迟诊疗并在急诊室禁食可能不切实际。更重要的是，推迟手术让胃排空可能是无效的，因为疼痛和严重的疾病会延迟胃内容物的排空；此外，必要的阿片类物质管理疼痛可能会进一步延迟胃内容物的排空。综合上述情况，儿童接受痛苦或令人焦虑的诊疗操作时通常需要比成年人或青少年行更高水平的镇静。其他急诊患儿的意外到来或病情恶化，以及 ED 工作人员不足，可能导致实施镇静的医生因其他患者的紧急情况而中途离开或分心。最后，ED 的治疗流程往往更长，需要提供更长时间的镇静。

（五）决定是否进行镇静和镇痛治疗

儿科 PSA 治疗的首要目标是确保患儿在镇静和恢复期间的安全和获益。综上所述，采用 PSA 的临床医生必须仔细考虑以下几点。

(1) 该程序是否必要？许多儿童可能无须进行一些需要 PSA 的手术。例如，与成人一样，许多手脚裂伤可通过包扎和缝合愈合 [64]。同样，几乎所有的舌头撕裂伤均可在不缝合的情况下良好

愈合 [65]。

(2) 如果发生罕见且严重的不良事件，是否具备进行抢救的资源和技能？例如，是否能给严重喉痉挛患儿使用麻醉药，或者通过插管来保护气道？

(3) 如果其他突发紧急情况的患儿到来该怎么办？是否有资源继续实施 PSA 和诊疗操作？或者，如不得不离开患儿时，是否具备让患者安全复苏的资源？

三、急诊科安全儿科程序化镇静镇痛的系统方法

（一）了解急诊科特有的临床政策

尽管每个设施和机构可能具有各自的具体政策、程序和指南，但 ED 镇静提供者熟悉其特有的临床政策十分重要。2014 年，美国急诊医师学会更新了其临床政策，即《急诊科程序化镇静镇痛》，并于 2018 年批准了一项详细的非计划性程序化镇静的多学科指南 [67-101]。

（二）镇静和镇痛目标

经验丰富的儿科医生提供 PSA 可能会出现难以避免的不良事件，包括呼吸抑制、呼吸暂停、气道阻塞、呕吐、低血压和焦虑，但风险较低 [372]。儿科 PSA 的首要目标是确保患儿在镇静和恢复期间的安全和获益 [59, 68]。其他目标包括行为控制（肌肉松弛或制动）和尽可能减少诊疗操作相关的疼痛、焦虑、记忆和消极的心理反应 [59, 95]。为了安全地实现这些目标，需要仔细筛查与镇静相关的不良事件风险增加或气道管理困难的因素，为可能的不良事件的管理做好准备，并在术前镇静期间和术后确保患儿的心肺功能和其他重要功能正常。

随着急诊 PSA 常规或系统方法的制订，急诊医生通过识别不良事件风险增加的儿童，以及在不良事件发生时加强安全和有效的准备工作来降低危险因素 [69]。系统方法应包括以下步骤。

1. 镇静前患儿评估。

2. 知情同意。

3. 镇静计划表。

4. 文件 / 镇静记录。

5. 康复 / 出院。

6. 质量提高。

（三）镇静前患儿评估和风险估计

儿童应筛查是否可能在镇静期间出现不良事件风险增加或难以处理的因素。识别这些风险以更好地为不良事件的管理做好准备，或制订备选计划，以减少可能的不良反应。除了进行一般镇静筛查以备急诊手术外，应在镇静前行有重点的体格检查，以发现儿童生理状况的任何急性变化，如急性发作的喘鸣或反复发热的情况。

镇静前病史和体格检查应重点关注患儿的心肺状态和气道，以确定镇静期间对患儿呼吸情况进行抢救的能力[59, 70, 71]。病史方面可以通过 AMPLE 来指导。

（A）对药物、乳胶、CT 造影剂和食物过敏（如鸡蛋过敏者禁止使用丙泊酚；贝类等位基因与 CT 对比剂反应相关）。

（M）当前药物或违禁药物（可能与 PSA 药物存在相互作用）；这些药物往往提示患儿存在可能影响 PSA 药物选择的疾病，如精神病药物。

（P）既往病史，包括镇静或麻醉并发症和慢性病；打鼾 / 喘鸣病史、近期上呼吸道感染或哮喘加重史、胃食管反流病、心脏病史、早产、任何神经肌肉疾病（可能禁用琥珀胆碱）及气道手术史 / 肿瘤 / 畸形史。

（L）最后一餐 / 饮水量。

（E）导致需要手术的事件，如以下相关伤害。

ASA 分级

美国麻醉医师协会（ASA）[71] 批准的患儿身体状况分类用于预测全身麻醉期间的不良事件风险[73, 74]，有助于评估镇静风险。ASA Ⅰ级和Ⅱ级儿童发生严重不良事件的风险较低。最初轻微的事件，如深度镇静期的上气道阻塞，通常可以通过简单的干预措施轻松解决，并预防严重后遗症。然而，患有潜在疾病的儿童通常心肺储备较少，因此对镇静和镇痛药物产生不良反应的风险更大，他们的抢救往往更困难、更复杂。因此，在可能的情况下，建议咨询经验丰富的镇静医生或麻醉医师，以计划 ASA Ⅲ级患儿的镇静，并咨询麻醉医师计划Ⅳ或Ⅴ级患儿的镇静（表 22-1）。

与气道管理困难相关的因素包括喉部暴露不佳、部分或完全性上气道阻塞。相关因素包括既往麻醉或镇静中长期插管或非计划住院史，喘鸣、打鼾或睡眠呼吸暂停，染色体异常（如 21-三体），早产史，显著肥胖，颈短或颈部活动受限，下颌后缩（小下颌）或甲颏距离缩短；面部

表 22-1 ASA 分级[71]

分 级	疾病状态
Ⅰ级	无器质性、生理性、生化性或精神性障碍
Ⅱ级	可能与手术原因相关或无关的轻中度全身性障碍，如轻度哮喘、控制良好的糖尿病、可控性癫痫症和贫血
Ⅲ级[a]	可能与手术原因相关或无关的严重系统性紊乱，如活动受限的心脏病、控制不佳的原发性高血压、伴有并发症的糖尿病、活动受限的慢性肺病和控制不佳的癫痫症
Ⅳ级[b]	危及生命的严重全身性紊乱，无论手术与否，如晚期心脏病，肺、肾、内分泌或肝功能障碍，严重的支气管肺发育不良和败血症
Ⅴ级[b]	濒死患儿，几乎无生还机会，但将操作（心肺复苏）作为最后手段，如感染性休克、脑外伤和肺栓塞

加上"E"表示非选择性或紧急程序，如 ASA Ⅰ～Ⅴ 及 E

a. 鼓励咨询有经验的镇静作用提供者或麻醉学家

b. 强烈建议咨询麻醉学家

畸形特征（如 Pierre-Robin 综合征），张口度小，门牙前突，牙齿松动，口腔矫治器，高、弓形和狭窄的腭或腭裂修复病史，舌体肥大，扁桃体肥大或悬雍垂不可见（图 22-1；Mallampati 气道分类Ⅲ级和Ⅳ级）[70, 71]。注意，在一项研究中，Mallampati 评分Ⅲ级或Ⅳ级的儿童在使用氯胺酮镇静时需加强气道管理[374]。

与不良事件风险增加相关的问题，建议咨询有经验的镇静医生或麻醉医生，包括以下问题。

- ASA Ⅲ级或Ⅳ级。
- 当前上呼吸道疾病（upper respiratory infection，URI）。
- 肺部疾病：支气管扩张药伴喘息、阻塞性睡眠呼吸暂停。
- 病态肥胖（＞2 倍理想体重）。
- 心血管疾病：发绀、充血性心力衰竭。
- 神经系统状况：癫痫发作控制不佳、中枢性呼吸暂停。
- 胃肠道疾病：不受控制的胃食管反流。
- 早产伴先天性肺、心血管、胃肠道和神经系统问题。
- 年龄＜3 个月。
- 怀孕或怀疑怀孕。
- 神经肌肉疾病。
- 严重的发育迟缓。
- 难以约束的患者。
- 镇静作用失败、镇静过度或镇静药反应矛盾病史。

急性疾病筛查：患儿应筛查可能增加其镇静相关不良反应风险的疾病。大多数接受 ED PSA 的儿童为美国麻醉医师身体状况评级（ASA-PS）Ⅰ级或Ⅱ级，在密切监测和快速应用简单的抢救干预措施时，严重不良事件的风险较低[372]。然而，患有急性疾病的儿童可能心肺储备不足，更

气道评估：并发症危险因素，Mallampati 分级

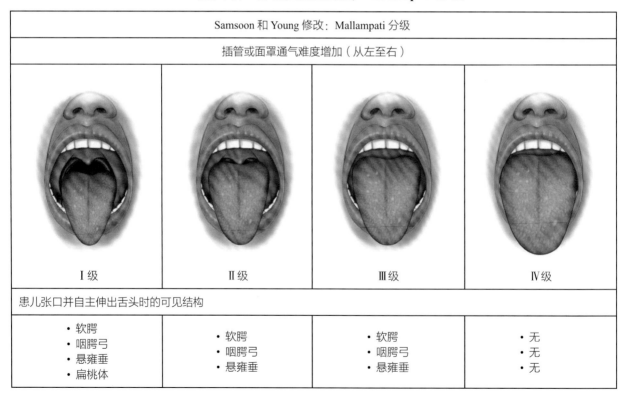

Samsoon 和 Young 修改：Mallampati 分级			
插管或面罩通气难度增加（从左至右）			
Ⅰ 级	Ⅱ 级	Ⅲ 级	Ⅳ 级
患儿张口并自主伸出舌头时的可见结构			
• 软腭 • 咽腭弓 • 悬雍垂 • 扁桃体	• 软腭 • 咽腭弓 • 悬雍垂	• 软腭 • 咽腭弓 • 悬雍垂	• 无 • 无 • 无

▲ 图 22-1 **Mallampati** 气道分级
经 Mallampati 许可改编[357]

可能对镇静与镇痛药物产生不良反应。一项对83 000名接受选择性和非选择性镇静治疗的儿童进行的研究发现，当前或近期（2周内）患有上呼吸道疾病（URI）的儿童更有可能经历不良气道事件，如阻塞、氧饱和度降低、打鼾、咳嗽、分泌物需要吸引、喉痉挛、喘鸣或喘息，但不包括呼吸暂停。伴有浓稠和（或）绿色分泌物的URI更有可能导致气道不良事件。无论URI状态如何，主要不良事件（喉痉挛、误吸、非计划插管/入院）的发生率均<1%[373]。当发现急性疾病时，镇静提供者必须权衡增加的风险与诊疗操作的需要。

禁食状态和误吸风险

为了降低接受择期手术全身麻醉的健康儿童肺部误吸胃内容物的风险，清澈液体至少禁饮2h，牛奶或固体食物禁食6~8h是公认的基于共识的实践方法[77]。然而，正如这些指南中所指出的，"已发表的证据未提及禁食时间、胃容量或胃酸度与人类呕吐/反流或肺部误吸风险之间的关系"。越来越多的证据表明，在程序化镇静期间，禁食状态与肺部误吸风险不存在明确关联[78, 375, 466]。难以将全身麻醉安全实施的长期经验直接沿用于PSA。与手术室的全身麻醉相比，急诊PSA期间的误吸风险可能较小。第一，在中度镇静下保护性气道反射得以保持[77, 79]。第二，在深度镇静甚至浅全身麻醉期间，使用分离麻醉药氯胺酮镇静时，气道反射也相对完整[79]。然而，值得关注的是，这些反射很可能在使用阿片类物质、苯二氮䓬类药物、巴比妥类药物、丙泊酚和依托咪酯的深度镇静作用下变得迟钝，特别是当镇静作用足以引起窒息时[358]。第三，在急诊PSA患儿中极少进行气管插管，而气管插管可能会增加肺部误吸风险，因为为了完成气管插管操作，保护性反射被药物消除，且气管导管的插入过程会对这些反射产生机械干扰[72, 73, 82]。第四，绝大多数接受急诊PSA的儿童为ASA Ⅰ级或Ⅱ级[9, 61-63, 81, 372]，与ASA Ⅲ级和Ⅳ级患儿相比，麻醉期间发生不良事件的风险较小[59, 375]。与

全身麻醉相比，正是这些差异的组合——即中度镇静、常用分离剂氯胺酮进行深度镇静、无喉部操作以及健康患儿——可能使急诊PSA吸入风险较低。

关于全身麻醉儿童误吸风险因素的更为可靠的文献显示，术前常规服用抗酸药或药物治疗以增加胃动力并无获益[75, 82]。在一项研究中，饮用苹果汁后2h、4h和12h的胃液量和pH与NPO时期无差异[83]，在另一项试验中，饮用清液体后30min~3h、3~8h或>8h的NPO时期亦无差异[84]。研究人员未检测儿童摄入固体食物后的胃排空情况，但一项针对成年女性的小型研究发现，8名女性吃了清淡早餐，其中3名在2h内胃排空，所有人均在6h内胃排空[85]。

(1) 呕吐：尽管在保护性气道反射完整的情况下，呕吐不太可能导致误吸，但在儿童急诊PSA期间，呕吐是一种常见的不良事件，发生率高达25%，尤其是在镇静前联合服用阿片类物质时[9, 88]。关于近期一系列接受氯胺酮或氧化亚氮用于急诊儿童PSA的文献综述[77, 89, 91]表明，术前禁食时间与呕吐之间的相关性较小[62, 63, 67]。在禁食0h、2h、4h、6h、8h和>8h的儿童之间，呕吐频率无显著差异。这可能是由于呕吐是药物引起的，胃内容物对呕吐的可能性几乎无影响。

在生病或受伤患儿中，胃排空也可能由于肠梗阻而不可预测地延迟[91]。阿片类物质用于急诊科的疼痛管理可能会进一步延缓胃排空延迟。PSA的短暂延迟（1~6h）是否能减少呕吐发生尚不明确。已发现，联合使用昂丹司琼可减少基于氯胺酮的ED PSA相关的呕吐，但发生率仅从12.6%降至4.7%，其中13名患儿需进行治疗才能防止1次呕吐[92]。当氧化亚氮与芬太尼联合用于PDSA时，未发现昂丹司琼对呕吐存在影响[430]。这些策略仍需进一步研究。作者的做法是将所有服用镇静药的ED患儿视为"饱腹"患儿，保持警惕，做好通过患儿侧卧或帮助他们向前倾斜来清理口咽的准备。如果需要的话，可用吸引器吸引。

(2) 妊娠：由于 ED PSA 服用的许多药物可能会对胎儿造成伤害，因此建议对月经初潮后的女孩进行月经状况检查，并在镇静前进行尿妊娠试验。FDA 根据表 22-2 中所列的对发育中胎儿的已知或可能风险对药物进行了分类。子宫增大、呕吐倾向增加及许多其他变化也会增加妊娠期 PSA 的复杂性。

（四）知情同意书

负责镇静的医生应向患儿和（或）父母提供关于镇静目的、与镇静方案相关的行为变化（父母 / 监护人计划在镇静 / 手术期间与患儿在一起尤其重要），以及镇静期间和之后的潜在不良反应的信息[59, 69, 93]。父母应该明白，尽管很罕见，但仍有发生肺部误吸、心肺功能损害、缺氧性脑损伤和（或）死亡的风险。此外，建议与父母讨论需要肌肉松弛、插管、住院，以及镇静失败而无法进行操作的可能。已与父母 / 监护人（以及患儿，如适当的话）讨论过的这些问题，以及他们在知情情况下同意实施镇静的情况，应记录在镇静记录中。

一般讨论的不良反应 / 事件包括以下。

- 镇痛不全和（或）遗忘。
- 呼吸抑制 / 呼吸暂停。
- 误吸。
- 精神症状与恢复期焦虑。

- 强直 / 眼球震颤。
- 心律失常。

（五）镇静计划

1. 药物治疗方案的选择

药物和剂量的选择应以所需的关键效果为指导。理想的治疗方案将提供可接受的镇痛、镇静和遗忘，以消除对手术相关疼痛或焦虑的残留意识，产生最小的不良反应，作用可靠，并具有广泛的治疗指标；即剂量的微小差异不会导致镇静过度或不良事件，起效和恢复迅速，并且易于滴定。目前尚无单一药物或药物组合能够完全实现这些目标。因此，程序化镇静药物的选择是基于平衡预期效果和潜在不良反应。对于疼痛剧烈的操作（如骨折复位），疼痛控制最为重要；对于需保持患儿静止不动的操作，如 CT 或 MRI，静止不动最为重要。儿童的大多数诊疗操作需要结合镇痛、镇静和缓解焦虑，因此镇静计划可广泛地按照这些参数进行分类。

(1) 镇痛、催眠、抗焦虑或遗忘：平衡镇静药物的选择和剂量可通过推测诊疗操作的特点来组织：①无痛 / 无创；②轻度疼痛和高度焦虑；③重度疼痛、高度焦虑或两者兼有；④可否使用局部麻醉；⑤患儿是否需要保持静止。例如，对于某些诊疗操作，在疼痛和（或）侵入性诊疗操作过程中，少许体动是可接受的，只要该体动既

分　级	依　据
A 级	充分的研究未能证明药物对妊娠前期的胎儿有风险，也无证据表明其对妊娠后期胎儿有风险
B 级	动物生殖研究未能证明药物对胎儿有风险，未对孕妇进行充分和良好的对照研究。动物研究表明药物存在不良反应，但对孕妇进行的充分且良好的对照研究未能证明其对妊娠 3 个月的胎儿有风险
C 级	动物生殖研究表明，药物对胎儿有不利影响，目前尚无充分的和良好的人类对照研究，尽管存在潜在风险，但其潜在优势可能值得孕妇使用
D 级	基于调查或市场经验或人类研究的不良反应数据，有明确证据显示药物对人类胎儿有危害性，尽管存在潜在风险，但其潜在优势可能值得孕妇使用
X 级	对动物或人类的研究表明，基于研究或市场经验的不良反应数据，有明确证据显示药物对人类胎儿有风险，孕妇使用该药物的风险明显超过潜在获益

表 22-2　FDA 妊娠药物分级

不会对患儿造成风险，也不会阻碍诊疗的成功实施，而在其他诊疗（如 MRI）中，任何体动均能阻碍诊疗操作的完成[61, 94, 95]（表 22-3）。

表 22-4 总结了镇静 - 镇痛药物的主要作用和次要作用。尽管镇静 - 镇痛药的联用通常会增加不良反应的风险[98, 99]，但实际镇静深度可能是这些风险的更好预测指标[96, 100]。谨慎地使用抗焦虑药和镇痛药物进行"平衡镇静"，并仔细滴定以达到效果，可以获得非常令人满意的镇静，并且其中单种药物的有效剂量通常比它单独使用时的有效剂量小。例如，芬太尼是一种强效镇痛药，但几乎无抗焦虑或遗忘作用，而咪达唑仑是一种强效抗焦虑和遗忘药，无镇痛作用。芬太尼和咪达唑仑联合使用可产生有效的镇静效果，但与单独使用芬太尼或咪达唑仑相比，联合使用会导致更显著的呼吸抑制[96]。

(2) 镇静深度：由于镇静深度与不良事件发生率的增加相关[59]，通常首选使用最低有效的镇静深度，然而常无法准确预测特定患儿特定手术所需的镇静深度[95]。年幼或发育迟缓儿童未能完全意识到焦虑，且理解能力不足，通常需要比预期更深的镇静程度，而对有自控力的青少年或成人而言，局部麻醉或轻度镇静就已足够。对于疼痛剧烈的手术，通常需要深度镇静。因此，理想情况下，提供镇静的临床医生应接受培训，并做好准备，根据患儿对操作的反应，给予越来越深的镇静。同样重要的是，临床医生需认识到许多镇静镇痛药也会导致不同程度的健忘症。当使用咪达唑仑、氯胺酮或丙泊酚及较小浓度的氧化亚氮时，患儿不太可能清楚地回忆起与操作相关的疼痛，尽管在操作产生剧烈疼痛时偶尔会发出呻吟或哭喊[9]。然而，在知情同意过程中承诺患儿可完全遗忘操作过程是不明智的。对诊疗操作的遗忘程度可在患儿恢复后通过询问其是否"回想起任何痛苦经历"进行部分评估；一个否定的回答可让在操作过程中一直陪伴在侧的父母得以放心。由于对手术相关疼痛的遗忘，当患儿体动不干扰操作完成时，轻度且可能更安全的镇静水平是可以接受的。

因此，遗忘药咪达唑仑与芬太尼联合用于 PSA，因为在不引起显著的呼吸抑制的前提下，芬太尼无法实现完全有效的镇痛。值得注意的是，与其他药物相比，氯胺酮提供更深度镇静时通常不会对心肺产生不良反应，此外，氯胺酮还能诱发中度遗忘。一些年长儿童可能不喜欢深度镇静；同样，许多成年人害怕全身麻醉。例如，1 名行骨折血肿清除术的 13 岁男孩接受了氧化亚氮联合利多卡因镇静治疗，次日他回忆了桡骨远端和尺侧骨折复位细节。然而，他坚持地表示自己并不想被"催眠"而无法感知复位过程。由于血肿部位局部麻醉非常有效，他未曾回忆起任何疼痛，且对自己可感知骨折复位过程中的变化感到非常满意。当局部麻醉或其他镇痛技术可以实现时，一些儿童可能更喜欢轻度的镇静作用而不会丧失意识，这一理念需要进一步研究。

2. 人员

对于中度镇静，应由一名受过镇静方案训练并熟练掌握儿童高级生命支持的镇静提供者负责程序化镇静镇痛，包括监测患儿状态。在急诊室，这通常是急诊医生承担。例如，在诱导提供足够的镇静后，此人随后实施诊疗操作，而另一个人，通常是一名接受过镇静训练并了解儿童基础生命支持知识的注册护士，负责监测患儿心肺状态，并对不良事件进行干预；第二个人通常还负责在镇静记录上记录患儿状态，一旦患儿镇静水平和心肺功能稳定下来，便可协助执行可中断的次要任务，前提是保持对患儿的严密监测[59, 68, 101]。

对于急诊室的深度镇静，一个镇静提供者，通常是接受过手术室相关的药物药理学培训的急诊科医生，熟练掌握儿童高级生命支持，并负责程序化镇静镇痛，包括监测患儿状态。必须指派至少 1 名临床医生监测和记录患儿的气道通畅度和心肺功能状态，且与中度镇静计划相反，该医生不应在镇静诱导期、诊疗操作过程中及术后早期承担任何其他任务，因为这些时期患儿最有可

表 22-3　手术镇静和镇痛作用的适应证和策略 [94, 95]				
疼　痛	焦　虑	体　动	临床实例	建议镇静作用策略
无	中度	可接受一些体动	超声心动图、脑电图，婴儿镇静作用（极少需要）	安慰，分散注意力
				水合氯醛口服（患儿＜2 岁）
				咪达唑仑口服
		一动不动	CT	水合氯醛口服（患儿＜6 月龄）
			MRI	戊巴比妥钠 ± 咪达唑仑，静脉注射
				丙泊酚静脉注射，右美托咪定静脉注射
轻度或局部麻醉	中度至重度	相对静止，但一些体动可以接受	脓肿切开排脓	表面或局部麻醉
			口腔手术，腰椎穿刺	安慰，分散注意力
			柔性光纤喉镜	羟考酮，口服
			眼部冲洗	氧化亚氮
			取异物	
			静脉切开术，静脉注射套管插入术	
			简单撕裂修复	咪达唑仑口服、灌肠、肌内注射、静脉注射
			骨折复位伴血肿	
			包皮嵌顿复位术	
			性侵检查	
重度	中度至重度	相对静止，但一些体动可以接受	脓肿切开排脓	咪达唑仑和芬太尼，静脉注射
			关节穿刺术	氯胺酮，肌内注射或静脉注射
			骨髓检查	氧化亚氮和羟考酮，口服
			烧伤清创术	
			心脏复律	
			取异物	
			复杂操作	
			骨折或脱位复位	丙泊酚和氯胺酮或芬太尼，静脉注射
			复杂裂伤修复	
			穿刺术	
			胸腔穿刺术	
			胸廓造口置管术	

药 物	镇静作用	镇痛作用	失 忆	抗焦虑	呕 吐
巴比妥类药物	+++	–	–	–	
苯二氮䓬类药物	+++	–	+++	+++	镇吐药
芬太尼	+	+++	–		++
氯胺酮	+++	+++	++		+
丙泊酚	+++	–	+	+	镇吐药
水合氯醛	++	–	–		
氧化亚氮	++	++	+ – ++	+++	++
右美托咪定	+++	+	+	++	

表 22-4 程序化镇静药物作用

能出现呼吸抑制、上呼吸道部分阻塞和误吸。如果一个有经验的镇静提供者已经诱导了足够的镇静深度，并将执行诊疗操作，如果当有责任的镇静提供者能够轻易地中断诊疗操作的执行以协助或承担不良事件的管理，那么监测患儿心肺状态的主要责任可以指定给第二名受过镇静训练的临床医生，通常是1名注册护士。不应计划由监测患儿的临床医生来协助诊疗操作过程，因为这可能会分散其监测患儿生命特征和临床状态的注意力或妨碍其对不良反应进行快速干预[59, 67, 68, 101]。简而言之，此人在诊疗操作中可以提供可中断的协助，但需保持谨慎并确保同时关注患儿的重要功能。深度镇静的安全性取决于临床医生对患儿气道和呼吸状态的密切关注，以及对不良事件的预测和早期识别。当迅速识别和立即实施干预措施时，对通气和氧合的威胁通常容易解除。深度镇静的经验表明，一些患者（5%～25%）会出现氧饱和度<90%和部分上气道阻塞，这两种情况被迅速识别时通常容易处理。

由于任一患者均可出现或需要接受比预期更深的镇静作用，因此建议除了程度最轻的镇静（例如，使用氧化亚氮提供镇静）外，其他所有镇静均应配备人员并进行监测，就像可能发生深度镇静一样，特别是在首次实施镇静方案或使用治疗指标较窄的药物（如丙泊酚、咪达唑仑＋芬太尼或依托咪酯）时。这通常意味着如果在诊疗操作时需要协助，则需要第三名提供者。此外，至少应有1名熟悉复苏地点和其他必要医用器械的提供者在场。

在大多数医院里，镇静作用提供者和护士必须具备实施PSA的资质。资质认证通常包括使用特定PSA药物的教学课程，示范安全有效的PSA管理，以及处理不良事件的技能[93]。

3. 监测

直接观察患儿除电生理监测外，应经常通过直接观察谨慎地检查患儿的气道通畅度、呼吸频率和深度，以及患儿甲床、黏膜颜色，特别是每次给药后和术后早期疼痛刺激结束时。这样可立即对不良事件进行必要的干预，如明显的呼吸抑制、肌肉松弛时上呼吸道梗阻（可能会出现打鼾、无呼气的胸壁异常运动）或呕吐。通过重新调整或托下颌开放气道，施加疼痛刺激以唤醒患儿和诱导呼吸，补充氧气，或改为侧卧位并吸除呕吐物，这些通常是处理上述问题所需的，否则不良事件会迅速恶化直至危及生命。

恢复期应由指定的医疗保健提供者继续通过直接观察进行监测，直至患儿达到中度镇静水平；此后，可指定患儿父母或另一名负责的成年人进行直接监测，同时保证当有需要时医疗保健提供者可立即提供帮助，直至患儿恢复至镇静前的反应水平[59, 68, 101]。

接受镇静的患儿应穿宽松的上衣或医院长袍，以便于直接观察其胸部运动。患儿口鼻不应被遮挡，暴露皮肤以便观察其颜色。听诊器应随手可得。

对于中度镇静，除了直接观察外，强烈建议通过脉搏血氧测定法测量 SpO_2[59, 68, 101]。此外，在整个镇静和恢复过程中，基于 ECG 的心率、呼吸频率的连续电生理监测和每次药物推注后和（或）每 5 分钟测量一次无创自动血压，进一步提高了安全性。

对于深度镇静，在镇静和恢复期间，除直接观察外，常规使用的无创生理监测还应包括连续监测 SpO_2、心率和呼吸频率，以及在每次药物推注后和（或）每 5 分钟测量一次无创自动血压[59, 68, 101]。

脉搏血氧仪已被证明能在发绀发生之前很好地检测低氧血症，因此对监测呼吸损害至关重要。在一项针对婴儿的研究中，经验丰富的急诊儿科医生一旦发现患儿口周发绀时，SpO_2 通常≤83%[102]。用脉搏血氧饱和度监测血氧被认为是减少镇静相关损伤的最重要手段，应用于所有镇静，除程度最轻的镇静外[59, 68, 70]。脉搏血氧仪应开启音调，可提醒镇静提供者患儿的变化，而无须频繁看监护仪或观察患儿。

呼气末 CO_2 检测仪提供了有关通气效果的信息。已经发现，在检测呼吸抑制或气道阻塞时，通过连续监测呼气末 CO_2 评估通气比直接观察或监测 SpO_2 更敏感[103]。碳谱波形和（或）呼气末 CO_2 的变化往往早于 SpO_2 的变化，包括患儿呼吸室内空气的情况[103-111]。但问题在于，镇静提供者必须反复观察监护仪屏幕，以记录呼末 CO_2 波形，因为没有警报音，这点与脉搏血氧计不同。值得注意的是，在单独使用氯胺酮镇静的儿童中，未发现呼气末 CO_2 的变化[110, 111]。

呼气末 CO_2 描记图的改变有助于早期发现呼吸抑制和（或）气道阻塞，并可早期干预，以避免实施正压通气的必要性，如限制镇静药物的进一步使用或开放气道。因呼吸暂停或呼吸抑制而导致 SpO_2 降低时，应根据需要给予辅助通气。然而，正压通气会因空气进入胃部而增加胃部压力。在导致窒息或严重呼吸抑制的镇静深度时，可能出现食管肌张力松弛和保护性气道反射明显减弱。因此，由于胃食管反流进入口咽，可能会增加与正压通气相关的肺误吸风险。

建议在深度和中度镇静中常规给氧以预防低血氧症[103]。然而，镇静提供者应认识到，在呼吸抑制或窒息期间，吸氧可能使 SpO_2 降低延迟几分钟出现[113]。因此，充足的氧供可能会延迟对这些不良事件的识别，并可同时抑制气道反射，除非进行呼气末 CO_2 监测[115]。同样，对气道阻塞的识别也可能延迟[105-109, 112, 114, 116]。如无 CO_2 描记图仪，当患儿吸入室内空气时，应考虑通过脉搏血氧仪进行监测。尽管与 CO_2 监测相比，SpO_2 的降低是一种间接且不敏感的通气测量方法，但它可提醒临床医生注意通气量的减少，并在出现低氧血症和需要正压通气之前进行干预。基于此策略，$SpO_2 < 90\%$ 且气道处理 [头部倾斜 / 托下颌和（或）刺激等] 后 SpO_2 未能快速上升的患儿可给予吸氧。在丙泊酚镇静期间，呼吸抑制十分常见，许多医生建议在丙泊酚 PSA 期间常规吸氧[107, 108, 117]。

4. 设备

急救设备必须立即可用。每次镇静应准备一个带有 PEEP 附件和适当大小的面罩的自充气（Ambu 型）袋式正压装置、连续供氧装置和一个带有钢性吸引头的气道吸引装置。麻醉式持续气道正压通气（continuous positive airway pressure, CPAP）包、气管插管设备、复苏药物以及剂量使用指南，包括拮抗药（如纳洛酮和氟马西尼）、肌肉松弛药（如琥珀胆碱）、及抗癫痫和抗心律失常药物（用于药物引起的癫痫和心律失常），可立即用于所有镇静患儿[59, 68, 70]。

在呕吐时，没有吸引设备可以清理口咽。必须帮助患儿翻身或侧身或坐直以清理气道。吸引装置在呕吐停止后用于清除口腔内残留的呕吐物。患儿无反应时，如在咽后部或口部发现呕吐物，应迅速将其翻身到一侧，以便吸引后咽部时并使呕吐物被动流出。此时，肺部误吸的风险极大。

开放静脉通路为患儿的治疗增加了额外的有创操作，但它可方便地控制和快速滴定药物，并在需要时可通过快速注射拮抗药和复苏药来提高安全性。当药物通过静脉给药时，应在镇静和复苏期保持静脉通道。当药物通过非静脉途径（如肌内注射）给药时，是否建立静脉通道应根据个人情况而定。如果未建立血管通路，镇静期间必须具备立即开放血管通路的能力，尤其是使用多种药物镇静的方案时。对于常引起低血压的药物（如丙泊酚），建议使用静脉留置导管，并维持输液，如乳酸林格液（lactated Ringer's solution，LR）或生理盐水（normal saline，NS）。NPO 患儿输注 10～20 ml/kg LR 或 NS 是有益的，可以对抗镇静药物的降压作用。静脉导管轮毂附近的旋塞（接入导管轮毂并与静脉输注液体对齐的 T 形接头尾部）有助于镇静药物的控制给药。这种设置允许将含有镇静药的注射器连接至旋塞上，并在静脉输液时在轮毂附近注射药物。这降低了在导管上游加药时可能出现的药物输注量和速度不确定的可能性。对于氯胺酮等极少引起低血压的药物，静脉通路用盐水封管即可；氯胺酮给药后，用 5～10ml 的生理盐水冲管。

一些人发现，在准备设备时存在记忆口诀"MS MAID"：吸引器（machine suction）- 气道监测（Monitors Airway）（口咽通气管、气囊面罩、ETT、刀片）静脉药物。

四、不良事件的应对准备和管理

（一）预期

ED PSA 极少发生严重不良事件，因而镇静提供者可能会疏忽大意[116, 117, 132, 372]。有人建议，PSA 期间发生危及生命事件的可能性应该被认为是不可避免的，这是"何时"而不是"如果"的

问题。由于这些事件非常罕见，而且个人对药物的反应也不总是可预测的，因此镇静提供者必须时刻做好准备。

不良事件的有效管理首先从计划镇静的准备开始。完善的镇静前评估，以确定不良事件风险增加或气道管理困难的患儿，根据预期的镇静深度给予监测和人员配置，以及立即提供复苏设备和药物至关重要。与严重不良后果相关的因素包括低氧血症的识别滞后和复苏不利，因此需强调镇静和恢复期的准备和持续监测的重要性[101]。如果及早识别，大多数不良反应通过相对较小的干预措施即可得到有效解决。刺激、重新调整气道、托下颌和吸氧通常是避免不良反应进一步恶化至危及生命的事件所需的全部措施[117]。

（二）呼吸抑制和呼吸暂停的管理

呼吸抑制是儿童 PSA 最常见的潜在风险之一[66, 118, 372]。对儿童镇静严重不良事件的分析发现，80% 的患儿最初表现为呼吸抑制[97, 98]。脉搏血氧饱和度监测的广泛应用大大提高了对呼吸抑制的早期识别。通常与呼吸抑制相关的药物包括镇静催眠药（巴比妥类、苯二氮䓬类、水合氯醛、丙泊酚），尤其是与阿片类物质联合使用时[116, 117]。使用氯胺酮时呼吸暂停的报道极少[120, 121]。

(1) 避免呼吸抑制（参见基本药代动力学）：大多数镇静药物可不同程度地减弱脑干对血浆 CO_2 水平升高的反应。由于对 CO_2 水平升高的反应决定了呼吸频率和深度，脑干中镇静药浓度的显著增加会迅速导致呼吸抑制或呼吸暂停。镇静药物注入越快，其脑干初始浓度越高，呼吸抑制越明显。减少呼吸抑制和保持充足通气（及与之关联的氧合）的主要策略是 PSA 药物的缓慢给药，通常通过重复输注总预期剂量的一半或更少，直至达到预期效果（滴定）。氯胺酮除外，因为它极少引起呼吸抑制。利用首关消除的优势，有经验的镇静提供者可能会选择在非常短小的诊疗操作中快速给予较小剂量的氯胺酮[376]。

在风险期，患儿在镇静过程中随时可能出现

呼吸抑制，但最大的风险是用药后即刻和疼痛刺激停止后[122]。

高危时期，患儿在镇静过程的任何时候均可发生呼吸抑制，但最常见于给药后即刻和疼痛性诊疗操作刺激停止后。

(2) 无效通气的识别：如前所述，直接观察患儿的肤色和胸壁运动仍是识别呼吸抑制和（或）气道阻塞的最重要手段之一。患儿的口咽和胸壁应始终可见，以方便观察有无呼吸动作或无空气交换的呼吸运动。此外，脉搏血氧仪的音调和呼气末 CO_2 描记图仪有助于在临床上出现明显通气变化前检测到通气改变。

（三）气道与通气管理

由于镇静药物降低了患儿对 CO_2 升高的敏感性，因此对低通气的初步治疗可能只需要口头鼓励患儿呼吸。接受芬太尼等阿片类物质治疗的患儿可能醒着，但"忘记"呼吸。刺激（必要时疼痛刺激）以唤醒患儿可能会改善肌肉张力并促进呼吸。如果上述操作后 SpO_2 仍在下降，则可能需要吸氧、开放气道和（或）正压通气。

五、呼吸抑制和呼吸暂停的治疗

当监测到警报（如提示 SpO_2 下降）时，评估患儿。不要假设脉搏血氧计探头滑落、血压袖带在探头附近充气、监视器故障等。稍后再检查设备！

（一）第一线措施（如果需要，快速连续）

1. 口头鼓励或刺激患儿深呼吸。患儿可能需要强烈的疼痛刺激，例如，挤压骨折部位或用指节用力摩擦胸骨）。如果不足，则执行第 2 步。

2. 重新调整气道（托下颌）。如果不足，那么做 3 步。

3. 吸氧。

4. 如果自主通气仍不足，通过气囊面罩进行正压通气。

5. 如果患者正在持续输注（如丙泊酚），减慢或停止药物输注，然后做第 6 步。

6. 如果需要，请求帮助。

（二）第二线措施：阿片类物质和苯二氮䓬类药物的逆转

如果在服用阿片类物质或苯二氮䓬类药物后出现呼吸抑制，且在采取上述支持措施后仍不易缓解，或需要持续气道正压通气，则考虑使用拮抗药。如果正压通气有效，则优选缓慢滴定拮抗药。理想的状态是减轻镇静以减轻呼吸抑制。快速、完全逆转可能导致剧烈疼痛、高血压、躁动或癫痫发作[123]。有经验的镇静提供者很少需要拮抗药。

（三）纳洛酮

1. 适应证

阿片类物质引起的呼吸暂停、呼吸抑制或"木胸综合征"对刺激、开放气道操作、吸氧和（或）正压通气无反应。

2. 剂量

$1\sim2$ mg/kg（$0.001\sim0.002$ mg/kg）静脉推注，每 $1\sim3$ 分钟重复一次，直至患儿出现自主呼吸。建议使用 $1\sim2$ mg/kg 的剂量"温和"逆转阿片类物质引起的呼吸抑制，同时保持镇痛作用。更大剂量，如 $10\sim100$ mg/kg，可能会唤醒患儿并逆转镇痛效果，从而导致严重疼痛、高血压、肺水肿、呕吐或癫痫发作[123]。

在呼吸暂停期间，患儿需要辅助通气，直至恢复充分的自主呼吸。此后，密切观察患儿，因为纳洛酮的逆转作用可能比阿片类物质引起的呼吸抑制更短暂。对于"木胸综合征"，如果患儿不能通气，氧饱和度迅速下降，可以给予纳洛酮 $1\sim2$ mg。或者给予琥珀胆碱 $1\sim2$ mg/kg，用于患儿肌肉松弛。

3. 注意

阿片类物质对呼吸的影响可能会超过纳洛酮的持续时间，必须密切监测患儿呼吸抑制的复发，通常监测至纳洛酮给药后至少 2h[123, 124]。

（四）氟马西尼

1. 适应证

苯二氮䓬类药物（如咪达唑仑）导致的呼吸暂停或呼吸抑制对刺激、开放气道操作、吸氧和

（或）正压通气无反应。

2. 剂量

在 30s 内静脉注射 0.01～0.04mg/kg（最大 0.5mg）。每 60 秒重复 1 次，以达到预期反应。可能需要 3mg 的累积剂量。氟马西尼可逆转咪达唑仑诱导的催眠和遗忘作用，但可能无法逆转呼吸抑制[127]。在适当情况下，纳洛酮应作为逆转治疗的第一线药物。药物治疗并不排除患儿对气道保护和通气支持的需要。

3. 注意

氟马西尼可能会导致长期服用苯二氮䓬类药物的患儿癫痫发作，应谨慎使用可降低癫痫发作阈值的药物。此外，苯二氮䓬类药物诱导的呼吸效应可能会比氟马西尼的持续时间更长，必须密切监测患儿呼吸抑制的复发，通常监测至氟马西尼给药后至少 2h[126, 127]。据报道，镇静作用的复发率高达 7%，最常见于≤5 岁儿童[126]（表 22-5）。

（五）上气道阻塞

由于舌头和扁桃体组织相对较大，儿童气道特别容易发生阻塞。随着镇静深度的增加，舌头、下巴和口咽的肌肉以类似深度睡眠的方式失去张力。镇静诱导的"阻塞性睡眠呼吸暂停"可能会导致气道部分或完全阻塞，仰卧位和鼻腔堵塞会加剧梗阻。打鼾或阻塞性睡眠呼吸暂停病史提醒临床医生患儿发生这种情况的可能性增加。为婴儿放置肩垫，为较大儿童和青少年放置头垫，使口咽、后咽和气管对齐，可能有助于对准患儿气道并缓解上气道阻塞。显然，肥胖患儿也可通过大的头垫或肩垫来缓解梗阻。

托下颌通过将舌头和相关肌肉拉离咽后壁以打开上呼吸道。深度镇静或无意中达到全身麻醉深度的患儿可以放置口咽或鼻咽通气道，但由于口咽通气道可能会引起咽反射和呕吐，因此应谨慎使用这些工具。喉痉挛是一种特殊类型的上气道阻塞，本章稍后将进行讨论。

1. 高危时期

位置性气道阻塞可能随时发生，但与呼吸抑制相关，更可能发生在用药后不久或疼痛性诊疗操作刺激结束后。

2. 识别上气道阻塞

部分上气道阻塞的症状包括喘鸣或呼吸音粗大。部分或完全梗阻时，可看到反常的胸壁运动（吸气时胸部塌陷和腹部扩张）。低氧血症是一种晚期症状。在 SpO_2 变化之前很早便可在 CO_2 描记图上看到阻塞模式，从而可以早期发现气道阻塞（或呼吸暂停）。

3. 治疗要点

• 调整呼吸道，提下巴或推下颌；根据需要提供氧气。

• 如果存在过量分泌物，则吸引气道。

• 如果重新调整气道无效，考虑使用带气囊面罩持续气道正压通气（CPAP）（CPAP 或麻醉型

药　剂	给药途径	剂　量	频　率	最大剂量（mg）	开始作用	持续时间（min）
表 22-5　纳洛酮和氟马西尼逆转呼吸抑制[127]						
纳洛酮	静脉注射，肌内注射或皮下	肺换气不足的用量为 1～2mg/kg　如果不能通气或胸壁僵硬，则为 0.1mg/kg	2～3min，按需	2	1～2min（静脉注射）　15min（肌内注射/皮下）	30～60
氟马西尼	静脉	0.01mg/kg	1min，按需	1[a]	最多 1～2min，高峰 6～10min	20～60

a. 如果在对氟马西尼有反应后出现再次镇静，则可以每 20 分钟给予最多 1mg 的额外剂量，最大总剂量为 3mg

袋优于自充气型袋，因为 CPAP 可以通过扩张后咽部更有效地打开气道）。

- 如果维持气道开放有困难，考虑使用鼻咽通气道或口咽通气道（无意识患儿）。

- 如无法进行 CPAP 通气，应尽快考虑用琥珀胆碱治疗喉痉挛。

（六）喉痉挛

喉痉挛是一种不常见但可能危及生命的镇静相关不良事件。这是一种上呼吸道部分或完全阻塞，伴有 SpO_2 降低，由声带无意识地持续闭合引起，不能通过常规开放气道操作、吸引，或者鼻腔或口腔通气管置入而缓解。喉痉挛可能是间歇性或持续性的，发作时间可长可短[133, 136]。

儿童 ED PSA 期间喉痉挛的发生率很难确定，因为这是一种罕见事件，估计发生于 1‰～3‰ 镇静患儿中[117, 137, 372]。氯胺酮镇静期间相对保留上呼吸道保护性反射可降低肺部误吸风险，从而使氯胺酮成为未禁食儿童 ED PSA 最安全的药物之一，然而，矛盾的是，氯胺酮 PSA 可能会增加喉痉挛的风险[133-135]。基于氯胺酮的儿童 ED PSA Meta 分析发现，喉痉挛的发生率为 0.3%；唯一确定与喉痉挛风险增加相关的是初始静脉注射剂量 > 2.5mg/kg，但无法分析与 URI、喘息或其他与全身麻醉期间风险增加相关的风险因素的相关数据[137]。特别值得关注的是，年龄小和口咽操作（不包括内镜检查）与风险增加无关，但需要更大的前瞻性数据集来更好地阐明这些风险。

近 50 000 名接受选择性丙泊酚镇静 / 麻醉的非插管儿童的喉痉挛发生率为 21/10 000（0.2%）[86]。据估计，与全身麻醉相关的喉痉挛在年幼儿童中发生率高达 14%，而在非插管儿童中可能性较低，低至 0.1%[138, 139]。这种广泛的差异可能是由于定义和研究设计、患儿群体、麻醉技术和气道操作的差异[140]。然而，全身麻醉下喉痉挛的风险因素包括年幼、上呼吸道感染、哮喘、气道操作和暴露于吸烟环境中[141, 142]。

目前，尚不清楚预防性给予阿托品或格隆溴铵联合氯胺酮以减少唾液过度分泌是否减少喉痉挛的风险[143, 144]。先前提到的基于氯胺酮的儿童 ED PSA Meta 分析发现，在同时接受抗胆碱药治疗的儿童中，总体气道和呼吸道不良事件（但不包括喉痉挛）实际上有所增加[137]；在后来的一份关于 22 645 次氯胺酮镇静的报告中也发现了这种意外关联[377]。

1. 高危时期

镇静及恢复期间，喉痉挛可能随时发生。在一份非插管儿童接受镇静 / 全身麻醉的报告中，喉痉挛最常见于苏醒期（48%），但也见于诱导期（29%）和维持期（24%）[139]。URI 的儿童可能会出现氯胺酮相关喉痉挛的风险增加；特别是合并发热、后咽部存在分泌物 / 呕吐物聚集，或者内镜等手术刺激呕吐反射的情况时[142, 145, 146]。

2. 喉痉挛的识别

喉痉挛的早期症状可能包括咳嗽。部分喉痉挛可以听到特征性的刺耳声音。关注胸壁运动，但是患儿努力的呼吸和少量的空气交换不匹配。如果发生完全性喉痉挛，即使胸壁运动，也不会听到刺耳声音，也不会听到空气交换或呼吸声。使用气囊面罩装置不能进行通气。

如果患儿呼吸室内空气，SpO_2 则迅速下降，通常在 30～60s。如果患儿已经预先充氧，SpO_2 可维持在 > 90% 至少 1～5min，在较小的儿童和婴儿中下降速度更快。CO_2 描记图像的变化是诊断喉痉挛非常敏感的手段[112]。在部分喉痉挛期间，湍流影响呼气流量，但 CO_2 描记图像的振幅将与通气不足的程度相关。在完全喉痉挛期间，尽管存在胸壁运动，CO_2 波形也会消失[108]（图 22-2）。

如果患者在镇静期出现喘鸣，可进行如下操作。

- 去除对后口咽的刺激；可轻轻吸引过量分泌物和呕吐物。

- 托下颌开放气道；拇指用力按压喉痉挛缺口引起疼痛刺激可能有帮助。

- 使用麻醉面罩，100% 氧气的持续气道正压

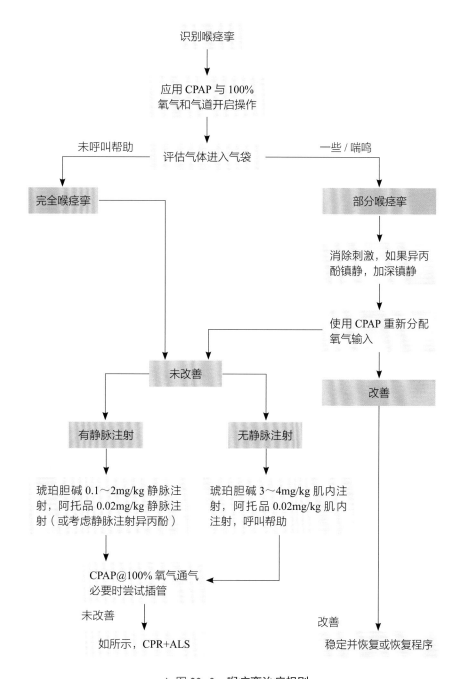

▲ 图 22-2 喉痉挛治疗规则

经 John Wiley 和 Sons 许可，修改自 Hampson-Evans 等 [136]

通气（CPAP）；CPAP 可以通过扩张后咽部来减少部分阻塞，后咽部推力可打开部分闭合的喉和声带。

• 如果无法用 CPAP 充氧，评估气流情况。

• 迅速使用阿托品 0.02mg/kg 静脉注射，然后根据需要使用低剂量琥珀胆碱（0.1～0.25mg/kg

静脉注射）和通气支持 [147]；如果正在使用丙泊酚镇静，则考虑追加额外剂量的丙泊酚。

• 如仍不能给氧，则在插管前给予完全剂量的琥珀胆碱（1～2mg/kg，IV 或 3～4mg/kg，IM）。

用面罩提供间歇性正压通气可能会使胃扩张，并使随后的通气更加困难。在完全性喉痉挛中，CPAP 可能通过迫使声带上方的区域闭合而加剧阻塞。因此，如果不能完全解除痉挛，应考虑早期静脉注射药物[136]。

当喉痉挛发生在丙泊酚 PSA 过程中，则给予额外 0.5mg/kg 丙泊酚加深镇静，这已被证明是喉痉挛的有效治疗方法[148]。使用该技术可能导致短暂性呼吸暂停。

低剂量琥珀胆碱（0.1mg/kg，IV）可有效缓解喉痉挛[147]。与其他肌肉相比，喉部肌肉的肌肉松弛作用通常更快[149]。小剂量用药引起的喉部肌肉松弛将是短暂的，但可能允许患儿通过 CPAP 充氧并避免插管。或者，如患儿迅速发展为严重缺氧，应考虑在插管后给予完全肌肉松弛药量（1～3mg/kg，IV）[136]。琥珀胆碱的给药首选静脉途径，但如果没有血管通路，则可以肌内注射，剂量为 3～4mg/kg。尽管达到完全肌肉松弛效果可能需要 4min 左右，但喉部肌肉松弛的开始时间早于肌肉抽搐反应的最大抑制时间，并可实现通气[150]。

缺氧后给予琥珀胆碱可能与严重心动过缓甚至心脏停搏有关。建议在琥珀胆碱之前静脉注射阿托品 0.02mg/kg[151]。

（七）呕吐

5%～25% 的儿童在 ED PSA 期间或之后发生恶心与呕吐。镇静前或镇静期间使用阿片类物质会增加发生呕吐的可能性[88, 152]，而使用咪达唑仑与阿片类药物[9]、氯胺酮[87]或氧化亚氮[10]可降低 PSA 相关呕吐的发生率。丙泊酚致吐率较低，可能不会从咪达唑仑治疗方案中获益。昂丹司琼（Zofran®）与氯胺酮联合用药可减少 ED 和出院后的呕吐。然而，当使用氧化亚氮 / 芬太尼时，昂丹司琼不能减少呕吐发生[430]。既往伴有术后恶心呕吐史或晕动症病史的儿童呕吐风险增加[153]。需要进一步的研究，以更好地预测镇静相关的恶心与呕吐，并确定显著减少这种影响相对轻微但不可取的不良反应的策略。

高危时期呕吐可能发生在镇静过程的任何时期，但最常见于术后恢复期[9, 10, 88]。由于呕吐可能发生在任何时候，且每种用于全身的镇静药物均可引起呕吐，因此负责监测患儿气道的医护人员应时刻警惕即将出现的干呕迹象，一旦发生应立即将患者头部转向一侧以清理气道。在镇静期间和之后，应准备好吸引设备，随时可用。该设备用于在患儿停止呕吐后清除口腔中的呕吐物。在每次 ED PSA 期间，最好在床边放置一个大的呕吐盆。

六、镇静期间呕吐的治疗

• 将患儿的头部转向一侧，让患儿在主动呕吐时清理自己的口腔，并用钢性大口径 Yankauer 型吸引头吸引口咽。

• 如果使用氧化亚氮，请立即摘下面罩，以清除呕吐物，并暂时停止使用氧化亚氮。一些医疗机构倾向于让患儿在使用氧化亚氮镇静期间拿着面罩，以便患儿在感到恶心时可以随时取下面罩。

（一）昂丹司琼

昂丹司琼是一种抗 5- 羟色胺药物，在 ED PSA 过程中不被常规用以预防呕吐。然而一项对接受氯胺酮用于 ED PSA 的儿童研究表明，联合使用昂丹司琼后，ED 期间或出院后的呕吐发生率较低：8% vs. 19%，9 名患儿需要接受治疗以防止一次呕吐[92]。然而在接受氧化亚氮和芬太尼鼻内镇静儿童的随机试验中并未发现昂丹司琼可使呕吐减少[430]。对于有明显术后恶心与呕吐病史的儿童，也可考虑使用昂丹司琼。需要进一步评估这种镇吐药在 ED PSA 期间的有效性。其他镇吐药 [如丙氯拉嗪（Compazine®）和异丙嗪（Phenergan®）] 通常不使用，因其具有镇静作用，并可增加发生肌张力障碍的风险。

1. 剂量

IV，PO；0.1～0.15mg/kg，最大剂量 4mg。可快速溶解的 4mg 口服片（oral tabs，ODT），可分成两半，方便幼儿服用。给≤3 岁儿童服用 2mg 昂丹司琼 ODT，给≥4 岁儿童服用 4mg，可简化给药。

2. 注意

很少引起支气管痉挛、心动过速、头痛和头晕目眩。据报道，大剂量（32mg）静脉注射昂丹司琼会危及生命，QT间期延长的患者不应该服用昂丹司琼[465]。

3. 不要求患儿在出院前喝水也可减少呕吐发生

为了防止术后"脱水"，确保患儿在出院前可以喝水。鉴于缩短禁食时间，以及镇静期间给予静脉输液的常见做法，脱水的风险低于诱发呕吐的风险[101, 152]。

（二）肺部误吸

在小儿镇静过程中，胃内容物误吸极其罕见。在全身麻醉下，约0.1%的病例发生误吸，49 836名接受选择性丙泊酚镇静/麻醉的儿童中有4名发生误吸现象，但尚未报道与ED PSA相关[72, 73, 77, 78, 86]。ASA分级为Ⅲ级或更高的患儿和需要插管的患儿的风险可能更高。在经历短暂呼吸暂停或严重呼吸抑制的患儿中，误吸的风险也可能更高，因为在这段时期，食管张力和保护性气道反射可能缺失，胃内容物可能反流入气管中，而患儿几乎无反应。由于该不良事件的潜在严重性，建议临床医生考虑使用氯胺酮或氧化亚氮，以更好地保护气道反射，或在可能的情况下，对非禁食急诊患儿使用轻度镇静和局部麻醉[79]。

1. 识别

肺部误吸的临床症状可能包括咳嗽、噼啪声/啰音、呼吸音降低、呼吸急促、喘息、喘鸣和呼吸窘迫，这些症状在镇静前并不存在，但在ED恢复期结束前出现。这些症状通常伴随着SpO₂从基线开始下降、需要吸氧、胸部X线片上出现局灶性浸润、实变或肺不张[132]。如前所述，当胃内容物被动地从胃流向喉咙时，无反应的患儿更有可能发生误吸。此时，由于镇静/麻醉深度，患儿可能极少或未立即出现相关症状和体征。当患儿从镇静作用中苏醒时，误吸可能变得明显。

2. 治疗

如果发现呕吐，将患儿转向一侧，允许其呕吐，并根据需要吸引后咽部。根据需要通过鼻导管或面罩给氧。许多短暂性低氧的病例可以用这个简单的方法解决。在严重误吸并发肺泡塌陷时，CPAP可以改善患儿氧合。绝大多数经历肺部误吸的儿童只需密切观察和简单的支持治疗，给氧气，加或不加CPAP，即可恢复，无后遗症[72, 73, 80, 86]。如果需要保护气道或气管吸引，应考虑气管插管；快速顺序诱导（rapid sequence induction，RSI）可能是必要的。严重症状的患儿可能需要被转至手术室进行紧急支气管镜检查，并对颗粒物进行支气管灌洗，这种情况极为少见。

七、药物

（一）基本药代动力学：简化

对PSA有效的肠外药物是一种小的疏水性化合物，它们从血液中迅速扩散至大脑和脊髓的亲脂性组织中，从而引起镇静或麻醉作用。

由于大脑需要接收高百分比的心输出量（15%～25%）[155]，注入血液中的大部分镇静药物在第一次从心脏进入大脑循环，并快速穿过血脑屏障，并在单次循环时间内发挥其临床效果（首过效应或"臂-脑"动力学）。随着药物进入全身循环并扩散至肌肉、骨骼中，且以较慢的速度扩散至灌注不良的脂肪中，血浆浓度随之下降。大脑和血液之间的浓度梯度有利于药物扩散出大脑。当大脑的药物浓度下降时，药物作用减弱。这种二次再平衡（"双相再分布"）导致患儿苏醒或呼吸抑制减轻。这些作用相对独立于药物从体内的代谢清除。PSA药物的代谢半衰期通常为数小时，而其镇静作用半衰期或"唤醒时间"约为数分钟[155]。

对于所有这些麻醉/催眠药物，单次静脉注射剂量的作用持续时间是相似的，并由药物在大脑中的重新分布决定。然而，在重复剂量或长时间输注后，药物的作用持续时间取决于药物的再分布速率、药物在脂肪中的累积量和药物的代谢清除率之间的复杂相互作用。某些药物（如依托咪酯、丙泊酚和氯胺酮）的苏醒时间仅随着长时间输注而适度延长，而其他药物（如地西泮和硫喷妥钠）则显著延长，而咪达唑仑的苏醒时间则缩短[155]。

快速注射的药物在第一次通过心脏进入脑循环时比缓慢注射的药物浓度更高，因后者被流经的血液稀释。因此，前者在大脑中药物浓度上升更快，给药剂量的更大一部分进入大脑，导致比缓慢注入相同剂量的药物产生更深的镇静作用。

因此，如果快速使用小剂量药物，可能会产生显著的临床效果。由于这些小剂量的血脑浓度梯度也会更快地被逆转，"唤醒"时间可能会更短，这使得这种策略更适用于简短的操作。然而，重要的是临床医生必须意识到，脑干阿片类物质和镇静药物浓度的快速变化会显著增加呼吸抑制和呼吸暂停的可能性。从实际角度出发，该技术只能用于氯胺酮给药，因为它引起的呼吸抑制显著少于阿片类物质和 GABA 能药物[376]（图 22-3）。

药物的治疗窗口用于描述产生所需镇静或镇痛效果的药物剂量与产生不良反应的剂量之间的差异。具有宽治疗窗口的药物对于 ED PSA 具有更大的安全性。例如，意外服用比预期剂量大 10 倍的氯胺酮可能会导致恢复时间延长，但心肺功能抑制相对较小[157]，而丙泊酚的错误使用会导致呼吸暂停和低血压[156]。

ED PSA 存在许多合理的药物选择[95, 159]。当疼痛是导致患儿痛苦的主要原因时，使用镇痛药物是关键，而平衡镇痛和抗焦虑时镇静药对患儿更为舒适。在制动是主要目标的无痛操作中，可以选择镇静催眠药物。建议临床医生首先熟悉一些特定的药物或药物组合以提供所需的镇痛、镇静和（或）抗焦虑效果。患儿的用药如只有少数几种时，可以更好地预测和管理与这些药物相关的不良反应和事件。然后，可以根据特定患儿的特点，逐步增加和完善用药。以下部分总结了药物在健康儿童中的作用和药理学。肝肾功能异常可显著改变这些参数，特别是影响效应的持续时间。此外，由于遗传因素（如药物受体位点的差异、代谢激活或清除），个体之间可能会出现显

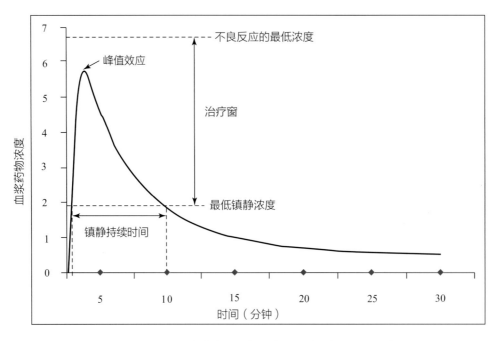

▲ 图 22-3　单次静脉给药后中枢神经系统药物浓度和影响

著的效应变异。ASA Ⅲ级或更高的患儿具有较少的生理储备，因此更可能在较小剂量下产生不良反应。

（二）滴定达到预期效果

使用小剂量反复给药以达到预期的临床效果，谨慎通过静脉"滴定"药物，使医生能够使用最小的有效剂量，并降低过度镇静的风险，减少呼吸抑制和误吸风险，进而加快恢复[59, 69, 96, 160]。还可检测药物敏感性的个体差异。因此，对于特定个体而言，小于预期的剂量已足够。

在首次获得滴定经验时，需要了解特定药物达到峰值的时间，以避免剂量"堆积"。换言之，如果为了达到更深的镇静效果，在前一剂量的峰值效应出现之前，再次给药很容易出现比预期更深的镇静效果。例如，吗啡的峰值效应约为10min。吗啡首次给药5min后如患儿仍有明显疼痛则给予额外剂量的吗啡，在给予首次剂量15min后，当第一和第二剂量均接近峰值效应时，则患儿可能会因累积剂量过大而出现严重的呼吸抑制。因此，对于达到峰值作用时间超过1～3min的药物，滴定是困难的。

当已知特定诊疗操作的"典型"总剂量时，可将该总剂量进行分割，并以短于"达到峰值效果的时间"的间隔给药，而不会出现药效累积过量。对于固定剂量方案，这种分次剂量重复给药的策略。例如，两次给药剂量为预期总剂量的一半，给药间隔较短，可降低某些药物（如芬太尼和咪达唑仑联合技术）引起严重呼吸抑制的风险。这种方法适用于对特定药物缺乏经验的提供者。

（三）中心静脉给药

通过留置中心静脉导管注射药物，可以更准确地知道药物何时进入循环，何时给予了全部剂量。这样可避免不良反应发生时静脉导管中残留药物仍意外地持续输注。

（四）肌内注射给药

尽管IM避免了放置IV导管，但这往往令人生畏，并难以滴定。更重要的是，如果发生严重不良事件（如严重的喉痉挛），紧急开放静脉注射复苏药物或液体可能难以实现。具体而言，氯胺酮IM给药已被证明能实现有效镇静。然而IM途径需要使用足以使所有儿童达到镇静效果的剂量，如4mg/kg，这会使一些儿童出现过度镇静，并且不良事件发生率增加[137]，或者如果首次剂量不足，则需要重复使用较小剂量。由于IM氯胺酮的起效时间为5～15min，因此难以实现不引起过度镇静的滴定。由于IM剂量通常较大，所以恢复时间延长[161]。

（五）镇静催眠药

用于程序化镇静的常用镇静催眠药物包括巴比妥类药物、水合氯醛、丙泊酚和依托咪酯。这些药物通过刺激抑制性γ-氨基丁酸（GABA）受体或其他尚未完全阐明的机制，诱导中枢神经系统（central nervous system，CNS）的普遍抑制。这些药物均无镇痛作用。虽然诱导深度镇静（如使用丙泊酚）时可完成疼痛操作，但如后续章节所述，通过添加镇痛药可降低镇静深度和减少呼吸抑制的发生。本章将回顾ED中使用的常用镇静药，特别关注其临床应用和专业文献的支持。

1. 水合氯醛[76]

(1) 适应证：水合氯醛是一种镇静催眠药物，可用于为<3岁的儿童提供ED PSA，包括患有先天性心脏异常的患儿和正在进行无痛诊疗的患儿，如CT或MRI、超声心动图(echocardiogram, ECHO)、眼部检查和局部麻醉下面部撕裂伤的处理[154, 379-382]。>80%的幼儿口服剂量50～75mg/kg时可达到镇静作用。水合氯醛不应被视为>48月龄儿童的一线药物，因为与年龄较小的儿童相比，其疗效有所下降。药物可以口服或直肠给药。口服制剂有苦味，经常需要加入调味剂给药以掩盖其味道；大约1/3的儿童在口服后不久出现呕吐反应。

(2) 禁忌证/注意事项/不良反应：由于呼吸抑制和缺氧的风险，接受水合氯醛治疗的儿童应接受适当的监测，并由受过适当培训的人员进行治疗。与健康儿童相比，水合氯醛不能用于患有神经发育障碍的儿童，因为其不良反应发生率增加、疗效降低。水合氯醛具有镇静作用，给药后 24h 内可能产生残留效应。消除半衰期随年龄变化，药物对婴儿的影响时间明显延长。这些影响可能在手术结束后很长时间内仍可发生；有报告描述了婴儿因从汽车座椅上摔下，以及出院后气道阻塞的其他原因而死亡的情况[383]。许多婴儿镇静后第二天可能出现步态不稳、多动或易怒。其他不良反应包括呼吸抑制、低血压、反常兴奋（0%～15%）、呕吐（10%～30%），以及罕见的肝衰竭、功能障碍、黄疸、胃肠道出血和食管狭窄[76, 162, 163]。这些缺点，加之其对较年长儿童的影响千差万别，以及口服药物公认的滴定困难，使得该药剂不适用于 >2 岁的儿童。值得注意的是，禁食可能会增加儿童 PSA 失败率。

（3）妊娠药物分级 C 级

• 剂量：口服（PO）或直肠给药（PR）；50～125mg/kg；典型的初始剂量为 75mg/kg。如果需要，可给予第二次剂量，最大剂量为 2g 或 100～125mg/kg 的总剂量。

• 起效 / 持续时间：镇静作用 30～60min 起效，恢复时间 60～120min。

• 作用机制：卤代烃具有镇静催眠作用，但无镇痛作用。

• 代谢：由肝醇脱氢酶快速代谢为其活性化合物三氯乙醇，随后通过尿液排出[155]。消除半衰期随年龄变化：早产儿 40h，足月儿 28h，幼儿 6～8h。

2. 巴比妥类药物

巴比妥类药物属单纯镇静药，无镇痛作用；通过与 GABA 受体结合并延长膜氯离子通道的开放时间，增强了中枢神经系统主要抑制性神经递质 GABA 的作用；此外还可阻断兴奋性 α- 氨基 -3- 羟基 -5- 甲基 -4- 异唑受体（α-amino-3-hydroxy-5-methyl-4-isox-azolepropionic acid receptor，AMPAR）[155]。巴比妥类药物已用于急诊科进行无痛放射治疗，如 CT 和 MRI。较新的 CT 快速检查无须长时间的静止状态，而 MRI 也

可以使用不良反应较少的新药物；因此，巴比妥类药物目前较少用于 ED 程序化镇静。

3. 美索比妥（Brevital）

（1）适应证：通过静脉、肌肉或直肠途径给予美索比妥可为进行无痛诊疗操作（如 CT 或 MRI）的儿童提供有效镇静[384]。然而由于该药物易诱发呼吸抑制，美索比妥尚未被广泛用于或研究用于儿童的程序化镇静，因此只有经验丰富且知识渊博的临床医生才可考虑使用该药物。

（2）不良反应：呼吸抑制和呼吸暂停受剂量和输注速率的影响，静脉给药容易诱发，但任何给药途径均可能发生。宿醉样残留效应可能持续 24h。

（3）药物妊娠分级 B 级

• 剂量：1mg/kg，IV、10mg/kg，IV、25mg/kg，PR。

• 起效 / 持续时间：

– 静脉注射：镇静作用 30s 内起效；20～30min 恢复[164]。

– PR：镇静作用 6～9min 起效，40～60min 恢复[165, 166]。

（4）作用机制：超短效、高脂溶性巴比妥类药物，中枢神经系统快速吸收和再吸收。有明显的镇静催眠作用，但无镇痛作用。

（5）代谢：与其他巴比妥类药物相比，肝脏降解和肾脏排泄导致消除半衰期为 3.5h，体内组织中的药物累积较少。

4. 戊巴比妥

（1）适应证：戊巴比妥是一种短效巴比妥类药物，诱导相对平稳，可安全用于儿童镇静，以促进 CT 和 MRI 等无痛诊断研究；支持性措施可能包括调整头部位置、吸氧和面罩通气支持（偶尔需要）[159]。戊巴比妥成功地为 >97% 进行 CT 或 MRI 的儿童提供了镇静作用，<8 岁儿童的成功率更高[167-169, 206]。戊巴比妥提供的镇静作用较咪达唑仑[170] 或依托咪酯[171] 更有效，引起不良呼吸事件较丙泊酚[172] 更少。咪达唑仑与戊巴比妥联合应用似乎不会提高成功率，反而延长出院时间[168]。

口服戊巴比妥（4mg/kg）与口服水合氯醛（50mg/kg）的镇静起效和维持时间相似；戊巴比妥（0.5%）的总不良事件发生率（包括 SpO_2 下降）略低于水合氯醛（2.7%）[173, 174]。值得注意的是，一项数据库审查发现，与戊巴比妥静脉注射（2～6mg/kg）相比，<12月龄婴儿使用戊巴比妥（4～8mg/kg）进行择期 CT 或 MRI 镇静，其效果相当，且呼吸并发症较少；戊巴比妥口服镇静时间略长于静脉注射时（18min vs. 7min），但出院时间（约 1.75h）相似；总不良事件发生率相似 [0.8%（PO）vs. 1.3%(IV)]，但 IV 组氧饱和度降低的频率稍高 [0.2%（PO）vs. 0.9%（IV）]；镇静效果相当 [99.5%(PO) vs. 99.7%(IV)]，因此作者建议考虑在该年龄段儿童及时存在静脉通路，也可考虑 PO 给药 [175]。在 MRI 前静脉注射戊巴比妥（递增剂量最大为 5mg/kg）或口服水合氯醛（75mg/kg）的随机比较中，戊巴比妥组儿童不良反应的发生率更高（14% vs. 9%），恢复时间更长，失败率相似 [174]。

(2) 不良反应：呼吸抑制受剂量和输注速率的影响，通常小于等效镇静剂量的阿片类物质或水合氯醛 [173, 174, 176]。轻度呼吸抑制通常在催眠作用所需的剂量下出现。已报告以下不良事件和频率：短暂性呼吸抑制，SpO_2 低于基线 ≥10%（1%～8%）；呕吐 ≤1%[168, 177, 178]；气道分泌物增加、气道阻塞、咳嗽和支气管痉挛 [168-170, 174, 179]；>8 岁儿童的出现应急反应为 8.4%（多动为 5%～7%）[178, 179]；0.01% 口服戊巴比妥患儿和 1.5% 静脉注射戊巴比妥患儿出现反常反应（持续无法安慰的、严重的易怒的和好斗的状态 >30min）[169]。高达 35% 的儿童在戊巴比妥镇静后的 24h 内出现睡眠或宿醉样影响增加 [174, 179]。患有卟啉病的儿童应避免使用戊巴比妥。

(3) 药物妊娠分级 D 级
• 剂量
  – IV（笔者使用的方案）：首次剂量，2.5mg/kg；如果需要，后续剂量（1.25mg/kg）可重复 3 次至最大 7.5mg/kg 或最大 200mg。

  – IM：2～6mg/kg，最大剂量 100mg。
  – PO 或 PR（<4 岁）：3～6mg/kg，最大剂量 100mg。
  – PO 或 PR（>4 岁）：1.5～3mg/kg，最大剂量 100mg。
• 起效 / 持续时间：起效与给药途径和随后的吸收相关。催眠作用的持续时间取决于再分布，在 IV 或 IM 给药后 50～75min 恢复，尽管血浆中的生物半衰期为 15～20h[176]。
  – IV 后：镇静起效时间为 1～10min（5～10min 达峰），持续时间 1～4h；大多数患儿在 30～60min 内苏醒 [168, 170]。
  – IM 后镇静作用 10～30min，恢复 2～4h。
  – PO 给药后：镇静起效时间 15～60min，持续时间 2～4h。

(4) 作用机制：具有镇静催眠作用但无镇痛作用的短效巴比妥类药物；通过结合 GABA 受体而非选择性抑制中枢神经系统、诱导相对静止状态。

(5) 代谢：肝脏降解，消除半衰期为 15～20h[176]。这可能解释了为什么许多父母注意到患儿可能需要 1 天才能恢复正常行为。

（六）抗焦虑、抗遗忘、镇静药

1.苯二氮䓬类药物

苯二氮䓬类药物通过调节大脑中最常见的抑制性受体 GABA 而产生一系列催眠（镇静）、抗焦虑、抗遗忘、抗惊厥作用和肌肉松弛作用。GABA 受体由五个亚基组成，每个亚基具有多个亚型。亚基亚型的不同组合产生不同的药理学和临床效应（表 22-6）。当苯二氮䓬类药物与 GABA 受体上的位点结合时，使受体对 GABA 神经递质具有更高的亲和力，引起相关氯离子通道开放更频繁，导致神经元超极化。苯二氮䓬类药物无镇痛作用。单独使用苯二氮䓬类药物极少引起严重的不良反应 [180]。然而，当苯二氮䓬类药物与阿片类物质等其他药物联合使用时，很容易出现明显的呼吸抑制和呼吸暂停 [96]。咪达唑仑（Versed®）和地西泮（Valium®）因其持续时间较

药　物	剂量（mg/kg）	起效作用时间（min）	峰值效应时间（min）	持续时间（h）
咪达唑仑	0.05～0.15	1～3	3～5	0.5～1
地西泮	0.1～0.2	1.5～3	1～2	2～6
劳拉西泮	0.03～0.05	1～5		3～4

表 22-6　苯二氮䓬类药物的比较

短且具有强大的抗焦虑和遗忘作用，是常用的苯二氮䓬类镇静药物。

矛盾反应：据报道，苯二氮䓬类药物和巴比妥类药物引起的严重行为改变，通常出现在恢复期间，包括躁狂、愤怒和冲动。患有边缘型人格障碍的患儿似乎更容易因苯二氮䓬类药物而出现严重行为或精神障碍。苯二氮䓬类药物引起矛盾的愤怒反应被认为是于意识的部分恶化而产生自主行为、遗忘，以及去抑制的攻击性，5- 羟色胺能机制可能在起作用 [181, 182]。在 ED PSA 下，应预先告知父母咪达唑仑引起的兴奋性、焦虑增加和激动的可能性。对这种不良反应的管理建议包括保护患儿免受自我伤害，同时允许进一步复苏，使用芬太尼或苯海拉明加深镇静或服用咖啡因 [181, 183]。

2. 咪达唑仑

(1) 适应证：咪达唑仑是一种水溶性苯二氮䓬类药物，可诱导焦虑和轻度镇静。大多数儿童单独服用咪达唑仑不会入睡，即使剂量较高。如果手术需要患儿保持不动（如 MRI），则考虑另一种药物或与另一种药剂（如戊巴比妥）联合使用 [184-187]。与地西泮相比，咪达唑仑具有更强的遗忘作用、起效更快、作用持续时间更短。由于其水溶性，咪达唑仑可肌内注射，也可口服、静脉注射或鼻内注射（IN）。咪达唑仑可用于控制癫痫发作，但通常使用长效药物，如劳拉西泮。咪达唑仑还具有镇吐作用，与阿片类物质或氯胺酮合用时，会有额外的功效 [188]。

使用雾化器经鼻给药 0.4～0.5mg/kg（配制容量为 0.2～0.5ml）咪达唑仑，可产生轻度镇静和抗焦虑作用，对许多接受裂伤修复术的年幼儿童极少产生不良反应 [100, 189–191, 249, 459, 467, 468]。对于婴幼儿简短的 CT，只有 30% 的人使用 0.5mg/kg 的剂量进行了充分的镇静 [385]。在幼儿裂伤修复过程中，发现 0.2mg/kg 的咪达唑仑与 2mg/kg 的芬太尼联合使用是有效的，且不良反应最小 [394]。轻度镇静的起效时间为 4～5min，达峰时间为 20～25min。作者的经验是，如果在幼儿感到不安之前服用咪达唑仑效果会更好。使用黏膜雾化器可减少 IN 咪达唑仑的灼烧感。一些提供者鼻内给予小剂量利多卡因，以尽量减少咪达唑仑引起的不适感 [467]。

(2) 禁忌证 / 注意事项 / 不良反应：咪达唑仑对血流动力学的影响最小（轻度低血压伴代偿性心动过速），但当咪达唑仑与阿片类物质联合用药时，会出现剂量和输注速率相关的呼吸抑制和呼吸暂停 [96]。儿童对苯二氮䓬类药物的一个重要不良反应是去抑制反应，可能由中枢胆碱能机制介导 [181]。当咪达唑仑与氯胺酮联合用药时，较年长儿童在恢复过程中可能会增加矛盾的兴奋或焦虑 [87]。

(3) 药物妊娠分级 D 级

• 剂量

– IM：抗焦虑，0.05mg/kg 静脉注射，最大剂量 2mg；镇静作用，0.1mg/kg 静脉注射，最大剂量 5～10mg。如果滴定有效，以 3min 或更长的时间间隔给药以避免堆积效应。预期的剂量（如 0.1mg/kg）可分 2 次给药，每隔 1～2min 给药 1 次，以减少呼吸抑制。

– PO：0.2～0.75mg/kg。

– IN：0.2～0.4mg/kg（使用 5mg/ml 静脉溶液以减少体积，使用喷雾器或缓慢滴注），起效快，持续时间短于口服。当使用喷雾器时，这种技术可以达到轻度至中度的镇静作用。如果静脉注射液未经雾化滴入鼻孔，大多数儿童主诉有烧灼感。

– PR：0.3～0.5mg/kg，年长儿童可能不喜欢经直肠给药[192, 193]。

• 起效 / 持续时间

– IV：镇静起效时间 1min，达峰时间 2～6min，作用持续时间 30～60min[194]。

– IM：镇静起效时间 5～15min，达峰时间 30min，作用持续时间 30～60min[195]。

– PO：抗焦虑和轻度镇静作用在 15～20min 内达到峰值，作用持续时间 60～90min。

– IN：镇静起效时间 5～10min，作用持续时间 45～60min。使用喷雾器起效更快。

– PR：镇静起效作用 5～10min，作用持续时间 60min，经直肠给药[192, 193]。

(4) 作用机制：见苯二氮䓬类药物简介。

(5) 代谢：咪达唑仑几乎完全被肝脏中的细胞色素 P_{450} 3A4 降解，并通过尿液排泄。咪达唑仑的代谢产物与地西泮不同，几乎无中枢神经系统活性。

• 拮抗：咪达唑仑引起的呼吸暂停或呼吸抑制可通过静脉注射氟马西尼 0.01～0.04mg/kg（最大剂量 0.5mg）来拮抗，静脉注射＞30s，每 60 秒重复 1 次，以达到预期反应。可能需要 3mg 的积累剂量。氟马西尼可以逆转咪达唑仑诱导的催眠和遗忘作用，但不能逆转呼吸抑制[125]。必须密切监测患儿情况，特别是给予氟马西尼后 2h 内的再镇静和呼吸抑制。据报道，镇静作用的复发率高达 7%，最常见于≤5 岁儿童[126]。氟马西尼可能会引起长期服用苯二氮䓬类药物患儿的癫痫发作，在服用可降低癫痫发作阈值的药物时应谨慎使用。

3. 地西泮（安定）

(1) 适应证：地西泮具有极好的抗焦虑、骨骼肌松弛和遗忘特性，但由于其作用持续时间比咪达唑仑长，极少用于 ED PSA 或术前缓解焦虑。比咪达唑仑的效力低 2～4 倍。

(2) 禁忌 / 注意事项 / 不良反应：由于肠肝循环和活性代谢产物的形成，嗜睡可持续 2～6h，6～8h 可再次产生镇静作用。与其他苯二氮䓬类药物一样，地西泮快速给药容易引起呼吸抑制。

地西泮的丙二醇载体在肌内注射和静脉注射时引起灼烧感，肌内注射时吸收不稳定。肝肾功能不良患者慎用。

(3) 药物妊娠分级 D 级

• 剂量

– IV：每次 0.04～0.2mg/kg，每 2～4 小时给药 1 次。

– PR：每次 0.5mg/kg。

– PO：0.12～0.8mg/kg。

• 起效 / 持续时间

– IV：1.5～3min。

– PR：7～15min。

– PO：30～60min。

(4) 作用机制：参见苯二氮䓬类简介。

(5) 代谢：地西泮在肝脏经微粒体氧化、肾脏排泄。肝和肾功能不全，以及活性代谢产物（包括去甲基地西泮和奥沙西泮），可能会延长药效。

（七）其他非镇痛镇静药

1. 丙泊酚（Diprivan®）

丙泊酚是一种镇静催眠药，无镇痛作用[155]。它是美国最常用于全身麻醉诱导和维持的胃肠外药物，这在很大程度上是由于这种强效药物诱导的麻醉可获得快速而愉快的恢复效果。丙泊酚极少或无恶心反应，其遗忘效果与咪达唑仑相似[196]。许多成年人和年长儿童在苏醒时会说，他们觉得自己好像刚刚睡了个好觉。这些特点使得丙泊酚作为计划性药物[86, 197]和儿童 ED PSA 药物[159, 198]而迅速获得推广。最近发表了一篇关于丙泊酚用于 ED PSA 的综述和更新[156]。

丙泊酚具有狭窄的治疗窗，这使其PSA滴定达到所需的效果而不引起过度镇静比许多其他药物更困难。严重的呼吸抑制和低血压相对常见[86, 156, 199]。丙泊酚可单独用于无痛诊疗操作（如 MRI 或 CT），或者使用更大剂量用于有痛诊疗操作。然而，由于严重的呼吸抑制或呼吸暂停与疼痛诊疗操作所需的剂量有关，较小剂量的丙泊酚与阿片类物质或氯胺酮等镇痛药联合用于 ED PSA[100-201, 360-368]。

在使用丙泊酚进行 ED PSA 之前，应经过专门的培训，并具备主导经验[156]。建议在使用丙泊酚时，由具有高级气道技能且经验丰富的医生负责镇静，并管理患儿的气道和心肺状态。深入了解不良反应和先进的气道技能对安全使用该药物至关重要。

(1) 药理学：丙泊酚抑制中枢神经系统的确切机制尚未完全阐明。然而，有证据表明，丙泊酚通过减慢通道关闭时间增强 GABA$_A$ 受体活性，对 GABA$_B$ 受体的影响较小，适度抑制 N- 甲基 -D- 天冬氨酸（N-methyl-D-aspartate，NMDA）受体，通过缓慢的钙离子通道调节钙流入，并阻滞钠通道[204]。

(2) 药代动力学：丙泊酚高度亲脂性，可迅速从血浆扩散至身体组织，特别是血流丰富的大脑组织。丙泊酚的起效时间取决于失去意识的时间（即丧失对语音命令的反应），在 1 个臂 - 脑循环时间内（药物从注射部位到达大脑作用部位所需的时间），可以短至 15～30s，但一般是 40～60s，取决于给药速度。由于丙泊酚从中枢神经系统迅速分布至肌肉和脂肪等非活性储存部位，麻醉后的恢复速度很快，作用时间为 5～10min。反复给药后镇静时间短，这可以通过药物在血液中的快速代谢清除和从外周组织的缓慢再分配来解释。因此，静脉注射后丙泊酚的药效动力学最好用三室模型来描述，即药物从血液中快速分布至大脑和其他组织中，药物快速从血液中清除代谢，药物从外周室缓慢重新分配至血流中，从而导致的亚催眠血浆药物水平[155]。

丙泊酚在肝脏中迅速而广泛地代谢为活性较低的缀合物，主要通过尿液排出。由于血浆清除

率超过肝脏血流，因此药物似乎也在肝外部位代谢。丙泊酚的平均全身清除率似乎与体重成正比；肥胖患儿的身体清除率比瘦小者略高。

(3) 适应证：据报道，ED 患儿丙泊酚镇静主要用于与芬太尼、吗啡或氯胺酮联合用药的骨折复位[199, 201, 205]。在使用丙泊酚 + 吗啡或芬太尼进行骨折复位期间，镇静或疼痛评分较低，类似于氯胺酮 + 咪达唑仑或吗啡 + 咪达唑仑[199, 200]。这些研究中丙泊酚给药后的平均恢复时间为 15～23min。与其他 PSA 不同，除了氧化亚氮外，丙泊酚重复或连续给药 1～2h 几乎不会延长恢复时间。因此，在较长的手术后，如复杂的撕裂伤修复或紧急 MRI，在此期间需要重复剂量或持续输注丙泊酚，通常仍在 15～30min 内恢复[205]。然而，必须注意，与连续输注相比，间歇推注似乎与呼吸和心血管抑制风险增加相关[156]。

(4) 禁忌证 / 注意事项 / 不良反应：高达 10% 的儿童可能会出现短暂的呼吸抑制、呼吸暂停、上气道阻塞或喉痉挛，尤其是在镇静诱导期间[86, 156, 199, 207]。在 3min 内缓慢给予诱导剂量的丙泊酚可降低呼吸抑制的发生率[208]。随着丙泊酚镇静 / 麻醉深度的增加，由于肌肉松弛，尤其是会厌水平的肌肉松弛，上气道变窄程度增加[209]。呼吸暂停期间失去保护性气道反射可能会增加患儿的肺部误吸风险，因为面罩正压通气会增加胃内压力和被动反流风险[378]。已发现丙泊酚镇静期间的肺误吸是罕见的，但将丙泊酚镇静作为候选方案时，必需仔细筛查是否存在"饱胃"、URI 和困难气道的风险[156, 210]。当使用丙泊酚镇静时，呼吸抑制和呼吸暂停事件发生率高，因此建议除了床边使用麻醉或 CPAP 通气面罩外，还应进行常规的给氧和呼气末二氧化碳监测[107, 108, 115, 156]。

丙泊酚的主要心血管不良反应是低血压，部分与外周血管阻力降低有关[211]。在保留自主呼吸的患儿中，心率几乎无变化，但血压可下降 30%[205, 212]。血压的下降取决于剂量和输注速率，并通过联合使用阿片类物质（如芬太尼）而加剧[211, 213]。在低血容量患儿或有低血压风险或心

脏功能不全的患儿中，丙泊酚可能很少引起严重的心动过缓和心脏停搏[86, 214]。补充液体并注意调节静脉输注速度可能有助于降低丙泊酚引起低血压的风险。

由于与其他 PSA 制剂相比，呼吸暂停和低血压的风险增加，许多镇静提供者避免为困难气道、心脏功能障碍、禁食时间不足或 ASA Ⅲ、Ⅳ 或 Ⅴ 级的 ED 患儿使用丙泊酚[115, 199]。

丙泊酚是用大豆油、甘油和精制蛋制品制成的乳液，因为它基本不溶于水溶液。以往建议对鸡蛋或大豆过敏的患儿避免使用丙泊酚。然而据报道，对鸡蛋或大豆过敏的成人和儿童使用丙泊酚时，不会产生过敏反应，并且被认为可安全用于此类患儿[158]。

尽管添加了 EDTA 二钠或焦亚硫酸钠来抑制细菌生长，但开放容器严重的细菌污染与严重的患儿感染相关。丙泊酚应使用无菌技术并从无菌包装中取出后立即给药。

注射部位疼痛在使用丙泊酚时很常见，但由于丙泊酚的遗忘效应，注射部位的疼痛通常不会被回忆。在 ED PSA 中，联合使用吗啡或芬太尼进行诊疗操作镇痛时可能会降低其注射痛[115]。在输注丙泊酚之前立即静脉注射利多卡因 0.5mg/kg，并使用大的肘前静脉给药也可能有助于减轻这种轻微的不良反应[156]。

据报道，15%～20% 的儿童患儿在接受丙泊酚麻醉时，通常在诱导期间出现不自主运动（肌阵挛）[156]。严重至中断手术的肌阵挛大多是一过性的，在选择性丙泊酚镇静中的发生率仅为 2‰[86]。

(5) 药物妊娠分级 B 级

• 剂量：丙泊酚剂量因年龄而异。对于 ≤3 岁儿童，建议初始剂量为 2mg/kg，对于较年长儿童和青少年，建议初始剂量为 1.5mg/kg，以达到镇静作用[156, 386]。然后可以开始持续输注 100～250mg/(kg·min)[6～15mg/(kg·h)] 以维持更长时间的镇静作用。然而必须注意，给予丙泊酚 2～3.5mg/kg 后持续输注 100～300mg/(kg·min)

通常用于全身麻醉的诱导[17, 156, 199–201, 205, 215, 216]。

已发表的儿童 ED PSA 骨折复位研究使用初始剂量为 1mg/kg 丙泊酚，持续给药 1～2min，然后根据患儿反应每 1～3 分钟增加 0.5mg/kg 的剂量[199, 201, 205]。这些研究中丙泊酚的平均总剂量为 2.5～4.5mg/kg。另一种方法是，一项研究在首次 1mg/kg 剂量给药后立即以 67～100mg/(kg·min) 输注丙泊酚，直至提供足够的镇静作用；大多数儿童在输注期间需要额外推注丙泊酚以达到所需的镇静水平[201]。在每一项研究中，丙泊酚均于吗啡或芬太尼给药后不久推注。

• 给药[156]：可在不稀释的情况下使用市售的 1% 丙泊酚注射乳剂（10mg/ml）。如需稀释，可使用 5% 葡萄糖注射液将药物稀释至 ≥0.2%（2mg/ml）的浓度，以维持乳液状态。如有乳液分离迹象，应丢弃丙泊酚。使用前应将乳剂摇匀。

使用无菌技术，可以将小瓶中的药液抽至一次性无菌注射器中，并在从无菌包装中取出后尽快给药。制造商表示，当使用 Y 形给药装置时，丙泊酚与几种静脉输液（如 5% 葡萄糖、5% 葡萄糖和乳酸林格液、5% 葡萄糖，以及 0.2% 或 0.45% 氯化钠）兼容。

2. 依托咪酯

(1) 适应证：依托咪酯是一种超短效的咪唑类镇静催眠药，具有遗忘但无镇痛作用[230]。由于依托咪酯快速诱导意识消失，对血流动力学影响极小，临床上几分钟内即刻恢复。因此在紧急情况下行气管插管时，依托咪酯经常在神经肌肉阻滞前给药诱导意识消失[217–219]。然而，依托咪酯抑制肾上腺类固醇合成可达 6～8 小时，可能导致感染性休克恶化[229–232]。这种不良反应导致许多医师在患儿插管前实施氯胺酮诱导镇静[388]。

已证明依托咪酯安全有效，可用于 CT 等短暂的非创伤性操作，并可与芬太尼联合用于骨折复位。早期报告对依托咪酯治疗儿童 ED PSA 的安全性和有效性尚无定论[159, 220–223]。然而，一项针对头部和颈部 CT 镇静的 ED 患儿的小型研究发现，在依托咪酯剂量高达 0.3mg/kg 时，57% 的患儿成功完成了 CT，在剂量高达 0.4mg/kg 时，76% 的患儿成功完成了 CT，而戊巴比妥的成功率为 97%[171]。依托咪酯 0.2mg/kg 静脉注射 30s，如果需要，在 30s 内每隔 1min 静脉注射 0.1mg/kg，最大剂量为 0.4mg/kg。镇静持续时间为 13min，家长们认为他们的孩子比戊巴比妥镇静更早恢复正常行为。另一项关于更快速输注技术的研究显示，446 名禁食、ASA-PS Ⅰ级或Ⅱ级的儿童接受依托咪酯镇静行 CT 的成功率为 99%；镇静持续时间为 34min[224]。近端止血带到位后，首先通过静脉导管给予 0.5mg/kg 利多卡因（最大剂量 25mg）以减轻随后输注依托咪酯的灼烧感，这是一种 "迷你 Bier 阻滞" 技术。1min 后，取下止血带，在 2～3s 输注依托咪酯 0.3mg/kg。如镇静不充分，则在给予初始剂量后 1min 内再次追加 0.15mg/kg。如需要，在需要多次查看或重新定位的扫描期间，额外追加 0.15mg/kg。依托咪酯总剂量中位数为 3.3mg/kg。使用该技术发现有 1 名患儿发生呼吸暂停，而 CT 未完成；其余患儿均未发生明显的呼吸抑制。尽管这些儿童大多数不是 ED 患儿，但这表明依托咪酯可成功用于此类患儿的程序化镇静。

对于骨折复位，依托咪酯 0.2mg/kg 静脉输注 60～90s 后，92% 的儿童可获得有效镇静，而咪达唑仑 0.1mg/kg 静脉注射则为 36%[225]。两种药物均与芬太尼 1mg/kg IV 联合使用。达到充分镇静的患儿中位恢复时间为依托咪酯 12min，咪达唑仑 24min。两组中 22% 的儿童出现了 SpO_2 下降，所有患儿对吸氧或调整头部位置有效；无患儿出现呼吸暂停或需要正压通气。22% 接受依托咪酯治疗的患儿出现肌阵挛，但轻微而短暂，不影响骨折复位。46% 的儿童在注射依托咪酯时出现疼痛。最近对依托咪酯 0.2mg/kg 与芬太尼联合使用的研究发现，对于短暂的疼痛手术也有类似效果；32%～36% 的儿童需要对呼吸不良事件进行短暂干预。出院准备的中位时间为 21～23min[387, 389, 390]。一项小型随机试验发现，类

似剂量的依托咪酯和芬太尼在儿童骨折复位中的效果不如氯胺酮和咪达唑仑[387]。需要对依托咪酯进行进一步研究，以确定紧急患儿 PSA 的安全性和有效性参数。

(2) 禁忌证 / 注意事项 / 不良反应：与咪达唑仑类似，单独快速输注依托咪酯时短暂性呼吸暂停可能很少发生[224]，但在依托咪酯与芬太尼或吗啡联合给药的儿童中，可能使 20%～40% 或更多的儿童发生呼吸抑制[225]。2%～20% 的患儿存在注射疼痛，8%～40% 的患儿推注依托咪酯引起肌阵挛[221, 226, 227]。当出现类似癫痫发作的肌阵挛时，通常持续时间不足 1min，并且可通过与其他药物联合使用而减少。这些肌阵挛是良性的，不是癫痫样活动[226, 228]。

虽然尚无研究依托咪酯诱导的肾上腺抑制与非危重症儿童 PSA 相关的试验，但对成人和儿童的研究已经证实，只需一次剂量的依托咪酯即可使皮质醇抑制长达 24h。这种抑制在出血性或感染性休克患儿中可能具有临床意义，这导致一些人建议考虑使用替代药物，如氯胺酮，以诱导这些患儿行无意识气管插管或 PSA[229, 232, 388]。

(3) 药物妊娠分级 D 级

• 剂量：0.2mg/kg IV 镇静；0.3mg/kg IV 用于插管。

• 发作 / 持续时间：使用 0.2～0.3mg/kg 剂量时，30～60s 镇静起效，深度镇静持续时间为 3～12min[71]。充分恢复至出院标准可能需要 20～30min[224, 389, 390]。

• 作用机制：依托咪酯与丙泊酚一样，在结构上与其他麻醉药不相同。它是一种咪唑衍生物，被认为通过增强 GABA 神经传递而诱导镇静[230]。

• 代谢：依托咪酯在血液中具有高度蛋白结合性，并被肝脏和血浆酯酶降解为非活性产物。它呈现双指数下降，再分配半衰期为 2～5min，消除半衰期为 68～75min[230]。

（八）镇静、镇痛药：阿片类（麻醉药）（表 22-7）

镇静通常需要更高剂量的阿片类物质或添加

表 22-7　阿片类物质的比较			
阿片类物质	静脉注射剂量（mg/kg）	达峰时间	持续时间
芬太尼	0.001～0.002	30～60s	30min
吗啡	0.1	10min	4～5h
哌替啶	1	10min	2～4h

镇静催眠药，这两种药物都会显著增加呼吸抑制。氯胺酮会导致镇静和遗忘，但阿片类物质几乎不会导致遗忘。

1. 芬太尼（Sublimaze®）

(1) 适应证：芬太尼是一种对血流动力学影响最小的高效合成阿片类物质。由于其具有亲脂性和快速的双相再分布，静脉给药镇静作用发生迅速，但持续时间短，是治疗 ED PSA 的有利药物。按重量计算，其药效是吗啡的 80～100 倍。它为疼痛过程提供显著的镇痛和轻度镇静，但不建议用于控制焦虑或自发性运动。由于芬太尼与吗啡不同，不会引起临床上显著的组胺释放，因此它是低血压患儿的首选阿片类物质，如创伤或败血症[233]。

儿童芬太尼（1.5～2mg/kg）鼻内（IN）雾化给药可在 5～10min 显著缓解疼痛，包括骨科损伤、镰状细胞性疼痛、脓肿切开引流及腹痛[238-241, 391-393]。IN 芬太尼（2mg/kg）与 IN 咪达唑仑（0.2mg/kg）联合可用于撕裂伤修复术[394]。发现 IN 芬太尼（1.5mg/kg）与 50%～70% 氧化亚氮联合使用可有效用于轻度 / 中度移位骨折复位的镇静镇痛[395]。一项回顾性研究发现，芬太尼（1.7mg/kg）联合 50% 氧化亚氮与静脉注射氯胺酮和咪达唑仑对骨折复位镇静镇痛效果相似[396]。然而，比较 IN 芬太尼（1.5mg/kg）联合 70% 氧化亚氮与单独 70% 氧化亚氮应用的前瞻性研究发现，两组之间的疼痛缓解效果相似，但接受芬太尼的患儿呕吐增加[397]。IN 给药通过产生细雾的装置来增加药物在鼻黏膜上的广泛分布[398]。

芬太尼口腔含片 [枸橼酸芬太尼口腔黏膜贴片（OTFC）] 可用于 ED PSA 撕裂伤修复术。然而这种给药方式很难达到滴定效果，并且可能引起频繁的恶心、呕吐(20%～50%) 和瘙痒[234-237]。

(2) 芬太尼 + 咪达唑仑：大多数 ED PSA 的主要目标是减弱或阻断对治疗的不愉快回忆。由于芬太尼诱导的遗忘作用很小，并且在不产生严重呼吸抑制的情况下不能完全阻断与手术有关的疼痛，所以它通常与咪达唑仑联合使用以诱导对手术疼痛的遗忘。尽管芬太尼和咪达唑仑的组合会导致严重呼吸抑制[96]，但这两种药物均为竞争性拮抗药，可逆转不良反应。通常，刺激患儿或指导患儿深呼吸能消除呼吸抑制，但如果需要，小剂量纳洛酮，1mg/kg（0.001～0.015mg/kg，单次剂量 IV），根据需要重复给药，可逆转呼吸抑制，但可保留大部分镇痛效果。

咪达唑仑最大化遗忘效果的剂量尚未确定。此外，虽然遗忘效应峰值的开始出现时间尚不清楚，但遗忘作用持续时间似乎较长，因此给予镇痛药芬太尼的时间间期较长。故建议在使用芬太尼之前通过给予咪达唑仑以最大限度地提高遗忘效果，如果在芬太尼后给药，由于两者具有协同的呼吸抑制作用，可能会限制咪达唑仑的给药剂量而难以达到足够的遗忘作用。

对伴有疼痛的诊疗操作进行充分的镇痛需要足够的麻醉药，这会引起一定程度的呼吸抑制（假设是未接受过麻醉药的患儿）。在手术中使用局部麻醉（如用于骨折复位的局部阻滞）可显著减少所需的全身镇痛药剂量，从而减少呼吸抑制的发生。重要的是统一出现"峰值镇痛效果"（大脑浓度峰值）与"最大镇痛需求"（在操作疼痛最剧烈时）的时间；因此镇痛药应在遗忘药物后使用。呼吸抑制通常被操作过程中的疼痛所抵消。在疼痛刺激结束后，应特别注意通气是否充足，因为最后一次给药后呼吸抑制作用将持续数分钟至数小时[122]。PSA 前口服或非口服阿片类镇痛药可能会加剧这种不良反应。

(3) 禁忌证 / 注意事项 / 不良反应：芬太尼和其他阿片类镇痛药一样，会引起剂量依赖性和输注依赖性呼吸抑制，其特征是呼吸频率、潮气量、每分通气量和二氧化碳通气反应降低。快速输注或大剂量输注也可能出现低血压和心动过缓。尽管静脉注射后 20～30 分钟通常会恢复相对清醒，但呼吸抑制作用可能会持续数小时。患儿可能醒着，但需要提醒其呼吸，因为药物抑制了脑干对血 CO_2 升高的反应[120, 124, 241]。

通过将预期总剂量进行分次给药，例如，0.5mg/kg，单次剂量（0.0005mg/kg，单次剂量），并以 1～2min 的间隔在 30～60s 推注，可减少呼吸抑制的发生。同时服用镇静催眠药物如咪达唑仑或巴比妥类药物会显著增加呼吸抑制的出现[9, 98]。在深度镇静下，由于肌肉松弛，许多儿童会出现呼吸抑制或部分上气道阻塞，可能需要进行开放气道操作、吸氧或疼痛刺激[9]。

竞争性拮抗药纳洛酮容易逆转呼吸抑制。在呼吸抑制逆转完成时停止小剂量纳洛酮（1～2mg/kg）的滴定将保留大部分镇痛效果。重复剂量可能是必要的，因为阿片类物质呼吸抑制作用可能比纳洛酮的逆转作用更持久。服用"全"剂量的纳洛酮可能会导致严重疼痛、高血压、心动过速、呕吐和其他不良反应。

快速输注大剂量芬太尼 [通常＞5μg/kg（0.005mg/kg）] 可能会出现胸壁僵硬，尤其是婴儿。这种危及生命的不良反应将表现为缺乏自发的胸壁运动、SpO_2 下降、$ETCO_2$ 波形丢失，以及无法通过气囊和面罩进行正压通气。可能需要纳洛酮逆转或琥珀胆碱肌肉松弛剂来治疗这一危及生命的不良事件。

(4) 药物妊娠分级 C 级

• 剂量：用于镇痛；静脉注射 1～2mg/kg（0.001～0.002mg/kg）。15～30s 给予 0.5mg/kg 的剂量，每 1～2 分钟重复一次，达到滴定效果。除非与咪达唑仑联合用药，否则通常可以在不引起严重呼吸抑制的情况下给予 1～2mg/kg 的总剂量。对于疼痛剧烈的损伤，初始剂量为 1mg/kg 通常可在 30s 内安全给药。

• 鼻内给药：1.5～2mg/kg 可在 5～10min 产生镇痛作用。使用喷雾器，在两个鼻孔之间重复交替给药，0.1～0.2ml/ 喷，直到给足剂量。

• 对于 ED PSA：芬太尼 + 咪达唑仑；咪达唑仑，0.05～0.1mg/kg，静脉注射 1～2min，首先给药，滴定至眼睑下垂和口齿不清为止。10mg 的总剂量可能足以使青少年产生遗忘。然后在 30s 内静脉注射 0.5mg/kg 芬太尼，直到患儿对相关疼痛刺激（如挤压骨折部位或触诊脓肿）反应性降低为止。如果操作使用局部麻醉，大约 1mg/kg 芬太尼即可。对于剧烈疼痛的操作，如骨折复位而无局部阻滞，可能需要高达 2mg/kg[9]。该剂量可能会导致呼吸抑制；以芬太尼滴定时间结束作为疼痛性诊疗操作的开始；操作相关疼痛会刺激患儿并抵消部分呼吸抑制作用。如果患儿在较长的操作过程中变得激动或表现出明显疼痛，则可在约 10min 后追加额外剂量的芬太尼。或者，当使用局部麻醉时，咪达唑仑可鼻内给药，0.2mg/kg，最大剂量 10mg，然后鼻内给予芬太尼 1.5～2mg/kg。

• 芬太尼为 2ml 一小瓶，50mg/ml。在 2ml 芬太尼中加入 8ml 生理盐水，将浓缩的芬太尼稀释至 10mg/ml，浓度为 10mg/ml，这个稀释液滴定更容易、更安全。

• 起效 / 持续时间：静脉注射芬太尼后轻度镇静镇痛起效时间为 30～60s，最大的镇静镇痛作用持续 5～10min。尽管静脉注射后 20～30min 内通常会恢复相对清醒，但呼吸抑制作用可能持续数小时。患儿可能醒着，但"忘记呼吸"，因为药物抑制了脑干对血 CO_2 升高的反应[120, 124, 242]。

• 作用机制：芬太尼是一种高效 μ- 受体激动药，其效力是吗啡的 50～100 倍[233]。

代谢：芬太尼在肝脏中代谢并通过尿液排出。无活性代谢物[233]。

2. 吗啡

(1) 适应证：虽然吗啡是镇痛的"标准用药"，但通常不用于常规镇痛，因为其镇痛效果峰值出现缓慢（约 10min）使滴定变得困难。在给药后 10min 内重复一次剂量会导致"堆积"。例如，在第一剂量的峰值效应之前施用第二剂量导致不必要的过量用药，超过预期的镇痛水平，并与过度的不良反应（如呼吸抑制）相关。如果患儿因受伤、脓肿而疼痛，通常使用吗啡来提供基础镇痛。然后在手术中使用其他镇痛药，通常使用芬太尼或氯胺酮。

(2) 禁忌证 / 注意事项 / 不良反应：给予额外的苯二氮䓬类抗焦虑药会增加吗啡相关的呼吸抑制。吗啡引起组胺释放，可能导致低血压、恶心 / 呕吐、头晕和瘙痒；组胺释放可能加剧哮喘。瘙痒可用苯海拉明治疗。

(3) 药物妊娠分级 C 级

• 剂量：静脉注射；0.05～0.1mg/kg，静脉滴定以减轻疼痛。如果分次给予预期总剂量，首次使用阿片类物质的患儿可能会较少出现恶心。例如，1 名 80kg 的青少年可能会更好地耐受间隔 10～15min 的 4mg 剂量。

• 起效 / 持续时间：起效时间 1～3min，达峰时间 10～20min；有效镇痛持续 1～2h。

• 作用机制：μ 受体激动药（镇痛）和弱 κ- 受体激动药（呼吸抑制）。

• 代谢：在肝脏葡萄糖醛酸化并通过尿液排出；10% 代谢为活性代谢产物，可在肾衰竭患儿体内蓄积。

3. 哌替啶（Demerol®）

(1) 适应证：是一种强效阿片类物质，但与吗啡一样，哌替啶很少用于诊疗操作镇痛，因为其达到峰值的时间较长（约 10min），很难在不超过（叠加）预期镇痛和镇静水平的情况下进行滴定。此外，与其他阿片类物质相比，哌替啶引起组胺释放的频率更高，其阿托品样作用可能导致心动过速和欣快。

(2) 禁忌证 / 注意事项 / 不良反应：与单胺氧化酶（monoamine oxidase，MAO）抑制药的相互作用可能危及生命，导致高血压、兴奋、心动过速、癫痫发作和高热。其生物降解产生的活性代谢产物去甲哌替啶（消除半衰期为 15～40h）可延长药效。在大剂量或重复剂量的情况下，去甲哌替啶的累积可能导致神经系统兴奋，伴有震颤、肌肉抽搐和癫痫发作。

(3) 药物妊娠分级 C 级

• 剂量：IV/IM，1mg/kg。

• 起效 / 持续时间：IV，1～5min 起效，10min 达峰值，持续 1～2h；IM，10min 达封顶效应，持续 1～2h。

• 作用机制：一种具有强效镇痛作用的苯基哌啶类阿片类物质。

• 代谢：肝脏降解形成活性代谢产物去甲哌替啶（消除半衰期为 15～40h），会延长作用时间，并如前所述产生不良反应。

4. 可待因

可待因口服后吸收良好，但药物必须由肝脏代谢为吗啡才能产生镇痛作用。由于其在高达 35% 或更多的人中代谢缓慢或无法代谢，故可待因对许多人而言是一种无效镇痛药[243, 244]。相反，超快速代谢者在相对较小剂量时可能会表现为镇痛效果降低，但不良反应增加[245]。由于这些原因，羟考酮是作者用于急诊科的首选口服镇痛药。

5. 羟考酮

(1) 适应证：羟考酮是一种最初由阿片衍生物合成的阿片类镇痛药物，口服易于被吸收，当未建立静脉通路时，通常用于镇痛，例如，在可能存在骨折或烧伤时使用[246]。它还可用于增强疼痛诊疗操作的镇静作用，例如，用氧化亚氮治疗脓肿和（或）骨折复位[88]。与可待因比较，首选羟考酮，因为它无须代谢为活性形式。羟考酮可能比可待因更少引起恶心[2]，但一项比较发现，在镇痛药剂量相似的情况下，两者引起呕吐或其他不良反应的发生率不存在差异[246]。

(2) 禁忌证 / 注意事项 / 不良反应：羟考酮和其他阿片类物质一样，在与其他镇痛方案（如氯胺酮或氧化亚氮）联合使用时，会显著增加呕吐发生率。在分诊中使用氯胺酮 + 咪达唑仑[9] 或氧化亚氮[10] 时，PSA 治疗后急诊出院前的呕吐率从约 10% 增加至 25%[88]。羟考酮还通过减弱脑干对 CO_2 升高的反应，导致剂量依赖性呼吸抑制。对疼痛性损伤的儿童施用 0.2mg/kg 的剂量会导致呼吸费力，但通气或氧合在临床上无明显变化[246]。我们观察到，在实施脓肿切开镇痛时，给予年幼患儿 0.3mg/kg 的剂量时，许多患儿表现为昏昏欲睡，但很容易被言语刺激唤醒，当他们呼吸室内空气时，SpO_2 通常保持在正常范围内；然而，这些儿童在服用更大剂量后应定期监测呼吸抑制。

(3) 药物妊娠分级 B 级（长期使用时为 D 级）

• 剂量：0.05～0.15mg/kg 用于手术室外镇痛；对于诊疗操作镇痛，0.2mg/kg，如针对儿童扩创骨折复位、烧伤清创术或脓肿处理则剂量更大。由于口服给药后在胃内的吸收率和吸收程度存在较大的个体差异[247]，因此不建议居家使用更高的剂量，因为可能会过度吸收。同样，由于清除率的显著差异，<6 月龄的婴儿应谨慎使用羟考酮[248]。

• 起效 / 持续时间：镇痛作用在 30min 内起效，达峰时间为 1h，持续时间为 2～3h。

• 作用机制：μ 受体激动药（镇痛）和弱 κ 受体激动药（呼吸抑制）。

• 代谢：羟考酮在肝脏中由细胞色素 P_{450} 酶系统代谢，20% 的羟考酮在尿液中以原形排出。因此，肾功能差的患儿药物血浆水平可能更高。

6. 氢可酮

(1) 适应证：氢可酮也是一种口服阿片类镇痛药，通常以 0.1～0.15mg/kg 的剂量用于镇痛。然而，与可待因一样，氢可酮需要细胞色素 P_{450}

2D6（CYP2D6）代谢转化为氢吗啡酮以发挥镇痛作用。CYP2D6 基因存在高度多态性，具有变异等位基因，导致氢可酮的酶转化减少、缺失或过快，从而影响其镇痛效果[399]。此外，同时使用的许多其他药物，如昂丹司琼，这些药物也由 CYP2D6 代谢，会使酶饱和，使氢可酮的效力降低[400]。

（九）镇痛、镇静药：NMDA 拮抗药

1. 氯胺酮

氯胺酮是一种苯环啶衍生的亲脂性分离剂，具有快速的双相再分布特点。因具有强效镇痛和遗忘作用，以及对心肺功能抑制较少，使得氯胺酮很可能成为 ED PSA 最广泛使用和最合适的药物[79, 372]。美国急诊医师学会（American College of Emergency Physicians，ACEP）急诊科氯胺酮解离镇静临床实践指南：2011 年更新总结见表 22-8[79]。在骨折复位过程中，接受氯胺酮的儿童与接受芬太尼或丙泊酚与咪达唑仑联合用药的儿童相比，其痛苦和呼吸抑制明显减轻[9, 201]。氯胺酮用于其他剧烈疼痛的 ED 操作（如烧伤清创术和脓肿切开引流术）也会诱发显著的遗忘和有效的 PSA，用于可以允许偶尔体动的操作（如复杂的裂伤修复）和简短的放射性检查（如 CT 或关节抽液）也可以使患儿保持相对静止[79, 159]。

氯胺酮具有独特和多样的作用机制，有其优势和潜在的不利影响。氯胺酮与多个结合位点相互作用，包括 NMDA 和非 NMDA 谷氨酸受体、烟碱和毒蕈碱胆碱能受体和阿片受体，以及周围神经元钠通道[250]。氯胺酮的主要麻醉作用部位是中枢神经系统丘脑皮质通路和边缘系统，它与突触后 NMDA 通道结合，该通道调节钙、钠和钾离子的跨膜转运。这种结合以非竞争性方式抑制谷氨酸通道激活，并且具有时间和浓度依赖性[199, 250, 251]。

(1) 循环系统影响：与其他镇静与镇痛药相比，氯胺酮给药通常能很好地维持包括心率和血压在内的心输出量，即使在较深的镇静或麻醉水平下亦是如此。氯胺酮通过阻断儿茶酚胺类激素

表 22-8　美国急诊医师学会（ACEP）急诊科氯
胺酮分离镇静临床实践指南的主要变化
（2011 年更新）

- 一般变化
  - 将准则扩大至成人
- 不再有禁忌证
  - 适用于 3～12 个月
  - 口咽小手术
  - 头部创伤
- 给药途径
  - 在可行的情况下强调 IV，而非 IM
- 联合用药
  - 不再推荐使用预防性抗胆碱能药物
  - 预防性苯二氮䓬类药物可能对成人有益，但对儿童不利
  - 预防性给予昂丹司琼可轻微减少呕吐

修改来自 Green SM 等[79] 的文献

去甲肾上腺素、肾上腺素、多巴胺和 5- 羟色胺的再摄取，导致血压和心率增加 10%～30%。这些影响可能会增加颅内压，有人建议已知颅内压升高的患儿需慎用氯胺酮。然而，已经证明氯胺酮可安全用于存在头部外伤的通气患儿，而不会对颅内压产生影响，这点与阿片类物质不同[252, 253]。在 ED 中使用氯胺酮用于头部创伤患儿的快速顺序诱导也被认为是安全的[254]。值得注意的是，氯胺酮对心脏存在直接的负性肌力作用，而由于对交感神经的刺激，使得这种作用通常在临床上表现不明显[255]。对于因低血容量、低氧血症、水电解质紊乱、酸碱失衡和其他生理损伤而导致儿茶酚胺耗尽的危重患儿，氯胺酮的使用可能会导致显著的低血压和心动过缓[256]。

(2) 通气影响：与其他镇静镇痛药的显著差异在于，通常用于 ED PSA 的氯胺酮剂量极少引起呼吸抑制或上呼吸道肌肉松弛[79, 257]。在 1min 内静脉输注 2mg/kg 氯胺酮对呼吸速率、潮气量、每分通气量或呼气末 CO_2 无显著影响，因此在自主、通畅地呼吸室内空气期间可保持充分的气体交换[258]。一项研究发现，在 5s 或更短时间内静脉注射高达 1mg/kg 的氯胺酮，不会出现明显的

呼吸或循环不良反应[376]。此外，氯胺酮静脉注射剂量为 2mg/kg 或 4mg/kg 时，不会显著降低胸廓或气道肌肉活动[257, 259, 260] 或影响肺通气分布、功能残气量或每分通气量[134]。这些效应和呼气末正压（positive end-expiratory pressure，PEEP）[261] 的维持避免了丙泊酚和阿片类物质导致的周围肺泡塌陷和局部通气不足。有趣的是，相对低剂量的氯胺酮 [5min 内静脉注射 1mg/kg，即 0.2mg/(kg·min)] 对成人造成了三个不同阶段的呼吸刺激效应：潮气量增加（深呼吸）后呼吸频率增加，然后潮气量大，呼吸频率低，偶尔短暂地呼吸暂停，可能补偿了之前过度换气导致的低碳酸血症[262]。这些发现与儿童静脉注射氯胺酮 1.5mg/kg 超过 1min 用于 ED PSA 时呼吸频率轻微增加、SpO_2 和呼气末 CO_2 维持正常是一致的[111]。

然而，在注射氯胺酮后的初期阶段，血浆浓度较高时对二氧化碳增加和低氧血症的反应性降低，该现象会随着血浆浓度的降低而消失[258, 263, 264]。这表明，如果在诱导镇静期间发生气道阻塞，较为敏感的人可能会出现呼吸暂停，或者对高碳酸血症的延迟反应。这就解释了为何会出现一些进行肌内注射氯胺酮用于 ED PSA 后发生短暂呼吸暂停的病例报告[120, 265, 266]。在一个涉及 18 名儿童的系列病例中，他们无意中接受了比预期剂量大 5～100 倍的氯胺酮剂量，除了 1 名重症婴儿死亡外，其他人描述了呼吸抑制和恢复时间较长，但均无后遗症[157]。一项对 8000 多名接受氯胺酮 ED PSA 治疗的儿童进行的 Meta 分析发现，气道和呼吸道不良事件（上气道阻塞、呼吸暂停、$SpO_2 \leqslant 90\%$ 或喉痉挛）的总发生率为 4%。年龄较小的人群、接受起始剂量超过 2.5mg/kg 或总剂量超过 5mg/kg 人群，以及同时使用抗胆碱能药物或苯二氮䓬类药物的人群出现气道和呼吸道不良事件风险增加[137]。除喉痉挛和呼吸暂停，<2 岁儿童的气道和呼吸道不良事件发生率为总发生率的 2 倍。≥13 岁的青少年气道和呼吸道不良事件发生率约为总发生率的 3 倍，其中呼吸暂停较多，但喉痉挛较少（该病例系列

中呼吸暂停的总发生率为 0.8%）。另有人发现，镇静与镇痛药物的同时使用（如咪达唑仑或吗啡）和年龄较小这两个因素与更严重的呼吸抑制相关[86, 267]。

（3）气道保护性反射：在较深的镇静或麻醉水平下，保留上呼吸道的保护性反射可减少误吸风险，因此，氯胺酮是对未禁食的儿童提供 ED PSA 的最安全药物之一，然而，它还可能会增加喉痉挛的风险，这是最严重的可能威危及生命的镇静相关不良事件之一[134-136]。在以氯胺酮为基础的儿科 ED PSA 中，喉痉挛的发生率难以确定，因为它是一种罕见事件，而且没有大型的镇静数据库可用于估计。对基于氯胺酮的儿科 ED PSA 的 Meta 分析发现，喉痉挛的发生率为 0.3%，唯一可确定的是，起始静脉注射剂量 ＞2.5mg/kg 与喉痉挛发生率更高相关，但无法对上呼吸道感染、喘息或全身麻醉的其他风险因素数据进行分析。年龄小、口咽部手术（不包括内镜检查）与其风险增加不相关[137]。尽管过去认为，预防性使用抗胆碱能药物可以减少分泌物、喉痉挛和呼吸道并发症的发生率，但现在已不再如此操作。相反，最近一项对急诊科 8282 名使用氯胺酮的匹配病例对照分析显示，年龄、剂量、操作情况、疾病状况、给药途径及抗胆碱能药物的使用与喉痉挛的发生之间均不存在关联[268]。这个数据相当重要，因为它确定了喉痉挛的发生是一种不可预测的特异性反应。因此，所有使用氯胺酮的医生都应该做好识别和处理喉痉挛的准备。

喉痉挛的初步处理应包括气道开放操作（矫直、双手托颌）和吸氧，最好是通过气道内持续气道正压通气（CPAP）。如果这些均不足以维持氧合，可以考虑使用低剂量的琥珀胆碱（静脉注射 0.1～0.2mg/kg），如果低剂量仍不能改善氧合，应使用琥珀胆碱的全身麻醉剂量 1～3mg/kg。氯胺酮诱发的喉痉挛可能是短暂的，也可能反复发生，而且可能发生在苏醒期、诱导镇静期或操作过程中[133]。

（4）镇静 - 镇痛效果：氯胺酮引起的镇静和解离主要是由于阻断了谷氨酸的兴奋作用而产生的，谷氨酸是 CNS 最普遍的兴奋性神经递质。氯胺酮通过与神经元膜上的跨膜钙通道相关 NMDA 谷氨酸受体复合物结合，干扰电传播所必需的钙内流，以阻止或减少疼痛和其他刺激的神经传递[250]。

（5）亚解离型氯胺酮：已经在成人中证明了以 0.1～0.4mg/kg 的低剂量（亚解离）静脉注射氯胺酮超过 15min，可提供类似吗啡或增强阿片类物质相关的镇痛效果[412, 413]。与快速给药相比，15min 内的输注可提供有效的镇痛，且不良反应较少[414]。类似的研究尚未在儿童中进行。

（6）给药方式

• 氯胺酮鼻内给药：儿童焦虑和疼痛管理的重点在于强效镇静或镇痛药物的无针给药。据描述，氯胺酮鼻内（IN）给药的生物利用度为 20%～50%，血浆浓度和吸收时间之间存在显著差异。在 20 名 1—7 岁的儿童中，使用 2mg/kg 剂量的艾司氯胺酮分别进行 IN 或静脉给药，IN 组的血浆浓度峰值为静脉给药组的 20%[IN 组的峰值为（18±13）min][415]。IN 组的 1 名儿童在经历了快速和高水平的氯胺酮吸收后，血浆峰值浓度是平均值的 2 倍。在一项较早的研究中，氯胺酮分别以 3mg/kg（IN3）、9mg/kg（IN9）或 3mg/kg（IV3）的剂量给药[416]。其平均血浆浓度在 IN3 组达到 0.496mg/ml，在 IN9 组达到 2.104mg/ml，均在 21min 内达到峰值。在两个 IN 组中计算出的生物利用度均为 50%。IN9 组的氯胺酮血浆峰值与 IV3 组相似，但本书作者认为 IN9 组部分氯胺酮被吞咽吸收，导致效果出现不可接受的变异，从而排除了氯胺酮 IN 给药用于诱导麻醉的方式。

目前已发现 IN 氯胺酮（1mg/kg）可提供与 IN 芬太尼 [（1.5～2）×10³mg/kg)] 类似的有效镇痛，但前者发生的轻微不良反应更常见，如味道不佳、头晕或镇静程度最小[240, 417-419]。许多研究发现，IN 氯胺酮 2～10mg/kg，无论是否加入额外的镇静药，均可为接受口腔诊疗操作的儿童提供足够的镇静作用[417]。然而，由于镇静起效、镇静深度和恢复时间的高度可变性，IN 氯胺酮并不是 ED 诊疗操作中理想的镇静技术。一项针对儿童裂伤修复术镇静的中期分析比较了 3mg/kg、6mg/kg 或 9mg/kg 的 IN 氯胺酮[420]。其中，3mg/kg 和 6mg/kg 的剂量未能达到足够的镇静效果。9mg/kg 剂量时，4 名患儿中有 3 名获得了足够的镇静深度，并在 35～70min 恢复。一篇关于简单前臂骨折复位镇静的小型初步报告发现，IN 氯胺酮 8mg/kg 仅对 57% 的儿童有效[421]。值得注意的是，对 20 名抗拒静脉穿刺或静脉导管置入的儿童使用 IN 氯胺酮 1mg/kg，可明显减少其疼痛和焦虑，并且 90% 患儿在首次尝试时即成功完成操作[422]。

• 口服氯胺酮：口服（PO）氯胺酮也被研究用于程序化镇静。与安慰剂相比，在裂伤修复前的 30～45min 口服氯胺酮 10mg/kg，可使 67% 的患儿（安慰组为 7%）在注射利多卡因时和缝合期间配合操作（73% vs. 20%）；氯胺酮组中 80% 患儿无须持续的身体约束。其中 1/2 患儿处于深度镇静状态，1/4 达到中度镇静状态，均未发生明显的心肺不良反应。平均出院时间为（104±33）min[423]。在裂伤修复前，将 PO 氯胺酮 10mg/kg 与 PO 咪达唑仑 0.7mg/kg 进行比较，发现氯胺酮组对局部麻醉药注射的耐受性更高，但对缝合的耐受性无明显差异。氯胺酮组患儿比咪达唑仑组患儿镇静起效更快（分别为 20min 和 43min），但出院时间相似（105～110min）。难以抑制的躁动是咪达唑仑组最突出的不良反应（21%），而呕吐（20%）在氯胺酮组更常发生[424]。将 PO 氯胺酮 5mg/kg 与 PO 咪达唑仑 0.7mg/kg 进行比较，发现其镇静水平相似，但氯胺酮组有 32% 患儿还需追加额外的静脉镇静（咪达唑仑组为 6%）[425]。将 PO 氯胺酮 5mg/kg 与 PO 咪达唑仑 0.5mg/kg 联合使用，导致的平均轻度镇静时间为 15min，有效镇静率为 94%，但平均出院时间为 3h[426]。

(7) 解离效应：氯胺酮被归类为解离性的全身麻醉药，因为脑电图和功能性磁共振成像（functional magnetic resonance imaging，fMRI）记录显示，服用氯胺酮后，丘脑的电活动不再与边缘系统同步或出现"分离"[269]。丘脑被认为能够处理感官信息并将其选择性地转达给大脑皮质的特定区域，在调节觉醒、意识水平和活动以及处理听觉、躯体、内脏和视觉感官输入方面起着重要作用[135]。人们认为这种解离作用是防止患者在服用氯胺酮后对疼痛或其他感官刺激做出反应的主要机制，对该机制更精确的理解仍需进一步研究。在无辅助镇静药的情况下使用氯胺酮的患者可能会睁开眼睛，但对环境无反应，有人将其形容为"灯是亮着的，但家里没人"。这种紧张性凝视可能会让未做好准备的观察者（如家人）感到害怕。

(8) 镇痛效果延长：氯胺酮用于 ED PSA 的一个潜在镇痛优势是可以减少止扬效应和中枢敏化，这方面研究相对较少[270]。对外周组织受体的短暂有害刺激启动沿有髓鞘和无髓鞘轴突的快速神经传导，到达位于脊髓背角的神经中枢末梢，并诱导兴奋性神经递质（主要是谷氨酸）释放至背角突触。谷氨酸启动突触后 AMPAR 和红藻氨酸（kainate）受体的快速激活，导致剧烈的"第一次"疼痛和对刺激的反射性退缩，随后很快出现钝痛、酸痛、灼痛和定位不明确的"第二次"疼痛。对这些外周神经的持续有害刺激会诱导脊髓背角的突触前、突触后神经元在功能、化学特性和结构上发生变化，从而导致神经冲动以低于正常的阈值传播，放电时间延长，以及感受野变宽。这些变化被称为止扬效应和"中枢敏化"导致的痛觉过敏，即连续的相似刺激可引起疼痛增加，或正常阈值以下的刺激（如轻触）可在原损伤部位和邻近部位产生强烈疼痛。止扬效应和中枢敏化的发生主要是由于突触后 NMDA 通道更大、开放时间更长，允许 Ca^{2+} 内流，从而降低跨膜电位，促进突触后去极化[271]。这种中枢促进作用在痛觉刺激的几秒内即可表现出来，如果刺激持续存在，即使是在低水平刺激下，也能持续超过数小时、数天或更长时间[272, 273, 283]。成人实验和临床研究表明，单次小剂量氯胺酮可降低痛觉过敏和绞缩样疼痛的程度[274–277]。例如，接受择期骨科或腹部手术的成年人，在全身麻醉方案中加入低至50mg的氯胺酮即可减轻术后疼痛，在数小时至数天内可使阿片类物质的使用显著减少[135, 278, 279]。持续低剂量氯胺酮输注也被证明可以显著增强吗啡在成人肌肉骨骼损伤后的镇痛效果[280]。

矛盾的是，已经发现阿片类物质会诱发短暂的镇痛和持久的痛觉过敏[281]。这种由阿片类物质引起的痛觉过敏也受到兴奋性神经传递的影响，并且同样会被氯胺酮对NMDA谷氨酸受体的阻断所减轻[282, 284]。急性创伤后使用氯胺酮进行ED PSA是否会产生这些延长的有益作用仍有待探讨。

(9) 神经毒性：已有证据表明高剂量的氯胺酮在动物中具有神经毒性，因此人们对其在儿童中的应用感到担忧。给予40mg/kg氯胺酮后发现大鼠中脑的特定区域出现神经元空泡化，但在给予5mg/kg、10mg/kg或20mg/kg的剂量后未出现[285]。其他研究者在分别给7日龄幼鼠单次注射25mg/kg、50mg/kg或75mg/kg后，未发现有神经元损伤（凋亡）的现象；只有在重复注射氯胺酮25mg/kg，每90分钟注射1次，并持续9h后，才发现毒性反应的证据[286]。在青春期前的动物中使用高剂量的强效氯胺酮类药物（MK-801），未发现神经元空泡化，这可能与儿科治疗相关[287]。此外，GABA能药物（如地西泮）和α受体激动药（如可乐定）可显著降低氯胺酮类药物的兴奋性毒性作用，有人建议将这些药物与氯胺酮共同使用，来作为一种神经保护策略。

在啮齿类动物模型中也发现了氯胺酮、乙醇、苯二氮䓬类、丙泊酚和挥发性麻醉药所致的正常中枢神经系统凋亡或程序性细胞死亡的显著增加，以及随后出现学习障碍的一些证据[288–290]。重要的是，受影响最严重的大脑区域可能因物种而异。在啮齿类动物中，学习的关键区域是有针对性的，而在猴子中，可能是不太重要的皮质冗余细胞受到的影响更大[291]。虽然不同物种间具体剂量的影响很难比较，但达到与PSA类似的临床效果的剂量已被证明会增加幼鼠CNS细胞凋亡[292]。尽管氯胺酮已被广泛用于儿童，且无明显不良反应，但这些研究引起了重点关注，是目前研究的目标。

(10) 拟精神病作用：氯胺酮会引起短暂的类似精神分裂症的症状，包括幻觉、妄想、逻辑思维障碍、言语和思想贫乏、躁动、情绪和情感障碍、退缩、动机下降、记忆力减退和解离，这些症状均在成人病例中得到具体表述，这也是使用该药物的主要制约因素之一[293, 296]。这些症状发生时，血浆氯胺酮水平相对较低，因此可在镇静恢复期间出现。与精神分裂症的发作相似，这些症状在成人、青少年中比青春期前儿童更常见。但这尚未在儿童中得到证实，也未证明其是否与ED PSA相关[87, 251, 255297–299]。总言之，根据不同定义，这些症状总体上较易控制。在使用氯胺酮或其他药物方案进行ED PSA并恢复的儿童中，5%～25%会出现这种症状，出院后几天内在家中出现类似症状的发生率相似[9, 87, 298, 300]。然而，在大约5%或更少的儿童中会出现难以预测的明显不快和令人不安的现象（如噩梦、幻觉和严重躁动）。使用其他药物方案（如芬太尼＋咪达唑仑）也会出现这种现象[9, 87]。使用氯胺酮后常规给予咪达唑仑，或者将两者混合于同一注射器中使用，并不能显著减少恢复期的烦躁不安，甚至可能增加青春期后儿童的躁动[87, 301]。值得注意的是，诱导前期的焦虑和躁动与ED PSA和全身麻醉后发生谵妄情况相关[301, 302]。为明显焦虑的儿童提供ED PSA，在镇静前使用咪达唑仑作为抗焦虑药物，是否可以减少恢复期的焦虑状态（如在全身麻醉中所示），目前尚不清楚[300, 303]。

一个减少苏醒期谵妄的可能策略，也是作者和其他人经常采用的策略，即告知患儿之后可能产生短暂怪梦、复视、失明等现象，并在诱导镇静期间让他们产生愉快的想法[304]。

（11）有益的精神作用：在过去的 10 年里，越来越多的研究发现，在曾经抗拒治疗的患有情绪和焦虑障碍的成人患者中，氯胺酮可产生快速而强大的抗抑郁作用[401, 402]。增加单胺类神经递质（包括 5- 羟色胺、去甲肾上腺素和多巴胺）活性的抗抑郁药物通常需要数周时间才能发挥作用，而氯胺酮对抑郁症的影响则在数小时内产生。现在大多数研究聚焦于 40min 内静脉注射 0.5mg/kg 氯胺酮，其他的剂量和时间间隔正在进一步探索。已经有研究发现每周重复输液能更有效地提供预期效果[403]。这些治疗通常在医院或诊所环境中进行，也有在 ED 或与急诊医生合作进行[404, 405]。一项系统回顾了 10 项治疗有自杀倾向的成年抑郁症患者的对照试验发现氯胺酮可在 1 天内迅速减少自杀倾向，持续时间长达 1 周[406]。一项试验对 13 名难治性抑郁症青少年进行了 6 次氯胺酮输注，剂量为 0.5mg/kg，持续 2 周。虽然接受较低剂量的前 5 名患儿没有效果，但 8 名接受了基于实际体重（而非理想体重）剂量治疗的患儿中，有 5 名患儿症状好转。在 6 个月的随访中，其中 2 名患儿仍处于症状缓解状态[405]。之后的报告指出，1 名患有难治性抑郁症和自杀意念的 15 岁儿童在 3 周内反复输注氯胺酮，病情得到了改善[407]。对 188 名成年人（这些人参加了 4 项氯胺酮治疗难治性重度抑郁症或双相情感障碍的试验）的数据进行分析，发现 50%～80% 的患者在输液过程中出现了奇怪、迷乱、头晕、眩晕、游离、漂浮、视觉扭曲、说话困难及麻木的感觉。大多数不良反应在使用氯胺酮后 1h 内达到峰值，并在输液后的 2h 内完全消失。未发现严重的药物相关不良反应，在之后的 3 个月随访中，未发现严重的不良反应，如上瘾、记忆问题或认知障碍[408]。艾司氯胺酮口服或鼻内给药（FDA 于 2019 年批准用药）的试验仍在研究中[409, 410]。由于存在不良反应及滥用的可能性，氯胺酮的使用必须在医疗监督下进行。氯胺酮或艾司氯胺酮是否可以作为急诊科作为综合方法的一部分，以降低出现自杀想法患者的自杀风险，仍需进一步研究[411]。

（12）其他不良反应：氯胺酮偶尔会在输注后不久引起可消退的红斑皮疹，更常见的不良反应是镇静苏醒期出现的复视和头晕；在重复输注或使用高剂量时，通常会出现唾液过多；以及呕吐反应[9]。据报道，在无辅助药物的情况下接受氯胺酮 ED PSA 的儿童中，有 10%～20% 患儿出现呕吐[87, 92]。幸运的是，呕吐几乎均发生于恢复期和出院之后[9, 305]。

同时使用吗啡、羟考酮等阿片类物质可使呕吐发生率增加，而咪达唑仑与氯胺酮的共同使用则明显降低呕吐发生率（分别为 19% vs. 10%）[87]，使用昂丹司琼也可达到类似效果（分别为 13% vs. 5%）[92]。由于呕吐更易发生于年龄较大儿童，故 ≥5 岁儿童应考虑使用昂丹司琼[92]。呕吐与麻醉前空腹时间的长短或氯胺酮剂量不相关[63, 90, 306]。

氯胺酮引起的唾液过多是通过胆碱能效应介导的[135]。过多的唾液可能会引发喉疼挛和其他不良气道事件，原则上会将抗胆碱能的止涎药（如阿托品或格隆溴铵）与氯胺酮共同使用[119, 251]。然而，在一项约 1000 名接受静脉注射氯胺酮（平均剂量为 2mg/kg）而未使用止涎药提供 ED PSA 的儿童非盲试验中，未发现明显的唾液过多或不良气道反应[144]。然而，在一项随机双盲试验中，发现接受肌内注射氯胺酮 4mg/kg 的患儿，无论使用或不使用阿托品，均有唾液过多现象，但无不良气道事件[143]。这些研究表明，唾液分泌过多可能与氯胺酮使用剂量相关。对 22 645 例基于氯胺酮进行镇静的 Meta 分析和后续研究发现，与止涎药相关的呼吸道不良事件的发生率增加[137, 377]。基于这些研究，加之使用阿托品或格隆溴铵后患儿常抱怨"口干"，笔者使用单次静脉注射氯胺酮（2mg/kg 或更小剂量）提供 ED PSA 时，不再使用止涎药。

（13）禁忌证、注意事项和不良反应：请参阅具体影响。

虽然与其他 ED PSA 方案相比，使用氯胺酮时更可能出现呼吸抑制、呼吸暂停和上呼吸道梗阻[266]。但通过严密监测及直接观察发现，这些不良反应通常较易通过简单的操作（如双手托颌和气道矫正）来控制[305]。氯胺酮可以保持健康患儿的心输出量，但在休克患儿中需要谨慎使用，它可能会导致心脏抑制和严重低血压[256]。

拟精神病作用（如幻觉、妄想和其他类似精神分裂症的症状）的发生是不可预测的，在恢复期间通常表现为焦虑不安。一些人认为这类症状在青春期后儿童或患有精神障碍的儿童中更常见。由于精神分裂症的病理机制与氯胺酮诱导的作用相似，因此建议在患有精神疾病的患儿（及其近亲患儿）中避免使用氯胺酮。尽管还未得到充分研究，但患有注意缺陷多动障碍（attention deficit and hyperactive disorder，ADHD）儿童可能不会增加对拟精神病效应的敏感性。在本书作者所在的急诊科中，加或不加咪达唑仑的氯胺酮常用于青少年的剧烈疼痛操作；在镇静之前，所有会说话的儿童均被告知他们在恢复期间可能经历的情况，并建议他们在诱导镇静的过程中想一些愉快的事情。使用氯胺酮后常规给予咪达唑仑，或直接在同一注射器中混合使用咪达唑仑，均不能降低氯胺酮镇静恢复期间的焦虑情绪，甚至反而可能有所增加[87, 301]。在全身麻醉中已证明，高度焦虑的儿童在氯胺酮之前先接受抗焦虑剂量的咪达唑仑，可能会获益[303, 307, 308]。

氯胺酮的可用浓度为 10mg/ml、50mg/ml 或 100mg/ml。但对于静脉注射镇静，只建议使用 10mg/ml 的浓度，以降低用药过量的风险，且便于滴定至所需效果。此外，建议在急诊室只提供一种浓度的药物，防止使用者在无意中给予了更高浓度药物而发生剂量超过预期的情况。

(14) 药代动力学：在儿童和成人中，氯胺酮的分布半衰期约为 24s，再分布半衰期为 4.7min，消失半衰期为 2.2h[309, 310]。5min 的再分布半衰期与 ED PSA 时用单次剂量氯胺酮诱导的镇静程度最深的时期（5～10min）一致。咪达唑仑或地西泮与氯胺酮的合用可能会延缓肝脏代谢，但不会

延长恢复时间（咪达唑仑的镇静作用可能会延长出院时间）[87, 311]。

ED PSA 为了达到相对可靠的解离状态，一般选择最低剂量的氯胺酮 1.5～2mg/kg 在 30～60s 静脉注射，或 4～5mg/kg 剂量的肌内注射[79]。然而，研究发现在与咪达唑仑共同使用时，低剂量的静脉注射或肌内注射均有效[9, 88, 161, 312, 313]。最近，氯胺酮 ED PSA 在儿童中的药代动力学研究阐明了这些不同的剂量策略可能有效的原因。

根据 1.5—14 岁接受氯胺酮 ED PSA 的儿童血浆药物浓度的测量情况，已经确定了年龄特异性氯胺酮药代动力学概要[314]。为了达到 15min 的超深度镇静/麻醉（对疼痛刺激无反应或唤醒，且无意识），可以利用该上述结果模拟几种用药策略及其恢复期[160]。他们预测 1 名 6 岁儿童，在进行 30～60s 输注 2mg/kg 氯胺酮后，将在 70min 内恢复（昏昏欲睡，眼睛睁开或闭上，但容易在言语刺激下恢复意识）。另一种策略是氯胺酮起始剂量为 1.25mg/kg，随后在 8min 时"补充"一半剂量（0.625mg/kg），可使患儿在 30min 内恢复。最后一种，起始剂量为 0.3mg/kg 氯胺酮时，以 3mg/(kg·h) 的速度输注 15min，在停止输注后 20min 内患儿即可恢复。表 22-9 中列出了其他年龄段的用药情况。

与大多数药物一样，氯胺酮在效应和清除率方面存在受试者间的差异。氯胺酮的平均血浆浓度为（6.5×10⁻⁴）mg/ml 时，只对 50% 儿童有效；想要使 95% 儿童获得足够效果则需要（1.59×10⁻³）mg/ml 的浓度，且恢复时间更长[160]。儿童的血浆清除率与成人相似，其与肝脏血流量相关。此外，清除率会随年龄增加而呈现非线性升高，因此为了维持年幼儿童的预期效果，需要更高剂量（mg/kg）。给药剂量范围只占清除率变化的一半左右，且目前尚不清楚药物基因组学的影响。对个别儿童，必须在临床上对所需的镇静深度进行滴定。

在快速静脉注射氯胺酮后，由于脑部氯胺酮浓度的迅速变化，可能会增加呼吸暂停或显著呼吸抑制的风险[79]。然而，最近一项小型研究

表 22-9　维持 15min 深度镇静水平的氯胺酮给药策略[160]

年　龄	单次剂量 （约 70min 恢复）	间歇给药 （约 30min 恢复）	输注 15min 初始剂量 （约 20min 恢复）
>18 岁	1.5mg/kg	起始剂量：1mg/kg 10min 补充剂量：0.5mg/kg	起始剂量：0.25mg/kg 2.5mg/(kg·h) 输注 15min
12 岁	1.75mg/kg	起始剂量：1mg/kg 8min 补充剂量：0.5mg/kg	起始剂 0.275mg/kg 2.75mg/(kg·h) 输注 15min
6 岁	2mg/kg	起始剂量：1.25mg/kg 8min 补充剂量：0.625mg/kg	起始剂量：0.3mg/kg， 3mg/(kg·h) 输注 15min
2 岁	2.125mg/kg	起始剂量：1.5mg/kg 8min 补充剂量：0.75mg/kg 或者 起始剂量：1mg/kg 6min 补充剂量：0.5mg/kg 10min 补充剂量：0.5mg/kg	0.35mg/kg 3.5mg/(kg·h) 输注 15min

发现，5s 或更短时间内静脉注射氯胺酮（最多 1mg/kg）后，为发生明显的呼吸或循环系统不良反应，且患儿平均在 20～25min 均可恢复至出院标准[376]。本书作者长期使用低剂量氯胺酮快速输注，用于简单的骨折复位或脓肿切开引流等短暂的疼痛性操作。低剂量氯胺酮即可提供有效镇静，并能使患儿更快恢复。根据具体需要，也可用于滴定追加的剂量。

(15) 适应证：氯胺酮用于 PSA 对引起剧烈疼痛的诊疗操作特别有效，如骨折复位、关节脱臼复位、烧伤清创或脓肿切开引流[9, 79]。此外，氯胺酮 PSA 也同样适用于短暂的疼痛性放射操作，如引导性关节穿刺术、无痛 CT 及复杂撕裂伤的修复。涉及口咽部操作，如扁桃体周围脓肿切开引流或内镜检查，可使用氯胺酮进行轻度镇静（请参考后文病例），但镇静的医生必须提前做好喉痉挛风险增加的准备[146, 315, 316]。

(16) 药物妊娠分级 B 级

• 剂量：如果氯胺酮给药剂量 >2mg/kg，容易诱导全身麻醉，使身体对疼痛刺激无反应，但仍有持续的自主呼吸和良好的心输出量。然而，氯胺酮起始静脉注射剂量 ≥2.5mg/kg 或重复给药后总剂量 ≥5.0mg/kg，会增加呼吸系统不良事件的风险[137]。建议将氯胺酮滴定至对剧烈疼痛反应迟钝的理想程度。氯胺酮是一种强效遗忘药，因此不必要求使用氯胺酮以达到对疼痛刺激完全丧失反应的效果[9, 79]。大多数患儿即使在最痛苦的时候发出呻吟，对整个操作过程也是几乎没有记忆的（但不能完全保证）。医护人员可在患儿恢复后通过询问患儿记得什么以确其对诊疗操作的遗忘情况，这样可消除其父母的担忧和顾虑，特别是当他们在操作过程中一直待在治疗室时。

– 静脉注射（IV）：对持续时间 5～15min 的剧烈疼痛操作而言，总剂量 1～2mg/kg 单独使用足以达到效果（请参考"药代动力学"部分）。如果与咪达唑仑联用，通常 1～1.5mg/kg 即可。总剂量可安全地在 30～60s 内单次给药。但许多其他镇静药的初始剂量为 0.5mg/kg，给药时间超过 15～30s，每分钟重复一次，直到达到预期的镇痛效果。对于长时间操作，可根据需要（每 5～10 分钟）给予 0.25～0.5mg/kg 的追加剂量，具体取决于患儿对刺激的反应 [9, 312]。起始剂量较低时，根据需要增加追加剂量，可缩短恢复时间 [160]。如条件允许，强烈建议使用局部麻醉药，以减少所需的氯胺酮用量。对于疼痛剧烈却短暂、允许患儿有体动的操作，例如，将股骨骨折的患儿从脊柱板转移至 ED 的病床上，或重新定位骨折肢体以获得最佳 X 线片，低剂量（0.2～0.3mg/kg）氯胺酮快速静脉注射（在 5s 内）可使患儿忍受操作的疼痛而不丧失意识；应提前提醒患儿会产生"怪异感"，并监测其镇静效果。

- 肌内注射（IM）：2～4mg/kg，较低剂量，用于同时使用局部麻醉的简短操作，如裂伤修复 [312, 317]。

- 鼻内给药（IN）：1～2mg/kg 可提供镇痛，镇静可能需要 9～10mg/kg。这种剂量的可变性降低了这一给药途径的实用性（见上文的鼻内给药部分）。

• 起效 / 持续时间

- 静脉注射（IV）：镇静镇痛作用在 15～30s 起效，持续时间为 5～10min，恢复时间为 60min，具体取决于给药剂量。

- 肌内注射（IM）：镇静镇痛作用在 5～15min 起效，持续时间为 30～150min，取决于给药剂量。

- 鼻内给药（IN）：1～2mg/kg 用于镇痛，10～20min 起效，持续时间 60min 以上。

• 代谢：氯胺酮经肝脏细胞色素系统降解产生去甲氯胺酮，去甲氯胺酮的消除半衰期（1.13h）比氯胺酮（2.1h）更短，其镇痛效力为氯胺酮的 1/3[318]。

研究发现，相关的止涎药与氯胺酮联合使用，会使呼吸系统不良事件的发生率增加 [137, 377]。

2. 格隆溴铵（Robinul®）

(1) 适应证：一些临床医生在给予氯胺酮起始剂量前，先使用止涎药。它不会穿透血脑屏障，因此不会引起不良的中枢神经系统效应，比阿托品更受青睐。单次剂量 1～2mg/kg 的氯胺酮，可能无须使用止涎药 [79, 137, 143, 144]。目前尚不清楚在合并上呼吸道感染儿童中使用止涎药是否获益。许多儿童在服用止涎药后的 6～8h 会抱怨"口干" [9]。

(2) 浓度：0.2mg/ml。

(3) 剂量：（5×10⁻³）mg/kg 静脉注射，最高剂量为 200mg。使用氯胺酮前，至少提前 5～15min 给药。

3. 阿托品

(1) 适应证：一些临床医生会将起始剂量的氯胺酮与止涎药（不是格隆溴铵）联合使用。虽然不常见，但阿托品可能会对 CNS 产生不良反应（如兴奋）[143]。在单次使用 1～2mg/kg 氯胺酮前，无须先使用止涎药 [79, 137, 143, 144]。目前尚不清楚在患有上呼吸道感染儿童中使用止涎药是否有益。

(2) 剂量：0.01mg/kg（最低 0.1mg，最高 0.5mg）。

4. 氯胺酮与镇静药或镇痛药联用

与氯胺酮联用的其他镇静或镇痛药物，包括丙泊酚、咪达唑仑、芬太尼或巴比妥类药物，会增加发生不良呼吸事件的可能性 [372, 377]。

(1) 氯胺酮与丙泊酚混合药（Ketofol）：理论上，将氯胺酮与丙泊酚联合使用可能有优势，因为使用较低剂量的药物可以减少两者的不良反应。但在成人和儿童中发表的研究显示，与单独使用丙泊酚相比，联合使用并未展现出优越的临床疗效。一项比较单独使用氯胺酮或氯胺酮和丙泊酚混合药物（ketofol）的随机试验发现，单用氯胺酮对骨折复位术的效果略好（分别为 99% 和 90%），但 ketofol 组的呕吐较少 [427]。2018 年，一项针对儿童 ED PSA 的多中心试验发现，与单独使用丙泊酚相比，将其与氯胺酮或芬太尼联合使用可降低不良事件的风险，但这三种技术的风险均大于单独使用氯胺酮时 [372]。与单独使用丙泊酚相比，联合疗法可减少血流动力学和呼吸系统不良反应的观点仍存在争议 [202]。一项比较丙泊酚＋氯胺酮与丙泊酚＋芬太尼用于烧伤换药患儿 PSA 的研究发现，添加氯胺酮对血压和呼吸频率的影响相似，但躁动程度较轻 [203]。

目前已经证明，静脉注射氯胺酮和丙泊酚混合药物（ketofol）是一种有效且高效的 ED PSA 技术，与两种药物作为单一药物使用时相比，不良反应更少[360, 361]。呼吸抑制减少的原因可能是由于氯胺酮和丙泊酚共同使用时，为达到镇静效果所需的丙泊酚剂量较低[362]。此外，使用氯胺酮镇痛可减少阿片类物质与丙泊酚合用的需要，后者的组合用药会加剧呼吸抑制。据报道，与单独使用氯胺酮相比，接受 ketofol 的患者呕吐次数也较少，这种效果与昂丹司琼相似[362]。迄今为止，已经发表了 4 项关于儿童接受 ketofol ED PSA 的研究，主要用于骨折复位手术[363-365, 427]。但氯胺酮和丙泊酚的最佳相对剂量尚不清楚。

一项精心设计的试验在 136 名儿童中比较了 ketofol 或单独使用氯胺酮的情况[363]。儿童分别接受了①起始剂量的氯胺酮和丙泊酚（ketofol），每次 0.5mg/kg，然后根据需要，每 2 分钟追加丙泊酚 0.5mg/kg，以达到深度镇静；②起始剂量为氯胺酮 1.0mg/kg，然后根据需要每 2 分钟追加氯胺酮 0.25mg/kg。接受丙泊酚和氯胺酮的总剂量中位数是 0.5mg/kg，而单独接受氯胺酮的则为 1.0mg/kg。ketofol 组的恢复时间比后者缩短 3min（13min vs. 16min），出现呕吐的儿童也较少（2% vs. 12%）。在丙泊酚和氯胺酮联合用药组中，8% 患儿在恢复期间出现不良反应（激动、幻觉、谵妄），而在氯胺酮单独用药组中，13% 患儿在恢复期间出现不良反应。两组之间其他不良事件发生率相似。

一个病例系列描述了 219 名儿童在 ED PSA 中使用静脉注射 ketofol（氯胺酮和丙泊酚按 1 : 1 混合于一个注射器中）滴定至深度镇静[364]。中位剂量是氯胺酮和丙泊酚各 0.8mg/kg，中位恢复时间为 14min。其中 2 名患儿因中枢性呼吸暂停而需要短暂的强烈刺激，1 名患有哮喘的婴儿为了找异物而接受了喉镜检查，需要正压通气来控制喉痉挛。

早期的 20 名儿童的病例系列评估了在氯胺酮 0.5mg/kg 给药 1min 后，追加丙泊酚 1mg/kg

的效果[365]。如果认为镇静程度不够，允许第二次使用氯胺酮 0.25mg/kg（含或不含丙泊酚 0.5mg/kg）。中位恢复时间为 38min，其中 3 名患儿（15%）出现短暂的轻度氧饱和度下降，并且通过调整气道位置改善通气，所以无须辅助通气或吸氧。另有 1 名患儿发生呕吐。

一项随机双盲试验分别对儿童和成人（中位年龄为 20 岁和 22 岁）ED PSA 中 ketofol 与丙泊酚的应用进行了比较[366]。所有人都于镇静前 5min 给予芬太尼 0.5～1mg/kg，然后推注氯胺酮 0.5mg/kg 或生理盐水，再推注丙泊酚 1mg/kg。根据需要，重复追加丙泊酚 0.5mg/kg，以达到或维持深度镇静。各组之间的呼吸抑制情况相似（22% vs. 28%）。他们发现麻醉医生对氯胺酮与丙泊酚联合使用更为满意，可能是由于该方案提高了镇静质量。

最后，一项随机试验比较了在 183 名儿童中单独使用氯胺酮和 ketofol 后进行骨折复位的情况[427]。分别使用氯胺酮 1mg/kg 和氯胺酮＋丙泊酚各 0.5mg/kg，根据需要增加剂量。单独使用氯胺酮组中恶心发生率更高，其他不良事件在两组间不存在差异。单独使用氯胺酮组的镇静效果更好（99% vs. 90%），这些研究发现与成人的试验结果相似[367-369]。

虽然氯胺酮与丙泊酚联合使用可以通过较低剂量来实现有效的镇静，但目前尚不清楚使用这种更复杂的技术使患儿更快恢复是否具有临床意义，仍需进一步评估。

(2) 氯胺酮联合右美托咪定（Ketadex）：目前已经发现，在接受心脏手术和碎石术的儿童中，将氯胺酮和右美托咪定联合使用，可减少或防止单独氯胺酮引起的心动过速、高血压、流涎和苏醒现象，以及单独使用右美托咪定引起的心动过缓、低血压或高血压[370]。然而可能是由于恢复时间较长，目前尚无研究可用于评估这种组合在儿童 ED PSA 中的应用。

5. 氧化亚氮

氧化亚氮（N_2O）是一种无色、无臭、无味的气体，在线性剂量 – 反应模式下，可诱发解离性兴奋、困倦、抗焦虑，以及轻度至中度的遗忘和镇痛，作用效果在 2～5min 内开始与消失[319, 320]。N_2O 与氧气混合（N_2O/O_2）时，通常用 N_2O 的浓度来描述。"70%N_2O"是指 70% 的 N_2O 混合 30% 的 O_2[321]。然而，在特定浓度的 N_2O 中，镇静深度存在巨大差异。一项关于 N_2O 用于 ED PSA 的研究发现，90% 接受 50%～70%N_2O 的儿童出现轻度镇静（昏昏欲睡，眼睛睁开或闭上，但在语言刺激下容易唤醒），而接受 70%N_2O 的儿童中有 3% 患儿会出现中度或深度镇静[322]。其他报告称，2%～10% 的儿童在使用 N_2O 的 ED PSA 期间，镇静效果不佳[10, 322, 323]。

由于 N_2O 产生轻度至中度镇静，患儿通常保留部分意识，因此，增强其抗焦虑、解离和欣快作用的策略对于其成功用于 PSA 至关重要。引导患儿进行想象可以显著提高 N_2O 的功效，并有助于减轻焦虑[320, 324]。无使用经历的儿童通常因气体引起的漂浮感或刺痛感而受惊吓，但将这些影响引入不可怕的情境时，他们则很容易接受。本书作者经常鼓励学龄前和学龄儿童想象他们飞到一个自己喜欢的或幻想中的地方，比如"与老鹰一起翱翔，穿过云层和星星去看月亮"。在镇静过程中，通过详细描述沿途可能"看到"的东西来引导儿童。另外，有些儿童乐于分享他们自己的想象，会让作者"跟在后面"，例如一名 5 岁女孩，在桡骨骨折复位时，非常详细地描述了她的"巧克力小马"。一些年龄较大的儿童和青少年，更喜欢使用 N_2O 镇静药后保留部分意识，因为他们和许多成年人一样，害怕强效镇静或麻醉引起警惕性或自我控制能力的丧失。

对疼痛性诊疗操作，同时使用局部麻醉和（或）全身镇痛以有效缓解疼痛，也是 N_2O ED PSA 技术的关键[325]。例如，当 N_2O 镇静药联合利多卡因局部阻滞时，前臂骨折复位的疼痛程度最低[88, 326, 327]，或者，当幼儿接受了局部麻醉时，可在修复裂伤时保持平静[10]。

N_2O ED PSA 在施用时不会引起疼痛，也无须静脉通路，而且起效迅速，有抵消作用，因此使其广泛用于临床。经过专门培训的护士即可对健康儿童进行 N_2O 的 ED PSA[62, 328, 329]。

（1）适应证：N_2O 可与局部麻醉和（或）口服镇痛药联合使用，主要用于短小（5～10min）手术中的抗焦虑、轻度镇痛和遗忘，如裂伤修复、脓肿切开引流、腰椎穿刺、静脉置管和一些骨折复位术[431, 433–435]。使用 60%～70%N_2O 或与阿片类物质（如鼻内给予芬太尼或口服羟考酮）或镇静药联合使用，可加深镇静程度并提高疗效[129–131, 340–342, 428]。然而，阿片类物质与 N_2O 联合使用会使呕吐发生率从 10% 增加至 25%[88, 428]。但是，对于非常痛苦的诊疗操作，N_2O 的镇静作用十分有限，除非可同时使用局部麻醉[325]。笔者经常让幼儿和学龄前儿童首先口服羟考酮 0.2mg/kg，30～60min 后再予 N_2O 镇静，用于脓肿切开引流。以防万一，在镇静前、镇静中和镇静后均需监测患儿呼吸抑制。

许多人认为，N_2O 对能配合和运用想象力的儿童更有效，但在 ≤2 岁儿童中也已观察到，N_2O 可显著减轻其操作痛苦[10]。在笔者所在的 ED 中，N_2O 镇静药经常通过连续流动系统用于 >3 月龄的婴儿，这一点将在后文进行介绍。

N_2O 可缓解儿童在缝合过程中的痛苦[10, 323, 330–332]。我们发现，2—6 岁儿童接受局部麻醉后，可在床边与父母一起观看动画片。接受 50%N_2O（而不是口服咪达唑仑）后，儿童在清洗伤口、补充注射利多卡因和缝合过程中的痛苦均较轻。单独使用 N_2O 的患儿恢复极快，无运动失调或头晕，但出现呕吐（10%）[10]。值得注意的是，在另一项研究中，30%N_2O 用于 <8 岁儿童难以达到足够效果[330]。

将 N_2O 与局部麻醉联合使用时，前臂中远端骨折的复位可以有效进行[88, 326, 327, 333–335, 395–397, 432]。我们发现 N_2O 联合 1% 利多卡因局部麻醉（2.5mg/kg，最大剂量 100mg）与静脉注射氯胺酮同样有效，可缓解 5—17 岁儿童骨折复位时的痛苦。这种技术通常对前臂中远端骨折移位最为有效，因为这些骨折部位会产生较大血肿，可以进行有效的血肿局部阻断。而需要复位的隆起骨折或青枝骨折则产生小血肿或不产生血肿，使得利多卡因阻断效果较差；有效的骨折血肿局部阻滞是操作成功的关键。对于这些不完全骨折，血肿局部阻滞可部分缓解疼痛，并联合 70%N_2O 和同时先前口服羟考酮或其他强效镇痛药，可使许多患儿在可接受的痛苦情况下耐受骨折复位。在 N_2O 镇静骨折复位过程中，患儿回忆起的疼痛通常少于观察者根据其在操作过程中的反应所预期的疼痛[326]。在患儿恢复后且父母在场的情况下，询问孩子对手术的回忆，通常会让父母更安心，特别是在骨折复位时目睹了孩子的一些痛苦表现的父母。骨折复位中，与基于氯胺酮的镇静相比，使用 N_2O 的恢复速度明显更快（分别为 16min 和 83min）[88]。如果复位后完成骨折部位的塑形（伴有疼痛的）时，立即停用 N_2O，患儿通常会在石膏或夹板固定完成前恢复至接近正常状态。

在腰椎穿刺、脓肿引流、换药和静脉导管置入等其他痛苦的 ED 和门诊操作中，同样可通过应用 N_2O 减少患儿操作时的痛苦[322, 332336–341]。N_2O 镇静的恢复速度通常非常快，5min 内患儿即能独自坐起，15min 内即可出院。

(2) 技术：如前所述，成功的 N_2O 镇静可使儿童在整个过程中沉浸在富有想象力的故事中。通过分散注意力、引导想象和讲故事，给儿童一个不具威胁性的情境，让其接受气体所带来的感觉，从而大大增强了预期效果。在吸入 N_2O 时，儿童能够听从命令，描述漂浮的感觉，经常大笑，并偶尔咀嚼或舔面罩。面罩上带有泡泡糖喷雾或涂有令人喜爱的唇膏，以提高儿童对面罩的接受程度。如果有人告诉他们这是正常反应，青少年和学龄儿童经常会傻笑，其父母在此情况下通常也会开始笑，大概是为了缓解他们自己的焦虑。通过劝诱将面罩戴在年仅 2 岁的儿童脸上，在发生呕吐时可迅速摘下面罩，从而增加安全系数。患儿独自握住面罩的能力也反映其镇静程度的深浅，并减少面罩覆盖其口鼻时产生相关的焦虑情绪。当面罩是固定的，所有人必须警惕呕吐的迹象，并及时摘下面罩，允许患儿清除呕吐物。

从 30%N_2O 的抗焦虑剂量开始滴定，并在 2min 内将浓度增加至 50%～70%，可减少儿童在诱导期间的恐惧情绪。有人发现，当向患儿提前解释可能会感受到的不适时，患儿可以耐受 N_2O 浓度从 50%～70% 开始。但无论采用何种技术，在开始操作前，儿童均应提前吸入所需最大浓度 1～2min，让其充分发挥作用。

停用 N_2O 后，无须为了防止"弥漫性缺氧"而给予 100% 氧气，除非患儿正从深度镇静或全身麻醉中苏醒。N_2O 从血流扩散至肺泡并置换氧气，在仅使用 N_2O 进行镇静时，患儿在苏醒期极易呼出 N_2O 而不引起缺氧[128, 342, 343]。建议在停用 N_2O 后，继续使用 100% 氧气 2～3min，以清除患者呼出的 N_2O[429]。与任何镇静技术一样，儿童应该使用脉搏血氧仪进行监测，直至清醒（通常在停用 N_2O 后 3～5min 内）。

(3) 输送系统：在 ED 的 N_2O（50%）输送是通过为用于成人而设计的呼吸调节系统（Nitronox/Entonox®），但儿童在使用这些设备时，难以产生启动气体流动所需的吸气负压。相比之下，牙医、口腔外科医生和麻醉医生使用的连续输送系统，可提供自由的气体流动，输送高达 70% 的 N_2O。该系统允许正常呼吸，且所有年龄段的患儿均可轻松使用[321, 344]。带有鼻罩的口腔系统可以通过在呼气分支中加入为麻醉机设计的开放式气体接口，来适应全脸面罩的使用。但是需注意，利用带鼻罩的口腔输送系统不能有效输送 N_2O。一项对患儿通过鼻罩吸入 N_2O 的研究发现，呼气末肺泡内的平均 N_2O 浓度比流量计的设置低 63%[429]。供应 50%N_2O，90s 后达到的 N_2O 饱和度最高仅为 11%。带有全脸面罩的连续呼吸系统最近于美国上市。由于 N_2O 浓度超过 79%（+21% O_2）会导致缺氧，因此 N_2O 浓度最高限制于 70%～75%。由于机器或系统故障，意外施用 100%N_2O 会迅速致死，因此使用者必须非常熟悉所使用的 N_2O 输送系统机制[345, 346]。在每次使用 N$_2$O 前，应进行机器或系统检查，以确保机器和监测器的正常功能。

清除装置应是输送系统的组成部分之一，以尽量减少医护人员暴露于 N$_2$O 环境。长期和反复接触 N$_2$O 可能会导致血液、神经和生殖系统出现异常（见注意事项）。N$_2$O 输送装置及其使用的治疗区域，应符合国家职业安全和健康研究所的标准及国家安全准则与规定[347]。在治疗室中进行 10～20/h 的室内空气交换，以去除清除过程中逃脱的 N$_2$O 是有益的。

(4) 监测：应使用气体分析仪，以确保在使用 N$_2$O 期间设备功能正常 / 氧气输送充足[59]。气体分析仪可测量吸气时、呼气时 N$_2$O 和呼气末 CO$_2$ 浓度，确保设备功能正常，为患儿提供安全保障。

在不使用任何其他镇静药、麻醉药或呼吸抑制药物的情况下，为 ASA-PS Ⅰ级或Ⅱ级的儿童提供≤50% 的 N$_2$O，被认为是最轻度的镇静，可通过直接观察和间歇性评估患儿的镇静程度来监测[59]。在整个镇静过程中，儿童应能进行语言互动。如果对患儿施用＞50% 的 N$_2$O，或者同时接受麻醉药或其他镇静药物，应观察患儿是否出现中度镇静。如果出现中度镇静，应相应地加大监测力度。由于氧气与 N$_2$O 混合使用，低氧血症（即使是轻度的）的发生率极低，如果发现，应立即进行调查以确定原因。

(5) 禁忌证 / 注意事项：在正常大气压下，N$_2$O 不能诱导全身麻醉，除非与其他药物联合使用。一个多世纪以来，浓度为 30%～70% 的 N$_2$O 已被广泛应用，以减少儿童在口腔操作期间的痛苦[348]。回顾了近 36 000 例非口腔操作中使用 50% N$_2$O 的病例，发现 9 例（0.03%）严重不良事件（嗜睡、呕吐、心动过缓、眩晕、头痛、噩梦、出汗）可归因于 N$_2$O[349]。在健康患儿（ASA-PS Ⅰ、Ⅱ）中，N$_2$O 对心血管或呼吸系统的影响极小[78, 130, 342]。然而，N$_2$O 可能会增强对其他药物引起的缺氧和高碳酸血症的抑制反应[129-131, 322, 350]。

N$_2$O 可迅速扩散至充满空气的空腔中，导致空腔体积和压力与吸入 N$_2$O 的浓度和时间成正比

增加。因此，对于气胸、阻塞性肺气肿或肠梗阻等存在气体滞留的患儿，不应使用 N$_2$O。N$_2$O 用于急性中耳炎患儿可能会导致中耳压力增加，尽管这种情况较为罕见。其他相对禁忌证包括明显的头部损伤（N$_2$O 轻度增加颅内血流）、精神状态改变和精神障碍（N$_2$O 可能导致类似氯胺酮的精神障碍效应）。

反复和长期接触 N$_2$O 可能会引起骨髓抑制；肝脏、中枢神经系统和睾丸功能障碍；生育能力下降和自发性流产增加；以及周围神经病变[331, 431]。当清除装置被整合到系统中后，未再发现这些不利影响。因此，使用清除装置可以最大限度地减少环境中的气体和医护人员接触的概率。

与使用 N$_2$O 相关的死亡病例是由于意外使用了 100%N$_2$O，随后出现缺氧[345, 346]。主要发生于已经使用其他药物作为麻醉方案的一部分的患儿中。这些悲剧表明，临床医生必须了解所使用的气体输送装置的各个方面，包括机械方面。

(6) 药物妊娠分级 C 级

• 不良反应：大约 10% 的患儿在接受 50%N$_2$O 时会发生呕吐，有些患儿还会出现短暂的头晕、头痛[78]。这些影响通常在停止给予 N$_2$O 的 5min 内消失。呕吐发生率可随阿片类物质的使用而增加，但与咪达唑仑联合使用时则降低[10, 88]。一些医疗机构认为，当 N$_2$O 给药时间超过 5～10min 后，呕吐的风险增加，特别是浓度＞50% 时，但这一观点仍有待证实。目前已经发现，当 N$_2$O 与鼻内芬太尼合用时，联合昂丹司琼对呕吐发生率无影响[430]。单独使用 N$_2$O 时，气道保护性反射基本保持不变[351-353]。目前尚不清楚 N$_2$O 与其他镇静药或镇痛药联用是否会增加误吸和其他不良事件的风险，但这类风险可能与患者的镇静深度和合用药物的效果相关。

• 剂量：N$_2$O 浓度为 30%～50%，与氧气混合使用，可在大多数儿童中实现最小到轻中度镇静，且无心肺不良反应[59]。最近推荐在急诊室接受镇静的儿童常规使用 60%～70% 的剂量，并发现这种用法是安全的[322]。在作者所在的 ED，通

常使用 50%～70% 的 N₂O，初始浓度较高，然后随着手术中最痛苦操作的完成而降低浓度。

· 起效 / 持续时间：患儿在 1min 内即可感受到 N₂O 的作用，但为了达到最佳效果，在开始手术前应提前吸入气体 2～3min，使大脑浓度与输送的气体浓度达到平衡。恢复迅速，儿童在停药后 3～5min 即可单独坐着。但运动失调可能会持续更长时间，所以最初应协助他们行走。

· 作用机制：N₂O 具有 NMDA 谷氨酸受体拮抗药、阿片类物质激动药和 GABA 能作用[354-356]。

· 代谢：N₂O 以原形随呼气排出体外。

6. 右美托咪定

右美托咪定是一种 α₂ 受体激动药，与 CNS 和外周受体结合，可以模拟自然睡眠，具有抗焦虑、遗忘和轻度镇痛作用，且不影响通气[436, 437]。与苯二氮䓬或巴比妥类药物不同，用较低剂量右美托咪定镇静的患者可以很容易地被唤醒至具有理解能力的状态。虽然右美托咪定最初会抑制心血管功能，但随后血压和心率升高（高达 30%），这两种情况通常不需要干预。在深度镇静期间，可以保持有效通气。气道张力得以维持，因此阻塞性呼吸暂停患儿需要的气道支持比使用其他药物镇静时要少[437-439]。右美托咪定输注可能不会影响脑灌注，包括在严重头部创伤的患儿中。值得注意的是，与其他用于镇静和麻醉的药物不同，右美托咪定可能具有防止 CNS 神经元凋亡的神经保护作用。

尽管右美托咪定在儿童中的使用尚未得到正式批准，但其在儿科的应用正在增加。右美托咪定最常用的是鼻内给药，用于术前抗焦虑，以及持续静脉输注作为全身麻醉或插管患儿镇静方案的组成部分，它也越来越多地作为单一药物静脉给药，或与其他镇静药联合用于需要保持患儿长时间不动的无痛操作，如 MRI 或 CT[436, 437, 440]。右美托咪定可以通过肌肉、鼻内、口腔黏膜或口服途径给药，但口服途径的生物利用度较差[441-445]。鼻内和口腔黏膜途径已被发现对包括孤独症在内的发育迟缓的儿童有效[446-449]。对于孤独症儿童，

右美托咪定 3mg/kg 鼻内给药联合咪达唑仑 0.2mg/kg 口腔内给药比单独使用右美托咪定更有效[450]。右美托咪定具有一定的阿片类物质 – 节约作用，但作为单一药物，一般对疼痛性操作无效果。右美托咪定联合氯胺酮或局部麻醉药可能是 ED PSA 的一种选择，但这种技术还需进一步研究[370]。

(1) 给药技术

· 静脉注射：右美托咪定剂量通常为 2～3mg/kg，建议静脉输注时间超过 10min，以尽量减少血压和心率的变化。给予此诱导剂量后，对于较长时间的诊疗操作（如 MRI），可维持每小时输注 1～2mg/kg[436, 440, 451]。已证明，2mg/kg 的单次剂量可为短时手术提供足够的镇静作用。据报道，在全身麻醉的儿童中，更快速的小剂量输注具有良好的耐受性，但仍需进一步研究[452, 453]。总之，虽然右美托咪定的优势使其成为一种具有吸引力的镇静选择，但起效时间长（通常为 12～14min）和恢复时间长（通常为 25～35min）的特点使其在繁忙的 ED 环境中不太适合用于许多短时手术[436, 440, 448]。

· 鼻内给药：鼻内（IN）右美托咪定与咪达唑仑不同，它对鼻黏膜无刺激性。一项关于儿童 IN 右美托咪定的研究的系统性综述确定了 19 项试验并得出结论：与口服水合氯醛或口服咪达唑仑相比，IN 右美托咪定更能提供有效镇静[454]。在成人中，与右美托咪定静脉输注 >5min 相比，对其采用以下给药途径时生物利用度进行了估计：鼻内（65%）、口腔（82%）、肌内注射（104%）和口服（16%）[455]。同样在成人中，IN 右美托咪定的血浆浓度在 38min 达到峰值，镇静作用始于 48～60min[456]。18 名术前儿童中，1 或 2mg/kg IN 右美托咪定的血浆浓度在 47min 达到峰值，与 10min 的药物静脉注射相比，生物利用度为 84%[457]。IN 给药 1mg/kg 后 20min 内，以及 IN 给药 2mg/kg 后 10min 内，婴幼儿血浆药物浓度接近镇静的最低药物浓度。

在 60 名平均年龄为 17 月龄的儿童中，使用 IN 右美托咪定 2.5mg/kg 可为 CT 检查提供有效

镇静[445]。镇静的平均时间为 13min，恢复时间为 90min。15% 的儿童心率下降超过 20%，2% 的儿童出现血压下降，而 3% 的儿童心率和血压上升超过 20%。但无儿童因为这些变化而需要干预。在 50 名接受 MRI 的 4 月龄—11 岁的儿童中发现，IN 右美托咪定 2～3mg/kg 后年龄较大的儿童峰值浓度较低，所有儿童中有 94% 需要用硫喷妥钠进行额外镇静，这表明在这些平均持续 40～45min 的长时间诊疗操作中，IN 右美托咪定作为单一技术是不够的[458]。目前尚不清楚 IN 右美托咪定作为单一技术是否满足最近发展的时间较短的 MRI 检查。

在 40 名 1—5 岁儿童中，比较了 IN 右美托咪定 2mg/kg 和 IN 咪达唑仑 0.4mg/kg 分别用于为裂伤修复手术提供的抗焦虑效果。研究发现 70% 接受右美托咪定的儿童在进行手术定位时未出现焦虑，而在接受咪达唑仑的儿童中则仅为 11%[459, 461]。使用局部麻醉时，两组的出院时间相似。

目前已证明 IN 右美托咪定可减少静脉导管置入时的痛苦。一项关于平均年龄为 4 岁的儿童的术前研究比较了 IN 右美托咪定 1mg/kg 和安慰剂对局部麻醉下置入静脉导管的痛苦缓解情况[460]。在接受 IN 右美托咪定时，94% 的患儿获得满意的镇静效果（入睡，但对轻度刺激有反应或无反应），平均起效时间为 25min，持续时间为 85min。在置入导管时，82% 的患儿感到焦虑但可以放下心来，或能保持平静并合作，而安慰剂组则仅为 57%。在右美托咪定组中，血压的最大平均降幅为 13%，在 60min 达到峰值；心率的最大平均降幅为 15%，在 75min 达到峰值。在接受 CT 检查的儿童中，将 IN 右美托咪定 2.5 mg/kg 与口服咪达唑仑 0.5mg/kg 进行比较，也发现在静脉导管置入期间，IN 右美托咪定组的患儿痛苦较少[461]。

• 肌内注射（IM）：65 名平均年龄为 2—3 岁的儿童在接受无须血管造影的扫描时，应用 IM 右美托咪定（CT 时其平均剂量为 2.4mg/kg，MRI 时其平均剂量为 2.9mg/kg）可为其提供 13min 的充分镇静作用。CT 的平均时间为 3min，

MRI 的则为 20min，患儿在检查后 20min 内均能恢复。MRI 组中，有 1 名患儿需要二次用药，而 CT 组中则有 3 名。14% 的患儿血压下降超过 20%，但未出现心动过缓、高血压或氧饱和度下降[439]。IM 右美托咪定还可在不干扰 EEG 的情况下为 EEG 监测提供有效镇静[443]。

• 监测：所有使用右美托咪定镇静的患儿，都应根据所达到的镇静深度进行监测。血压和心率的降低和升高是可预见的，除非出现灌注不良的迹象，否则无须干预。对于长时间禁食的儿童，镇静前注射生理盐水可减少这些变化。

(2) 药物妊娠分级 C 级

• 代谢：右美托咪定在肝脏中通过葡萄糖醛酸化作用代谢为无活性代谢物，一小部分在尿液和粪便中以原形排出[437]。

• 禁忌证 / 注意事项 / 不良反应：接受地高辛、β 受体拮抗药、钙通道阻滞剂或其他易导致心动过缓或低血压药物的儿童应慎重或避免使用右美托咪定。据报道，用格隆溴铵或阿托品治疗右美托咪定引起的心动过缓时，1 名成人出现了显著的高血压和心脏停搏。右美托咪定还可增加肺动脉高压患儿的肺血管阻力[436]。据报道，2 名儿童服用 10 倍和 60 倍过量药物时，均未出现心肺衰竭情况，但恢复时间延长[437]。

7. 氯胺酮或芬太尼与咪达唑仑联用的深度镇静技术

使用这些方案的镇静提供者应充分熟悉这些药物及本书中概述的镇静指南，且镇静应该在一个具备完全复苏条件的区域进行。

(1) 镇静前的评估和准备

• 初步评估：确定患儿的 ASA 分级、气道风险和最后一次进食时间，并获得知情同意。

• 留置静脉通路，以生理盐水或乳酸林格液维持输液。

• 安装用于患儿的监护仪，可连续测量氧饱和度（伴音调可变的警示音）、心率和呼吸频率，并间歇性测量血压。如果有 CO_2 描记图仪，并且工作人员接受过使用培训，可以考虑在镇静期间

预充氧和补充氧气输送。

• 准备 CPAP 通气袋和面罩，确保提供补充氧气的能力。

• 准备好带有硬头的口腔吸引装置。

(2) 镇静期间

• 指派 1 名全权负责监护患儿安全的工作人员。

• 通过直接观察持续监护患儿，测量 SpO_2（伴音调可变的警示音）、心率和呼吸频率；在每次给药后，每隔 5min 测量一次血压。在恢复期间，继续对患儿进行监护和直接观察，间隔时间逐步增加，直至达到出院标准。

• 在 10~20s，在静脉导管轮毂附近输注药物，以低剂量递增的方式滴定至所需的镇痛、镇静终点。建议使用稀释溶液并根据患儿体重预先计算剂量表。

• 当协助人员在场并准备在必要时提供协助时，以及镇静提供者准备开始和执行操作时，才能给予药物。

(3) 芬太尼技术

• 咪达唑仑：0.05~0.1mg/kg，间隔 2~3min。镇静终点，患儿焦虑减轻，言语轻度含糊不清，眼睑下垂。通常有效剂量不超过 0.1mg/kg，在镇静的同时引起明显的遗忘。

• 芬太尼（10mg/ml）：0.5mg/kg，间隔 2~3min。镇静终点，降低患儿对疼痛刺激的反应或 SpO_2 降低。通常有效剂量为 1~1.5 mg/kg。

(4) 氯胺酮技术

• 咪达唑仑可用于正在使用氯胺酮镇静的焦虑患儿。抗焦虑剂量为 0.05mg/kg，最大剂量 2mg。在开始镇静前 5~15min 单次给药。

• 氯胺酮（10mg/ml）：剂量为 0.5~1mg/kg，最大剂量约 50mg，可快速输注；如果需要，间隔 1min 追加剂量。镇静终点，患儿对疼痛刺激的反应性下降。通常有效的总剂量为 1~2mg/kg。根据患儿痛苦情况，可追加 0.5mg/kg 的剂量。

如果预计手术需要多次追加氯胺酮，可考虑在氯胺酮给药前使用止涎药（如格隆溴铵 5mg/kg 或阿托品 0.01~0.02mg/kg）。

注意事项：建议的剂量可能容易导致患儿在呼吸室内空气时的 SpO_2<90%，特别是在使用芬太尼时。镇静提供者必须准备好在患儿呕吐时，立即将其转至一侧，重新定位或吸引患儿气道，并提供氧气或正压通气，直到患儿恢复至基线生理状态并从镇静中恢复。

八、最后的想法

本章向镇静提供者介绍了一系列镇静技术和选择，用于可能需要紧急进行的疼痛性和无痛诊疗操作。毫无疑问，镇静与镇痛是急诊科护理工作的重要组成部分，应是急诊科医生工作中不可或缺的组成部分。镇静的培训与认证过程是美国急诊医师学院最近关注的一个领域。2011 年 7 月，美国急诊医师学会发布了一份策略声明，题为"急诊科的程序化镇静与镇痛：关于医师资格认证、权限和实践的建议"[359]。该声明强调，每个机构的急诊科主任将负责建立认证标准，并推荐急诊医生获得镇静权限。镇静培训应该"关注独特的 ED 环境"。这项政策很重要，因为它赋予了急诊科主任为急诊科建立镇静培训和资格认证要求的责任。此外，该政策扩大了急诊科医生及急诊科护士的作用，允许有资格的 ED 护士"在有权限的急诊科医生的直接监督下，使用丙泊酚、氯胺酮和其他镇静药"。该声明意识到，在某些情况下，急诊环境可能不适合由 1 名医生给予患儿镇静药，而另 1 名医生执行操作。对于这些情况，该声明规定"深度镇静可以完成……由同 1 名急诊医生实施镇静和诊疗操作"。

随着镇静实践的发展，我们可以预见美国急诊医师协会将继续调查情况，评估文献，并推出策略和指南，以促进在急诊医学环境中安全和有效地提供镇静。

九、病例研究

病例 1

一名 12 岁男孩，闭合性右尺桡骨远端干骺端骨折伴移位，第 3 和第 4 手指有麻木感。

30min 前，他在体育课上跑步时摔倒，无其他损伤。除了服用哌甲酯治疗注意缺陷多动障碍（ADHD）外，他在其他方面均很健康，既往未接受过镇静或麻醉。到达医院前 2h 进食午餐，来医院途中，母亲给他服用了布洛芬。他情绪很焦虑，在分诊室里哭泣。

面临的问题：当下，以及拍片和检查过程中的镇痛；鉴于其禁食状态、焦虑、ADHD 和受伤后的神经血管状况，进行骨折复位的 PSA。

缓解疼痛将有助于骨折部位的成像，准确评估损伤，并为患儿提供 PSA 以进行骨折复位做准备。包括以下选项。

(1) 用夹板固定受伤部位，防止骨头移动，可以明显缓解疼痛。

(2) 全身镇痛：即使患儿表示夹板固定后疼痛减轻，在拍 X 线片前仍需要使用。因为，为 X 线片和随后的检查重新定位受伤的肢体将非常痛苦。药物治疗包括以下选项。

• 口服羟考酮。在我们的 ED 里，护士按照常规剂量，在分诊时给存在潜在的孤立性远端骨折或其他疼痛性损伤的儿童口服起始剂量为 0.2mg/kg（最大剂量 10mg）的羟考酮。这样可快速有效地减少疼痛，提高患儿、家属和工作人员的满意度。该给药方案在 20～45min 出现明显的镇痛效果，1h 内达到峰值，持续时间为 2～4h。此剂量不太可能在疼痛性损伤患儿中产生镇静作用。家庭使用剂量为 0.05～0.15mg/kg。羟考酮优于可待因，因为前者无须通过代谢转化以发挥镇痛作用。可待因在 2%～40% 患儿中缓慢地或极少转化为吗啡，因此对这些患儿的镇痛效果较差或无镇痛效果。如果可待因以往对特定患儿有效，则首次口服可待因 2mg/kg 剂量对这些疼痛性损伤有效，随后或家庭给药剂量为 1mg/kg。

• 芬太尼 1.5～2mg/kg 鼻内给药，可在 5～10min 达到明显的疼痛缓解，持续时间为 30～90min。少量的静脉浓缩芬太尼溶液（50mg/ml）使用雾化器喷鼻，以促进吸收。将总剂量以每喷 0.1～0.2ml，在两个鼻孔之间重复交替给药。

使用低剂量可减少药物流入后咽部，此处药物吸收率较低。如果在更广泛地使用这种技术后确定有很大的安全范围，则可以由护士在分诊时进行，但目前是由医生在治疗室实施，并监测患儿的呼吸抑制情况。

• 静脉滴注阿片类物质可最大限度地缓解疼痛，芬太尼 1～2mg/kg 通过静脉注射可在 1～2min 产生镇痛效果，持续 30～60min，而吗啡 0.1mg/kg 静脉注射可在 5～10min 产生镇痛效果，在 10～20min 达到峰值，持续 2～3h。这种方案需要静脉置管，通常在医生评估和给出指令后于治疗室进行。对许多儿童而言，与静脉导管置入相关的焦虑和疼痛是显著的，使用局部麻醉（如通过 30 号针头在置管部位皮下注射缓冲利多卡因）可大大缓解焦虑和疼痛。

• 50%～70% 的 N_2O 可迅速缓解疼痛。然而，由于持续的镇痛需要不断地给药，而 N_2O 的清除系统不能移动，因此通常需要一种更长效的全身性镇痛药。一种策略是使用 N_2O 来减轻患儿的疼痛和痛苦，同时置入静脉导管，以便随后使用阿片类物质。这种策略通常需要医生的评估和指令获得使用 N_2O 的权限，并在治疗室置入静脉导管。

(3) 禁食状态：该患儿在抵达前 2h 进食午餐。受伤引起的疼痛和阿片类镇痛药会减缓肠道运动，程度难以预测。在这些患儿中，延迟镇静 2～4h 是否会使胃排空显著增加亦不确定。PSA 的呕吐与空腹时间的长短不存在相关性。此外，ED PSA 不涉及气管插管，气管插管会大大增加全身麻醉中肺误吸的风险。值得注意的是，尽管大多数儿童未完全禁食，但在接受 ED PSA 的儿童中尚无关于误吸的报道。与全身麻醉一样，在未禁食患儿中，通过预先镇静给药以加强胃排空、抑制胃酸分泌或降低胃内容物 pH，是否可降低误吸风险，目前尚无定论。因此不建议采取这种策略。本书作者的做法是使用 PSA 技术保留气道反射，为所有患儿可能发生的呕吐做好准备，并在有足够医师实施操作和监测患儿时进行

PSA。

（4）PSA 技术：由于这类未禁食患儿可能增加胃内容物吸入肺部的风险，因此使用一种能更好地维持气道保护性反射的镇静技术，可能会提高患儿的安全性。氯胺酮和 N_2O 是 NMDA 受体拮抗药，与阿片类和 GABA 能药物（如芬太尼、咪达唑仑和丙泊酚等）相比，对气道保护性反射的抑制程度较低。

N_2O（50%～70%）协同利多卡因局部麻醉，以及在分诊时使用羟考酮，在减少与骨折复位相关的痛苦方面与静脉注射氯胺酮一样有效，前提是实施了有效的局部麻醉。为了降低注射造成的神经和血管损伤风险，血肿阻滞通常只用于前臂中远端，偶尔也用于踝关节骨折。当骨科医生使用无菌技术和背侧入路将 1% 缓冲利多卡因（2.5mg/kg 或 0.25mg/kg，最大剂量 100mg 或 10ml）注射至骨折血肿时，我们会给患儿吸入 $50\%N_2O$。通常，在随后的骨折复位中使用 $70\%N_2O$。将血肿的血液回抽至含有利多卡因的注射器中，以确认注射针头的正确位置。骨折越严重时，由于血肿越大，骨折部位的麻醉就越有效。由于利多卡因在骨内的快速吸收，镇静提供者必须为可能出现的癫痫或心律失常做好准备。但理论上这种现象发生的风险极低，因为注射的利多卡因在药物治疗剂量范围内。如果骨折和肿胀导致手部麻木（通常是正中神经分布区域），一些骨科医生则不使用这种技术，因为无法立即重新评估复位后的神经功能。使用利多卡因代替长效局部麻醉药（如布比卡因），可以在 1～2h 进行复位后的神经功能评估。N_2O PSA 的患儿意识不稳定，因此转移注意力和引导想象对提高该技术的效果至关重要。一些年龄较大的儿童和青少年，与许多成年人一样，如果疼痛充分缓解，他们更愿意在手术过程中保持清醒。

与芬太尼或丙泊酚技术相比，联合或不联合咪达唑仑的氯胺酮静脉注射能更有效地减少患儿在剧烈疼痛过程中的痛苦，且呼吸抑制的发生率更低。静脉给药是首选，因为尺桡骨骨折对位可

能需要多次尝试，从而增加了对额外剂量氯胺酮的潜在需求。通过使用较低的起始剂量，然后再使用减半的剂量以减少恢复时间。对于这个年龄段的儿童，起始的氯胺酮剂量为 1mg/kg，然后在 8min 后再追加 0.5mg/kg，可能会诱导大约 15min 的深度镇静，并在大约 30min 后恢复至困倦状态，容易被语言刺激唤醒。如果需要更长时间的深度镇静来进行反复的复位尝试，可以根据需要增加 0.5mg/kg 的剂量。或者，以 1.75mg/kg 的氯胺酮起始剂量诱导 15min 的深度镇静，但恢复时间可能需要 60～70min。

- 肌内注射氯胺酮 4mg/kg 可以提供有效的 PSA，且无须开放静脉通路，另外，需要 4～5min 来确定是否需要增加剂量。其恢复时间则明显长于静脉注射氯胺酮时，且呕吐发生率更高（分别为 26% 和 12%）。如果发生危及生命的不良事件，必须具备紧急建立血管通道的能力（如有必要，可骨内给药）。

- 咪达唑仑 2mg/kg 的总剂量可以在为 PSA 做准备时，减少患儿的焦虑。尽管尚未在 PSA 中证实，但诱导时减少患儿焦虑与降低全身麻醉恢复期烦躁不安的发生率相关。这种低剂量的药物不会引起呼吸抑制或延长恢复时间。在注射氯胺酮后立即使用咪达唑仑，或将两者在同一注射器中混合使用，似乎并不能减少恢复期的烦躁不安。

有人建议使用格隆溴铵或阿托品以减少与氯胺酮有关的唾液分泌增加，从而降低喉痉挛的风险。这些剂量的氯胺酮通常不会导致过度流涎，但长时间重复给药可能会出现。笔者不再常规使用止涎药，因为这些药物与呼吸系统不良事件的可能性增加相关，且患儿会在恢复后抱怨口干。

- 呕吐：吗啡或羟考酮等阿片类物质与氯胺酮联用时会增加呕吐发生率（分别为 10% 和 25%），而使用咪达唑仑会减少呕吐发生（分别为 19% 和 10%），昂丹司琼亦是如此（分别为 13% 和 5%）。

注意事项：虽然发生概率极低，但镇静提供者必须为使用氯胺酮时出现的通气不足、呼吸暂停或喉痉挛做好准备。与所有深度镇静一样，在诱导、镇静和恢复过程中，必须由有经验的专职人员监测该患儿的不良反应。如果发生呕吐，则立即中断操作，并将患儿转向一侧，以帮助清除呕吐物。应提醒观察者（如父母）患儿在镇静过程中会出现眼球震颤和紧张性凝视，以及在恢复过程中可能出现烦躁不安。同样地，患儿也应对恢复期间可能出现的复视、头晕、幻觉和短暂性失明有所准备。在诱导和恢复期间，让患儿专注于愉快的想法可能会减少这些拟精神病症状。大多数患儿甚至不记得非常痛苦的操作过程，即使偶尔发出呻吟，而有些人会有部分记忆，但通常相当模糊。如果患儿在恢复后被询问时表示没有不良回忆，这可能有助于让观察者安心。

(5) 芬太尼联合咪达唑仑或丙泊酚可提供有效的 PSA，但比氯胺酮更容易抑制气道保护性反射。该患儿的不久前的进食情况使得这些技术不太可取。延迟 PSA 是否会改善胃排空尚不清楚，请参阅前面提到的禁食状态。

(6) 可以考虑在全身麻醉下进行复位。但是，由于正中神经受压明显，复位时间不应拖延太久。值得注意的是，在未禁食的儿童中，全身麻醉加气管插管可能比 ED PSA 发生肺部误吸风险的更大。

病例 2

一名 5 岁女孩，闭合性桡骨远端骨折，背侧成 30° 角，但在皮质处连接。患儿"晕车"，并在去年的手术后出现多次呕吐。

面临的问题：疼痛的处理，晕动病病史，麻醉后的呕吐，以及使用优化后的短暂疼痛的骨折复位技术。需要注意的是，由于年幼的儿童骨骼在治疗后的几个月内会发生重塑，因此骨科医生不会对主运动平面上干骺端骨折的"微小移位"进行复位。但对于判断位移量与重塑成功之间的标准化仍有待探究。

1. 镇痛

请参考病例 1，使用夹板和羟考酮口服药可能已经足够。

2. PSA 技术选择

由于这种骨折复位技术需要一次短暂的疼痛性推动，因此需要有效的局部麻醉或可快速恢复的短暂深度镇静。

(1) 氧化亚氮（50%～70%）联合利多卡因用于骨折血肿局部阻滞：这种可能无明显血肿的骨折，会降低血肿阻滞的有效性。在不进行血肿阻滞的情况下，将 70%N_2O 联合羟考酮 0.2mg/kg 口服，可提供足够的镇痛作用，以及对残留疼痛的部分遗忘。在开始复位前，应至少吸入 2minN_2O，以使气体的效果最大化。需要与患儿父母沟通的是，N_2O PSA 需在效果可能不完全与无须建立血管通路和快速恢复的优点之间取得平衡。这种技术的缺点是当 N_2O 与阿片类物质共同使用时，呕吐发生率为 25%。口服咪达唑仑联合 N_2O（不含羟考酮）可减少呕吐，但会延长恢复时间。口服昂丹司琼是否能显著减少 N_2O 和羟考酮引起的呕吐目前尚不清楚。

(2) 静脉注射含或不含咪达唑仑的氯胺酮：由于这类骨折复位可能非常短暂，有经验的医疗机构可考虑快速注射氯胺酮 0.5～0.75mg/kg（在 3～5s 推注），以诱导约 5min 的深度镇静，如有必要可再追加氯胺酮。在输注氯胺酮的同时，骨折复位的执行者应做好准备。使用单次低剂量快速注射，1min 内发生深度镇静，10～15min 恢复至昏睡状态，但会对语言刺激有反应。另外，在 30～60s 给予氯胺酮 1.25mg/kg，可提供 10～15min 的深度镇静，并在 30min 内恢复。或者，氯胺酮 2mg/kg 可提供 15min 的深度镇静，并在 1h 内恢复。低剂量氯胺酮输注后的呕吐发生率目前尚不清楚。更多信息请参考病例 1。

肌内注射氯胺酮 4mg/kg 可提供有效的 PSA，但恢复时间明显长于静脉注射氯胺酮。有关更多信息，请参见病例 1。

(3) 芬太尼联合丙泊酚或咪达唑仑：静脉注

射可以为骨折复位提供有效的 PSA，但与氯胺酮技术相比，其呼吸抑制发生率更高。由于呼吸抑制或呼吸暂停发生率较高，要求镇静提供者应具备相应的处理经验，并做好提供呼吸支持的充分准备。与基于氯胺酮的技术相比，基于丙泊酚的 PSA 技术呕吐发生率较低，不仅如此，在重复用药的情况下，丙泊酚 / 芬太尼比氯胺酮 / 咪达唑仑的 PSA 技术恢复更快（一项研究结果显示分别为 23min 和 33min）。与氯胺酮技术相比，丙泊酚镇静后的恢复更令人愉快。使用芬太尼 / 咪达唑仑后的出院时间与氯胺酮 / 咪达唑仑相似。

病例 3

一名 3 岁男孩，因从炉灶上往下拉装有开水的锅时发生意外，造成右脸、前胸和腹部的大面积区域被热水烫伤。他被救护车紧急运送至 ED，但因为肥胖（体重 23kg）导致无法留置静脉导管。该患儿有轻度哮喘病史，未住院治疗，按需使用沙丁胺醇定量吸入器（metered dose inhaler，MDI）进行控制。患儿流鼻涕、咳嗽已有 1～2 天，无发热，平时睡觉时打鼾的情况随着上呼吸道感染而加重，该患儿在治疗室时大声哭闹并咳嗽。听诊时发现其两肺通气良好，但伴有呼气相喘息。

面临的问题：快速镇痛、血管通路不畅、肥胖、打鼾史、伴喘息的哮喘及上呼吸道感染。

1. 快速镇痛方案

(1) 芬太尼鼻内给药：1.5～2mg/kg，在 5～10min 内可达到显著的镇痛效果。其他信息请参考病例 1。根据估计的瘦体重（3 岁儿童约 15kg）确定剂量，以 2mg/kg 用量为标准，该患儿的起始剂量应为 30mg 或 0.6ml。可将 0.6ml 的总剂量分成 4 次，每次喷鼻约 0.15ml。关于急性上呼吸道感染对经黏膜吸收药物的影响目前尚不清楚。

(2) 50%～70% 的 N_2O：可以提供快速的镇痛作用，但停药后，效果会在几分钟内消失。可尝试在留置静脉导管的同时施用 N_2O，有必要使用一种连续回路或易于被幼儿激活的 N_2O 输送系统。

(3) 口服羟考酮或其他强效镇痛药缓解疼痛，起效时间为给药后 20～40min。根据估计的瘦体重（15kg）确定剂量，以 0.3mg/kg 用量为标准，对该患儿的起始剂量应为 4～4.5mg。在此剂量下，由于疼痛得以缓解，可能会引起轻微的镇静作用。其他信息请参考病例 1。

(4) 静脉滴注阿片类物质，如果能建立血管通路，这将提供最大的镇痛效果。芬太尼 1～2mg/kg 可在 1～2min 镇痛起效，持续 30～60min，吗啡 0.1mg/kg 可在 5～10min 镇痛起效，10～20min 内达到峰值，持续 2～3h。

(5) 肌内注射氯胺酮 4mg/kg 可以快速、显著地缓解疼痛，并且无须血管通路即可实施 PSA。更多信息请参考病例 1。如果医疗机构具备监测患儿和清创的相关条件，这是一个不错的选择。这种技术的最大风险在于，为了处理危及生命的不良事件（如喉痉挛）而建立紧急的血管通路十分困难，可以在骨内放置针头以防万一。在进行烧伤清创的同时，可以尝试留置静脉导管以进行持续的护理。

2. 血管通路不畅

用 30 号针头在皮下缓慢注射缓冲利多卡因，可产生几乎无痛的快速的局部麻醉效果，为静脉导管置入创造条件。在该肥胖患儿中，使用这种或其他局部麻醉技术尤为重要，可能需要多次尝试。局部麻醉药膏需要的起效时间较长，不是局部麻醉的最佳选择。如果有条件的话，可以使用 50%～70% 的 N_2O，减少静脉置管的痛苦，并可引起上文所述的全身性镇痛。

3. 肥胖、打鼾

如前所述，根据估计的瘦体重确定药物剂量。但因为脂肪比大脑、肌肉的灌注量少，基于总体重算出的剂量可能导致起始血浆和大脑药物浓度升高，以及更严重不良反应和恢复延长的风险。肥胖还会降低肺部功能残气量，使呼吸抑制的缺氧风险、上气道阻塞的可能性增加。在对该患儿进行镇静时，如果通气量减少，使用补充氧气延长导致缺氧的时间，提高安全系数。使用脉搏血氧仪和呼气末 CO_2 描记图仪进行监测，有助于在早期发现通气不足的情况，并在不良后果发生之前进行积极干预。

4. PSA 技术选择

(1) 含或不含咪达唑仑的氯胺酮：如果血管通路留置成功，最好采用静脉注射的方式，因为它可以根据滴定效果，得到最小的有效剂量，并根据需要重复该剂量，从而减少恢复时间。有关氯胺酮剂量的进一步信息，请参考病例 1。该患儿可能需要进行多次痛苦的烧伤清创手术，因此，对初期烧伤护理进行有效的镇痛和遗忘显得尤为重要，它可以使患儿对今后的治疗过程建立信心。在输注氯胺酮之前，使用咪达唑仑 0.1mg/kg，可以增加遗忘的概率。对该患儿而言，潜在的优势是，氯胺酮还可诱导中枢敏化和持续性烧伤疼痛的减少。虽然使用氯胺酮后发生喉痉挛的概率极低，但急性上呼吸道感染可能会增加这种风险，应提前做好处理这种危及生命的不良事件的准备。

肌内注射氯胺酮 4mg/kg：更多信息请参考病例 1。

(2) 芬太尼 + 咪达唑仑或丙泊酚：可提供有效的 PSA，但需要血管通路。更多信息请参考病例 2。

(3) 50%～70% 的 N_2O 不能为该患儿的烧伤清创提供足够的 PSA，除非与芬太尼、氯胺酮等强效镇痛药同时使用。这些组合用药很容易诱发深度镇静和全身麻醉，只有在这些技术方面有经验的提供者才应考虑使用。

病例 4

一名 2 岁男孩，前额有一处复杂的裂伤，需要缝合，分诊时使用了局部麻醉凝胶。当患儿坐在母亲腿上时，尽管尽力安抚他，但仍继续哭闹，并极力抵制检查。母亲诉患儿难以冷静，并表示这是他在面对医护人员时的典型行为。

面临的问题：裂伤修复需要患儿的前额保持不动，在之后的治疗过程中，身体束缚可能会强化患儿的反抗行为，诊室里还有其他等待超过 4h 的 ED 患儿需要就诊。

PSA 技术选择

(1) 50%～70% 的 N_2O 可以为儿童的裂伤修复提供有效的镇静作用。使用 N_2O 进行有效的 PSA 需要通过一个连续回路或另一个 N_2O 输送系统，其带有可以覆盖住患儿口鼻并且专为儿童设计的标准面罩。佩戴口腔鼻罩允许儿童用嘴巴进行呼吸，N_2O PSA 效果较差。如果裂伤位于下巴或面罩覆盖的区域，可以使用新生儿尺寸的面罩作为鼻罩，轻轻地覆盖住患儿嘴巴。如果母亲愿意配合，可以让患儿坐在母亲腿上，头靠在胸前。趁着母亲唱着孩子最喜欢的歌曲或讲故事以分散其注意力时，给患儿吸入 N_2O 并进行缝合。需要 1 名助手帮助稳定患儿头部，并轻轻地将面罩固定于患儿口鼻。所有人均应注意患儿腹部或胸部起伏，这通常预示着呕吐的发生。在尝试进行进一步的麻醉（建议用 13mm 的 30 号针头注射缓冲利多卡因）或缝合之前，应至少使用 N_2O 约 2min。

(2) 咪达唑仑鼻内给药 0.2～0.4mg/kg，在雾化器中加入少量的浓缩静脉注射液（5mg/ml）以改善吸收。对该患儿（12kg）的建议剂量为 5mg 或 1ml。1ml 的总剂量分成 4 次，每次约 0.25ml，左右鼻孔交替使用。在同一鼻孔内，两次重复喷洒的间隔时间约 1min。后咽部的吸收率较低，而且会产生令人不快的味道，使用低剂量可以减少药物流入后咽部，从而提高疗效。镇静作用开始于给药后 3～5min，持续时间为 20～40min。与咪达唑仑的其他给药途径一样，有些患儿不会出现镇静，反而会变得焦虑不安。使用雾化器给药时，咪达唑仑鼻内给药耐受性良好，可达到抗焦虑和轻微镇静的效果。如果静脉注射液未经雾化即直接滴入鼻腔，大多数患儿会抱怨有烧灼感。

(3) 在同时使用局部麻醉的情况下，肌内注射氯胺酮 2～3mg/kg，可以为缝合提供有效的 PSA。使用这一方案时，少数儿童可能需要进行轻微的身体束缚。镇静作用通常在 5min 后开始，直到 60～80min 后恢复。

（4）静脉注射丙泊酚、氯胺酮或芬太尼 / 咪达唑仑：使用任一技术滴定均能提供最大的效应，但必须建立静脉通路。在这名抗拒的患儿身上留置静脉导管需要身体的束缚，或者用 N_2O、咪达唑仑鼻内给药或肌内注射氯胺酮镇静后才可置入静脉导管。这个方案似乎更适用于预计将持续 20～30min 的、非常复杂的裂伤修复，或者涉及需要患儿保持一动不动的关键步骤（如眼睑边缘的裂伤修复）。

病例 5

一名 10 月龄伴发热的婴儿，臀部有一个大脓肿需要切开引流。

PSA 技术选择

• 使用氯胺酮 IV 或 IM：更多信息请参考病例 2。

• 芬太尼 + 丙泊酚或咪达唑仑：更多信息请参考病例 2。

• 如果能够实现对脓肿的有效的局部麻醉，可以考虑同时使用 N_2O 和羟考酮进行 PSA。缓冲利多卡因区域阻滞对小脓肿有效，但对大脓肿通常无效。对于较大、较深的脓肿，笔者尝试在经利多卡因皮下注射充分局部麻醉的皮肤上先做一个小切口（约 1cm），对脓肿进行部分引流；然后使用常用于撕裂伤的局部麻醉液 [4% 利多卡因、1∶100 000 肾上腺素和 0.5% 丁卡因（LET）] 轻轻地填充脓腔；30min 后，整个脓腔通常得到良好的麻醉，这样患儿即可忍受在 N_2O 镇静下进行扩大切口和清创的操作。

病例 6

你被要求为 1 名极度抗拒口咽检查且表现得非常焦虑的 5 岁男孩提供麻醉，以便对其进行扁桃体周脓肿的切开与引流。患儿流鼻涕、咳嗽并伴有低热 2～3 天。

面临的问题：对于年龄较大的儿童或青少年，如果他们愿意在急诊科配合诊疗操作，可以提供轻度至轻中度的 PSA 以进行扁桃体周围脓肿

的切开与引流。但是，该患儿需要使用深度镇静来消除其抵抗。由于气道保护性反射的抑制，任何深度镇静技术均会增加肺部误吸风险。在操作过程中，该患儿的喉部会有血液和脓液流出。该患儿应考虑至手术室于全身麻醉下进行脓肿引流（如有必要可予气管插管）。

如果患儿难以忍受在脓肿部位注射缓冲利多卡因和肾上腺素，我们可以在外科医生切开之前，立即输注 0.1～0.2mg/kg 的低剂量氯胺酮。然后患儿即能服从指令，但会显得有些恍惚，这能够让他更好地忍受手术疼痛。在使用氯胺酮镇静的内镜检查中，已经发现喉痉挛的发生率更高，可能是由于直接刺激喉部诱发的。但喉痉挛的风险是否与氯胺酮的剂量直接相关尚不清楚。同样地，尚不清楚扁桃体周脓肿引流引起的喉部刺激是否会增加喉痉挛的风险。在我们的急诊室中，使用这种方法的患儿在扁桃体周脓肿切开与引流期间未发生喉痉挛。

病例 7

一名 15 月龄男孩，1h 前从楼梯栏杆上摔下，导致左顶叶产生一个大血肿。患儿十分烦躁，必须进行紧急的头部 CT 来评估颅内损伤。CT 技术员致电称其无法让该患儿在短暂的扫描中保持静止不动，要求为患儿提供镇静。

面临的问题：需要进行紧急 CT，要求患儿在 1min 内保持不动来进行扫描，潜在风险是出血可能导致的颅内压升高。

PSA 技术选择

• 静脉注射戊巴比妥可以使患儿镇静，但全剂量可能会导致血压轻度下降，从而影响脑灌注。戊巴比妥镇静需要较长的恢复时间，因此难以监测患儿神经系统功能的恶化程度，如果之后需要紧急进行开颅手术，可能会使全身麻醉变得更加复杂。

• 静脉注射氯胺酮 0.25～0.5mg/kg，快速推注，可以提供短暂的镇静，可能需要一些身体束缚。血压可能维持良好，所以颅内压的短暂升高可能没有影响。

- 静脉注射依托咪酯可提供镇静，但短暂的低血压和呼吸抑制可能会迅速恶化患儿的病情。

- 静脉注射依托咪酯可提供镇静，并在5～10min恢复，低血压的风险较小。在诱导镇静期间，引起的肌阵挛性抽搐往往是短暂的，但可能会干扰到扫描。

- 静脉注射咪达唑仑可能不足以起到镇静作用。

- 静脉注射芬太尼镇痛，可能足以劝诱患儿在短时间内保持一动不动。

第23章 介入性诊疗的镇静

Sedation for Radiological Procedures

Amber P. Rogers 著

池炳焕 李 军 译

缩略语

CLS	child life specialist	儿童生活专家
CT	computed tomography	计算机断层扫描
EEG	electroencephalogram	脑电图
INDex	intranasal dexmedetomidine	右美托咪定经鼻
IV	intravenous	静脉注射
MIBG	metaiodobenzylguanidine	间碘苄胍
MRI	magnetic resonance imaging	磁共振成像
TTE	transthoracic echocardiogram	经胸超声心动图
VCUG	voiding cystourethrogram	排尿性膀胱尿道造影

一、儿童介入性诊疗

儿童介入性诊疗具有特殊性。操作的持续时间、高质量成像所要求的安静程度、所带来的不适感和患儿潜在的痛苦各不相同。因此，镇静药的使用除了需要考虑患儿的个体差异，不同的检查方式亦需要不同的镇静方法。为了帮助指导临床医生了解这一多样化的环境，本章节将回顾相关文献来评估不同镇静方法的选择及常见的儿童介入性诊疗方式，如 MRI、核医学操作 [间碘苄胍(metaiodobenzylguanidine，MIBG)显像、骨扫描等]、脑磁图(magnetoencephalography，MEG)、CT、排尿性膀胱尿道造影(voiding cystourethrogram，VCUG)/膀胱造影和经胸超声心动图(transthoracic echocardiogram，TTE)特殊的镇静要求。由于本书的其他章节侧重于镇静前评估、患儿监测、安全指南和镇静药物的药理学特性，本章节不会深入介绍这些内容，但将重点介绍与介入性诊疗镇静相关的关键方面。

二、介入性诊疗的镇静：常见主题

介入性诊疗是最典型的手术室外需要镇静的操作之一，且常位于医院的偏远区域，甚至在独立的门诊放射中心。评估在这些区域行介入性诊疗镇静安全性时，这是一个重要的考虑因素，且始终是首要重点。附近有经验的支持人员较少，获取急救设备的机会减少，急救人员（急诊人员、麻醉气道专家等）帮助抢救临床恶化患儿的距离明显更远；因此，在出现问题的第一个预兆时就可能需要寻求额外帮助，以便这些人员有时间赶到偏远区域。此外，在某些介入性诊疗期间，镇静医生可能与患儿不在同一个房间，需要通过专门的远程设备监护，并通过窗口或视频监控来观察患儿。所有这些因素都使介入性诊疗镇静需要格外谨慎，以保证与设备齐全的手术室相同的医疗质量。

介入性诊疗的另一个特殊方面是，实际上并不是所有患儿都需要镇静后进行这些检查，这为系统增加了一个变量，而大多数手术室流程中不会存在这个问题。确定哪些患儿需要镇静通常具有挑战性，即使像 CT 这样短期而无痛的操作。这不是简单的规定特定年龄以上的儿童都应该在没有镇静的情况下完成 MRI 或经外周静脉穿刺的中心静脉导管（peripherally inserted central catheter，PICC）那么简单，因为患儿的应对能力和发育水平都存在较大的差异。相同的介入性诊疗，16 岁患儿可能需要镇静而 5 岁患儿不需要镇静，这使得合适患儿的选择和评估在介入性诊疗安排过程中变得至关重要。重新安排配合失败的未镇静患儿进行下次诊疗的镇静预约可能会使这个家庭感到焦虑。频繁地安排患儿进行镇静，最终却可以在没有镇静的情况下完成诊疗，这既浪费镇静医生的资源，也降低镇静系统的效率。如果患儿在没有镇静的情况下可以成功和平静的完成诊疗，则不应给予镇静，因此我们鼓励有配合能力的患儿"尝试不镇静"通常是最安全的选择。考虑到患儿和介入性诊疗的可变性来创建镇静安排和筛选系统对优化镇静服务效率和质量是至关重要的。

对于选择是否镇静的困境，镇静服务系统在与儿童生活专家（child life specialist，CLS）的合作中受益匪浅，他们可以评估患儿是否有完成无镇静诊疗的能力及帮助患儿完成无镇静诊疗。辅助患儿完成无镇静诊疗尝试的方法有很多，如 MRI 模拟扫描仪，它可以允许患儿在进行 MRI 检查前先熟悉类似的环境，还有视频或虚拟现实系统可以分散患儿注意力从而平静地完成诊疗[1]。利用这些或其他辅助资源，医疗机构可能很少需要镇静来完成某些短小且无痛的介入性诊疗，如 CT。

三、MRI

MRI 是用于诊断和监测儿童急性和慢性疾病的常用方法。近年来，由于避免暴露于 CT 的电离辐射，MRI 使用率的增加也扩大了儿童对镇静的需求[2, 3]。MRI 检查本身并不痛，但机器孔径相对较小，长度较长，并且会产生较大的噪音，这会使年龄较小和患有幽闭恐惧症的患儿感到紧张害怕而具有挑战性。MRI 获取高质量诊断图像的关键是整个扫描过程中要求患儿保持尽量不动。根据方案的不同，成像时间可以从几分钟到几小时不等，这使扫描是否需要镇静成为一个变量。

MRI 场所始终保持着极强磁场，在这种环境下实施镇静会产生特殊的安全和设备问题。任何具有铁磁性的物品带入 MRI 磁场都可能成为危及生命的射弹。带入Ⅳ区（MRI 机器放置的房间）的所有物品和 MRI 兼容的特殊设备，包括输液架，轮椅，氧气瓶，担架都必须仔细选择和标记，以能够清楚的识别出它们是否属于 MRI 兼容。同样，可以使用 MRI 兼容的镇静监护设备（脉搏血氧仪，带 MRI 兼容电极的心电图机，血压监测仪，体温探头，CO_2 描记图仪等）来监护 MRI 患儿以保证其与其他区域患儿相同的镇静护理水平。MRI 兼容的输液泵可以和远程控制设备一起使用以便在 MRI 房间外面控制输液泵，或者镇静药物可以在 MRI Ⅳ 区室外通过延长管从输液泵输入患儿体内。

镇静药的使用会增加 MRI 相关安全问题的风险；由于患儿处于镇静状态，诊疗过程中感觉不到灼伤，我们必须保持警惕以防止患儿发生热损伤[4]。避免设备危险部件与患儿身体接触是关键的安全措施。此外，镇静团队通常可以协助放射科医生与患儿既往病史相关的 MRI 安全问题，包括与 MRI 不兼容的体内植入物或可能使静脉对比剂禁忌的肾病史。镇静和放射科人员应合作制订有关 MRI 安全的合适政策，包括审核进入 Ⅳ 区护工的服装，以避免意外带入笔、手机、金属徽章、钥匙和其他 MRI 不兼容物品[5, 6]（表 23-1）。

另一个罕见的挑战是涉及可能与 MRI 造影剂相关的并发症。使用造影剂的人员可能是注册护士、MRI 技师、镇静医生或其他不经常使用静脉注射药的医务人员。尤其当造影剂和镇静药物共用一条静脉时，应保持警惕性以避免出现用药错误，例如，将造影剂和镇静药混淆给错或关闭镇静药输液导致患儿苏醒。此外，尽管罕见，但一些患儿可能对 MRI 静脉对比剂过敏，对于远程临床监测的镇静患儿，过敏反应迹象的呈现可能有所不同；血流动力学和（或）呼吸变化通常是过敏反应的第一个迹象，因为皮肤的变化不太

表 23-1 MRI 安全筛选流程

过 程	内 容
患儿到达 Ⅳ 区前 MRI 技师确认所有步骤	1.1 患儿和家属填写金属筛选表格 1.2 家属的物品放置在 Ⅱ 区柜子里 1.3 在 Ⅲ 区对所有团队成员进行徽章检查，没有通过 Ⅲ 区检查的成员将不被允许继续留在 Ⅲ 区 1.4 所有团队成员和家属都执行"停下、放下、拍拍"，轻拍胸口、正面和背面的口袋。所有物品都放置专门的盒子里 1.5 所有白大褂和夹克都放在 Ⅲ 区 1.6 用于紧急访问 MRI 的锁盒由所有团队成员口头识别
患儿到达 Ⅳ 区时 MRI 技师确认所有步骤	2.1 所有团队成员、患儿和家属均由 MRI 技师用金属探测仪检查（前面和后面） 2.2 掀开患儿被子以确保没有金属物品 2.3 MRI 技师确认进入 MRI 场所的包括患儿在内的每个人是否安全
患儿镇静 / 麻醉诱导	3.1 检查所有的监护设备是否都有并且准备好 3.2 根据方案完成镇静 / 麻醉前核对 3.3 镇静 / 麻醉诱导和放置监护设备 3.4 儿童生活专家陪同家属到 Ⅱ 区
团队和担架上的患儿进入 Ⅳ 区	4.1 一旦所有团队成员进入房间 MRI 门就关闭 4.2 如果门暂时半开，MRI 技师必须站在门口 4.3 当团队成员进入 Ⅳ 区时，MRI 技师监控金属探测器警报
MRI 期间	5.1 如果 MRI 方案要求扫描期间需要 1 名 MRI 技师在 Ⅳ 区，那么必须有另一名技师在 MRI 控制台 5.2 如果任何团队成员要求重新进入 Ⅳ 区 a) 团队成员必须执行"停下、放下和拍拍" b) 进入的团队成员需用金属探测仪检查 c) MRI 技师询问"进入 MRI 场所是否安全" d) MRI 技师打开 MRI 门

可能看见 [7, 10]。尽管放射科医生在技术上负责患儿的对比剂反应，但镇静医生正在监护患儿，可能会第一时间发现并且处理过敏反应。

虽然镇静药在有经验者手中相当安全，但并非没有风险，平静地完成无须镇静的短小无痛介入性诊疗才更安全。许多患儿有能力做到这一点，并且还有许多方法帮助实现这一目标 [11]。儿童生活专家可以帮助患儿应对新的和潜在的压力，并以适当的心理发展方式为患儿做诊疗准备。许多机构对于可能考虑完成无镇静 MRI 检查患儿的就诊中加入儿童生活专家会诊 [12-15]。儿童生活专家可以利用一种外观和声音都和真实的 MRI 机器相似的 MRI 模拟扫描仪，以使患儿能够提前练习和熟悉 MRI 检查 [16-18]。在 MRI 检查期间分散患儿的注意力也非常有帮助，患儿可以通过 MRI 兼容音频系统收听他们喜欢的音乐和 MRI 兼容视频系统观看和收听电影 [19]。此外，较短的 MRI 检查时间使患儿更容易在没有镇静的情况下完成，因此许多放射科医生正在努力优化 MRI 方案以促使患儿完成无镇静的 MRI 检查 [20]（图 23-1 和图 23-2）。

小婴儿，尤其是既往早产的婴儿发生镇静相关不良事件的风险增加 [21, 22]。鉴于这些婴儿一天中的睡眠时间较长且希望避免在这种易损伤人群中使用镇静药，许多机构正寻找镇静药的替代品 [11, 23]。一些中心采用了"喂养和睡眠"方案，在 MRI 检查前先将 <6 月龄的婴儿喂食并放入襁褓，有时将其放入舒适的真空固定袋中；这些方案通常可以使婴儿平静的完成高质量成像，且无须镇静 [24, 25]。或者，给较小婴儿口服 30% 葡萄糖溶液也被证明是相对有效和安全的镇静药替代方案 [26]。

（一）药物

由于 MRI 要求患儿保持不动，因此轻度的镇静水平往往不够。对于有经验的镇静医生来说，将患儿诱导至中度至深度镇静水平是最合适也是最安全的 [27-33]。一些患儿由于其病情的复杂性或合并症（如严重的先天性心脏病或阻塞性呼吸睡眠暂停）而不适合镇静，因此启用有经验

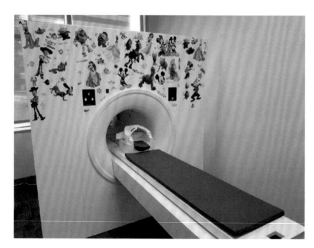

▲ 图 23-1　磁共振模拟扫描仪

的患儿筛选人员，他们根据指南合适的安排患儿行镇静或全身麻醉，并尽量减少预约当天的重新安排 [34]。

理想的 MRI 检查镇静药物应该是安全、小化呼吸和循环系统影响小、易于管理、起效和代谢快，但又能在整个扫描过程中保持患儿安静配合。所有药物都有优缺点，后面的章节将介绍一些最常用的儿童 MRI 检查镇静药物。

1. 右美托咪定

右美托咪定是一种选择性 α_2 受体激动药，可提供中度至深度的镇静，抗焦虑和轻度镇痛；这些作用和约 2h 的消除半衰期使其成为无痛门诊镇静诊疗的不错选择 [35]。右美托咪定没有被美国食品药品管理局（FDA）批准用于患儿，但其广泛用于镇静、重症监护和麻醉中。它能使患儿产生相对自然的睡眠，因为其镇静患儿的脑电图（EEG）和 II 相睡眠期的非常相似 [36]。重要的是，由于其作用机制不同，在镇静相关神经毒性的动物研究中，尚未发现右美托咪定引起神经退行性改变。此外，右美托咪定与其他镇静药物联合使用时，可以改善其他镇静药物的神经毒性，这使其成为一种有吸引力的药物，尤其在 <3 岁的儿童（最易受损伤的人群）[37]。

MRI 中单独使用相对低剂量的静脉注射右美托咪定 [0.5~1.5μg/kg 诱导，1~1.5μg/(kg·h) 维持] 已被证明镇静效果不够，通常需要辅用其他

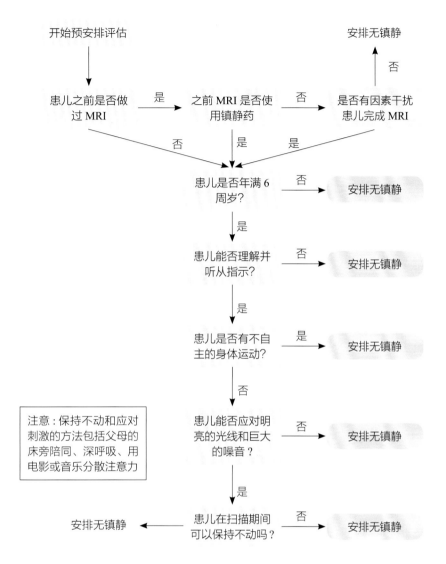

▲ 图 23-2 MRI 检查镇静与非镇静决策流程图

改编自 Janine Patton 和 Natalie Juneau

药物来防止患儿体动[38]。然而已发现高剂量的右美托咪定 [2~3µg/kg 诱导，诱导时间超过 10min（如果初始剂量不足可重复），1~2µg/(kg·h) 维持]，可对 92%~98% 患儿进行有效的成像。然而在这些范围的低值给药，大约 1/4 的患儿需要辅助用药（咪达唑仑、芬太尼或氯胺酮）才能成功完成 MRI。文献报道，根据出院流程和标准不同，使用右美托咪定镇静后的出院时间为 25~100min；值得注意的是，如果患儿还联合使用了咪达唑仑，则出院时间会延长[39-43]。

右美托咪定常见的不良反应是心动过缓、低血压和高血压，通常为自限性。根据用药剂量和对心动过缓的定义，4%~30% 的患儿会出现心动过缓，但这些患儿的血压常维持在正常范围[39-42]。已经发现格隆溴铵（一种抗胆碱能药物）可以治疗右美托咪定引起的心动过缓，但也会引起严重的高血压；除非心动过缓伴有低血压，否则不推荐使用格隆溴铵治疗心动过缓[44-46]。<18% 的患儿会出现低血压，但通常也无须治疗。据报道，使用大剂量的右美托咪定后，<5% 的患儿会出现高血压，这在婴儿大剂量诱导后的维持期间更常见[39-42, 47]。虽然右美托咪定通常不会引起呼吸

系统并发症或气道阻塞，但这些问题仍然可能发生，尤其当联合其他药物或患儿本身合并睡眠呼吸障碍时[48, 49]。

右美托咪定非静脉给药方式也是可用的选择。右美托咪定滴鼻由于其给药方便、不良反应发生率低且对无创介入性诊疗镇静有效，越来越广泛应用于儿童镇静[50]。在专门针对 MRI 镇静的研究中发现，单独使用 2～4μg/kg 右美托咪定滴鼻（无辅助用药）的有效率为 60%～70%，不良反应较少；4μg/kg 给药优于低剂量组[51, 52]。在一项针对 1—12 月龄婴儿的更具体研究中发现，4μg/kg 右美托咪定滴鼻可以成功完成 96% 的 MRI 镇静且无重大不良反应[53]。与单独使用右美托咪定滴鼻相比，右美托咪定滴鼻（3μg/kg）联合咪达唑仑滴鼻（0.3mg/kg）或口服（0.5mg/kg）可提高儿童 MRI 镇静的效果[54, 55]。由于不用静脉置管和鼻内给药刺激的优点，已经开始研究口服右美托咪定。口服右美托咪定（平均剂量为 2.2μg/kg）联合或不联合口服咪达唑仑（平均剂量为 0.3mg/kg）可以成功完成 80% 学龄期儿童的 MRI 镇静，该给药方式的最优剂量正在研究中[56]。右美托咪定肌内注射（平均剂量为 2.9μg/kg）镇静在 13min 内起效，对于 MRI 和 CT 成像也是另一种有效的给药方式；14% 患儿出现低血压，未发现心动过缓和缺氧[57]。

2. 丙泊酚

丙泊酚是一种常用的镇静催眠药物，没有镇痛作用。在诱导后几秒内起效，维持时间通常持续 5～10min，使其成为常用的短效且恢复快的镇静药物。鉴于 MRI 的常规时长，给予诱导剂量后持续输注是一种常见的给药方案，这与在 MRI 期间间断给药相比，药物总用量明显减少[58]。丙泊酚最常见的不良反应是呼吸暂停、气道阻塞、分泌物过多和氧饱和度<90% 持续超过 30s[30]。它还会引起低血压，尤其是在血容量较低的患儿中；丙泊酚还有常见的注射痛[59, 60]。

多种剂量给药方案 [1～3mg/kg 诱导，100～300μg/(kg·min) 维持] 对 MRI 镇静都非常有效。与其他 MRI 镇静方案（包括咪达唑仑和戊巴比妥 / 芬太尼 / 咪达唑仑）相比，丙泊酚具有起效和恢复快、体动少的优点[30, 61-64]。大数据研究表明，丙泊酚和戊巴比妥在 MRI 镇静中，镇静效果和气道并发症没有显著差异，但戊巴比妥更易引起呕吐、过敏反应和非计划住院；特别值得注意的是，丙泊酚的平均恢复时间为 30min 而戊巴比妥为 75min[65]。丙泊酚和右美托咪定比较；已经发现两者都能很好有效地完成 MRI 镇静，尽管丙泊酚恢复时间更短、谵妄发生更少，但右美托咪定组血流动力学更稳定和更少发生低血氧饱和度[66-71]。已经证明丙泊酚对小婴儿也有效，虽然公斤体重的用药量和气道不良事件的发生率都高于大龄儿童[72]。

丙泊酚可与其他镇静药物联合使用，特别是右美托咪定、咪达唑仑和氯胺酮。这些联合用药方案可以减少丙泊酚的用药量，同时也减少较高剂量丙泊酚引起的气道和血流动力学不良反应。与单独使用丙泊酚相比，联合右美托咪定似乎更安全、有效和高效。一项研究在 2～3mg/kg 丙泊酚诱导剂量的基础上，约 5min 追加 0.5μg/kg 右美托咪定和单独使用相同剂量的丙泊酚进行对比，两组均从平均维持速率 [150μg/(kg·min)] 开始，根据需要调整。追加使用右美托咪定组在扫描过程中丙泊酚的维持速率明显低于单独使用丙泊酚组，分别为 114μg/(kg·min) 和 177μg/(kg·min)。更重要的是追加右美托咪定组的低血压发生率显著降低，气道干预（口咽或鼻咽通气道、喉罩）明显减少，且恢复时间同样为 27～28min[73]。另一项研究也评估了丙泊酚配合辅用右美托咪定，但其在诱导期辅用更高剂量右美托咪定（1～2μg/kg）再加上 0.05mg 咪达唑仑。丙泊酚维持速率从 125～150μg/(kg·min) 开始并根据镇静水平和生命体征调整。与单独使用丙泊酚组相比，联合使用右美托咪定组以明显较低的丙泊酚维持速率完成扫描，且不良事件也显著减少，包括上呼吸道梗阻、氧饱和度下降和所需的气道干预。然而，联合使用这种高剂量右美托咪定，使其平均恢复时间比单独使用丙泊酚长18min[74]。

丙泊酚也可以联合使用咪达唑仑达到相同的结果。研究发现丙泊酚 [1～2mg/kg 诱导，150μg/(kg·min) 维持并根据镇静调整] 联合使用咪达唑仑（0.05mg/kg 单次静脉注射）比单独使用相同剂量的丙泊酚更高效且气道干预也更少。联合使用咪达唑仑组的丙泊酚平均维持速率 [116μg/(kg·min)] 明显低于单独使用丙泊酚组 [161μg/(kg·min)]。出院时间大致相同，联合用药组为39min，而单独使用丙泊酚组为 35min[75]。

另一项研究阐述了丙泊酚诱导期联合使用氯胺酮（1mg/kg）的效果，联合组的丙泊酚维持速率降低为 83μg/(kg·min)，而单独使用丙泊酚组的为 166μg/(kg·min)。两组都能有效完成 MRI，但联合氯胺酮组扫描期间发生体动的概率更大，需要额外给药。氯胺酮 – 丙泊酚联合组的恢复时间与丙泊酚单独使用组比明显缩短，分别为38min 和 54min[76]。

3. 巴比妥类

戊巴比妥多年来一直用于儿童镇静，但其较长的恢复时间及相对较高的恢复期不良反应发生率（如身体不协调、头晕和躁动），导致近年来戊巴比妥的使用减少，转而改用其他药物[77]。将戊巴比妥和右美托咪定做比较发现，两者对 MRI 镇静都有效且不良事件发生率低，但接受右美托咪定镇静的患儿恢复时间和总镇静时间明显缩短[78]。同样，研究比较戊巴比妥和丙泊酚都有效，但戊巴比妥的平均恢复时间是丙泊酚的 2 倍，分别为 75min 和 30min[65]。将水合氯醛与戊巴比妥进行比较发现，使用戊巴比妥的检查开始时间明显更早且相关的恶心呕吐更少，但是戊巴比妥相关的不良反应发生率更高。运动伪影导致的非诊断性 MRI 诊断结果在戊巴比妥组中占 15%，而水合氯醛组为 2%。重要的是，水合氯醛和戊巴比妥都会引起恢复时间延长，戊巴比妥组中66% 的患儿和水合氯醛组中 47% 的患儿超过 8h 未能恢复到基线水平[79]。在 <12 月龄的婴儿中，

口服戊巴比妥已被证明对 MRI 镇静有效，但对年龄较大的患儿效率较低。此外，镇静的起效和恢复时间相对延长 [80]。

虽然目前不是 MRI 镇静常用的药物，但是超短效的巴比妥类药物（美索比妥）似乎是一种可选择的镇静药物。在一个机构中，当丙泊酚作为一线 MRI 镇静药物有禁忌证时，美索比妥用作 MRI 镇静的有效率为 94%，且不良反应的发生率与丙泊酚相当，最常见的是气道阻塞、呃逆和需要干预的气道分泌物；重要的是，美索比妥的恢复时间和丙泊酚相似[81]。

4. 水合氯醛

水合氯醛是一种镇静催眠药物，几十年来一直用于儿童无创诊疗的镇静，可以产生中至深度的镇静水平，尽管近年来由于其较长的半衰期而导致门诊诊疗的安全问题和其口服制剂的可用性降低，使其使用量有所下降[82-85]。已经发现水合氯醛对 >80% 的患儿 MRI 镇静有效，但因年龄而异，因其对 18—24 月龄的患儿镇静的成功率有所降低[86-89]。一些中心用右美托咪定滴鼻来补救水合氯醛失败的 MRI 镇静[90-92]。与其他镇静药物相比时，发现水合氯醛与丙泊酚相比激惹和过度镇静的发生率增加，与右美托咪定相比恶心呕吐的发生率增加[93-94]。当有可替代的镇静药物时，目前水合氯醛不是 MRI 镇静的首选药物。应该强调的是，与所有的诊疗镇静药物一样，水合氯醛应该由训练有素的人员在诊疗区域使用，而不能于诊疗前在家中使用，以便于适当的监护和合理用药并避免不良事件的发生[84-85]。

（二）特殊人群：孤独症患儿

孤独症患儿在某些程度上对 MRI 镇静具有挑战性，因为其沟通障碍、高度焦虑和情绪失调，通常会给患儿和护理人员造成危险的环境；所以要为这些患儿制订个体化镇静方案[95]。孤独症患儿镇静相关不良事件的发生率似乎未见异常，但通常需要额外的人员和时间来优化镇静前准备流程[96]。与普通患儿一样，丙泊酚和右美托咪定在孤独症患儿中也都是有效的 MRI 镇静药物，丙

泊酚的恢复时间更快而右美托咪定的血流动力学更稳定 [97-99]。

四、核医学诊疗

核医学（nuclear medicine，NM）技术中有各种各样的诊疗需要镇静，包括（但不限于）MIBG 扫描，骨扫描，正电子发射计算机断层扫描（positron emission tomography，PET），单光子发射计算机断层扫描（single photon emission computed tomography，SPECT）和膀胱造影。顾名思义，大多数这些诊疗都存在辐射暴露风险。了解这些不同诊疗的辐射暴露量和保护自我的最佳方法非常重要。许多机构雇佣辐射安全员来培训人员和监测职业暴露；佩戴辐射计量仪有助于测量获得辐射的水平并指导是否需要改变方案。

NM 的镇静概念与大多数扫描类似，但与MRI 镇静相比，也有一些特殊方面需要考虑。与MRI 相比，典型的 NM 环境更安静，对着装和陪护人员的限制更少；这有助于年龄较小的患儿能够独立完成 NM 诊疗而无须镇静。此外，虽然它们因扫描类型而异，但与 MRI 仪狭长的孔洞相比，大多数 NM 机器在结构上相对空旷，这往往会降低患儿经历幽闭恐惧症的可能性，还可以允许陪护人员接近患儿以安抚和安慰。分散注意力的设备（如电视、平板电脑和耳机）在 NM 环境中更易使用且更便宜，因为该环境下允许使用普通的商业设备而不像 MRI 环境仅允许使用费用高昂的 MRI 兼容设备。CLS 或类似人员以合适的方式帮助患儿完成 NM 诊疗非常重要，游戏般的术前准备通常使镇静药物变得不必要 [100, 101]。制订镇静或不镇静计划一个关键的考虑因素是，有些 NM 诊疗要求患儿排空膀胱（通过患儿自主排尿或镇静后插入导尿管）以充分成像。在某些情况下，经过如厕训练的患儿可能处于自然睡眠状态，并且能安静完成成像，但那些需要置入导尿管的患儿就需要镇静 [102]。

根据扫描和患儿的特征，NM 诊疗持续时间从几分钟到几小时不等，因此镇静医生应积极与

NM 技师就预期的镇静需求进行沟通，以便能够制订合适的镇静计划。与大多数镇静诊疗一样，镇静的持续时间应尽可能与诊疗时长相匹配，以避免诱导或恢复时间延长或过早苏醒。许多镇静医生在 NM 诊疗中使用与 MRI 中相同类型和剂量的药物，尽管安静的 NM 环境可以减少药物的使用量，就能维持足够的镇静水平以成功安静完成扫描。

几种镇静药物已被专门评估用于 NM 诊疗镇静。历史上，水合氯醛曾经是首选的镇静药物，但由于其局限性，包括相对不可预测的起效、作用时间延长、中等的镇静失败率和药物的短缺，已大大减少使用。同样，巴比妥类药物（如戊巴比妥）在过去也是常用药，但由于其恢复时间延长和相关的激惹反应，其使用也减少 [103]。其他镇静药物，尤其是右美托咪定和丙泊酚已变得更为常用。在一项 NM 诊疗中静脉注射右美托咪定的研究中，99.7% 的患儿 [通过 2μg/kg 诱导剂量注射 10min 后，以 1μg/(kg·h) 速率维持镇静] 可以成功完成 NM 扫描，虽然 59% 患儿发生低血压、2% 患儿发生高血压、4% 患儿发生心动过缓、0.9% 患儿出现低血氧饱和度，但这些变化都不需要药物干预治疗 [104]。丙泊酚已经被证明在NM 诊疗中有效，且有着同在 MRI 镇静中相同的优点和缺点，起效和恢复快，可能伴有呼吸抑制和低血压的不良反应 [105, 106]。

五、脑磁图

脑磁图（MEG）是一种评估癫痫患儿的非侵袭性技术，通常作为术前评估过程的一部分；它记录大脑电活动引起的磁场。MEG 需要一个磁密封的房间，这迫使监护和其他设备只能放置在诊疗室外并限制接近患儿；关于该区域可以使用哪些材料有许多限制。MEG 扫描时间通常持续 1～2h 或更长。MEG 要求将患儿维持在相对狭窄的镇静水平，患儿必须保持不动且也不能深度镇静以免影响皮质电活动。咪达唑仑和巴比妥类药物因具有抗癫痫作用，常导致 MEG 检查失

败[107]。静脉注射右美托咪定[诱导剂量为 1.5～2μg/kg，维持速率为 0.8～2μg/(kg·h)]可以有效维持患儿不动状态并可保持脑电活性。大剂量丙泊酚[输注速率≥200μg/(kg·min)]被认为会影响 MEG 的成像质量，而低剂量丙泊酚[输注速率≤100μg/(kg·min)]需要辅助药物（如芬太尼）来维持足够的镇静水平[108]。研究表明中等剂量丙泊酚[输注速率为 167μg/(kg·min)]已成功用于 MEG 成像[109, 110]。右美托咪定滴鼻（2μg/kg）也已经被证明对睡眠不足儿童的 MEG 有效且安全性良好[111]。

六、介入放射学

介入放射学（interventional radiology，IR）诊疗在持续时间、侵袭性、疼痛性方面差异很大，因此需要镇静或麻醉。许多 IR 诊疗持续时间较长且具有侵袭性，需要全身麻醉，这与手术室内的诊疗麻醉非常相似。一些诊疗（如血管通路放置和腰椎穿刺），可通过镇静或合适的发展引导、分散注意力，或催眠的方式来成功完成。CLS 在 IR 中的积极影响怎么强调都不为过[112-115]。对镇静医生来说，与 IR 团队合作非常重要，以充分了解诊疗的细节和患儿的临床状态，以确定镇静或全身麻醉是否适合该病例。

由于大多数 IR 诊疗多少都会有些疼痛，在镇静计划中加入局部或全身镇痛药非常重要。在过去，许多患儿仅接受局部麻醉行一些轻微疼痛的诊疗，为避免诊疗带来的痛苦和创伤，现在大部分机构已经将镇静作为一种便利有效且人文护理的选择[116, 117]。IR 镇静已被证明安全。一项研究表明在镇静病例中，有 0.4% 患儿发生严重肺部和心脏事件；有呼吸系统疾病史和多种药物用药史的患儿发生不良事件的风险增加[118]。然而另一项研究表明，在几种不同的 IR 诊疗中，联合使用丙泊酚、芬太尼、氯胺酮且术中根据需要追加丙泊酚的给药方式与联合使用丙泊酚和芬太尼但不含氯胺酮的方式相比，前者的低氧饱和度发生率降低且追加的丙泊酚量也减少[119]。单独

使用氯胺酮可以提供出色的镇痛和镇静且能保持呼吸通畅。氯胺酮肌内注射（3～6mg/kg）或静脉注射[单次给予 1～2mg/kg 剂量，伴或不伴有维持剂量，速率为 25～150μg/(kg·min)]已经被证明对某些 IR 诊疗有效且耐受性良好，比如外周穿刺置管和肝脏或肾脏活检[120]。

七、CT

与 MRI 持续时间不同，CT 通常较快，持续时间从几秒到几分钟不等。因此，许多儿童可通过分散注意力或由 CLS 用合适的方式模拟引导下完成无镇静的 CT[121]。但患儿如果在扫描的关键步骤有体动，可能需要重复 CT 和辐射暴露，因此应努力避免这种结果发生。

CT 利用电离辐射来生成图像，这对医生和患儿都是潜在的风险。如果需要留在 CT 室内，医生应该穿铅衣并与 CT 仪保持距离，同时也要仔细监护患儿以保证标准的看护。一些 CT 成像中心在 CT 区域和相邻的房间设有窗户，镇静医生可通过窗口观察和监测患儿，同时还可以避免电离辐射。

近年来 CT 技术已得到改进，减少患儿的辐射暴露量和将扫描持续时间减少至几秒。然而辐射风险仍然存在，由于担心潜在的致癌性，许多医生尝试避免使用 CT 而用 MRI 来解决患儿的临床问题[122-124]。然而应仔细考虑这一决定的风险和优点，因为虽然会有少量的辐射暴露，但大多患儿可完成无镇静的 CT，而由于持续时间长可能多数需要镇静才能完成 MRI，对患儿来说，哪种方案是最安全的选择尚不清楚[125]。

CT 面临的另一个挑战是在扫描前需要造影剂，而这与推荐的镇静禁食时间相冲突。虽然即使使用丙泊酚等深度镇静药物，镇静期间误吸的风险也很低，但当胃内含有大量对比剂时，误吸的风险可能增加[30, 126]。一项研究胃排空对比剂的研究表明，50% 患儿在（74±8）min 胃内仍有对比剂，而 25% 患儿在（135±33）min 胃内还有对比剂。该作者建议口服对比剂至少 3h

后再行全身麻醉诱导，但这可能会有损成像质量[127]。对于这一困境还没有清晰的解决方案，但与大多数医学一样，在口服对比剂后短时间内进行气道开放的镇静，医生必须权衡其利弊[128]。在这一人群中，应该加大力度尝试完成无镇静CT。

如果由于患儿的疼痛和不能保持不动而需要镇静，则理想的镇静方案是选择起效和失效都快的镇静药物以匹配CT的持续时间。在过去的几十年里，CT的镇静药物在逐渐变化，从20世纪70年代使用哌替啶、氯丙嗪和异丙嗪混合物，到20世纪80年代和20世纪90年代使用水合氯醛和戊巴比妥，到现在许多机构采用更安全、有效、短小的替代品来进行镇静[129-131]。

过去常用的戊巴比妥和水合氯醛均被发现虽然有效，但用于CT镇静有着很大的缺点，特别是镇静持续时间。已经证明戊巴比妥引起的不良事件比水合氯醛少，但两种药物的镇静持续时间平均为85min[132]。在一项静脉注射戊巴比妥（高达5mg/kg）与依托咪酯（0.3～0.4mg/kg）进行CT镇静的比较中发现，戊巴比妥明显更有效但不良事件也更多，尤其是恢复期躁动，以及更长的诱导、镇静和总的观察时间；此外，服用戊巴比妥儿童的父母认为出院时孩子尚未恢复到正常状态，并在出院后对孩子的行为表示担心[133]。一项大数据研究也比较了静脉注射戊巴比妥（平均剂量为4mg/kg）和依托咪酯(平均剂量为0.33mg/kg)用于CT镇静，发现使用依托咪酯镇静更有效、镇静时间明显更短（平均为34min和144min）和更少的相关不良事件[134]。因此，由于水合氯醛和戊巴比妥的作用时间较长且相关不良事件较多，近年来其用于CT镇静率已经有所下降。

在21世纪，随着右美托咪定使用的增加，右美托咪定静脉注射 [2μg/kg持续10min，根据需要可重复推注，1μg/(kg·h)的持续剂量直到扫描完成)] 已被证明有效且几乎没有不良事件发生，报道的镇静持续时间平均为21min，明显短于以前报道的戊巴比妥和水合氯醛[135]。当直接与戊巴比妥（2～3mg/kg滴定至最大剂量6mg/

kg）相比较时，右美托咪定给药方案需要更长诱导时间，平均为12min（戊巴比妥为6min），但接受右美托咪定镇静的患儿恢复时间明显更短，平均为32min（戊巴比妥为95min）。两种药物都非常有效，但戊巴比妥组需要更频繁的辅用镇静药物以获得足够的镇静。两组均未发生重大不良事件，但右美托咪定组低血压更常见，戊巴比妥组躁动更常见[136]。

丙泊酚起效快、恢复快，是CT镇静最有效和高效的镇静药物之一。临床应用有较低的不良事件发生率，包括低血氧饱和度、中枢性呼吸抑制和气道阻塞，如由气道监测和管理方面经验丰富的镇静医生组织实施良好的镇静服务，那CT镇静还是安全有效的[30, 64]。已经发现丙泊酚比其他镇静药物（包括咪达唑仑静脉注射、戊巴比妥静脉注射和水合氯醛口服）更有效和高效，虽然气道操作以解决阻塞和呼吸系统不良事件的发生率高于戊巴比妥[62, 94, 137]。

当CT本身不需要建立外周静脉通路给予对比剂时，非静脉给药方式通常也非常有效且不会引起患儿的不适，尽管需要更长的诱导时间。右美托咪定滴鼻被证明是CT镇静安全有效的镇静方式，虽然其恢复时间中等。一项研究表明，2.5μg/kg剂量的平均诱导时间为13min，达到出院标准的平均时间为88min。右美托咪定滴鼻（3μg/kg）与水合氯醛口服（50mg/kg）相比，两者都被证明对75%的患儿有效镇静，且恢复时间相似，但水合氯醛组呕吐发生率更高；低血压和缺氧在水合氯醛组更常见，而右美托咪定组心动过缓更常见[139, 140]。经口腔黏膜给予右美托咪定（2～3μg/kg）研究较少且被证明对65%CT检查有效，但还需更多的研究来优化该给药方案[141]。

咪达唑仑静脉注射、滴鼻和口服也被研究作为CT的镇静方式。一项研究表明，90%患儿在0.2mg/kg剂量静脉给药时可达到充分的镇静，其几乎没有轻微的不良反应，但需要恢复期监测长达1h[142]。咪达唑仑滴鼻（0.4mg/kg，25%需要额外追加0.1mg/kg）也显示对93%患儿镇静有效且耐受良好，诱导时间平均为 15min，恢复时间平均为 51min[143]。低剂量咪达唑仑滴鼻（0.2mg/kg）被证明仅对 40% 患儿产生有效的充分镇静[144]。口服咪达唑仑（通常剂量为 0.5mg/kg）对 CT 仅中等有效，效果不如右美托咪定滴鼻，且往往需辅用其他药物（如氯胺酮和异丙嗪）才能改善镇静效果[145-147]。

虽然文献中没有广泛讨论，但氧化亚氮也可以成为 CT 镇静有效和高效的药物。患儿必须能够耐受面罩的放置，但由于其快速起效和失效的特性，在配合的患儿中，氧化亚氮对短时 CT 的效果很好。此外，氧化亚氮的不良反应发生率低，

最常见的是恶心和呕吐，也使其成为相当安全的非静脉镇静药物。然而，如果镇静医生与患儿一起待在 CT 房间内握住面罩，要小心保护自己免受 CT 电离辐射，并且 CT 床的进出运动可能需要一些额外的措施来保持面罩合适的位置[148-149]（表 23-2）。

八、荧光排尿性膀胱尿道造影和核医学膀胱造影

虽然这些研究通常在放射学的不同领域进行，但荧光排尿性膀胱尿道造影（VCUG）和膀胱造影的过程非常相似，因此具有共同的镇静方

表 23-2 CT 镇静推荐	
无镇静	• 诊疗时间短，通常仅需几秒 • 儿童生活专家帮助分散注意力 • 如果 CT 方案要求口服对比剂为最佳选择 • 如果患儿在扫描过程中体动，重复 CT 会增加辐射量[121-124]
丙泊酚	• 1～3mg/kg，根据需要追加 • 最佳选择，尤其当 CT 需要开放静脉通路 • 作用时间与 CT 时间相对较匹配 • 通常仅需一次追加量 • 高效 • 相对高概率的气道干预[30, 62, 64, 94, 137]
右美托咪定	• >10min 静脉注射 2μg/kg 剂量，根据需要追加 • 2～3μg/kg 剂量滴鼻（如果无须开放静脉通路是较好的选择） • 起效和恢复时间都较丙泊酚长 • 耐受性良好伴有心动过缓和低血压[135, 136, 138-140]
咪达唑仑	• 0.2mg/kg 静脉注射 • 0.4mg/kg 滴鼻，根据需要追加 0.1mg/kg • 0.5mg/kg 口服（对于 CT 效果没有静脉注射和滴鼻好） • 恢复时间较丙泊酚长，比右美托咪定短[142-147]
氧化亚氮	• 30%～70% 吸入至起效 • 起效和恢复迅速（几分钟），有效且高效 • 患儿必须耐受面罩放置 • 如果整个 CT 过程中医生要握住面罩，则会有辐射暴露[148, 149]
依托咪酯	• 0.3～0.4mg/kg • 有效且相对高效 • 抑制肾上腺的不良反应风险而降低使用[133, 134]

本表反映镇静药物的常用剂量和注意事项，但必须谨慎理解和使用。该表既反映了文献也反映了作者的观点

式。与许多其他介入性诊疗不同，这些检查不需要患儿保持不动，但会引起患儿的焦虑和痛苦。

多年来这些诊疗被认为太小而不需要镇静。此外，许多泌尿外科医生还担心镇静对成像结果的质量和准确性产生负面影响[150]。然而，这些诊疗确实会给患儿和家属带来严重的痛苦。他们要求患儿不穿内衣躺在坚固的成像台面上，忍受导尿，并在液体充满膀胱时憋尿，然后在诊疗快结束时在成像台上排尿。这些检查常在年轻患儿中进行，患儿需要行如厕训练才能掌握；甚至连在成像台上排尿都相当痛苦。在检查过程中，尿管置入和膀胱充盈期给患儿带来最大的痛苦[151]。父母经常指出这些诊疗对他们自己来说也最具挑战性。已经证明父母的焦虑和儿童的痛苦相关；培训父母掌握应对策略也可以间接帮助孩子[152]。

VCUG 和膀胱造影时经常局部和尿道内使用 2% 利多卡因凝胶以为插入尿管前提供局部麻醉，但文献中对这种技术还存在争议。支持使用利多卡因凝胶的研究表明这可以显著减少导尿期间的疼痛，或至少能帮助减少痛苦，但效果轻微[153, 154]。一项研究多部位使用利多卡因凝胶的研究表明，与一个部位使用利多卡因凝胶相比，该技术似乎没有带来益处[155]。然而另一方面，两项随机对照试验表明，在导尿期间给予利多卡因凝胶和非麻醉润滑剂，两者的疼痛感知没有显著差异，其中一项试验还表明在膀胱充盈期间，利多卡因凝胶组的疼痛感较非麻醉润滑剂组更剧烈[156]。然而，美国儿童泌尿外科和放射科协会

确实建议将利多卡因凝胶作为 VCUG 标准方案的一部分，以减轻患儿的不适[157]。

根据使用药物的不同，VCUG 和膀胱造影可提供镇静、遗忘和镇痛作用；常避免使用像丙泊酚这种能提供深度镇静的药物，因为会抑制患儿的自主排尿和检查结束时排空膀胱的能力，而这也是检查的关键部分[158]。与其他介入性诊疗一样，CLS 以适当方式来准备和引导患儿对完成该诊疗非常有帮助；充分的准备和分散注意力通常使镇静变得没那么必要[151, 159]。

如果 VCUG 或膀胱造影术需要镇静，咪达唑仑和氧化亚氮是两种最合适和最常用的药物[160]。咪达唑仑口服（0.5～0.6mg/kg）和滴鼻（0.2mg/kg）可提供有效的抗焦虑和遗忘作用，而不会降低诊疗结果的质量，也不会降低检查结束时排空膀胱的能力[161-164]。使用氧化亚氮也可以有效减轻 VCUG 和膀胱造影术带来的疼痛和不适[150, 165]。当决定在特定的患儿中使用哪种药物时，必须权衡其利弊。与氧化亚氮相比，咪达唑仑口服或滴鼻需要的管理配合较少，但是起效和恢复时间较长。此外，小部分患儿使用咪达唑仑会出现激惹和无法安抚的反常反应。氧化亚氮起效和失效都很迅速，但是它需要患儿耐受面罩以充分的吸入药物；其主要不良反应是少部分患儿会发生恶心和呕吐（表 23-3）。

九、经胸超声心动图

虽然在结构上属于心脏病科而不是放射科，

项 目	咪达唑仑 [161, 162]	氧化亚氮 [161, 165]
剂量	0.5mg/kg 口服，0.2mg/kg 滴鼻	30%～70% 吸入至起效
时间	15～30min 起效，30～60min 恢复	2min 内起效，3～5min 恢复
不良反应	激惹 / 反常反应	恶心 / 呕吐
注意事项	口服味道不好，滴鼻刺激	必须耐受面罩放置

表 23-3 VCUG/ 膀胱造影术镇静：咪达唑仑对比氧化亚氮

本表反映镇静药物的常用剂量和注意事项，但必须谨慎理解和使用。该表既反映了文献也反映了作者的观点

但超声心动图的镇静方式和其他介入性诊疗相似。患儿不需要完全一动不动，但他们在长达1h或更久的检查期间应该保持相对安静以便于成像。虽然经胸超声心动图（TTE）检查被认为是无痛操作，但当探头以很大的压力压在患儿身上，尤其在剑突下和胸骨上时，可能会引起患儿不适。

许多患儿可在无镇静下平静地完成检查，但对幼龄患儿或无法配合的患儿行镇静常是可取的。研究发现对<3岁的儿童进行镇静可以减少TTE检查诊断错误和对图像质量的担忧[166]。和其他介入性诊疗一样，预测哪些患儿需要镇静可能具有挑战性。研究表明，6月龄至2岁患儿，心脏解剖结构复杂或川崎病患儿对镇静的需求增加；用TTE评估心脏杂音的患儿可能不太需要镇静[167, 168]。

鉴于TTE是评估心脏结构的检查，需要检查患儿的临床复杂程度高于其他放射学检查，这取决于该机构就诊人群的整体情况。接受TTE检查的一些患儿可能仅存在不太严重的心脏杂音，也有的患儿可能是单心室、移植前心衰状态或存在一定的肺动脉高压。对这些患儿进行镇静前的全面评估非常必要，以确保选择病情合适的患儿进行镇静，或者转由心血管麻醉专家来实施镇静。

由于水合氯醛效果相对较好、较安全，呼吸暂停、气道阻塞、缺氧、高碳酸血症、低血压和呕吐的发生率较低，多年来一直常规用于TTE镇静；但镇静时间过长较常见；重大的不良事件较罕见，但<6月龄儿童发生不良反应的风险较高[169]。从其应用于其他诊疗可以看出，水合氯醛可有效应用于幼儿，但在年长患儿的失败率较高[170]。由于制造商已经停止生产液体制剂，许多供应商使用重组晶体来制造口服水合氯醛液体制剂，但这种制剂镇静效果差、失败率高[171]。由于这些变化，加上恢复时间过长和其相关安全问题，镇静医生已经开始评估TTE镇静的替代药物。

口服咪达唑仑（0.5mg/kg）是一种选择方案。然而与75mg/kg剂量的水合氯醛相比，尽管恢复时间较短，但其镇静水平较浅配合完成检查的作用较差[172]。

已经发现口服戊巴比妥（5mg/kg）对TTE镇静99%有效，但是和水合氯醛一样，恢复时间较长[173]。当比较水合氯醛（50mg/kg）和戊巴比妥（4mg/kg）时，发现两者效果（约98%）、不良事件发生率（约1.5%）都相似，大龄患儿都需要额外追加剂量[174]。

在一些小诊疗中，右美托咪定滴鼻已经替代水合氯醛镇静。已有右美托咪定特别针对TTE的研究结果，发现2~3μg/kg剂量对87%~90%患儿TTE镇静有效，平均起效时间为17~28min，恢复时间为44~80min，且不良反应小[175-177]。心脏术后和发绀型先天性心脏病患儿对右美托咪定滴鼻TTE镇静的有效剂量要求似乎更高，分别为3.3μg/kg和3.2μg/kg[178, 179]。川崎病患儿为监测冠状动脉而反复进行TTE检查，发现并没有比首次接受TTE检查的患儿需要更高的剂量[180]。当与水合氯醛（70mg/kg）和戊巴比妥口服（5mg/kg）用于TTE相比时，右美托咪定滴鼻（2~3μg/kg）具有相似的效果和起效恢复时间[181, 182]。右美托咪定滴鼻（3~4μg/kg）和咪达唑仑滴鼻（0.25~0.4mg/kg）联合使用也被发现与水合氯醛口服（75mg/kg）有一样的效果和相同的恢复时间[183]。

氯胺酮滴鼻也是TTE镇静的另一种方式。已经发现氯胺酮滴鼻（4mg/kg）具有约95%有效性，且与咪达唑仑滴鼻（0.2mg/kg）和水合氯醛口服（50mg/kg）效果相似。咪达唑仑起效最快，而氯胺酮具有相对较短的镇静持续时间。水合氯醛组呕吐率明显更高[184]。氯胺酮滴鼻（1mg/kg）和右美托咪定滴鼻（2μg/kg）联合使用被发现对96%患儿TTE镇静有效，平均起效时间为16min，恢复时间为26min，几乎没有轻微或严重的不良反应。与其他检查类似，镇静失败的危险因素包括发绀型先天性心脏病和心脏手术史[185]。当氯胺酮和右美托咪定滴鼻联合使用与右美托咪定滴鼻（2μg/kg）单独使用比较时，发现它们有相同的效果且血流动力学没有差异，但是联合组的镇静起效时间明显缩短而恢复时间变长[186]。

全身麻醉也可被考虑为 TTE 替代方案，毫不奇怪，它比水合氯醛更高效也更昂贵[187]。

值得注意的是，21- 三体综合征患儿是一独特的群体，他们经常需要接受镇静的 TTE 检查，由于通常伴有先天性心脏病和发育迟缓，镇静很有必要。由于 21- 三体综合征患儿肌张力低下，阻塞性睡眠呼吸暂停发生率高，心动过缓的风险更高，与无 21- 三体综合征的患儿相比，他们镇静相关并发症的发生风险更高[188, 189]。虽然已知

右美托咪定通常会引起心动过缓，但与七氟烷、丙泊酚和口服戊巴比妥相比，尚未发现右美托咪定滴鼻（2.5μg/kg）会增加 21- 三体综合征患儿心动过缓的风险。此外，在 21- 三体综合征患儿中，发现右美托咪定滴鼻 90% 有效，而戊巴比妥口服的有效率为 73%[190]（表 23-4）。

总结

由于儿童介入性诊疗种类繁多，镇静技术必须适应每种方式，以促进安全有效地完成诊疗。

表 23-4 后水合氯醛时代超声心动图镇静的替代方案	
方 案	说 明
右美托咪定滴鼻	• 推荐剂量 2～4μg/kg • 和水合氯醛效果相似（约 90%） • 相对易于管理 • 起效时间约 25min • 苏醒时间约 65min • 术后或发绀型先天性心脏病患儿剂量需求高[175-182]
右美托咪定滴鼻联合咪达唑仑滴鼻	• 3～4μg/kg 右美托咪定滴鼻 • 0.25～0.4mg/kg 咪达唑仑滴鼻 • 效果和单独右美托咪定滴鼻相似，但可获得更深的镇静水平 • 咪达唑仑可能会引起鼻刺激 • 可能对更活跃的患儿有帮助[183]
氯胺酮滴鼻	• 推荐剂量 4mg/kg • 约 95% 有效，同水合氯醛（50mg/kg）相似[184]
右美托咪定滴鼻联合氯胺酮滴鼻	• 2μg/kg 右美托咪定滴鼻 • 1mg/kg 氯胺酮滴鼻 • 约 96% 有效 • 起效更快但恢复时间较单独右美托咪定滴鼻长[185, 186]
口服戊巴比妥	• 推荐剂量 4～5mg/kg • >95% 有效 • 年长患儿需要剂量更高 • 镇静时间延长，同水合氯醛相似[173, 174]
口服咪达唑仑	• 推荐剂量 0.5mg/kg • 比水合氯醛镇静浅 • 效果没水合氯醛好 • 恢复时间比水合氯醛快[172]

本表反映镇静药物的常用剂量和注意事项，但必须谨慎理解和使用。该表既反映了文献也反映了作者的观点

这些诊疗的一个关键方面是，可能不需要配合镇静就可以顺利完成而不会有痛苦。评估患儿的能力和需求，并将它们与成功完成诊疗要求相匹配，是放射镇静中的一门艺术。如果需要药物镇静，则应优化计划，使其安全、有效和高效，理想情况下将药物的作用时间和诊疗持续时间相匹配。在这些通常偏远的临床区域，必须确保所有必需的抢救设备都存在的情况下行适当的患儿监测，并让临床医生对紧急事件制订全面和可实践的应对措施。

十、病例研究

病例1

杰克是一名 12 岁男性，有孤独症和季节性过敏史，现要接受无须静脉对比剂的脑部 MRI 检查以进一步评估近期发作的神志恍惚——可能是脑部疾病发作。在过去约 1 个月里，杰克变得反应迟钝，每天会有几次凝视天空约 30s。他的神经科医生已经帮他预约了 EEG（还没做）、实验室检查和 MRI。由于杰克的焦虑和对工作人员的攻击性，他昨天未能在外部机构完成实验室检查。他目前身体健康，近期没有呼吸道感染；他的季节性过敏通过每天口服药物得到良好的控制。杰克没有已知的心肺功能异常。由于严重的打鼾和睡眠呼吸障碍，他在 4 岁时接受了扁桃体和腺样体切除术，并可耐受全身麻醉。杰克的妈妈回忆说，他在手术前喝了药，这对帮助他放松很有效。杰克在手术后基本没有打鼾，近期在杰克睡觉时，他妈妈否认听到任何停顿或喘息声。他没有已知的食物或药物过敏史，并且根据指南进行禁食。他每天服用的药物是抗季节性过敏药物（液体制剂），该药可从他妈妈那里得到。

检查时，杰克身高 157cm，体重 60kg，BMI 为第 95 百分位，心率 87 次 / 分，呼吸频率 22 次 / 分，呼吸空气氧饱和度为 98%。获取这些生命体征是一个挑战，但可通过平板电脑分散杰克注意力来获得；在测量血压时他拳打脚踢故未能获得血压数据。他在平板电脑上开心玩游戏而不和他

人互动，直到别人接近他时而导致他紧张；他在父母身边感到很舒适，父母可帮助他平静。镇静医生检查时没有发现任何心肺功能异常，但不能进行很好的口咽检查。

杰克的母亲对 MRI 检查过程表示担心，因为担心杰克会拒绝面罩或静脉留置管。

注意事项

在为杰克制订镇静计划时，有几个问题需要权衡。首先由于他的孤独症，杰克非常焦虑并有攻击性，这点最为重要，也是确保杰克、他父母和医务人员安全的首要任务。鉴于杰克在术前有成功的口服预用药物史，且可很容易从他母亲那里得到口服抗过敏药物，因此使用咪达唑仑口服预用药物应该是很好的第一步。咪达唑仑滴鼻和右美托咪定滴鼻液是很好的预用药物和镇静选择，但经鼻给予这些药物和他习惯性从他母亲那获得口服药物相比，可能会引起更多的躁动。也可以考虑肌内注射氯胺酮或右美托咪定，如果杰克没有按预期获得口服预用药物，这可是一备用计划；如果其他选择都失败或被认为不安全，这方法通常保留。此外，在成功服用预用药物后开放和保留静脉通路，可帮助实现最佳的药物滴定，并在需要时便于快速给予镇静药物。获得静脉通路的另一个好处是，杰克的实验室检查可同时进行，从而促进他的神经病学诊断评估。

杰克的肥胖（BMI 在第 95 百分位）是另一关键问题，因为肥胖儿童在镇静期间发生呼吸系统不良事件风险更高[191]。MRI 检查时杰克要保持仰卧位，这通常会加重气道阻塞和打鼾，且是在相邻的房间进行监护，这给气道干预（如果需要）带来一定的困难。他的扁桃体和腺样体切除史有助于降低严重气道阻塞的可能性，但深度睡眠史也是个危险因素。他的父母否认杰克有睡眠呼吸暂停或喘气，这让人放心。杰克平躺睡觉呼吸也顺畅吗？他睡觉时总是侧卧或俯卧位？他夜间睡眠是否经常觉醒或不安？这些答案可帮助并指导镇静医生确定杰克接受镇静是否安全，或者是否需要置入喉罩和气管插管全身麻醉以保持气

道通畅。该病例中杰克的父母确定杰克常仰卧睡觉，且没有频繁的运动或唤醒。他仅在鼻塞时偶尔打鼾，这目前不是问题。接受口咽部检查是进一步评估杰克镇静中气道阻塞风险的最好方法，但这难以实现。

镇静环境和镇静医生的能力也是重要的考虑因素。一个三级护理中心可熟练处理医学上复杂的患儿群体，并有经验丰富的急救人员随时待命，以帮助解决气道或其他方面的紧急情况。然而一个患者较少的远程放射成像中心接待的患儿范围更窄，仅限于并发症风险较低的患儿。杰克作为一名肥胖孤独症患儿，发生镇静相关并发症的风险相对较高。一些镇静服务机构可能会将他转诊至全身麻醉，或者以舒适和足够的支持为他提供镇静服务。

如果认为适合镇静服务，为杰克选择镇静需要权衡其利弊。由于静脉镇静可以精确调控杰克的镇静水平，因此对杰克来说，右美托咪定和丙泊酚是两种最有效的选择。已经证明这两种药物对孤独症患儿都有效。丙泊酚具有快速起效和恢复迅速的优点，但是杰克的肥胖会使气道并发症的风险增加，该并发症在丙泊酚镇静中较常见甚至严重。右美托咪定静脉注射需要较长的诱导时间，这对不配合的患儿通常具有挑战性。然而由于预先服用咪达唑仑和他一直带在身边有用的平板电脑，这个方案应该可行。此外，右美托咪定很少引起气道并发症，且通常能保持气道通畅。

在这个病例中，杰克可容易从他妈妈那里口服咪达唑仑并在 20min 内显得放松。在 CLS 帮助下，杰克平静地接受静脉置管，连接监护，并静脉注射右美托咪定诱导超过 10min，然后开始连续输注。他术中气道通畅（通过二氧化碳监测），血压正常，心率稳定在 65 次/分。MRI 顺利完成。杰克在大约 70min 后安静的醒来，并在离开房间前喝了他妈妈提供的水。

病例 2

蔡斯是一非常活跃且任性的 28 月龄男孩，由于近期出现听力下降，需要无对比剂的颞骨 CT 检查，他其他方面都健康。他被要求禁食以防需要 CT 镇静。该机构的典型方案是先利用 CLS 帮助引导，以促进在无镇静下完成诊疗的尝试。然而即使使用各种各样的策略和鼓励，蔡斯还是不愿意躺在诊疗台上，且情绪激动和哭闹。这种特殊的扫描非常容易受到运动伪影的影响，如果蔡斯不能保持安静，CT 技术人员担心要重复扫描而导致辐射暴露增加。努力且真诚地尝试想完成无镇静 CT，蔡斯的父母发现他不能充分配合；他们考虑镇静以完成检查。镇静医生进行镇静前全面评估和体格检查。蔡斯目前身体状态很好，没有急慢性疾病。在 21 月龄时，他曾因为面部撕裂伤修复术在急症中心接受过氯胺酮麻醉，他对此药耐受性良好。没有药物或食物过敏史，也没有用药史。体格检查正常。

注意事项

对于需要完成简短 CT 的健康儿童，镇静选择有很多种，包括丙泊酚、右美托咪定静脉注射或滴鼻；咪达唑仑静脉注射、滴鼻或口服；戊巴比妥静脉注射或口服；氧化亚氮。选择静脉给药方式通常最有效，如丙泊酚起效快且恢复也快。然而，这种 CT 不需要对比剂，因此不需要开放静脉通路。非静脉镇静可以帮助避免静脉留置的痛苦。鉴于蔡斯之前对 CT 的过激反应，在没有预用药之前就进行外周静脉置管对他（或他父母）来说可能不太容易接受。蔡斯目前这种不合作的状态，让其口服药物也可能具有挑战性，尝试通过面罩用氧化亚氮实施镇静可能也同样困难。

经鼻给药是一种快速且相对简单的给药方式。右美托咪定（2.5～3μg/kg）和咪达唑仑滴鼻（0.4mg/kg）均被发现对 CT 镇静非常有效且耐受性良好。咪达唑仑恢复时间往往比右美托咪定更快。然而蔡斯还只 2 岁，在反复镇静或镇静延长易引起镇静相关神经毒性的年龄范围内（<3 岁），右美托咪定可能是一种对神经发育更安全的选择，因为在动物模型中尚未发现其会导致神经元凋亡或发育变化。

在与蔡斯的父母讨论这些不同药物选择的风

险和益处后，他们更倾向于选择右美托咪定滴鼻；如果需要，他们有较长的恢复时间以供灵活调控。蔡斯很好地接受这种给药方式，并在18min左右入睡。他被放置在CT仪上，在镇静医生的监护下顺利完成扫描。他在大约80min后苏醒，并急切地喝了苹果汁。他的父母对他今天的镇静情况非常满意。

病例3

艾米是一名3岁女孩，有中度持续性哮喘史，在过去4个月内有2次发热性尿路感染，她到放射科进行镇静的VCUG检查以评估其膀胱输尿管反流情况。她以前从未接受过镇静，而这也是她第一次做VCUG。她没有药物或食物过敏史，并按照医院指南进行适当禁食。她每天服用两次吸入类固醇药物，当急性哮喘发作时吸服沙丁胺醇。据她母亲说，她的哮喘得到了很好的控制。艾米看起来很焦虑，且当护理人员在介绍时很难参与其中，在准备室紧紧拥抱妈妈。在体格检查期间，她会扭动并远离医生，但是没有异常检查结果；她的肺正常。

艾米的妈妈担心艾米不能忍受VCUG检查中没有明显痛苦的导尿管插入。咨询CLS并给予评估，给艾米以合适的方式进行诊疗前准备。之后艾米的妈妈、CLS和镇静医生一起讨论，除分散注意力外，艾米在镇静或非镇静下能否更好地耐受该操作。每个人都认为镇静会有所帮助，特别是使用具有抗焦虑和遗忘作用的药物。

注意事项

咪达唑仑（滴鼻或口服）和吸入氧化亚氮都是VCUG常见的镇静选择，他们可使孩子放松以便于诊疗，并且通常诊疗结束时可以在指示下自主排尿。咪达唑仑滴鼻是相对容易且快速的给药方式，但往往会对鼻黏膜产生刺激，这不受欢迎；一些镇静医生将局部应用利多卡因和咪达唑仑滴鼻联合使用以预防这种刺激。相比较，氧化亚氮需要患儿忍受几分钟面罩放置；CLS可以优化这种不适感，他们帮助孩子装饰面罩并在其中放入选定的调味料/香气，使其变得更具吸引力。此外，有哮喘病史，在吸入治疗期间习惯于面罩的患儿，也往往使用面罩的氧化亚氮镇静。所有这些药物治疗方案的不良反应都很小，可能出现呼吸抑制，咪达唑仑组不常见的反常反应/激惹，氧化亚氮组的恶心/呕吐。

在比较这些药物治疗方案时，效果持续时间也是一个重要的考虑因素。咪达唑仑滴鼻和口服通常分别需要10~15min和15~30min起效，镇静时间持续1h。氧化亚氮在放置面罩后几分钟内开始起效，在关掉氧化亚氮并用100%氧气冲洗3~5min后恢复到基线水平。

在讨论了风险、益处和替代方案后，艾米的妈妈选择了氧化亚氮镇静，因为其起效和恢复快。当CLS向艾米展示面罩时，艾米马上将其正确地戴在脸上，并自豪地表示自己知道面罩如何使用。接下来行诊疗前准备工作，包括所有团队人员的诊疗前核对，艾米轻松使用氧化亚氮，由于CLS帮助分散注意力，她仍然专注于她的平板电脑游戏。根据方案，使用利多卡因以减少导尿时的不适。艾米似乎没注意到导尿过程，并且顺利在指示下排尿。诊疗完成后，关闭氧化亚氮并予100%氧气冲洗3~5min后，艾米恢复正常。取下面罩后，艾米坐起来喝了些苹果汁。艾米的妈妈很高兴艾米在任何时候都没有表现出痛苦，似乎都不记得诊疗，只记得她的平板电脑游戏。

第 24 章　儿童口腔手术的镇静：美国及欧洲、南美洲的经验

Sedation of Pediatric Patients for Dental Procedures: The USA, European, and South American Experience

Stephen Wilson　Luciane Rezende Costa　Marie Therese Hosey　著
李传达　李军　译

在口腔手术中给儿童实施镇静的挑战是多因素的[1]。患儿的年龄、健康、性格和情绪状态、父母的风格和担忧、临床医生管理患儿的理论基础、镇静相关的临床培训和经验的范围和质量（包括患儿救援、标准化口腔镇静管理），经济问题（包括第三方保险或父母报销），临床医生对镇静指南和提升能力培训的学习和坚持、设施准备和助手经验等，都是一些重要考虑因素。为了应对这些挑战，儿童牙医必须接受适当的教育，在镇静流程方面受过良好的训练，包括进行患儿救援，熟练掌握标准化要求，并遵守相关的专业指南。

口腔疾病即蛀牙 / 龋齿，龋齿是儿童最常见的慢性感染性疾病。这是一种可预防的贫困相关疾病，但改变的机会并不完全在家庭手中掌握[2]。对一些家庭来说，这种疾病及发展是不可避免的，并感到无法控制。因此，牙医在管理孩子和家庭方面所面临的挑战较为复杂。对口腔疾病的评估需要患儿合作，牙医良好的动手能力，及在特定情况下选择最好的口腔材料（如唾液污染和牙齿填充物寿命），当然家庭参与对提供高质量的口腔护理至关重要。

本章的第一部分致力于概述口腔护理的责任和计划、镇静方案、药物和实践的复杂性。第二部分主要集中在美国进行的儿童口腔镇静。第三部分由 Hosey 教授撰写，描述了英国和欧洲国家的镇静方法。第四部分由 Costa 教授撰写，提供在南美儿童口腔手术镇静的概述，作为在不发达 /发展中国家镇静管理的不同解决方案的一个例子。最后，我们会展示 8 个在美国和巴西进行的案例总结。

一、龋齿的程度及治疗方法

龋齿是一种动态和多因素疾病，由生物膜介导、饮食调节，并由生物、行为、社会心理和环境因素决定[3]。这种硬组织破坏的过程在早期是可逆性的，只要适当的预防保健和生活方式的改变（例如，使用复方牙膏和减少饮食中糖的摄入）。如果不能逆转，牙釉质和牙本质逐渐破坏，可能造成牙髓坏死导致疼痛和软组织肿胀，进一步的细菌定植将导致疼痛和蜂窝织炎。牙齿病变或蛀牙可能只是一颗牙齿的一小部分，也可能影响所有长出的牙齿（图 24-1）。若儿童的牙列患有龋齿，即儿童早期龋齿，后续可能会继续发展

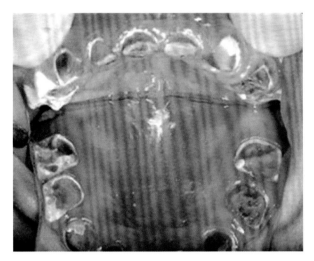

▲ 图 24-1　广泛龋齿

为恒牙龋齿。若预防性干预失败，则恒牙萌出后需要反复治疗。如果潜在的习惯没有改变，患儿将需要反复治疗[4,5]。因此，镇静下的治疗需要更广泛的预防和管理护理计划，而不仅仅是"一次性"的治疗。Pine等[6]研究表明由口腔护士提供的针对性访谈对预防复发和未来治疗的需要很有价值[6,7]。

龋齿最终的治疗方式取决于牙冠的破坏程度。对于缺乏配合的幼儿，非创伤性干预（如氟二胺银）可控制龋齿的发展，延迟甚至完全避免创伤性干预。当附近的牙本质有龋齿时，乳牙上的牙髓迅速发炎。但如果生物环境发生变化，牙髓又可恢复。因此，牙釉质的病变通常可通过单独用氟化物和改变饮食习惯来治疗，而发生在牙本质外层的病变需要用牙冠植入或使用牙齿修复黏合材料，此类操作通常不需要局部镇痛和钻孔。然而如果没有这些干预，龋病就会渗透进入含有神经和血液的牙髓腔，从而需要牙髓切除术、根管治疗或拔牙。

当蛀牙渗透到牙本质内层时，首先使用器械切除感染区域、准备填塞填充材料并钻孔，然后在蚀刻和粘接过程中清洗和干燥，此类治疗通常需要局部麻醉药来减少疼痛。局部麻醉药需要使用针头和注射器，这会引起患儿焦虑和不适。

当龋齿的范围深入到牙髓腔、存在炎症物质

或镇痛药（即药物选择、技术或剂量）不足时，使用局部麻醉药的神经阻滞和局部浸润可能会镇痛不足。疼痛会引起焦虑，有时甚至会引起恐惧。不重视局部麻醉药剂量的安全水平可能会导致不良结果。此外，简单的口腔经典环境包括口腔器械和疼痛（包括传递的声音和其他感觉）的混合常会导致患儿不适，增加焦虑和恐惧[8,9]。儿童会对牙齿疾病感到恐惧。他们几乎在任何年龄都容易受到不良事件的影响，而只有有限的心理、情感或社会资源来应对，故导致其条件反射效应持续至成年。作为更广泛的护理计划的一部分，可能有必要对患儿行为进行用药管理。

需要镇静行口腔治疗的儿童数量尚不清楚。根据报告的信息估计[10]，在美国除使用氧化亚氮镇静外，儿童牙医每年至少有30万名儿童需要镇静。坊间报道和一些间接证据表明，这一比例还在缓慢地增加[11,12]。在英国，镇静和全身麻醉主要以医院为基础，在英国每年约7万名儿童接受口腔手术，其数量远远超过所有其他手术[13]。实际上因为采样的原因可能明显低估了应用镇静药的儿童数量，因为样本统计忽略了吸入镇静药和普通社区牙医的镇静药。最近的一项调查表明，儿童牙医使用氧化亚氮的比例增加，主要系因不合作的患儿数量增加了[14]。

（一）儿童行为

人们认为口腔治疗时的焦虑和恐惧影响了8%～20%的儿童，特别是5～8岁儿童，这是严重的社会问题，会导致更糟糕的健康结果。患有口腔恐惧症的青少年认为他们的口腔健康影响了他们的生活质量，认为他们的牙齿和整体健康较差[15,16]。

不是每位患有口腔焦虑和恐惧的儿童都一定会表现出破坏性行为，也不是每位有负面反应的儿童都对口腔手术抱有恐惧或焦虑[17]。年长儿童通常可以成功应对常规的口腔手术（包括注射），往往是学龄前儿童和学步儿童不能配合。然而也有一些年长儿童对口腔治疗有更大的恐惧和焦虑[18]。医生会根据患儿年龄、认知和情感的发展、应对挑战性情况的成熟度及孩子的其他特征等重要鉴别因素，向其家属推荐一个特定的治疗管理方案。

性格能够区分一个儿童将对新的临床操作做出何种反应。儿童的性格可能会影响牙医在治疗患儿时使用镇静和其他技术的效果[19-21]。一般来说，孩子越能接受新的经历和情况，临床医生就越有可能有效地与他们互动，以提供治疗。那些在性情维度上得分与同龄人不同、对口腔有更高恐惧的儿童往往有更多的消极情绪、害羞和更高程度的冲动[21]。

数十年来，口腔专业人士已经认识到儿童在临床环境中各种各样的情绪和行为表达特点。有些患儿在临床过程中即使采用心理干预，也不能或不愿意配合。这些类型的技术已经在指导和管理儿童行为的最佳实践指南中进行了描述[22]，包括使用药理学管理[23]。

现行的美国儿童口腔学会（American Academy of Pediatric Dentistry，AAPD）儿童口腔患者行为指导指南 201[22] 很重要，它反映了整个镇静团队及父母在照顾口腔患儿方面的作用。考虑到过去有关医疗手术的经验，这些指南提出并强化了父母在评估和预测其子女对该手术反应方面的作用。它还提供了与孩子和父母交流和互动的不同方法的具体建议：表演、声音控制、非语言交流、积极强化、分心、分散注意力和父母的在场 / 缺席。描述了高级行为指导的技术，包括保护性稳定、镇静和全身麻醉。

（二）评估正在接受口腔治疗儿童的焦虑程度

儿童发育不够成熟、没有能力或表达能力来反应焦虑的生理和认知表现。因此，用于他们的口腔焦虑量表集中于焦虑的行为成分，很少遵循成年人常用的问卷格式。使用量表的方法各不相同，但可以大致概括为：①父母对儿童焦虑的报告；②儿童（自我）的报告；③口腔医生或观察者报告。为了提高有效性，通常推荐使用多种量表和方法来报告研究结果。

有很多不同的量表。在文献中最常见的选择如下：儿童恐惧量表 - 口腔亚量表（children's fear survey schedule-dental subscale，CFSS-DS）[24]、改良儿童口腔焦虑量表（modifed child dental anxiety scale，MCDAS）[25]、视觉模拟法（VAS）[26]、Frankl 量表[27]、Venham 图片量表[28]、Venham 焦虑与行为评定量表[29]、行为特征评定量表[30]、儿童口腔恐惧图片测验[31]、面部图像量表（facial image scale，FIS）[32]、全球评级量表[33]。缺乏标准的量表导致难以在儿童镇静研究中报告高质量证据，然而实际的困难在于难以以一种敏感、有效、可重复、针对年龄、有临床意义的方式报告儿童的想法、理解和情感。

Frankl 量表是儿童镇静研究中用于评价行为和患儿选择的常用工具[27]（表 24-1）。然而它不够灵敏，不能用作研究工具；相反可作为筛选参与者的工具和作为临床记录的补充[34, 35]。Aartman等[36] 报告称，CFSS-DS 涵盖了口腔状况的更多

表 24-1 Frankl 行为评定量表[27]	
评级	行为
1	**十分消极** – 拒绝治疗 – 强力哭泣 – 恐惧的感觉 – 任何其他极端消极的明显证据
2	**消极** – 不接受治疗 – 不合作 – 一些消极态度的证据，但不明显（阴沉、退缩）
3	**积极** – 接受治疗 – 谨慎的行为 – 愿意服从牙医，有时也有保留，患儿会配合牙医的指导
4	**十分积极** – 和牙医的关系很好 – 对口腔手术的兴趣 – 笑声和快乐

方面，更精确地测量了口腔恐惧，产生了规范的数据，与其他量表相比，其心理测量特性略优于其他量表。它由 15 个项目组成，按 5 分制评分，从 1 分（不怕）到 5 分（非常害怕）。总分通过将项目得分相加计算，给出的范围为 15～75 分。得分>38 分表示有明显的口腔恐惧，32～38 分为中度口腔焦虑，<32 分为轻度恐惧[36]。

通过对原始的"Corah"量表行一系列修订[37]，MCDAS（图 24-2）已经制作并出版了国际和特定的文化规范[25, 38, 39]，含 8 个口腔焦虑评分项目：每个问题的得分从 1 分（放松）到 5 分（非常担心），总得分 5～40 分。>19 分为焦虑，>31 分为非常恐惧。先前已经明确使用 VAS 评估儿童焦虑状态具有较高的灵敏度，并适合于统计分析[26, 34]。许多其他使用图片的尺度，如 Venham，主要用于非常年幼的儿童。然而，在一个现代儿童的眼中，Venham 图片量表看起来非常老式。现在最新和最有效的量表可能是 FIS（图 24-3），基本上是一个李克特式的 5 分制量表，用的是人脸而不是数字。它有时与 MCDAS 结合使用，以产生 MCDAS 的图像刻度[28, 31, 32]（图 24-4）。

其中一些量表也被用来描述儿童在口腔镇静过程中的行为[35]。Frankl 量表是一种较流行和广泛使用的量表，用于对可能需要镇静的儿童进行分类[27]（表 24-1）。

在口腔手术中，镇静儿童最流行的量表可能是 Houpt 改良量表，它依赖于对局部手术（如局

改良的儿童口腔焦虑量表

说明：
对于接下来的 8 个问题，我想让你告诉我，你对牙医的放松或热情，以及看牙医的经历。为了显示你的放松或担心的感觉，请使用下面的简单量表。这个比例就像一把尺子，1 表示放松 / 不担心；2 表示非常轻微的担心；3 表示比较担心；4 表示担心较多；5 表示非常担心。
项目：
你觉得……感觉怎么样？
- 一般去看牙医？
- 要看看你的牙齿吗？
- 刮牙擦牙？
- 要在牙龈上打针吗？
- 需要填充吗？
- 拔掉了牙吗？
- 被催眠镇静以接受治疗？
- 有一种"气体和空气"的混合物，这将帮助你感到舒适的同时能接受治疗，但并不能让你入睡？

▲ 图 24-2　根据 Wong HM 等修改的儿童口腔焦虑量表
经 SAGE 出版许可，复制自 Wong 等[25]

部麻醉）或整个手术的所有部分（如"公平"镇静）的分类特征（表 24-2）[40]。事实上，Houpt 的总体行为得分正确地衡量了儿童在镇静期间的行为，因为它与 Venham 行为评定量表和俄亥俄州立大学行为评定量表（Venham Behavior Rating Scale and with the Ohio State University Behavioral Rating Scale，OSUBRS）有更高的相关性[41]。推荐使用 OSUBRS，因为它更详细，并允许报告整

你现在感觉如何？

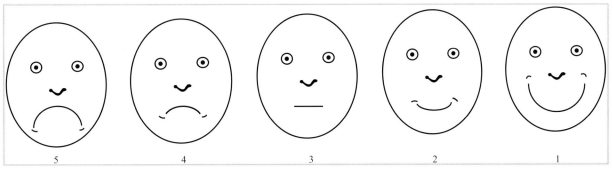

5　　　　4　　　　3　　　　2　　　　1

▲ 图 24-3　面部图像示意
经 John Wiley and Sons 许可，转载自 Buchanan 和 Niven[32]

对于接下来的 8 个问题，我想让你告诉我你对牙医有多放松或担心，以及牙医那里发生了什么。为了告诉我你感觉有多放松或担心，请使用下面的简单量表

这量表就像一把尺子，从 1 到 5，1 表明你很放松，5 表明你非常担心
1：可以放松 / 不担心
2：非常轻微的担心
3：比较担心
4：担心较多
5：非常担心

你感觉如何？	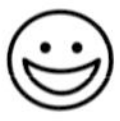 ☺	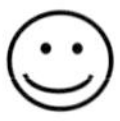 ☺	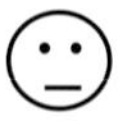 ☺	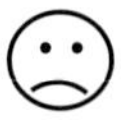 ☹	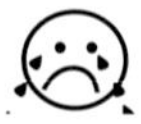 ☹
– 定期找牙医？	1	2	3	4	5
– 关注过你的牙齿吗？	1	2	3	4	5
– 刮过牙或擦过牙吗？	1	2	3	4	5
– 要在牙龈上打针吗？	1	2	3	4	5
– 牙齿有填充物吗？	1	2	3	4	5
– 拔过牙了吗？	1	2	3	4	5
– 镇静睡觉以接受治疗？	1	2	3	4	5
– 吸入让你感觉舒适的气体来接受治疗，但不睡着？	1	2	3	4	5

▲ 图 24-4　改良型儿童口腔焦虑量表（MCDAS）
经 SAGE 出版许可，复制自 Wong 等 [25]

个口腔镇静过程中儿童行为的百分比 [35, 41]。

（三）儿童口腔镇静预约方案

通常，在口腔诊所或诊所预约镇静涉及多个步骤，所有步骤都遵循一个协议。步骤如下：知情同意过程、术前指导、镇静前病史和体格检查包括气道评估、称重，口服药物，等待镇静效果达到治疗要求的潜伏期，将患儿放置在口腔椅子上，将氧化亚氮（N_2O）罩在患儿鼻子上，连接监护器，继续口腔治疗、恢复、术后指导，并在达到适当标准时出院（图 24-5）。

儿童牙医使用的镇静方案一般有以下特点。

• 选择镇静治疗的儿童通常是健康的（ASA Ⅰ级）。

• 患有中至重度疾病（＞ASA Ⅱ级）的儿童很

可能仅在医院环境中使用镇静药。

• 大多数儿童都是学龄前儿童，尽管其中许多儿童年龄较大但因其可能会感到焦虑或恐惧，需要镇静。

• 在儿童口腔和普通口腔诊室中，基本上都是通过口服或吸入途径应用镇静药物，这与目前程序中的主要训练类型一致 [42]。

• 当儿童接受常规恢复治疗时，行为和生理会有口腔助理按时间记录下来，同时口腔助理在与牙医合作时可执行一些随时中断的任务 [23]。

• 使用标准化镇静记录表，如 AAPD，镇静和麻醉委员会的记录符合 AAP/AAPD 镇静。

指南的协议部分（图 24-6A 和 B）。

其他附带的方案事件通常包括患儿固定或稳

表 24-2 Houpt 镇静评分表 [40]	
睡 眠	**得 分**
完全清醒，警觉	1
昏昏欲睡，迷失方向	2
睡着了	3
行 动	
暴力运动中断治疗	1
持续的运动使治疗扩散	2
不干扰治疗的可控制运动	3
无运动	4
哭 泣	
需要注意的歇斯底里式的哭泣	1
持续的哭泣，使治疗更加困难	2
不干扰治疗的间歇性、轻微的哭泣	3
不哭	4
整体行为	
已中止	1
不良处理中断，仅部分完成	2
公平的治疗中断了，但最终一切都完成了	3
虽然差异很好，但所有的治疗都完成了	4
非常好，有一些有限的哭泣或运动	5
很好，没有哭泣或运动	6

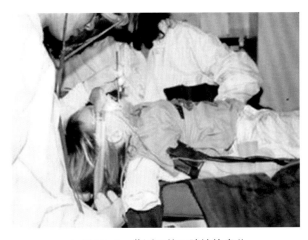

▲ 图 24-5　监测下的口腔镇静患儿

现、镇静深度、镇静指南和准则。行为和生理参数在镇静期间受药物、儿童对刺激的反应、更强烈的操作刺激（如局部麻醉注射）及牙医管理儿童和指导父母的能力而有所波动。如与手术的其他时间相比，在注射局部麻醉药期间心率常增加最为显著且可预测[47]。一般儿童牙医的目标是轻中度镇静水平[11]，年龄较大的儿童需要拔除恒磨牙，特别是那些骨性阻生牙、阻生牙的暴露及其他正颌手术，常需要静脉镇静和全身麻醉。

　　大多数情况下父母和孩子在镇静程序前至少 30min 到达，进行术前评估、知情同意和进一步病史检查。口服镇静药和开始治疗之间的时间可能为 10min 至 1h，这取决于所使用的药物或药物组合（如咪达唑仑和水合氯醛）。根据患儿需要，口腔治疗的时间为 20min 至 2h。复苏通常在口腔诊所的口腔椅或安静的房间内进行，直接由家长和口腔医生观察和监测。出院应符合相关指南。

　　最受美国儿童（和普通）牙医欢迎的非吸入途径是口服给药，在英国最常用的则是吸入途径[11, 12, 44]。口服给药途径最常用有其历史原因，且与个人培训和经验有关。静脉镇静和深度镇静技术往往用于学龄、有特殊需要、身体状况一般及有很大心理负担的儿童，如需要多次拔牙的儿童。青少年拔除前磨牙最常用的镇静药是吸入性镇静药。在一些研究中，静脉注射途径是由口腔

定（即婴儿约束带）[22, 23]。儿童口腔认为，约束不是为了惩罚，而是作为一种改善镇静和手术结果的干预措施[43]。尽管如此，约束带的使用也正在减少[11, 14]。此外，一些机构允许父母在镇静期间进入手术室，这可能有助于患儿治疗期间安静[45, 46]。在轻度和中度镇静期间，脉搏血氧计、血压袖带、气管前或心前听诊器或 CO_2 描记图仪是常规监测的方法（图 24-7）。心电图很少在这类镇静水平中使用。

　　监护仪的选择取决于服用镇静药儿童的表

患者选择标准　　　　　　　　　　　　　　　　　　　　　　　　　日期：_____

患者姓名：_____　出生性别：男□　女□　　出生日期：____/____/____　体重：___kg　身高：___cm

医生姓名 / 电话号码：_____　　　　　　　　　　　　　BMI：_____　年龄：_____

镇静适应证：　□ 恐惧 / 焦虑患者或基本行为指导技术未成功的患者
　　　　　　　□ 由于缺乏心理或情感成熟和（或）精神、身体残疾而无法合作的患者
　　　　　　　□ 保护患者发展中的心理
　　　　　　　□ 降低患者的医疗风险

病史 / 系统回顾（ROS）　　　　　　　　　　否　　是 *　描述具体的情况 ____

	否	是 *	描述具体的情况		否	是 *
过敏和（或）既往药物不良反应	□	□	_____	气道评估	□	□
目前使用的药物（包括非处方药、中草药）	□	□	_____	颈部活动受限	□	□
相关疾病，身体 / 神经损伤	□	□	_____	微 / 缩颌	□	□
既往镇静 / 全身麻醉	□	□	_____	张口受限	□	□
打鼾，阻塞性睡眠呼吸暂停综合征，张口呼吸	□	□	_____	巨舌	□	□
出生情况、家庭情况或社会病史	□	□	_____	布罗德斯基等级量表：□ 1 □ 2 □ 3 □ 4		
女性：是否月经后	□	□		马氏分级：□ I □ II □ III □ IV		

ASA 分级：□ I　□ II　□ III *　□ IV *　□ E　　　　是否有其他情况需要会诊？ □否 □是　　会诊日期 _____

意见：_____
　　　_____

这个患者适合在诊疗室里打镇静剂吗？□是　□否　　医生签名：_____　　　日期：_____

计划　　　　　　　　　姓名 / 与患者的关系　　　　　　　首字母　　　　　　日期　　　　　人员
　获得镇静的知情同意　_____　　　　　　_____　　_____　　_____
　保护性固定的知情同意　_____　　　　　　_____　　_____　　_____
　术前说明　　　　　　　_____　　　　　　_____　　_____　　_____
　术后预防措施　　　　　_____　　　　　　_____　　_____　　_____
计划日期：_____　　时间：_____　　预约医生：_____

镇静当日评估

陪同人员：_____及_____与患者的关系：_____

病史 / 系统回顾（ROS）更新　否　是	禁食状态	气道评估　　　否　是	安全检查表
病史 / 系统回顾（ROS）变化　□ □ 使用药物变化　□ □ 近期患呼吸道疾病　□ □ 妊娠试验结果　□ □ 日期：____ 测试：____ 结果：____	清饮料_____小时 牛奶或其他饮料或其他食物_____小时 药物_____小时	上呼吸道通畅　□ □ 肺部通畅　□ □ 扁桃体梗阻（　%）□ □ 体重：___kg 身高：___cm BMI：___	监视器按预期测试和运行 急救箱，吸引器，高流量氧气 无手术禁忌证 两名成人在场或接受延长出院时间

生命体征（如无法获得，请检查）　　并记录原因：_____

血压：_____/_____mmHg　　呼吸：_____/min　脉搏：_____/min　　体温：_____℃　SpO$_2$：_____%

意见：_____

前期合作程度：□ 不能 / 不愿合作　□ 很少听从要求　□ 提示后配合　□ 配合自由

行为互动：□ 绝对害羞和孤僻　□ 有些摇摆　□ 易接近

监护人有机会问问题，似乎理解，并重申同意镇静？ □是　□否

药物剂量计算

镇静药

药物_____ 给药途径_____ _____mg/kg × _____kg = _____mg + _____mg/ml = _____ml

药物_____ 给药途径_____ _____mg/kg × _____kg = _____mg + _____mg/ml = _____ml

药物_____ 给药途径_____ _____mg/kg × _____kg = _____mg + _____mg/ml = _____ml

抢救复苏药物

对于麻醉药　纳洛酮　静脉 / 肌内注射 / 皮下注射　剂量：0.1mg/kg ×_____kg=_____mg（最大剂量：2mg 可重复使用以维持逆转）

对于苯二氮䓬类药物：氟马西尼 IV（首选），肌内注射　剂量：0.1mg/kg ×_____kg=_____mg（最大剂量：2mg；最多可以重复 4 次）

局部麻醉药（最大剂量基于重量；最大剂量除以药剂浓度得到最大体积）

2% 利多卡因	4.4mg/kg ×_____kg =_____mg（总剂量不超过 300mg）	÷20mg/ml=_____ml	
4% 阿替卡因	7mg/kg ×_____kg =_____mg（总剂量不超过 500mg）	÷40mg/ml=_____ml	
3% 卡波卡因	4.4mg/kg ×_____kg =_____mg（总剂量不超过 300mg）	÷30mg/ml=_____ml	
4% 丙胺卡因	6mg/kg ×_____kg =_____mg（总剂量不超过 400mg）	÷40mg/ml=_____ml	
0.5% 布比卡因	1.3mg/kg ×_____kg =_____mgmg（总剂量不超过 90mg）	÷5mg/ml=_____ml	

▲ 图 24-6　镇静记录符合美国儿科学会和美国儿童口腔学会指南

经许可复制，版权所有 ©2019 年美国儿童口腔学院

术中管理及术后监测： 电话：_____

安全检查： □ 患者 ID □ 术前签字 □ 牙 / 手术部位

监护： □ 观察 □ 血氧监测仪 □ 心前区 / 气管前听诊 □ 血压计 □ 二氧化碳分析仪 □ 心电图 □ 体温计

保护稳定设备： □ 婴儿板 □ 头部固定期 □ 手动固定 □ 肩颈压平 □ 撑 □ 橡胶坝

时间	基线															
镇静药[1]																
N_2O/O_2（%）																
局麻药[2]（mg）																
SpO_2																
脉搏																
血压																
呼吸																
CO_2																
手术[3]																
注解[4]																
镇静程度[*]																
反应																

1. 药物_____ 给药途径_____ 剂量_____ 时间_____ 给药人员_____

   药物_____ 给药途径_____ 剂量_____ 时间_____ 给药人员_____

   药物_____ 给药途径_____ 剂量_____ 时间_____ 给药人员_____

2. 局部麻醉药

3. 记录牙科手术开始到手术结束，以及转入恢复室的时间

4. 在图表上输入字母和相应的评论（如并发症 / 副作用、气道干预、复苏用药、镇痛等）

A._____ B._____ C._____

D._____ E._____ F._____

镇静程度[*]

　　无（该患者的典型反应 / 配合）

最小（焦虑缓解）

中度（对言语命令有目的的反应 ± 轻度的感觉）

深度（反复言语或疼痛刺激后有目的的反应

全身麻醉（不可唤醒）

对治疗的行为 / 反应

优秀：安静、合作

好：多次抱怨和 / 或呜咽，但治疗没有中断

不错：哭泣，对治疗的干扰最小

差：挣扎，干扰手术过程

无法进行：积极抵抗和哭闹；不能进行治疗

总体有效性： □ 无效 □ 有效 □ 非常有效 □ 过度镇静

附加意见处理完成：_____

_____

_____

出院

出院标准		_____/min
□ 心血管功能良好，稳定	□ 保护反射完好无损	_____%
□ 气道通畅良好且稳定	□ 患者能说话（恢复到镇静前水平）	_____/_____mmHg
□ 患者易被唤醒	□ 患者可独立起坐（恢复到镇静前水平）	
□ 反应性达到或非常接近镇静前水平	□ 水合状态足够	_____℃
（注意非常年幼或有特殊需要的孩子没有能力做出通常预期的反应）		

出院流程

□ 术后指导复习 _____ 通过

□ 交通工具 □ 气道保护 / 观察 □ 活跃度 □ 饮食 □ 恶心 / 呕吐 □ 发热 □ 处方 □ 麻醉的阻滞

□ 牙科治疗 □ 疼痛 □ 出血 □_____ □ 紧急联系人

下次预约时间：_____

我已收到并明白这些出院指示：患者由我照料，计划出院时间_____ □ 上午 □ 下午

签名：_____ 关系：_____ 下班时间：_____

手术医生签名：_____ 诊疗助手 / 助理：_____ 监护人员签名：_____

术后回访：

日期：_____ 时间：_____ 人员：_____ 接听人：_____ 备注：_____

▲ 图 24-6（续） 镇静记录符合美国儿科学会和美国儿童口腔学会指南

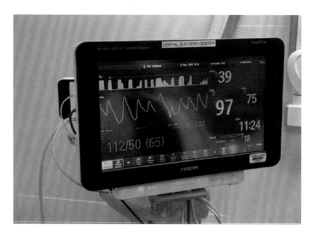

▲ 图 24-7 多功能监护仪

或临床的麻醉医生使用和管理，而儿童牙医则在手术间或门诊治疗室进行手术[23, 45-80]。这些手术通常需要深度镇静/全身麻醉，由具有全身麻醉许可或经过培训的人实施。临床上已应用包括咪达唑仑、丙泊酚、氯胺酮和右美托咪定等多种药物[51-55]。这类治疗在美国一般数量有限，但许多地区又频繁地使用这种方案。这类方案似乎在美国以外的国家（如以色列、韩国、土耳其和日本）更受欢迎[52-55]，主要是在医院而非私人诊所实施。与其他给药途径相比，口服给药途径对儿童高级行为管理的优缺点得到了家长的广泛理解[56]。

黏膜下给药途径是许多儿童牙医常用的另一种给药途径[57]。这种给药途径限制了镇静药的种类和用量（例如，水合氯醛不能通过这种途径给药），但与儿童口服途径相比，其临床起效时间和镇静作用更类似于静脉注射。由于儿童上颌前庭及其周围的血液供应丰富，故临床起效相对较快。需要注意的是，意外注射或快速注射均可导致镇静药直接进入血管或静脉丛（如翼状静脉丛），从而导致较预期更持久的影响。黏膜下技术相对容易实施，类似于口腔手术的局部麻醉，因此，它在儿童牙医中相对流行。

（四）在儿童口腔中使用的镇静药

文献中报道的大多数儿童口腔镇静的重点是药物和药物组合，包括水合氯醛、哌替啶、咪达

唑仑与其他药物（如羟嗪）联合使用；偶有报道有关其他苯二氮䓬类药物，如地西泮和三唑仑，但使用并不广泛[58]。更少见的是口腔医生或麻醉医生会使用其他药物（如氯胺酮等），并与其他药物或组合进行比较[45, 59, 60]。其他研究涉及静脉注射或肌内注射途径，通常与麻醉医生合作实施[48, 51, 58]。

水合氯醛（chloral hydrate，CHO）曾是儿童口腔中最受欢迎的镇静药。它在一些国家仍很流行，但由于对其基因毒性和致癌性的担忧，这种使用正在减少。虽然生产商不再生产液体配方，但在一些诊疗中它仍作为镇静药使用。与羟嗪联合使用是一种相对流行的方案，其剂量范围为20～40mg/kg CHO 和 1～2mg/kg 羟嗪。另一种有效的方案是CHO、哌替啶和羟嗪。这种特殊组合的剂量范围通常为 15～25mg/kg CHO、12mg/kg的哌替啶和 0.5～1mg/kg 的羟嗪。研究表明，这种"三联"技术相对安全有效。然而，即使患儿符合出院标准，也需留意一些术后并发症[58, 61-63]。

这种三联技术背后的理念是这三种药物都会以剂量依赖的方式产生不同程度的镇静。哌替啶还能提供欣快和镇痛作用，减少所需的局部麻醉剂量。羟嗪可以防止黏膜刺激和呕吐。有效维持时间通常为45min，提供60～90min的持续镇静，有足够的时间进行口腔修复。大多数患儿在口腔手术后30～60min符合出院标准[64]。最近的一项涉及三联药物的研究，探讨吗啡、羟嗪联和咪达唑仑或地西泮的组合[65]。两种组合的成功率基本相同，平均成功率约80%；6%的病例发生不良事件：8名呕吐，6名短暂性氧饱和度下降，2名哮喘或喘息，以及1名矛盾反应。虽然作者得出结论，这些口服镇静药产生的不良事件很少，但谨慎的做法应该是用更大的样本量来重复这项研究以正确评估这些方案的安全性。由于有传闻质疑哌替啶未来是否会继续在市场上销售。这项研究的意义在于它代表了最近在儿童牙医中流行的吗啡替代哌替啶的一种趋势。

近年来，咪达唑仑已取代水合氯醛，成为儿

童牙医中最常用的镇静药。最常通过口服给药，鼻内（IN）途径也常使用[58, 66-68]。口服咪达唑仑的缺点之一是其作用时间短，仅限于约 20min 的修复性治疗。其优点是通过口服途径给药的起效时间为 10min 或更短。它是需要镇静的儿童短小修复或拔牙病例需要镇静时的首选镇静药物。咪达唑仑常与其他镇静药和镇痛药联合使用[45, 58]，联合用药的主要目的之一是延长作用时间，利用个别药物的特性（例如，咪达唑仑无镇痛作用，与哌替啶联用时可发挥其镇痛作用），并利用多种药物的协同或增强作用，则每种药物可在较低剂量下使用。当单独使用时，口服咪达唑仑的剂量为 0.3～1.0mg/kg，当与其他药物联合使用时，剂量通常会减少至 0.3～0.5mg/kg。同样在联合治疗中哌替啶的剂量也降低为 1～2mg/kg。口服药

物剂量、患儿病情及特点、对镇静药物注意事项见表 24-3。像依托咪酯这样的药物在私人诊疗机构中并不经常使用。

氧化亚氮（N₂O）是儿童口腔中最常用的抗焦虑药和镇痛药。因为人们永远无法预测口服镇静药的最终镇静深度，N₂O 可作为一种准滴定剂可逐步增加镇静深度。通常情况下 N₂O 通过鼻罩输送（图 24-3）。事实上这项技术完全是由患儿执行的，可通过用嘴呼吸来减少进入肺部的 N₂O（如有意为之或哭泣），因此进入肺部的 N₂O 量较输送量少 30%～50%。如果牙医在调节 N₂O 设置为 50%，则只有 25%～35%N₂O 进入患儿肺部[68]。

浓度为 30%～50%N₂O 是一种良好的抗焦虑药物，也是一种温和的镇痛药，其机制可能与内源性阿片系统有关。因此 N₂O 常单独使用或与口

药 物	剂 量	特 点	注意事项	镇静时间	可逆性
水合氯醛	20～40mg/kg，最大 1g	油腻 味道不佳 易激性 睡眠或嗜睡	气道堵塞 黏膜刺激物 喉痉挛 呼吸抑制药 心律失常	起效时间：30～45min 分离时间：45min 工作：1～1.5h[b]	不
哌替啶	1～2mg/kg，最大 50mg（哌替啶）	清除 味道不佳 镇痛作用 欣快 恐惧症	呼吸抑制 低血压	起效时间：30min 分离时间：30min 工作：1h[b]	是（纳洛酮）
咪达唑仑	0.3～1.0mg/kg，最大 15mg（幼儿） 20mg（年龄较大的儿童）	清醒 味道不佳 放松 顺行遗忘	愤怒儿童综合征 抵抗减少 呼吸抑制 失去头部翻正反射	起效时间：10min 分离时间：10min 工作：20min[b]	是（氟马西尼）

表 24-3　儿童口腔中常用的镇静药[a]

a. 本表参考了常见的剂量、警告和镇静考虑，但必须谨慎解释和应用。该表反映了作者的观点

b. 工作：在产生镇静作用后，通常可耐受的手术时间

服镇静药联合使用，主要作为行为管理的"滴定剂"。口腔专用 N_2O 输送系统的另一个优点是可提供补充氧气。N_2O 已被证明可抑制吞咽反射，因此 N_2O 镇静对于有明显"呕吐"（干呕）反射的儿童也有效，但与其他镇静药联合使用时要谨慎。有少部分研究发现儿童手术治疗期间 N_2O 与呕吐有相关性，但大多数报告表明这种情况并不常见 [69]。

（五）丙泊酚用于青少年

丙泊酚是用于全身麻醉诱导和维持的一种镇静催眠药，亚麻醉剂量下使用可用于清醒镇静。在英国和欧盟通常使用丙泊酚靶控输注（target-controlled infusion，TCI）系统（更多信息详见第39章）。TCI 应用药代动力学模型来预测和提供丙泊酚的初始剂量和输注速度，以达到并维持目标镇静水平。该"目标"通常是大脑水平镇静的稳态血浆浓度 [70-72]。

丙泊酚（得普利麻：2,6-二异丙基苯酚）是一种由卵磷脂、甘油和大豆油组成的乳状液。如果对这些物质有过敏史应避免使用，癫痫患儿最好也避免使用，因为理论上存在致癫痫作用（更多信息详见第11章）。

全身麻醉和镇静间的治疗剂量差异很小，仅为 $2\sim10\mu g/ml$ [70, 71]。因此常由麻醉医生提供镇静。在英国建议只在医院里的儿童口腔使用。此外，无论选择何种药物，静脉镇静药仅建议"情绪稳定"的青少年使用 [73]。

丙泊酚清醒镇静的好处是，口腔治疗通常可在输注开始后很快进行，且在手术过程中可以根据临床需要轻松调整预测的浓度。恢复迅速，在停药后几分钟内便能完全清醒 [71]。

儿童牙医通常行"牙齿象限"划分治疗，这意味着他们在口腔的一个区域（象限）行局部麻醉注射，然后治疗麻醉区域所有牙齿。修复物（填充物）通常需要放置在干燥的地方，这意味着拔牙最好在治疗结束时进行，而这个时间点与其他镇静药的药效不一致，局部麻醉在治疗快结束时开始"失效"。口腔恐惧症、高龋齿风险

青少年因为需要多次修补及拔除恒牙，因此丙泊酚清醒镇静对他们而言是理想的选择。而在英国，儿童牙医行修复、根管治疗和小型口腔外科手术，包括拔除恒牙同时进行，有时超过了16岁；因此对于一个有口腔恐惧症的英国青少年来说，在同一次镇静过程中进行这些治疗并非无法施行，但治疗必须在有麻醉医师在场的医院内方能进行的。

Hosey 等在他们的报告中指出，在医院儿童口腔病房对焦虑青少年行静脉镇静，丙泊酚的平均剂量（维持量）为 $2.5mg/(kg \cdot h)$（范围为 $0.2\sim5.4mg/kg$），孩子们在整个过程中都清醒、有反应，也无须任何口腔、喉部或咽部气道支持。患儿还记得治疗的各个方面，这种记忆可能有助于他们应对未来的就诊 [74]。

在一项对口腔焦虑青少年的病例对照研究中，将36名接受吸入镇静（平均年龄11岁，范围6—16岁）和40名接受丙泊酚静脉镇静（平均年龄14岁，范围10—16岁）进行比较，发现两种镇静方法在减轻焦虑方面效果相近。丙泊酚 TCI 通过 Alaris2700 泵使用成人"Marsh"模型给药。血浆水平被用作指导并据临床终点行滴定。根据 MCDAS 和 CFSS-DS 量表测量，两组患儿在术前焦虑情况相近，在术后焦虑均显著减少。接受丙泊酚静脉注射的受试者比接受吸入镇静的受试者年龄大，这反映了英国 BSPD 指南关于仅对成熟青少年使用静脉镇静的依从性 [75]。

丙泊酚的轻微不良反应包括注射痛、性欲提高、鼻子痒和多语。多语是有益的，可帮助操作者确保镇静水平保持在"有意识"的范围内；不建议使用口腔气道支持。通常认为注射痛是药物本身引起，而非配方中的其他成分。有建议在注射丙泊酚之前使用橡胶止血带并静脉注射利多卡因，或利多卡因与丙泊酚混合注射 [76]。

"丙泊酚输注综合征"的特点为酸中毒、心动过缓和横纹肌溶解。这种并发症极为罕见，但常是致命性的，已在镇静超过48h的21名儿童和14名成人中报道。在 ICU 里长期使用丙泊酚

镇静的儿童中，有代谢性酸中毒、高脂血症和肝脏肿大的病例[77]（见第 11 章）。

丙泊酚无拮抗药。过量时必须保持患儿血流动力学平稳及辅助通气而直到自主呼吸恢复。一些研究报道了呼吸抑制、低血压、心动过缓和缺氧[71, 73, 76]。这就是为什么丙泊酚的清醒镇静只能在医院，且麻醉医生在场情况下实施才是安全的原因[73]。

（六）儿童口腔清醒镇静的证据：Cochrane

循证研究很重要。文献评论和 Meta 分析已在当今医学和口腔研究的各个方面崭露头角。这种证据的强度被批评和评估，并为指南提供信息。总结一下 Cochrane 关于儿童口腔镇静的综述：研究的随机方法不明确；存在不恰当的统计检验；交叉研究没有考虑遗留效应；只有 32% 的研究报告了焦虑值的基线，结束时报告的焦虑值更少，关于实际治疗的信息很少；没有提到重复性，特别是当有多个操作员或评估员时；难以解释与行为相关的数据结果；>50% 的研究使用量表记录各种行为，许多研究依赖于肢体行为，即使有时受试者是幼儿。最后，在众多研究中，所有的参与者甚至是对照组都完成了治疗。Meta 分析表明口服咪达唑仑可能最有效，尽管还需要进一步的一致性研究[58]。开展儿童口腔镇静研究并不容易，有认为安慰剂对照的随机试验不符合伦理。因此，该综述的价值在于提醒人们在解释镇静研究时应谨慎。

值得一提的是在这篇综述发表之后发表了一系列价值的论文。这些研究比较了静脉（IV）、口服和经黏膜（口腔）给药的咪达唑仑与氧化亚氮的镇静效果，结果令人鼓舞。研究证实了氧化亚氮的镇静功效，与口服、经黏膜和静脉咪达唑仑相比，氧化亚氮的镇静作用起效更快、恢复更迅速。值得注意的是，静脉应用咪达唑仑的相关论文主要关注接受正畸前磨牙拔除术的儿童，因此参与者都是青少年，并使用两种不同的镇静药进行了两次手术治疗；因而遗留效应被忽视，且研究者是咪达唑仑的支持者[78-80]。结果表明，咪

达唑仑的所有应用方式对患儿生命体征的影响都很小，静脉注射产生的镇静作用最快最有效；由于口感味道不佳，口服途径常会失败。值得注意的是，不建议用横断面研究来评估镇静方案的成功性[41, 58]。

（七）口腔镇静不良事件发病率和死亡率

在儿童口腔镇静治疗期间发生不良事件的真实数量未知。文献报道的大多数"不良"事件既不涉及心肺稳定，也未涉及计划外住院[45, 46, 51, 61, 65, 81]。不良事件通常包括低饱和度或呼吸暂停，通常与患儿哭闹、行为姿态、呕吐、反常兴奋或术后疼痛有关[82]。更严重的不良事件如喉痉挛、癫痫发作或昏迷等不太常见，但也有报道[83, 84]。

2000 年有文章回顾并发表了患儿中严重镇静相关不良事件的发生率[85]，共回顾了 118 份病例报告，60 人导致永久性神经损伤或死亡，其中 29 起严重事件发生于因口腔手术而服用镇静药的儿童。使用 3 种或 >3 种的镇静药更有可能导致永久性神经损伤和死亡。氧化亚氮与其他镇静药联合使用也与阴性结果相关[86]。然而值得注意的是，这项研究发表时并没有常规使用脉搏血氧仪和 CO_2 描记图仪。而如今这类统计数据和结果很可能大不相同。

最近有研究专门针对儿童口腔治疗相关的发病率和死亡率[87, 88]。一项研究是涉及两家口腔保险公司的结案索赔案件，另一项研究关于 LexisNexis 学术界搜索引擎中发现的有关媒体报道及一个在幼儿死亡后成立的私人基金会（即 Raven Maria Blanco 基金会）。选择偏差可能削弱了报告的力度和客观性[88]。这些研究可能与 2000 年发表的报告有一些重叠[85]。这些研究表明，大多数接受口腔治疗的儿童常 <6 岁并由全科牙医治疗。没有一种镇静药被牵涉其中，有些病例涉及过量的局部麻醉药。这些数据引发了许多问题，例如，是否有正确的临床判断、是否了解或遵守相关的临床指南，以及是否有抢救的能力和培训。每年实际进行的镇静次数未知，但估计有数 10 万，所以在为如此多病例的口腔保健

提供高质量镇静效果的同时很可能会存在一些不良事件。

风险因素汇总如下。

- <6 岁。
- 多于一种镇静药物，包括氧化亚氮。
- 过量的局部麻醉药。
- 符合法律但缺乏训练的非专业牙医。

（八）镇静的替代方案

在口腔修复或牙齿脱落预约期间，管理恐惧或不合作的儿童可采用替代方案，包括心理分散技术、催眠、保护性稳定（即约束，如婴儿约束带）或不治疗。没有研究评估这些非药物技术的累积结果，通常成功的程度有待解释。有趣的是，有许多同时存在的因素会产生未知的影响和相互作用：家庭文化背景、育儿技巧、孩子应对潜在身体和情感创伤的能力及所提供治疗的质量。一些牙医和家长认为，无论应用何种非药物技术及孩子的反应如何，只要完成所需的治疗即可。这种看法可能会因进行药物治疗将产生的经济负担而产生偏差。另有部分人排斥或拒绝这些替代治疗方法或选择不治疗。这种不治疗的错误选择可能会产生严重甚至致命的后果。未经治疗的口腔疾病不会消退，可能会发展为局部脓肿或蜂窝织炎，如果蜂窝织炎扩散至其他器官（如大脑），可能会危及生命，甚至导致死亡。

二、美国的指南和培训

自 2007 年以来，美国口腔协会（American Dental Association，ADA）发布了针对牙医和口腔学生的疼痛控制和镇静教学指南，以及一套关于牙医使用镇静和全身麻醉的独立指南。这两份指南近期均有修改，并于 2016 年被采用[89, 90]。目前正处于审查的 ADA 指导牙医和口腔学生疼痛控制和镇静的指南，鼓励采用心理和药理学方式[89]。局部麻醉是口腔镇痛的基础。局部麻醉、浅和中度镇静的管理被认为是应该在博士前或继续教育项目中获得的技能。

最低限度镇静的课程体系包括氧化亚氮吸入、肠内镇静和吸入 / 肠内联合技术。有关氧化亚氮吸入镇静的培训至少包括≥14h 的临床实践；肠内和吸入 / 肠内培训应包含≥16h 的临床实践。肠内和肠外中度镇静的培训要求首先完成氧化亚氮中度镇静的培训。中度镇静的课程必须包括≥60h 的培训教学，加上至少单独管理 20 名患儿镇静治疗的实践。本培训不适用于儿童镇静。美国口腔协会支持使用美国儿科学会 / 美国儿童口腔学会（American Academy of Pediatrics/American Academy of Pediatric Dentistry，AAP/AAPD）和《儿科患儿镇静期间和镇静后监测和管理指南》进行诊断和治疗[23]。

实施深度镇静和（或）全身麻醉（general anesthesia，GA）的临床人员需要接受 ADA 口腔认证委员会（Commission on Dental Accreditation，CODA）批准的单独且有指导性的定向教育，以及当前的基础生命支持（basic life support，BLS）和高级心脏生命支持（advanced cardiac life support，ACLS）的认证。提供深度镇静和（或）GA 的牙医随行临床工作人员均需当前的 BLS 认证[90]。如果有 2 名接受过 BLS 培训的人员在场（其中一人监护患儿），则允许牙医提供深度镇静或 GA 进行口腔操作。没有其他课程、培训或高级气道技能专为这些人设定。所有深度镇静或 GA 的实施至少需要 3 个人，包括提供镇静或麻醉的牙医；开始前均需建立静脉通路，除短小手术或不配合患儿外；对于后者可在深度镇静或 GA 后建立静脉通路。

AAP/AAPD 指南明确指出，对于深度镇静或 GA，至少有 2 人必须接受过适当的培训并持有最新的抢救患儿能力认证。其中 1 人必须是不执行口腔手术或仅协助手术的独立观察者。指南还指出熟练的独立观察者必须是具有镇静和高级气道技能的医生（如麻醉医生）、口腔麻醉医生、口腔外科医生或接受过培训且有执照和能力的其他医学专家（如注册的麻醉护士）[23]。

许多州的牙医实施口腔手术镇静需要口腔委员会颁发的许可证。许可证所需的培训因各州委员会的规则和条例而有不同，认证过程通常取决于从业人员的培训和镇静药给药方式。例如，执业医师可能会被签发一份只允许口服镇静药的许可证，而获得静脉注射许可证的医生可以使用任何给药方式，但不能进行全身麻醉。只有拥有全身麻醉许可证的个人才能使用任意药剂通过任意方式进行镇静，而这些人常是口腔麻醉医生或口腔颌面外科医生。

口腔学生所接受的关于儿童镇静教学的广度及重视度均较低[91]。此外，这种情况差异较大，可能取决于各口腔机构的师资培训、支持服务和资源。由于引入镇静药许可制度，因此不可能在无事先经验或培训的情况下对患儿实施镇静。

儿童口腔专业培训在美国要求至少2年，在欧洲、中东和远东至少3年，并包括儿童药理学管理方面的必要教学和临床实践。在美国，根据牙医认证委员会（CODA），这些经验在临床背景、质量和数量与过去的各个项目亦不相同；在70多个高级培训项目中，标准化的经验相对缺乏监管且极少。然而，根据AAPD委托成立的一个特别工作组发布的一份报告，CODA改变了镇静培训相关的认证标准。现在，所有儿童口腔高级培训项目的CODA标准表明，在美国的每位儿童口腔专业学员必须参加50次镇静操作培训，此外他们必须是其中25个案例的操作者。这个新标准应该会对医疗质量产生影响，并为儿童牙医的培训带来更多的一致性和标准化。在美国，绝大多数的项目主要是教授如何实施口服镇静，很少会教授静脉镇静。因此，由口腔麻醉医生或口腔颌面外科医生提供这方面的看护。

儿童口腔的私人执业环境通常是一个或一小群牙医利用远离医院或外科中心的诊所来提供口腔保健，包括镇静。当地口腔/临床麻醉医生或其他受过静脉镇静培训的人员资源相对稀少，但在美国某些地区日益流行。值得注意的是最近ADA承认口腔麻醉医生是一个专业，未来10年的数量可能会增加，否则医生几乎别无选择，只能通过口服途径提供轻、中度镇静。

2001年，美国的儿童口腔培训项目主管们指出，与10年前相比，镇静数量增加了，用于镇静和处理镇静相关紧急情况的教学时间也增加了[42]。10年后这些项目的主管们预感到这种倾向即更加强调镇静作用，这也反映了当前国家委员会法规、专业协会、诉讼和指导方针的影响。在医学界也有类似的倾向[92]。

（一）美国的镇静指南

自1985年在美国首次公布儿童镇静指南以来，大多数儿童牙医一直遵循这些指南[93, 94]。AAP的第一个指南是针对因接受哌替啶镇静而死亡的口腔患儿制订的[85, 95, 96]。AAP和AAPD的最新联合指南强调了患儿安全和抢救、从业者教育和培训等概念[23]。这些最新指南在获得治疗许可、儿童牙医使用镇静药数量和类型方面的影响仍有待观察。州口腔委员会监管牙医实施的镇静，大多数州要求有执照的牙医还必须持有特殊的镇静许可证。镇静许可证有不同分类，如有肠内给药和肠外给药途径的许可证；所有许可证通常都需要培训文件、并在委员会顾问在场的情况下进行镇静及对诊所进行现场检查。

（二）口腔镇静和麻醉的报销

使用镇静措施行口腔治疗的经济影响因素值得注意，大多数保险计划不包含口腔手术的镇静（包括氧化亚氮）或麻醉费用。因此父母需要在经济上做出决定，在修复性治疗或拔牙期间是否为镇静而自掏腰包。然而美国有32个州有强制性全身麻醉的立法，涵盖了儿童口腔保健全身麻醉期间发生的相关医疗费用（图24-8）。

不同牙医的镇静费用差别很大，可为一百到几百美元不等。一些州已经实施了立法，要求一些第三方付款人对全身麻醉相关的牙齿修复性治疗费用支付报销。尽管如此，诸如患儿年龄、精神或情绪状态等因素往往会使一些患儿无法得到治疗。

（三）镇静在美国口腔手术中的未来

在未来，儿童口腔手术的镇静将继续受到社会需求、监管机构、指南、经济影响、替代选择

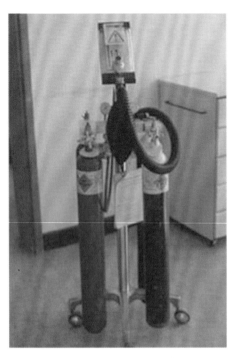

▲ 图 24-8　便携式专用可滴定氧化亚氮机（注意：氧气瓶在英国是黑色的，在美国是蓝色的）

和医生培训的影响。有人建议应对患儿进行评估然后根据他们应对口腔手术的能力分为三组。第一组很容易接受和适应口腔手术，因此不需要任何药物干预。第二组有轻微焦虑，可受益于轻度镇静或辅助药物（如氧化亚氮或苯二氮䓬类药物）。最后一组是表现出高度焦虑或恐惧行为、无法应对常规口腔环境的人，该组患儿将受益于深度镇静或全身麻醉。前两组对于大多数儿童牙医而言容易管理，即便是在诊所的环境。最后一组不能完善处理的因素很多，主要是由于地理区域的资源有限（如财政）。

口腔手术的深度镇静和全身麻醉最好由一个团队提供，该团队包括 1 名牙医和另 1 名在此技术方面受过高级培训的专业人员（如口腔麻醉医生）及其他支持人员。根据各州口腔委员会的规定（各州不同），此类团队提供服务的地点可能在诊所、外科中心或医院。诊所镇静的优点之一是不会产生与手术和复苏相关的昂贵住院费用[97]。高效率、功效和安全性也是优势[97, 98]。这种镇静方法在未来如何发展仍有待观察。

儿童口腔镇静安全性的发展和演变必须涉及整个培训过程的变化。轻中度镇静的口服途径不再像其他途径那样有效。然而新的镇静药、不同给药途径和不断发展的技术只能在认真的教学培训和临床实践后应用。改变以儿科为重点的专业培训项目是最关键的第一步。从概念上讲，在所有的培训项目中，更密集、更长时间的培训及部分或全部标准化的经验是可取的，培训的范围和内容将超过目前情况，必须包括明确且可衡量的能力。为此 2013 年美国所有口腔学校机构和培训项目的认证机构 CODA 提高了认证要求：在任何儿童口腔高级培训项目中，每个毕业后教育者或住院医师必须作为主要操作者完成 20 名使用氧化亚氮镇静的病例；必须有至少 50 名镇静病例的实践经验，其中 25 名为主要操作者，其余在各种可能的情况下充当辅助角色（如在急诊科涉及静脉镇静的口腔创伤病例）。

要在教育机构中实现无缝综合镇静培训的目标，存在巨大的后勤和伦理障碍。要取得成功，需严格审查、创新方法、资金考虑和行政支持。一个简单的例子是一种培训或再培训教学骨干的方法，这些骨干可分配到培训项目中以便建立标准化镇静方案的机制。谁来做培训？最初是否需要专业"中心"？有多少，在哪里？这需要多长时间？资助机制是什么？

集中沟通、合作、交流创新理念、重塑现有的培训项目，或创建新的培训中心，对于启动一个全面、人性化的儿童口腔保健计划是可取的，也是必要的。许多监管问题仍有待解决。启动这样一个计划的第一步需要广泛地认识和接受镇静训练和理念的改变。随后必须确定来自不同学科的有奉献精神的热心人士，他们共同希望在未来改善儿童口腔的治疗方案。

三、英国和欧洲的儿童口腔镇静

氧化亚氮吸入镇静是英国儿童口腔治疗最常见的药物使用方法。该技术和培训及在普通口腔实践中的适用性于 2019 年得到了欧洲牙医理事会指南的肯定。

欧洲是一个文化多样化的国家和文化群体，每个国家都有独立的法律、指南和口腔服务体系。尽管如此每个欧盟成员国都受到欧盟法律的约束，其中一项法律与专业培训有关：规定培训必须是 3 年。虽然每个成员国并不一定承认儿童口腔是一门专业，但是他们在儿童口腔镇静和指南认可方面达成一致，其中的关键是国际儿童口腔协会（International Association of Paediatric Dentistry, IAPD）和欧洲儿童口腔学会（European Academy of Paediatric Dentistry，EAPD）的作用。简而言之，患者在儿童口腔的镇静程度是"有意识的"。这意味着在整个手术过程中，孩子可以一直与临床医生保持交流。治疗方法和镇静药的流行程度各不相同。在希腊，口服镇静药特别是水合氯醛很受欢迎；在斯堪的纳维亚使用苯二氮䓬类药物灌肠；1889 年英国利物浦口腔学校首次将吸入镇静药用于牙体预备。许多国家比较担忧氧化亚氮的环境污染问题；事实上，由于同样的原因，汞合金填充材料也不再用于儿童。这就是为什么欧洲牙医委员会的指南确认滴定氧化亚氮吸入镇静技术的安全性和有效性是如此重要的原因。所有国家都以不同的方式解决口腔操作者和镇静药的问题，但均认为使用口腔专用机器滴定至起效的氧化亚氮吸入镇静，完全在牙医的职责范围内，并且适合在商业街边的普通诊所环境中使用。

英联邦国家（如马来西亚、加拿大和澳大利亚）在很大程度上遵循英国关于儿童口腔镇静的做法和精神；现在中东国家也认识到滴定氧化亚氮镇静的价值。

（一）英国儿童口腔的背景

所有牙医都必须在口腔总理事会（General Dental Council，GDC）注册。GDC 负责调查和惩处不当行为。只有牙医可以合法地进行口腔手术。儿童口腔治疗在英国免费，且包括需要使用镇静药；因此家庭无须担心孩子治疗的资金和费用。这些家庭无须支付任何费用；无论口腔治疗的水平、复杂程度或范围如何、是否提供镇静或麻醉服务，都全部由国家卫生系统（National Health System，NHS）承保。只有为数不多的私人诊所（不属于公共卫生保健系统——以营利为目的的诊所），其大多数由全科牙医进行治疗。一般牙医将焦虑的儿童或病情复杂的病例转诊至社区或医院的儿童专科服务。社区口腔服务设在非医院地点，通常提供氧化亚氮吸入镇静，但转到医院则进行口服、静脉镇静或全身麻醉。因此，虽然英国儿童牙医有时不得不为他们的服务进行辩护，但他们不受私人保险或家庭财务状况的限制，也没有负担。治疗是基于证据、临床判断和医院服务能力。卫生部为等待时间和活动设定了目标，并对不良表现进行惩罚。

>23% 的 5 岁儿童龋齿会侵入到牙本质[100]。龋齿的处理与美国类似，但更重视龋齿病变的稳定，而非完全清除。换句话说就是用一种"生物"而不是"外科手术"的方法来治疗龋齿[101]。这种方法的优点是无创，不需要局部麻醉注射，甚至不需要使用钻头，因此对孩子来说没有那么痛苦。在某些情况下可以通过这种方式完全避免镇静和全身麻醉；而全身麻醉被视为最后的手段。大约有 240 名儿童口腔专家在 GDC 注册；大多数是在儿童医院和口腔学校接受了 5 年培训的医院"顾问"（接受过 5 年培训的儿童牙医）。有一个"急症场所"十分重要，它要求该场所具有提供儿科急救医疗服务的能力，即儿科医疗重症监护。全身麻醉服务设在急症医疗场所；少数没有急症医疗场所者有紧急转移制度。因此设置给儿童提供口服和静脉镇静的场所常遵循相同的模式，如发生镇静相关紧急情况，医疗支持和急救团队服务及儿童生命支持就在附近。

（二）英国的局部麻醉

英国的计量标准是公制而非英制，如公斤（kg）和毫升（ml）。这在整个欧盟通用。最常见的局部麻醉药是含有 1∶80 000 肾上腺素的 2% 利多卡因，通常以 2.2ml 注射器给药。最大剂量可粗略通过经验法轻松算出，即每公斤体重 1/10

的注射器。浸润注射通常满足需求，但当拔除恒牙和修复恒牙时，若第一恒磨牙处于咬合状态，则常需要使用牙垫置于下颌骨。在某些情况下（如凝血障碍患儿），优先应用韧带内阻滞技术，使用阿替卡因可能有优势。局部麻醉药注射与行为管理技巧相结合，也可使用表面麻醉药（如苯佐卡因）。尽管优秀的临床管理技术和经验仍是成功的关键，但像"Wand"这样新型的无痛局部麻醉注射仪也越来越受欢迎。读者可参考许多儿童口腔教科书以获得进一步的建议和信息。

（三）英国对清醒镇静的定义

英国国家卫生与临床优化研究所（National Institute of Health and Clinical Excellence，NICE）指南明确了英国口腔清醒镇静的定义。这将在本章后面的指南中进行讨论。

英国没有深度镇静的定义。如果患者失去意识，则认为是全身麻醉，因此适用全身麻醉相关场地、设备和工作人员培训水平的规定。总之，可以使用一种或多个药物，但患儿应始终保持清醒与交流状态，且静脉注射仅限于情感成熟的青少年。重要的是，如果麻醉医生和牙医一起治疗镇静的患儿且要确保患儿保留意识，则牙医有责任遵从麻醉医生的指示。

（四）英国国家健康和保健医学研究所

NICE指南是为指导英格兰和威尔士国民医疗服务体系的儿童镇静实践而制订的。本临床指南不仅涵盖口腔，还包括<18岁儿童在所有医疗或口腔手术中使用的所有镇静。该指南推荐氧化亚氮吸入镇静是儿童口腔中最常用也是最安全的镇静方式，并将其视为"标准技术"[102]。

NICE指南表示，当一个治疗过程太可怕、太痛苦，或需要在一个生病、疼痛或有行为问题的儿童身上实施时，可以考虑镇静。

这些建议包括以下内容。

• 接受镇静的儿童和青少年，以及其父母和照料者应有机会做出知情后的决定。

• 治疗、护理和信息应符合文化要求，并要求镇静前评估和记录。

• 规定镇静技术、药物选择、禁食要求、生命支持训练和监测水平等。

• 承认心理准备的重要性。

表24-4展示了如何使用NICE指南的一个示例。

（五）NICE镇静水平定义

• 轻度镇静：由药物引起的一种状态，在此状态下，患儿清醒、平静，并对口头命令作出正常反应。虽然认知功能和协调能力可能受损，但呼吸和心血管功能不受影响。

• 中度镇静：药物引起的意识抑制，在此期间，患儿处于困倦状态，但对口头命令或轻度触觉刺激有目的性的反应（在口腔中称为清醒镇静）。不需要任何干预来维持气道通畅。自主通气足够。心血管功能通常得以维持。

• 清醒镇静：药物引起的意识抑制，类似于中度镇静，但始终保持语言交流状态。该术语通常用于口腔。

• 深度镇静：药物引起的意识抑制，在此期间患儿处于睡眠状态，不易被唤醒，但会对重复或疼痛的刺激有针对性的反应。独立维持通气功能的能力可能受损。患儿可能需要辅助才能保持气道通畅。自主通气可能不充分。心血管功能通常得以维持。

表24-4 NICE 儿童口腔吸入性镇静指南在紧急生命支持训练和禁食方面的实施实例		
中度镇静	清醒镇静	深度镇静
需要中级生命支持	需要中级生命支持	需要高级生命支持
如果保持言语交流，则不禁食	中级生命支持＝不禁食	采用2-4-6规则

（六）英国儿童口腔镇静培训

英国儿童口腔镇静培训主要教授滴定氧化亚氮吸入镇静技术，其他技术则局限于医院中心。

GDC 是英国所有牙医、口腔护士、治疗师和技师的权威注册机构，它要求所有儿童牙医进行持续的专业发展。儿童中级生命支持、安全防护和医疗紧急情况处理是强制性的年度要求。全球牙医委员会并没有设定具体标准；相反，它认为每个牙医都必须能够证明自己有能力提供治疗。这项能力测试基于国家培训标准、知识、培训、审计和持续经验，并接受员工评估和同行审查。

因此，无论进行何种清醒镇静培训，持续发展和实践的证明都必不可少。儿童口腔等专业得到认可，但镇静医生的作用却没有得到认可。相反，镇静被看作是牙医为患儿提供医疗服务的一部分，就像他们提供的局部麻醉和其他技术（如催眠）。因此，目前尚无统一的培训标准。

英国的儿童口腔顾问（类似于美国的"主治医师"）培训时间为 5 年，执业范围比美国和欧盟的许多地方更广，包括医院的住院和门诊治疗及小型口腔手术。该培训只针对政府监管的受训人员和领薪人员，且这些职位的竞争非常激烈。自费几乎不可能，尽管对那些通过大学课程培训，特别是在欧洲和海外培训过的人来说有平等的录取机会。培训主要是在医院单元进行，且要通过皇家外科学院（Royal college of Surgeons）考试——专科医生在第三年考试，顾问医生在第五年考试。英国的儿童牙医自己可进行手术，如阻生牙手术、对错位未矫正的牙齿行正畸托槽的暴露和黏结、恒牙拔除；也可以对 <16 岁的儿童进行牙髓治疗和美容修复手术。因此培训的重点不是面向街头的实践操作，而是面向医院实践和多学科团队工作，如唇腭裂或牙缺损病例。许多诊所可为青少年提供静脉注射镇静药，而无须转至口腔外科。只有困难病例才会转诊，并由英国的儿童牙医与口腔颌面外科医生一起协同工作。如在鼻底的阻生犬齿、大的囊肿或肿瘤。这些病例的复杂性意味着全身麻醉是首选。

滴定氧化亚氮吸入镇静技术是英国口腔本科课程的一部分，并在儿童口腔专科培训中得到进一步的加强、记录和检查。静脉镇静培训也在专科培训范围内，但如果牙医需要这些课程来达到或保持临床镇静能力，通常需要有更多的课程来强化。建议五次评估、五次观察和五次镇静后对静脉镇静技术有一个基本的了解，在这之后需经过一段时间的指导，然后才可完全独立操作[103, 104]。

（七）英国儿童口腔镇静和全身麻醉

现在口腔全身麻醉是日间手术和患儿入院最常见的原因，每年 60 000～100 000 例 [13]。对于龋齿风险高的儿童，这是一种最后的治疗手段。最近有报道，计划接受这种治疗的儿童中大约 1/3 表现出较大心理压力[105, 106]。通常，5—6 岁的儿童需要在三个象限或更大的区域拔牙，平均需拔除 7 颗牙齿。当 8—10 岁儿童需拔除 4 颗第一恒磨牙时，全身麻醉是其首选方法；这类快速全身麻醉通常只持续 15min 左右；不行气管插管，常通过面罩、鼻罩或喉罩吸入挥发性麻醉药行诱导，儿童麻醉医生与口腔医生携手合作，维持"共同气道"[107]。也有文章作者认为拔除第一恒磨牙时需行气管插管，因为拔除第一恒磨牙可能更加困难，尤其是在暴露困难的情况下。她通常在一个下午时段为 10 名孩子做手术：下午 1：30 至 5：30 在手术室，最后一个孩子出院前在日间手术病房留至大约下午 6：30。一个需要拔除 4 颗第一恒磨牙的孩子将占用一个"双槽"，以便为气管插管提供时间。

（八）清醒镇静和全身麻醉之间的联系

在过去，全身麻醉常在社区的普通口腔诊所广泛实施，但在 20 世纪 90 年代由于安全问题停止了这种做法[139, 140]。卫生部的建议和国家指导方针导致一般美容服务转移至急症治疗场所。同时在临床允许的情况下，建议采用清醒镇静代替全身麻醉（GA）[108, 109]。在英国和一些欧洲国家，清醒镇静仍被用来表示不属于麻醉定义的服务。在美国和其他许多国家，清醒镇静这一术语已不再使用，因为人们认为镇静是一个连续的过程，因此患儿不可能是清醒的[108]。这使人们进行了各种队列研究，试图确定适合的患儿群体[109-112]。当时许多普通口腔诊所非急诊的全身麻醉操作没有收益，因此他们改用联合用药镇静，由麻醉医生提供深度镇静，全科牙医提供手术护理。但英国的儿童牙医认为，这种商业街环境下的深度镇静并不比全身麻醉安全，且全科牙医没有资格为这些儿童提供标准的治疗计划和手术治疗。这正是英国儿童口腔学会（British Society of Paediatric Dentistry，BSPD）镇静指南产生的背景[73]。该指南早于 Cochrane 的综述，因为当时证据不足且处于全身麻醉操作转移到急诊医院的背景下，仍有一些不合规矩的做法，该指南更倾向于安全方面，但它今天仍然适用。BSPD 指南每 5 年进行必要的审查和更新。

（九）全身麻醉前预处理（镇静）

需要全身麻醉行口腔治疗的儿童通常需要在多个牙齿和口腔的不同部位进行操作。对于那些已有口腔焦虑症的人来说，他们在麻醉诱导时表现出更大的痛苦，术后并发症发病率也会增加[113]。事实上，心理上的不安，如寻求关注、发脾气、尿床、分离焦虑、哭泣和噩梦，常见于那些年龄较小且既往有行为问题或口腔焦虑的患儿[114, 115]。

儿童对全身麻醉的心理准备在减少术前、术后痛苦和并发症方面非常有效[116]。这可能比药物预处理更有价值。事实上，促进应对技能的发展、建模、游戏治疗、手术室参观和父母的参与是最好的措施[105, 117]。但 Cochrane 综述指出，在全身麻醉诱导过程中父母在场并不能减少孩子的焦虑，父母针灸、小丑医生、催眠疗法、低感觉模拟和手持电子游戏的作用还需进一步研究[118]。家长们反应，心理准备有助于他们的孩子更好地准备和应对侵入性口腔手术和全身麻醉，这种心理准备更容易被教育程度较高的家庭所采用[119]。令人惊讶的是，相比之下，即使是使用咪达唑仑等药物预处理也收效甚微[106]。

咪达唑仑是一种常见的麻醉诱导前药物，研究表明咪达唑仑能减少麻醉后行为障碍。该药物没有注册用于儿童，且静脉制剂应用于口服也很常见。咪达唑仑静脉制剂有苦味，为了改善口感，该制剂可与水果味饮料混合，有时混入一种镇痛药，如对乙酰氨基酚。然而关于疗效的证据各不相同，且需要在最佳治疗效果、禁食时间和苏醒延迟之间取得平衡。即使使用的剂量低至 0.2mg/kg 也会影响复苏[106, 120]。

（十）滴定氧化亚氮吸入镇静

滴定氧化亚氮镇静已被口腔医生使用了一个多世纪，被认为是一种安全有效的口腔手术镇静技术[121]。仅需专用的口腔器械（图 24-8），建议安装氧化亚氮主动清除系统。典型的患儿呈中度焦虑，并愿意通过鼻子呼吸来配合。没有明确的年龄限制，但通常为 7 岁左右，一般只需要三四次就诊即可完成治疗。通常在一次预约治疗中补牙或拔除 1~2 颗牙。补牙时常用橡胶垫将牙齿隔离，此时可以提醒孩子用鼻子呼吸，减少操作人员和环境暴露，这有助于镇静。操作者每隔几分钟逐步增加 5% 氧化亚氮浓度，观察效果并酌情增减浓度，使每位患儿获得最佳镇静效果。尽管这样十分有效，但仍要重视其与行为疗法联合使用，并纳入治疗计划。单纯氧化亚氮吸入镇静并不完善，口腔手术中仍需局部麻醉。应使用专用的口腔氧化亚氮输送系统，只有这样才能定量。口腔工作人员还需一种氧化亚氮清除系统应对慢性环境污染[122, 123]。

（十一）静脉镇静

静脉注射咪达唑仑镇静被认为只适合于情感成熟的青少年。镇静培训范围从几天的强化训练到证书课程，所有的从业者都应保留一份档案以显示其在评估和实施方面的持续实践和经验。患儿应该保持气道通畅和言语交流状态，因此不推荐使用开口器。儿童口腔手术镇静医生通常使用咪达唑仑作为单一镇静药。最大剂量通常为 7~10mg，可以 1mg 递增，然后以 0.5mg 递增。"情感成熟的青少年"一词很难定义，但符合英国法律关于青少年权利和能力的理解。仍需父母签署同意书，但患儿必须清楚地参与到治疗计划中。

（十二）口服镇静药

口服镇静药在英国并不常用，只限于咪达唑仑，通常剂量为 0.5mg/kg。一般而言，儿童的体重需 <30kg 才符合条件，这样总剂量才不会超过 15mg。体重较大的儿童镇静起效时间难以预测、恢复时间更长。这种治疗通常局限于相对较快的手术，如拔除幼儿几颗受损的乳切牙。矛盾反应并不少见，虽然理论上孩子没有记忆，但这可能会让在场的父母感到不安。全程需使用脉搏血氧仪，且附近有一个专门的复苏区域。儿童牙医除了接受过专业培训外，均有镇静证书，口腔辅助护士拥有额外的镇静资格。国家指南指出，尽管建立静脉通路可能抵消此镇静技术的优势，因为给儿童建立静脉通路可能与口腔手术本身一样具有创伤性，但它应作为手术的一部分以便于急救[124]。因此，许多证据表明口服镇静药的应用在英国呈下降趋势。

（十三）英国和欧盟的镇静和口腔规范指南

1. 英国儿童口腔学会

BSPD 指南支持在非急症场所使用氧化亚氮吸入镇静时无须监测或禁食。其他类型的镇静需要监测，需要对人员进行培训，需要更接近医院科室的设施。它不排除其他镇静药的使用或研究，前提是这些镇静药是由适当培训的人员且有适当的设施提供。对于循证证据不足的镇静药就意味着需要急症护理[73]。

2. 欧洲儿童口腔协会

EAPD 指南包含不同的实践，但它不仅证实了吸入镇静的作用，还维持了镇静的定义。

四、南美洲的儿童口腔镇静药

过去的 10 年中，南美儿童牙医在口腔手术中使用镇静药的情况有所增加。尽管如此，大多数有行为管理问题、急需口腔治疗的儿童仍通过非药物技术来管理，包括身体约束和最小口腔干预治疗。

对南美人群的调查显示，父母对药理技术的认可结果较高。例如在哥伦比亚，家长接受氧化亚氮镇静的比例为 89.1%，接受全身麻醉的比例为 35.9%，接受人力约束身体的比例为 53.5%，接受器械约束身体的比例为 38.7%（如婴儿约束带）[125]。此外，哥伦比亚家长认为，92.0% 的 4—12 岁儿童喜欢氧化亚氮镇静[126]。

一些南美国家制订了指导牙医进行镇静的规则。一些关于镇静的报告表明，儿童牙医一直负责氧化亚氮吸入镇静，而其他形式的镇静则是在口腔诊所与麻醉医生共同使用。

关于在公共服务中提供镇静的信息很少，但很明显，私人诊所已经基本满足父母对儿童口腔治疗更舒适化的需求。

因此，本节的目的是回答以下关于南美儿童口腔镇静的问题。

• 在儿童口腔诊所进行口腔镇静治疗的伦理和法律问题？

• 儿童牙医遵循哪些镇静指南？

• 使用或研究了什么镇静方案？

（一）在儿童口腔诊所实施口腔镇静的规范

在南美许多地方，牙医可开具麻醉药物处方并使用麻醉药物。一些国家的法规规定了牙医提供口腔镇静的条件（表 24-5）。根据南美口腔执业监管机构（即智利的智利口腔沙龙和巴西的联邦口腔协会）规定，少数国家的牙医在向口腔患儿提供口服镇静药之前无须接受正式培训。阿根廷的牙医不允许使用苯二氮䓬类药物[127]。也许南美的儿童牙医在他们的实践中不常用镇静药[12]，因为在口腔课程中很少有正式的相关镇静的教育和培训[128]。但我们注意到过去的几年里，巴西提供的口腔镇静的继续教育课程有所增加。

（二）南美洲的儿童牙医准则

由于南美专注于口腔诊所的儿童行为管理的指南相对较少，儿童口腔镇静协议通常基于美国或欧洲机构的建议，如 AAPD、AAP、ASA、ADA 和 NICE（见第 2 章）。

然而在口腔治疗的药物方法的适应性方面，存在影响应用这些指南的文化差异。这种模式在

表 24-5　南美牙医使用镇静药的规定

国　家	法律文件	建　议
巴西	1966 年 8 月 24 日联邦法律第 5081 条	第 6 条。这取决于牙医：……Ⅵ - 使用镇痛和催眠，使牙医能进行有效的口腔治疗方法
	2004 年 4 月 30 日口腔外科学院第 51 号决议	规定了使牙医能够应用相对镇痛或用氧化亚氮进行清醒镇静的标准。牙医应该完成一个关于这个主题的 96h 的课程
智利	2005 年卫生部《口腔保健焦虑管理指南》（第 1 版）和《2007 年口腔保健焦虑管理指南》（第 2 版）	调节口腔氧化亚氮吸入镇静作用
哥伦比亚	2013 年 5 月 6 日卫生部第 1441 号决议	只要牙医不是进行口腔手术的同一个人，并在基础生命支持（BLS，每 2 年更新）和镇静方面获得认证，则其可以在口腔诊所进行浅（Ⅰ级）和中等程度（Ⅱ级）镇静；护士可以帮助监测患儿
		深度（Ⅲ级）镇静需要更复杂的训练和设备，包括高级生命支持课程、SpO$_2$、心电图和 ETCO$_2$
		Ⅳ级（全身麻醉）只能由麻醉医生实施
		牙医应该接受理论和临床培训，以便在口腔诊所使用氧化亚氮
秘鲁	2009 年 12 月口腔伦理规范	牙医可以开出含有麻醉药品、精神药物或其他受管制成分的药物。口腔治疗的全身麻醉必须由麻醉医生进行

南美非常流行，即只有当所有其他非药物技术均失败时，才需镇静或全身麻醉[129]。如哥伦比亚父母在观看行为管理技术的视频短片后，对药物技术、保护性稳定或语音控制的接受率较低[130]。当需要镇静或全身麻醉时，妈妈们担心手术过程中可能出现的问题，担忧孩子可能会出现严重不良事件[131]。

巴西卫生部口腔卫生局建议，在初级保健服务中不配合口腔治疗的儿童应被归类为"特殊需要患儿"，他们应被转诊至专门的公共服务机构，在那里接受门诊口腔治疗或在医院接受全身麻醉后治疗。然而巴西很少有专门的口腔公共服务机构提供氧化亚氮镇静，且没有一家能提供其他镇静方法。

在智利，卫生部针对成人和儿童提出建议控制口腔护理期间的焦虑，应包括非药物和药物方法。根据这些指南，那些需要进行口腔治疗的儿童，如果由于认知障碍、焦虑和恐惧而不能合作，或需要进行复杂的治疗，则需要在就诊时使用镇静药。在门诊环境下建议 ASA Ⅰ 或 Ⅱ 级的儿童使用氧化亚氮和氧气吸入。对于其他情况，镇静药适用于有重症监护的特殊环境[132]。

在哥伦比亚，一个由哥伦比亚麻醉和复苏学会协调的多机构工作小组①发表了两份与牙医和非麻醉医生的小儿镇静和镇痛有关的共识声明：一份侧重于＜12 岁儿童，另一份侧重于＞12 岁儿童[133]。

因此，＜12 岁的儿童如果需要择期手术，若治疗是无痛或仅引起轻微疼痛，则可在手术室外进行抗焦虑或轻度镇静处理。这类儿童应＞2 岁，

---

① 哥伦比亚康复协会、哥伦比亚儿科协会、哥伦比亚胃肠病协会、哥伦比亚消化内科学院、哥伦比亚口腔学院和哥伦比亚儿童口腔学院

ASA Ⅰ或Ⅱ级，父母同意进行手术，最近一周无上呼吸道感染史，由同一镇静提供者完成麻醉前会诊，并有适当的禁食时间。在这种情况下，有资格的牙医可在已认证的口腔诊所中实施氧化亚氮吸入镇静。他们还建议使用一种口服途径的镇静药[133]。

对于>12岁的儿童，镇静应由训练有素的医生、牙医、注册护士或护士助理实施，前提是由镇静提供者以外的另一人进行口腔手术。对于轻中度镇静，推荐的药物是咪达唑仑、氧化亚氮或丙泊酚。他们警告说："由于丙泊酚可产生全身麻醉，因此，只有在有定期培训证明的情况下，才能由非麻醉医生使用，并避免深度镇静和全身麻醉。"这些指南还认为，某些类型的患儿（如不合作或非常年幼的患儿）应该由麻醉医生进行镇静，以尽量降低可预防的并发症发生的风险[134]。

（三）在南美洲已经使用或研究的镇静疗法

在过去的10年中，关于镇静方案的报告尽管很少，但也各不相同（表24-6）。

巴西戈亚斯联邦大学的口腔镇静中心（Núcleo de Estudos em Sedação Odontológica，NESO）是一个自1998年发展起来的扩展机构，旨在为儿童和成人提供镇静或全身麻醉下的口腔治疗。NESO由一个多专业团队管理，包括儿童牙医、其他专业的牙医、儿科医生、麻醉医生、心理学家和口腔治疗师，他们遵循AAPD、AAP和ASA关于门诊镇静的大部分指南。目前NESO推荐口服咪达唑仑用于小儿口腔镇静，可添加或不添加氯胺酮，这些药物由麻醉医生或受过培训的儿科医生提供。当儿童不能吞咽口服药物时，鼻内途径是一种选择。最近NESO研究和实践了右美托咪定鼻内给药。经认证的牙医可对儿童和成人的特定病例提供氧化亚氮镇静。

NESO的调查也增加了与儿童口腔镇静相关的知识：与未使用镇静药相比，适度镇静的儿童在2年的后续预防治疗中有更好的表现[137]；在适度镇静下的口腔治疗中，父母的应对策略可使

表 24-6 　2010—2019 年南美机构关于儿童口腔镇静的方案	
机　　构	镇静方案
圣保罗大学[135]	咪达唑仑（肌内注射 0.2～0.3mg/kg 或静脉注射 0.10mg/kg）对 89% 的神经和行为障碍患儿有效，但对孤独症患儿（儿童和成人）效果较差
	口服咪达唑仑（1.0～1.5mg/kg）或水合氯醛（70～100mg/kg）
巴西戈尼亚戈亚斯联邦大学口腔镇静中心[81]	最常见的术中和出院后的不良事件分别是幻觉（3.9%）和过度睡眠（41.9%）
	口服咪达唑仑治疗的儿童发生不良事件的概率低于口服水合氯醛的儿童（OR=0.09，95%CI 0.01～0.88）
巴西戈尼亚戈亚斯联邦大学口腔镇静中心[136]	口服咪达唑仑（0.5mg/kg）和氯胺酮（3mg/kg）：更加配合和更长时间的疗程
	口服咪达唑仑（1mg/kg）
巴西戈尼亚戈亚斯联邦大学口腔镇静中心[46]	口服咪达唑仑（0.5mg/kg，最大 20mg）和氯胺酮（3mg/kg，最大 50mg），添加或不添加七氟烷（胎儿失效浓度为 0.3%～0.4%）：儿童总体行为和不良事件无差异
巴西戈尼亚戈亚斯联邦大学口腔镇静中心[45]	• 鼻内氯胺酮（4mg/kg，最大 100mg）和咪达唑仑（0.2mg/kg，最大 5mg）：成功率 50% • 口服氯胺酮（4mg/kg，最大 100mg）和咪达唑仑（0.5mg/kg，最大 5mg）：成功率 46.4% • 口服咪达唑仑 1.0mg/kg（最大 20mg）：成功率 32.1% • 在这些中度镇静病例中，生命体征无明显变化；不良事件程度较轻微，发生于 44.0% 的儿童

孩子的表现更好 [138]。

总之，与北美相比，南美儿童口腔手术的镇静药使用频率较低，主要在有认证的牙医和其他医务人员的中心使用。

（四）对南美镇静的总结性思考

• 南美的儿童口腔镇静的发展速度很慢。尽管牙医被授权使用氧化亚氮/氧气进行吸入镇静，但由于其技能和舒适化水平有限而极少实施。

• 培训和正式教育集中于非药物方法而不是药物方法。

• 使用肠外制剂和吸入性麻醉药（不包括氧化亚氮）的镇静方法在儿童口腔治疗中更少，只限于麻醉医生。

• 证据表明，随着越来越多的关于口腔镇静的继续教育短期课程的提供，这种情况正在改变。然而，这些课程能否培训出真正有镇静资质的口腔医生存在争议，家属希望在手术过程中能为儿童提供更大的舒适度。

• 由于儿童牙医的技能、培训和镇静药可用性有限，许多年龄较小的儿童在进行范围大、疼痛的手术时需接受全身麻醉。

• 随着进入 21 世纪，南美的牙医和患儿都在寻求和要求预防和镇静护理能与发达国家同步发展。

• 在未来，希望南美的牙医能够做好准备，在适当的时候使用药物来改善儿童的镇静护理。

本章作者坚信，儿童口腔镇静是一种只有在牙医手中才能成功使用的工具。只有这样，才能将手术治疗计划、临床管理专业知识、无痛手术和镇静结合起来。预防性治疗是治疗计划的一部分，但镇静医生只在疾病的终点看到孩子，因此在他们提供无痛和无应激的口腔护理时，需要得到国家龋齿预防策略的支持，这是每个孩子的权利。观点和技术的多样性不仅反映了相关证据的缺乏，也反映了文化的多样性和期望。这种技术、镇静药和设备的多样性将使被服务的儿童群体受益，并将促进思想、想法交流和未来的研究。

五、病例研究

病例 1（来自巴西）

一名健康男孩（ASA Ⅰ级），3 岁 7 个月，体重 15.7kg，身高 98cm，Mallampati Ⅱ级，医学评估生命体征如下：心率 120 次/分，血氧饱和度 99%，呼吸频率 20 次/分，血压 80/50mmHg。因此前两次无法配合无镇静的常规治疗，他被转诊至 NESO 进行镇静下的口腔治疗。在口腔检查期间，患儿能保持冷静，无须约束。随后医生在其 4 颗上门牙和 2 颗下第一乳磨牙上发现了无症状的龋损。儿童牙医、儿科医生和麻醉医生考虑给他口服咪达唑仑镇静。其母亲被告知了整个镇静流程并同意此方案。接下来这位母亲被告知了 NPO 的要求，并要求她从家里带一张床单，在口腔治疗期间包裹孩子。镇静治疗安排在下周进行。在镇静前，对儿童的健康状况又进行了重新评估以确认无呼吸道感染，并接受了口服咪达唑仑（1.0mg/kg）。在巴西，咪达唑仑口服糖浆中每毫升含有咪达唑仑 2mg。因此，使用无针注射器抽取 7.5ml 咪达唑仑口服糖浆。孩子及其母亲在一个安静的房间里待了 20min，由一名训练有素的专业人员持续观察。然后他们被一起领至口腔诊所。在口腔椅子上，孩子仰卧，身体裹在用胶带松散固定的床单里；母亲坐在边上，孩子的腿放在她的腿上。在孩子的脚趾上安装了脉搏血氧仪。当孩子坐在口腔椅子上时是安静的，并在局部麻醉时保持安静状态（图 24-9）。

治疗计划是对左下第一磨牙进行修复。当儿童牙医放入牙垫并开始注射局部麻醉药（2% 利多卡因加 1：100 000 肾上腺素）进行下牙槽神经阻滞时，孩子开始哭泣、移动并挣扎，直至口腔治疗结束。除了用床单行保护性稳定外，在手术期间母亲还必须握住孩子的腿以避免移动，而口腔助理还必须按住孩子的头部以避免受伤。期间还使用了分散注意力等非药理学技术。牙医使用了低速、高速手片和橡皮隔离，并按计划修复了牙齿，但孩子仍然在挣扎。儿童的生命体征（心率

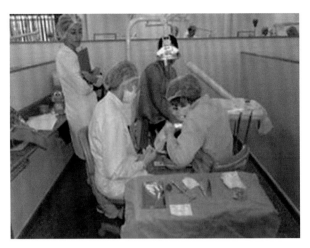

▲ 图 24-9　患儿开始接受口腔治疗。他很安静，裹在一张用胶带固定的床单里。他与母亲一起坐在口腔椅上。儿童牙医正在进行局部麻醉，一名口腔助理正在提供帮助，一名训练有素的观察员正在进行监测

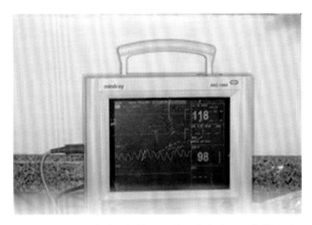

▲ 图 24-10　脉搏血氧仪显示的正常心率和血氧饱和度

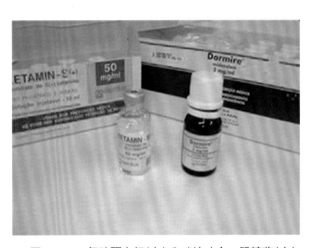

▲ 图 24-11　氯胺酮安瓿(左)和咪达唑仑口服糖浆(右)

和氧饱和度）没有超过可接受的限值（图 24-10）。

在口腔治疗期间，由于孩子不合作，询问其母亲是否愿意中止治疗或完成修复，她选择了后者。32min 后完成口腔治疗。这个孩子被带至恢复室，由 1 名训练有素的观察员用脉搏血氧计进行监测。患儿在恢复期间睡了 40min，55min 后符合出院标准，无不良事件报告。这个镇静小组（儿童牙医、儿科医生和麻醉师）询问患儿母亲是否希望她的儿子再用另一种药物进行镇静，即添加氯胺酮以减少麻醉期间的疼痛，而其他选择是不使用镇静、咪达唑仑镇静或全身麻醉。其选择了氯胺酮联合咪达唑仑治疗方案。第二天，NESO 团队的 1 名成员打电话给他母亲，询问是否有术后不良事件，她回答说孩子感觉良好，回家后睡了很久，但不记得口腔治疗过程。

1 周后进行第二次镇静治疗。计划对另一颗第一磨牙进行修复。那孩子握着母亲的手安静地走进了口腔诊所。口腔治疗前、治疗期间和治疗后的所有流程与前一次相同。在常规术前评估后，儿童通过无针注射器口服咪达唑仑（0.5mg/kg）和氯胺酮（3mg/kg）的混合物（图 24-11）。

氯胺酮静脉注射溶液与咪达唑仑口服糖浆混合，患儿接受度良好。20min 后，孩子被放置在同样的口腔椅上。他很安静，昏昏欲睡，有点恍惚，但生命体征正常。口腔手术与之前相同，但他没有抱怨。牙齿成功修复，整个治疗过程持续 28min。该儿童在恢复室睡了 33min；40min 后符合出院标准，除出现幻觉外，无任何不良事件报告。镇静后 24h，其母亲没有报告不良反应。

病例 2（来自巴西）

这是一名健康女孩，哮喘已控制（ASA Ⅱ级），8.5 岁，体重 24.1kg，身高 117cm，Mallampati Ⅱ级，医学评估生命体征如下：心率 105 次 / 分，血氧饱和度 100%，呼吸频率 18 次 / 分，血压 80/50mmHg。因为她与父母对手术非常焦虑，所以被转至 NESO 在镇静下进行口腔活检。由于孩子能配合，所以儿童牙医建议氧化亚氮混合氧气作为镇静方法。孩子及其父母均同

意。第一次会诊时，儿童牙医进行了一个简短的吸入流程，以便让孩子熟悉这种镇静方式；这可能会减少她对镇静方法的焦虑；发现孩子对 30% 氧化亚氮混合氧气耐受良好，并选择了一个儿童尺寸的小口罩。手术安排在另一个星期进行。孩子在应用镇静药的当天早上需饮食清淡。当天，女孩及其父亲进入口腔诊所，她在无约束的情况下坐在口腔椅上，父亲也将孩子的腿放在他的腿上。首先，她吸了 3min 纯氧（图 24-12），同时牙医适当调整了鼻子上的氧化亚氮鼻罩，并在脚趾戴上脉搏血氧仪（图 24-13）。

然后将氧化亚氮浓度设置为 50%，在无外用麻醉药的情况下，孩子也可无痛苦地接受舌下区域的局部浸润麻醉，局部麻醉药使用 2% 利多卡因加 1 : 100 000 肾上腺素。局部麻醉后，将氧化亚氮浓度调至 30%，并切除病变部位。伤口缝合完成、治疗结束时孩子吸入 5min 纯氧气以冲洗掉氧化亚氮。在手术过程中，生命体征保持稳定。孩子在整个手术过程中保持平静。由于她在口腔治疗结束后便感觉很好，因此无须转至恢复室，而立即离开了。

病例 3

一名健康 3 岁男孩，ASA Ⅰ 级，体重 16kg，无已知过敏史，因家长发现门牙有龋损而寻求治疗。这些龋齿在进食时可引起牙源性疼痛，且患儿偶尔会在夜间痛醒。检查发现 20 颗乳牙解剖

结构正常，无软组织病变。在这 20 颗乳牙中，有 13 颗存在明显龋损（4 颗上门牙、2 颗上犬牙和 7 颗磨牙）。门牙能否保住尚未可知，上述表现被称为儿童早发性龋齿，目前 AAPD 将其定义为"71 月龄或更小的儿童乳牙存在一个或多个龋齿（非空化或空化病变）、缺失（由于龋齿）或需牙齿填充表面"[141]。当时患儿扁桃体占据了约 30% 的气道，但家长否认孩子有打鼾。头部和颈部形状对称，颌骨和咬合发育正常。

当孩子第一次看牙医时，他表现出害羞、孤僻的行为，并从母亲那里寻求安慰。因为他不合作、哭闹，口腔常规检查十分困难，所以需要母亲与牙医保持膝盖对膝盖的检查姿势，使孩子的手臂和腿保持固定（图 24-14）。

由于孩子行为不配合，无法获得牙齿 X 线片。与其母亲讨论了孩子的口腔状况和可能的治疗方式。因患者无镇静和全身麻醉的口腔保险，如果她选择镇静或全身麻醉，则需要自费。全身麻醉的费用对这个家庭来说太昂贵，因此她选择使用分期付款来支付镇静费用。孩子首先被安排了两次镇静治疗，但告知其家长，医生会根据孩子对所选药物的反应，其治疗的次数可能会发生改变。家长表示同意。

镇静当天，完成口腔检查及气道评估。该儿童 NPO 时间已达 9h。牙医根据要完成的手术次数和类型，决定使用文献中提示有效的镇静药组

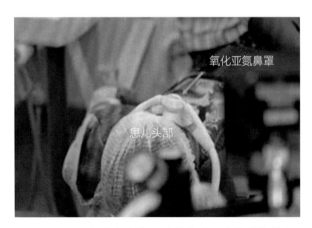

▲ 图 24-12　和父亲坐在口腔椅上后，患儿吸入纯氧，直至氧化亚氮鼻罩适当地贴合她的鼻子

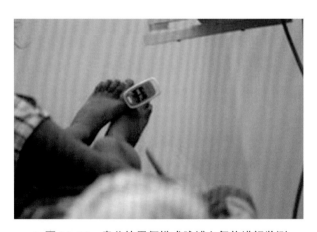

▲ 图 24-13　患儿使用便携式脉搏血氧仪进行监测

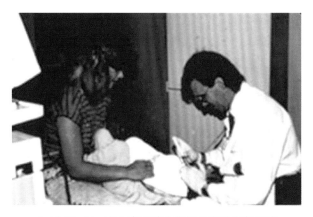

▲ 图 24-14 在儿童口腔中常用的膝关节间位置

合。口服水合氯醛（20mg/kg）、哌替啶（2mg/kg）和羟嗪（1mg/kg），潜伏期（是指从口服给药至儿童被带至口腔诊所开始治疗的时间）为45min。如果孩子在进行口腔治疗前吐出药物或呕吐，则不再使用镇静药。这种药物和剂量的组合基于预计口腔治疗次数及儿童性情、个性（即临床上害羞、不合作和难配合）。局部麻醉以64mg（4mg/kg）为限，略小于2安瓿。安瓿是一种适合标准口腔注射器的局部麻醉单位，通常是1.7ml 2%利多卡因和1∶100 000的肾上腺素，这个量的局部麻醉药可分布在两个象限上，包括下牙槽阻滞和口腔浸润，覆盖约一半需要完成治疗的区域。

在45min的潜伏期后，儿童仰卧在口腔治疗椅上。孩子意识清醒，但呈嗜睡状态，对医生的恐惧稍有缓解。将脉搏血氧仪的传感器连至第二个脚趾，将血压袖带连至左上肢，将气管前听诊器放置在胸骨柄上方的上气道上，并且准备好CO_2描记图仪的采样管以备孩子进入更深的镇静水平。首先通过鼻罩吸入浓度50%氧化亚氮，但他开始紧张、挣扎和哭泣。将氧化亚氮浓度升至70%（口腔氧化亚氮输送系统可达到的最高浓度），并使鼻罩维持在患儿鼻子和嘴上方。在分散孩子注意力并吸入氧化亚氮后5min内，孩子逐渐安静下来，眼睑轻微下垂。此时氧化亚氮浓度立即降至50%，并将面罩轻轻放在鼻子上方。这种用氧化亚氮来安抚孩子的过程被称为"安顿"（如果氧化亚氮给药后10min内无法解决问题，有两种方案以供选择并需征求家长同意。一种是不再使用氧化亚氮，可能鼻罩会加重孩子的痛苦，并干扰治疗过程；如果可行的话，可使用局部麻醉和婴儿固定装置完成一个简单而相对快速的手术，如将患儿带到诊间拔掉导致牙源性疼痛的牙齿。第二种是重新安排患儿进行另一次预约治疗，期间使用不同的药物方案或改变当前用药方案的剂量；患儿需要在口腔诊所留观，直到他复苏至符合出院标准为止。）。该名患儿目前很舒服、很合作。

将一小块表面麻醉药（20%苯佐卡因）涂在注射部位软组织上，使用抽吸式口腔注射器缓慢进行局部麻醉，这引起了孩子哭闹和挣扎。再一次的"安顿"在麻醉后进行。孩子安静下来后，使用橡皮障用于防止气溶胶喷雾、牙齿碎屑和口腔冲洗用水进入儿童的气道。口腔助手同时行高速抽吸以去除碎屑和水。孩子有一定的反应，有轻微的哭闹和动作，但没有眼泪。手术快结束时，孩子开始安静并闭上眼睛。除了对气道声音进行听诊外，还将二氧化碳监测的采样管放置在儿童鼻孔下方，并由牙医和助手监测呼气末二氧化碳变化。牙医问孩子是否"感觉良好"，孩子微微点头；牙医回应说"快结束了"。用不锈钢冠和白色复合材料修复了7颗牙齿后治疗完成，牙医轻拍孩子的肩膀，告知"手术结束了"，这句话激励了孩子。孩子被慢慢地扶至坐位，与父母团聚。随后告知父母已完成的手术情况、下一步治疗计划及患儿在手术过程中的反应。事实证明，该儿童在大约70%的时间里表现出"安静"行为（不哭，但眼睛睁开或暂时闭上），其余时间表现为哭泣和轻微的挣扎行为。这是年幼儿童的典型现象。该儿童一直被监测至符合出院标准（通常在口腔手术完成后30min内）。并预约了下一次镇静治疗，计划使用与这次相同的药物和剂量。

病例 4

患儿健康，ASA Ⅰ级，2.5岁，体重14kg，无已知过敏史。父母发现孩子的门牙上有龋损，且孩子抱怨牙齿对寒冷敏感（主诉），父母遂寻求治疗。检查发现 20 颗乳牙解剖正常，无软组织病变；20 颗乳牙中有 4 颗上颌门牙严重龋坏，且在右侧上颌中门牙上方发现瘘管，这是根周脓肿的表现，不可修复，提示治疗方案为拔除这 4 颗门牙。患儿扁桃体约占气道的 60%，这位家长表示孩子睡觉时偶尔会打鼾。头部和颈部的形状对称，颌骨和咬合正常，生命体征也在正常范围。这个患儿从前一天晚上 10 点开始就在做 NPO。

该患儿易与人亲近，并能与牙医互动，但对特定年龄的陌生人保持警惕，面部表现出轻度恐惧和焦虑的表情。他在性格上被归类为"慢热型"，是这个年龄的典型患儿。患儿配合拍摄上颌牙齿 X 线片，证实龋齿侵入了剩余门牙的牙髓腔且有脓肿。镇静方案是使用口服咪达唑仑（0.75mg/kg）。

咪达唑仑用 FlavoRx® 调味，用杯子给患儿饮用。由于起效快且持续时间短，计划在给药后 10min 开始手术。给药后 10min，将儿童带至口腔治疗椅上，并使用鼻罩吸入 50% 氧化亚氮。患儿被宽松地包裹在婴儿固定板上（事先均征得父母同意）。患儿最初有些不合作，但在牙医解释这是"飞行员面罩"后，患儿最终接受了。脉搏血氧仪和血压袖带放置并固定于心前区的辅助托盘上。

将一小块凝胶状的表面麻醉药（20% 苯佐卡因）涂抹在覆盖四颗门牙的上颌前庭黏膜上，2min 后用 2×2 纱布彻底擦干。同时氧化亚氮也吸入了 2min。给患儿讲故事是为了分散其注意力。患儿能互动，并对这些故事提出评论和问题。接下来通过口腔注射器缓慢给药（1.7ml 2% 利多卡因与肾上腺素 1:100 000）。这引起孩子轻微的体动和呻吟，特别是当腭部组织被麻醉时。安慰患儿并分散注意力 10min，监测并记录患儿心率和血氧饱和度，孩子基本安静，但有间歇性哭闹；尽管如此，分散注意力的方法还是有效的。

使用刮刀和镊子顺利拔出了四颗上颌门牙，心率略有上升；患儿有互动和轻微挣扎，表现出轻微不适，表明局部麻醉药有效。加压联合凝胶泡沫止血。患儿对手术的耐受性逐渐下降，哭声和动作越来越大并希望能看到他的母亲。

患儿与母亲团聚并给予术后指导后，患儿开始平静下来。母亲和患儿被留在口腔诊室，孩子开始变得焦躁不安，安慰后无法缓解且哭闹厉害，把脚趾上的氧传感器扯下来。此时他虽然放松但仍试图从母亲的手中挣脱。这时表现出"儿童愤怒综合征"，这种情况在使用咪达唑仑为主要镇静药的口腔手术中经常出现，发生率约为 20%。已经预先告知该家长存在这种可能性。考虑是否用氟马西尼逆转状态；但与咪达唑仑相比，潜在的问题是氟马西尼作用持续时间较短，需要向家长解释。患儿又被留观 30min，现在可在帮助下行走了，但仍有破坏性和愤怒，又过了 15min，孩子被交由父母两人照顾，因为他们不想再待在口腔诊所，觉得在家里可以更好地管理孩子。2h 后打电话给孩子家人，家长表示孩子现在已经稳定下来，正在喝清汤。

病例 5

一名 10 岁女孩由于极度焦虑和针头恐惧症，被一位全科医生转诊至诊所因为他无法说服孩子接受局部麻醉拔除一颗龋坏、不可修复的第一恒磨牙及修复其他 3 颗牙齿。患儿感到恐惧和警惕，但随着磨牙疼痛的加剧，布洛芬也无济于事。

在进行临床检查时需要进行大量演示、分散注意力及哄骗。牙医和助手试图引导孩子进行口内 X 线片检查，但未成功。艰难地拍摄了口外 X 线片，并确认该磨牙不可修复。生命体征和气道检查均显示在正常范围。患儿前一天晚上 7 点起未进食。体重为 37kg。

牙医决定使用地西泮（7mg）和哌替啶（2mg/kg，但将剂量限制在 50mg）。患儿不情愿地喝下加入布洛芬（100mg）调味的药物。给药 30min 后，患儿变得放松，但仍有戒心。给药 45min 后，向患儿介绍氧化亚氮面罩，但她拒绝接受，且变得更加焦虑，哭得十分剧烈。医生试图安抚她并取得成功。尽管得到鼓励，但患儿在行局部麻醉（20% 苯佐卡因）时仍不愿张嘴；随后置入开口器，这刺激到了患儿。虽然分散其注意力且进行了局部麻醉，但她的眼睛还是盯着口腔助理和牙医之间的手势交流；患儿开始尖叫并竭尽全力地想逃离椅子，尽管她的动作不太协调。医生们将注射器放置至牙盘上，并再次努力使患儿平静下来。这一连串的事件重复发生，仍没有成功说服患儿；她仍不合作，表示无法忍受，想要回家。于是决定取消治疗，并拟定在门诊治疗环境进行全身麻醉下的口腔治疗。用脉搏血氧仪对患儿进行适当的监测，直至用药后约 1.5h 达到出院标准。

由于父母所交保险不涵盖口腔手术的镇静或全身麻醉。父母希望等待和研究可能的经济来源。两周后患儿再次出现慢性中重度疼痛、中度牙关紧闭和一些局部肿胀，影响了日常生活。1 名口腔外科医生接受了这位转诊患儿，医生勉强接受了患儿父母的分期付款方案，使用肌内注射氯胺酮来达到深度镇静，应用适当的监护仪，并在拔除龋损的磨牙前开始静脉注射。此后患儿未至诊所对剩余的三颗龋齿进行随访治疗。

病例 6

一名 5 岁女孩在口腔诊所就诊，主诉是她后磨牙上有一个"黑点"。对病史的回顾显示，患儿体健，足月儿，且发育正常，无药物或环境因素过敏史。在口腔检查过程中，注意到患儿能互动，但很紧张，不停说话，试图拖延检查过程。当需要行牙齿清洁时，患儿的反应是偶尔将双手举向牙医的手臂，但会听从医生的指令"请将你的手放在肚脐上"。该患儿有 20 颗乳牙，3 颗磨牙有早期龋损，咬合面发育正常。其母亲表示在健康体格检查期间孩子表现很好，但容易紧张。与父母讨论了这个孩子行为管理的各种方法后，在其同意的情况下决定安排一次口腔修复治疗，并联合使用氧化亚氮和羟嗪溶液镇静。

患儿及其母亲准时赶至诊所进行镇静。询问病史结果提示，患儿体健，自上次就诊以来一直很健康。目前未出现新的过敏反应。在进行气道评估的同时，还进行了口腔检查以确认病变情况。检查中观察到扁桃体占咽后开口约 30% 的宽度。检查过程中患儿轻度紧张。NPO 时间达 10h，体重 18kg。家长同意使用口服镇静药作为管理患儿行为的一种手段。

准备了含有羟嗪 36mg 的调味饮品，随后被送至手术室让患儿服下。她很快喝完了并得到了一些蜡笔和一本彩色图书。在牙医返回开始手术之前，潜伏期为 30min；在潜伏期内口腔助理持续对患儿进行临床监测，患儿坐在口腔椅上表现得比刚进入口腔诊室时更放松，医生告诉她椅子将再倾斜点，并且她将通过"飞行员面罩"获得一些"快乐气体"。躺下后，氧化亚氮鼻罩放在她的鼻子上，她顺利接受了。在 2min 内逐步调整至 40% 氧化亚氮和 60% 氧气，患儿放松，偶尔交流，并表现出氧化亚氮镇痛迹象（如张开温暖的手掌、微笑和远距离凝视），氧饱和度探头放置于患儿中指以监测氧饱和度和心率。

医生要求患儿张开嘴，并置入开口器以帮助她保持张嘴姿势；使用 2% 利多卡因 1.8ml 加 1∶100 000 肾上腺素对需修复牙齿附近的黏膜进行局部麻醉。在实施局部麻醉期间，患儿曾一度发出轻微的"哦"，除此之外均很安静，没有体动。医生轻轻"捏"了一下她，称赞她表现很好。牙医分散了患儿注意力，并在接下来的 10min 与患儿进行了交流对话，局部麻醉药也逐渐产生良好的阻滞效果。接下来，在要修复的牙齿上放置了一个橡胶障，并顺利完成了白色填充物修复。患儿心率保持在正常范围，无缺氧情况。手术结束后氧化亚氮降至 0%，接下来 5min 内给患儿吸入纯氧。然后取下鼻罩，让患儿恢复直立姿势并静坐数分钟。对患儿母亲进行了术后指导。最后让患儿从椅子上下来，独自沿着走廊上走几步。她能顺利走动后，交由其母亲照顾。

病例 7

一名 9 岁男孩被诊断为龋齿、糜烂、磨牙切牙釉质矿化不全（molar incisor hypomineralization，MIH）、中度焦虑和牙齿发育迟缓。患儿 ASA Ⅰ级，未曾接受过口腔治疗。目前无症状，但左下象限有一块牙龈发炎。

第一批恒磨牙、门牙的牙釉质从出生到 4 岁左右形成。该患儿在 3 岁时候曾患水痘，从而导致牙釉质形成和矿化缺陷。这些牙齿容易蛀牙、磨损和酸侵蚀。通常情况下，患儿在牙齿问题上更焦虑，可能是由于牙医试图封闭牙釉质缺陷，但这些牙齿非常敏感，喷射的气体即能让其疼痛。由于该患儿的龋齿和口腔焦虑，牙医建议进行治疗。

第一次检查时，患儿高兴地跳上口腔椅并配合检查。他很健谈，但显然担心医生会使用三合一的"喷射器"。他询问医生"今天什么都不会做，是吗？"，希望得到肯定回答。临床及放射学检查证实其保留的乳门牙有糜烂，右下颌第一恒磨牙及双侧下颌第二乳磨牙均有龋病；X 线片显示左下颌第二乳磨牙的分叉向下延伸，显示其无活性（图 24-15）。

可选择的治疗方案：①局部麻醉结合行为管理；②增强吸入镇静；③全身麻醉。所有人均认同吸入镇静是最好的选择，并获得书面知情同意。医生给这家人发了一份信息表，上面重复了医生给他们的口头建议，包括手术过程、镇静过程并告知需要陪护。孩子不必禁食，但因为有镇静操作，所以建议清淡饮食。

预约了 3 个 1h 的治疗：①介绍吸入技术，并在三颗无龋病但敏感的第一恒磨牙上涂抹裂隙密封胶；②通过局部麻醉，在橡胶障下修复右下颌第一恒磨牙和第二乳磨牙，使用 2% 利多卡因 2.2ml 加 1∶80 000 肾上腺素行下牙槽阻滞；③拔除左下颌第二乳磨牙，使用 2% 利多卡因 2.2ml 与 1∶80 000 肾上腺素行下牙槽阻滞。

观察到患儿第一门牙摇摇欲坠，如果患儿太焦虑，他和父母均认为其无法忍受吸入镇静下的口腔治疗，否则这些牙齿就会在全身麻醉手术时被拔除。每次就诊时仅进行临床监护。对氧化

亚氮进行滴定，每 3～5 分钟浓度增加 5%（图 24-16）。

最终只需要 30%～35% 氧化亚氮。整个过程使用了催眠暗示。家长在房间里，口腔护士已经接受了额外的镇静培训和资格鉴定，也一直在手术室里协助。使用专用的口腔系统，用于气体输送的 MDM Quantiflex 头安装在医院的医疗气体管道上，通过 Porter-Brown 清除鼻罩进行主动

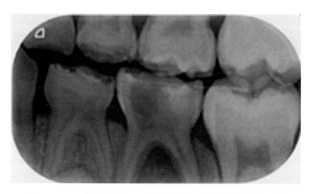

▲ 图 24-15 放射学上，左下颌第二乳磨牙在分叉处呈放射透光性并延伸至牙根，表明它已经失活

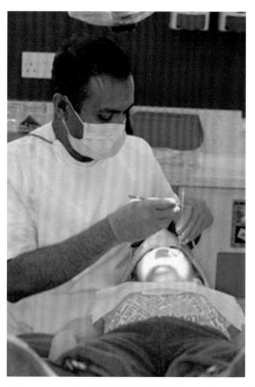

▲ 图 24-16 滴定氧化亚氮吸入镇静——首次治疗
图片由 Mr.Sanjeev Sood 提供

清除。

对于许多MIH患儿而言，第一恒磨牙被认为是"终身"预后不良。根据其正畸评估拔除这个牙齿、让第二恒磨牙进入这个空间是常规做法。因此一些8—10岁的儿童需拔掉4颗第一恒磨牙。这些儿童在其他方面与所介绍的案例相似，但在这种情况下，虽然可以采用同样的治疗方案但更推荐全身麻醉。

病例8

一名14岁女孩因其严重的口腔焦虑和高龋齿率而被全科牙医转诊。患儿ASA Ⅰ级，体重60kg，由母亲陪同。

患儿主诉右下颌区域反复疼痛和脓肿，并服用了几个疗程的抗生素。患儿不喜欢上中切牙龋病的外观，渴望有一个美好的微笑。她表示有针头恐惧症，希望可以睡着。

她是一个不定期就诊的患儿，只在紧急情况下就诊。这位转诊的牙医写道，他在右下颌第二恒磨牙上临时放置了抗生素混合类固醇膏的临时敷料，并发现龋损一直延伸至牙髓。

临床和影像学检查证实，多颗恒牙均有龋损；需要拔除1~2颗磨牙，上门牙需要根管治疗。整个检查过程中，她很紧张，无法直视牙医的眼睛。对治疗方案的讨论是亲切而谨慎的，但也是坚定而诚实的。治疗方案包括：①局部麻醉和行为管理；②局部麻醉与吸入镇静；③局部麻醉与静脉镇静。医生告诉她，全身麻醉不是唯一选择——只适用于这个年龄段存在医学缺陷或学习障碍的患儿。此外她需要的手术过程对于一次全身麻醉来说时间太长，而且根管治疗可能需要一次以上的就诊才能完成。医生告知她，自身日常护理可发挥一定预防作用，即有效的刷牙有助于手术治疗，并防止因出现新病变而重复就诊。

治疗预计需要4~5次；每次就诊治疗一个象限，将进行填充和可能的拔牙。然而这些镇静治疗被安排在预防性口腔治疗之后。

患儿知道将在镇静下开始根管治疗，但希望一旦从该牙齿中移除牙髓，她能正常接受最终的根管治疗，而不用镇静。

获得了书面同意，并向家人提供了一份信息表，表格上内容与口头建议一致，并要求家属陪同并清淡饮食（对于禁食患儿，术前会给他们饮用葡萄糖饮料）。检查患儿静脉，确定最佳部位，给家人提供局部麻醉乳膏，并嘱咐他们在镇静治疗前1h左右涂抹该区域。

对于每次镇静治疗，提前准备以下药物：咪达唑仑安瓿5mg/5ml；venflon套管；5ml和10ml注射器；咪达唑仑注射器标签。每次就诊时，均检查患儿血压，并确认知情同意书和病史。

将venflon套管插入肘窝或手背，妥善固定并保留至治疗完成。标准方案是缓慢注射咪达唑仑，开始剂量为1mg，等待2min，然后每2min注入0.5mg（1ml），直到出现并维持镇静状态。通常所需总量为5~7mg。手术持续1h。

无须常规使用拮抗药，因为药物半衰期较短，而且拮抗后的患儿常出现哭泣。

用脉搏血氧仪进行临床监测。术中未使用开口器，所以经常需提醒患儿张嘴。有一位受过镇静训练的口腔护士辅助治疗。手术室所在区域方便呼叫帮助和支援。除了必备的复苏设备外，还备有氟马西尼500μg/5ml（拮抗药）。该单位处于一个急症治疗场所。

病例记录内容如下：咪达唑仑的批号和有效期、镇静前和镇静后的血压、开始和结束给药的时间、给药剂量、氧饱和度、置管部位、整体行为及出院时间。

每次访问后，患儿均能顺利恢复，并坐在独立的复苏区，脉搏血氧仪持续监测，镇静护士和团队的其他成员均在其视线范围内。使用了与本章前面介绍的类似的表格，以确保完整的数据采集。

第25章 疼痛口腔手术的镇静策略和技术

Sedation Strategies and Techniques for Painful Dental Procedures

James W. Tom 著

吴 红 李 军 译

除儿童修复口腔外，其他潜在、侵入性、伴疼痛的口腔和口腔颌面部手术在传统手术室环境之外十分常见，其中部分手术涉及严重的手术刺激、出血和术后疼痛。唇腭裂修复、活检、牙齿和颌面部创伤的紧急治疗及其他手术治疗常出现在口腔诊所、口腔外科诊所，甚至世界各地的偏远地区，而这些场所不具备医院传统的人员配置、设备和方案。在此类手术中，要特别注意安全有效的麻醉管理、口内外局部麻醉技术的使用及适当的术后疼痛控制策略，这是在有限资源环境下实现成功和安全治疗的关键因素。

最近一项对低收入和中等收入国家的口腔颌面外科及耳鼻喉科医疗任务的调查显示，在 8 年的时间里进行了约 1600 例唇裂、腭裂及唇腭裂联合修复手术[1]。正如预期的那样，这些手术绝大多数在儿童身上进行。同样，在发达国家和偏远地区，由非传统的口腔或口腔颌面医护人员在手术室外对儿童口腔和口腔创伤进行分诊和治疗也很常见。37%～51% 的口腔创伤发生在医院急诊室，而非口腔急诊室[2]。进一步数据分层显示，口腔创伤好发于男童第一中切牙侧脱位是报告中最常见的牙齿损伤[3]。除了创伤、计划内手术、牙齿及口腔疾病的非手术室护理外，软组织活检等侵入性诊断手术同样需要安全有效的镇静才能实现最佳结果。

术前评估及麻醉或镇静方案的选择与其他章中介绍的其他情况非常相似（见第 4 章）：必须保持患儿相对不动，足够的镇痛，并从手术中迅速恢复。在儿童深度镇静和全身麻醉中，负责给药理和监测镇静或麻醉的人员必须与专科医生、牙医或外科医生完全分开[4]。然而，与不涉及口腔的其他手术的程序化镇静不同，特定的技术和对气道的敏锐认识是镇静和麻醉药物的选择和实施的主要考虑因素。大多数情况下，儿科气道是与外科医生或牙医密切共用的。这一共用气道的复杂因素包括口内出血、异物（断裂的牙齿、外科器械、咽喉填塞物等）吸入的可能性增加及唾液分泌物过多。此外，在口腔和口腔手术中使用传统的局部麻醉技术可以简化这些步骤，避免在治疗中应用复杂和更深的镇静或麻醉。本章将概述选择、实施和进行可靠的镇静技术，以及口内局部麻醉技术在口腔和口腔颌面部疼痛的侵入性手术中的应用所涉及的实用注意事项。

一、口内局部麻醉技术

在以操作室为基础的典型口腔和口腔外科实践中，单独使用口内局部麻醉技术便可为中小手术提供足够的镇痛。由于大多数口腔的性质均以操作室为基础，口外局部麻醉技术并不常用，并且三叉神经节的所有口腔分支均易在口腔内阻滞。结合适当的程序化镇静或深度镇静、全身麻醉，口内局部麻醉技术可以减少对麻醉深度的需求、恢复快速、并延长术后的镇痛和麻醉药效果 [5, 6]。

操作者可以使用口腔局部麻醉注射器的拇指环进行回抽，以免不慎注入血管。口腔局部麻醉注射器提供了一种高效便捷的方法，它可以根据需要配制各种各样的局部麻醉药溶液，可以是单纯局部麻醉药也可含有血管收缩药。口腔局部麻醉药筒中局部麻醉药的容量和浓度均是标准化的。如果没有口腔局部麻醉药注射器，可使用带拇指环的一次性注射器，以便在注射到血管密集的口腔区域进行回抽。口腔和口腔外科手术中通常使用 25～30 号的小号针头（图 25-1）。

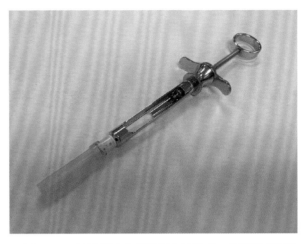

▲ 图 25-1　接受标准药筒的经典抽吸式口腔局部麻醉注射器（作者摄）

（一）上颌的局部麻醉

为患儿上颌骨提供局部麻醉相对简单，因为上颌骨主要由高度多孔的松质骨组成，上面覆盖着一层薄薄的骨膜。上颌骨、牙周组织、颊黏膜、腭黏膜和牙髓的麻醉可以使用口腔医学常用的口内技术进行麻醉。对于涉及乳磨牙或周围硬组织和软组织的手术，可能需要进行腭部浸润，以便为这些区域提供充分的麻醉。通常，在遵循局部麻醉剂量建议的情况下，少量（1～2ml）2% 利多卡因加肾上腺素血管收缩药（1 : 100 000 浓度）可为上颌磨牙拔除提供有效的外科麻醉 [7]。在对腭部进行局部麻醉浸润时，必须考虑慢速注射技术，并根据患儿的年龄、疼痛耐受性及建议的手术方式进行适当深度镇静，因为未镇静的患儿对这些难以忍受 [8]（图 25-2）。

其他技术，如经腭部入路至鼻腭神经和上颌神经，对于涉及上颌及相关软组织结构的侵入性手术，需要额外考虑局部麻醉。上颌神经的局部麻醉阻滞可通过口内和口外两种入路来完成。虽然超出了本章的范围和篇幅，但口腔内上牙槽后神经阻滞和上颌神经的腭部入路在文献中已有详细描述。此外，上颌神经的口外入路包括颧上和眶下注射，以便为上颌及相关软组织提供充分的麻醉 [9]（图 25-3 和图 25-4）。

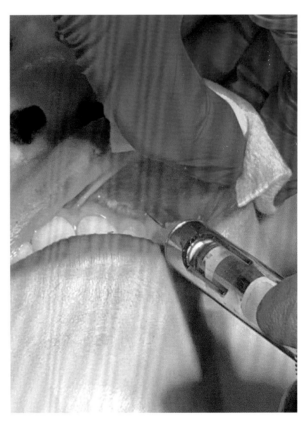

▲ 图 25-2　通过将针插入颊黏膜襞的顶点进行上颌浸润（作者摄）

（二）下颌的局部麻醉

根据患儿的年龄，下颌骨、下颌牙列和相关软组织可以通过浸润、神经阻滞技术或两者结合来麻醉。一般而言，对于混合牙列（包括乳牙期

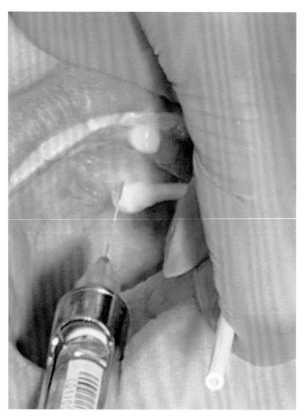

▲ 图 25-3 通过棉签定位腭大孔后将针插入邻近部位进行腭部浸润（作者摄）

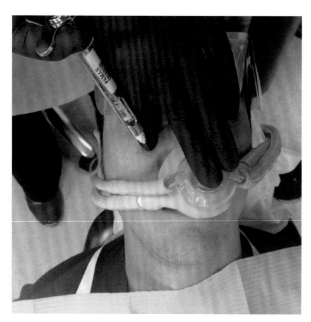

▲ 图 25-4 使用口腔注射器经口外入路进入眶下孔及患儿吸入氧化亚氮镇静（作者摄）

和恒牙期）患儿，当局部麻醉药浸润过下颌的皮质板进入内部的松质骨时，口内浸润技术可以提供充分的下颌和牙髓麻醉。当患儿达到约 12 岁时，由于下颌骨密度增加，局部麻醉药的渗透性差难以阻滞下颌神经，因此应重点考虑应用其他神经阻滞技术来提供下颌和牙髓的麻醉。

年长患儿的下颌牙齿由恒牙列组成，需要对下牙槽神经及其相关分支（颊神经、舌神经、切牙神经或颏神经）进行局部阻滞麻醉。除了下面描述的传统下牙槽神经阻滞技术，牙医和口腔颌面外科医生还可以应用各种有效的技术。

下牙槽神经的局部麻醉可以根据阻滞技术为牙髓、相关的牙槽和下颌结构及软组织提供完全的半下颌麻醉。通常在口腔中，口内 Halstead 下颌神经阻滞或下牙槽神经阻滞通过一定的角度从对侧下颌前磨牙插入针头，使针尖在下颌孔水平或略高于下颌孔处接触对侧下颌支的内侧。在舌

骨上方，下牙槽神经进入下颌孔，用一根足够长的针穿透黏膜和口内肌层并在此处进行局部麻醉。由于颊神经是下颌神经前根的一个分支，该分支在局部麻醉药沉积区域的上方发出，因此需要单独麻醉恒磨牙外侧软组织的颊面[10]。同任何盲穿技术一样，需要在注射局部麻醉药前进行回抽，以免不慎将局部麻醉药和血管收缩药注入血管（如果有使用的话）[11]。此外，用于麻醉三叉神经的其他技术已经被描述，包括 Gow-Gates、Vazirani-Akinosi 和口外侧入路。Braun 和 Kantorowicz 描述的其他口外方法随着超声引导技术的日益普及也已介绍[12]（图 25-5）。

二、特定口腔设备和安全注意事项

首先，在患儿眼睛附近或周围使用锋利的器械时需要密切监测患儿，以免患儿在镇静和麻醉期间受到意外伤害。在临床口腔中，患儿戴护目镜或眼罩十分常见。对于正在接受口腔手术的患儿而言，腐蚀性化学物质如用于蚀刻牙釉质以进行黏合程序的次氯酸钠和磷酸、用于固化口腔修复黏合剂和材料的激光和强光，以及其他异物

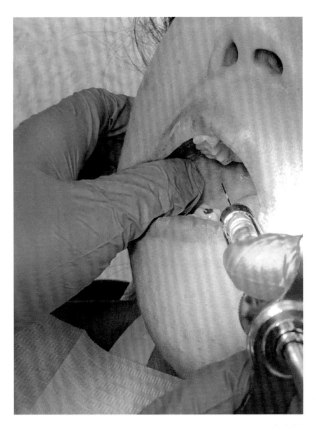

▲ 图 25-5　传统的下牙槽神经阻滞是用抽吸式口腔注射器从下颌弓插入并穿过下颌弓至下颌支内侧（作者摄）

（如牙齿颗粒和修复材料），都是常见的危险因素，服用镇静药的患儿应受到保护，以防止此类潜在的眼睛损伤。在患儿轻度至中度镇静的情况下，由于口腔和颌面部手术中使用的各种器械非常靠近，患儿的意外移动可能会对眼部损伤构成威胁。

在镇静患儿依赖自然气道的情况下，放置"咽喉填塞物"形成咽喉屏障对于防止吸入异物、唾液分泌物和血液至关重要。根据手术和镇静深度（特别是自然的、非器械性气道），主要关注的是防止喉痉挛和肺误吸。对于任何类型的口腔或口腔手术，典型的气道辅助物如口咽通气道放置可能存在问题，因为会妨碍手术径路。在大多数口腔手术中，大小合适且无创的鼻咽通气道就成为主要的气道辅助物，但在鼻、鼻咽、蝶骨或腭结构存在发育或创伤性畸形的患儿中，应仔细进行术前评估并谨慎使用。

此外，使用棉纱或其他咽喉填塞物来防止误吸时必须非常小心，以防止吸入氧气时发生气道着火事件。当接触牙釉质、牙本质或其他口腔修复材料时，牙钻能够以超 100 000 转 / 分的速度提供伴随着碳化物或金刚石钻头旋转的"点火源"。在富氧环境中预防气道着火的简单方法包括湿润咽喉填塞物、在牙钻附近或头端提供充足的负压吸力、将吸入氧气减少至＜30% 的水平[13]。

尽管有些罕见，但任何面中部的操作和口腔手术都可以触发三叉神经反射或眼心反射，曾有显著心动过缓甚至心脏停搏的报道[14]。当三叉神经受到压力或刺激时，如涉及三叉神经节分支的重要口腔手术，反射弧可能会向迷走神经发送传出信号。使用抗胆碱能药物可防止三叉神经反射的显著心血管反应[15]。

对无牙或部分无牙患儿实施面罩通气通常很困难，因为大多数可用的呼吸面罩都没有足够的密封性。对于处于混合牙列或松动牙列中的幼儿、可能遭受严重创伤的患儿、甚至先天缺牙的患儿，可以使用各种不同大小的面罩，通过将面罩的尾部放在下唇上并用双手握住面罩以使通气更有效[16]。下颌骨骨折，形状异常的口腔（如腭裂、唇裂），或者口腔结构的其他损伤（牙槽骨骨折、部分牙列撕脱、损伤的黏膜）也可能使面罩通气变得复杂；在开始任何镇静之前，必须探索提供有效通气的其他措施。这可能包括做好立即进入声门上气道的准备、紧急环甲膜切开手术包的准备、甚至将平常使用的麻醉呼吸面罩"倒置"，以促进通过鼻部充分通气并减少下颌骨的后部压力[17]。

有一项重要的镇静安全性和手术风险需要减轻，特别是接受任何口腔内手术的中度至深度镇静的患儿，这种风险——即强行、无意识地闭合嘴巴。条件允许的话，在对立牙列两侧插入坚固的弹性咬块等装置，可很好地防止牙列损伤、操作者手指受伤，甚至是口腔气管导管或吸引导管的管腔闭合。棘轮式口托，又称 Molt 口托，可用于没有牙列的患儿，该装置的钳口应放置于下颌和上颌牙槽突出的区域；在放置棘轮嘴塞时必须小心，以确保脸颊的外部组织不会被棘轮装置夹住。

根据手术的性质，通常需要使用各种各样的牵开器以保护舌头并提供更好的进入口腔内区域的手术路径[18]。在镇静和麻醉期间必须小心谨慎，以确保牵引或压迫舌头不会导致自然或无保护的气道部分或完全关闭（图25-6和图25-7）。

最后，如上所述，极为贴近手术部位的吸入氧气可能会造成气道着火和烧伤的危险。高速旋转仪器、电灼器、旋转金刚石或碳化物牙钻对于有机和无机材料而言是不利的，它们充当了口腔手术中所使用的材料和药剂的点火源。任何口腔手术，若为自然气道，在使用醇基预溶液和防腐剂时应做好预防措施；石油基润滑剂（润唇膏或润滑剂）和牙钻润滑剂的使用；认识到棉花、纸或塑料材料有燃烧的可能性；认识到吸入和呼出的氧气和氧化亚氮可能导致灾难性烧伤[19]。VanCleave等建议使用口腔内吸引，并将吸入氧减少至<30%，这可以降低术中烧伤和气道着火的风险[20]。

三、程序化镇静技术及注意事项

实际上，任何镇静药或镇静药的组合都可以用于中度至重度疼痛的口腔手术。氧化亚氮提供的吸入镇静、鼻内给予右美托咪定、肌内注射氯胺酮、静脉注射丙泊酚或口服抗组胺药或苯二氮䓬类药物在这些手术中有广泛的应用历史[21]。

在疼痛口腔手术中，应遵循由制造商和国家指南发布的局部麻醉药剂量建议（特别是最大剂量）。美国儿童口腔学会（American Academy of Pediatric Dentistry，AAPD）建议，无论是否使用血管收缩药——肾上腺素，利多卡因的最大剂量为4.4mg/kg，布比卡因的最大剂量为1.3mg/kg[22]。在美国，2%利多卡因和0.5%布比卡因的预充式口腔药筒配制的肾上腺素浓度分别为

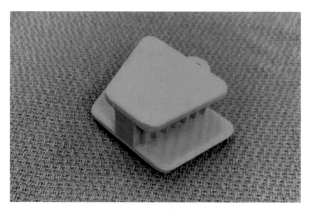

▲ 图25-6　小儿橡胶咬合块（作者摄）

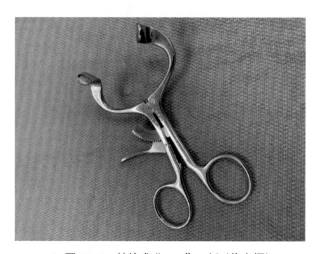

▲ 图25-7　棘轮式"Molt"口托（作者摄）

1∶100 000和1∶200 000。

四、口腔程序化镇静的监测及特别注意事项

美国麻醉医师协会程序化镇静镇痛的监测指南适用于远程和非手术室的镇静和麻醉[23]。共用气道和开放的张口口腔在实现准确和持续地描计二氧化碳读数方面可能存在问题，而且在许多情况下，可能会受到吸入氧气、定位、鼻咽通气道和手术吸引的影响。美国儿科学会/美国儿童口腔学会（AAP/AAPD）联合的诊断性和治疗性外科手术镇静前、镇静期间和镇静后患儿监测和管理指南建议，在这类手术使用自然气道时，在程序化镇静中使用气管前听诊器[24]。可以通过气管前听诊器实时和高质量地辨别通过儿科气道的气

流，这可能取决于镇静药提供者的培训和经验。在某些情况下，可以通过颈动脉听诊法检测液体侵入气道、即将发生的部分气道阻塞，甚至心脏变化[25]。然而，考虑到共用气道的操作条件、资源丰富的条件之外设备不够先进，以及牙钻和大容量吸引器周围的噪音水平，实时听诊在传统的二氧化碳描计可能被混淆的情况下，可能被证明非常有价值[26]（图25-8和图25-9）。

在疼痛性口腔手术中，通常从鼻导管的呼气末采样对于自然气道和自主呼吸可能会存在问题和挑战。在这些情况下可将二氧化碳描计应用于自然气道镇静中的各种设备，也可如图25-10所示，通过使用Luer-lock采样接头连接到氧化亚氮镇静鼻罩上（图25-10）。

其他用于获得二氧化碳描计的创造性技术包括：用缩短的经鼻气管导管（nasal RAE）不通过声带，代替传统的软橡胶或聚氯乙烯鼻咽通气道（"鼻喇叭"）[27]。二氧化碳描计采样管可轻易地与气管导管的标准15mm接头适配。

五、手术类型和注意事项

以下程序远非在医院手术室外环境下进行复杂的口腔和口腔颌面部手术的全面清单，而是重点介绍了更为常见的手术，以及在治疗潜在的疼痛口腔手术中使用的镇静、局部麻醉和术后疼痛管理策略。

（一）拔牙手术

虽然根据既定的恒牙列萌出表，乳牙通常会脱落，但由于感染、创伤、正畸问题、牙列过度保留或其他病理原因，需要通过手术拔除乳牙和恒牙是很常见的。这些手术通常在患儿实施局部麻醉下进行的，无论有无从轻度至深度不同程度的镇静。对于接受拔牙手术的患儿而言，需要格外关注的是术后和恢复期持续出血的可能性，这伴随着误吸、喉痉挛甚至凝血导致气道阻塞的风险。

口腔患儿拔除多生牙，或拔除20颗乳牙和32颗恒牙数量以外的牙齿较为常见。除了从下

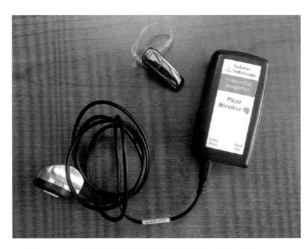

▲ 图 25-8　带听筒的无线气管前听诊器（作者经 **Sedation Resource** 许可拍摄）

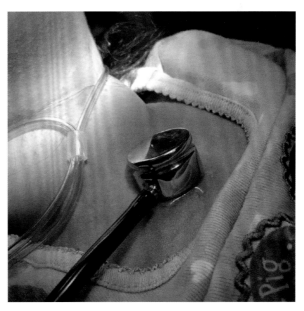

▲ 图 25-9　在深度镇静期间将气管前听诊器放置在患儿身上（作者摄）

颌骨和上颌骨内的预期解剖区域萌发的多生牙以外，起源于上颌中切牙中线附近的多生牙也表现为一种特殊的牙齿状况，称为正中多生牙，通常占所有多生牙的80%。据报道，正中多生牙的患病率占人口的0.1%～1.9%，如果不治疗，可能导致正畸拥挤、永久中切牙萌出延迟、牙根吸收和囊肿形成。正中多生牙在以乳牙为主进入混合牙列发育后期的患儿常无症状[28]。由于上颌骨由

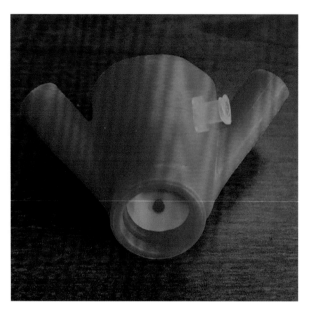

▲ 图 25-10　适用于呼出二氧化碳气体采样的口腔氧化亚氮鼻罩（作者摄）

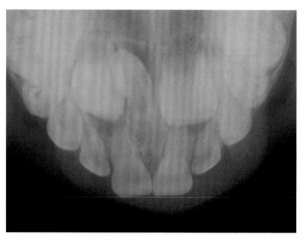

▲ 图 25-11　咬合口内 X 线片显示患儿上颌的多生牙发育
照片由 Thomas Tanbonliong 医生提供

松质骨组成，当局部麻醉药浸润上颌时会被快速吸收。在局部麻醉药中添加血管收缩药（通常为1 : 100 000 肾上腺素）有助于术中识别正中多生牙时进行止血，同时局部麻醉应在射线指导下尽可能地靠近多生牙（图 25-11）。

使用纱布止血时，可以在牙槽或拔牙部位施加足够的压力直至血液凝固。如果牙槽有足够的深度，则可以牢固地放置可吸收的填充材料以促进血液凝固。在多次拔牙的情况下，放置在上颌弓和下颌弓之间的大棉纱卷可以吸收拔牙后的残余出血。重要的是要记住，任何类型的棉纱填充物必须易取出，通过用一条长长的牙线"绳子"将其固定，从而最大限度地减少阻塞或误吸的风险。

为了提供术中麻醉和术后镇痛，局部麻醉通常优于口服或肠胃外麻醉药。在口腔下颌或上颌前庭的口腔内施用局部麻醉可为大多数拔牙提供足够的麻醉，并且<9 岁的患儿通常无须神经阻滞[29]。对特定局部麻醉药液有效性的研究表明，盐酸阿替卡因浸润儿童下颌骨可作为神经阻滞技术的替代方法以提高疗效[30]。对于那些在局部麻醉下可以耐受血管收缩药的患儿而言，肾上腺素可能有助于紧邻拔牙部位的软组织区域止血。

最后，对于接受疼痛口腔手术的患儿而言，关于在深度镇静或全身麻醉期间局部麻醉的应用存在相当大的争论。直观地看，虽然伴随着口内局部麻醉给药应该会减轻术后疼痛，但多项研究并未证实麻醉或镇静恢复后疼痛强度评分有可量化的下降[31]。此外，对于"麻木"的患儿而言，术后自发性创伤（即咬嘴唇和舌头）的可能性增加，而"口腔面部感觉的明显改变"可能会给不习惯或无法理解这种感觉缺失的儿童带来相当大的痛苦[32]。

（二）唇腭裂手术

医生经常被要求为接受不同阶段的唇裂和（或）腭裂修复的儿童进行反复的程序化镇静和使用全身麻醉药。一般说来，在 2000 名活产儿中会出现 1 名腭裂和相关唇裂[33]。当评估腭裂和唇裂修复的患儿时，要注意这些口腔结构发育不全的患儿可能伴随着其他相关综合征，尤其是要识别那些下颌后缩和舌后坠的患儿，以及那些需要用嘴呼吸的患儿。这些儿童可能会对实现良好的面罩密封性和有效的正压通气构成挑战。与皮埃尔·罗班序列征相关，表现为斯蒂克勒综合征的面部异常会使这些患儿的气道管理复杂化[34]。因为腭裂和唇裂修复通常是阶段性手术，需要在以后愈合和发育进展过程中进行翻修，所以重要的是要记住，以前的气道和生理评估可能已经改变。

唇腭裂修复的医疗任务经常在远离传统医院手术室环境的偏远地区进行。非传统的恢复区及缺乏训练有素的工作人员可能会对镇静和麻醉技术提出要求，以促进术后快速恢复，并将术后不适保持在可控水平。局部麻醉技术减少了术中和术后对镇静和镇痛的需求，并最大限度地降低了与麻醉药相关的气道损害的风险。在资源匮乏的手术环境中，单纯局部麻醉下进行唇裂修复已在成人中成功应用[35]。口外或口内眶下神经阻滞联合或不联合外鼻神经阻滞，取决于修复的范围，为一期闭合提供完全的软组织麻醉和牙髓麻醉。使用氯胺酮、咪达唑仑、丙泊酚、短效阿片类物质或 α_2 受体激动药等药物可提供适当的程序化镇静，有助于将局部麻醉药注射至指定区域，并可在手术中以最小范围的移动来优化手术条件。一些证据支持<13 岁的儿童使用眶下神经阻滞可以实现更早的功能恢复[36]。

手术团队共用气道和周围结构可能会使术中镇静和麻醉管理复杂化。对于年幼患儿的复杂手术修复，强烈推荐使用气管插管保护气道。自然气道可用于手术创伤较小的年长的儿童人群。镇静和麻醉治疗计划要求仔细维护和监测气道，充分定位，放置填充物，并预先制订抢救计划。在此类手术中经常使用的专用牵开器，如 Millard-Dingman 口腔牵开器（图 25-12），可能会阻碍气道抢救中方便获取的面罩通气。对于所有镇静和麻醉的人员而言，熟悉在气道紧急情况下移除该器械的过程是至关重要的。

对于任何小儿口腔和颌面外科手术，与唇腭裂外科医生团队的密切协商最为重要，以便规划初级手术和后续手术的管理。在其他相关手术当中，牙印模采集和矫治器制作的计划也是治疗计划序列中的一个重要考虑因素，这可能涉及气道管理的镇静和麻醉计划的重要方面[37]。例如，当在偏远地区执行军事医疗援助任务以治疗各种形式的唇腭裂和颅面部护理时，麻醉提供者被大量

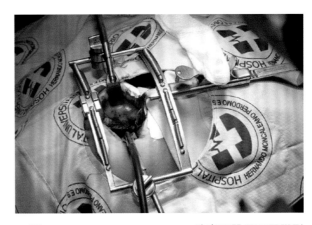

▲ 图 25-12　Millard-Dingman 口腔牵开器用于唇腭裂手术
照片由 Cynthia Fukami 医生提供

纳入到这些由颅面外科医生、整形外科医生和语言病理学家组成的团队，进行复杂的分诊和评估[38]。

（三）口腔创伤

口腔颌面部创伤是相对较小的创伤亚类，约占整个儿科创伤的 4.6%[39]。这些创伤的表现可能非常复杂，对患儿进行全面评估对于将患儿分流到适当的护理环境至关重要。伴随损伤较为常见，口咽部软、硬组织损伤和炎症的动态特性要求对儿科气道的通畅性进行持续评估。

当口腔和轻微的颌面部创伤在典型的手术室外进行治疗时，适当的程序化镇静结合局部麻醉可促进有效的治疗。牙列部分或完全撕脱、软组织创伤或撕裂、牙槽骨骨折、甚至某些下颌骨骨折，都可以在操作室或偏远环境中通过局部麻醉和不同程度的程序化镇静镇痛来治疗。与上面概述的许多外科手术一样，在这些远离医院和传统手术室的环境中治疗牙齿和口腔损伤时，需要注意气道通道、出血、通气、专业器械和患儿的整体安全。涉及复杂骨折或口腔感染的手术应当心影响到儿科气道。在这些情况下，当进行任何程度的中枢神经系统抑制或全身麻醉时，必须要格外注意。据报道，在使用镇静药时，伴或不伴牙关紧闭的儿科气道关闭或塌陷伴随着舌下、颌下和颏下间隙的蜂窝织炎，这些蜂窝织炎被称为路

德维希咽峡炎[40]。应特别考虑在偏远环境中是否适合进行这些外科手术。

在儿童人群中，下颌骨骨折的发生率远超过其他类型的口腔创伤。然而，根据损伤和相关创伤的特点，下颌骨骨折可以在医院传统手术环境之外以多种方式进行治疗[41]。对于年长患儿而言，一种流行的管理和微创手术方法包括在上颌弓和下颌弓上放置弓棒或锚定螺钉，并通过橡皮筋或其他装置固定于患儿的颌间或上下颌（图25-13）。在儿童下颌骨创伤中，经常会遇到下颌骨的髁突下骨折、颏孔骨折和下颌角骨折[42]，下颌骨的不稳定可能会对建立足够的面罩密封性和良好的正压通气构成挑战。认识和避免在术后残留咽喉填塞物至关重要。一些病例中，患儿上颌被固定器固定，残留的咽喉填塞物堵塞了气道，造成了威胁生命的异物气道阻塞[43]。预防这些严重事故的保障措施，特别是在建议的手术"暂停"或海绵计数非常规进行的情况下，包括委派其他人员（如程序核对者、外科医生和镇静 / 麻醉提供者）负责移除填塞物[44]，确保在麻醉苏醒和恢复的所有阶段可立即获得并精通使用钢丝钳，以及确保在用力关闭或紧闭口腔的情况下可以通过绳子收回咽喉填塞物（图 25-14）。

六、术后镇痛

侵入性或疼痛的儿童口腔和口腔外科手术的复杂性要求镇静和麻醉从业者与外科团队就适合手术的术后镇痛策略、患儿年龄、术后即时护理、非医院恢复区的安全性或缩短出院时间进行合作。深度镇静或全身麻醉后出现谵妄可能会导致术后镇痛不足的评估困难，因此，应结合减少镇静后谵妄或躁动可能性的策略。在某些情况下，在镇静和麻醉治疗计划中加入咪达唑仑或右美托咪啶已被证实可有效减少口腔手术后谵妄发生[45]。

一些镇痛药应该完全避免。可以肯定的是，可待因和可待因联合镇痛药已经停止在儿科常规使用，因为我们目前的理解是，这种前体药物

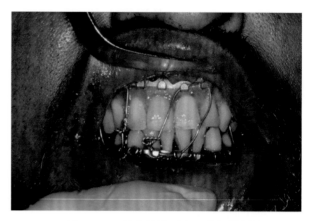

▲ 图 25-13　患者接受了上下颌钢丝固定
照片由 Mana Saraghi 医生提供

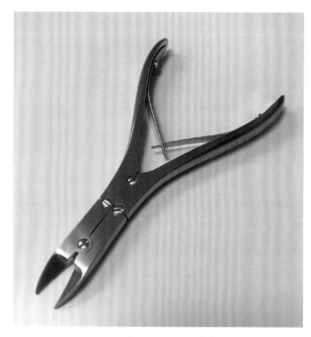

▲ 图 25-14　用于去除下颌骨骨折患者上下颌固定用的橡皮筋或钢丝的钢丝钳（作者摄）

的超快代谢物（CYP2D6 药物遗传学）可以将其转化为更多的活性形式——吗啡，并引起呼吸抑制、缺氧，在某些情况下还会导致死亡[46]。较新的术后镇痛疗法包括非阿片类镇痛药（如布洛芬和对乙酰氨基酚），结合其他药物（如地塞米松、右美托咪定），以及明智地使用局部麻醉[47]。患有腭裂的儿童也是患阻塞性睡眠呼吸暂停的高危人群，在考虑术后阿片类镇痛药时需要格外注意[48]。

除了布比卡因这类长效局部麻醉药，最近推出的脂质体布比卡因溶液已被发现可用于口腔和口腔手术术后疼痛的管理[6]。据报道，脂质体布比卡因在拔牙部位周围的浸润可以减少阿片类镇痛药相关的抢救，并可能为口腔或口腔手术后能够耐受术后麻醉的患儿提供一定的镇痛效果。在这种情况下，重要的治疗计划应以快速恢复或功能康复为主，以促进喂养、说话和保持气道通畅。

术中和术后给予非甾体抗炎药，如酮咯酸氨丁三醇、直肠给予双氯芬酸钠[49]和布洛芬，或非阿片类镇痛药，如静脉给予对乙酰氨基酚已被证实在儿科手术中是有益的，并且避免了阿片类镇痛药相关的并发症[50]。非甾体抗炎药与对乙酰氨基酚交替治疗急性牙痛已成为阿片类镇痛疗法的较好替代方案。更广泛地应用这些疗法可能会减少与阿片类物质使用相关的并发症[51]。在术前阶段口服右美托咪定也可能会减少与镇静和麻醉相关的术后谵妄发生[52]。最后，特别是涉及接近切口，或者甚至口腔–鼻窦相通的口腔手术，应将尽量减少和避免术后恶心呕吐的策略纳入到整体镇静和麻醉治疗计划当中[53]。

结论

随着镇静技术、药物、监测和外科手术水平的提高，在偏远环境治疗具有独特口腔和口腔需求的患儿与日俱增。虽然几乎任何口腔手术都可以被认为导致疼痛，但本章重点介绍了具有明显侵入性且侵入性超出了典型的修复口腔范围的口腔手术。本章概述的概念可延伸应用于其他口腔和口腔手术，如软组织活检、手术暴露、牙列黏合以进行正畸移动或手术放置假体。

以上讨论的不合作、出血、手术刺激增加、具有挑战性的儿科气道解剖结构，以及具体的手术注意事项等复杂因素，只是尝试在典型的医院手术室以外的场所提供镇静或麻醉时必须考虑的复杂性的一小部分。在围术期口腔局部麻醉的基础上增加镇静和全身麻醉可减少术中和术后对镇痛的需求，以促进既定儿童人群的康复。最后，最重要的是优先保障患儿的环境安全，慎重对待手术部位、器械，以及在儿科气道附近输送吸入氧气的相关风险。无论患儿处于何种环境、进行何种手术，以及在进行术前评估时，均应对这些风险进行评估和考虑。

第 26 章　孤独症谱系障碍儿童镇静的特殊性

Special Considerations During Sedation of the Child with Autism Spectrum Disorder

John W. Berkenbosch　Thuc-Quyen Nguyen　Dimitris Emmanouil　Antonio Y. Hardan　著

吴　红　李　军　译

一、历史回顾

孤独症谱系障碍（ASD）儿童存在社交缺陷、刻板行为和感觉敏感性，并且在某些合并症中有更大的风险，如癫痫发作、注意力缺陷/注意缺陷多动障碍（attention deficit and hyperactive disorder，ADHD）、焦虑、睡眠和胃肠道问题[1-3]。他们的医疗护理可能需要神经成像、脑电图和频繁的血液检查来监测药物水平或药物的不良反应。这些医疗操作和其他常规护理，如口腔检查，可能会因 ASD 的相关特征如智力障碍（intellectual disability，ID）、焦虑、攻击性和感觉敏感性而变得复杂[4-6]。虽然脱敏等行为技术已经成功地为轻中度 ASD 患儿进行了口腔检查，但更严重的 ASD 患儿可能需要镇静才能安全地完成诊疗操作[7, 8]。镇静和诊疗操作的准备需要临床医生和家庭成员的合作，以减轻儿童的焦虑和负面行为。

1943 年，精神病学家 Leo Kanner 在对 11 名儿童的病例研究中首次描述了孤独症，这些儿童从小喜好单一的事物，无法与他人建立联系，且存在重复的行为或言语[9]。Hans Asperger 在一组

认知能力和语言能力较高的儿童中独立观察到类似的行为模式[10]。最近有证据表明，俄罗斯医生 Grunya Sukhareva 在 1924 年就描述了一名 12 岁的男孩，他的临床表现类似于孤独症，比 Kanner 和 Asperger 早了大约 20 年[11, 12]。2013 年更新的《精神障碍诊断与统计手册》第 5 版（DSM-5）将包括阿斯伯格障碍和待分类的广泛性发育障碍（pervasive developmental disorder not otherwise specifed，PDD-NOS）在内的所有孤独症亚类都纳入 ASD 的诊断范围[13]。美国疾病控制和预防中心（Center for Disease Control and Prevention，CDC）估计，2014 年 ASD 的患病率为 1/59，男性比女性更为常见，比例为 4：1[14]。

孤独症通常在儿童时期通过行为和认知评估被确诊。孤独症诊断观察量表（ADOS）是一种在 12 月龄的儿童至成年中得到验证的诊断工具[15]。结合孤独症诊断访谈量表 – 修订版（Autism Diagnostic Interview-Revised，ADI-R），这两个工具被认为是评估 ASD 最具特异度和灵敏度的金标准[16]。要符合 ASD 的标准，儿童必须存在社交缺陷，并在早期发育开始就表现出限制性和重复性的行为模式，这些缺陷必须导致其功能严重

受损。社交障碍包括难以保持来回地对话；未能发起或回应社交互动；难以理解和使用非语言交流，如眼神交流、手势和面部表情；以及对维持或理解关系缺乏兴趣。行为、兴趣和活动的限制和重复模式可能包括坚持单一的事物（常规刻板、难以转变）；模式化和重复的行为（将玩具排成一列、模仿言语、拍手、旋转身体）；对不寻常物体的专注或强烈依恋或有着高度局限的兴趣；以及对感觉输入的过度或低灵敏度[13]。认知能力差异很大，44% 的孤独症儿童拥有平均或高于平均水平的智力水平，而 31% 的孤独症儿童表现为智力障碍（IQ<70）[14]（表 26-1）。

二、医学和精神病学合并症

患有 ASD 的儿童患多种其他合并症的风险可能增加，包括与镇静提供者有关的几种风险。一般人群中癫痫发作的基线风险为 1%~2%，而孤独症儿童的这一风险为 5%~30%。ASD 和 ID 患儿癫痫发作的发病率高达 21.5%，而高功能 ASD 儿童则为 8%。这种风险随着年龄的增长而增加，<12 岁无 ID 和有 ID 的 ASD 儿童的发病率分别为 1.8% 和 6.1%。与 ASD 相关的某些遗传性疾病进一步增加了癫痫发作的风险。研究发现，结节性硬化症患儿中有一半可能患有 ASD，其中 90% 可能发生癫痫发作[1,3]。

ASD 通常会影响睡眠，并持续整个生命周期。根据父母的报告，50%~80% 的 ASD 儿童在入睡、夜间和清晨醒来方面有困难。睡眠不足可能会加剧 ASD 相关症状的日间行为，包括僵化、注意力不集中和冲动[1,3]。

孤独症儿童的父母经常报告胃肠道的主诉，如腹痛、便秘、腹泻和胃食管反流病（gastroesophageal refux disease，GERD）[17]。胃肠道问题可能会在行为上表现为易怒、莫名其妙的哭泣、异食癖或自残，尤其是不会说话的个体。GERD 可表现为睡眠障碍[3]。患有 ASD 的儿童也更容易肥胖[18]。

患有 ASD 的儿童通常伴随多种精神疾病诊断。在 112 名年龄在 10—14 岁的 ASD 患儿的队列中，70% 被发现至少患有一种合并症。焦虑症（40%）最为常见，包括社交焦虑症（29%）和强迫症（obsessivecompulsive disorder，OCD）（8%）。注意缺陷多动障碍和对立违抗性障碍在这一队列中也很普遍，各占 28%[19]。

三、行为挑战

可以理解的是，化验抽血、放射成像研究和口腔检查等诊疗操作对任何儿童而言都令人生畏。对于 ASD 儿童而言，如果不考虑使用镇静药，这些操作往往无法安全完成。发脾气和情绪

表 26-1　评估孤独症谱系障碍（ASD）严重程度的 DSM 标准 [13, 37]			
DSM-5 标准 [17]	第一级：需要支持	第二级：需要大量支持	第三级：需要非常大量的支持
DSM-4 等效项 [35]	轻度	中度	重度
特　征	• 最轻的 ASD • 一些刻板行为可能会影响功能 • 更有可能配合许多非药物干预或最低限度的药物干预	• 明显的社交技能 • 刻板行为，应对变化明显困难 • 改变困难或行动存在苦恼和（或）困难 • 许多干预措施通常需要中度或深度镇静	• 严重的社交技能导致严重的功能障碍 • 刻板行为 • 应对变化严重困难 • 改变关注点或行动存在巨大苦恼和（或）困难 • 通常需要深度镇静，尽管行为的严重性可能会妨碍一些医疗干预措施的完成

DSM-4 和 DSM-5 手册评定 ASD 行为严重程度的标准比较

崩溃在 ASD 儿童中很常见。这些行为的触发因素可能包括常规生活或日程安排的改变、被要求做一项不喜欢的活动、接触新的环境和工作人员，以及恐惧或焦虑 [2]。诊疗操作在上述提到的所有方面都是触发因素。行为可能包括严重的调节障碍，如发脾气、攻击他人、并对护理人员和工作人员构成威胁。也可能出现自残行为，如用手或物体撞头、咬、击打自己。通过让孩子和家人为诊疗操作做好准备来预防这些行为是很重要的。

超过 90% 的孤独症儿童在感觉处理上存在差异 [20]。他们可能对某些输入反应过度，如明亮的灯光和巨大的噪音，但对疼痛等反应不足。虽然一些感觉输入极其强烈，但一些孤独症儿童会发现其他输入从而平静下来。操作室本就是一个陌生的环境，可能引发焦虑和负面行为。头顶上明亮的灯光、机器发出的持续哔哔声、病号服或医用胶带可能会让人感觉不舒服，这些都加剧了这种陌生感。通过识别令人不安的感觉输入，护理人员和工作人员可以通过考虑使用降噪耳机、太阳镜或其他服装来缓解焦虑。虽然这可能完全实现，但仍应该努力去除有问题的感觉刺激以优化诊疗操作的成功率。寻求某些感觉输入的儿童可能会发现一个带旋转灯的玩具、一个减压玩具或一条厚重的毯子，这是一种安慰，同时也是一种有用的分散注意力的工具。

四、交流挑战

据估计，25%～50% 的孤独症儿童语言能力很弱 [21]。即使在功能较高的孤独症患儿中，接受和表达语言的困难也显而易见。虽然表达能力通常会受到更多的影响，但理解和处理信息方面的缺陷也同样存在问题，且经常发生。一些儿童难以理解简单的方向和"什么、什么时候、什么地方"的问题，这可能导致他们对医疗操作的焦虑增加 [2, 22]。社交故事 ™ 由 Carol Gray 于 1993 年开发，它使用简单的语言和图片来解释社交情境，并准备好让儿童对暗示做出适当的反应 [23]。

有人建议使用社交故事来减少焦虑，并准备好让儿童对诊疗操作过程有所预期 [4, 22]。父母能够为包括临床就诊在内的各种情境创造个性化的社会故事，并帮助他们的孩子制订适合该特定情境的应对策略。虽然社会故事对许多事件都有帮助，但临床医生和父母在为医疗操作准备社会故事时必须考虑到儿童的认知水平。有人担心，谈论诊疗操作可能会增加焦虑 [24, 25]。

五、诊疗操作前计划

如上所述，给患有 ASD 的儿童镇静存在巨大挑战。人们认识到这些困难已有数十年之久，包括最早的报告描述了 ASD 患儿在口腔手术中的镇静 [26]。其中最重要的是患儿与护理人员交流的程度，以及在镇静环境中可能发生的各种潜在的有害行为反应。就像在非医疗环境中一样，这也可能发生在镇静环境中。在非医疗环境中，这些行为可以从简单的拒绝配合护理人员的请求到惊恐发作、发脾气和（或）公然自残或外部破坏性行为 [4, 27, 28]。行为反应及其潜在触发因素的不可预测性是给医疗保健人员带来巨大压力的原因之一。

几乎没有系统的数据描述优化 ASD 儿童镇静经验的诊疗操作前策略。事实上，在一项对美国 47 个程序化镇静方案的问卷调查中，大多数方案每年给 2000 多名儿童提供镇静，但很少描述特殊环境或 ASD 管理方案 [29]。在回复的方案中，只有 1/3 安排了额外的人员（主要是儿童生活专家）来治疗 ASD 患儿，只有 27% 为这些患儿分配了额外的时间，不到 1/3 特意安排这些患儿当天第一个镇静。只有 30% 常规制订了针对镇静或应对行为问题的个体化计划。尽管所有人都表示他们给患有 ASD 的儿童使用镇静药，但只有 57% 的人表示，他们认为他们对这一群体的镇静方案是"非常舒适"的。虽然这项调查仅代表了一个相对较小的专门的镇静服务样本，但它也确实代表了整个美国更大的服务规模，其中许多是大型独立儿童医院。因此，可以合理地得出结论，儿童镇静服务仍有许多关于 ASD 儿童镇静的最佳诊疗操作前计划值得学习。在这项调查中，超过 50% 的受访者表示希望在全国镇静会议上安排更多的教育课程，75% 的人表示他们认为有更多关于 ASD 儿童镇静的特殊需求的研究支持这一点 [29]。

由于缺乏关于 ASD 儿童镇静计划的具体程序化镇静数据，镇静从业者必须从其他服务获得经验教训，以及如何将他们纳入镇静环境。虽然每个医疗保健系统都不同，但一些机构已经发表了他们的方案和经验，描述了几个一致的主题。关于帮助需要外科手术的 ASD 患儿，最早的正式围术期方案的描述发表于 2001 年 [27]。从那时起，其他几个方案也被描述 [27, 30, 31]。在四个已发表的方案中，一个方案是在与 ASD 儿童的父母和手术服务人员进行半结构式访谈后发展起来的 [28]；而其他方案则是在术前筛查中发现潜在患儿后与家庭护理人员进行术前沟通 [28, 29]，或者通过已经颁布的"儿科麻醉问题登记册"（PaedRAD）系统记录了以前困难的手术室（operating room，OR）遭遇 [27]。该系统对镇静人员尤其具有吸引力，因为患有 ASD 的儿童可能会在多种场合需要镇静服务，因此在计划的诊疗操作之前确定他们需要的专门或特定的服务，应进行充分的计划和家庭沟通，以优化对各种状况的准备工作。由于大多数医疗保健系统现在也使用电子医疗记录，从信息技术的角度来看，维护这样一个与患儿病历捆绑在一起的登记表应该相对简单。

在这些方案中，可以确定三个重点领域，包括早期家庭参与、诊疗操作前调节和专业机构内的环境适应。所有方案都将患儿的家庭 / 护理人员及其与将与之互动的医疗保健团队之间富有成效和积极主动的互动列为首要任务。所有人都同意，这些互动应该发生在计划的诊疗操作之前，若访视早于实际诊疗操作，这些互动要么通过电话进行，要么在入院前诊所（pre-admission clinic，PAC）就诊期间进行。父母指出了他们认为对促进最佳诊疗操作前关系融洽很重要的

几个具体事项，特别是承认父母是自己孩子的专家。这影响 ASD 儿童护理的关键在于，父母通常是最有能力阐明自己孩子特殊行为模式的护理人员，最能识别发生偏离完全可控状态的情况，并提高行为降级成功的可能性 [27, 28, 30]。除了与父母和医疗提供者有效的交流外，临床医生还必须尝试与 ASD 儿童进行有效的交流 [28]。虽然患有 ASD 的儿童中有很高比例的人不会说话或很少说话（25%～50%），但家长们一再表示，这并不一定等同于不会交流、对周围环境浑然不觉，或者只是缺乏一些能力理解发生在他们身上的事情或他们被要求的事情。他们还强调，为确定儿童如何交流和回应交流而做出的努力可能会显著影响他 / 她在手术时甚至在今后去医院就诊时对护理人员的反应 [28]。对于不善言辞的 ASD 儿童，创造性的交流技术可能包括通过纸或电子平板电脑和手语 / 手势进行图片或图形交流。由于诊疗操作前与患儿和父母互动的工作人员可能与操作当天不同，方案指出，将在诊疗操作前确定的沟通需求的正式方式应有效地传达给操作当天实际在场并参与儿童护理的人员。这可通过正式的面对面会议或制订一个具体的"书面"计划来实现，该计划将成为患儿医疗记录的一部分，除此之外可在诊疗操作前一天直接供手术室工作人员查阅 [28, 31]。

诊疗操作前调节或熟悉是指专业机构可以通过这些方式让患儿和（或）他们的家人为当天的预期做好准备。鉴于常规或同一环境事物对 ASD 患儿的重要性，熟悉对于减轻诊疗操作过程中的不良行为而言至关重要。在某些情况下，这种策略甚至会被用于无镇静情况下进行的非疼痛性诊疗操作 [32, 33]。在这两个方案中，计划进行 MRI 检查的 ASD 患儿接受了一系列的去条件化操作，包括在父母和儿童生活专家的积极帮助下，逐渐熟悉 MRI 仪和 MRI 检查期间将发生的事情。在第一个方案中，2.5—4.5 岁儿童大约在 2 周内完成了 MRI 熟悉课程。一些课程在家里完成，父母将反复向孩子展示打印 / 图片材料和通常出现

在 MRI 仪中的噪音的音频录音。随后的课程利用了来自问卷的数据，这些数据涉及儿童的特定夜间生活习惯、行为和舒适措施，以制订一个具体计划，该计划在扫描日期之前的模拟 MRI 会议中进行了试验。课程完成后，按照正常的就寝时间安排在晚上进行扫描，扫描仪室使用可移动的屏幕和道具来模拟更像家的环境，并允许孩子与他 / 她的父母在一个安静的房间内入睡。一旦入睡 15～20min，他们就被转移到扫描仪上。使用该方案，96% 的患儿成功完成了扫描 [32]。在一些年龄较大（6—13 岁）的 ASD 患儿中，使用了一种被称为刺激消退的方法，在这个过程中，患儿以小的增量逐渐靠近 MRI 线圈，并多次重复这些步骤，以方便熟悉扫描仪。其间的增量包括靠近扫描仪或使用耳塞来减少扫描仪的噪音刺激。如有需要，可使用轻柔的身体协助或积极的强化（即在成功完成一个步骤后给予零食）来帮助患儿完成这些步骤。使用这种方法，7 名参与者中有 6 名成功地完成了扫描 [33]。虽然这两种方案固有的劳动强度使其无法在许多机构中使用，但熟悉医院、手术或诊疗操作经历的原则适用于 ASD 儿童的护理，是成功的围术期方案的重要组成部分 [28, 30]。

最后一个主题被认为是制订成功的 ASD 围术期方案的关键，即环境适应，包括尽可能使环境（及相关的麻醉 / 术前用药）计划个体化。为了避免过度刺激，方案支持将患儿作为当天第一个病例，利用安静的单独房间进行术前护理，尽量减少患儿在不同地点之间的转移，并尽量减少患儿必须接触的工作人员数量。这些策略的设计是为了在患儿术前、术中和术后手术室环境最不繁忙的时候安排患儿的到来，并限制他们等待手术的时间和出院的时间，这些被认为是焦虑或破坏性行为的重要触发因素 [27, 28, 34]。父母强烈主张使用一间单独的、安静的房间，以方便孩子从家里带来利于个人舒适的物品。安静房间的其他因素包括使用非荧光的"温暖"照明。其他使患儿看起来"正常"的措施包括允许患儿穿着自己

的衣服，直到他们被麻醉，并免除生命体征采集。两个方案包括了儿童生活专家，他们将从患儿到达时起，一直陪伴至手术室时间 [30, 31]。术中环境调整包括保持房间昏暗；让尽可能少的人在里面，直到孩子睡着；允许房间像家一样装饰（尽可能地）；允许儿童生活专家和父母陪同患儿到房间直至被麻醉 [4, 28, 30, 31, 34]。术后，所有方案都是让患儿在同样安静、昏暗的环境中从麻醉中恢复，并考虑给予镇吐药和额外的液体，以便在孩子醒来前拔掉静脉导管，一旦醒来就直接出院，并将口服耐受性需求降至预期水平以下 [4, 27, 28, 30, 31, 34]。

尽管这些方案的开发是详尽的，但只有三个方案报告了结果数据，没有一个方案在开发和实施之前拥有接受手术的 ASD 患儿的比较数据。在 59 名接受 87 次诊疗操作的患儿中，Vanderwalt 和 Moran 描述了各种诊疗操作的成功镇静，尤其是口腔，但只报告了诊疗操作后呕吐的发生率（27%），没有关于麻醉后行为的数据 [27]。Swartz 及其同事们报告称，在实施了专注于早期识别患儿、个性化和灵活的护理、家庭和医院护理人员的积极参与及早期恢复正常生活的计划后，98% 的 ASD 患儿成功制订了 ASD 方案，90% 的患儿在麻醉诱导期间与父母分离时总体配合，以及术后 98% 的父母对他们的经历感到满意 [30]。在一项旨在评估 ASD 围术期计划可行性的试点研究中，Whipey 及其同事发现该计划的机构依从性很高（97%），但没有报告其他手术结果和（或）不良事件的数据 [31]。

尽管关于围术期 ASD 方案的影响的数据相对有限，但改变患儿护理方法以适应 ASD 患儿表现出的独特生理和心理挑战，这样的目的是具有吸引力的，并且包括许多可以合理纳入程序化镇静方案的因素。由于大多数镇静操作都是提前安排的，因此，ASD 患儿应该能够在他们的诊疗操作之前被识别并进行高质量的交流，以识别特定患儿的需求、喜好和行为触发因素。这些对话还应有助于确定提供哪些诊疗操作前教育及心

理教育材料，以便父母帮助孩子做好准备。预知 ASD 诊断的情况下应该灵活安排诊疗操作，优先安排他们作为当天的第一个病例，以减少等待时间或诊疗操作前的延迟。诊疗操作前与父母的谈话，关于是否需要术前用药应进行讨论并达成一致意见，可能需要哪种药物（基于行为评估），哪种给药途径最有可能建立最好的耐受性（口服或肌内注射）和（或）根据行为问题的预期严重程度进行适当处理（在严重情况下迅速采取行动）。虽然在许多镇静方案中已经采取了这种做法，但在镇静诱导和苏醒时，应继续鼓励父母在场。如果可以的话，应该让白天在场的儿童生活专家在诊疗操作当天专注于帮助患儿和家人。他们还应该准备好，最好是在诊疗操作前，向儿童展示更多分散注意力的技巧（图 26-1A），通过已知的改善舒适度的经验和（或）帮助揭开全部或部分诊疗操作神秘面纱的教育材料（图 26-1B）。从环境角度来看，尽可能减少患儿到达后的转移，限制儿童接触的不同人群的数量，以及促进正常的日常生活，包括在家使用舒适物品和尽可能穿着个人服装，这些计划应该是可行的，诊

疗操作后的适应也应该是可行的，以便更快出院。由于描述 ASD 特定方案的镇静服务数量有限，进行更多的研究是必要的，以更好地描述方案的发展及其对围术期结局的影响（表 26-2）。

六、患儿选择

在选择 ASD 患儿时，需要考虑两个因素以适用于程序化镇静，而不是全身麻醉。第一个因素包括合并症，镇静提供者在选择合适的患儿时通常会进行评估。特别是 ASD 患儿癫痫发作（这可能会改变药物选择）、阻塞性睡眠呼吸暂停、胃食管反流和肥胖的发病率增加[18, 35, 36]。然而，迄今为止还没有公开的数据表明，ASD 患儿与非 ASD 患儿相比，这些合并症会使镇静风险更高，因此镇静提供者在确定这些合并症对 ASD 儿童镇静的决定和计划的影响时，应该利用最佳的制度进行实践和判断。

第二个因素与个体患儿固有的行为"风险"程度有关。如上所述，ASD 患儿的行为问题从轻微到严重不等，包括严重的发脾气、自残行为和由可预测或不可预测的触发因素引发的爆发。虽

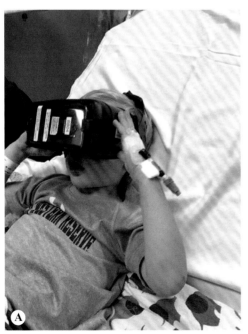
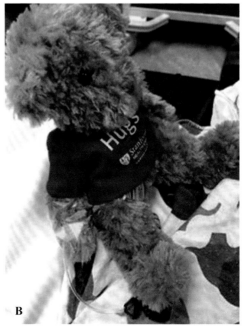

▲ 图 26-1　A. 儿童戴上可用于分散注意力或脱敏的可视化护目镜 / 技术；B. 使用泰迪熊进行静脉注射演示，以帮助患儿在静脉注射前接受教育

主 题	需要考虑的组成部分
	表 26-2　孤独症谱系障碍（ASD）患儿围术期方案的组成
早期家庭参与	• ASD 患儿的早期识别 • 确定独特的需求、交流策略、挑战性行为 • 尊重——父母是孩子的专家 • 与当天的诊疗操作人员交流计划的机制
诊疗操作前调节	• 口头或复印材料来描述诊疗操作当天的预期情况 • 社交故事 ™ 的组成 • 尽可能使用物理道具以减少厌恶（麻醉面罩、预期声音的音频） • 如有需要，在诊疗操作前对现场进行查看
环境的适应	• 安排作为当天第一个病例 • 安静、灯光昏暗的房间，所有诊疗操作的日间护理都在这里进行 • 儿童生活专家的早期参与 • 最大限度地减少患儿的转移次数 • 最大限度地减少患儿清醒时接触的人数 • 患儿个人舒适便利——穿自己的衣服、从家里带来舒适的物品、最大限度地减少监测 • 限制人员进入手术室 / 操作室，直至患儿入睡 • 尽可能地装饰手术室 / 操作室 • 促进早期出院——早期静脉导管拔除、主动镇吐、从恢复室直接出院

然《精神障碍诊断与统计手册》最新版本——于 2013 年发布的第 5 版将 ASD 行为分为 1、2 和 3 级，其中 3 级是最需要实质性支持的患儿[13]，但麻醉和镇静提供者发现，之前的 DSM-4 分级[37] 将 ASD 分为"轻度""中度"和"重度"三级，在实际使用当中对行为预期做准备及选择术前用药方面更有帮助[30]。

药物治疗常被用来帮助控制这些行为，包括抗精神病药、兴奋剂、抗焦虑药（苯二氮䓬类药物或 α 受体激动药）和抗抑郁药。在同时使用苯二氮䓬类药物或 α 受体激动药的情况下，医师应意识到药物耐受的可能性，以及为实现充分镇静而可能需要使用比正常剂量更高的剂量。还必须考虑潜在的药物相互作用，包括抗精神病药引起的低血压、心动过速或恶性高热的风险，或兴奋剂引起的癫痫阈值降低或意外高血压，尤其是使用氯胺酮镇静时。然而随着许多患儿接受了程序化镇静，通常可以接受将家庭药物排除在正常的禁食指南之外，并让患儿在诊疗操作当天服用

这些药物，但对于 ASD 患儿继续服用家庭行为药物仍有争议，尤其是抗精神病药物[4]，一些人建议暂停使用，而另一些人则建议在诊疗操作当天继续使用[38]。在围术期，有人建议不要服用兴奋剂，尽管这是基于哌甲酯和卤化吸入麻醉药之间的相互作用，但这两种麻醉药在程序化镇静中通常不会使用，因此这一建议的相关性尚不清楚[4]。相反，由于 5- 羟色胺再摄取综合征的风险，建议患儿继续使用 SSRI[4]。不管是哪种药物，如果提供者想要停止使用家庭药物，或者在不熟悉家庭药物和计划镇静药物之间潜在的相互作用的情况下，建议进一步咨询患儿的精神科医师或医院药剂师。

七、术前用药

在大多数非 ASD 程序化镇静环境中，术前用药仅限于缓解焦虑，以便于放置静脉导管。在 ASD 患儿中应更多地考虑术前用药，并且考虑的原因更广，尤其是行为方面。虽然静脉导管置入

的术前用药通常仅限于口服或鼻内（IN）给予苯二氮䓬类药物或 α 受体激动药，但对于行为障碍最严重的 ASD 患儿，可能需要较高的预镇静水平，这可能需要使用起效更快的肌内注射（IM）药物（如氯胺酮）。

术前用药的需求和选择应同时考虑正在进行的诊疗操作和诊疗操作前所需的行为控制程度。除了镇静提供者常规的镇静操作外，对 ASD 患儿而言，还需为其他被认为相对无害的诊疗操作提供镇静，如化验抽血、脑电图（EEG）导联放置或常规口腔检查。对于中度或重度 ASD 行为的患儿，大多数此类诊疗操作将需要更深的镇静，例如，放置静脉导管前就需要术前用药。在围术期，大多数描述 ASD 特定方案的作者建议在麻醉诱导前使用某种形式的术前用药[27, 28, 30, 31, 34]。然而，为了符合个体化围术期计划的理想，以及父母和儿童生活专家积极参与行为管理，多达 25% 的患儿可以在没有术前用药的情况下进行麻醉诱导[30]，这再次强调了与父母进行高质量的术前交流和计划的重要性。

除此之外，对于行为障碍更严重的患儿，患儿和护理人员的安全通常需要更强效的药物和（或）更深层次的诊疗操作前镇静，对此最适合的术前用药却未达成共识。对于轻度 ASD 患儿的抗焦虑作用，苯二氮䓬类药物或 α 受体激动药通过口服、含服或鼻内给药被认为同样适合。对于口服给药，父母给药的成功率通常高于注册护士给药的成功率[4, 30]。如果需要使用鼻内途径，应在给药前与父母进行讨论，以确定使用咪达唑仑的情况下，鼻内给药相关的鼻内雾化器的放置或刺痛发生的可能性，因为鼻内给药的预期获益可能会因触发问题行为而被抵消。还需要考虑特定途径下药物的生物利用度，因为它们会影响剂量和起效时间。当尝试含服与口服给药时，这一点尤为重要，因为右美托咪啶和咪达唑仑的口服生物利用度均较低（分别约为 18% 和 40%），而经黏膜给药时，这一数字增至约 80%[39, 40]。为了最大限度地增加任一药物通过口腔黏膜被吸收的可能性，应在嘴唇和牙龈之间缓慢滴入未稀释的静脉注射药物制剂进行给药，同样，通常最好由父母或让孩子感到舒适的其他护理人员来进行[41]。一些基于镇静的研究报告了口服或鼻内给予苯二氮䓬类药物或 α 受体激动药的成功的术前用药[42-44]。虽然这些侵入性较小的途径足以满足轻度甚至中度行为问题的患儿，但对于大多数中至重度行为问题的患儿，将需要更强效的镇静，通常是口服或肌内注射氯胺酮[30]。鉴于其镇静起效明显更快更可靠，肌内注射途径很可能是能够最快地控制不良行为的首选途径。父母和儿童生活专家中的一方或双方将患儿的注意力从针头上移开，可能有助于给药，提供者应确保使用可用的最高浓度（50mg/ml 或 100mg/ml）以减少注射量。与氯胺酮相关的强大的顺行性遗忘也可能使该药物对那些回忆不愉快经历的人群具有吸引力，因为与许多非 ASD 患儿相比，ASD 患儿再次需要医疗服务的发生率更高（表 26-3）。

八、诊疗操作中的注意事项

虽然数据很少，但迄今为止已公布的证据表明，患有和不患有 ASD 的患儿之间的剂量差异很小或无差异，包括使用戊巴比妥钠进行 MRI 镇静[45]、丙泊酚用于口腔[43] 或 MRI 检查[46]、或右美托咪定用于 MRI 镇静[44]。因此，对诊疗操作中药物的最大考虑应该集中在正在进行的诊疗操作所需的镇静深度、以往的患儿经验（如果有的话）或特定的药物 - 操作的相互作用。

虽然口腔镇静用于普通人群中特别焦虑的个体已是一种成熟的技术，但由于触觉和听觉上的厌恶，即使是最简单的口腔操作，也有相当大比例的 ASD 患儿需要镇静。在这种环境下，早期报道描述了氧化亚氮镇静，尽管经常需要补充苯二氮䓬类药物或阿片类物质以达到足够的镇静，但取得了中等程度的成功[26, 47-49]，因为需要转换和（或）转为全身麻醉以完成口腔修复手术的失败情况仍很常见[50]。在这种情况下，氧化亚氮镇静失败的危险因素包括年龄较大（包括成年人），

药 物	种 类	途径 / 剂量	起效时间	注意事项
咪达唑仑	苯二氮䓬类	PO：0.5～0.7mg/kg IN：0.2～0.4mg/kg	15～30min 5～10min	• 中度镇静 • 偶有反常躁动 • 对 EEG 来说可能不理想
氯胺酮	解离性麻醉药	PO：3～10mg/kg IM：3～5mg/kg	30min 5～10min	• 潜在的紧急反应 • ICP、IOP 升高时需要注意 • 理论上的促惊厥药
右美托咪定	α 受体激动药	PO：4～6μg/kg 含服：3～4μg/kg IN：2～4μg/kg	45～60min 30～45min 30～45min	• 对 EEG 的改变最小 • 辅助镇痛作用最小
可乐定	α 受体激动药	PO：3～6μg/kg	45～60min	• 对 EEG 的改变最小 • 低血压比右美托咪定更常见

表 26-3　ASD 患儿的术前用药选择

ASD. 孤独症谱系障碍；PO. 口服；IN. 鼻内；IM. 肌内注射；EEG. 脑电图；ICP. 颅内压；IOP. 眼内压

以及所需治疗的侵袭性增加[50]。随后，丙泊酚镇静被报道为气管插管全身麻醉的替代方案。在 112 名患儿中，其中一半患有 ASD，尽管需要相对较高剂量的丙泊酚 [儿童（13.7±4.4）mg/(kg·h)，成人（9.9±4.1）mg/(kg·h)]，但用于口腔修复手术的镇静是有效的[43]。没有提供关于不良心肺事件的数据。尽管有了更多的了解和使用，或诊疗操作前准备，包括脱敏治疗，但成功可能是短暂的。在最近的一份报告中，138 名 ASD 儿童能够在没有镇静的情况下进行口腔检查，其中超过 20% 的患儿在 2 年后因复查未成功而需要全身麻醉[51]。

据报道，ASD 患儿中有 5%～30% 都会出现癫痫发作[1, 3, 52, 53]，因此 EEG 和 MRI 研究在这一患儿群体中是常见的。在大多数非 ASD 患儿中，EEG 被认为是相当无创的，可以在没有镇静的情况下完成。然而，由于急性癫痫发作时可能存在的触觉敏感性、潜在的焦虑和精神状态变化，放置 EEG 导联可能会引发严重的破坏性行为和发脾气，因此经常需要镇静，以便于在实际 EEG 记录期间放置和维护导联。由于大多数常用的镇静药包括苯二氮䓬类药物、巴比妥类药物和丙泊酚改变了 EEG 模式，包括抑制癫痫灶，因此可用于 EEG 镇静的镇静药相对于其他应用来说是有限的[54-56]。随着近年来水合氯醛应用的减少，α 受体激动药已成为 EEG 镇静的首选药物，因为它们倾向于诱导与自然睡眠极其相似的睡眠模式，并且它们不抑制癫痫样活动。α 受体激动药，包括肠内和鼻内给药，已经成功用于 ASD 儿童行 EEG 检查时的镇静。在 27 名 2.2—16.9 岁 ASD 儿童中，可乐定剂量的中位数为 5μg/kg（2～7μg/kg），能够成功完成 EEG 检查，失败率为 7%[57]；2 名患儿分别出现了心动过缓和低血压，均不需要干预。另外 2 份报告描述了右美托咪定的使用情况。在 42 名患有多种中枢神经系统疾病的儿童中，包括 27 名 ASD 儿童，口服右美托咪定 [平均剂量（3.6±0.8）μg/kg] 后输注（1.5±0.2）μg/(kg·h)，成功率为 100%；低血压和心动过缓分别发生在 14.2% 和 4.7% 的患儿中，通过降低输注速率或增加少量液体推注均能纠正[42]。最近的一项队列研究试图更正式地为 ASD 患儿制订 EEG 镇静方案，对于 ≤ 6 岁的患儿，使用水合氯醛（50mg/kg）作为主要药物，而右美托咪定作为水合氯醛失效的抢救性镇静或作为中度到重度行为障碍患儿的一线治疗，需要静脉注射 1μg/kg 超过 10min，直到达到足够的镇静[58]；所有水合氯醛失败的患儿都成功地使用右美托咪定完成镇静，而在主要用右美托咪定镇静的患儿中，87% 的人单独使用右美托咪定成功完成了 EEG 检查，而其余患儿则接受单次静脉注射氯胺酮 1mg/kg。尽管目标是快速出院，但 3 份报告中的恢复时间都很长（平均 79～105min），但是没有报告专门评论与恢复相关的不良行为障碍。因此，α 受体激动药在促进 ASD 儿童进行高质量的 EEG 实践是有效的，现在应被认为是这些检查的主要选择用药。

患有 ASD 的儿童通常需要镇静的另一项检查是 MRI。除了已经讨论过的感觉和行为问题外，ASD 患儿进行 MRI 的考虑因素与非 ASD 患儿并无本质区别，只是患有 ASD 的年龄较大的患儿通常需要镇静。虽然研究中已经成功报告了在自然睡眠期间对患有 ASD 的幼儿进行 MRI[3, 59, 60]，但由于时间限制和许多中心实施这种做法的资源不足，这种方法在许多临床环境中不太可行，尤其是对年龄较大的儿童。由于高质量 MRI 需要患儿静止不动，因此提供深度镇静十分必要。在 ASD 患儿中，已经描述了多种不同的药物方案来实现 MRI 镇静，并且报告倾向于跟踪过去 20 年镇静提供者选择的镇静药的演变。在比较患有和不患有 ASD 的 <3 岁儿童的镇静效果时，戊巴比妥钠和芬太尼联合镇静的成功率相当（每组均为 100%），两组均无明显的不良心肺事件[45]。不幸的是，这份报告没有评论与恢复相关的躁动，这种情况在使用戊巴比妥钠镇静的患儿中并不罕见[61]。丙泊酚在程序化镇静中的应用历史悠久[62, 63]。与使用戊巴比妥钠的经验相似，在患有或无 ASD 的两组儿童中，发现丙泊酚是一同样有效的 MRI 镇静药，在检查完成率、不良反应或恢复时间方面，两组之间没有差异[46]。在单独应用于 ASD 患儿的 MRI 镇静药中，被报道最多的是右美托咪定。在 315 名患有各种神经行为障碍的患儿中，主要为 ASD，在大部分情况下，使用右美托咪啶与咪达唑仑肠内或静脉注射的镇静非常成功（失败率为 1.2%）[41]。在非 ASD 患儿中，

心肺不良事件不常见，与右美托咪定镇静期间报告的发生率相似，而与恢复相关的躁动也不常见（0.6% 患儿），大大低于水合氯醛或戊巴比妥钠镇静中报告的 5%～14% 的发生率。右美托咪定作为单独应用的药物，也被成功地应用于 ASD 患儿的 MRI 镇静，其策略是诱导 2μg/kg，然后输注 1μg/(kg·h)[44]。一份报告比较了丙泊酚或右美托咪定作为 ASD 儿童唯一 MRI 镇静药的结果。虽然队列相对较小（n=104），但所有病例都成功完成，尽管右美托咪定 [（106±30）min] 与丙泊酚 [（39±14）min] 相比，患儿的恢复时间更长，但两种药物都与恢复期相关的好斗性无关[64]。

虽然大多数儿科程序化镇静，包括患有 ASD 的儿童在内，都是计划中的，但情况并不总是如此。事实上，患有 ASD 的儿童需要急诊室（emergency department，ED）资源的频率比无 ASD 的儿童高出 26%[65]。这种情况给医疗系统带来了独特的挑战，因为急诊室环境通常比其他医疗保健环境更繁忙、更嘈杂、更混乱，所有这些都导致了与护理 ASD 患儿的理想环境背道而驰。无论所需的时间长短或诊疗操作的侵袭性，伴随个体 ASD 患儿的行为挑战通常在急诊室被放大，并可能导致次优结果，甚至潜在的患儿、护理人员或提供者受伤[66, 67]。虽然这些情况经常导致 ASD 儿童需要镇静和（或）身体约束以提供护理，但很少有数据描述 ASD 患儿在急诊室进行诊疗操作的最佳镇静方法，特别在环境适应方面。从药物治疗的角度来看，诊疗操作的侵袭程度和儿童的行为史应该是药物选择的主要决定因素。在一项以药物为基础的 ASD 儿童急诊室镇静方法的描述中，咪达唑仑和氯胺酮是最常用的药物，在这一队列中最常作为唯一的使用药物[68]。最常见的镇静原因包括裂伤修补（25%）、脓肿切开引流（18%）、诊断性成像（14%）和体格检查（12%）。在一个较小的系列中，右美托咪定以 4μg/kg 剂量肌内注射即可产生足够的镇静以进行紧急、非疼痛性的诊疗操作，包括 EEG、MRI、CT 和超声心动图检查[69]。与右美托咪定肌内注射的药代动

力学曲线一致，镇静诱导时间平均为 30min，恢复时间为 135min。到目前为止，一项单独的研究已经解决了加强急诊室环境中 ASD 儿童护理的知识和（或）系统问题。通过对父母和急诊室人员的事后访谈，这项研究确定了本章前面概述的几个在围术期环境中非常重要的主题[70]。对急诊室人员的具体建议包括在患儿登记时主动识别独特的患儿需求，包括敏感性、行为问题的触发因素和交流方法。为了避免因长时间等待而引发的行为问题，建议将 ASD 相关障碍纳入敏锐度评分工具和（或）使用寻呼机系统，该系统将允许患儿在忙碌急诊室环境中休息，直到医疗提供者准备好去查看他们。与围术期环境一致，同样鼓励护理人员尽可能多地让父母参与进来，并在可能的情况下让儿童生活专家也参与进来。

总之，ASD 患儿对镇静提供者提出了独特的挑战。由于具有显著的感觉敏感性，厌恶正常作息的改变，以及缺乏语言交流技能，尽管（通常）保持对周围环境的意识，但仍需仔细考虑此类患儿的镇静配合情况。由于 ASD 患儿和非 ASD 患儿对镇静和镇痛药物的反应相似，诊疗操作前计划是优化镇静体验的最关键细节。提供者必须始终认识到，ASD 患儿可能以非常不同的方式看待通常被认为无害的活动，在整个镇静过程中，家人和护理人员之间的持续对话十分必要。尽管存在这些挑战，但在适当的考虑、敏感性、尊重及诊疗操作前计划下，ASD 儿童可能会和其他患儿一样成功地完成各种所需诊疗操作的镇静，包括在繁忙和混乱的环境中，如急诊室（表 26-4）。

九、病例研究

病例 1

一名患有 ASD 的 5 岁儿童被转介给儿科牙医，由家庭牙医进行口腔评估。3 天前，他因口腔右上部急性感染收住儿童医院，并接受静脉注射抗生素治疗。在健康史中，他被诊断为感觉处理障碍。除一些焦虑外，他在行为上很合作，据报告，焦虑源自以前的医院治疗。

近期无其他疾病或发热。无睡眠时打鼾或睡眠呼吸暂停病史。无已知的药物过敏史。体格检查无鼻漏及颈部淋巴结肿大。

两年前，在咪达唑仑镇静下完成 MRI，未接受过其他镇静药或手术。使用镇静药的效果很好，尽管其母亲口述恢复需要很长时间。

经口腔内检查，除右上第一乳磨牙脓肿外，还发现几颗龋齿。他穿着铅衣（尽管不是辐射防护所必需）保持不动为拍摄口腔内 X 线片以证实诊断。

一般而言，有三种方式可供有修复需求的年轻患儿选择。

- 什么都不做（不推荐，但作为完全知情同意的一种选择）。
- 采用氟化二胺银、氟化物清漆等不影响牙髓的微创方法治疗龋齿。
- 恢复性治疗，根据需要进行行为指导和（或）适当程度的镇静。

这些通常不是作为同等选择呈现给父母，而是会强调这样一句话，"如果这是我的女儿 / 儿子，我会做 X 线片，但你必须被告知所有可能的选择，这是你的决定。"

在这个病例中，我们强调需要拔除形成脓肿的牙齿，讨论后选择吸入氧化亚氮镇静，在医院全身麻醉或尝试在没有镇静的情况下拔除牙齿，可能需要母亲配合制约患儿。母亲觉得，在尝试其他任何方法之前，她想先试试吸入镇静。

1. 分析

任何镇静的首要考虑因素为该手术是否必要。在这个病例中，需要拔除形成脓肿的乳牙以避免进一步复发。与任何手术一样，镇静提供者必须权衡镇静的风险和手术的必要性。如果能解决其他牙齿上残留的龋灶，将对孩子有利。氧化亚氮具有抗焦虑和镇痛的优点，起效迅速，并且停止用药后可立即恢复。在紧急情况下，一次乳牙拔除可只使用局部麻醉药，而不需要任何镇静，并由母亲主动或被动控制患儿。

第二个考虑因素为是否需要紧急执行该手

表 26-4　ASD 儿童术中镇静药的选择

药　物	种　类	途径 / 剂量	起效时间	注意事项
戊巴比妥钠	巴比妥类	IV：1～3mg/kg，滴定至起效	30～45min	• 与恢复相关的躁动 • 抑制 EEG 的癫痫灶
咪达唑仑	苯二氮䓬类	PO：0.5～0.7mg/kg IN：0.2～0.4mg/kg IV：0.05～0.1mg/kg	45～60min 30～45min 30～45min	• 中度镇静 • 通常不能单独用于放射学研究 • 无镇痛作用
氯胺酮	解离性麻醉药	IM：3～5mg/kg IV：初始 1～2mg/kg，之后 0.5～1mg/kg	30～45min 10～15min	• 潜在反应 • ICP、IOP 升高时需要注意 • 强效镇痛、镇静 • 顺行性遗忘 • 如果不需要 IV，IM 可能足以进行短时间的操作
右美托咪定	α 受体激动药	IM：2～4 μg/kg IV：负荷量 1～2μg/kg，输注 1～3μg/(kg·h)	60～20min 45～60min	• EEG 镇静的首选药物
丙泊酚	GABA 激动药	IV：负荷量 1～3mg/kg，输注 3～9mg/(kg·h)	10～15min	• 快速失效 • 注射痛 • 抑制 EEG 的癫痫灶
氧化亚氮	吸入镇静药	含氧 40%～70%	2～5min	• 短时间操作（IV、导尿管） • 口腔手术 • 对面罩可能的感官厌恶

ASD. 孤独症谱系障碍；IV. 静脉注射；IN. 鼻内；IM . 肌内注射；EEG. 脑电图；ICP. 颅内压；IOP. 眼内压

术，或者是否可以在以后作为择期手术安排。在这个病例中，孩子不需要紧急拔牙。牙医应该知道孩子的医疗状况，并应该为共同发生的医疗和身体问题做好准备。孤独症儿童偏爱相同，厌恶改变，因此需要建立一个常规，保持每次口腔就诊的时间和人员相同。动作必须减少，因为孩子容易分心。可以将口腔诊所、医生的照片，或者最好是社会故事 ™ 提供给父母，让患儿熟悉诊所和手术。给家长一个氧化亚氮吸入面罩，这样孩子就可以在家玩和练习了。

2. MTHFR 突变争论

(1) 我们的患儿存在 *MTHFR* 突变：患儿未就诊于遗传学家，但母亲说他们做了一个邮寄的基因检测，发现他是亚甲基四氢叶酸还原酶（methylenetetrahydrofolate reductase，*MTHFR*）基因突变的纯合型。经查阅 *MTHFR* 基因检测报告，该患儿为 *677 CT* 和 *1298AC* 杂合子，*MTRR A66G* 纯合子。母亲还说患儿已服用复合维生素 B 几个月了。

(2) 我们的患儿从未做过 *MTHFR* 突变检测：母亲未提到基因检测，显然未意识到孤独症儿童 *MTHFR* 突变的发病率增加。

氧化亚氮可能会导致神经系统和血液系统的体征和症状，因为它通过不可逆地氧化钴胺的钴原子来抑制维生素 B_{12}（钴胺）。由于化学反应的不可逆性，维生素 B_{12} 的抑制作用持续数天。在需要活性维生素 B_{12} 作为辅助因子的酶中，蛋氨酸合酶至关重要，因为它位于同型半胱氨酸再甲基化和叶酸循环两个途径的连接处。通过氧化钴胺抑制蛋氨酸合酶导致血浆同型半胱氨酸浓度持续增加，以及缺乏可用于将同型半胱氨酸转化为蛋氨酸的生物活性叶酸。在参与叶酸循环的 *MTHFR* 基因中，两种常见的单核苷酸多态性（*MTHFR677CT*、*MTHFR1298AC*）与酶活性降低有关。该基因在非洲人群中的患病率为 13%，在高加索人群中的患病率为 47%。ASD 儿童的患病率更高。最近的研究表明，参与叶酸途径的相关基因可能是 ASD 的危险因素，同时 ASD 综合征与 *MTHFR* 基因的单核苷酸突变相关。随着基因检测的应用，很高比例的患儿可能会检测出 *MTHFR* 阳性。即使检测呈阳性，该基因也可能在很长一段时间后才表达。

美国儿童口腔学会的指南指出，MTHFR 和维生素 B$_{12}$ 缺乏是使用氧化亚氮的禁忌证。不幸的是，这只是基于一个极端的病例，一个接受全身麻醉的外科患儿的 MTHFR 基因缺陷 [包括两次氧化亚氮暴露事件：首先是 45min 的 60% 氧化亚氮暴露，然后是 2 周后 270min（4.5h）的 60% 氧化亚氮暴露]。*MTHFR* 突变是在尸检后发现的，伴随着高同型半胱氨酸水平和大脑脱髓鞘。然而，这并不是氧化亚氮在口腔中的典型使用方式。

UpToDate（麻醉学同行评议在线"教科书"）总结了迄今为止的科学知识："没有临床理论来测量空腹血浆同型半胱氨酸水平或分析无症状个体中是否存在 *MTHFR 677 C→T* 变异。如果患儿进行了生化或基因检测，结果出现异常，我们建议这个结果没有临床意义，亲属不应进行检测。"现在的共识是，没有足够的临床意义来证明检测的合理性。遗传学家认为，超过一半的人口具有多态性，这使得它非常普遍。也有一些讨论认为，足够的叶酸摄入量足以调节同型半胱氨酸水平。慢性升高的同型半胱氨酸水平才是主要的关注点，因此，氧化亚氮引起的同型半胱氨酸间歇性升高可以忽略不计。

考虑到上述情况，应按如下方式处理这两种可能的情况。

- 尽管很难确定是否会发生任何重大事件，但当确认 MTHFR 时，谨慎的做法是不要使用氧化亚氮，因为这是目前的护理标准。对于有感觉障碍的儿童，如果他们患有多发性龋齿，则不适合使氟化二胺银和微创技术，如果他们经过测试后 MTHFR 呈阳性，使用静脉注射镇静或全身麻醉将是最佳选择，而不是氧化亚氮。

- 有长期职业生涯的儿科牙医可能对从未检测过 MTHFR 突变的患儿实施过氧化亚氮镇静。在文献中从未出现过使用氧化亚氮进行口腔吸入镇静后出现不良反应的事件，即使之后检测出 *MTHFR* 突变呈阳性。每一个 *MTHFR* 或任何基因突变的儿童本身都是一个独特的病例。基因突变的表达基于生活方式因素和暴露。镇静前，请检查以下事项。

- 既往麻醉暴露及恢复情况。

- 患儿服用补充剂的历史和时间——关注活性叶酸和活性维生素 B$_{12}$——关于任何形式的镇静均没有文献建议补充剂的推荐剂量，但这是一种确认儿童为甲基化而服用最低剂量的叶酸和维生素 B$_{12}$ 的方法。

- 氧化亚氮面罩的应用。

病例 2

一名 13 岁男孩在 2 岁时被诊断为 ASD，1 周前的晚上在急诊室被发现发生了一次时长 5min 的无缘由的癫痫发作。他既往无癫痫发作病史。在急诊室发作后，他在没有镇静的情况下进行了 EEG 检查，发现一些局灶性左颞叶尖波活动，但无明显的持续亚临床发作活动。未进行 CT。他一直在医院待到大约凌晨 5 点，此时他的精神状态已恢复至基线水平，开始表现出越来越多的自残行为（头部撞击），他父母说，当他遇到新的或不熟悉的环境时，就会出现这种典型行为。虽然患儿的护理团队希望他住进神经内科以接受 MRI 评估，但因为行为问题，父母要求患儿出院，并在他做好准备的时候作为门诊患儿接受 MRI。在电话咨询神经内科后，患儿从急诊室出院并服用左乙拉西坦以预防癫痫发作。自确诊以来，神经内科一直在治疗他的 ASD。

患儿既往史中除明显的中度肥胖外，无明显的阻塞性睡眠呼吸暂停症状（无夜间打鼾）。回顾过去，在他癫痫发作前的几周里，父母认为他可能有头痛，尽管他们当时认为他的行为变化与青春期及其相关的激素变化有关。他没有接受过正式的睡眠研究。对于他 ASD 相关的行为问题，家庭药物治疗方案包括可乐定和利培酮，他的父母说这对他有很大的帮助。他还每晚服用氯硝西泮来帮助睡眠。他通常会配合父母服药。他以前从未服用过镇静药，也未进行过外科手术。

1. 分析

与任何手术一样，必须权衡患儿镇静的风险和进行研究可能获得的益处。在这种情况下，儿科医生和神经科医生都认为进行 MRI 检查存在多种原因。首先，很大一部分 ASD 患儿会发生癫痫发作，随着年龄的增长，发病率也会上升。虽然大脑 MRI 异常在 ASD 儿童中并不罕见，但与无癫痫发作的患儿相比，有癫痫发作的患儿出现病理结果的可能性更高。此外，回顾过去，似乎是头痛而不是青春期相关的行为改变和 EEG 上的局灶性结果，使 MRI 出现大脑病理改变的可能性进一步增加，尤其是需要干预的病理改变，如脑瘤。

尽管需要 MRI，但由于患儿在急诊室精神状态恢复后出现了严重的自残行为，因此宜让患儿出院回家，并安排以后再进行 MRI。这需要与父母可能因孩子表现出的已知不良行为而无法返回接受检查的考虑相平衡，因此，应在出院前确认是否有遵守返回的可能性。如果 MRI 的工作人员随时有空闲，在急诊室期间进行 MRI 是可能的，在某些方面甚至更理想，因为他发作后的状态使静脉通路得以建立，从而更容易镇静，但这是不可能安排的。此外，延迟诊断并不理想，诊断越早越好，因此可以进行适当的治疗。

由于无法在发作时获得 MRI，推迟一周左右比试图第二天把他带来更可取。对于 ASD 患儿，尤其是那些对改变常规有严重不适应反应的患儿

（正如该患儿父母所描述的那样），一周的"延迟"将允许镇静病房的工作人员与父母联系，并与他们讨论他们认为对患儿干扰最小的获得 MRI 的方式。这些交流可包括以下讨论内容：研究相关时间（在当天早些时候进行，以最大限度地减少禁食（nil per os，NPO）时间，并避开镇静病房一天中最忙的时间）；穿什么衣服，可使他不会被要求换上病号服（即不穿有金属纽扣或拉链的衣服等）；可以带什么家庭舒适设备来保留他的一些正常生活，以及制订镇静计划（包括术前用药、诊疗用药和快速出院标准）。

2. 镇静

决定将 MRI 安排在周五进行，因为这是一周中行为问题最少的一天，且患儿的学校和家庭常规已连续几天没有中断。在 MRI 技术人员的建议下，他穿了一件最喜欢的 T 恤和宽松的无金属运动裤。在与当天服务的镇静医生交谈后，患儿被建议在到达医院前 30min，除常规早上在家服用的可乐定和利培酮外，再服用一剂氯硝西泮，以使他有点困倦。由于他的检查显示生命体征正常，在发作后没有睡眠障碍的迹象，因此决定他可在预约的扫描时间前 30min 到达，而不是病房规定的 90min，以便在必要时额外预先肌内注射氯胺酮，并便于静脉注射。另外安排儿童生活专家不穿医院的手术服迎接他的到来。当患儿到达时，儿童生活专家在镇静病房的专用门旁会见了这家人。患儿有点昏昏欲睡，但仍能玩他喜欢的电子游戏。他需要父亲的轻扶才能走进房间。进入镇静病房后，他开始有些焦虑，因此镇静医生被叫来，并给他肌内注射了 4mg/kg 的氯胺酮，同时父母努力提供家庭分散注意力的技术。这与镇静工作人员和父母在术前电话交谈中讨论并达成的计划是一致的。将患儿带到镇静病房时没有采取任何措施，直至他因氯胺酮变得有些镇静。他在接受氯胺酮后大约 10min 就睡着了，这时镇静病房的工作人员进来，把他放在担架上，并为他戴上脉搏血氧仪，记录下室内吸空气时氧饱和度为 96%。开始开放静脉通路，并以 4mg/(kg·h)

的速度输注丙泊酚。不久之后，他出现了轻微的打鼾，于是进行了其他的标准镇静监测，包括用鼻管测量呼气末 CO_2，并将他送往 MRI 仪。MRI 检查进展顺利，在结束时，患儿被送回镇静病房，在离出口最近的房间进行苏醒。尽管丙泊酚有镇吐的作用，但还是选择了 8mg 昂丹司琼静脉注射以进一步预防镇静后的恶心，尤其是考虑到他已经注射了氯胺酮。在恢复室稳定下来后，停止丙泊酚输注并拔除静脉导管，继续呼气末 CO_2 和脉搏血氧饱和度监测。当时，还鼓励家人将家用车开至镇静病房出口，以便患儿一旦醒来，便可通过尽可能短的路线将患儿运送至车上。MRI 完成 30min 后，患儿足够清醒，可以感觉到脉搏血氧仪和呼气末 CO_2 导管的存在，这对他来说是无法接受的，必须拆除。他的母亲站在房间出口等待，患儿一看到她，便在父亲和儿童生活专家的帮助下站了起来，并被护送至家用车上。根据事先计划，家属打电话至镇静病房以确认安全到家（30min 的车程）。

3. 汇报

该患儿给镇静工作人员带来了巨大挑战。由于其行为的严重性，通常认为有必要采用明显偏离正常的镇静程序以安全进行。虽然院前镇静的使用因发生了几个引人注目的不良事件而越来越受到关注，但在早上再次给予常规夜间剂量的氯硝西泮被认为是安全的，因为这是患儿已经接受了一段时间的剂量，并且未表现出不良反应。由于在之前的急诊室就诊期间，行为升级的速度很快，因此在到达医院后迅速实现更深程度的镇静以避免对患儿造成伤害也被认为是重要的。由于镇静医生已获得患儿的体重和最近急诊室就诊时的生命体征，并在镇静日之前亲自与父母交谈，他对患儿的基本健康状况感到足够满意，可以在没有常规体格检查的情况下继续进行镇静，并准备一剂肌内注射氯胺酮以便在需要时迅速给药。口服或含服咪达唑仑或右美托咪啶也是一种选择，但由于它们起效较慢，镇静工作人员和父母均事先同意肌内注射氯胺酮是最合适的。为了在醒来后尽快出院，以限制再次升级到重大自残行为的可能性，患儿在能看见出口的地方进行复苏，穿着他的便衣，在他还在睡觉的时候拔除了静脉导管。

第 27 章　欧洲的儿童镇静经验和方法

Pediatric Sedation: The European Experience and Approach

Piet L. J. M. Leroy　Grant M. Stuart　著

周盈丰　李　军　译

一、欧洲医疗

欧洲有 53 个国家和多民族的历史，并不是一个一体化的整体。尽管欧盟内越来越多的国家的政治、金融、经济和行政一体化程度不断提高，但欧洲的医疗保健系统仍然高度多样化。每个国家都以不同的方式组织医疗保健，其标准主要由国家政策决定，并受区域、历史和文化背景的影响。近年来尽管欧洲成立了许多医学院校和协会，但它们对医疗系统具体措施的影响力尚不清楚。

在欧洲内部，各国的总体经济财富和保健预算差别很大，导致资源和供资大相径庭。欧洲医疗保健环境中另一个相对近期的挑战是，在面临去工业化和经济衰退的同时如何维持全面的公共卫生系统。全球金融危机和人口结构变化（包括出生率下降、预期寿命增加、医疗保健专业人员短缺、反全球情绪、民族主义、气候变化和移民）加剧了这一挑战。因此，疾病的模式正在发生变化，卫生和社会服务需要改变才能成功应对[1]。

本章重点描述相较于美国，欧洲有什么不同或新的医疗措施。在此过程中，我们利用了我们在荷兰和英国的个人知识和经验，研究了欧洲文献，并收集了我们自己的一些数据来描述我们认为重要和有趣的欧洲儿童镇静的观点。在过去的

10 年中，欧洲已经看到了一个明确的演变，朝着专业化的儿童程序化镇静与镇痛（Procedural Sedation and Analgesia，PSA）实践。麻醉医生和"非麻醉医生"之间的争论正慢慢但肯定地转向更实质性的讨论：安全 PSA 的基本条件、专业培训和认证、弱势儿童舒适化诊疗的重要性及跨学科合作的重要性。

二、对最佳程序化镇静镇痛的需求日益增长

手术室外 PSA 的需求持续增加。对此的第一个解释是侵入性诊疗操作的使用增加，需要一种镇静模式来实现最佳的协作及诊疗操作成功。其次，疼痛、苦恼和焦虑不再被认为是医疗护理中不可避免的部分。

与非欧洲的医疗保健环境类似，麻醉技术支持的匮乏助长了其他专业组织自己实行 PSA 的需求。最初，这些镇静者的首要关注点是诊疗操作上的成功[2-4]，但现在越来越多的从业人员开始认识到医疗过程中专业能力、安全和儿童舒适度的重要性。虽然关于镇静和麻醉的利弊仍有争论，但在欧洲也有越来越多的共识，即安全有效的 PSA 在儿童的现代医疗保健中至关重要，事实上这已成为一个必要条件[5]。

对于接受诊疗操作的儿童的管理，在临床实

践中仍有相当大的差异。但欧洲的医疗保健提供者受到欧洲和美国内部建议的影响，现有的医疗服务质量已得到了普遍改善。在过去的几年里，欧洲的儿童镇静专家越来越多地交流见解和经验，越来越多的地区和国家倡议改善程序化镇静镇痛的实践。总体而言，欧洲 PSA 指南制订的建议与美国指南（如美国儿科学会指南）非常相似 [6]。

三、拓展视野：镇静和镇痛作为以家庭为中心的舒适化诊疗组成部分

由于每项诊疗的操作和儿童的特点不同，每一种镇静措施都需要不同的策略和配套技术。然而，它们在所需设施方面有明显的相似之处。此外，一般适用于医院的目标清单可能有助于评估监护标准。英国儿童国家服务框架制订了一份基本且有价值的标准清单 ①。确定了全面高质量服务的六个基本组成部分。

- 疼痛的早期识别和治疗。
- 程序化镇静镇痛。
- 抢救性麻醉。
- 行为管理。
- 长期静脉通路。
- 症状控制。

2019 年，欧洲儿科麻醉学会（European Society of Paediatric Anaesthesiology，ESPA）发布了他们的第一份关于儿科安全程序化镇静镇痛的临床实践声明。在他们的介绍中，对每个儿童进行 PSA 适宜性的个体评估是保证质量的关键。此外，他们提倡一种家庭一体化的方法："重要的是要与孩子和家庭合作，决定非药物技术、局部麻醉或区域麻醉、全身镇痛、镇静或全身麻醉（或这些的组合）哪项是最适合特定孩子和诊疗操作的技术。"对于年幼的儿童、长时间的手术、疼痛剧烈的手术，或者对于那些有严重合并症或

特殊需要的人，全身麻醉可能更安全、更快、更舒适和更经济 [7]。

从本质上说，ESPA 主张将 PSA 服务嵌入到一个多学科协作的环境中，在这个环境中，所有相关专业都根据其特定的专业知识和能力发挥作用。

最近的 ESPA 指南很好地说明了如何将关于 PSA 的辩论从 PSA 相关安全和专业资格的争论转移到定义和组织最佳的儿童程序化监护上。在欧洲，医疗手术中遭受的痛苦和焦虑（特别是使用约束和强迫固定手段使不合作的儿童接受医疗手术）越来越多地遭到伦理上的反对 [8]。

《联合国儿童权利公约》的基本原则现在也用于从法律角度规范这些诊疗操作的合法性。医务人员在临床中必须考虑到儿童权利的完整性，包括得到尊重、不受影响、表达意见和参与决策过程。此外，基于家庭综合监护框架的原则在欧洲的儿科保健中越来越多地被采用，包括定义程序化监护的质量标准 [9]。

另一个非常明显的演变是，舒适化诊疗不再被认为是某一特定专业群体的知识产权，它需要多种策略和能力的支持。跨学科合作的医护人员们一致认为应该相互学习和分享最佳治疗方案。在过去的几十年里，不同专科和亚专科都采取了各种各样的措施来提高儿童的诊疗舒适度，多数倡议的共同点是通过整合有效方法和倡导跨学科性，努力弥合药理策略（即镇静）和非药理技术之间的原有差距。最早、发展最快的例子起源于 25 年前的法国，那里的父母和医疗专业人士成立了 "Sparadrap" 基金会（www.Sparadrap.org）。Sparadrap 在法语中的意思是石膏，在这里是无痛监护的隐喻。该组织在其网站上为家长、儿童和护理专业人员提供了非常实用的信息，介绍了各种技术和策略，这些技术和策略可以帮助减轻焦虑和疼痛，尤其是有助于更人性化的监护。

---

① http://www.ich.ucl.ac.uk/cypph/cnsf_audit_tool.pdf

Sparadrap 每年在巴黎组织一次关于儿童疼痛的跨学科会议（"Pediadol"），同时在欧洲法语区获得了最权威会议的地位。会议计划提供了许多非药物技术、局部和局部疼痛缓解及不同形式的安全镇静的信息。

在英国，一群儿科麻醉医生和教育家最近成立了"儿童 POEMS"（www.poemsforchildrens.co.uk）。POEMS 是积极成果和经验管理策略（Positive Outcome and Experience Management Strategies）的缩写。该组织旨在减少住院儿童的恐惧，并提供为期一天的培训课程，重点是了解医疗焦虑和学习减少恐惧的沟通技巧。

如今，以色列医院雇用"小丑医生"，他们是医疗队的正式成员。他们的任务之一是指导和增强那些必须接受医疗操作或外科手术的儿童。越来越多的证据表明它们对程序性监护具有附加价值[10]。

在马斯特里赫特大学医学中心的儿科程序化镇静部门，定性研究方法（人种学和扎根理论）已被用于深入探索并成功实现儿童舒适化诊疗的概念。

这项工作建立了一个框架，其中明确了七种不同的策略（表 27-1）。

在这个模型中，程序化镇静（或必要时麻醉）只是综合方法中的最后一部分。此外，PSA 的有效性（即纯药理成分）在很大程度上受到儿童和父母之间的积极期望和信任程度的干扰。因此，这个模型远远超出了药理学和非药理学之间的经典的二分法（事实上毫无意义且过于简单），就好像这是两种相互排斥的技术一样。

该模型的另一个特点是随着时间的推移，程序化监护会趋于一致，毕竟大多数患病儿童反复接受同样的手术。此外，手术后监护策略对于预测下一个事件及增强积极的记忆构建至关重要。众所周知，消极的经历比积极的经历更容易储存在记忆中，这使得患有慢性疾病的儿童在接下来的治疗中更容易发生预期焦虑。此外，创伤性感知体验的记忆的放大和扭曲是众所周知的，与创伤后应激障碍，以及未来诊疗操作中的焦虑和疼痛感增加有关[11, 12]。

而后者特别重要，因为已经表明镇静药（包括苯二氮䓬类药物）对显性和内隐记忆的影响远小于以往所声称的[13]。

7-P 模型可以从不同角度阐述各个儿童有效的舒适化诊疗，并记录以供后续干预。

这种 7-P 模型还进一步阐明了专业人员需要共同拥有的技能，以实现儿童的最佳诊疗操作舒适度。在荷兰，它现在被用作儿童舒适化医疗高级课程的框架。

四、定义高质量的程序化镇静

关于 PSA 相关质量的重要问题如下。

1. 哪些药物足够安全有效，可以用作自主呼吸、非插管儿童的辅助镇静药？

2. 镇静药提供者应具备哪些最低限度的能力和技能，以确保最佳的安全性和有效性水平？他们应该如何接受培训，镇静药提供者应该如何完成他们的任务？

3. 如何定义 PSA 的安全性和有效性？镇静质量终点当然应侧重于安全性、镇静有效和时间有效性，但也应包括以患者为中心的结果，如最佳患者舒适度、心理安全性和诊疗操作镇痛。

五、欧洲内部文化层面的多样性与分歧

有一些文化因素影响着镇静药的需求和实践。一项针对美国和欧洲实践的调查报道了在肿瘤手术中使用镇静药和镇痛药存在的重大差异[14]，尽管这些结果可能目前不再适用，但它们可以被视为美国儿童护理人员和医疗专业人员接受的证据，即镇静和止痛不是骨髓抽吸和腰椎穿刺术所必需的。在我们的印象中，很少有孩子希望在痛苦或不舒适的治疗期间保持清醒。对于这些病例，如果不能接受麻醉，那么就可以着手讨论PSA 了。

整个欧洲的文化和宗教差异，包括患者和医疗保健专业人员，可能对疼痛的评估和治疗产生

策　略	内　容
表 27-1　马斯特里赫特大学医学中心 7-P 综合舒适化诊疗监护框架	
了解诊疗操作	• 这个诊疗操作对这个孩子意味着什么 • 该诊疗操作通常处于一个矛盾的现实中，即专业人员的权益（如不延误治疗、时间效率、操作成功等）和儿童的利益（如诊疗操作舒适化、无痛苦、父母在场等）的矛盾。双方都需要在自己的立场仔细考虑，以便做出最优的决定
诊疗操作实施前	• 这个诊疗操作（现在）（非常）有必要吗 • 对儿童进行大量诊疗操作是否有用是有争议的。在那些医疗过度使用的案例中，其过高的成本不仅是经济上的，还包括对儿童及其父母的不必要负担。有时，一些诊疗操作可以推迟到孩子准备更充分的时候。血液检查或其他痛苦的诊断测试有时可以与全身麻醉相结合，对于预期需要长期（3～5 天）静脉输液或药物治疗的儿童，早期（在麻醉或 PSA 下）置入中心静脉导管（CVL）、经外周静脉穿刺的中心静脉导管（PICC）或静脉留置针可以帮助避免许多疼痛的操作。在轻度至中度脱水时，少量多次口服补液盐可能与通过胃管注入的口服补液盐一样有效。对于没有进行 PSA 的儿童，置管操作很有可能带来痛苦
疼痛导向型策略	• 及时预测和治疗疼痛 • 局部麻醉药和镇痛药通常需要时间才能生效
心理和认知策略	• 将孩子的情绪状态从恐惧转变为信任 • 了解孩子的情绪状态，并将其与（心理）年龄相适应的成长标准联系起来 • 建立人际关系。在关注医疗案例内容之前先与儿童和父母联系（"先联系后内容"原则） • 让儿童对医疗器械和操作"脱敏" • 激发好奇心 • 分散注意力的技巧或工具适合该年龄段（短期有效） • 使用发展性任务（幼儿）、集中交流（较大的儿童）或催眠脚本来吸引注意力和信任
过程——指导策略	• 改进治疗过程、专业人员、事物和环境，以优化舒适化医疗的条件，增强心理和认知策略的有效性 • 尊重与患儿之间的距离 • 使用基于安慰剂、舒适导向的语言 • 使用低感官刺激的环境 • 避免意外事件 • 告知操作执行专业人员在治疗期间的最佳行为
程序化镇静	• 使用程序化镇静药，根据儿童的个人需要、儿童的身体和情绪状况及该诊疗操作的特征（疼痛程度、需要静止不动、位置）量身定制
操作后监护	• 避免重复任何消极的经历 • 相反，要迅速转换到积极的场景，如一个有趣的故事，一个意想不到的事物，或一个愉快的任务，帮助孩子专注于一个新的积极的经历

巨大影响[15]。有研究表明，个人专业知识可以调节其他人对疼痛的感知[16]。这两种观察结果也可以部分解释 PSA 的适应证和应用的广泛差异性以及作为最佳镇静终点的个体差异。

一般来说医疗中不能约束患者的身体，但在儿科日常监护中要另当别论[17]。文献表明，在美国的医院或医疗机构中，儿童术前可以使用约束带[18-20]。然而，苏格兰（2004 年）和荷兰（2012

年）关于 PSA 的指南都提出，围术期使用约束带是不可取的，因为这并不能对患者起保护作用[21, 22]。英国皇家护理学院最近为护士制订的一项指南指出，约束只能用于防止对儿童或旁观者的严重伤害。根据该指南，约束必须符合若干基本原则，包括减少不必要的约束，降低 PSA 的使用限制，事先确定执行该诊疗操作的最大尝试次数，获得培训课程和相关证书，父母 / 监护人员的完全知情同意，严格记录，以及随后评估儿童、父母和工作人员的体验[23]。据我们所知，英国儿童口腔学会是唯一一个发表过关于使用约束的政策文件的医疗团体。基于伦理和法律方面的考虑，该文件在对约束的使用建议方面保持极度的沉默[24]。一些欧洲作者甚至假设，诊疗操作中的约束违反了《人权法案》和《联合国儿童权利公约》[25, 26]。欧洲住院儿童协会在其章程中指出，避免约束应是任何"舒适"政策的基本组成部分。尽管如此，我们认为约束在欧洲仍是普遍做法。一项针对丹麦急诊科的调查报告称，80% 的急诊科医生在对儿童进行痛苦的治疗过程中常规使用身体约束（作者称之为"布鲁塔卡因"）；PSA 仅占 33%。共有 73% 的受访者认为在他们的急诊科（ED）有必要对儿童进行更好的疼痛管理和（或）镇静[27]。

行为管理是一种可以提供对儿童友好的环境，减少恐惧，并尽量减少诊疗中痛苦的综合方法[28, 29]。行为管理技能应该纳入到每个镇静团队成员的培训中，而不仅仅是儿童生活专家和心理学家。这种技能已出现在欧洲的许多培训计划和课程中。行为管理还可以减少焦虑和镇静药物的需要。自我催眠和其他应对策略对合作儿童非常有用[30, 31]。

早期置入中心静脉导管（CVC）避免了许多疼痛的外周静脉"针"。在欧洲的大型医疗中心，介入放射科和麻醉科的服务从根本上减少了放置 CVC 的时间，因此提高了护理质量。人们普遍坚信，如果儿童第一次接受手术时没有痛苦，那么后续手术将更容易管理，痛苦也会较少。笔者支持这一观点。

在侵入性手术过程中，父母是否在场或参与是另一个有争议的问题。在许多欧洲机构，在侵入性诊疗或手术的麻醉诱导过程中，不允许父母一直陪伴孩子。在整个欧洲，对于"父母在场"并没有一致的做法。对已发表文献的回顾表明，在复杂的侵入性手术，甚至是复苏过程中，父母也希望有选择是否留在孩子身边的权利，但他们也揭示了临床医生对这一做法的担忧和争议[32]。西班牙儿科急诊科（pediatric emergency department，PED）的一项多中心研究表明，在侵入性手术过程中，工作人员多不希望父母在场。父母在场的情况在西班牙的儿科并不常见[33]。在其他国家，鼓励父母在许多情况下出现，包括复苏时[34]。我们认为，欧洲儿科越来越多地采用家庭综合看护的原则，越来越多的专业人员和机构发现，父母积极参与儿童的看护是正常的，在诊疗操作的情况下也是如此。研究表明，父母陪伴通常有利于改善孩子的焦虑程度，除非父母有严重的焦虑表现[35]。还需要更多的研究来确定在手术过程中应该赋予父母的确切角色。我们认为，父母不应被用以帮助强力控制或约束焦虑的孩子。另外，父母也可在治疗性、安慰性地抱持幼儿和有特殊护理需求的儿童方面发挥主要作用。

在欧洲，镇静药物和 PSA 方案的选择存在很大差异：水合氯醛在英国被广泛使用，因为它被认为具有很高的安全性和成功率[36]。然而，在法国和意大利它已被禁止，因为怀疑其致癌性和毒性[37]。在比利时和荷兰的多数医院，水合氯醛因其不可滴定和长效的特性，已被全身麻醉或深度镇静所取代。

在欧洲，氧化亚氮（N_2O）的使用和输送也不一致。例如，在法国，许多痛苦的手术只使用氧化亚氮混合物（50% N_2O/O_2）[38, 39]，令人惊讶的是，这种做法很少传播到其他国家；可能因为患儿和家长希望并喜欢麻醉。氧化亚氮的使用不需要特殊的设备或禁食，这一点明显优于麻醉。此外，有极有力的证据表明护士管理的 N_2O/O_2

的有效性和安全性，使该技术随时可用[40]。在荷兰，一组由助产士使用 N_2O 镇静的孕妇生下了有严重先天缺陷的婴儿。氧化亚氮是罪魁祸首，因此许多医院禁止使用。荷兰的一个儿童程序化镇静工作组最近成功地将氧化亚氮重新引入到在程序化镇静中，但仍有强烈反对使用它的声音。

在一些欧洲国家，氧化亚氮的使用仍然是麻醉医生的专属。（基于理论上）鉴于职业接触氧化亚氮的潜在问题，在国际上引入了职业接触限值（occupational exposure limit，OEL），以 8h 时间加权平均值 [百万分之一（ppm）] 表示。令人惊讶的是，对于哪一个是适宜 N_2O 的 OEL 没有明确的共识，导致时间加权平均限制从 25ppm（如新西兰、澳大利亚、美国）到＞50ppm（比利时、挪威、丹麦、西班牙）、80ppm（荷兰）和100ppm（芬兰、瑞典、英国、瑞士）不等。加拿大有 3 个不同的 OEL[25 ppm（安大略）、50ppm（魁北克）和 100ppm（阿尔伯塔）]，而法国没有具体定义的 OEL。这些限制都没有任何科学依据。在普遍接受的 OEL 中，没有确凿的证据表明氧化亚氮暴露会导致生殖、遗传、血液或神经毒性[41]。我们认为，在许多欧洲机构目前使用的氧化亚氮吸入没有达到法定的 OEL。有限的财政资源可能是缺乏废气排放系统的原因。

氯胺酮、丙泊酚和右美托咪定在给药方面存在不同。氯胺酮（在一些欧洲国家特别是 S- 氯胺酮对映体）可能越来越多地用于急诊部门的PSA，主要由非麻醉医生使用。尽管最近欧洲的研究[42] 中有越来越多的证据表明，经过适当训练的非麻醉医生可以安全地在选定的儿童中使用丙泊酚进行 PSA，但在大多数欧洲国家，它的使用仍然普遍局限于麻醉医生。然而，关于这个话题的争论仍在继续[43-45]。我们相信未来"非麻醉医生"– 丙泊酚 PSA 将成为欧洲 PSA 培训专业人员的标准做法。

2011 年 7 月，右美托咪定在欧盟获准使用，但无儿童适应证。尽管如此，随着 PSA 的应用的推广，它在 PSA 中的应用也会越来越多。在英国，它已被纳入三级儿科中心的护士主导的无痛成像镇静服务中，该项目的成功使得该国的许多其他中心将右美托咪定纳入他们的儿童镇静方案[46]。

在欧洲其他国家，右美托咪定的使用也有显著增加。在意大利，右美托咪定现在被认为是水合氯醛被禁用后的合适替代品[47]。

同样在荷兰和比利时，右美托咪定在无痛成像研究（主要是 MRI 研究）中被越来越多地用作镇静药。鼻内和静脉注射给药均有使用。此外也观察到平均使用剂量的增加：最初使用的鼻内剂量为 $1\sim3\mu g/kg$，但目前的剂量可能增至 $6\mu g/kg$。右美托咪定的巨大安全阈值和对气道和呼吸非常有限的影响使该药物的使用成为护士主导的镇静实践的理想选择。虽然右美托咪定能使人进入深度睡眠，但它的镇静作用和安全性无法与经典的镇静药相比，因为它产生严重不良反应的风险非常小。该药物的镇静作用与自然睡眠非常相似，即使在高剂量下呼吸和气道反射也保持完好（见第 7、8、11、23 章）。因此，右美托咪定需要单独的安全预防和恢复指南。虽然儿童在使用右美托咪定后可以睡很长一段时间（即几小时），但这种睡眠不会导致呼吸问题的风险增加。在马斯特里赫特联合医疗中心的镇静病房内，所有在自然睡眠中没有呼吸问题的儿童在仅使用右美托咪定镇静下也不会出现呼吸问题。这一原则免去了一些高级监测的必要。

最后，在欧洲内部，医疗专业人员和决策者对专业行为和自我批评、多学科交流和合作、职称和等级的重要性、证书、透明度，以及医疗错误和不良反应的评估和报告方式都有不同的态度。非医疗专业人员（如专业护士、执业护士或医师助理）参与医疗监护和行为的程度存在很大差异。在一些国家，护士获得了组织和执行疼痛控制、舒适化诊疗和 PSA 方面的能力和职责。

六、麻醉服务在欧洲的限制

在"偏远地区"（即手术室外）提供麻醉服

务受到限制，但目前约占麻醉医生工作量的 1/3。有几个原因可以解释这一现象。在法国，根据法律，麻醉医生在任何常规手术前至少 24h 必须进行术前评估。这限制了麻醉服务的介入，并促进了替代 PSA 技术——特别是氧化亚氮的使用。对手术室需求的时间增加了，因此任何可以转移到手术室外的镇静程序都是一种优势。与欧洲麻醉服务的这种局限性相比，对手术、检查和成像的需求正在增加，这些正在成为许多临床疾病调查、诊断、管理和监测的监护标准。这些诊疗操作中许多都是快速、无痛，非常适合镇静，导致镇静需求相应地大幅增加。

意大利最近对 54 个儿童血液肿瘤科进行了一项调查，比较了全身麻醉和 PSA，得出的结论是患儿更喜欢手术室外的 PSA，因为它意味着更早出院和更熟悉的环境，且允许父母接近孩子[48]。随着医院规模的扩大，手术室外的麻醉服务点也越来越多。

有一种观点认为，一旦镇静服务被"提供"给儿科医生，就会导致无法满足的需求大幅增加。这种观念正在改变。随着关于不安全或无效镇静操作的报道，手术室外的麻醉服务蓬勃发展。然而仍有一些问题阻碍了这一转变。我们将在下面概述它们。

在英国和其他地方对手术和麻醉的死亡率的研究已经确认，非常年幼和非常年老的人使用镇静会导致很高的风险[49]，因此导致了婴儿和幼儿的专业化和趋向于将他们转移到专科医院。一些农村和郊区的急诊科继续接受创伤患儿，可能需要专科麻醉和重症监护服务。这在欧洲仍然常见，幸运的是，与大型中心的对接很通畅，转送并不困难，尽管不可避免地会有治疗延迟。为了避免转院的需要，一些医院制订了镇静方案，主要是使用氯胺酮以帮助受轻伤的儿童。这在偏远的农村城镇很常见。

《欧洲工作时间指令》限制了医生的工作时间。本项欧盟发布的指令旨在防止工作时间过长，鼓励更公平的就业。例如，雇佣 2 名医生每周工作 36h 可能比雇佣 1 名医生每周工作 72h 更公平；上夜班（即使医生在医院睡觉）也算工作。尽管这一指令在整个欧洲大陆并不都适用，但在英国，它严重限制了学员的培训经验。自 2009 年 8 月起，这一限制被设定为每周 48h。

七、欧洲非麻醉医生镇静提供者

在英国和欧洲大部分地区，麻醉是一项由医生主导的服务。在斯堪的纳维亚国家和荷兰，护士被雇来协助医生，他们在手术过程中照顾患儿，但监督他们的是麻醉医生而不是外科医生。这一系统在英国还没有发展起来，可能是因为有足够的训练有素的麻醉医生。整个欧洲几乎所有的儿童镇静服务都是由医生主导的。

由于儿科麻醉医生的稀缺，出现了一些镇静实践的专业团体。牙医、急诊医生和重症监护医生在这方面很突出。从缺乏经验的镇静医生到熟练的镇静医生，他们的培训之路尚未结束。不可避免的是，他们必须继续为患儿提供有效和安全的服务。有了严格的能力、技能和安全预防措施，使得欧洲的一些非麻醉医生也能够获得强效镇静药（如丙泊酚）[42, 50, 51]。然而，这种由非麻醉科镇静提供者提供镇静的做法仍然存在争议[43-45, 52]。

八、欧洲面临的挑战和解决方案

从世纪之交开始，安全问题、遵守指南、镇静提供者的培训和技能在欧洲也日益成为一个问题。几个灾难性后果的案例在欧洲引起了广泛的影响和媒体关注。

缺乏充分的培训是所有案例的突出问题。重要的是，每个专业人士都容易受到人为错误的影响。口腔镇静药事故中的医生是 1 名麻醉医生。值得注意的是，只有极少数的研究人员对非麻醉医生给药镇静的效果进行了研究和介绍[2, 53-55]。尽管最近发表了欧洲镇静指南，作者认为不安全的做法仍普遍存在。

在荷兰，至少发生了 5 起严重事故（1998—2008 年，2 起造成致命后果，1 起造成永久性神经损伤），发生在接受 MRI 的儿童身上。所有病例的镇静均由非麻醉医生提供了长效镇静药物的组合。卫生视察局的调查表明，1998 年国家颁布的安全 PSA 安全准则没有得到执行。随后对荷兰所有医院遵守国家准则的情况进行了调查。97 家荷兰医院中 88 家的儿科医生做出了回应，只有不到 25% 的受访者遵守了指南[4]。

我们注意到透明度的提高、跨学科合作、麻醉药质量标准的应用、新指南的发布及培训的组织有助于改善与 PSA 相关的安全和质量。自 2012 年荷兰发布新的指南以来，荷兰没有发生过涉及儿童的严重镇静事故。其中一个非常重要的因素是有约束力的建议，即每家医院都应该建立一个跨学科镇静委员会。该委员会确定医院内谁有能力提供镇静药物，并确保指南的安全建议在任何时候都得到应用。ESPA 最新的儿科 PSA 指南强烈主张在每个（儿科）医院设立一个镇静委员会，所有相关各方都有代表[7]。

九、欧洲的监测实践差异

（一）CO$_2$ 描记图

在医疗中心，CO$_2$ 描记图越来越多地用于 PSA 中[56]。英国国家审计项目 4 是对与麻醉、重症监护和急诊医学相关的气道管理严重并发症的个案报道的调查。该项目发现了许多气道并发症中如果使用了二氧化碳监测，这些并发症本可以避免或得到更好的处理。这一发现，虽然是专业意见（而不是明确的益处证据），但支持二氧化碳监测在插管患儿管理中可广泛使用。将二氧化碳监测的应用扩展到监测所有无意识或有可能无意识的患儿也是合乎逻辑的。来自土耳其的一项研究推广了其在维护安全性方面的价值[57]，欧洲其他地方也越来越多地认为二氧化碳监测是 PSA 期间必不可少的工具[58]。荷兰儿童 PSA 指南（2012）建议在（可能）中度或深度镇静的情况下行 PSA 时应考虑二氧化碳监测，但对于不可能或难以进行持续视觉和听觉观察的 PSA（如 MRI 检查或放射治疗期间），必须进行二氧化碳监测[22]。然而，财政资源的匮乏阻碍了二氧化碳监测的广泛应用。

（二）脑电图监测

英国国家卫生与临床优化研究所（National Institute of Health and Clinical Excellence，NICE）最近的一项建议指出，应该考虑使用脑电图（EEG）来监测麻醉下的患者[59]。因为没有监测与跟踪静脉镇静药 / 麻醉药的血药浓度，因此 EEG 监测在全凭静脉麻醉中更为常见。丙泊酚的输注量可能测量，但不够精确也不能成为一种可靠的工具[60, 61]。尽管血浆丙泊酚的监测设备越来越多，但对于标准的短时丙泊酚 PSA 来说并不实用[62]。脑电双谱指数（bispectral index，BIS）监测和其他 EEG 监测在欧洲手术室中并不常用。

十、欧洲的建议、政策声明和指南

全世界的麻醉医生都在关注未经训练的人员使用镇静药，并发布了预防患者受伤害的指南（见第 2 章）。除口腔外，英国的医生指南首先关注放射科环境[63]。2001 年，英国皇家医学会回应了接受食管胃镜检查的成人患者中不可接受的死亡率的报告，明确指出"组织应确保员工接受镇静训练"[64]。但到目前为止尚无一个适用于整个欧洲的通用指南。

苏格兰校际指南网络（Scottish Intercollegiate Guidelines Network，SIGN）[65] 收集了来自许多专业的意见，并制订了一份被广泛引用和使用的临床指南。SIGN 指南仅限于中度镇静。2010 年，NICE 发布了一项专门针对儿童和年轻人的综合指南。该指南于 2019 年 2 月更新并取代了以前的指南，指南列出了需要镇静的儿童的评估、同意、心理准备、禁食、监测和出院的预期标准，还就提供镇静药物培训人员所需的知识和技能水平提供了建议[66]。

欧洲已经发表了一份成人 PSA 指南[67]。现在英国、荷兰、德国和法国都有基于证据的国家指南。2019 年，欧洲儿科麻醉学学会（ESPA）发布了关于安全的儿科程序化镇静镇痛的第一份临床实践声明[7]。

十一、伦理和法律方面及关于神经毒性的辩论

在欧洲的儿科保健中，相关伦理和法律的考虑越来越重要。在接受诊疗操作的儿童中，专业人员必须权衡实施该项目的必要性及儿童希望自己毫发未损的愿望。最重要的是，如果有知识和技术可以轻松、无痛地进行镇静／镇痛，我们就不应因成本或额外的支出就让一个害怕的孩子仅使用约束（而不进行镇静／镇痛）进行痛苦的诊疗过程。

目前的欧洲立法通常认为，一个年幼的儿童（在荷兰立法中定义为＜12岁；在大多数其他欧洲国家被定义为低于具有合理理解力的发育年龄）并无自主权，也即只要得到父母或照顾者的知情同意，他／她没有拒绝所需治疗的自由。这种推理看似无益，甚至可能是对法律的误读。有人假设，只有当社会最终认为为完成诊疗操作而对儿童进行身体约束是对儿童公民自由的侵犯（如苏格兰的情形），我们才会更致力于PSA等替代的解决方案[68]。医疗专业人员应该帮助父母和孩子理解特定诊疗操作的性质，以及改变对该诊疗操作感知的可能选择——他们可接受情感支持、催眠、分散注意力技术、焦虑／镇痛药物或全身麻醉。也许最重要的是，这些伦理原则要求诊疗操作提供者重新考虑每个儿童镇静的替代方案：身体固定或约束不能代替镇静。对深度镇静潜在风险的担忧也重要，但应与不必要的情感和心理伤害的风险相平衡。无效PSA的痛苦经历与创伤后应激障碍有关[14, 68-70]。

荷兰最近的判例表明，医护人员如果不花足够的时间和精力来采取适当的方法应付反抗的儿童，可能会面临负面后果：法院会裁定儿童的防御性（恐慌）反应导致照料者受伤并不违法，在这种情况下任何针对患儿父母的损害赔偿要求都将失败[71]。从孩子的角度来看，可进一步论证在某些特定范围内儿童有权反对某种医疗措施。

或者，"首先不伤害"的伦理原则和最佳监护的基本权利要求PSA实践在所有情况下都是最安全的。需要排除PSA药物的潜在毒性。为此，最近对麻醉药可能对发育中大脑产生神经毒性的关注可能与之相关[72]。尽管临床相关性尚未得到证实，但迄今为止的结果表明，在突触形成的活跃期将动物暴露在全身麻醉下是最有害的[73]。鉴于最近使用氯胺酮和丙泊酚进行PSA的趋势，这些观察结果可能与之相关。目前，在动物身上的实验结果不太可能简单地外推到普通人群，特别是儿童的PSA。此外，诸如巴比妥类药物、苯二氮䓬类药物和水合氯醛等非麻醉药的最终（神经）毒性从未被系统研究过。强效PSA药物的潜在毒性必须与无效镇静的潜在生物和心理后果及童年时期反复的痛苦经历相平衡[74]。为了澄清这一困境，需要进行更多的研究，目前正在进行中。

2016年，美国食品药品管理局（FDA）发布了一份关于婴幼儿和孕妇使用麻醉或镇静药的警告声明（www.fda.gov/Drugs/DrugSafety/ucm532356.htm），强调了婴幼儿（反复）接触麻醉／镇静药的潜在神经毒性风险。相反，欧洲麻醉学学会（European Society of Anaesthesiology，ESA）、欧洲儿科麻醉学学会（ESPA）、欧洲心胸麻醉学协会和欧洲安全儿童麻醉研究计划在2017年发表了一份共识声明，正式不同意FDA的警告，指出目前支持该警告的证据不足且不完整[75]。

十二、欧洲特有的定义

意识镇静是意识水平连续中断的终点或标志。有意识，意思是"能够对说话做出反应"，在目前的文献中已经被"适度镇静"一词所取代，因为它并不假设患者有意识，而是假设患者很容易被唤醒——通常是通过交流，也可通过其他类似的适当的光刺激[76]。然而，有意识镇静在欧洲仍然是一个常见术语[63, 77]。在英国，牙医更喜欢使用"有意识镇静"这个术语，它指的是患者对指令容易做出反应的镇静水平。

深度镇静指的是药物引起的意识抑制，患

者处于睡眠状态，不容易被唤醒，但对反复或疼痛的刺激有目的性的反应。在一些欧洲专业团体中，它没有得到批准[63]，因为它可能与麻醉没有区别。因此，建议在监测、设备、设施和训练有素的人员方面，深度镇静和麻醉应采用相同的监护标准进行管理。因此，这个定义更多的是对预期意识水平的描述，而不是确定资源或风险的阈值。出于类似的愿望，人们还使用了对深度镇静/麻醉的另外两种描述：浅麻醉[78] 和最小麻醉[79]，这两个术语描述的是在任何可感知的刺激下都能苏醒的患者。使用丙泊酚或七氟烷进行最小麻醉的技术已用于无痛成像[80]。

分离镇静不是一个常用的术语，但它可被理解。一般首选氯胺酮镇静或麻醉。

相对镇痛（relative analgesia，RA）是一个术语，旨在描述 30% 氧化亚氮的镇痛、轻度欣快和镇静特性。牙医已经成为这方面的专家[81]。

更相关的问题是，这些定义是否有用。虽然它们可以帮助确定可滴定药物的镇静深度，但它们对不可滴定药物的价值是什么？ Motas 等表明，普通药物（如水合氯醛、咪达唑仑、戊巴比妥）的平均剂量会导致镇静深度的巨大差异[82]。此外，为了充分评估基于这些当前定义的镇静水平，镇静实施者需要刺激儿童并注意他们的反应，在许多情况下，这与一开始使用镇静所达到的目的相反。有相当数量的儿童无法实现清醒或深度镇静目标。考虑到这些发现，荷兰程序化镇静工作组决定建议在轻度镇静之外的所有镇静级别都采用相同的安全预防措施。

十三、欧洲的培训和认证

在过去的 10 年中，我们已经看到在欧洲儿科、（儿科）麻醉和急诊护理大会的主要项目中，关于儿童 PSA 的讲座和研讨会的数量明显增加。值得注意的是，这些主题通常具有跨学科的特点。第一届欧洲大会于 2018 年在马斯特里赫特（PROSA2018）举行，完全致力于舒适化镇静，特别是儿童 PSA。该大会于 2020 年第二次举办。

这两次会议都吸引了来自欧洲各国的数百名从业者。

除了口腔镇静，欧洲还没有建立镇静管理的培训计划（或特定资格）。意大利的一个多中心研究小组报道了一项针对儿童使用丙泊酚镇静的儿科医生严格培训项目的成功[33, 39]。在荷兰，为了支持国家 PSA 指南的实施，已经建立了一个国家跨学科培训计划（针对麻醉医生、儿科医生、护士、护士专家、儿童生活专家和心理学家），该项目包括儿童发展心理学基础、舒适导向的沟通、将儿童情绪状态从恐惧转变为信任的技能、诊疗操作镇痛的实践训练、安全有效程序化镇静的现代指南、轻度镇静技术的实践，包括氧化亚氮镇静、咪达唑仑和右美托咪定的使用。本课程的框架由表 27-1 所示的 7-P 模型组成。

在英国，一个独立的专家组对儿童口腔镇静的培训提出了建议[83]。NICE 的指南"儿童和年轻人群的镇静"也概述了管理不同水平镇静的工作人员所需的基本能力、技能和文件。然而，如何让学员充分接触冷门、很少被使用的镇静技术是一个挑战。

为许多不同类型的镇静要求而设计一套通用的培训课程十分困难，主要源于其可适性不足以满足所有的情况。Krauss 和 Green[84] 明确指出了认证的策略。本章作者倾向于选择创建一个安全有效的镇静服务流程，由专业机构在国家和专业指南的指导下建立。根据这个系统制订有效的培训方案，并可能演变成国家级培训课程。

所有镇静提供者都应具备气道管理和复苏的技能。课程中接触患者并不现实，而开发一个栩栩如生的人体模型是一个潜在可行的方案。欧洲的复苏课程很普遍，但并不以教授对镇静提供者至关重要的监测和主动气道技能为目标。这些技能应该是特定专业镇静训练课程的一个组成部分。

十四、欧洲实践标准的实施

欧洲的执业标准主要是由专业人员自己执

行。与美国不同的是，欧洲保险公司不会对其进行经济处罚。在英国，临床治理是国家卫生系统（National Health System，NHS）中应用的一个术语，它迫使个人为自己的行为承担责任和被问责。这种治理有助于提高质量和安全性。在英国和荷兰，强制性的年度评估和每5年一次的复评可激励医生和牙医保持他们的实践、技能和知识。如果不能通过复评就会被吊销行医执照。

指南旨在改善专业技术、医疗保健流程、结果和成本。然而，指南的设计、出版和传播并不一定意味着日常实践中会有预期的积极变化[85]。指南建议可以针对具有不同背景、经验、知识、技能、意见和动机信念（即积极和消极的看法、评价和期望）的专业人员进行指导。正如最近的一项研究所说明的那样，这种令人困惑的异质性因素必须得到调整[86]。由于所有这些因素分别可能成为准则执行针实施的促进和障碍因素，因此在设计和实施策略时，对它们相互作用的全面评估至关重要。在荷兰和其他地方，通过媒体和慈善机构提高公众意识来鼓励实施PSA指南。

十五、欧洲镇静使用的财政因素

社会、医疗机构和保险公司对改善PSA的投资意愿如何？考虑到当前的全球金融危机，证明实施一项指南可节省资金是至关重要的。也许为实现更有效的PSA服务（如培训、新的专业人员、获得丙泊酚和氧化亚氮、适当的监测和回收、24h及时提供）而进行必要的投资"负担"很容易计算，并给实际变革带来强大的阻力。计算效益的经济方面相当困难，因此应平衡改进的成本，拒绝不安全的做法及无效的成本。

已有一些儿童PSA的相关研究以确定经济成本作为结果的衡量标准。在20世纪90年代，Kain等比较丙泊酚程序化镇静与静脉注射硫喷妥钠/戊巴比妥镇静对接受MRI检查儿童的作用，应用获得的临床数据和一个儿童MRI中心的理论模型做初步的成本分析；发现基于丙泊酚服务的成本分析显示，药物成本增加了（丙泊酚组每

年1600.76美元），但显著节省了镇静后护理室（post-anesthesia care unit，PACU）的监护时间（每年5086.67美元）[87]。Ekbom等发表了一项随机对照研究，研究对象是难以建立静脉通路的儿童或需要静脉通路的焦虑儿童，患儿被随机分配到常规治疗组——皮肤应用局部麻醉药共晶混合物（eutectic mixture of local anesthetics，EmlA®）或氧化亚氮治疗组，他们得出的结论是"氧化亚氮预处理是一种及时有效和安全的方法，可以减少疼痛，便于开放静脉通路，从而减少手术计划取消的次数"[88]。

2013年，荷兰医院协会下令对实施新的荷兰PSA指南进行商业影响分析和成本计算。他们的研究表明，在98家荷兰医院（覆盖1600万居民）为接受重大手术（如磁共振成像、内镜检查、广泛伤口监护）的儿童提供深度镇静服务在财政上并不划算。将这些服务集中到大约20个机构将在财政上更为审慎。然而同一项研究也表明，在荷兰所有98家医院中，设立24h镇静服务，为轻微疼痛的手术提供"轻度镇静"（如使用氧化亚氮）将具有成本效益。

英国NICE指南比较了各种镇静技术和方法的成本[66]。最主要的费用是工作人员的薪金。但这种评价的范围和适用性十分有限。例如，这一比较是基于单一的诊疗操作，没有考虑到麻醉医生改善"周转"时间从而提高效率的好处。

十六、欧洲各医疗实践的通用镇静方法
（一）无痛成像
两大洲都试图在无痛成像中最大限度地使用镇静药物。例如，护士主导的镇静服务被推广为麻醉的一种实用替代方案[89, 90]。水合氯醛[91]和三氯苯酚（三氯乙磷酸钠，核氯酰，三氯乙烯）[92]一直是<15kg儿童的主要用药，有非常好的安全性和成功记录（安全性更多地取决于使用者而不是药物）；95%的儿童在1h内入睡，并保持睡眠约45min；对于年龄较大的儿童，药物很难做到同样有效，这导致大多数医院放弃使用镇静

药[93]。由于戊巴比妥可能被滥用，在20世纪60年代在英国被撤回。司可巴比妥已被使用，但会引起矛盾的反应（与戊巴比妥一致）。右美托咪定获准使用并于2011年7月在欧洲上市，并被许多专业人员越来越多地用于无痛成像的儿童镇静治疗中[46,47,94,95]。

镇静的不可靠特性导致许多医院开发了以麻醉为主导的服务[96]，因为人们普遍认为麻醉更有效[97]，可能更安全[98]。当然，丙泊酚[99]和七氟烷[80]是标准药物，可以快速恢复到行动如常。丙泊酚可能需要与其他药物合用来维持患儿不动，最近发现咪达唑仑、纳布啡和低剂量丙泊酚合用也很可靠[100]。然而，非紧急成像（主要是学术）对儿科麻醉的需求逐步扩大，使得非麻醉介入的需求更加突出[101]。

（二）介入放射学和心脏病学

许多静脉置管可以结合局部/表面麻醉、适度镇静和行为技术进行，但仍有大量的儿童无法通过深度镇静或麻醉保持足够的静止。氯胺酮可能是一种替代药物，但我们相信，介入放射学因为灵活性和克服几乎任何问题的能力，更容易由麻醉服务管理。对于心脏病学，一些国家已经成功地使用一系列包括丙泊酚[102]、氯胺酮[103]和瑞芬太尼[104]的组合技术来维持有效的镇静服务，但我们的观点是，使用气管插管和标准麻醉技术进行控制通气的实践更可靠，并为成像和测量创造了最佳条件[105,106]。

（三）胃肠病学

我们认为，欧洲许多医院在内镜检查中单独使用咪达唑仑或苯二氮䓬类药物和阿片类物质联合镇静[107]。如果很少出现问题，说明胃肠病学医生的镇静技术高超，但文献表明这样的镇静很难，尤其用在食管镜检查中[108]。然而基于丙泊酚的技术正变得越来越普遍，使大多数从业者更喜欢麻醉[109]。丙泊酚可引起足够的镇静，可抑制咽反射，使患者在不需要气管插管或呼吸支持的情况下插入内镜[93]。许多麻醉医生相信这是一种安全的方法[50,93,110,111]。结肠镜检查所需的丙泊酚要少得多，除非进入升结肠、盲肠和回肠末端（此时使用小剂量阿片类物质可能有效）。该技术不仅是基于苯二氮䓬类药物镇静的可靠和安全的替代方案，而且从根本上提高了患者的舒适度[112]。从财政的角度来说，效率的提高可能会带来可观的开支节省。

丙泊酚靶控输注（target-controlled infusion，TCI）可用于内镜检查[113]。作者根据他们的个人经验，推荐6μg/ml的目标。重要的是要认识到效应部位的浓度仍未知，可能需要几分钟才能"赶上"血液浓度。背景输注瑞芬太尼可缓解手术过程中的不适感[通常<0.1μg/(kg·h)]。鼻导管吸氧和CO_2描记图监测呼吸对安全至关重要：在这种情况下，CO_2描记图监测与脉搏血氧监测同样重要。呼吸抑制和气道阻塞是罕见的并发症，通常很容易处理，无须气管插管。

（四）肿瘤学

对于需要反复进行痛苦肿瘤治疗的儿童来说，许多技术都可行。尽管缺乏证据支持有效性，在实践中氧化亚氮与最佳的局部麻醉和（或）鼻内芬太尼联合使用很有用。在大多数国家，我们认为静脉麻醉或深度镇静是首选[114]。在没有麻醉服务的情况下，氯胺酮是一种可靠的技术。在丙泊酚中加入短效阿片类物质是另一常用的技术，且可减少丙泊酚的剂量。根据我们的经验，在肿瘤治疗中同时接受过氯胺酮和丙泊酚基础PSA的儿童，在被允许选择时，总是选择丙泊酚基础PSA。恢复过程中心理经历不愉快、复视、恢复时间较长、恶心发生率较高是拒绝氯胺酮的最主要理由。基于丙泊酚的瑞芬太尼麻醉能提供最快速的技术，但总会导致呼吸暂停，需要辅助通气；它确实会导致呼吸暂停也说明了检查过程中儿童会保持不动[115]。在长达3min的疼痛检查中，引起睡眠和静止不动通常需要的剂量是丙泊酚2～3mg/kg和瑞芬太尼1mg/kg。TCI丙泊酚可用于较长时间的检查。此外，将丙泊酚诱导剂量缓慢降低到3min给予将有助于大多数儿童保持充足的气道和通气[116]。在马斯特里赫特镇静病房，我们成功地使用了肿瘤检查的深度镇静方案，由训练有素的专科护士实施。芬太尼 1～2μg/kg 负荷剂量后，丙泊酚诱导剂量 1～2mg/kg，3～5min 缓慢给药；同时丙泊酚以 6mg/(kg·h) 的速度开始连续输注，并在负荷剂量输注结束时增加到 9mg/(kg·h)。在所有病例中，穿刺部位使用 EmlA® 局部麻醉至少 2h。一旦达到深度镇静，另用 1% 利多卡因局部浸润麻醉骨髓穿刺部位。在腰椎穿刺深度镇静时，加入局部和（或）表面麻醉已被证明可减少丙泊酚剂量[117]。该方案与患儿满意度高、呼吸不良反应发生率低（<5%）相关，且伴随着 CO_2 描记图有所变小表明低通气较常见。在手术室外平静、患儿友好的条件下进行缓慢诱导，总体上会受到患儿及其父母的高度赞赏。然而从组织工作的角度来看，该方法需要更多的时间。

（五）急诊医疗单元

急诊医生在制订自己的标准和规程方面似乎取得了渐进且稳定的进展，如在欧洲和美国的医院支持使用氯胺酮[118]、阿片类物质和丙泊酚来管理儿童的小检查。急诊科（ED）关注质量和安全已成为一种趋势，然而 PSA 目前还未被纳入欧洲的培训计划中。一项欧洲研究表明，轻到中度镇静水平的 PSA 被应用到在大多数患儿，约 20% 患儿没有医务人员提供深度镇静，7.5% 的科室没有提供 PSA[119]。因此，不必要或可避免的诊疗操作疼痛似乎很常见[27, 120, 121]。

在大多数欧洲国家，儿科急诊监护还未被视为一个单独的专业，而是由来自不同学科的专业人员组成的混合小组执行。我们希望通过进一步的专业化和培训，在急诊科实施安全有效的 PSA 服务。一些医院在提供麻醉服务方面做出了额外的努力，通常是全天工作来满足最大的需求[122]。

在英国，急诊医师学会已经制订了一份氯胺酮治疗方案，这是一份清晰明确的指南，有良好的安全记录。人们普遍认为，与咪达唑仑和芬太尼联合使用相比，单独使用氯胺酮是一种更有效、可靠和安全的技术[123]。

（六）口腔科

牙医是镇静疗法的先驱，而且很多都是专家。他们知道在有意识的镇静过程中，患者应该通过口头命令被唤醒，此外他们也观察到在深度镇静过程中，患者的嘴会咬合。

氧化亚氮相关镇痛（RA）一直很受欢迎，因为它非常安全，儿童的耐受性也较好[124]。对于使用氧化亚氮的儿童，氧化亚氮含量<30% 的气体混合物非常有效。超过这个浓度会导致焦虑、头晕和恶心[48]。缺氧几乎不可能发生，以至于脉搏血氧监测和禁食都被认为是不必要的（但不鼓励提前摄入大量食物）[125]。氧化亚氮与氧气按 1∶1 的比例混合，已用于许多儿童的各种治疗操作[38]。缺氧和气道阻塞鲜有发生，这些问题只发生在患儿有大脑障碍或正在服用另一种镇静药物时[39]。

在欧洲大部分地区，儿童的标准镇静仅限于氧化亚氮相关镇痛（RA）[126]。当氧化亚氮不足以使患儿平静下来时，就会加入其他药物导致患儿进入深度镇静状态，这种情况非常危险，尽管发生的风险可能很小。在一项比较 RA 与 RA 和 0.1%～0.3% 七氟烷组合的研究中，口腔治疗的完成率分别为 52% 和 89%。同一团队在另一项研究中发现，七氟烷（0.3%）加入氧化亚氮（40%）和静脉注射咪达唑仑对 93%（249/267）的焦虑儿童有效，否则将给予全身麻醉[127]。所有的孩子都保持清醒，没有人需要气道管理或吸氧——尽管如此，所有的孩子都被要求禁食和监测，这些技术由专业口腔诊所训练有素的麻醉医生提供。

其他牙医也尝试过口服药物。苯二氮䓬类药口服或直肠给药在瑞典很常见[128]。咪达唑仑常用于镇静儿童[129]，但可能仅限于微小的修复治疗[130]。在不合作的幼儿（2—4 岁）中，口服水合氯醛、哌嗪和羟嗪的混合物仅 72% 有效；在所有镇静药中，有 3% 出现呕吐、血氧饱和度下降、长时间镇静和呼吸暂停等不良情况[131]。咪达唑仑滴鼻也有一席之地[132]。

在英国，静脉注射咪达唑仑仅用于>16 岁儿童的焦虑治疗[126]，对于更年轻的青少年可能也合适和有效。丙泊酚曾单独用作镇静技术，但其缺乏镇痛成分[133]。因此[134]，目前正在研究咪达唑仑、阿芬太尼、氯胺酮和丙泊酚口服或静脉注射混合使用的方法[135, 136]。最近对 1000 名病例的经验回顾表明，这些药物可以安全联合使用[137]，约 0.05% 患者出现了言语接触障碍，5% 患者出现恶心。如果不知道这种"替代"技术是否会导致意外麻醉，那么这种"替代"技术是否能被称为镇静仍有争议。一些从业人员对药物与氯胺酮的组合非常有经验[138, 139]。当口腔治疗的疼痛消退时，强效阿片类物质导致呼吸暂停的危险值得关注[53]。

许多专业技术可能不适用于除专科中心以外的地方，而且大多数牙医和麻醉医生认为，不合作的儿童应在医院环境中使用短效麻醉[140, 141]。在欧洲儿童口腔领域建立了越来越多的特殊口腔中心，患有严重焦虑、沟通能力有限或孤独症障碍的儿童可在全身麻醉或深度镇静下得到治疗。一般来说，麻醉医生（而不是牙医）负责镇静 / 麻醉。

十七、未来的新发展

英国制订的 NICE 指南中关于儿童和年轻人诊疗操作的镇静最初于 2010 年 12 月发布，并于 2019 年 2 月进一步更新[66, 142]，纳入了选定镇静药物的安全和有效性证据、关于患者管理的共识声明和成本 – 效益考虑。这些指南与美国指南的重要偏差是承认丙泊酚和七氟烷是儿童镇静的可行方案[142]。关键的声明是"接受过麻醉训练的医疗保健专业人员可使用七氟烷、丙泊酚或阿片类物质与氯胺酮的组合"[142]。处理途径和镇静方法详见图 27-1。

更新的 NICE 指南（2019 年）和荷兰指南（2012 年，见下文）都有局限性，因为指南中都不含有右美托咪定，而右美托咪定在欧洲使用越来越广泛，特别是用于成像过程中的镇静。鉴于右美托咪定在事先没有睡眠相关呼吸问题的儿童中具有很高的安全性，因此不应简单地将右美托

咪定引起的深度（但自然的）睡眠归为中度至深度镇静。临床使用中需要针对适应证和禁忌证、最佳监测条件、术后恢复和医务人员最低专业技能提出具体的建议。

这两项指南都没有包括最近欧洲关于儿童麻醉前禁食的建议，该建议允许 1h 清液体[143]或与最近的 ICAPS 对禁食的共识指南一致[144]。

在荷兰，荷兰医疗改善研究所委托荷兰麻醉医师协会和荷兰儿科协会为手术室外的 PSA 制订儿科指南[14]。该指南于 2012 年发布（预计将于 2021 年发布更新），旨在提出五个重要基石，特别是使用有效的局部或表面麻醉、非药物技术及禁止强制约束患者[22]（表 27-2）。这些指南值得注意的是它们区分了深度镇静和分离镇静[22]（表 27-3）。然而为了达到一致的安全标准，只有两个镇静水平在最终实施中保持原先的计划：监测、禁食状态和专业能力，同样的安全预防措施适用于轻度镇静 / 焦虑缓解以外所有级别的镇静级别。任何（可能）引起深度镇静的 PSA 方案的安全标准都应该相似。

这些荷兰指南不鼓励非麻醉医师给美国麻醉医师协会（American Society of Anesthesiologists，ASA）分级 Ⅲ 和Ⅳ的患儿实施镇静。如果进行应在咨询麻醉医生后，由专门训练和有资格的医务人员进行。该禁食建议与其他专业协会的指南不同，轻度镇静不需要任何特殊的禁食。对于 PSA 来说，紧急情况下孩子饱胃也不是绝对的禁忌证[22]（表 27-4）。

在荷兰的指南中，丙泊酚可由训练有素的镇静提供者提供给 ASA Ⅰ 级和Ⅱ级患儿。ASA Ⅲ 级及以上的患儿只能从麻醉医生处接受丙泊酚[22]（表 27-5）。这些指南是基于诊疗操作提出的具体建议：胃肠镜检查尤其青睐丙泊酚，如有必要应与咪达唑仑或阿片类物质联合使用[22]（表 27-6）。

最后，荷兰指南中的一章为 PSA 提供者提出以证据为基础的基本能力的建议。从业者应具备的基本能力和技能取决于预定的镇静水平（轻或深）。这些建议已单独发表，可能成为未来培训

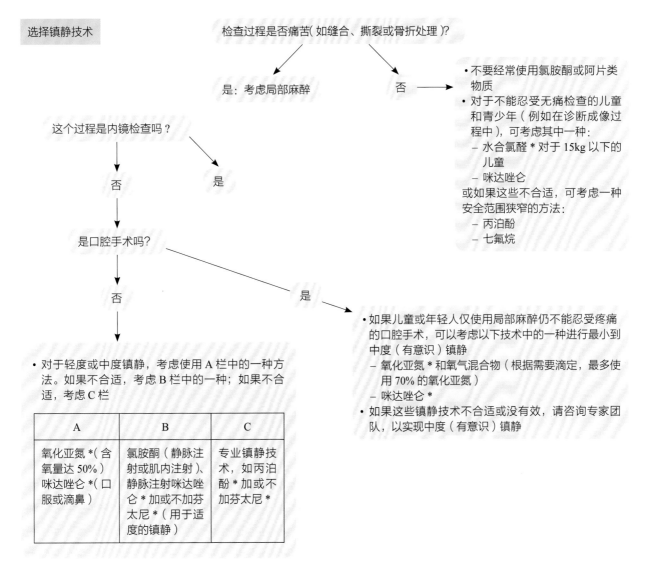

▲ 图 27-1 从 NICE 镇静指南中选择镇静策略

资料来源：国家指南中心 [2010]，＜19 岁的镇静：在诊断和治疗过程中使用镇静，临床指南 112，由伦敦摄政公园圣安德鲁斯广场 11 号皇家医师学院国家指南中心出版。版权 ©NGC。被许可复制。https://pathways.nice.org.uk/pathways/sedation-in-children-andyoung-people）

发展和认证的基础 [145]。

　　希望英国 NICE 和荷兰的倡议将鼓励改善向欧洲和其他地区儿童提供的服务。

　　在过去的 10 年中，在欧洲医疗保健提供者中可以看到对 PSA 越来越多的关注，这一点可从少量但不断发展的出版物、研讨会和指南中得到证明。然而仍缺乏一个明确的政策驱动欧洲全面专业化战略，并得到有关专业及其专业机构的支持。最近大多数的进步仍然是有限数量（但也在增长）的"地方英雄"工作的结果。

　　培训和认证将是世界各地镇静药物提供者最重要的目标。理想情况下，在欧洲，这些技能需要集中于所需的镇静类型和确保安全性的条件。我们相信，气道管理和监测技能将成为欧洲未来镇静训练和发展的关键组成部分。

十八、病例研究

　　前 3 名病例由马斯特里赫特大学医学中心

表 27–2　荷兰医疗改善研究所最佳诊疗舒适度和避免强迫儿童约束的综合策略

策 略	举 例
预防措施	避免多余的诊疗操作
	只允许有经验的专业人员进行操作
	事先商定诊疗操作的最大尝试次数
	在全身麻醉下早期留置中心静脉导管（如在长期静脉抗生素治疗期间）
积极的局部和表面麻醉	留出足够的时间使表面麻醉生效（如 EmlA®≥60min）
	在正确的部位进行局部麻醉
	实施新的局部麻醉技术
	利多卡因浸润：用碳酸氢钠缓冲利多卡因，并使用尽可能小的针减少浸润时的疼痛
非药理学技术	给儿童最佳体位
	父母或监护人在场
	操作前准备，游戏治疗
	分散注意力的技巧和催眠
有效的程序化镇静镇痛（PSA）	"小型"检查的轻度镇静（如氧化亚氮和氧气的混合物）
	用于非常痛苦的检查可滴定镇静（如丙泊酚）
	接受过 PSA 培训的专业人士
麻醉救援	如果其他技术出现或被证明无效或不安全，可用麻醉

引自 Leroy 等 [22]，经 Piet L. J. M. Leroy 许可使用

（荷兰）儿童程序化镇静单元的镇静小组管理。镇静策略基于循证协议。最后 4 名（病例 4～7）发生在英国伦敦大奥蒙德街医院。

病例 1（荷兰）

6 岁女童，既往体健，ASA Ⅰ 级，体重 25kg，5 周前右前臂远端骨折，骨折已在全身麻醉下用 2 根克氏针进行手术矫正。她要求移除前臂上的金属丝。她不是午夜后禁食（*nil per os*，NPO）的儿童。

镇静步骤

这个没有禁食的孩子的镇静目标是达到轻度镇静和镇痛。逐步的镇静方法概述如下。请注意：负（–）分钟表示操作开始（时间 0）之前的时间过程。

(1) 准备阶段：在 15min 的游戏治疗过程中，孩子面罩吸入氧化亚氮。确定了一个单独的分散注意力的技术。此外，游戏疗法用于实现最佳的面罩密封和减少环境 N₂O 污染。

(2) 时间安排和用药方案

• T=–15min：芬太尼 2μg/kg 分 2 剂鼻腔给药，每个鼻孔 1 剂。通过黏膜雾化装置（MAD®）给药。

• T=–5min：通过麻醉面罩（QuadraLite, Intersurgical）、按需阀门和移动废气回收系统（Excidio®，林德医疗）开始吸入 50% N₂O/O₂ 气体混合物（Livopan®，林德医疗）。

• T=0min：开始手术。在此过程中控制光线和噪音。镇静医生和父母在孩子的左侧，让孩子处于以催眠为基础的分心状态。外科医生在氧化亚

镇静水平	说 明
轻度镇静 / 焦虑缓解	这两种状态很难区分，在这种状态下，患者的焦虑和应激水平已经降低，而患者基本保持完全清醒。患者对语言刺激的反应充分而持续，因此仍然可以语言交流。在无明显合并症的患者中，这种状态风险极少。虽然认知功能和协调能力下降，但呼吸和心血管功能不受影响。轻度镇静 / 焦虑缓解通常是在一个标准剂量咪达唑仑（0.1mg/kg 静脉注射或 0.2~0.5mg/kg 经黏膜吸入）和氧化亚氮镇静（吸入浓度高达 50%）后出现的一种精神状态。在此基础上更高的剂量、其他药物或与其他镇痛药的联合使用时会导致更深的镇静水平
中度镇静	药物诱导的意识下降，在此期间，当与患者说话或给予轻触觉刺激时，患者仍有目的性的反应。不需要任何干预措施来保持气道开放，气道反射完好，通气充足。如果这种反应不明显不充分而更多的是一种回缩反射，我们称之为深度镇静
深度镇静	这是一种药物诱导的意识下降，在此期间，患者对说话没有反应，但对重复或痛苦的刺激有目的性的反应。气道反射和通气可能会减弱，可能需要保持气道开放。"深度镇静"的概念是一个有争议的术语，因为它与麻醉的区别并不明显。一个典型的例子是由丙泊酚引起的深度镇静，在这个过程中有必要尽可能保持自主呼吸并开放气道。通气不足的风险与镇静的剂量和深度成线性函数关系
分离镇静	它也被称为"恍惚样镇痛镇静"，通常是氯胺酮镇静的结果。就镇静、镇痛的深度和反应水平而言，氯胺酮会导致一种与麻醉类似的状态。然而与麻醉相反，即使在相对较高的剂量下，气道反射、呼吸和血流动力学基本保持完整。这使得氯胺酮在 PSA 中具有吸引力，特别是在痛苦的诊疗过程中
全身麻醉	一种药物诱导的无意识状态，在这种状态下，患者即使对疼痛的刺激也没有反应。保持气道畅通的能力往往会减弱或丧失，通气经常受阻，因此需要进行通气支持。心血管功能也可能受损。只能在麻醉医生的监督下使用

表 27-3 荷兰医疗改善研究所不同镇静水平的定义

PSA. 程序化镇静镇痛

引自 Leroy 等 [22]，经 Piet L. J. M. Leroy 许可使用

表 27-4 荷兰医疗改善研究所的禁饮禁食建议

1. 使用轻度镇静的儿童不需要禁食

2. 根据适用于全身麻醉的相同指南（2h 清液体、4h 母乳喂养、6h 其他食物），儿童最好在进行（择期）中度或深度镇静 PSA 时处于空腹状态

3. 儿童在紧急情况下没有空腹不是 PSA 绝对禁忌证，因为如果推迟诊疗会带来健康风险和（或）不适。然而在这种情况下，必须始终仔细考虑窒息的风险、镇静药的选择、镇静的深度，以及对气道的保护

实际上，这相当于下列建议：

① PSA 在急性情况下（不空腹），必须尽可能避免深度镇静，因为保护性气道反射可能被干扰，或有很高的呼吸障碍的风险

② 如果检查需要深度镇静，患者必须处于空腹状态

③ 如果需要进行深度镇静的检查且不能保证空腹，则必须在麻醉医生的监督下进行深度镇静，以确保最佳的气道保护

4. 饱胃不能成为使用无效的轻度或中度镇静进行检查的理由或借口

PSA. 程序化镇静镇痛

引自 Leroy 等 [22]，经 Piet L. J. M. Leroy 许可使用

表 27-5 荷兰医疗改善研究所的丙泊酚建议

丙泊酚适用于（紧急）疼痛的儿童检查。丙泊酚可产生深度镇静作用。因此，必须遵守本指南第一部分中关于患者的选择、医生的技能、能力、监测的先决条件和其他先决条件。由于丙泊酚是一种快速有效的药物，未经训练的人使用会迅速导致过度镇静和呼吸抑制，因此工作组也提出了以下建议：

1. PSA 的执行者和实施检查或手术的人绝对不能是同一个人
2. PSA 最好由麻醉医生进行
3. 如果丙泊酚的 PSA 是由非麻醉医生进行，那么必须由已使用该药物较长时间且能够评估和处理任何呼吸系统并发症的医生进行
4. ASA Ⅲ 级或更高级别的患者必须由麻醉医生进行丙泊酚 PSA
5. 强烈建议使用丙泊酚 PSA 时进行预充氧和使用二氧化碳监测，以限制相对较高的呼吸道并发症的风险

PSA. 程序化镇静镇痛
引自 Leroy 等 [22]，经 Piet L. J. M. Leroy 许可使用

表 27-6 荷兰医疗改善研究所的胃肠镜检查的镇静建议

1. 儿童胃肠镜检查原则上必须在全身麻醉或深度镇静下进行。如果决定选择深度镇静，那么必须使用一定能达到有效深度镇静水平的可滴定药物。在所有被研究的药物中，丙泊酚最有效——如果有必要可与咪达唑仑或阿片类物质联合使用
2. 工作小组不建议使用以下形式的 PSA 进行胃肠镜检查：
   - 内镜检查食管、胃和十二指肠使用氯胺酮，因为有增加喉痉挛的风险
   - 单独使用苯二氮䓬类药物或苯二氮䓬类药物与阿片类物质的联合使用。两种形式的 PSA 都不如麻醉或丙泊酚深度镇静有效
   - 在内镜中，苯二氮䓬类药物不是产生遗忘水平的合适药物
3. 就直肠镜而言，值得考虑的是，在获得知情同意的情况下，如果儿童不害怕或反对检查，是否可在没有 PSA 的情况下进行检查
4. 如果不能得到全身麻醉或麻醉医生的支持，内镜中心必须具备可靠的设施和训练有素的专业人员，以提供安全有效的深度镇静，满足这些指南的先决条件
5. 深度镇静前可考虑口服咪达唑仑，可减少检查开始时进镜的痛苦程度，且能使需要的丙泊酚剂量更小

PSA. 程序化镇静镇痛
来自 Leroy 等 [22]，经 Piet L. J. M. Leroy 许可使用

氮镇静完成后进入病房，从右侧接近患者，不进入"分心区"。整个过程在安静中进行。

- 在整个镇静过程中与患儿保持持续的视觉和语言接触，直到患儿达到出恢复室标准。

要点

- 舒适的轻度镇静；眼睛能够睁开。
- 取克氏针时有轻微疼痛反应，但无明显情绪。没有体动；不需要约束。

- 手术时间：3min；在手术结束时，将 N_2O 混合气体替换为 100% 氧气，同时再继续清除呼出的空气 5min。
- 复苏时间：7min。
- 没有手术疼痛的记忆；没有不良事件。

病例 2（荷兰）

一名 23 月龄女婴，最近被诊断为神经发育迟缓，ASA Ⅰ 级，体重 9kg，计划进行静脉穿刺和腰椎穿刺，对血液和脑脊液行广泛的代谢和基

因检测。由于孩子的强烈抵制，之前的尝试没有成功。这孩子不是 NPO，也没有禁食。

镇静步骤

这个孩子的镇静目标是轻度镇静和局部镇痛。逐步的镇静方法概述如下。

(1) 操作前 90min 应用 EmlA®（局部麻醉药普鲁卡因和利多卡因混合物；阿斯利康），在 3 个不同的静脉部位和 1 个腰椎穿刺部位覆盖透明薄膜敷料（Tegaderm®，3M）。

(2) 时间安排和用药方案

• T=−15min：鼻黏膜表面麻醉，每个鼻孔 2% 利多卡因 0.3ml 鼻腔给药。通过 MAD® 进行管理。

• T=−10min：咪达唑仑 0.2mg/kg 鼻腔给药。通过 MAD® 进行管理。咪达唑仑总剂量为 5mg/ml 溶液配制而成的 0.4 mg/kg=3.6mg=0.72ml。

• T=0min：开始操作。在这个过程中保持柔和的光线和噪音。镇静医生和父母在孩子的左侧，让孩子处于以催眠为基础的分心状态。在达到充分的轻度镇静后接近患者而不进入"分心区"，执行操作的专业人员和材料进入房间。整个过程在安静中进行。

• 在整个镇静过程中保持脉搏血氧测定和持续的视觉和语言接触，直到满足出恢复室标准。

要点

• 孩子轻度焦虑，但柔和的环境刺激可很好地将其控制。孩子在穿刺过程中微笑，举止像喝醉了一样。镇静药减少了孩子挥手的动作，且不抵抗任何反应。

• 两次穿刺时都没有疼痛反应。没有体动；不需要约束。在腰椎穿刺时，孩子的头部保持温和的伸展，以防止气道阻塞。

• 操作时间：16min。

• 复苏时间：35min。

• 没有明显的痛苦；没有低血氧饱和度；没有不良事件。

病例 3（荷兰）

一名 7 岁女童因急性骨髓炎住院接受长期静脉抗生素治疗（ASA Ⅰ级；体重 29kg；抗生素治疗，氟氯西林）。她被安排在超声辅助下行右肘部置入经外周静脉穿刺的中心静脉导管（PICC）。孩子完全按照 ASA 指南禁食。

镇静步骤

镇静的目标是深度镇静和局部镇痛。分步方法具体如下。

(1) 操作前 90min 应用 EmlA®（局部麻醉药普鲁卡因和利多卡因混合物，阿斯利康），覆盖透明薄膜敷料（Tegaderm®，3M）在多个超声确定的穿刺部位。

(2) 时间安排和用药方案

• T=−10min：芬太尼 1μg/kg 缓慢静脉滴注。

• T=−5min：预防丙泊酚输注疼痛，1% 利多卡因 1ml 静脉缓慢静脉局部麻醉。在利多卡因输注过程中压住输注部位近端的静脉。

• T=0min：开始丙泊酚诱导 1mg/kg 慢速（180s），同时开始输注丙泊酚，剂量为 6mg/(kg·h)。在诱导过程中光线和噪声都是柔和的。镇静医生和父母站在孩子的左侧。二氧化碳监测用于优化头部姿势和保持气道畅通。在达到深度镇静后，操作执行人员和材料进入房间。

• 根据患者对刺激的反应，丙泊酚的剂量调整到 9mg/(kg·h)。导管成功置入后，丙泊酚剂量立即降低到 3mg/(kg·h)。一旦操作完全结束就停止使用丙泊酚。

• 二氧化碳监测（结合 2L/min O_2；FilterLine® 呼气末 CO_2 采样管；Covidien）、脉搏血氧饱和度测定、心电图和血压每 5min 记录 1 次，直到符合出恢复室标准。

要点

• 在诱导过程中，孩子会变得轻度激动（微笑、说话含糊），但通过柔和环境刺激可很好地控制。镇静提供者识别并缓慢控制孩子的行为，没有抗拒或反应。深度镇静可在 3min 内实现。

• 困难的穿刺过程。多处穿刺无疼痛反应，没有体动，不需要约束。

- 操作时间：47min。
- 复苏时间：27min。
- 无明显操作不适感；没有发生低血氧饱和度；没有不良事件。诱导后的最低血压为 75/35 mmHg。

病例 4（英国）

一名 6 岁男孩接受脑部 MRI 监测。

6 岁男孩 Lukas，2 年前被诊断为脑星形细胞瘤，需要多次手术和化学药物治疗。现在病情缓解，但每 12 个月就要进一次医院接受脑部 MRI。他最初的治疗过程非常痛苦，现在他不喜欢待在医院病房和医生身边。为了进行 MRI，他更喜欢由专业镇静护士在磁共振室进行镇静。

护士提前通过电话对这些患者进行预评估，以确保他们符合日间病例 MRI 中使用护士主导右美托咪定镇静的标准。Lukas 过去曾接受过预评估，因此他的家人习惯了电话随访，这确保了他的病史没有新的问题或变化，并且他们仍然知道镇静药的常规禁食指示。

MRI 当天，Lukas 和他的父母来到磁共振室，被 1 名镇静护士和 1 名游戏治疗师接见。当游戏治疗师与 Lukas 接触并了解他喜欢玩什么游戏和活动时，镇静护士与家人一起检查了他的病史，包括过敏、当前使用的药物和禁食时间。镇静护士同意进行 MRI，并提供了关于镇静药、可能的不良反应和并发症的书面信息传单，以及在镇静后出现问题时可拨打的电话号码。

Lukas 的 MRI 需要对比剂，因此需要静脉注射。在他上一次扫描中，在进行检查之前使用 EmlA® 局部麻醉药和游戏治疗师辅助的平板电脑分心技术。然后在 10min 内给他输注 3µg/kg 右美托咪定的负荷剂量，然后维持输注 2µg/(kg·h)。维持输液直到检查结束。尽管这项技术和给予的右美托咪定剂量效果良好，检查也成功完成，但 Lukas 发现清醒的静脉置管非常痛苦。这一次，护士镇静师决定通过黏膜雾化装置给 Lukas 鼻内滴注 3mg/kg 负荷剂量的右美托咪定。尽管鼻内给药比静脉给药（5～10min）需要更长的时间

（30～40min），但他还是睡着了，一旦他镇静下来，他们就可以通过 EmlA 乳膏进行镇痛。

研究小组知道，为了优化右美托咪定的镇静效果，他们需要消除干扰和刺激，例如，Lukas 房间里的平板电脑，用柔和的音调说话，调暗灯光或播放柔和的音乐。他们还知道，他们必须目视观察他的呼吸和肤色，以确保他是安全的，直到他们能够对他进行氧饱和度、心率和血压监测。他的第一次心率读数为 60 次 / 分，低于他这个年龄段孩子的预期，但在检查他的血压后，发现正常。护士们意识到，右美托咪定可导致儿童相对心动过缓，他们应始终确保这种现象伴随着正常的血压，并确保儿童保持稳定。

维持输注 2µg/(kg·h)。一旦静脉通道就位，就会启动，然后将 Lukas 带到 MRI 仪。此时 Lukas 熟睡，医疗团队轻轻地移动他，小声说话，尽量减少刺激。1 名护士和 Lukas 一起留在 MRI 仪里以便对他进行监控，如果他真的醒了那么护士方便快速看护。MRI 快结束时，Lukas 激动起来，检查暂时停止，护士让他坐下。入睡后，MRI 完成。

MRI 后，Lukas 被从 MRI 室带到 MRI 麻醉后护理室，其父母加入进行监护。右美托咪定治疗后，他很困，休息 30min 后，他会逐渐清醒并鼓励他吃喝。他在磁共振日间单元接受观察，直到他清醒、反应灵敏、进食、饮水、排尿活动和行动自如，然后出院回家。

病例 5（英国）[81]

一名 10 月龄婴儿的 MRI。

一名 10 月龄的婴儿，体重 9kg，需要对大脑进行 MRI，以调查反复的热性惊厥和轻度肌张力减退。她没有其他身体问题。她的祖母最近在大手术中去世。父母可以选择麻醉和镇静。他们被告知镇静可能和麻醉一样安全，并将由一支受过专门训练的护士团队监督。他们还被告知，在整个 MRI 过程中，镇静药偶尔不能让婴儿保持睡眠（成功率超过 95%）。另一种选择是麻醉，几乎均能成功睡着。父母要求镇静。

要点

1. 对 MRI 的需求正在增加，适应证包括对许多医疗状况的长期监测。对于许多接受过广泛医疗和外科治疗的儿童来说，MRI 中的镇静前景远比进一步的全身麻醉药更为理想。
2. 当用右美托咪定镇静儿童时，需要区分镇静前阶段和镇静阶段，镇静前阶段是儿童被游戏治疗师积极干预并对静脉注射等操作分心的阶段，镇静阶段是环境需要变得安静、黑暗和平静以促进和维持睡眠的阶段。使用右美托咪定镇静药的儿童应以与任何睡眠儿童相同的方式进行治疗；他们很容易被唤醒，因此家长和医务人员应该谨慎对待。
3. 右美托咪定可能导致儿童相对心动过缓。这很少与血压显著降低相关。为了治疗临床上严重的血流动力学损害，应停止泵药并给予适当的液体。
4. 使用右美托咪定镇静的儿童在术后恢复期可能仍然很困。医务人员应该积极参与，促使儿童清醒，并鼓励他们吃喝，以加快康复。

镇静步骤

患者被直接送入 MRI 诊室。放射技师和护士进行了病例讨论。所有队员都被提醒注意金属安全。放射技师对患者和母亲进行了金属检查。护士对患者进行了评估，进行了所有"医疗"过程，并开了 100mg/kg 口服水合氯醛的处方。水合氯醛已使用很长时间。三氯苯酚（一种磷酸化的三氯乙醛）的耐受性更好，但已不再生产。

在护士的监督下，患者被母亲搂在一间安静的黑暗房间里。孩子在 10min 内睡着了，并使用了脉搏血氧仪。再过 10min，患者被带到扫描仪前并定位。她稍微动了一下，但还是睡着了。应用心电图、无创血压袖带和二氧化碳监测。1 名护士和母亲留在扫描室。患者被放在扫描仪的中央。护士看不见患者，但可以看患者监护仪。扫描耗时 30min。

扫描结束时，婴儿被取出。她稍微动了一下，但没有醒过来。她被带到复苏室，50min 后在那里苏醒。她又睡了 2h，之后她被喂食，在没有干预的情况下保持清醒。出院后，医生建议她，如果出现困倦或无法口服液体，应返回医院。

病例 6（英国）

一名患有 21– 三体综合征和白血病的 13 岁男孩。

Michael 是 1 名患有 21– 三体综合征的 13 岁男孩，患有白血病，需要进行一系列鞘内注射化学药物治疗。他很不合作，不会容忍任何清醒的操作（只有少数白血病患者要求在清醒或镇静状态下进行操作。笔者单位几乎所有的家长都要求给孩子麻醉）。介入放射学团队在麻醉下置入中心静脉导管（CVC）（早期置入 CVC 是为儿童提供高质量监护的最重要因素之一），计划在镇静状态下接受鞘内甲氨蝶呤和静脉注射长春新碱。

镇静步骤

治疗当天，Michael 被送入肿瘤科"日间病房"。他禁食 6h。和所有类似患者一样，他在麻醉前禁食。然而，确保患者不过度禁食（如前一天的禁食）仍是一项挑战。简单、一致的指示和良好的沟通将有所帮助。根据手术时间的禁食可能对不过度禁食会有所帮助，但会降低调整手术列表顺序的灵活性。不合作儿童的禁食是治疗当天的一个重要问题；然而，麻醉药的安全性和化学药物治疗的实施更为重要。

在当天上午接受操作的患者名单中他排第一个。他由养父母陪同（父母总是扮演重要角色，应该鼓励他们帮助孩子保持冷静）。护士"给他检查"并称了体重。1 名实习医生进行了体格检查。检查前一周进行的超声心动图报告，心功能在正常范围内。从中心静脉管采集血液，并送去进行标准的术前化验检查（血红蛋白、血小板、白细胞计数和凝血功能）。肿瘤学专家会见了 Michael 和他的父母，并检查了化验结果和治疗计划。父母被告知，Michael 当天只能接受腰椎穿刺注射甲氨蝶呤。静脉注射长春新碱将在另一天通过中心静脉导管在当地医院进行。父母在同意书上签字。1 名麻醉医生会见了 Michael，审阅了病历，并解释了麻醉的必要性。

在整个过程中，Michael 被玩具吸引，并被一位游戏专家逗乐（有一个只致力于提供平静监护方法的团队成员是很有用的。游戏专家会知道患者需要什么，包括解释、安慰和分心。如果护士有时间，这些事情可以由他们来完成）。Michael 被转至手术团队处，但游戏专家始终陪伴着他。

在操作开始之前，镇静和手术小组召开了病例讨论 ["最小"诊疗团队由"手术医生"(1 名专科医生和 1 名护士）和"麻醉医生"(专科医生和护士 / 技术员）组成。该团队也可能包含游戏专家、药剂师和协调员），所有患者都将纳入讨论。Michael 的甲氨蝶呤由药剂师检查。

Michael 被认为在没有任何术前镇静或抗焦虑的情况下是可控的。他与父母和游戏专家一起走进手术室。他的临床记录、甲氨蝶呤处方和同意书都与他的身份证进行了核对 [在笔者医院的一些地区，WHO 手术安全列表中的"签到"和"手术暂停"部分被合并用于所有手术团队成员都在场的短小手术]。他拒绝坐在床上。通常，像他这样大小和年龄的患者会接受监测并侧卧，准备在麻醉诱导后立即开始腰椎穿刺。团队意识到这对 Michael 来说是不可能实现的。

麻醉医生用消毒剂消毒中心静脉导管，注射丙泊酚 3mg/kg[①]，随后注射瑞芬太尼 1μg/kg[②]，用 20ml 生理盐水冲洗管路（随后在病房里，肿瘤科护士在患者出院前用肝素化盐水冲洗 CVC 管路，以防麻醉药物残留）。当 Michael 昏昏欲睡时，团队帮他侧卧，准备腰椎穿刺。一个枕头放在他的头下。1 名麻醉护士 / 技术员在"头部"准备给 Michael 戴上麻醉面罩。他的呼吸停止了，此时肺是膨胀充气的[③]。

操作医生已经准备好进行腰椎穿刺（甲氨蝶呤也准备好了）。Michael 的背部做了充分的准备，并尽可能弯曲（大型或肥胖儿童的腰椎穿刺可能很困难）。腰椎穿刺成功，注射了甲氨蝶呤，并涂抹了黏性皮肤敷料。60s 内，Michael 开始呼吸[④]。他戴上简单的氧气面罩，被送往隔壁的复苏室。他的氧饱和度、心率和血压（仅一次测量）始终保持正常。10min 后他醒了，正在说话，准备吃喝（Glaisyer 和 Sury[105]）。因此，他在 2h 后出院。他的父母得到了关于头痛的建议。

病例 7（英国）

一名 15 岁焦虑女孩的胃肠镜检查。

患者有 2 年便秘、腹泻和腹痛史。体重 35kg；在过去的 1 年里，她体重稳步下降。她很安静，不常与医疗专业人士交谈。这种行为可能与胃肠疾病引起的身体不适有关，但也可能与身体或精神虐待有关。儿童保护问题在该患者群体中很常见。她的父母和她在一起，大部分谈话都

---

① 对于大多数患者，使用以下公式：在 20ml 注射器中制备 5mg/kg 丙泊酚，并将其稀释至 20ml 的总体积。因此，第一次推注将始终为 12ml（=3mg/kg）。如果手术持续时间长于该推注所给予的麻醉时间，可给予第二次或第三次推注（每次 1mg/kg=4ml）。如果手术持续时间比麻醉时间长，则该技术被转换为吸入七氟烷。

② 对于大多数患者，可使用以下配方：在 20ml 注射器中制备 2μg/kg 瑞芬太尼，并稀释至总体积为 20ml。因此，第一次推注始终为 10ml（=1μg/kg）。如果手术持续时间长于此推注所给予的镇痛时间，则可给予第二次或第三次推注（每次 0.5μg/kg=5ml）。如果手术时间超过这些剂量，该技术将转换为吸入七氟烷。

③ 呼吸暂停与这种技术密切伴随。呼吸暂停是阿片类物质作用的证据，这意味着对腰椎穿刺反应的体动极不可能。为了使这种技术具有优势，必须及时进行腰椎穿刺。较长的手术应通过输液或吸入技术进行管理。

④ 瑞芬太尼的半衰期为 5～10min，与输注量无关。如果预计术后疼痛，则需要另一种镇痛药。在这种技术下，没有患者在腰椎穿刺后的第 1h 内主诉腰痛或头痛。术后恶心罕见。

要点

1. 介入放射学在英国是蓬勃发展的专业，在笔者医院，介入放射术团队负责留置几乎所有的长期 CVC。麻醉可确保儿童不动，从而为安全准确的静脉穿刺创造最佳条件。

2. 心脏缺陷在 21– 三体综合征患者中很常见。化学药物治疗可引起心肌病。

3. 鞘内注射长春新碱是致命的。这种令人痛心的错误发生得太频繁了。具有特殊连接器的腰椎穿刺针的设计和分布，使得静脉注射药物的意外注射成为不可能。目前的策略是将静脉注射（IV）长春新碱和鞘内注射（IT）甲氨蝶呤分开，以区分"地点""时间"和"人员"，即不同的医院、日期和团队。笔者医院手术团队从未使用长春新碱。有时，在病房里给"住院患者"静脉注射长春新碱，但只有在肿瘤科医生提出该患者需要的情况下。

4. WHO 手术安全清单流程应被用于麻醉或镇静下的所有手术。病例汇报是团队"一次"听取和讨论患者和手术细节的机会。这是一种高效的沟通方法，可以提高安全性和效率，辅助教学和促进团队协作。随着患者情况和细节的变化，可能需要多个团队汇报。可能需要选举 1 名团队领导或协调员。

5. 麻醉医生对 CVC 的管理应遵循商定的方案。在笔者医院里，这包括用戴着手套的手在干净的塑料托盘里准备药物。CVC 应使用 2% 酒精氯己定制备 30s，并在注射药物前晾干。随后用 20ml 生理盐水冲洗 CVC。随后在病房里，肿瘤科护士在患者出院前用肝素化盐水冲洗 CVC 管路，以防麻醉药物残留。

是她妈妈说的。患者已进行肠道准备[①]。已留置静脉管路，并正在进行静脉输液以维持其水分摄入（在内镜检查室外由护士留置静脉管路可能对焦虑的孩子更好。经验丰富的护士可以花时间让孩子放心，这在内镜检查期间可能是没有的）。

病例汇报会上制订了麻醉计划[②]，让她通过静脉输注丙泊酚进行麻醉，并让她在没有气道装置或支撑的情况下自主呼吸[③]。内镜检查工作人员认为她很焦虑，应该在该时段的患者顺序中排前面（这很常见。患者的顺序可能需要改变，病例汇报会能够进行充分讨论和安全规划）。她被送至医院但拒绝进入内镜检查室，说服失败。然后她被说服接受口服咪达唑仑（10mg）。15min后，她不再那么焦虑，被推车推进了内镜检查室。她哭了。她的父母和她在一起，试图让她平静下来。

检查病历和同意书（这些检查对于避免错误非常重要）。她拒绝接受监测。断开静脉输液，将 20mg 利多卡因缓慢注入留置针[④]。准备了一个丙泊酚 TCI 泵（50ml 10% 丙泊酚），并使用 Paedfusor 算法对注射器驱动器进行编程。该 TCI 模型 / 算法在英国和欧洲普遍使用。它输注丙泊酚以达到目标血液水平。输送的剂量遵循基于在儿童中收集的公开数据的算法（见第 15 章和第 39 章）。目标浓度设定为 6µg/ml。患者不完全配合，但在丙泊酚输注管路与留置针连接时，允许父母握住她的手。此时她还在哭。

输液开始。她在 60s 内睡着了，父母离开了房间。内镜检查小组（麻醉医生、内镜医生和护士）帮助她侧身并进行监测。首先使用鼻导管吸氧和二氧化碳监测。呼吸由 CO_2 描记图持续监测。接下来应用脉搏血氧仪，然后应用血压袖带和心电图。

---

① 肠道准备应实现结肠的清洁，其效果的证据是水样粪便的排出。脱水是一个常见问题，因此一些儿童需要静脉补液。

② 病例汇报应包括团队的所有成员。可以讨论诊疗操作细节和预期问题的沟通，以尽量减少问题和延误。在此阶段可以进行必要的安全和质量检查。

③ 这种方法并不适用于所有儿童。通过气管插管可以更安全地管理幼儿和有心肺问题的儿童。丙泊酚输注提供了一种不良反应最小的恢复模式。有时，由于气道阻塞，这种方法并不成功，对一些儿童来说，及时的气道抢救 / 支持（包括气管插管）是必要的。

④ 利多卡因注射有两个原因：测试留置针的通畅性，帮助减轻丙泊酚引起的疼痛。

检查患者的位置和舒适度。将咬合块插入口腔（咬合块保护内镜并延长其使用寿命）。TCI 开始 5min 后，将吸管插入咽部以抽吸分泌物[①]。她在抽吸分泌物时发生了体动。又过了 1min，再次进行抽吸。几乎没有任何动静。呼吸频率稳定在约 20 次 / 分。CO_2 描记图数字低，波形不"完整"，但足以证明她正在呼吸，气道没有阻塞。

将内镜插入食管。咽部的分泌物由患者头侧的麻醉医生吸走（分泌物会引起喉痉挛。侧位和持续抽吸可能会减少这个问题）。从这个位置，麻醉医生可以看到 CO_2 描记图，并通过任何需要的方式（吸痰、托下颌、下颌推压或其他气道装置）支撑气道。内镜检查顺利进行，直到十二指肠插管。有一些干呕症状，更多的分泌物被吸走 [十二指肠插管可触发咳嗽和其他自主反射（如心动过缓）]。

上消化道内镜检查结束，她（在手推车上）转过身来接受结肠镜检查。TCI 降至 3μg/ml[②]。结肠镜检查顺利进行，直到到达盲肠。患者体动，心率和呼吸频率增加。TCI 增加至 6μg/ml，

等待 1min 后继续检查。回肠活检，结肠镜逐渐退出，同时对结肠的所有部分进行活检。TCI 降至 3μg/ml。直肠活检时，TCI 设置为 0μg/ml（将目标设置为 0，而不是关闭输注，允许在因任何原因需要延长输注时重新开始输注麻醉）。

检查结束。断开输液。工作人员检查他们是否完成了所有预期任务。用盐水冲洗套管，然后将患者推入恢复区。她在 10min 内开始醒来，并在 30min 内坐起来、说话、喝水。她能够走路，并准备在 2h 后出院。

要点

1. 几种抗焦虑药物效果较好，但口服咪达唑仑是最快、最容易耐受的药物之一。一些咪达唑仑可能会被不合作的患者吐出或吞下。
2. 家长通常有助于减少患儿的焦虑，帮助实现合作。
3. 如果无法解决气道阻塞，麻醉医生和内镜医生必须准备放弃手术并退出内镜。CO_2 描记图波形缺失是缺氧即将来临的严重警告。在脉搏血氧仪显示不饱和之前，患者看起来会发青。
4. 根据笔者使用这种镇静技术的经验，几乎没有儿童需要镇痛或镇吐药。

[①] 抽吸导管刺激呕吐反射并测试麻醉的"深度"，以帮助预测内镜是否耐受。如果患者不耐受内镜，麻醉医生需要决定是否应增加目标丙泊酚血药浓度。如果时间允许，患者通常会平静下来，这可能是因为丙泊酚的作用机制（即其药效学）比预期需要更多的时间。

[②] 插入结肠镜刺激不强。结肠镜检查的第一部分是不刺激的，直到结肠被结肠镜拉伸。一些患者表现出不适症状。背景输注瑞芬太尼 [0.1～0.5μg/(kg·min)] 是有效的，并且如果根据呼吸频率进行调整，则不太可能出现明显的呼吸抑制。

第 28 章　南美洲的儿童镇静
Pediatric Sedation in South America

Pablo Osvaldo Sepúlveda　Paulo Sérgio Sucasas da Costa　**著**

周盈丰　李　军　**译**

南美洲由 13 个国家组成，包括阿根廷、玻利维亚、巴西、智利、哥伦比亚、厄瓜多尔、法属圭亚那、圭亚那、巴拉圭、秘鲁、苏里南、乌拉圭和委内瑞拉。其面积为 1784 万平方公里（689 万平方英里），2020 年人口估计为 429 063 381 人。南美洲的语言主要是西班牙语和葡萄牙语。各种社会、政治和经济因素使各地区发展呈多样性[1, 2]。

在医学领域（特别是镇静领域）各地区之间的差异性仍继续存在。不同地区的多样化发展使人们发现自己落后于目前医学的前沿技术，以巴西、委内瑞拉、哥伦比亚和秘鲁最为明显。

本章将探讨南美洲不同国家地区的镇静做法。

一、南美洲不同国家地区的儿童镇静

在南美洲，镇静药大多数情况下是由麻醉医生提供的，他们的麻醉学科是在拉丁美洲麻醉学联合会（Confederation of Latin American Societies of Anesthesiology，CLASA）的带领下发展的（www.clasa-anestesia.org）。CLASA 在 20 年稳定的政治和经济大背景下于 1963 年成立。CLASA 有许多工作委员会，包括一个儿科麻醉和安全委员会。此外，CLASA 还赞助翻译成西班牙语的书籍（包括《了解儿科麻醉》[3]）及教育视频[如小儿麻醉中的全凭静脉麻醉（total intravenous anaesthesia，TIVA[4]）]。CLASA 儿童麻醉委员会制订了专门针对手术室外镇静的规则和指南："鉴于儿科患儿的特殊特点，大多数情况下应深度镇静和（或）麻醉处理，手术室外的手术对一般设备的要求与手术室相同，始终要在麻醉医生的监督下进行"。

静脉麻醉工作组"Tivamerica 小组"汇集了来自所有中南美洲国家的专家，他们每年定期会面 1～2 次。每个国家也发展其当地的学术活动。该小组近 20 年来传播了药理学、镇静靶控输液技术和门诊技术，如扫描、内镜、口腔外科和其他领域的知识，但政治和经济问题及文化差异阻碍了这一学术活动的推广。预计到 2020 年，Tivamerica 小组将为整个南美大陆推出一份建议指南。

南美洲和北美洲镇静治疗最显著的区别是，在南美，护士很少给患儿进行镇静治疗，即使在偏远地区也是如此；相反，镇静是由医生和口腔医生在其专业协会的指导下提供的。总的来说，尽管某些地区缺乏麻醉医生，但南美洲卫生部支持这种麻醉提供模式。同许多发展中国家一样，南美洲麻醉医生的绝大部分集中在大城市，促进了私营部门的经济活动。尽管麻醉医生分布不均匀，但与麻醉相关的发病率和死亡率估计非常低。

监测仪购置成本的降低使得镇静服务达到国际标准。如今，血流动力学和呼吸监测几乎已得到普遍应用，其中包括脉搏血氧监测和 CO_2 描记图仪。不幸的是，在土著人仍然居住的偏远森林和山区，如何获得镇静药物仍是挑战。

在南美洲，必须强调一些值得注意的研究和专门知识领域。

(1) 靶控输注（target-controlled infusion，TCI）可供麻醉医生使用（TCI 目前在美国还没有）。TCI 是一种计算机化静脉输注设备，使用丙泊酚、瑞芬太尼和舒芬太尼的药代动力学（pharmacokinetics，PK）模型输注药物。目前南美洲的大多数 TCI 系统使用在智利创建的儿童 PK 模型。TCI 旨在维持稳定的药物血药浓度，防止药物过度积累，并达到靶向血药浓度。TCI 输送系统旨在取代固定速率的输液输送模式，从而避免血浆水平的峰值和波谷，这样可以减少镇静期间心肺抑制和术中苏醒的风险。

(2) 鼻内镇静使用单一或多种药物常见。在巴西，常用的方法包括咪达唑仑、右美托咪定和氯胺酮（如口腔治疗）。

(3) 阿根廷新生儿催眠 - 镇静的管理经验。

（一）阿根廷

在阿根廷，阿根廷麻醉学协会联合会对麻醉的报销和实践实行严格控制。该联合会有一个遵循美国麻醉医师协会（ASA）指导方针和政策的儿童麻醉分组。

然而，在现实中存在不一致，因为一些机构采用了滴注给药技术，并将不兼容的药物混合使用，如利多卡因与丙泊酚或瑞芬太尼与丙泊酚。不使用注射器的给药方式仍然存在，因此降低了给药的准确性。

（二）巴西

在巴西，约 2.09 亿人口（2018 年估计）中有 23 021 名麻醉医生。麻醉医生集中在大城市地区，而北部地区（包括亚马孙雨林）麻醉医生则很缺乏。巴西医师学会（第 1670/2003 号决议和第 2174/2017 号决议）指出深度镇静只能由有资格的医生实施，最好是麻醉医生，而手术或检查操作过程应由另 1 名独立的专业人员（医生、牙医）执行。以下物品应立即提供：维持患儿气道、输氧、处理心血管和呼吸系统并发症的用品，以及镇静记录（药物、剂量、效果和出院标准）。出院时应向患儿及其监护人提供明确的口头和书面指示，详细说明所服用的药物、预期的不良反应和紧急情况下的处理步骤。

巴西法律支持牙医实施镇痛、镇静和催眠。巴西牙医学院规定了氧化亚氮的使用：牙医可以在参加完 96h 课程并经过批准后施行氧化亚氮 / 氧气吸入镇静。一项对巴西麻醉医生的调查显示，92.8% 的麻醉医生不支持巴西牙医学会的声明，即"牙医可以在口腔诊所进行镇静"[5]。尽管 85.6% 的麻醉医生很少或从未在口腔诊所提供镇静或麻醉，但大多数人并不支持牙医提供镇静。具有讽刺意味的是，正是那些对口腔镇静和麻醉药有经验的麻醉医生最不支持牙医作为镇静实施者[5]。一项后续调查显示，巴西 77% 的牙医使用氧化亚氮，身体或精神残疾的成年患儿更有可能接受氧化亚氮[6]。到目前为止，巴西口腔镇静实施的调查是针对成年人群的，并没有专门针对儿童人群进行评估。因此，很难完全确定巴西儿童口腔镇静实施的现状。然而，一项针对全球儿科牙医的调查显示，氧化亚氮在全球儿科牙医中很受欢迎。儿科牙医应用全身麻醉、氧化亚氮和口服镇静的频率分别为 52%、46% 和 44%[7]。这些调查表明，谁有资格和能力实施口腔镇静的争议跨越了世界各国和各大洲[8, 9]。

在巴西实施门诊镇静的医生和牙医通常遵循美国儿科学会（AAP）和美国儿科口腔学会（AAPD）的国际指南，也有来自里约热内卢和圣保罗麻醉学会的文件（表 28-1）指导镇静[11, 12]。

在巴西，口腔镇静实施的一个缺陷是缺乏有关培训急救技能和发放证书的法规，而口腔医生和护士不需要接受系统的培训就可实施镇静，包括基础生命支持（basic life support，BLS）、高级心脏生命支持（ACLS）和儿童高级生命支

推荐	AAP/AAPD[10]	巴西圣保罗[11]	巴西里约热内卢[12]	智利[13]	哥伦比亚[14]
表 28—1　儿童镇静不同指南（AAP/AAPD+ 南美）的比较					
医疗层面					
最低程度镇静	熟练的技能	医疗人员	熟练的技能	麻醉医生（强烈推荐）	至少两名能提供 BLS 证明的专业人员
中等程度镇静	如上所述，但接受过 PALS 培训	接受过 PALS 培训的医务人员	熟练的技能	麻醉医生（强烈推荐）	基本的气道保障
深度镇静	至少两名接受过 PALS 培训的人员	麻醉医生	熟练的技能	麻醉医生（强烈推荐）	特殊药物（如丙泊酚）和接受过正式培训人员（几乎全是麻醉医生）
镇静前禁食要求（小时）					
水	—	—	—	1（75ml）	—
清液体	2	2	—	2	2
母乳	4	4	—	4	
配方奶	6	6	—	6	
牛奶等乳制品	6	6	—	6	
清淡饮食	6	6	—	6	6
难消化饮食	—	—	—	8	8（肥胖、糖尿病、胃食管反流患儿）
建议实施的监测					
SpO_2	连续监测	连续监测	连续监测	连续监测	连续监测
呼吸频率	间断监测	连续监测	连续监测	连续监测	连续监测
心率	连续监测	连续监测	连续监测	连续监测	连续监测
血压	间断监测	间断监测	连续监测	连续监测	间断监测
呼末二氧化碳	推荐（深度镇静时需要）	鼓励监测	鼓励监测	鼓励监测	推荐（在使用丙泊酚镇静时）

AAP. 美国儿科学会；AAPD. 美国儿科口腔学会；BLS. 基础生命支持；SpO_2. 经皮动脉血氧饱和度

持（PALS）。令人讽刺的是，在巴西，高级生命支持认证课程只面向医生和护士，而禁止牙医注册。

（三）智利

在智利，1700 万人有 1100 名麻醉医生，但他们集中在大城市。智利麻醉医生目前的认证程序与国际联合委员会的程序相一致。小儿麻醉是一个亚专科，由智利科学学会（www.sachile.cl）管理，该学会提出的手术室外镇静临床指南[13]强烈建议儿童镇静由麻醉医生施行。但存在特殊情况，即牙医使用咪达唑仑和氧化亚氮，放射科医生使用水合氯醛灌肠，虽然这种情况正越来越少。智利口腔协会有一个儿科分会，定期提供氧化亚氮镇静课程。

智利大学通过开发软件（Anestfusor；www.smb.cl）使用药代动力学模型（Paedfusor 和 Kataria）模拟和控制丙泊酚的输注，这些模型已在儿童中得到验证[15, 16]。2011 年，在智利进行的一项研究调查了 8 种丙泊酚药代动力学模型在儿童（3—26 月龄）中的表现，它们在给药 1min 后有低估丙泊酚浓度的趋势，这表明在临床应用中有给药剂量大于预期剂量的风险。在儿童中验证了 6 个模型（图 28-1 和图 28-2）。关于 TCI 和模型的详细信息见第 39 章（Absalom 的 Paedfusor 模型）。

Paedfusor（Glasgow，英国）开发于 20 世纪 90 年代早期，作为一种使用药代动力学模型向儿童输送丙泊酚的手段。今天，Paedfusor 型号的 Ezfusor 具有触屏技术，能够同时控制 TCI 给药系统中的 3 种不同药物。现在该设备已在智利 20 多家儿科医院使用。

在智利，困难在于需要将来自复杂、偏远位

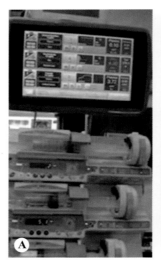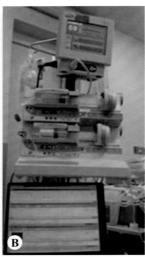

▲ 图 28-1　两种靶控输液泵（DPS, Fresenius Kabi）
A. Anestfusor；B. Ezfusor

置及岛屿的患儿转诊到三级医院。在许多情况下，政府支持运输费用以确保过程的安全性。

（四）其他国家

在乌拉圭，没有明确的镇静指南。儿科医生

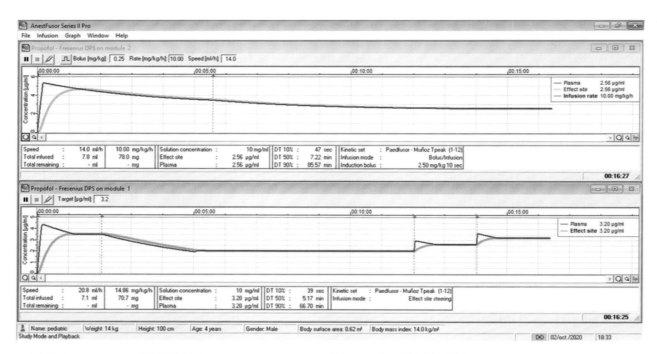

▲ 图 28-2　Anestfusor 模拟器显示（Anestfusor Serie Ⅱ Pro 软件——由智利大学医学院 http://www.smb.cl/en/anestfusor_serie2_proen.html 在 Compact Armada 7600 电脑中实现），比较了手动（上）输注丙泊酚和 TCI 给药（下），结果显示使用 TCI 输注（下）能更好地达到目标血药浓度，尽管需要不断调整，用人工滴定法很难达到这些目标（上）。TCI 在患儿群体中使用了特定的参数模型

使用咪达唑仑和氯胺酮进行镇静，常未实施充分的监测，镇静指征和出院标准也不统一。乌拉圭的优势在于是一个一体化程度很高的国家，转移患儿的组织工作相对顺利，与南美教育相比，医疗培训的水平相对较高。

玻利维亚没有镇静临床指南。然而近年大城市正在实施 TCI 泵注丙泊酚和右美托咪定的方案。在新方案正式推广之前，一般来说，最常见的镇静方案是由非医生（放射技术人员）负责口服咪达唑仑。如果孩子不配合镇静，则重新安排麻醉医生进行氟烷全身麻醉。丙泊酚还未纳入政府报销范围，因此不如硫喷妥钠受青睐。

哥伦比亚发布了新的 2017 年指南，指导非麻醉医生在手术室外为 >12 岁儿童使用镇静药物[14]。该指南规定，镇静药必须由单独的人员提供，而不是由实施诊疗操作的人员提供。根据指南，在特殊情况下（气道困难的迹象、阻塞性睡眠呼吸暂停，或者呼吸困难、精神运动发育严重改变的患儿）或当患儿在镇静下无法忍受诊疗操作时，必须咨询麻醉医生。

秘鲁没有发表镇静指南。有一些文献描述了秘鲁静脉注射咪达唑仑、芬太尼、氯胺酮和吗啡进行程序化镇静的经验[17, 18]。也有一篇发表的评论描述了秘鲁儿童口腔镇静中最常用的药物：咪达唑仑、地西泮和水合氯醛[19]。

厄瓜多尔最近制订了麻醉协会发布的镇静指南。它们正在出版过程中，并以国际建议为基础。它们并非专门针对儿科，而是专门针对整形外科的。

（五）南美洲常见的镇静技术和策略

一般情况下，建议 <8 岁的儿童接受全身麻醉。在所有情况下，知情同意、术前评估、监测和文件记录都与外科手术的麻醉相同。

对于 >8 岁的儿童，可以使用静脉镇静技术，最好是联合应用局部麻醉乳膏（但这种药物不易获得）。

通常在诊疗操作前 10～30min 给予咪达唑仑、氯胺酮和右美托咪定口服或滴鼻，然后孩子由父母或亲属陪同进入操作室。在某些情况下，镇静可辅以 1mg/kg 皮下或静脉注射氯胺酮和（或）丙泊酚 TCI 滴定。丙泊酚通常以 Paedfusor 靶模型（1.5～3μg/ml）循序渐进给药，直到达到镇静的目标深度，并根据 ASA 指南使用标准的无创监护和吸氧[20]。

对于疼痛强烈的诊疗操作（腰椎穿刺、骨髓活检、骨折复位、拔牙时注射局部麻醉药、内镜检查），通常在刺激前 1min 静脉滴注阿芬太尼（6～10μg/kg）。对于结肠镜检查和急诊诊疗操作，根据需要每隔 15min 静脉注射芬太尼（1μg/kg）。

在南美洲，几乎没有儿童镇静的既定方案。人们倾向于遵循 AAP 和 AAPD 的指导方针。南美洲的指南在镇静提供者的资格和午夜后禁食（nil per os，NPO）方面略有分歧（表 28-1）。如在智利的指南中专门提到了水：儿童在镇静前 1h 允许饮用 75ml 水（成人为 150ml）[11]。

二、南美镇静药物文献综述

过去 30 年里各种各样的镇静文献已在南美洲出版。大多数已发表的研究使用咪达唑仑（27.3%）。表 28-2 所示的 13 篇论文（33.3%）中，咪达唑仑作为单一药物使用，其疗效从 66.6%～89.0%。右美托咪定是最近推出的一种药物，过去 5 年里其临床使用率从 3.7% 增加到 14.5%。镇静最常应用在重症监护室，其次是在口腔手术。需要强调的是，口腔镇静仅使用口服或鼻内途径（图 28-3）。

在南美洲，镇静药物的使用情况差异很大，绝大多数仍由麻醉医生进行。牙医只能使用氧化亚氮进行镇静治疗，急诊医生只能使用咪达唑仑、氯胺酮和麻醉药。国家和地区之间的文化和数据之间存在很大差异，学术机构之间的研究资金也不同。尽管产出的科研成果很少，但也发表了使用丙泊酚靶控输注（TCI）和滴鼻镇静治疗的文献。在财政资源有限的情况下，他们发展了 TCI 技术并对其进行改良。图 28-3 显示了过去 30 年（1990—2020 年）关于南美儿童镇静相关问题的

表 28-2　PubMed 公布的南美洲（1990—2020 年）儿童镇静的数据 [a]

作　者	国　家	研究设计	研究对象	镇静药	结　果	场　景
Gallardo 等, 1994 [21]	智利	前瞻性、双盲	32 名不合作的儿童	咪达唑仑（7.5mg，口服）对比安慰剂	咪达唑仑提供快速和充分的镇静	口腔治疗
Riva 等, 1997 [22]	乌拉圭	前瞻性、随机、双盲	107 名儿童(3~10 岁)	咪达唑仑（0.75mg/kg，口服）对比安慰剂	咪达唑仑镇静效果优于安慰剂	术前用药
Brunow 等, 1999 [23]	巴西	前瞻性（两种镇静量表的比较）	18 名儿童（0~6 岁）	咪达唑仑或芬太尼（静脉注射，未报告剂量）	与 Comfort 量表、Hartwig 量表比较，差异无统计学意义	ICU 镇静
de Fátima de Assunção Braga. 2001 [24]	巴西	前瞻性、随机	60 名儿童	咪达唑仑（0.1mg/kg）和芬太尼（3.0μg/kg）加上不同剂量的丙泊酚（2.5、3.0 或 3.5mg/kg）	20%、75% 和 80% 的患儿（分别为 2.5mg/kg、3.0mg/kg 或 3.5mg/kg）气管插管条件适宜	ICU 镇静
Lima et 等, 2003 [25]	巴西	前瞻性、随机、双盲	11 名儿童（0~5 岁；37 次口腔治疗）	咪达唑仑（1mg/kg，口服）、咪达唑仑（0.75mg/kg，口服）联合羟嗪（2mg/kg，口服）对比安慰剂	安慰剂的成功率为 7.7%，咪达唑仑加羟嗪的成功率为 30.8%，单独咪达唑仑的成功率为 77.0%	口腔治疗
Saitua 等, 2003 [26]	智利	前瞻性	81 名儿童（1 月龄—12 岁）	咪达唑仑 0.2mg/kg，静脉注射加芬太尼 2μg/kg，静脉注射或全身麻醉	镇静和全身麻醉没有区别，简单的手术可以不需要全身麻醉	经皮内镜胃造口术
Martinez 和 Sossa, 2003 [27]	哥伦比亚	回顾性	65 名儿童（1 月龄—18 岁）	全身麻醉（氟烷，64 名）和咪达唑仑加氯胺酮（静脉注射，1 名）	应该考虑在镇静状态下进行手术的可能性	支气管镜检查
Sfoggia 等, 2003 [28]	巴西	前瞻性	124 名儿童（1 月龄—15 岁）	咪达唑仑、氯胺酮、芬太尼和吗啡（各种连续静脉注射剂量）	在接受机械通气的儿童中，每名患儿每天平均使用 1.7 种药物	ICU 镇静（机械通气）
Ibacache 等, 2004 [29]	智利	前瞻性、随机	90 名儿童（1~10 岁）	右美托咪定（0.15 或 0.3μg/kg）对比安慰剂	右美托咪定可使躁动发生率从 37% 降低到 17%（0.15μg/kg）和 10%（0.3μg/kg）	术前用药
Gana 等, 2006 [30]	智利	前瞻性	123 名儿童（2~10 岁）	咪达唑仑和哌替啶（静脉不同剂量）	没有患儿需要拮抗药或恢复苏操作	结肠镜检查

（续表）

作 者	国 家	研究设计	研究对象	镇静药	结 果	场 景
Muñoz 等, 2006[31]	智利	前瞻性	20名儿童（3—11岁）和20名成人	丙泊酚（TCI）平均 EC_{e50} 为3.65mg/ml	在丙泊酚给药期间，儿童和成人的BIS与临床镇静相关性相似	术前用药
da Silva 等, 2007[32]	巴西	前瞻性、随机	57名儿童（3月龄—14岁）	咪达唑仑（0.15~0.5mg/kg, 静脉注射）和芬太尼（1~3μg/kg, 静脉注射）或咪达唑仑（0.15~0.5mg/kg, 静脉注射）和氯胺酮（0.5~5mg/kg, 静脉注射）	咪达唑仑/氯胺酮镇静方案与轻微并发症（分泌过多和饱和度降低）发生率较高相关	中心静脉导管
Schmidt 等, 2007[33]	巴西	前瞻性、随机	60名儿童（7—12岁）	咪达唑仑（0.5mg/kg 口服）或可乐定（4μg/kg 口服）或右美托咪定（1μg/kg）	术前接受可乐定或右美托咪定或接受咪达唑仑的儿童焦虑程度相似	术前用药
Kantovitz 等, 2007[34]	巴西	前瞻性、随机、双盲	20名儿童（3—7岁; 40次口腔治疗）	水合氯醛（40mg/kg 口服）或地西泮（5mg 口服）或安慰剂	单独地西泮或水合氯醛治疗期间的行为管理没有影响	口腔治疗
Costa 等, 2007[35]	巴西	前瞻性、随机、双盲	12名儿童（0—5岁; 35次口腔治疗）	水合氯醛（75mg/kg 口服）或水合氯醛（50mg/kg 口服）加上羟嗪（2.0mg/kg 口服）或安慰剂	水合氯醛、水合氯醛+羟嗪和安慰剂的有效率分别为62.5%、61.5%和11.1%	口腔治疗
Martinbianch 等, 2009[36]	巴西	前瞻性	343名儿童（0—18岁）	水合氯醛[处方中位数剂量为130mg/(kg·d), 经直肠]	在PICU长时间镇静期间, 水合氯醛可能是一种替代方案	ICU镇静
Capp 等, 2010[37]	巴西	前瞻性	40名儿童（0—5岁; 45次口腔治疗）	咪达唑仑0.2~0.3mg/kg, 肌内注射或0.1mg/kg, 静脉注射	咪达唑仑在89%有神经和行为障碍患儿的口腔治疗有效	口腔治疗
Oliveira 等, 2011[38]	巴西	个案报道	1名儿童（7岁）	N_2O 镇静	考虑到持续时间短和安全性，脑瘫儿童口腔手术首选 N_2O 镇静	口腔治疗
da Silva 等, 2011[39]	巴西	前瞻性	20名儿童（4—12岁）	丙泊酚和氯胺酮各1.25mg/kg, 静脉注射	丙泊酚联合氯胺酮对骨穿具有有效的镇静镇痛作用	骨髓穿刺

（续表）

作　者	国　家	研究设计	研究对象	镇静药	结　果	场　景
Sepulveda 等, 2011[16]	智利	前瞻性	41名儿童（3-36月龄）	丙泊酚 2.5mg/kg，随后 8mg/（kg·h）静脉注射（TCI）	PK模型的有效性验证：小龄儿童使用TCI可能导致给药剂量过大	术前用药及全身麻醉
Costa 等, 2012[40]	巴西	前瞻性	42名儿童（1-8岁）	咪达唑仑 1.0~1.5mg/kg，口服（最高 20mg）或水合氯醛口服 70~100mg/kg 口服 最高2.0g	中度镇静时，相较于只口服咪达唑仑，大剂量水合氯醛口服不良事件发生率更低	口腔治疗
Agudelo 等, 2012[41]	哥伦比亚	回顾性	71名儿童（7月龄—6岁）	丙泊酚（2.1±1.3）mg/（kg·h）静脉注射	丙泊酚 1~4mg/(kg·h) 的剂量是危重儿童持续镇静的安全替代方案	ICU 镇静
Norambuena 等, 2013[42]	智利	前瞻性、随机、双盲	60名小儿烧伤患儿（1-5岁）	第一组：咪达唑仑（0.5mg/kg，口服）和氯胺酮（5mg/kg，口服），第二组：咪达唑仑（0.5mg/kg，口服）、对乙酰氨基酚（10mg/kg）和可待因（1mg/kg），口服	对烧伤儿童的疼痛治疗联合使用咪达唑仑和氯胺酮比联合使用咪达唑仑和其他镇痛药效果更好	ICU 镇静
Moreira 等, 2013[43]	巴西	前瞻性、随机、双盲	41名儿童（0-36月龄）	咪达唑仑（0.5mg/kg，口服）或氯胺酮（3mg/kg，口服）或咪达唑仑（1.0mg/kg，口服）或安慰剂	联合使用咪达唑仑和氯胺酮口服对指导<3岁儿童的行为是有效的	口腔治疗
Mekitarian Filho 等, 2013[44]	巴西	前瞻性、观察性	58名儿童（1-40月龄）	咪达唑仑 0.4mg/kg，吸入（必要时第二剂 0.1mg/kg）	15名患儿需要第二剂；咪达唑仑能产生可预测的有效镇静作用	放射检查
Godoy 等, 2013[45]	智利	前瞻性	（1月龄—5岁）	咪达唑仑+氯胺酮，静脉注射，丙泊酚，静脉注射+利多卡因皮下，或者咪达唑仑+丙泊酚，静脉注射+利多卡因，皮下注射（未注明剂量）	98%的病例获得充分的深度镇静，92%的患儿获得充分的镇痛；组间没有差异	内镜检查（支气管镜、内镜等）
Azevedo 等, 2013[46]	巴西	前瞻性	10名儿童（2—4岁）	咪达唑仑，口服 0.3mg/kg 起或安慰剂	咪达唑仑能改善整体行为	口腔治疗

（续表）

作　者	国　家	研究设计	研究对象	镇静药	结　果	场　景
Gomes 等, 2015[47]	巴西	前瞻性、随机、双盲	18名儿童（2—5岁）	咪达唑仑 1mg/kg, 口服或安慰剂	口服咪达唑仑能够在学龄前儿童口腔治疗期间控制唾液皮质醇水平	口腔治疗
Ibacache 等, 2015[48]	智利	前瞻性	25名儿童（1—8岁）	氯胺酮（1~2mg/kg, 静脉注射）加右美托咪定（1μg/kg, 静脉注射）	右美托咪定+氯胺酮联合用药可作为儿童下腹部或生殖器手术的一种选择	术前用药
Mekitarian Filho 等, 2015[49]	巴西	前瞻性、观察性	60名儿童（3—43月龄）	右美托咪定 2.5μg/kg（必要时第二剂 1μg/kg）	平均镇静时间为 13.4min, 成像质量良好, 无镇静失败或显著不良事件	放射检查
Andreolio 等, 2016[50]	巴西	回顾性	77名儿童	右美托咪定从 0.3μg/(kg·h) 开始, 逐渐增加到 0.7μg/(kg·h)	只有6名儿童（8%）因为不良反应（低血压、心动过缓）需要停药。右美托咪定可用于危重儿童的镇静	ICU镇静
da Silva 等, 2016[51]	巴西	前瞻性、随机	112名儿童（3—14月龄）	咪达唑仑和芬太尼（0.2mg/(kg·h) 和 2μg/(kg·h)）单一或联合使用	对于机械通气儿童咪达唑仑和芬太尼联合使用的累积剂量要比单一用药时高得多	ICU镇静
Gomes 等, 2017[52]	巴西	前瞻性、随机、双盲	27名儿童（4—6岁）	咪达唑仑（0.5mg/kg）和氯胺酮 3mg/kg）口服加安慰剂（氧气）或吸入性七氟烷（浓度 0.3%~0.4%）	口服咪达唑仑+氯胺酮复合七氟烷可改善儿童局部麻醉时的哭闹行为	口腔治疗
Taffarel 等, 2018[53]	阿根廷	横向描述性	阿根廷45个PICU	咪达唑仑、氯胺酮、水合氯醛、地西泮、丙泊酚	在 PICU 中的使用率分别为 100%、100%、89%、33% 和 29%	ICU镇静
Fuentes 等, 2018[54]	智利	前瞻性	30名儿童（13—11.9岁）	丙泊酚和瑞芬太尼	使用 Greco 模型检查儿童 BIS 反应数据中丙泊酚和瑞芬太尼之间的药代动力学/药效学相互作用, 确认了相互加相互作用的假设	术前用药及全身麻醉

（续表）

作　者	国　家	研究设计	研究对象	镇静药	结　果	场　景
Ono 等, 2018[55]	巴西	盲法临床试验	27名儿童（2—9岁）	瑞芬太尼 1.75~3.25μg/kg 加丙泊酚 3mg/kg	在不使用肌肉松弛药的情况下，为儿童提供良好插管条件的瑞芬太尼（加上丙泊酚）的最小有效剂量为 3.04μg/kg	气管插管
Morse 等, 2019[56]	智利	前瞻性	0—11 岁儿童	使用已发表分析的时间 - 浓度剖面进行丙泊酚种群分析	丙泊酚清除率在整个婴儿期均增加，与成人相比出生后 6 个月达到 92%	术前用药及全身麻醉
Pinto Filho 等, 2019[57]	巴西	前瞻性、随机、双盲	135 名儿童（1—5 岁）	术前 1~2h 加巴喷丁口服（15 和 30mg/kg）或安慰剂	加巴喷丁可减轻诱导前的焦虑、改善麻醉诱导，减少谵妄和呕吐	手术（肿瘤儿童）
Sado-Filho 等, 2019[58]	巴西	前瞻性、随机、双盲	84 名儿童（3—6 岁）	氯胺酮（4mg/kg）和咪达唑仑、吸入（0.2mg/kg）；氯胺酮（4mg/kg）及咪达唑仑、口服（0.5mg/kg）或咪达唑仑口服（0.5mg/kg）	氯胺酮联合咪达唑仑（吸入和口服）在管理不合作儿童行为方面似乎比单独咪达唑仑更有效	口腔治疗

a. 一些没有描述镇静药和剂量的论文和综述文章没有包括在表中

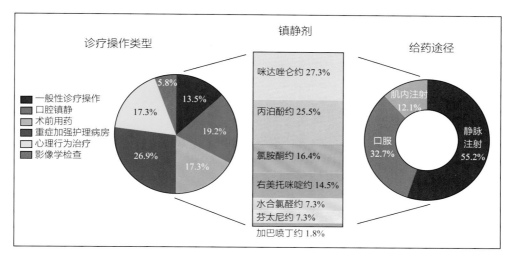

▲ 图 28-3 过去 25 年（1990—2020 年，PubMed）来自南美的与儿童镇静相关的出版物（52 篇）涉及诊疗操作类型、使用的镇静药和给药途径

文献中发表的一些数据。尽管缺乏统一的指导方针和建议，镇静操作和监测指南倾向于遵循 ASA 指南。

总而言之，南美洲是一个先进与落后并存的地区。事实上他们所有的镇静程序和结果仍需改进，但目前他们并发症率似乎很低，因为大多数镇静是由训练有素的麻醉医生和其他专家（儿科医生和牙医）进行的。镇静程序需要扩大对一些必须转诊上级医院的偏远地区的覆盖。

三、病例研究

病例 1

IBS（2 岁 3 个月）在镇静下进行口腔治疗，需要完成 3 次修复治疗。患儿体重和身高在人群第 25～50 百分位，生命体征均正常。初始口服咪达唑仑 1mg/kg，给药 15min 后开始治疗，患儿出现挣扎并完全不配合，出院时也无并发症。在二次治疗时，按照当地方案[59]，患儿接受咪达唑仑 0.5mg/kg 和 3mg/kg 氯胺酮口服联合镇静。15min 后，患儿镇静成功 [俄亥俄州立大学行为评定量表（Venham Behavior Rating Scale and with the Ohio State University Behavioral Rating Scale，OSUBRS）2：轻度哭泣] 并完成了治疗。仅观察到短暂的眼球震颤，镇静后 24h 内未发生其他不良事件。

评价：没有常规静脉通路的镇静可单独或联合使用几种不同的药物。口腔手术是一个相对常见的场景。可选择的方法包括口服药物（在本例中用于联合用药）、鼻内、经黏膜和吸入（主要是氧化亚氮）。对于罕见和严重的不良事件则需要开放静脉通路。

病例 2

JBC（7 岁）拟行口腔（根管）治疗。患儿很焦虑，父母强烈要求使用镇静药物。经与口腔医生和麻醉医生讨论，建议使用靶向模型（Paedfusor）输注丙泊酚（2.6μg/ml）和阿芬太尼（8μg/kg）。这些药物在局部麻醉前开始使用（图 28-4），局部麻醉时没有明显不适感，甚至没有轻微的动作。根管治疗成功完成，未观察到不良事件。患儿在输注结束 2min 后完全清醒。

评价：靶控输注镇静（TCI）模型提供了药物血浆浓度的精细控制，一方面防止深度镇静和心肺抑制，另一方面防止术中苏醒。在南美洲，只有受过训练的麻醉医生才能使用目标模型进行镇静输送。

病例 3

AOC，1 名 5 月龄男孩，被热液烧伤（体表面积 17%）。建议行手术治疗（镇静下清创），预计持续时间为 75min。术前芬太尼静脉注射 2μg/kg，丙泊酚 3mg/(kg·h) 连续输注。在室内吸空气没有出现过血氧饱和度降低（整个过程中 SpO$_2$>95%），也没有报告其他不良事件（图 28-5）。

评价：丙泊酚和芬太尼联用在镇静中很常见，专业人员使用时通常是安全的，即使对于婴儿这也是一种合理的替代全身麻醉的方法。尽管该患儿在镇静期间吸空气也能维持血氧饱和度正常，但通过鼻导管或带二氧化碳记录仪的面罩输氧是更好的选择。

病例 4

OFC，5 岁，男性，舌尖水疱（图 28-6A），在 2.5μg/kg 右美托咪定滴鼻镇静下行切口活检（图 28-6B），反应良好，无不良事件。解剖病理结果证实了口腔黏液囊肿的诊断（图 28-6C）。

评价：右美托咪定滴鼻镇静越来越流行，因其安全高效，给药量小，无痛。滴鼻后理想情况下应等待 20~40min 使其完全起效。

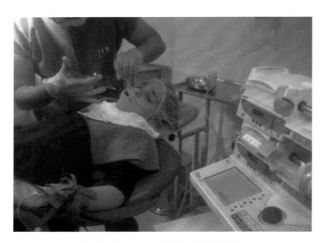

▲ 图 28-4　口腔手术中的镇静

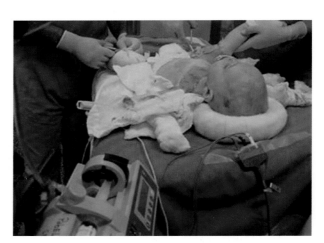

▲ 图 28-5　5 月龄的婴儿镇静

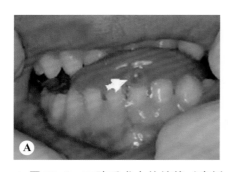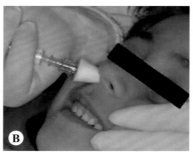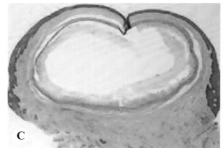

▲ 图 28-6　口腔手术中的镇静（病例由 Milani V、Barbosa FTL、Tino MT、Sado-Filho J、Costa PS、Costa NL 和 Ribeio-Rotta RF 提供）

第 29 章　中国儿童镇静的现状

Paediatric Sedation: The Asian Approach—Current State of Sedation in China

Vivian Man Ying Yuen　Bi-Lian Li　Bin Xue　Ying Xu　Jacqueline Cheuk Kwun Tse
Rowena Sau Man Lee　著
孙庆蕊　李　军　译

近年来，手术室外程序化镇静镇痛的需求急剧增加。然而在中国，尚无针对儿童和成人的全国性镇静指南。中国香港的独立医学专科学院发布了相关指南。近年来，随着诊疗操作的不断进步和大量患者在三级医疗中心寻求治疗的增加，镇静工作在中国也得到了日益发展。尽管程序化镇静没有镇静服务费用收费标准，但仍有一些三级医疗中心在麻醉科主导下提供镇静服务，以满足对诊疗操作的需求。另外，香港麻醉医师从业人数有限，公立医院的麻醉医师只为疑难病例的患者实施镇静，大多数儿童镇静是由执行诊疗操作的儿科医师主导与实施。本章将介绍大型儿童医院麻醉科主导下的镇静服务，以及一个新开设的儿童医院麻醉医师为疑难病例实施的镇静服务。

一、大型镇静单位镇静服务实例

中国的三大医学中心—广州妇女儿童医疗中心、重庆医科大学附属儿童医院和上海儿童医疗中心已经成熟开展了儿童镇静工作。其中广州市妇女儿童医疗中心是华南地区最大的儿童医院，在 2012 年 1 月就开展了由麻醉医师主导的儿童程序化镇静工作，且在 2013 年通过了国际联合委员会（Joint Commission international，JCI）的认证。医院约有 1358 张病床，2020 年将增至 2400 张。麻醉科 2012 年实施了 20 000 多次门诊镇静，到 2019 年已增加至 72 228 名。镇静工作包括 CT、MRI、超声、超声心动图、听觉脑干反应（auditory brainstem response，ABR）、视觉诱发电位（visual evoked potential，VEP）、内镜检查、介入诊疗、活检和小手术的镇静。医院众多的镇静中心可为不同的诊疗操作提供相应的镇静服务，每个中心均配有 1 名麻醉医师和两名护士，他们均有医院颁发的镇静资质认定证书。医院有可提供中度至深度镇静的全面的机构指南，其建议与美国儿科学会的指南相似，包括镇静前评估、知情同意、禁食和准备、监测和记录，以及用于镇静和复苏的设备和药物。每位麻醉医师每天要为多达 50 名患儿实施镇静。

与广州市妇女儿童医疗中心一样，重庆医科大学附属儿童医院患儿量非常大，是中国三大儿童医院之一，也是中国西南地区最大的镇静中心，约有 1400 张病床，2019 年进行 30 000 多例手术和 70 000 多例门诊镇静。麻醉科主导镇静服务，团队中的麻醉医师和麻醉护士均接受过镇静培训。工作范围包括侵入性操作，如支气管镜检查、胃镜检查、超声引导的活检（肾脏，肝脏）、心导管检查和介入、烧伤敷料更换和其他小手术；无痛诊疗操作，如 CT/MRI、超声和超声心动图。其针对儿童镇静的指南规定：只有经过儿童镇静培训的主治麻醉医师（训练有素的麻醉医师，可以独立工作）才有权在手术室外进行镇静，且必须对所有儿童行镇静前评估。同时每个镇静中心均配有计算机信息系统，以便自动录入每例镇静记录。自动记录保存便于准确采集生理数据，并有助于质量保证（quality assurance，QA）活动。大多数程序化镇静的成功率为 >95%，令人惊讶的是大多数无痛程序化镇静是通过非胃肠外给予镇静药完成的。

大型三级儿童中心上海儿童医学中心是国内首家通过 JCI 认证的儿童医院，约有 604 张病床。2019 年进行了 20 000 余例手术和 16 000 余例门诊镇静。同时麻醉科还负责为院内包括 CT、MRI 和超声心动图在内的诊疗操作提供镇静服务。

尽管该中心有专门的团队和麻醉医师主导镇静工作，但患儿与麻醉医师的高配比导致麻醉医师无法满足每位无痛诊疗操作患儿的镇静需求，因此非胃肠途径的镇静通常用于儿童的无痛诊疗操作。在许多情况下，这减少了对儿童进行静脉注射的必要性，也减少了儿童和父母的不安。非胃肠外镇静药通常由麻醉医师开具处方，并由经过专业培训的护理人员给药，通过这种管理模式，麻醉医师—患儿比可更高，从而有助于提高中国主要城市三级医院短小手术的周转率。表 29-1 回顾了这些医院常用的非胃肠外镇静方案。

（一）水合氯醛

口服水合氯醛是进行影像学检查时最常用的镇静药之一。在中国用于儿童 CT 和 MRI 检查的镇静成功率很高。Kao 等研究发现，口服水合氯醛初始剂量 72mg/kg 和平均总剂量为 78mg/kg，CT 和 MRI 的成功率可达 89%（98%）[1]。使用高剂量在 80～100mg/kg，CT 成功率为 93%[2]，MRI 为 91%[3]。另一项研究也报道了剂量高达 100mg/kg 时 CT 的成功率 100%[4]。水合氯醛是一种安全有效的镇静药，当以推荐的口服剂量作为唯一用药时，其急性毒性发生率较低，因此它仍然是全世界最常用的儿童镇静药[5]。然而水合氯醛镇静也有一些缺点。首先，水合氯醛镇静出院后的不良反应往往不被重视。Kao 等[1] 报道了几种常见的出院后不良反应，包括嗜睡超过 4h、躁动、多动、食欲不振和呕吐。此外有 54% 的儿童在出院后 4h 仍未恢复正常活动。Malviya 等[6] 也报道了水合氯醛漱口液类似的出院后不良反应和恢复时间延长。在儿童体内，水合氯醛的活性代

检查方法	表 29-1　中国大型儿童中心使用的标准治疗方案		
	上海儿童医学中心	广州市妇女儿童医疗中心	重庆医科大学附属儿童医院
CT	水合氯醛 50mg/kg，右美托咪定 2μg/kg，鼻内给药，用于补救	水合氯醛 50mg/kg，右美托咪定 2μg/kg，鼻内给药，用于补救	水合氯醛 30mg/kg 联合右美托咪定 2μg/kg，鼻内给药
MRI	水合氯醛 50mg/kg 联合右美托咪定 2μg/kg，鼻内给药	• 水合氯醛 50mg/kg 联合右美托咪定 2μg/kg，鼻内给药 • 右美托咪定 3μg/kg，鼻内给药联合咪达唑仑 0.2mg/kg，口腔含服丙泊酚 1～2mg/kg 用于补救	• 水合氯醛 30～40mg/kg 联合右美托咪定 2～3μg/kg，鼻内给药 • 右美托咪定 0.2～0.3μg/kg 联合丙泊酚 2～3mg/kg，静脉注射
超声心动图	水合氯醛 50mg/kg 或右美托咪定，鼻内给药 2μg/kg	水合氯醛 50mg/kg 或右美托咪定 3μg/kg，鼻内给药，右美托咪定 2μg/kg，鼻内给药用于补救	水合氯醛 30 mg/kg 联合右美托咪定 2～3μg/kg，鼻内给药

谢物三氯乙醇在（2.2±1.2）h达到峰值效应，半衰期为（9.7±1.7）h[7]。由于水合氯醛的活性代谢产物半衰期较长，因此出院后可能出现不良反应。其次，在接受高剂量水合氯醛的儿童中，有1/2出现了气道阻塞，有1/6出现了脉氧饱和度降低[8]。因其镇静失败率增加，因此不建议>4岁儿童使用；因不良事件发生率的增加，也不推荐用于神经发育障碍儿童[9]。水合氯醛可导致严重的发病和死亡率[10]。近年来，意大利和法国已禁止使用水合氯醛[11]；由于预计其使用可能受到限制，中国正在寻找其他非胃肠外镇静药。

（二）右美托咪定鼻内给药

α₂受体激动药右美托咪定是一种新型镇静药[12-27]，已在重症监护室[27-31]和围术期进行了广泛研究并用于儿童程序化镇静，通常用于程序化镇静前抗焦虑[32-36]，预防苏醒期谵妄[37-42]。这种独特的镇静药可产生类似自然睡眠的镇静状态[19, 22, 43-45]，且轻微甚至几乎没有呼吸抑制[46]。迄今为止，尚无异常反应或过敏反应的报告。已成为成功用于儿童CT和MRI的唯一静脉镇静药物[17, 18]。右美托咪定是静脉制剂，经证实可在麻醉诱导前通过鼻内给药在儿童中产生镇静和抗焦虑作用[33-36]。右美托咪定滴鼻已被证

实是一种有效的儿童术前镇静药，因此也正在研究并用于程序化镇静。在一项对600多名儿童进行的随机对照试验中，比较了口服水合氯醛50mg/kg与右美托咪定滴鼻1μg/kg、1.5μg/kg、2μg/kg、2.5μg/kg和3μg/kg用于CT镇静情况[47]。低剂量右美托咪定滴鼻镇静的成功率与水合氯醛相当，较高剂量使用时效果明显更好（图29-1）。2.5～3μg/kg最常用于短小无痛诊疗操作，包括经胸超声心动图[48-50]、CT成像研究[51, 52]和脑电图研究[53]。一项随机对照试验显示，右美托咪定滴鼻3μg/kg与口服水合氯醛50mg/kg同样有效[52]。然而与水合氯醛非常令人不快和苦涩味道不同，右美托咪定滴鼻不会产生任何不快的感觉。未稀释的制剂可以通过简单的滴剂或使用相似临床疗效[54]和生物利用度[55]相似的雾化装置给药。此外，右美托咪定镇静无恶心、呕吐或胃肠道不良反应。与水合氯醛相比，右美托咪定镇静药的另一个优点是几乎没有呼吸抑制。与苯二氮䓬类、丙泊酚和巴比妥类药物等传统镇静药相比，右美托咪定在脑电图方面具有独特的获益，即不影响癫痫发作的阈值或棘波活动[56, 57]，而是模拟了Ⅱ期非快速动眼睡眠[19]。右美托咪定鼻内给药的最初剂量为2.5～3μg/kg，如

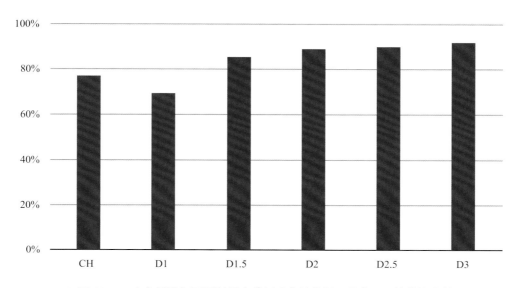

▲ 图 29-1 水合氯醛与不同剂量右美托咪定滴鼻用于儿童 CT 镇静的比较

果需要，30min 后重复给药 1～1.5µg/kg，结果显示对脑电图和听觉脑反应测试有效[56]。镇静的平均持续时间约为 107min，这个时间比较理想，因为有助于电极的应用，并允许在清醒状态下进行脑电图（EEG）。

虽然静脉输注右美托咪定可引起血流动力学改变[18, 58]，但鼻内给药很少引起显著的血流动力学紊乱，通常不需要医疗干预。最近常以 4µg/kg 作为术前用药[59] 或作为 MRI 的镇静药[60]，即使是 4µg/kg 也几乎没有血流动力学方面的不良反应。这可能是由于右美托咪定滴鼻时血浆水平缓慢升高所致（图 29-2）[55]。此外，当使用 1µg/kg 的剂量时，成年志愿者的生物利用度＜50%。有研究发现在健康成人中使用 1µg/kg 时，血浆浓度峰值略高于 0.1µg/L。既往群体药代动力学研究表明，在儿童中达到充分镇静的血浆浓度为 0.4～0.8µg/L[61]。儿童右美托咪定鼻内给药的药代动力学研究显示，1µg/kg 和 2µg/kg 的血药浓度分别为 0.1µg/L 和 0.2µg/L[62]。因此对于中度镇静，至少需要 3～4µg/kg 才能达到 0.4～0.8µg/L 的血浆水平。

右美托咪定镇静可被唤醒。该方案适用于短小和非疼痛诊疗，包括超声心动图、眼科检查、脑电图和 CT。当右美托咪定作为静脉唯一药物用于较长时间诊疗操作时往往需要更高的剂量，且单次鼻内给药可能难以实现[18]。延长诊疗时间可能需要添加佐剂。在右美托咪定鼻内给药的基础上加用口服氯胺酮 2mg/kg，可在儿童中实现更有效的术前镇静[63]。增加口服或含服咪达唑仑能提高听觉脑干反应测试的成功率[64]。右美托咪定和咪达唑仑联合给药也可用于孤独症的儿童[65]。

据报道，右美托咪定在儿童中的消除半衰期为 96～139min[66, 67]，远短于水合氯醛；然而令人惊讶的是，儿童在右美托咪定和水合氯醛镇静后恢复正常活动所需的时间并没有差异[52, 64]。

二、香港儿童医院的镇静工作

香港儿童医院是自 2019 年起开设新的临床服务医院。这家医院成立后，合并了五家独立的儿童肿瘤中心。结果对镇静服务的需求明显增

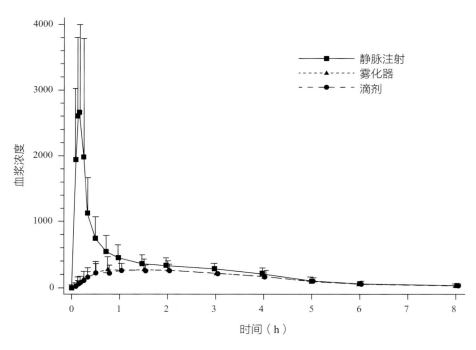

▲ 图 29-2　1µg/kg 静脉注射给药、通过雾化器鼻内给药和鼻内滴入给药后的右美托咪定血浆浓度

多，主要由麻醉科负责。本章的其余部分将着重于麻醉医师为放射诊疗操作实施的镇静。

（一）香港麻醉医师提供镇静服务

在条件允许的情况下，由麻醉医师实施镇静，可更好地灵活控制所需诊疗操作的镇静时间和深度。由于大多数医院没有专门的镇静团队，麻醉医师实施的程序化镇静镇痛均是由儿科医师转诊过来的。最常见的转诊原因是：镇静困难或镇静失败、困难气道、手术疼痛或时间延长及严重阻塞性睡眠呼吸暂停史。

（二）无痛诊疗操作

在许多需长时间不动而无痛的诊断成像模式中，如 MRI 全脊柱造影，右美托咪定可作为首选药物。负荷剂量的右美托咪定 3μg/kg 滴鼻与局部麻醉乳膏联合使用可平稳诱导镇静，便于 20～30min 后在镇静状态下建立静脉通路。这也避免了静脉注射右美托咪定的需要及相关的更多血流动力学紊乱。为了便于影像诊断学持续进行，往往需将右美托咪定以 1～2μg/(kg·h) 维持输注。MRI 时不能接触患儿，右美托咪定在维持气道通畅和呼吸功能方面的优势显得尤为重要[68]。尽管认为剂量较高，但其相关的心动过缓与需要干预的显著低血压无关[15, 18, 69]。据报道相同剂量的右美托咪定作为儿童 MRI 的唯一用药具有很高的成功率[18]。对难于镇静的孤独症儿童，与右美托咪定 3μg/kg 单独鼻内给药相比，在右美托咪定 3μg/kg 鼻内给药的基础上加用含服咪达唑仑 0.2mg/kg（含 0.1～0.4ml 简单糖浆），提高了成功率[65]。

然而婴幼儿的放射诊疗提出了另一个挑战[70, 71]。精确的放射诊疗需要一个固定装置以确保患儿在放射治疗过程中保持不动 5～20min。这些设备不仅对儿童，对麻醉医师来说也令人不适和恐惧，因为它们会严重影响直接处理气道的时机，而且麻醉医师在放射治疗控制室也难以观察和监测呼吸。当放射治疗指向颅脊髓轴位时需要俯卧位，在定位过程中需行更深度的镇静，这将使患儿气道处理起来更加困难。基于咪达唑仑方案的

基础上，在定位和放置固定装置的过程中，给予 0.5～1mg/kg 丙泊酚可用于短时间放射诊疗[72, 73]。丙泊酚的快速代谢确保了在放射治疗开始前大部分呼吸系统不良反应，如呼吸暂停和气道阻塞会逐渐消失。另一个良好的替代方案是基于右美托咪定的方案，因为它对呼吸暂停和气道通畅的影响最小，定位时可同时给予小剂量丙泊酚[73, 74]。在较长的诊疗操作过程中可以维持输注右美托咪定。尽管如此，在放置固定装置并离开放射诊疗室前必须确保儿童气道通畅且保留自主呼吸。如果第一次塑形是在麻醉医师实施的镇静下进行的，确保固定的装置不会阻碍患儿的气道，特别是在镇静状态下，此点至关重要。

对于时间较短的诊断成像（如 CT），丙泊酚输注可很好地替代右美托咪定，其快速起效和消退特性与较短的扫描时间相匹配。与基于异氟烷或七氟烷麻醉相比[75, 76]，丙泊酚镇静可最大限度地减少苏醒期谵妄、恶心和呕吐的不良反应，避免增加儿童痛苦及延迟门诊患儿的出院时间。尽管使用丙泊酚会引起呼吸暂停和气道阻塞，但儿童常能保持气道通畅和自主呼吸。然而在使用丙泊酚时，建议使用呼吸末 CO_2 描记图仪进行监测，因其有助于迅速识别呼吸暂停，从而以便进行气道抢救[78-80]。

已确定儿童丙泊酚的手动输注方案[81]，其中负荷剂量 2.5mg/kg，随后是 15-13-11-10-9 方案，相当于血浆浓度为 3μg/ml。由于中央室的分布容积较大和清除率较高[82]，儿童维持的初始负荷剂量和输注速率明显高于成人。个体间也存在相当大的变异性[83]，<3 岁儿童需要的丙泊酚初始负荷和维持剂量则更高[84]。在较长时间的输注过程中，随着使用的累积剂量增加，儿童丙泊酚时–量相关半衰期较成年人延长[82]。然而在较短的输注时间内，如较短的诊断成像，苏醒延迟并不显著。

中国已广泛使用靶控输注（target-controlled infusion，TCI）。目前市面上有两种商用的儿童丙泊酚 TCI 模型，Paedfusor 和 Kataria。由于麻醉

医师常需要待在控制室，因此远程使用 TCI 泵比手工滴定更方便和准确。这两种模型经验证均使用儿童（Paedfusor 组 1—16 岁组，体重 5～61kg；3—16 岁组，体重 15～61kg）的血浆靶浓度（plasma concentration，Cp）。在儿童中测定丙泊酚的血浆 - 效应室平衡速率常数时存在相当大的困难 [85]，其反过来可计算效应室浓度（effect site concentration，Ce）。虽然已有关于儿童丙泊酚的药代动力学和药效学的公开数据 [86]，但这种具有效应室靶浓度的模型尚未上市销售。与手动输注类似，儿童所需的血浆浓度在初始需求和维持治疗中均高于成人 [87]。

镇静过程中可能会出现与丙泊酚给药有关的问题，特别是在手术室外，静脉注射部位、输液泵和无法立即接触到患儿。表 29-2 中精心整理总结了可最大限度地减少药物的输送问题 [88]。警告标志，如输液泵发出的高压警报或手术过程中镇静水平降低，应提示检查静脉输液通路是否通畅。在丙泊酚镇静的过程中脑电图监测可提供更多关于儿童非应激状态下镇静深度的信息，但没必要常规用于镇静之中 [89, 90]。常规的生命体征，如心动过速、高血压、呼吸急促和患儿体动，都是镇静深度不足的良好指标。

通过留置较长时间的中心静脉导管（CVC）对肿瘤患儿进行镇静，应特别注意感染控制、空气栓塞风险及中心静脉导管相对较大的死腔容积。麻醉医师长期使用 CVC 时必须遵循当地的无菌技术指南，以避免引起免疫功能低下儿童发生感染。使用前抽吸 CVC 不仅可清除留置的肝素盐水（如有），还可确保管路通畅。在静脉注射前仔细检查输液管路中是否有气泡，并用生理盐水冲洗防回流阀和三通旋塞，避免了空气直接进入中心静脉系统栓塞的风险。在手术结束时，由于死腔容积相对较大，应抽吸 CVC 内的剩余药物而不是冲洗，以避免在转移到恢复室时造成儿童呼吸暂停。在使用结束时遵循当地的 CVC 冲洗指南，例如，在脉动技术中注射肝素盐水同时夹闭 CVC，对于保持管路通畅非常重要，特别

表 29-2　减少丙泊酚镇静给药问题的实用技巧

- 使用前确保静脉导管通畅
- 使用防回流阀
- 使用最小容量延长管
- 确保紧密连接
- 确保静脉导管牢固固定
- 通过静脉注射利多卡因和静脉阻塞技术预处理静脉，最大限度地减少注射痛 [98]
- 保持静脉注射部位清晰可见
- 确保泵的程序正确，注射器安装正确
- 确保高压报警器设置适当，以便在操作过程中发现静脉导管阻塞或错位
- 镇静结束后冲洗管路中剩余的药物

是在门诊环境中。

在诊断成像中通常需要对比剂，使用高功率自动对比剂注射器注射可以确保快速注射对比剂和一致的成像。在预先长期留置中心静脉导管的儿童中，尝试使用中心静脉导管可避免额外外周静脉注射套管所引起的不必要的疼痛和血管损伤。尽管市场上有与压力注射器兼容的新型压力弹性中心静脉导管，但会遇到标准 CVC 可能被高压注射器损坏的情况，导致导管破裂、甚至碎裂和栓塞的报告 [91]。可采用其他不同的方法，如选择手动注射或降低高压注射器的注射速率从而降低所产生的压力极限，但这可能会影响图像质量；如果放置了多腔 CVC，建议使用远端腔，因为其口径较大，易于在胸部 X 线上检测到尖端位置，并且能够最大限度地减少对血管壁的压力 [92]。与放射科医师和临床团队讨论并制订关于使用无动力 CVC 进行对比剂注射的本地方案，可为患儿最佳预后提供有利指导。

三、病例

病例 1

（一）脑部和全脊柱 MRI

一名 3 岁男孩，12kg，在完成髓母细胞瘤的放射治疗和化学药物治疗后，准备行脑部和脊柱的 MRI 检查。检查需要一个多小时，同时需

静脉注射对比剂。患儿双手背部涂局部麻醉药共晶混合物（eutectic mixture of local anesthetics，EmlA®）乳膏。采用右美托咪定 3μg/kg 滴鼻，口服咪达唑仑 0.2mg/kg 进行诱导。20min 后其密歇根大学镇静量表（university of Michigan sedation scale，UMSS）达 3 分。右手背开放外周静脉通路。同时放置带有监测呼吸末二氧化碳的鼻导管。静脉输注右美托咪定的起始剂量为 1μg/(kg·h)。术前核查和 MRI 检查完成后将患儿转移至扫描仪下。在定位过程中患儿发生体动，此时静脉注射丙泊酚 5mg 加深镇静，共给予丙泊酚 10mg 才完成定位。MRI 开始之前，保持患儿呼吸道通畅，呼吸末 CO_2 描记图良好，所有的线路无任何缠绕且扫描仪可自由运动同时开启监视屏。诊疗过程中右美托咪定以 1μg/(kg·h) 维持输注，整个诊疗过程均未吸氧。扫描中间过程中再次发生体动，即刻静脉注射丙泊酚 5mg，最后扫描顺利完成。

右美托咪定镇静的个体间差异很大。当使用丙泊酚等静脉药物滴定不可行时，往往需要更高剂量的右美托咪定[18]，但要在麻醉医师或经过培训的镇静者实施的情况下，患儿发生体动，小心静脉注射丙泊酚可能更为合适；可避免右美托咪定剂量过高导致不良的血流动力学后果[93]，也可缩短苏醒时间。

（二）疼痛性介入放射治疗镇静

与诊断成像镇静不同，介入放射（interventional radiology，IR）诊疗操作的镇静常需要镇静镇痛相结合。患儿焦虑、诊疗操作过程中疼痛刺激强度的变化、特殊的体位和术野静止的要求（UMSS 3~4 分），这些无疑给程序化镇静增加了挑战性，但同时也带来了曙光。

1. 镇静前评估

镇静计划从良好的镇静前评估开始。评估过程中尤其应注意患儿气道。应仔细评估困难气道，镇静前制订和准备好困难气道计划。既存终末器官功能障碍比较常见，尤其在慢性病和恶性肿瘤或接受化学药物治疗的患儿中。在笔者所在

医院，IR 患儿常规检查血小板计数和凝血情况以评估出血风险。选择镇静药物时应注意肝、肾功能障碍会显著影响镇静、镇痛药的代谢。血流动力学不稳定或呼吸障碍患儿的安全范围较窄。需谨慎给药，更高水平的血流动力学监测更为重要。脓毒症患儿应开始使用抗生素进行脓肿引流，因为在引流过程中，脓毒症内毒物会扩散到血流中，从而导致全身性脓毒症。

2. 操作间准备

IR 诊疗操作可以在超声、CT 或 X 线透视下进行。操作间的设置和位置因不同的方式而不同。根据放射学检查结果，不同的患儿可能需要对相同的手术进行不同的定位。IR 诊疗定位使得麻醉医师管理气道或静脉通路更为困难。常用的定位器可能不透射线或产生干扰伪影，因此可能并不适用，俯卧位尤其具有挑战性，本节稍后将对此进行讨论。诊疗开始前整个团队之间的沟通对于确保患儿的安全定位、手术医师诊疗操作、麻醉医师的充分监测和管理及排除故障（如复苏等）非常重要。在笔者医院常使用透明铺巾，诊疗医师即可避免损伤患儿的面部（图 29-3），也在不影响手术区域的情况下放置头架，麻醉医师易于管理患儿头部。可使用带防回流阀的延长管确保远程静脉注射。如果使用输液系统，这一点尤为重要。

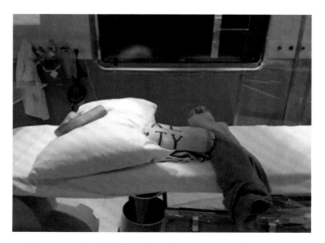

▲ 图 29-3 俯卧位进行肾活检。C 形头定位器、大枕头和一些毛巾可用于定位不同大小的患儿

3. 药物的选择

与成像镇静不同，单纯使用镇静药（如右美托咪定）用于介入手术镇静成功率很低。应联合使用起效快的镇静药和镇痛药。

(1) 右美托咪定：目前常将右美托咪定作为无创诊疗的唯一药物。负荷剂量 1μg/kg 静脉输注 10min 后常可达到轻中度的镇静效果，同时以 0.2～0.7μg/(kg·h) 和 1～1.5μg/(kg·h) 维持，也并无呼吸抑制。

对于介入性手术，单独使用右美托咪定无法达到充分镇静。原因较多。首先，起效缓慢，且不能迅速滴定以适应介入手术操作的动态变化；其镇痛和镇静作用不够强，无法满足疼痛剧烈的介入手术且患儿术中易发生体动；较高剂量可增强镇静深度，但可导致患儿心动过缓和低血压。

(2) 丙泊酚：易于控制滴定，推注或输注即可产生强镇静效果，并可减少患儿体动和觉醒。常规剂量的 TCI 3μg/ml 可在 5min 内迅速使患儿达到镇静。当使用丙泊酚时，无论是推注还是输注，麻醉医师都应始终将其 T 型管 /Mapleson C 回路放在手上，以防出现通气不足或呼吸暂停时提供通气支持。以 1～1.5μg/(kg·h) 的右美托咪定输注为背景，麻醉医师可以使用较低剂量的丙泊酚以达到深度镇静，同时降低呼吸抑制的可能性 [94]。

(3) 氯胺酮：氯胺酮作用于 NMDA 受体，具有有效的镇痛、镇静作用，且对呼吸和血流动力学影响较小。小剂量氯胺酮 0.2～0.5mg/kg 静脉分次推注可用于类阿片类物质的镇痛和增强镇静作用。较高剂量可引起感觉和运动分离现象。因此很少单独用于镇静。当与右美托咪定合用时，可以减少唾液分泌过多和苏醒期现象 [95]。可与丙泊酚一起作为"酮酚"合剂使用，也可以在丙泊酚输注的基础上进行推注，提高镇静、镇痛效果，且可降低呼吸抑制和血流动力学不稳定的发生率 [96, 97]。目前中国市场没有氯胺酮，艾司氯胺酮于 2020 年上市。

(4) 芬太尼：阿片类物质减轻气管插管和活检中产生的内脏疼痛缓解非常有用。芬太尼较吗啡更强效、起效更快，是我们医院最常用的镇痛药。疼痛刺激前 3～5min 注射 0.5～1μg/kg 可有效减少镇静药需求和患儿体动。使用多模式镇痛（包括局部麻醉和对乙酰氨基酚）时，静脉注射芬太尼 2μg/kg 通常足以安全用于深部器官活检，如肾活检。

(5) 局部麻醉（LA）：局部麻醉药在程序化镇静中非常有用。笔者科室惯例是术前在预期部位应用局部麻醉药（如 EmlA® 或丁卡因凝胶），如在静脉置管或针刺活检时。可显著减少镇静和镇痛药的剂量。手术医师局部麻醉逐层浸润对于深部活检也非常有用。局部麻醉浸润之前，麻醉医师预先应确保患儿足够的镇静以防止发生体动，避免给患儿和手术医师带来相关危险。

(6) 其他镇痛辅助药：可在术前或术后早期静脉给予对乙酰氨基酚和非甾体抗炎药以缓解术中和术后疼痛。给予这些药物时，应考虑患儿出血风险和病前器官功能（血小板减少、凝血病、肝和肾损害）。

病例 2：肾活检

一名 4 岁女孩，13kg，初诊断肾病综合征，拟俯卧位下行择期超声引导肾活检。镇静的特殊注意事项包括既往肾功能不全、俯卧位和标本病理结果确认等待时间长。对于俯卧位，许多麻醉医师会担心气道不畅。实际上，前移舌头和排出气道分泌物，气道则相对"通畅"（图 29-3）。放置一个 C 形头部定位器，患者的头部稍微倾斜偏向麻醉医师一侧，易于管理气道。给氧或持续气道正压通气（continuous positive airway pressure, CPAP）或面罩通气均可控（图 29-4）。常规监测呼气末二氧化碳有助于及时发现通气不足或呼吸暂停。只要波形改变或消失都应尽早处理。

需要仔细关注患儿压力点的保护，避免眼睛和耳朵受压。应定期进行检查，特别是在长时手术中。可以在下颌骨下方放置一纱布包以防分泌物流出，同时可进一步旋转头部以避免对眼睛造成压力。肯配合的清醒患儿在摆俯卧位时最安全

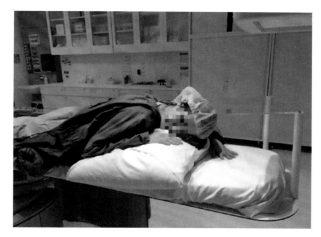

▲ 图 29-4　俯卧位时头部进入。患儿头部略微倾斜，并向麻醉医师旋转，以便于气道进入。头架可确保麻醉医师在 IR 手术期间进入患儿头部的空间

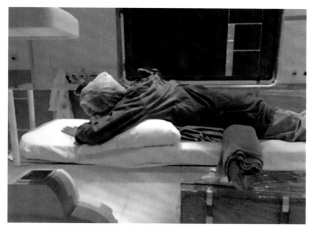

▲ 图 29-5　对于肾脏手术，如肾活检或 PCN，在手术侧腹部下方使用小毛巾卷，以增加腰椎前凸，从而获得更好的手术视野进行成像和干预

有效。摆体位之前，所有定位器都应放在手术台上。包括一个固定头部的 C 形头圈、两个固定胸部和骨盆的枕头 / 毛巾卷及一些用于下肢的软垫子。麻醉医师应与放射科工作人员沟通他们的固定器是否会造成影像伪影。然后，患儿可从转运车翻身俯卧于手术台上的定位器。这种方法的优点是患儿可以识别所有的受压力点以确保舒适的定位。对于体格较大的患儿，还可防止患儿和工作人员在转移过程中受伤。在确保舒适后，以 2～3μg/ml 丙泊酚 TCI 诱导镇静，然后静脉推注右美托咪定 2μg，缓慢增至 0.5μg/kg 可降低丙泊酚的 TCI 水平。在 UMSS 评分 3 分时在手术侧腹部下放置一个小毛巾卷，以增加腰椎前凸，从而获得更好的手术视野。然后放射科医师可以开始消毒皮肤。同时，分次给予 1μg/kg 芬太尼。

在放射科医师进行局部麻醉前，将丙泊酚 TCI 暂时增加至 3.5～4μg/ml 以减少穿刺的应激反应。切皮置入活检针，只要患儿的呼吸不受影响，丙泊酚即可维持在该水平。良好的腰椎前凸位置是放射医师进行穿刺的重要条件（图 29-5）。此外，当放射科医师使用图像引导定位时，患儿需绝对静止（图 29-6）。放置活检针后，可将 TCI 丙泊酚降低，如果观察到疼痛反应，可追加一定剂量的芬太尼。如无禁忌证，可给予对乙酰

氨基酚。在等待病理结果确认的同时，可将 TCI 丙泊酚降至 1.5～2μg/ml。手术结束停止输注丙泊酚，小心地将患儿转移到转运车上。一般大多数患儿在恢复室 5～10min 苏醒，疼痛控制令人满意。

病例 3：胸膜肿块活检

一名 11 岁女孩，25kg，患有胸腔积液，计划行胸腔积液引流和胸腔活检。该手术常在超声和 CT 指导下进行。由于患儿有明显的胸腔积液，肿块侵犯了重要的纵隔结构，放射科医师计划先行超声引导下的胸腔引流，然后在 CT 引导下进行胸腔肿块活检。引流胸膜液后，放射科医师行 CT 检查并决定在患儿最佳体位下进行 CT 引导活检。患儿可能需要仰卧、侧卧或俯卧位。患儿消瘦，继发于肺转移的肺实质性损害导致呼吸储备功能差，并发胸部感染和胸腔积液，呼吸储备较差。首选右美托咪定与氯胺酮联合用药方案，在几乎没有血流动力学紊乱的情况下还可保留自主呼吸功能。患儿静脉滴注右美托咪定 1μg/kg，10min，后以 1～1.5μg/(kg·h) 速率输注，UMSS 评分达 2～3 分；随后滴注氯胺酮 5～10mg 以控制疼痛，并达到 UMSS 3～4 分。随后放射科医师进行局部麻醉逐层浸润，患儿在整个手术过程中均较稳定舒适。偶尔强烈刺激引起患儿体动可追加小剂量（1mg/

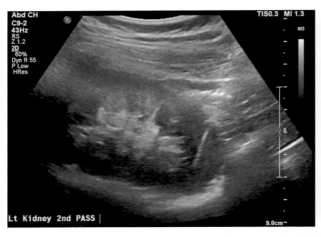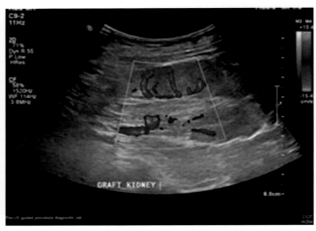

▲ 图 29-6　移植肾肾活检期间的超声图像

在整个手术过程中，需要对肾脏和针头进行准确和细致的成像。镇静可促进术野不动，提高成功率和安全性。左上：移植肾活检前的测量。右上：肾血管的活检前评估。左下：平面内穿刺针通过

经许可转载，图片引自香港儿童医院副顾问 Kevin Fung 博士

kg）丙泊酚和芬太尼 0.5～1μg/kg。如无禁忌证，可静脉给予对乙酰氨基酚。该组合具有良好的镇静效果、缓解疼痛、血流动力学平稳且无呼吸抑制。苏醒过程平稳且没有谵妄发生。

四、镇静服务电子临床信息系统

电子临床信息系统（electronic clinical information system，CIS）通常用于麻醉服务；该系统也用于镇静服务，用于镇静前评估、镇静记录、安全检查表、镇静后记录及出院后调查，这样可以提供全面完整的患儿记录。此外，根据世界卫生组织的建议，CIS 用于在镇静和介入放射诊疗之前进行安全检查。安全检查表包括镇静药给药前定制安全检查程序、手术过程的 Time-out 和手术完成后退出。CIS 还用于协助镇静团队和放射团队在不同时间点进行临床交接，包括将患儿转送至操作室和恢复室。使用 CIS 辅助安全检查的优点包括无缝和准确的患儿数据传输、系统进行安全检查、方便、准确的医疗记录，并且提高了合规性。

第 30 章　澳大利亚和新西兰的儿童镇静现状

Pediatric Sedation: The Approach in Australia and New Zealand

Franz E. Babl　Ian McKenzie　Stuart R. Dalziel　著
孙庆蕊　李　军　译

一、澳大利亚医疗情况

澳大利亚和新西兰虽然是不同的国家，但在医疗和非医疗方面有着相同的历史。尽管药物和器械的医疗注册机构和医疗监管机构属国家特定，但大多数专业机构涵盖了两个国家，包括关键的镇静相关学院，如澳大利亚和新西兰麻醉学院（Australian and New Zealand College of Anaesthetists，ANZCA）、澳大拉西亚急诊医学院（Australasian College of Emergency Medicine，ACEM）和澳大拉西亚皇家内科医学院（Royal Australasian College of Physicians，RACP）。"澳大拉西亚"一词经常被用来代替澳大利亚和新西兰，尽管东南亚其他地区也经常被包括之中。当然国家之间也有不同，我们将在相关部分中对此进行讨论。

澳大利亚和新西兰的人口规模都很大。在澳大利亚，大多数人口集中在 5 个沿海大都市中心，这些大城市往往只有一个或两个主要的三级儿科学术中心。新西兰有一家主要的三级儿童医院提供全国性服务，五家地区三级综合医院（儿童和成人）提供广泛的儿童服务。在这两个国家，在主要的城市转诊中心之外，在郊区和较小的区域中心也能提供儿科服务并提供一些专科支持，而人口稀少的广大偏远地区获得专科服务的机会有限，最终护理的转运时间较长。因此，对于该地区来说，通过检索服务进行长途转运是一个不争的事实。儿科专科服务与儿科麻醉医师和其他儿童镇静药提供者的距离对远程和检索过程中使用的镇静护理类型有影响。虽然这两个国家都有中央政府资助的国家卫生保健服务，为所有公民提供基本免费的医疗保健，但澳大利亚的医疗保健是各州责任制。这对疼痛和镇静服务等保健资源的分配和组织方式产生了影响。

儿童镇静可由包括麻醉医师、儿科医师、外科医师、牙医、急诊医师和经过认证的护理人员主导。由 ANZCA 和 RACP 制订儿童镇静主导者的主要文件、ANZCA 制订的诊断和介入医学、口腔或外科程序化镇静镇痛指南 [1] 已经得到了许多其他重点学院和专业协会的认可，而 RACP《儿童和青少年诊疗操作相关疼痛管理指南》[2]、新生儿诊疗操作相关疼痛的管理 [3] 和 ANZCA 儿童麻醉护理指南尚未得到认可 [4]。然而，两国都没有强制制订镇静和麻醉护理的国家标准，如美国联合委员会（Joint Commission，TJC）[前身是医疗保健组织认证联合委员（Joint Commission on Accreditation of Healthcare Organizations，JCAHO）] 制订的实际国家标准 [5]。澳大利亚医疗保健标准委员会（Australian Council on Healthcare Standards，ACHS）国家安全和质量卫生服务

（National Safety and Quality Health，NSQHS）标准及类似的新西兰标准也并不包括镇静或麻醉护理的管理标准。值得注意的是，澳大利亚医疗和口腔医师注册机构——澳大利亚健康从业者管理局（Australian Health Practitioner Regulation Agency，AHPRA）仅为想通过澳大利亚口腔委员会（Dental Board of Australia，DBA）审批实施"清醒镇静"的牙医提供正式的认定细则[6, 7]。同样，在新西兰，口腔委员会（牙医注册机构）为从事镇静治疗的牙医（包括儿科患儿）制订了正式的最低准则，而新西兰医学委员会（医师注册机构）则没有制订相关标准[8]。

二、主要指导文件

（一）澳大利亚和新西兰麻醉医师学会指南

ANZCA《诊断和介入医疗、口腔或外科诊疗操作的镇静和（或）镇痛指南》[1]主要适用于诊断和介入医学、口腔和外科诊疗操作中的镇静、镇痛。该指南最初由澳大利亚国家标准协会于 1984 年制订，此后进行了多次修订。2014 年的最新修订版得到了 ACEM 疼痛医学院、澳大利亚胃肠学会、新西兰胃肠学会、澳大利亚皇家外科学会、澳大利亚和新西兰重症医学院、澳大利亚皇家精神病学学院、澳大利亚和新西兰皇家放射医师学院（Royal Australian and New Zealand College of Radiologists，RANZCR）的 认 定[1]。ANZCA 将相关指南定义为"提供建议的文件"。

ANZCA 指南规定了定义、目标和风险、患儿选择和准备、人员配置、设施和设备、监测、药物、记录、恢复和出院及培训意见。

ANZCA 对镇静水平的定义在很大程度上遵循了美国麻醉医师协会（ASA）对镇静深度的定义[9]。它使用术语清醒镇静而不是中度镇静。它强调，从完全清醒意识过渡到不同深度的镇静甚至到全身麻醉的转变是一个连续的过程，而不是一组分散的、定义明确的阶段。

在正文和附录中，ANZCA 指南根据靶向镇静深度，使用的药物及 ASA 分级（图 30-1）列

出了相应的人员配备需求。不管处于任何深度的镇静，必须有具有气道和复苏技能的医师或口腔医师在场。对于大多数诊疗操作，指南规定必须至少有 3 名经过培训的工作人员在场：诊疗操作医师、实施镇静和监护患儿的医师或口腔医师，以及至少配备 1 名额外的工作人员，以根据需要为这些医师提供相关帮助。上述人员配置要求的例外情况是非常浅的清醒镇静药和（或）镇痛技术，如吸入氧化亚氮、吸入甲氧氟烷或低剂量口服镇静，其中诊疗操作医师也提供镇静，并建议提供 1 名受过镇静监测培训的助手。除非有麻醉医师或其他经过适当培训并具有资质的医学专家在其执业范围内，否则不得使用产生深度镇静或全身麻醉的技术。

诊疗操作必须在规模合适的场所进行，并配备人员和设备以应对心血管和呼吸紧急情况。这包括供氧、吸痰设备、高级气道管理设备、急救药物（包括拮抗药和肾上腺素）、监测设备（包括心电图、血压计和脉搏血氧计）、除颤器，以及紧急寻求援助的手段。在机构内，应能够使用器械测量呼出的二氧化碳，并有足够的通道方便安全地转送患儿。当使用氧化亚氮或甲氧氟烷时，必须进行适当的废气清除以减少工作人员长期暴露，必须具有给予 100% 氧气的能力；气体流量必须足够，并建立低气体流量警报。对于甲氧氟烷，该机构应具有识别和管理恶性高热的指南。

在程序化镇静过程中均应建立可靠的静脉通路，但众所周知，接受非静脉镇静或低剂量吸入或口服药物的患儿中可能并不实用。接受程序化镇静的患儿必须持续监测脉搏血氧饱和度和脉率，并定期记录血氧饱和度和血压。同时尽可能在诊疗操作中给氧。根据临床状况，可能还需要进行心电图和呼吸末二氧化碳监测。

有多种药物和技术可用于程序化镇静。指南将苯二氮䓬类(如咪达唑仑)和阿片类(如芬太尼)定为最常用的静脉注射药物。由于存在意外意识丧失 / 呼吸抑制的风险，诊疗操作医师不得使用

程序化镇静镇痛人员

情境 0：2 名人员 – 诊疗操作医师进行镇静

- 具有气道和复苏技能的执业医师或口腔医师，并接受过氧化亚氮、甲氧氟烷或低剂量口服镇静技术的培训
- 受过监测培训的助手
- ASA Ⅰ～Ⅱ级患者单用氧化亚氮或甲氧氟烷，和（或）单用低剂量口服镇静
- 禁止使用大量口服镇静药和肌内或静脉镇静药 / 麻醉药 / 镇痛药

情境 1：3 名人员 – 手术医师镇静

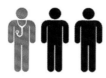

- 具有气道和复苏技能及镇静培训的执业医师或口腔医师
- 受过监测培训的助手，其主要职责是监测患者生命体征
- 协助双方
- ASA Ⅰ～Ⅱ级患者行清醒镇静
- 禁止使用丙泊酚、硫喷妥钠及其他静脉麻醉药

情境 2：3 名人员 – 执业医师或口腔师镇静

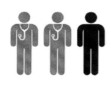

- 诊疗操作医师
- 具有气道和复苏技能及镇静培训的执业医师或口腔医师，其主要职责是监测患者生命体征和镇静管理
- 协助双方
- ASA Ⅰ～Ⅲ级患者行清醒镇静
- 丙泊酚、硫喷妥钠及其他静脉麻醉药仅由受过培训的执业医师或口腔医师使用

情境 3：4 名人员 – 执业医师或口腔医师镇静

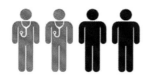

- 诊疗操作医师
- 具有气道和复苏技能及镇静培训的执业医师或口腔医师，其主要职责是监测患者生命体征和镇静管理
- 协助每个医师 *
- ASA Ⅰ～Ⅲ级患者行清醒镇静
- 丙泊酚、硫喷妥钠及其他静脉麻醉药仅由受过培训的执业医师或口腔医师使用

情境 4：3 名人员 – 麻醉医师或其他经过培训和认证的执业医师镇静

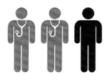

- 诊疗操作医师
- 麻醉医师或在其执业范围内的其他经过培训和认证的执业医师
- 协助双方
- 所有患者均可行清醒、深度镇静或全身麻醉
- 可使用所有经批准的麻醉药品

情境 5：4 名人员 – 麻醉医师或其他经过培训和认证的执业医师镇静

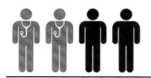

- 诊疗操作医师
- 麻醉医师或在其执业范围内的其他经过培训和认证的执业医师
- 协助每个医师 *
- 所有患者均可行清醒、深度镇静或全身麻醉
- 可使用所有经批准的麻醉药品

* 如果大多数病例（如复杂或急诊患儿）可能需要帮助，建议使用

▲ 图 30-1　澳大利亚和新西兰诊断和介入医学、口腔或外科的操作镇静和镇痛的人员配备要求

引自附录 3：诊疗操作人员，经澳大利亚和新西兰硬脑膜镇静和镇痛——PS09 镇静和（或）新西兰麻醉医师学会和疼痛医学院指南许可复制

丙泊酚等静脉麻醉药，只能由第二名经过培训的医师或口腔医师使用。更新后的指南指出，"包括丙泊酚在内的多种药物均可实现清醒镇静"。

该指南还包括对实施程序化镇静的非麻醉医师或口腔医师的培训建议：除在职培训和能力评估外，他们建议在监督下接受至少 3 个月（全职同等时间）的程序化镇静和麻醉培训或类似经批准的课程。培训应包括完成危机资源管理模拟中心课程。长期的临床经验可以被视为等同于正式培训期。非麻醉镇静实施者的认证、培训和临床支持可以由指定地方的麻醉医师实施。乡村医师，或那些在偏远地区执业的医师，可以在一个主要的中心与麻醉医师一起培训，尤其学习静脉或肌内镇静的技能。认证需要心肺复苏证书和相关继续教育的证明。

一些 ANZCA 其他的提供安全的程序化镇静指南和声明；所有这些都可以通过 ANZCA 网站获得。它们包括以下。

• PS01 关于澳大利亚农村全科医师麻醉管理基本培训的建议。

• PS02 关于认证和定义麻醉临床实践范围的声明。

• PS04 对麻醉后恢复室的建议。

• PS06 麻醉记录。关于记录麻醉护理事件的建议。

• PS07 麻醉前咨询建议。

• PS08 关于麻醉医师助理的建议。

• PS15 日间护理诊疗操作患儿围诊疗操作期护理建议。

• PS16 专业麻醉医师执业标准声明。

• PS18 麻醉期间监测建议。

• PS26 麻醉或镇静同意指南。

• PS55 诊疗操作室和其他麻醉场所麻醉安全管理最低设施建议。

ANZCA 还制订了针对儿童诊疗镇静相关指南：为儿童提供麻醉护理指南[4]。本指南认识到儿科麻醉需要专业培训和经验，主要为麻醉医师和医疗保健实施者提供有关儿童麻醉服务的

指导。

与 ANZCA 镇静指南类似，《儿童麻醉护理指南》规定了定义、患儿选择、人员配备、设施、设备和资源，以及培训和教育建议。此外，ANZCA 的《澳大利亚和新西兰儿童麻醉护理指南》制订了细则，以确定麻醉实施者儿科临床实践范围、保持专业能力、护理地点，以及日间住院和严重不适患儿的管理。

关于儿童镇静，ANZCA 儿童麻醉护理指南更适用于非紧急检查，如 <2 岁婴儿的 MRI，在检查期间必须保持静止，通常需要全身麻醉。虽然 ANZCA 培训计划期望毕业生具备为 >2 岁且无明显合并症的儿童独立实施麻醉和镇静所需的知识和技能，但也认识到，对于更年轻和（或）更复杂的儿科患儿，需要进一步的技能培训。尽管该指南没有规定为此类患儿实施麻醉专业技能水平的最低要求，但建议儿童及其看护者尽可能去离家近的医院，地区医学中心可将少量需要择期全身麻醉的 <2 岁儿童转移到三级儿科医院，因为所有麻醉医师并不能实施麻醉且均不具备相关能力。

虽然这些指南为安全诊疗镇静护理打下了良好基础，但 ANZCA 指南仍存在一些问题。我们将详细介绍 ANZCA 指南的局限性和遗漏，如下所示。

（二）ANZCA 指南的局限性

该指南要求在镇静期间至少有 1 名医师或口腔医师在场，但没有考虑到澳大利亚和新西兰主要中心和其他地方普遍使用护士主导的氧化亚氮镇静。这些护士主导的镇静大多由经过当地认证过程的健康从业者提供。在澳大利亚的多个大型医学中心[10-12]，氧化亚氮可由经过镇静培训的护士安全实施，并纳入到全面的镇静培训和认证计划中。该指南也没有说明诊疗操作专家是否是医师或口腔医师。在儿科实践中，许多镇静诊疗可能由护士、听力学或神经学技师或放射技师/MRI 技师执行。而在儿科需要镇静的诊疗中，无临床医师或口腔医师并不少见。

同样，准则没有考虑到那些接受过广泛的毕业后培训和取得资格证书并有能力独立开处方（包括有时使用镇静药）的护士和保健从业人员。

氯胺酮是非麻醉医师常用的静脉镇静药。尽管它是澳大利亚和新西兰某些环境中最常用的药物之一，尤其是在急诊科[13]，但澳大利亚国家药品监督管理局指南中并未提及该药。严格来说氯胺酮是一种全身麻醉药，但与其他全身麻醉药相比，它可提供分离镇静和深度镇痛作用，对心血管和呼吸系统的影响及肌张力的维持存在很大差异。ANZCA 指南中镇静深度标准定义不适用于氯胺酮镇静[14]，但也有研究证明该药是非麻醉医师手中非常安全的药物[15, 16]。

指南中的氧化亚氮被列为一种提供"非常浅的清醒镇静"的方法。从最低浓度开始缓慢吸入氧化亚氮，保持患儿配合，这一点与小检查一样，尤其是口腔诊疗操作，通常与局部麻醉相关。值得注意的是，根据 ANZCA 指南中规定 30% 最低氧气浓度，可给予高达 70% 的氧化亚氮[10, 17]。虽然通常比较安全，但氧化亚氮（尤其是 70%）可致深度镇静，实施者需要注意并为此做好准备。在临床上联合使用其他全身镇静或镇痛药可能有用，但增加了镇静深度和可能产生相关并发症。最近，氧化亚氮与芬太尼鼻内给药联合应用，提高了氧化亚氮在非胃肠外镇静过程中的镇痛效果。虽然现在在澳大利亚和新西兰的一些环境中这种组合广泛用于有疼痛刺激的诊疗操作，如骨折复位[18]，但可增加呕吐发生率和导致镇静过深。最近一项对 442 名接受芬太尼鼻内给药和高剂量氧化亚氮给药的患儿中进行了一项当地随机对照盲法试验，结果显示昂丹司琼组和安慰剂的呕吐率分别为 12% 和 16%，且未发生严重不良事件[19]。

ANZCA 指南建议医疗和口腔医师需接受 3 个月的麻醉培训，尚可实施镇静。虽然没有关于符合这些标准的非麻醉医师的统计数据，但口腔、放射科、外科、急诊医学和儿科等非麻醉学院并不需要此类培训。有趣的是，只有少数认可

这些指南的学院的学员会满足这一建议。

三、皇家澳大拉西亚医师学会指南声明

2006 年，RACP 发布了两个关于新生儿[3]、儿童和青少年[2]诊疗操作相关疼痛管理的循证指南。虽然这些指南已由 RACP 存档，但其中所包含的概念仍然具有相关性，仍被用作两国当地指南的基础。

RACP 指南声明新生儿诊疗操作相关疼痛的管理[2]涉及以下问题：新生儿疼痛的结局、婴儿对疼痛的反应、新生儿疼痛预防和管理的一般原则、新生儿疼痛的评估、证据和建议的技术。该指南的目的是鼓励接受诊疗操作的新生儿（包括新生儿重症监护室）增加镇痛的使用。虽然该指南未详细阐述程序化镇静，但建议程序化镇静 / 麻醉用于气管插管中，并考虑用于接受插入胸导管和早产儿视网膜病变激光治疗的婴儿中[3]。

RACP 指南声明《儿童和青少年诊疗操作相关疼痛的管理》包括了程序化镇静章节，但提供了一个更广泛的（如可能，基于证据的）基石，以药物和非药物技术的综合方法来改善诊疗护理，以解决儿童诊疗过程中疼痛、焦虑和行为痛苦的问题。执行摘要中列举出尽量减少术中疼痛及关键原则列表，包括采用以儿童为中心的方法（倾听儿童和家长需求），而不是以诊疗操作为中心的"一劳永逸"方法；让孩子及其家人积极参与到整个过程中，而不是被动接受；可以让父母进行积极的协助，而不是消极的约束；确保进行的所有诊疗都是必要的；在儿童友好环境中远离病床进行诊疗；尽可能使用侵入性最小的设备，并确保执行诊疗操作的人员具备适当的技术专长或有专业医师密切监督；联合使用非药物和药物干预控制疼痛和焦虑；并确保通过最大限度地减轻第一次诊疗操作的疼痛，尽可能防止预期性焦虑发展。

镇静的定义列出了美国小儿学会[20, 21]，美国麻醉医师学会（ASA）[22]和美国急诊医师学会[23]的三种不同定义。ASA 分级是术前风险评估的一

部分。

RACP 指南强调考虑整个诊疗操作过程，包括在诊疗操作的所有阶段进行非药物性疼痛管理，并给予心理安慰，包括使用合适的言语。

RACP 指南提出了需要重复诊疗操作，以及有沟通或行为障碍的儿童的需求。该指南将后一类儿童分为四类，并给出了诊疗操作干预的具体意见。对于认知障碍和无法沟通的儿童，关键是要了解他们的沟通方式，避免过度治疗，同时联合使用药物和非药物技术。该指南提到，有合并症的患儿可能禁忌非麻醉医师实施清醒镇静。对于身体残疾和认知能力受损的儿童，关键是建立与孩子良好的沟通方式。对于注意力不集中和注意缺陷多动障碍相关行为问题的儿童，建议药物干预阈值较低。对于有诊疗操作恐惧等相关行为问题的儿童，建议使用脱敏疗法、认知行为疗法提前做好应对策略。

总之，尽管每个学院都有共同的成员，但 RACP 和 ANZCA 指南之间几乎没有重叠部分。RACP 指南的应用建议适当使用非药物技术和儿童局部镇痛。ANZCA 指南涉及任何年龄组诊疗操作相关镇静。没有具体考虑儿科问题整个诊疗操作或整体诊疗操作管理。与 RACP 指南相比，ANZCA 指南侧重于镇静药的使用，而 RACP 指南试图采用更全面的方法。RACP 指南的一个局限性在于，自 2006 年该指南发布以来，参考的许多海外指南已被修订或更新，并获得了新的证据。

四、制订镇静计划

虽然澳大利亚和新西兰的主要诊疗镇静指南 [1, 2] 可用，也有关键的海外指南使用，但对于这些指南和建议在操作室的使用范围知之甚少。2004 年，澳大利亚大型三级医院墨尔本皇家儿童医院的非麻醉医师工作人员在重症监护室外进行的诊疗镇静的范围和质量综述指出了一些有问题的做法，包括缺乏专业培训的工作人员普遍存在和对生命体征的常规监测及真正禁食时间的可

变性 [24]。

在概述了美国单一儿科服务经验的两篇论文中，充分描述了最初在病房然后在整个医院中尽量减少儿童疼痛所面临的挑战 [25, 26]。其中 1997 年的论文描述了最初几年为综合医院儿科病房设计的项目。主要原则是统一疼痛管理、镇静和疼痛评估（通过引入指南 / 方案），特别强调对涉及"针刺"的诊疗操作进行适当表面麻醉的重要性，以及让儿童父母参与的必要性。第二篇论文，从 2008 年开始，回顾了该项目的进展，然后将其应用于整个儿童医院，而不仅限于病房活动。该项目被命名为"舒适中心"，重要的是确保医院的所有领域最大限度地减少患儿痛苦和疼痛。其组织文化：物理环境、教育、管理、稽查和质量过程，将临床服务与需求相匹配、跨部门合作，以及让患儿和家庭参与该过程。这些原则反映了 RACP 2006 指南中总结的概念 [2]。

在墨尔本皇家儿童医院，本章 [24] 前面描述的稽查结果促使全院镇静实践发生重大变化：取消未监测或仅限于技术人员实施镇静，并在少用、远离中心的偏远位置集中实施镇静。全院执行全医院镇静指南、镇静教育和镇静记录。

许多澳大利亚和新西兰机构都执行了部门和医院范围内镇静指南。镇静护理在医院之间以及同一机构内科室之间仍然存在很大的差异。监管机构没有强制要求镇静实施者进行标准认证或培训。根据美国联合委员会的强制要求，不要求在整个机构内对镇静治疗进行标准化 [5]。

澳大利亚和新西兰的一些相对较大的系列研究表明，当将非麻醉医师实施儿童镇静纳入当地镇静教育计划时，这种情况下才可以安全地进行镇静 [11, 12]。然而即使在三级儿科中心，也很少有医院范围内的镇静教育计划。虽然在美国也没有全国性的镇静教育项目或教育会议，但较大的三级儿童医院的科室经常为进行儿童镇静的非三级机构提供教育培训或材料。例如，墨尔本皇家儿童医院和阳光医院 [27, 28] 的经过验证的镇静教育项目已被州卫生部门采纳，并在维多利亚州全州推

广[29]，该项目包括中心教育课程、镇静教育材料和标准镇静记录。

在澳大利亚和新西兰，很少有儿童医院由麻醉医师负责常规"镇静服务"。在一些中心全院范围内由护士主导氧化亚氮镇静。但在大多数中心，除了一些亚专业，如口腔或急救医学，均由麻醉医师实施镇静。

五、具体地点和服务

（一）住院病房

在住院病房开展了广泛的干预措施。镇静固然很要，但优化使用其他技术以减少患儿痛苦很可能会减少需要镇静的患儿数量。

在澳大利亚墨尔本皇家儿童医院[30, 31]，病房（和门诊区）诊疗的镇静指南为澳大利亚提供了一个样例。这些指南推荐非药物技术和非镇静药，如蔗糖和局部麻醉药。皇家儿童医院指南认为，应配备儿科重症监护室应急管理团队，但并非所有儿科机构都是如此。

在皇家儿童医院，根据当地指南，低年资病房医护人员可以为需要诊疗操作的儿童开口服咪达唑仑，"镇静医师"和"诊疗医师"（可能都是护理人员）可遵循指南管理病房患儿。如果要使用氧化亚氮或静脉注射咪达唑仑，实施镇静和监护患儿的工作人员必须经过相关认证（可能是护理人员或医务人员）。如果在术前评估过程中发现患儿存在风险因素，则需要咨询更资深的麻醉医师以制订相应的计划。在某些专业领域，如心脏外科病房（不是重症监护室），已经制订了承认该领域专业人员的在本区域的特定实践范围。该指南的一个关键部分是使用"镇静记录"表格记录所有镇静。这些指南要求重症监护医护人员（麻醉医师、重症监护医师或急诊科医师）实施深度镇静。

同样，在新西兰奥克兰星舰儿童医院，指南要求出台针对特定的镇静形式，评估风险和获益，高危人群专家会诊正式文件[32]。对于中度镇静，不强制禁食，而深度镇静禁食时间需与全身麻醉相同。所有深度镇静均需要相应独立的监护人。建议用于非侵入性操作推荐药物（口服水合氯醛、咪达唑仑、氯胺酮或可乐定），轻度疼痛和应激性操作（局部/局部镇痛、咪达唑仑、氯胺酮、50%氧化亚氮）和疼痛诊疗（局部/局部镇痛、静脉注射芬太尼/吗啡、咪达唑仑或氯胺酮、50%氧化亚氮）。

目前正在对皇家儿童医院病房和门诊镇静指南进行修订，包括增加不同的药物和给药途径，并根据特殊情况下的规定扩大滴定多种药物的使用范围。这些变化主要是扩大病房医护人员执业范围，从而提高诊疗镇静的成功率，确保安全。最初的指南相当保守，但确实扩大了病房工作人员的执业范围，对那些实现进一步认证的人更是如此。在"高度依赖"护理的心脏外科病房[独立于儿科重症监护室（pediatric intensive care unit, PICU）]中，已允许多种药物用于"局部诊疗"如：胸腔闭式引流。在皇家儿童医院日间诊疗区（护士主导镇静），口服咪达唑仑后继续吸入氧化亚氮以保持至清醒镇静。最近值得注意的是除了在澳大利亚尚未使用外，右美托咪定已经上市使用。使用雾化器和鼻内给予右美托咪定非常有意义，特别适用于不喜欢口服药物的儿童和需要镇静但刺激最小的诊疗操作。

病房诊疗存在一个有争议的问题："是否最好将儿童的病房作为'安全场所'，并在单独区域（如治疗室）进行诊疗？"不占用患儿病床的"优点"包括孩子对其在医院"平常的地方"的安全感，最大限度地减少对共用房间中其他患儿的影响，确保有进行复苏和监测的适当专门区域，并配备分散注意力的设备（视听或适合年龄的玩具）从而优化护理管理。"缺点"包括必须移动患儿，对人员配置的潜在影响，以及如果治疗室中存在痛苦和疼痛，可能会导致儿童不信任。

（二）儿科重症监护室的镇静

儿科重症监护室（PICU）环境复杂，以尽量减少与诊疗操作相关的疼痛和痛苦。通常，在澳大利亚和新西兰，PICU工作人员不会为非重症监护室的患儿提供"镇静服务"。布里斯班皇家儿童医院 PICU "儿童安全"检查表[33] 中的八项内容中有两项阐述了镇静和镇痛在 PICU 管理中的核心作用。新西兰奥克兰星舰儿童医院也有类似的规定[34]。儿科重症监护室的管理不断在发展。在 20 世纪 80 年代，人们认识到，治疗不当可引起患儿疼痛和焦虑等不良反应可能会产生短期并发症[35]，如明显的交感肾上腺激活，继而可能会产生长期并发症，如异常疼痛和痛觉过敏及创伤后应激综合征。最近，人们开始关注平衡镇痛、镇静与长期通气和戒断风险。

澳大利亚和新西兰的 PICU 患儿需要在各种诊疗操作中进行镇痛和镇静。以下列举了常见的管理技术和方略。

• 现患疾病，如大诊疗操作或创伤，采用既定的急性疼痛管理方案进行治疗。

• 短小但可能非常痛苦的诊疗操作，如气管插管、气管导管内吸痰、血管置管、置入胸腔引流管或腹膜透析导管及拔出引流管，均需静脉注射全身作用的药物，但有时可致全身麻醉。局部麻醉可达到深度镇痛作用，在可行的情况下尽量减少对全身麻醉药物的需求。在无禁忌证的情况下，行短"小"诊疗操作患儿，吸入氧化亚氮至轻度镇静即可。

• 在 PICU 中可紧急或按计划进行诊疗操作。在许多情况下，通常会向麻醉医师咨询帮助。该地区的大多数 PICU 通常使用静脉注射药物，并不混合使用挥发性麻醉药物。儿科重症监护人员和麻醉医师经常合作一起照顾这些儿童。

• 持续管理，如耐受气管插管或体外心血管静脉插管或呼吸支持。这些情况下主要药物干预仍然是以阿片类镇痛与苯二氮䓬类药物为主。在 PICU 中，中枢作用 α_2 受体激动药（如可乐定和右美托咪定）的作用越来越大，以治疗和尽量减少苯二氮䓬类药物的不良反应（耐受性和戒断性）。尽管右美托咪定成本正在降低，但其心血管作用，尤其是心动过缓，以及其在澳大利亚市场的费用限制了其广泛使用。

患儿同步指令机械通气方法的不断发展，以及微创呼吸支持（无须气管插管）的使用，无疑提高了患儿对呼吸机支持的耐受性，减少了全身镇静。

尽管有成熟的镇静治疗方案，但必须根据患儿的个体情况进行调整。PICU 中出现的常见问题如下。

• 心血管储备非常差的患儿，即使在不影响循环的情况下，可能仍无法耐受"常规"紧急推注镇痛或镇静药物。

• 需要长期管理且对标准给药产生耐受性的患儿，可能需要追加剂量或更换药物或联合用药以达到充分镇痛和镇静。

• 减量时出现戒断症状的患儿。使用戒断症状评估量表 1（Withdrawal Asessment Tool Version 1，WAT-1）[36] 等评估工具进行监测，并相应调整管理，目前是澳大利亚许多单位标准做法。

• 其他特殊情况，如阿片类物质诱导的痛觉过敏，可能需要减少剂量，换用其他阿片类物质和替代使用非阿片类物质。

• 考虑到需要使用体外膜氧合（extracorporeal membrane oxygenation，ECMO）或心室辅助装置进行心肺支持的患儿的特殊需求。已针对不同年龄段制订了特定方案（参考墨尔本皇家学会内部网指南）。

• 最近担心影响中枢神经系统的药物对发育中大脑的潜在不良反应，尤其是在出生后的前几个月至几年。

（三）新生儿重症监护室

在澳大利亚，大多数新生儿重症监护与产科病房合用，重点关注早产的医学问题。这些中心均支持重症监护诊疗，如中心静脉穿刺和置入胸腔引流管。在三级儿童医院专门的新生儿重症监护室通常均配有诊疗操作护理。

新生儿期诊疗操作疼痛管理不足可能与相关疼痛的严重生理反应有关，如心动过速、高血压、呼吸暂停和缺氧，并可能产生严重的不良后果。总体而言，采取适当的护理措施，避免新生儿过度或非必要性使用中枢镇痛药、抗焦虑药、镇静药和麻醉药。与其他麻醉药相比，α_2 激动药可乐定和右美托咪定不诱导细胞凋亡，并具有许多理想的特性，从而增加了在诊疗镇静和脱机方案中的使用，并作为镇痛管理的辅助用药 [37]。

非药物治疗的初始使用已成为新生儿病房方案的关键部分。非药物学方法包括安慰、襁褓、皮肤 – 皮肤接触 / 袋鼠式护理，使用舒缓的言语和音乐、喂养、非营养性吮吸，以及操纵光照、声音和其他环境因素 [38]。

对于小诊疗操作，局部麻醉可最大限度减少辅助药物的需求，因为辅助药物可能直接作用于中枢神经系统。全身麻醉风险高，尤其是在小患儿体内注射高浓度麻醉药时，必须注意局部麻醉给药总剂量。丙胺卡因是专有共晶混合物（EMLA 软膏）的一种成分，可导致新生儿高铁血红蛋白血症 [39]，建议谨慎使用或替代治疗 [40]。

蔗糖用于改变诊疗干预反应已得到公认 [41, 42]。该地区新生儿重症监护室几乎普遍使用这种方法。高质量的数据支持其有疗效性和安全性，包括重复使用。尽管可能仍存在一些神经生理学"快速"疼痛仍被激活的问题，但蔗糖在减少行为痛苦方面的功效让人减少了这些担忧 [43]。

对于需要外科诊疗操作的早产新生儿重症监护室（newborn intensive care unit，NICU）患儿，转送至诊疗操作室与在 NICU 原位诊疗操作的风险获益评估是复杂的。需根据患儿的情况进行个体化风险评估。该地区的稽查结果支持在 NICU 中对病情较重和较小的 NICU 患儿进行诊疗操作治疗的策略 [44]。麻醉通常以肌肉松弛药和大剂量芬太尼为主。这当然可提供充分的术中镇痛，并已证实与对应激反应的有益作用相关。产科医院的新生儿重症监护室甚至从外部中心引入了指定的小儿诊疗操作团队，以进行自己工作人员无法完成的诊疗操作（动脉导管未闭结扎）[45, 46]。

对乙酰氨基酚、吗啡和芬太尼是该地用于术后和一般重症监护支持的最常用镇痛药，基于对术后患儿进行的当地随机对照试验显示无临床获益，故减少曲马多的使用 [47]。

通常需使用一系列工具进行 NICU 疼痛管理评估，例如，联合使用生理和主观临床评估。目前已经开发出该地区最常用"疼痛评估工具"（pain assessment tool，PAT）。

（四）急诊科

在过去 20 年中，随着两国公认的急诊医学和儿科急诊医学的发展，急诊科的儿童镇静已达到预期标准。在小城市和农村地区，缺乏专业培训、经验丰富的镇静工作人员，这最终可能会导致儿童被转送到较大的中心进行确定性治疗 [48]。鉴于距离遥远，这种转送可能会给儿童和家庭带来不便，也会给医疗保健系统带来昂贵的负担。

在这两个国家，急诊科的诊疗镇静通常用于骨折手法复位、关节复位、撕裂伤修复、异物取出、尿道插管、腰椎穿刺、脓肿引流和神经影像学检查 [13]。一项主要在三级研究中心的儿科急诊医学专家调查表明，常用的药物包括持续吸入氧化亚氮（100% 报告部分使用）、氯胺酮（96%）、苯二氮䓬类药物（91%）和芬太尼（64%），丙泊酚（24%）和其他药物（37%）的有限使用 [11]。虽然所使用的药物在整个地区趋于一致，但特定药物在特定适应证中的使用显示出相当大的异质性，部分反映了个别医院的用法 [13]。

澳大利亚和新西兰的急诊医学是北美和英国模式的混合体。高级人员配备水平（顾问）通常高于英国，然而大多数医疗服务仍然是由接受培训的医师提供。急诊科提供护理的"时间目标"（4h 或 6h）已经出现。尽管缺乏与其他地区的正式比较，但这两个问题都在一定程度上影响了药物选择和单个科室内诊疗镇静的实施。

该地区急诊科儿童镇静的问题与世界其他地区的问题相似：缺乏关于人员配备公认标准，缺乏关于记录和知情同意的共识，缺乏关于禁食的共识，以及在培训和认证方面缺乏一致性。尽管这些问题并非该地区独有，但它们反映了当地指南的固有问题：ANZCA 指南主要作为麻醉医师指南编写，并非儿科专用；较早的 RACP 指南缺乏最新的证据。所有这些都是指南，而不是共识护理标准。

与北美一样，澳大利亚和新西兰的急诊科已经广泛采用氯胺酮进行诊疗镇静 [14-16]，并在较小程度上采用基于不良事件报告所达成的共识 [49, 50]。

在该地区始终将氧化亚氮（高达 70%）广泛用于诊疗镇静。一项对儿科急诊医学专家的调查表明，大多数人将氧化亚氮用于创伤 / 烧伤管理、骨折复位 / 石膏固定、静脉插管插入和撕裂伤修复诊疗中 [13, 18]。单中心临床注册的试验报告表明，持续吸入氧化亚氮相对安全 [10]，几乎没有发生严重不良事件 [11]。

芬太尼鼻内给药（1.5μg/kg）始于西澳大利亚州珀斯 [51, 52]，并已在该地区和全球范围内广泛使用，包括急诊科 [13] 和院前诊疗 [53]。芬太尼鼻内给药联合氧化亚氮常应用于预期中度疼痛而非重度疼痛的诊疗镇静中，且经过大型系列研究证明是安全的 [19]。例如，在接受调查时，42% 的儿科急诊医学专家表示，1 名 10 岁的儿童，前臂远端骨折并伴有轻度错位，他们会采用芬太尼和氧化亚氮联合使用方案。只有 1% 的人会在骨折碎片 100% 移位的同一患儿中考虑这种组合方案 [18]。在同一项调查中，一小部分（8%）报告使用了区域性静脉灌注技术而不是诊疗镇静。

（五）口腔镇静

在澳大利亚，DBA（AHPRA 的口腔部门）发布了一项口腔医师镇静的注册标准 [5, 6]，并参考了 ANZCA 指南 [1]。在新西兰，口腔委员会发布了口腔医师进行镇静实践的正式最低标准 [8]。在这两个国家，牙医也遵循了海外文件指南，如美国儿童口腔学会（American Academy of Pediatric Dentistry，AAPD）、苏格兰口腔临床疗效方案 [54]，以及英国国家卫生与临床优化研究所（National Institute of Health and Clinical Excellence，NICE）儿童、青少年镇静临床指南 [55]。

在澳大利亚标准中，镇静定义为药物诱导的意识抑制，在此期间，患儿有目的地对口头命令做出反应。不需要任何干预以维持呼吸和心血管功能。要求寻求"清醒镇静"的牙医必须至少具有 2 年的常规口腔诊疗经验，并完成了经批准的学习项目或委员会认为具有实质上等同于或基于相似能力的其他资格。实施镇静的牙医须由受过重症监护或麻醉培训的注册护士或受过监护和复苏培训的注册牙医或执业医师协助。悉尼大学的口腔镇静课程提供临床口腔清醒镇静和疼痛控制的研究生文凭。本课程主要侧重成年人的静脉镇静，但包括儿科部分。讲述了镇静实践，以及危机识别和管理方面的研究内容。迄今为止，尚无专门针对儿童镇静的课程。

为了确保认可度，DBA 在每 12 个月的注册期内批准了以下口腔镇静和医疗急救课程：口腔麻醉和创伤事件教育协会（Society for Education in Dental Anaesthesiology and Traumatic Events，SEDATE）股份有限公司（前身为复苏教育和模拟训练中心股份有限公司（Centre for Resuscitation Education and Simulation Training Incorporated，CREST）和澳大利亚口腔麻醉学会提供的医疗急救和口腔患儿镇静课程，以及由澳大利亚口腔协会新南威尔士州分会专业发展中心和 Cynergex 集团联合提供的口腔镇静进修课程。

新西兰标准中 [8]，认为镇静是一个连续的过程，从轻微镇静（药物诱导状态，患儿对口头指令正常反应，气道反射和心肺功能不受影响）到中度镇静（药物诱导状态，患儿有目的地对口头指令有和无刺激反应，气道反射和心肺功能也不受影响）、深度镇静（药物诱导状态，患儿即使通过疼痛刺激也无法被唤醒，气道反射和心肺功能可能受损）和全身麻醉。该指南要求进行正规教育和培训，以获得必要的知识和技能，从而安全有效地实施镇静。奥塔哥大学口腔外科学士学位资格明确规定必须经过足够的教学和培训，才能为 >6 岁的患儿实施和监测氧化亚氮 / 氧气吸入和口服镇静。规定了镇静替代方案和培训的核心能力。为≤6岁的患儿实施静脉镇静，还需要额外的正规教育和培训。

对于轻微镇静，实施镇静者需要1名助手辅助，其主要是在整个口腔治疗过程中监测患儿生命体征，并可协助口腔治疗。这位助手至少必须经过镇静患儿监测教育和培训，但也可以是未注册医疗保健专业人员。或者，可以由接受过一定培训和镇静教育的口腔医师或医疗从业人员进行，同时对患儿进行监测，而由单独的操作者进行口腔治疗。对于中度镇静，需要由操作人员–镇静医师组成的3名成员团队，2名助手，1名负责监测，1名协助其他团队成员；或者由接受过一定镇静培训和教育的口腔医师或医疗从业人员（也负责监测患儿生命体征）、负责口腔治疗的单独操作员及协助的其他团队成员组成。

在新西兰，口腔镇静危机资源管理培训、口腔镇静监测和静脉镇静得到了新西兰口腔镇静学会的支持。

轻度和中度镇静监测包括测量血压、心率和经皮动脉血氧饱和度。

在澳大利亚和新西兰，最常用于焦虑或不合作儿童患儿镇静的药物是持续吸入氧化亚氮和口服咪达唑仑[56]。在治疗更复杂疾病儿科中心，关于牙医是否能够实施镇静或进行麻醉管理，目前仍有争议。目前已经开发了一种工具，用于评估残疾人是否可行镇静或全身麻醉下有效分配治疗[57]，考虑到医疗、行为和社会因素及口腔治疗的复杂性。该工具的一个局限性在于其设计来自广泛的患者（年龄4—75岁）。在幼儿和发育性残疾或医疗需求复杂的儿童中，一般均采用全身麻醉，部分原因是获得其他选择的机会有限。然而，有公共资助的医院由麻醉医师主导口腔诊疗镇静。还有少数私人口腔诊所由儿科牙医和麻醉医师为儿童实施静脉注射镇静。

（六）医学成像镇静

一般而言，澳大利亚和新西兰儿童教学医院内的专门镇静服务有限。急诊医师主导急诊镇痛

和镇静，放射科医师和住院医师负责简单的镇痛和镇静，麻醉医师进行复杂或长时间的镇静（包括全身麻醉）。一般而言，澳大利亚和新西兰的儿科影像中心还要权衡图像质量、辐射暴露、镇静需求和风险之间的利弊。

在澳大利亚和新西兰，大多数接受放射治疗的儿童都在成人放射科附属单位的非儿童医院接受治疗。RANZCR已经认识到这种情况，他们提出了在非专科儿童中心对儿童进行影像学检查的建议[58]。这些指南为各种成像模式的麻醉和镇静的使用提供了明确的建议。此外，指南认识到许多关键原则，包括以最少的成像和最小的辐射获取所需成像信息；为解决临床问题可以接受某些运动伪影；如果孩子不配合，应该迅速终止以避免继续遭受进一步的痛苦和辐射暴露。只有在绝对必要时才使用静脉内对比剂。

对于CT，如果增强CT可限制镇静需求和辐射暴露频次，RANZCR则更倾向于不要行常规CT平扫。至于行增强CT，建议对<3岁的儿童采用全身麻醉，而>6岁的儿童可在无麻醉下进行。其他建议主要是为了尽量减少镇静的需求：静脉置管前使用局部麻醉乳膏，如若不镇静可使用CT模拟器，介绍成像的讲解小册子和视频，参观成像设备，聆听最喜欢的音乐。

对于MRI，RANZCR建议对<3月龄的婴儿进行固定，如果可能使用专用的饲养袋"喂养和包裹"。对于3月龄至4/6岁的儿童，RANZCR建议使用全身麻醉药。对于年龄较大的儿童，提倡预先准备和采用非药物技术。此外在行MRI检查时，RANZCR建议首先获得最重要的流程及序列，这样以便扫描中断也可获得足够的图像来满足临床需要，从而最大限度地减少对辅助镇静的需求。一些医院有模拟MRI仪，将焦虑的儿童引导至成像设备上，并减少镇静需求。

在墨尔本皇家儿童医院，MRI模拟不仅可以训练特别焦虑的患儿，还可以训练4—6岁年龄段的正常儿童，他们需要更多的时间来适应这个过程。这将无须全身麻醉的"通常最低年龄"降

低了大约 1 岁。在 6 月龄—2 岁的年龄段，医师指导护士主导的口服水合氯醛镇静可用于选定的低风险患儿，在相当多的病例实践中避免了常规全身麻醉。全身麻醉适用于这个年龄段的其他人和水合氯醛镇静效果不足的患儿。

在过去 10 年中，在澳大利亚和新西兰，排尿式膀胱尿道造影（micturating cystourethrography，MCU）诊断和治疗尿路感染后膀胱输尿管反流的情况大幅减少。RANZCR 指南认识到这一点，并建议放射科医师与转诊医师讨论转诊。以确定 MCU 上膀胱输尿管反流的阳性结果是否会改变麻醉管理，从而避免痛苦的诊疗操作和不必要的辐射暴露。个别单位对＞12 月龄的婴儿使用口服咪达唑仑[59]。

如前一节所述，急性创伤的 X 线片通常由急诊科诊疗，并由急诊医师进行镇痛和镇静。RANZCR 指南并没有解决这些患儿的镇静和镇痛问题。

RANZCR 对儿科和非儿科医院在儿科成像中使用镇静和麻醉有另一个立场声明[60]。该声明强调了应尽可能避免使用镇静和麻醉。声明建议研究人员遵循《澳大利亚国家麻醉药管理局镇静和麻醉指南》[1]、早期版本的《澳大利亚国家麻醉药管理局儿童麻醉护理指南》[4] 及《澳大利亚国家麻醉药管理局诊疗操作室和其他麻醉场所麻醉安全管理最低设施指南》。RANZCR 强调可能的情况下使用非药物技术。

（七）烧伤儿童镇静

该地区的儿童烧伤处理主要集中在每个地区主要城市的少数转诊单位，只有极轻微的儿童烧伤在这些医院之外进行处理。

大多数烧伤中具有代表性的是年幼儿童的烫伤，但少数儿童有身体很大比例的严重烧伤，需要长期治疗，并重复移植、清创、换药和清洁。与发展中国家相比，与采暖和照明源相关的烧伤很少[61-63]。

烫伤在"幼儿"中更为常见，且多涉及小面积，因此处理常较简单，包括敷料、评估。如果需要，还可在麻醉下进行一次植皮手术操作。氧化亚氮吸入已成为这些患儿非药物治疗的关键方式。

大面积烧伤需要复杂的重症监护，同时伴有多系统疾病和并发症，如败血症和呼吸道感染。Ⅱ度烧伤皮肤损伤的区域尤其疼痛，镇痛要求通常很高。在麻醉下进行反复移植和清创术。初始急性期后时期的管理对下一步治疗特别具有挑战性。反复更换主要敷料，通常在病房治疗区域进行"烧伤浴"及理疗，需要频繁和非常痛苦的手术干预。这类情绪应激常导致显著的术前焦虑，尤其是如果既往经历令人不快。

严重烧伤的儿童在移动和压疮护理方面存在严重问题。复杂的气动床系统极大地解决了压疮问题，但简单的移动，无论是主动还是被动，往往患儿较为痛苦，经验丰富的医疗人员常辅用药物学和非药物学技术以减少此类痛苦。

大多数研究中心对上述情况已经形成了专门的应对措施。悉尼韦斯特米德儿童医院有一个独立资助的"烧伤麻醉团队"来支持这些患儿，而在墨尔本皇家儿童医院，一个流动的专科麻醉团队在病房治疗室为这些患儿进行麻醉以在烧伤治疗的早期阶段行沐浴和换药。烧伤患儿是医院里唯一在重症监护区域以外麻醉的唯一人群，随着烧伤和供皮区部位愈合，以及敷料和清洁的疼痛减轻，患儿从接受全身麻醉逐步趋向到清醒镇静，病房工作人员可以通过口服药物、氧化亚氮和非药物技术来管理敷料更换。

皇家儿童医院烧伤管理的最新革新涉及更广泛的早期清创、采用新移植技术更快速覆盖皮肤，但都需在手术室行全身麻醉下。在一专门的浴式设备中，与"手淋浴"清洁相关的敷料更换频率也有所增加，但无须浴中充满水，所用的水也立即排干。"浴"换药频率的增加，病房烧伤治疗室对麻醉服务的需求也随之增加。所使用的药物可过渡到允许取代类似的口服药物和氧化亚氮。可在重复治疗的过程中监测患儿的反应性，从而可确信评估特定患儿对特定的药物和剂量反应。一旦使用可维持气道的口服制剂（伴或不伴氧化亚氮），如确定患儿未达到深度镇静，那么就要接受非医疗监督下多种药物的使用方案。这与病房中通常建议的"一次过"不同，后者通常会排除护士主导的多种药物镇静。

（八）肿瘤患儿的诊疗镇静

与重症监护服务类似，澳大利亚和新西兰的肿瘤学服务以附属儿童或三级（混合儿科和成人）医院为中心。接受初始和强化治疗的患儿倾向于在这些医院肿瘤科就诊，通常持续数月。然而接受维持治疗的患儿（可能居住在距离肿瘤科较远的地方）通常在地区儿科病房接受共同护理。肿瘤科的诊疗镇静管理尤其侧重于重复进行的疼痛诊疗，尤其是腰椎穿刺和骨髓抽吸。如前所述，这些医院的放射科也采用了医学影像的诊疗镇静管理策略。

一段时间以来，在澳大利亚和新西兰，诊疗镇静对肿瘤患儿的重要性已经得到公认。在 21 世纪初，对 14 家儿童肿瘤科的镇静实践进行了调查[64]。3/4 的腰椎穿刺和骨髓抽吸均于全身麻醉下进行，其余的主要使用苯二氮䓬类、阿片类、氧化亚氮和水合氯醛镇静。虽然所有病例均在医务人员在场的情况下进行镇静，但对监测、记录和人员配备指南的依从性并不一致。

在肿瘤学中，人们越来越关注诊疗疼痛管理的多学科性质、持续使用简单的镇痛技术（局部麻醉药）和非药物学认知行为疗法，这促成了正式的多学科疼痛管理策略，如墨尔本皇家儿童医院儿童癌症中心使用的"舒适优先计划"[65]。"舒适优先计划"旨在通过教育和加强现有的应对策略，为儿童及其护理者提供诊疗疼痛管理方面的早期支持。儿童生活／职业治疗师在诊断后 1 个月内与家庭会面，评估儿童的疼痛体验，并为诊疗疼痛管理提供个性化策略。这些策略正式纳入儿童医疗病历中，供多学科团队的所有成员使用。对该项目的稽查显示，对现行 RACP 诊疗疼痛指南的依从性良好，>90% 的儿童接受非药物策略及药物治疗[65]。

六、非药物管理

非药物管理的原则已在本章的前言部分重点介绍。该地区的儿科医院引入了非药物镇静项目，其涵盖了 RACP 关于儿童诊疗管理指南。

- 诊疗管理过程中每一次与儿童临床情感互动的重要性已得到公认。即使是完全无痛的互动，如临床检查、测量体温或简单的医学成像，也会给孩子带来困扰。如果任何互动均令患儿苦恼，儿童会迅速产生对与医院工作人员互动的恐惧。如果非药物治疗不充分，局部或全身镇痛的诊疗可能会令人更加痛苦。因此，在每一次临床情感互动中，诊疗管理必须包括适当的"非药物"管理。

- 与患儿的所有临床互动均应旨在尽量减少痛苦。每个临床工作人员（可能还有儿童医院的其他工作人员）都应该接受一定前沿的技术培训，最大限度地减少与儿童互动时的痛苦。

改善非药物学疗法用于诊疗疼痛管理的项目需要对医护人员、儿童及其家属进行教育。该项目应确保有吸引适龄儿童的设备（如玩具、基于屏幕的设备或吹泡泡），并且工作人员知道如何正确使用。在这一地区，教育游戏治疗师的作用角色在不断演变。这一角色正在向北美"儿童生活专家"靠拢。这个联合健康集团在诊疗管理中发挥越来越大作用的潜力是显而易见的。这包括作为儿童的支持人员，并应用适合儿童和诊疗的特定疗法。工具如儿童 – 成人医学诊疗互动量表（Child-Adult Medical Procedure Interaction Scale，CAMPIS）[66] 和 CAMPIS-R[67][CAMPIS（年龄 5—13 岁）、CAMPIS-R21（年龄 4—7 岁）] 及 CAMPIS-SF（简表[68]）总结了各种行为和言语产生积极影响的可能性。

墨尔本皇家儿童医院网站的"舒适儿童"板块为家庭和医疗保健从业人员提供了大量材料[69]。"舒适定位"的概念是，即以适当的方式定位孩子，通常须要家长参与，可以为诊疗的进行提供保证，以及舒适和适当的人体工程学。关于此类职位的一些建议可以在许多网站上获得 [70]，包括婴儿和大龄儿童的职位 [71]。也有适龄的分散注意力的建议 [72]（表 30-1）。该地区的其他儿童医院也绘制了儿童诊疗疼痛管理的流程图 [73]。

非药学实践工作的一个重要进展是，参与诊疗镇静操作和技术的广泛应用和教学的医疗从业者在临床催眠培训方面的增长。

正式的临床催眠在减少诊疗痛苦方面有多种应用。鼓励孩子克服恐惧仍有很大的空间，不仅是通过当时的治疗师，特别是在训练孩子克服自己对诊疗操作恐惧的技巧方面。临床催眠对那些在医疗过程中出现高度焦虑 / 恐惧症的儿童脱敏效果显著。在与诊疗操作相关的严重焦虑儿童中的这些成功可能掩盖了临床催眠的一个潜在的更重要的方面。实际上儿科医师非常熟悉许多与催眠有关的基本疗法，他们已经开发出镇静和吸引儿童的疗法，但往往很难对他们进行教学。高质量的临床催眠课程提供了一个极好的"快速通道"

表 30-1　儿童分散注意力的想法（皇家儿童医院，墨尔本 [72]）

- <6 月龄婴儿的分散注意力的做法
  - 摇摆和抚摸脸
  - 轻拍和家人在场
  - 响声和（或）其他婴儿玩具
  - 唱歌
  - 用襁褓包，暴露身体部位进行诊疗操作；保持婴儿保暖
  - 蔗糖和哺乳
- 6 月龄至 2 岁幼儿的分散注意力的做法
  - 气泡或吹风机
  - 如有可能，坐起，协助握持
  - 按下或按钮时能发出声音的玩具和书籍
  - 唱孩子最喜欢的歌
  - 轻便玩具
  - 阅读一本书
- 分散儿童注意力的做法
  - 大口呼吸，吹走恐惧的感觉，或者吹走伤害。
  - 吹气泡和风车
  - 做计算游戏
  - 阅读一本书：发音书、计数书或查找书
  - 播放最喜欢电影、音乐或电子游戏
  - 心智图片；如思考最喜欢的运动、家庭假期、学校游戏或活动。让孩子讲述一个故事或回答关于他们头脑中所描绘的东西
  - 询问孩子是否想知道正在发生什么，或者是否更愿意关注某项活动
- 针对青少年分散注意力的做法
  - 听音乐
  - 选择：父母在场，用手握住
  - 心智图片；如思考最喜欢的运动、家庭假期、学校游戏或活动。让孩子讲故事或回答关于他们脑海中的画面
  - 放松和呼吸有或无提示
  - 使用幽默或非诊疗操作对话
  - 播放最喜欢的电影、音乐或电子游戏

经墨尔本皇家儿童医院许可转载

来命名使用的许多技术，从而提供更高质量教育，以及发现历代儿科工作人员效仿沿袭的常见错误，但可能会加重孩子的焦虑。这些疗法包括许多方面，但通常与催眠不太相关。这包括使用积极向上的言语，避免带有负面情绪关联的词语或短语，对未来事件提出积极的建议，调节声音和肢体语言，以及发展与儿童接触的领域。

尽管许多参与并支持儿童诊疗的临床医师已经从管理儿童诊疗的长期经验中获得了重要的专业知识，但仍正在完成临床催眠的正式培训。在一系列儿科学科的教育和会议上，常针对麻醉医师和参与辅助诊疗的护士，加开一天（或几天）"短期课程"的介绍性研讨会和讲习班。新西兰和澳大利亚儿科麻醉医师协会（Society of Paediatric Anaesthetists of New Zealand and Australia，SPANZA）已启动"有效围诊疗操作期沟通"（effective peri-procedural communication，EPIC）课程和资源，并与具有类似目标的国际组织建立联系。"积极成果和经验管理策略"（Positive Outcome and Experience Management Strategies，POEMS）课程已在英国开发并与澳大利亚的SPANZA会议联合举办。总部设在美国的国家催眠儿科培训研究所（National Hypnosis Pediatric Training Institute，NHPTI）也在澳大利亚开设了一门课程（由SPANZA协调）。梅格斯基金会在美国也有类似的目标。所有这些组织都提供了有用的链接、资源及课程，世界各地有许多团体都致力于改善儿童的围诊疗操作期体验，很明显都侧重于"非药物学技术"，并促进适当使用药物和技术。采用这些技术预防极端焦虑的发展是预防胜于治疗的一个很好例子。我们限制对年龄较大的儿童进行临床催眠的正式准备，包括由治疗师诱导"精神恍惚"，或者由完成正式培训（包括禁忌证和注意事项方面的专业知识）的临床医师训练儿童自己诱导精神恍惚，并且仅用于诊疗准备。更复杂的情况则转诊给临床心理学家处理。虽然正式催眠通常不适用于年龄较小的儿童，但如言语的使用、非言语信号，以及创造参

与度等催眠技术都较为普通，可应用于各种情况和年龄。

在该地区，与临床催眠有关的各种培训机构的管理比较复杂。在澳大利亚，临床催眠不受澳大利亚健康从业者管理局（AHPRA）的具体监管，AHPRA可为医疗、护理和许多相关健康从业商进行全国注册。一些临床催眠课程限制了注册在AHPRA的从业者进入。在AHPRA注册的执业医师超越临床执业范围可能会遭受各种处罚、停止行医，并可能被从注册中剔除，因此最终AHPRA注册医师引入的临床催眠疗法必须经受住这种审查。

"神经非典型"儿童，尤其是那些诊断为孤独症的儿童可从病情的全面管理和了解中受益。这意味着其中许多儿童可以取得非常积极的进展，为实现这一目标而改进的功能和技术可对诊疗操作准备产生积极影响。这需要与家人密切配合，优化围诊疗操作期治疗方案，以最大限度地降低"触发事件"的风险。这些技术往往是家庭为帮助孩子处理生活中其他潜在的压力事件而开发的各种技术，可能包括开发故事情节板，让儿童做好准备，并教育工作人员避免"触发"儿童的方法，以及提供专门准备的等候区，尽量减少等待时间和使用镇静药，也可能包括与儿童家属和儿科医师协商后修改"常规"用药。伴有严重相关发育迟缓的儿童可能需要更多关注予以最小刺激和按计划行药物干预。

将非药学技术纳入到与儿童及其家庭的所有临床互动中，可以减轻儿童、家庭和工作人员的痛苦。这些技术的教育应包括所有这些群体，并纳入到日常实践中（见第40章和第41章）。

七、病例研究

病例1

一名10岁的孩子骑自行车跌落到山坡上。他戴着头盔，没有意识丧失。然而四肢受伤，右手腕和右小腿压痛和肿胀。当医护人员到达时，他们用口头数字量表评估了他的疼痛程度

为 10/10。给予鼻内芬太尼 1.5μg/kg。在转运过程中，医护人员通过 Penthrox 吸入器吸入甲氧氟烷，快速缓解疼痛。用夹板固定受伤的四肢。

在急诊科，患儿来院后再次鼻内给予芬太尼 0.75μg/kg。给药 5min 后，他的疼痛数字评分评估为 0 分。根据高级创伤生命支持方案对其进行评估，发现其右胫骨和腓骨骨折、右桡骨远端骨折移位。通过持续吸入 70% 氧化亚氮联合芬太尼鼻内给药，减少了他的骨折移位。

> **要点**
> 1. 芬太尼鼻内给药是一种起效快、安全性非常好的强效镇痛药。
> 2. 获得许可的甲氧氟烷吸入（如澳大利亚和新西兰）可提供强效镇痛作用，可由儿童和青少年自行使用。由于剂量相关的肾脏问题，只能短期给药。
> 3. 芬太尼鼻内给药可与高达 70% 氧化亚氮联合用于中度疼痛的短时诊疗操作，如骨折复位。

病例 2

一名 10 岁女孩因近期共济失调入院，并计划进行相对紧急的 MRI。随着病情的恶化，父母对可能的基础诊断感到焦虑，患儿对 MRI 感到恐惧。将该儿童转诊至麻醉团队进行评估。麻醉医师注意到相关情况，并将患儿转诊至儿童生活专家（游戏治疗师）和医学成像 MRI 团队。先让患儿熟悉模拟 MRI 仪的过程，分散患儿注意力，同时在 MRI 过程中戴视频护目镜观看电影，并成功进行了模拟扫描。还计划在扫描期间通过静脉通路给予对比剂。这涉及使用局部麻醉乳膏并特定的分散其注意力。随后，在无镇静的情况下进行了实际的 MRI。

> **要点**
> 对于年幼或焦虑不合作的儿童，MRI 通常需要镇静或麻醉。使用儿童生活专家或其他专业人员在模拟 MRI 仪中进行非药物干预（分散注意力或脱敏）的可以减少或消除镇静需求。为实现这一共同目标，镇静团队应与儿童生活专家工作人员密切合作。

病例 3

一名 3 岁男孩左眉毛遭受全层撕裂伤。基于之前短暂的抽血检查过程并不顺利，他被吓坏了。通过使用与年龄相适应的解释和分散注意力的技术，护士们在其伤口中涂抹带有肾上腺素的局部麻醉凝胶，在手部静脉上涂抹局部麻醉膏，并使用对乙酰氨基酚进行口服镇痛。在儿童生活专家的协助下可配合进行静脉注射。伤口静脉注射氯胺酮 1.0mg/kg 修补裂伤，顺利康复出院回家。

> **要点**
> 1. 氯胺酮常用于急诊科的简短诊疗操作。
> 2. 在诊疗操作室外任何地方完成的镇静应遵循与手术室内相同的安全标准。应配备所有安全和应急设备，并且应预先建立快速寻求额外帮助的方案。
> 3. 如果氯胺酮镇静期间父母也在场，他们需要接受关于预期会发生什么的适当教育。
> 4. 患儿可以睁开眼睛向前移动和凝视——"灯亮但没有人在家"被用作描述他们处于分离状态的术语。

第 31 章　非洲的儿童镇静
Pediatric Sedation in the Underdeveloped Third World: An African Perspective

James A. Roelofse　Graeme S. Wilson　Cherese Lapere　著

孙庆蕊　李　军　译

一、非洲医疗

在非洲，包括非麻醉医师在内的各种专科和亚专科都参与了儿童镇静，使用各种不同的药物和给药途径。关于谁应该实施镇静、给予哪些药物或采用何种镇静方法，几乎没有达成一致。非洲儿童镇静的实践环境和辅助人员的使用也存在争议。不幸的是，尽管各种组织在这方面提出了建议，但只有少数机构提供了专门和结构化的儿童镇静服务。

撒哈拉以南非洲地区是一个人口稠密、资源匮乏的次大陆，在患者护理方面提出了独特的挑战。这些挑战包括缺乏实施手术和非手术诊疗的设备和工作人员。非洲许多国家都分为公共和私人医疗部门的双重医疗系统，使得医疗保健服务变得复杂且难以管理。挑战主要在于许多不同的利益相关者构成了复杂环境的一部分 [1]。根据 2016 年"世界经济论坛"的全球竞争力指数被评为 126/140，在可能的 7 分中得 4.2 分。在撒哈拉以南的南部非洲的许多国家，基本医疗保健目标（向所有人提供负担得起和有保障的医疗保健）没有实现。根据国家计划委员会的规定要实现基本目标，这些国家需要大力提高医疗服务提供的创新水平 [1]。

非洲的医护人员严重短缺 [2] 是卫生设施面临的最大挑战之一。显然，根本没有足够经过专业培训的医疗保健专业人员来满足这些需求，而且随着人口的不断增长和日益严峻的经济现实，这在不久的将来也不太可能改变。

在非洲，镇静被认为是某些外科手术全身麻醉的合理替代方法，考虑到非洲发展中国家儿童常见的手术情况，很明显，镇静服务显然存在很大的潜在市场 [3]。常见的手术情况是骨折、烧伤、先天性异常、感染和牙齿问题，而疝修补构成了急诊外科工作的主要部分。广泛提供安全镇静服务将提高效率，降低成本和人员需求，并减少对提供全身麻醉的压力。南非提供了非洲几乎所有的镇静培训设备。

需要建立一个能认证个人镇静从业人员的制度，培训必须扩大到包括其他医疗保健专业人员。资源短缺以及接受培训和维持专业水准的人员需要长途跋涉，使得这个过程并不简单。

南非和非洲其他许多国家一样，也利用经过培训的全科医生作为全科麻醉医师，为患者提供包括 PSA 在内的围术期护理。这些非麻醉医师由非洲一些国家大批经验丰富的医生和护理人员组成，他们为得不到帮助的患者人群提供护理做出了相当大的贡献。

二、提供安全的儿童镇静

安全实施儿童镇静需要严格遵守既定指南。南非儿童诊疗镇静与镇痛指南是非洲唯一可用的指南，目前正在非洲被用作指导文件 [4, 5]。这些指南指出深度镇静是全身麻醉的一部分，应仅由经过正规麻醉培训的镇静人员实施。然而不幸的是，并非所有非洲国家都能做到这一点。

设备和操作室必须符合手术室外儿童安全镇静所需标准。SASA 儿童镇静指南中的实践评估表给出了有关合适人员、药物、急救药物和监测设备的标准要求。必须有抢救儿童的设备。儿童镇静设备应适用于预期的诊疗以及目标镇静深度。除简单的单一药物（口服或吸入）技术外，所有技术的监测设备应包括心电图、血压和脉搏血氧饱和度。心前区听诊器仍然是一种价廉且实用的监护仪，尤其是在资源不足的农村地区。

在南非，呼吸末二氧化碳监测作为手术镇静期间的监测设备尚未做强制要求；然而越来越多的证据表明其安全性，尤其是在深度镇静和接受加压给氧的患者中 [6]。用于小儿手术室外镇静的 CO_2 描记图仪将成为今后儿童镇静监测的重点，并应作为一项最低监测标准。

三、恢复和出院

存在几种出室评分系统；SASA 指南建议使用 Aldrete 评分，患者在出室前至少需要达到 11 分。在资源有限的环境中，评估儿童的一个简单方法是观察他们在镇静后是否能够保持睁眼时间至少 20min。这样才可出室送回病房。社会经济背景较差的儿童通常入院接受诊疗，即使是在镇静的情况下进行，因为他们处境艰难，使其与医疗机构间的交通和沟通困难。

所有镇静实施者均被教导必须护送陪同孩子回家。在资源贫乏的环境中，如非洲的大多数国家和城市，照料者通常没有自己的交通工具，而只能依靠出租车和火车等公共交通工具，甚至要步行很远。在这种情况下，留在病房直至完全康复可能对儿童更有益。

照料者还会收到书面指示，其中包含请勿让儿童无人看管的信息。此外，在护送孩子回家的同时观察儿童，以防他们入睡，因此强烈建议让另 1 名成年人监管。父母应该有一个电话号码，以便在紧急情况或任何奇怪的行为发生时拨打。

四、镇静模式

以下将对非洲各地建立的各种儿童镇静模式进行综述。

（一）医院内的镇静病房模式

在我们的日托镇静中心，每年要为超过 1000 名诊疗操作提供静脉镇静。只有 ASA Ⅰ级和Ⅱ级患者的诊疗操作在手术室外进行。镇静中心配备兼职麻醉医师和非麻醉医师。南非政府和西开普大学提供镇静服务资金。

西开普敦大学拥有撒哈拉以南非洲最大的口腔学院，也是西开普敦唯一的口腔学院。为了提高诊疗能力，西开普敦大学批准了一家儿童紧急镇静口腔诊所，用于小型口腔手术，如拔牙。大部分患者主要是≤6 岁的学龄前儿童。年龄应＞2 岁，体重至少 15kg。只有 ASA Ⅰ级和Ⅱ级儿童可在急诊室进行预约，家长应在治疗后将儿童带回家。

这些儿童通常焦虑，为了提供某种形式的抗焦虑，我们研究了咪达唑仑鼻内给药的使用。

正在比较 0.3mg/kg 和 0.5mg/kg 咪达唑仑鼻内给药的两种剂量 [7]。手术前 15min 使用黏膜雾化装置（MAD®，LMA 北美，加利福尼亚州圣地亚哥）鼻内给药。在进行局部麻醉前，对口腔黏膜进行表面麻醉。该研究显示了一些有趣的结果。在给予局部麻醉后继续鼻内给予咪达唑仑，超过 90% 的儿童体动都能得到控制。且所有患儿的血氧饱和度均在 95% 以上。95% 以上的患儿术后 15min 内出院，符合安全出院要求。离开急诊室的儿童的行为与无咪达唑仑鼻内给药的儿童明显不同。超过 150 名病例未报告恶心、呕吐和误吸。该单次给药方案由程序化镇静医生（如牙医）实施，并符合南非麻醉医师协会指南中规定的简单或标准镇静技术要求[4]。

（二）医院内流动镇静模式

由于人员和手术室工作人员短缺，所有的诊疗操作均无法在全身麻醉下进行。这种模式要求镇静实施者在医院内一个远离有手术室设备的区域提供镇静服务。通常靠近住院部病房。便携式镇静设备和适当的儿童镇静药物可在医院的不同区域使用，如肿瘤病房的骨髓活检[8]。实施镇静和辅助人员可在诊疗操作现场对儿童进行镇静和复苏。这种方案可避免病房和手术区之间转送镇静儿童的需求，非常受欢迎。

（三）医院内的联合镇静模式

上述两种组合模式允许一些儿童在病房中镇静后转送到固定设备旁，即 MRI。镇静病房专门用于可能在现场进行的诊疗操作。

（四）院外流动镇静模式

在南非越来越流行的一种模式是由"移动或旅行的镇静医生"在办公室或其他门诊中心实施镇静。移动镇静医生在儿童口腔及微整形和皮肤科手术中特别受欢迎。他们为执业医师提供了在他们自己工作环境中施行诊疗的机会，并配备了移动的设备。这种方案比较有成效，避免了在医院手术室进行此类手术时产生的附加成本。这种方案可为患者及其医疗保险公司产生实质性的经济效益。随着医院相关成本的上升，皮肤科、牙医和整形外科医师等不同专家对移动镇静医师的需求也在日益增加。

移动镇静医师必须遵守 SASA 儿童镇静指南。SASA 指南中的实践评估方案为他们指明了院外设备的必要性。他们负责确保设备符合安全操作要求。

随着儿童镇静服务需求增加，特定儿童镇静技术的系统化培训显得更加至关重要。然而不幸的是，这在所有非洲国家都不可能。一个令人担忧的问题是在远程环境下，尤其是在镇静实施者未经过培训的情况下，多大年龄的儿童才能安全实施镇静？在南非，移动镇静医师模式仅为 ASA Ⅰ 级和 Ⅱ 级儿童服务，且由在所有安全儿童镇静实践领域受过一定培训的医疗保健专业人员主导。

（五）手术医生镇静模式

常用于单次给药的简单诊疗。在该模式中，镇静实施者同时也进行诊疗操作。该模式包括氧化亚氮 / 氧气混合吸入镇静、咪达唑仑静脉滴定，或用于口腔手术以及其他小手术（如伤口缝合、更换烧伤敷料和静脉穿刺）的咪达唑仑口服 / 鼻腔镇静给药。一些镇静实施者也使用氯胺酮。根据南非麻醉医师协会指南，手术镇静医师的诊疗应仅限于使用单一药物，联合药物治疗应保留在专门镇静医生模式中。

（六）专业移动镇静模式

在南非，我们使用靶控输注（TCI），不幸的是并非在所有非洲国家均可用。这是一个非常流行的选择，尤其是拥有私人医疗保险的患者。由于来自南非保险公司的额外压力，要求他们尽可能多地在手术室外完成临床工作，额外的财政激励也促使越来越多的患者在诊所和办公室进行诊疗。因此，对医疗机构和诊所的认证比以前更为重要。

一些镇静医师也将 TIVA 模型用于镇静病例。更先进的镇静给药技术，包括持续输注药物、靶控输注和多药治疗，只能由专业的镇静医生遵循公认的指南使用。这些技术对于单次给药无法满足的疼痛和更复杂诊疗镇静更有价值。

五、发展中国家的镇静策略共识

在可能的情况下，PSA 应包括药物学和非药物学策略，并在解剖学合适的情况下纳入局部麻醉药。除非在持续镇痛手术前后有禁忌，否则使用简单的口服镇痛药，如非甾体药物和对乙酰氨基酚即可。

（一）口服途径：单一药物

水合氯醛是一种镇静催眠药，目前在一些医院仍被用于 <3 岁儿童的镇静，尤其是用于无痛

成像。在南非常用于超声心动图及许多门诊脑电图[9]。没有镇痛作用，常用剂量为 20～75mg/kg，口服。

咪达唑仑是一种短效、水溶性苯二氮䓬类药物，无镇痛作用；是儿童镇静最常用的苯二氮䓬类药物，可通过多种途径给药。术前 20～30min 口服剂量为 0.35mg/kg[10]。为了便于记忆，建议镇静实施者给予＞8 岁的儿童口服 7.5mg，＜8 岁的儿童口服 5mg。在非洲并没有咪达唑仑糖浆制剂，因此将片剂粉碎并用对乙酰氨基酚糖浆稀释。或将静脉注射的咪达唑仑水性制剂口服给药，并与对乙酰氨基酚混合，使其对患者更具吸引力。

口服氯胺酮具有良好的镇静、镇痛和遗忘作用，也可用于疼痛诊疗操作。在发展中国家，通常与咪达唑仑联合使用。口服氯胺酮具有良好的镇静和镇痛作用，因此也可用于有疼痛的诊疗操作。与其他药物联合使用时，建议氯胺酮的口服剂量为 2mg/kg。

在撒哈拉以南的大多数非洲国家均可获得氯胺酮。它是一种非常重要的药物，可提供良好的麻醉、镇静和镇痛。氯胺酮的固有安全性特征使其能够在遵守标准安全性要求的情况下安全用于手术室外的诊疗操作。在许多发展中国家，认为肌内注射和静脉注射氯胺酮是儿童镇静的标准治疗；此外麻醉医师和"未经培训的人员"都可将其用于麻醉诱导和维持。在南非红十字战争纪念儿童医院，口服氯胺酮已广泛用于烧伤儿童换药期间的镇痛和镇静[11]。该医院最近对 1—8 岁儿童进行的一项研究表明，经鼻胃管口服氯胺酮 5～10mg/kg，静脉追加 0.5～1mg/kg，可为短期换敷料提供合理的镇静和镇痛。由于首关消除，口服氯胺酮给药导致去甲氯胺酮浓度较高，反过来有助于良好的持久术后镇痛。

口服可乐定是一种具有镇静作用的 α_2 受体激动药，常于儿童镇静前用药。术前 30min 口服 1.5～3µg/kg。一些医生常在可乐定中加用口服褪黑激素。

（二）鼻腔给药途径：单一药物

咪达唑仑鼻内给药因会引起灼烧感而引起儿童不适。然而，对于拒绝口服药物、呕吐或发育迟缓的儿童来说较为有用。尽管可用结核菌素注射器鼻内给药咪达唑仑 0.2mg/kg，但使用黏膜雾化装置（MAD®，LMA 北美，加利福尼亚州圣地亚哥）鼻内给药更容易接受。

（三）直肠给药途径：单一药物

咪达唑仑直肠给药有助于为年幼儿童提供镇静作用，在南非经常使用。特别是在幼儿中接受度很高。在撒哈拉以南的一些非洲国家，一些父母更喜欢经直肠给予镇静药物。在儿童拒绝口服药物或存在恶心、呕吐或处于非常焦虑的情况下，可经此途径给予咪达唑仑。它可单独用于无痛诊疗操作，或者与其他镇痛药物联合使用。在一项研究中，在口腔手术前 30min 经儿童直肠给予咪达唑仑 1mg/kg，在保持血流动力学稳定的同时，达到了令人满意的镇静和苏醒效果[12]。

地西泮直肠给药是一种有用且具有成本效益的咪达唑仑替代镇静药，尤其是在农村地区，后者通常不可用。术前 30min 地西泮 0.70mg/kg 直肠给药时可达到令人满意的镇静水平和患者接受度[12]。氯胺酮直肠给药剂量为 5mg/kg，也已成功用于口腔手术，并可能成为儿童镇静的有效替代药[13]。

（四）静脉给药途径：单一药物

咪达唑仑是一种短效苯二氮䓬类药物，具有镇静、抗焦虑、催眠和抗惊厥的特性，常作为单药静脉用于儿童，剂量为 0.025～0.1mg/kg。给予 0.5mg 用于诱导，然后滴定至起效。

丙泊酚是一种短效苯酚衍生物，在非洲越来越受欢迎。常用作手术室外镇静催眠。儿童的常用镇静剂量为 0.3～0.5mg/kg，滴定间隔至少为 1min。丙泊酚的靶控输注（TCI）可以克服连续输注的一些局限性[14, 15]。南非有两种模式：Kataria 和 Paedfusor 模型。Kataria 模型适用于＞3 岁的儿童，而 Paedfuser 模型适用于＞1 岁的孩子[16, 17]。由于效应室平衡常数在儿童中未知，因此这两种模型仅允许以血浆靶向输注。常用镇静作用目标血浆靶浓度在 0.5～2µg/ml，但与推注给药一样，需要滴定至起效。

在资源贫乏的环境中，使用传统的 60 滴 / 毫升静脉输液器（60 滴管）和一袋 200ml 5% 葡萄糖，可以实现在血浆中形成 1～2µg/ml 丙泊酚浓度的简单技术。从葡萄糖水袋中抽出与患者体重数字（kg）相同的糖水容量（ml），并用等容量的 1% 丙泊酚代替。该输液袋通过一个 60 滴管与患者连接。以患者的脉搏速率设置滴注速率。年幼的儿童脉率较快抵消了丙泊酚增加的分布体积。

右美托咪定是一种 α$_2$ 受体激动药，具有镇静作用且几乎不会引起呼吸抑制。在非洲，可用于医院内给药，而非在手术室外用于镇静。为了减少右美托咪定对血流动力学的影响，负荷剂量 1µg/kg 应在至少 10min 内缓慢静脉注射给药。随后可以 0.2～0.7µg/(kg·h) 持续恒定输注。该方案广泛用于开普敦一家三级儿童医院的放射室[9]。

（五）吸入途径

吸入性药物在小儿程序化镇静中具有几个优点；患者可以自行吸入最低有效剂量，对儿童来说面罩和吸入器比针头更容易接受。氧化亚氮：非洲许多国家使用该麻醉药，当与氧气以 1∶1 的比例混合时，称为 Entonox 气体。但仅推荐用于 ASA Ⅰ 级和 Ⅱ 级患者。当患者可以握住面罩时，例如年长的儿童，该药物具有极好的安全性特征。虽然当剂量超过 50% 时，应被归类为深度镇静。

甲氧氟烷最近在南非再次上市。最初用作麻醉药，20 世纪 70 年代由于术后肾病的报告而撤市。它是一种挥发性氟化烃，在亚麻醉剂量下提供良好的镇痛作用。当短期给药时，甲氧氟烷似乎与肾毒性无关。特别是在年轻患者中由执业医师直接给药，可能会达到深度镇静，建议采用预先滴定的自我滴定法进行预期镇痛。甲氧氟烷在院前急救环境中具有镇痛和镇静的巨大潜力[18, 19]。

六、镇静镇痛组合

目前尚无满足理想镇静药所有要求的单一药物。因此，药物联合使用可能是必要的，特别对于不配合治疗的儿童。

以下为在南非获得巨大成功的组合示例。

- 咪达唑仑和氯胺酮联合可用于短时有痛诊疗操作的镇静。已证明儿童口服咪达唑仑（0.35mg/kg）和氯胺酮（5mg/kg）可为局部麻醉下的口腔小手术提供安全、有效和实用的镇静[20]。当口服氯胺酮和咪达唑仑与静脉推注联合使用时，口服氯胺酮的剂量应降至 2mg/kg。该剂量的氯胺酮也适用于 <2 岁的儿童，但需要仔细监测是否存在过度镇静[21]。

- 4—7 岁的儿童，接受了 ≥6 次拔牙，在手术前 30min 给予曲马多（1.5mg/kg）或安慰剂。此外，两组患者在术前 30min 口服咪达唑仑（0.5mg/kg），最大剂量 7.5mg IV。曲马多组 19.4% 的患者需要术后补救镇痛，而安慰剂组为 82.8%[22]。

- 曲马多 1.5～3mg/kg 与咪达唑仑联合使用对于在手术室外接受疼痛诊疗操作的儿童是一种有效的镇静镇痛方案。

- 非洲经常缺少口服咪达唑仑。镇静医生使用一种有用的替代口服组合是三甲丙咪嗪（6mg/ml）和美沙酮甜浆剂（0.4mg/ml）混合糖浆[20, 23]。常规口服剂量为 0.5ml/kg，最大剂量为 10ml。可用于局部麻醉下的短小疼痛诊疗操作中的镇静。用于无痛诊疗操作也是一种较有效的镇静组合，毕竟可实现深度镇静。这种组合成本低，在发展中国家可用于儿童口服镇静。在该混合糖浆中加入氟哌利多（0.1mg/kg）可达到更深度的镇静。

- 另一项鼻内联合用药研究在接受 ≥6 次拔牙术的儿童中比较了舒芬太尼（1µg/kg）和咪达唑仑（0.3mg/kg）联合用药与氯胺酮（5mg/kg）和咪达唑仑（0.3mg/kg）联合用药[24]。两组均显示快速起效的有效镇静和满意的术后疼痛控制。然而与氯胺酮组相比，舒芬太尼组需要追加的镇痛药较少（72% vs. 52%）。该组合特别适用于院内镇静和镇痛。

- 在 270 名＜8 岁儿童中进行了一项研究，确定了阿芬太尼与丙泊酚、氯胺酮和阿芬太尼联合使用时的安全推注剂量和输注速率[25]。结论：对于生命体征稳定、无呼吸抑制的患儿，静脉推注 1～2μg/kg 阿芬太尼是一种安全有效的方法。阿芬太尼应在预期疼痛刺激前 2min 给予单次剂量，推荐静脉输注剂量为 10～12μg/(kg·h)。

- 对 254 名 5—9 岁在口腔手术中接受中度镇静的儿童进行了镇静和镇痛药物联合用药的安全性和有效性研究。所有患儿缓慢静脉注射咪达唑仑 0.5～1mg 和阿芬太尼 1μg/kg。随后氯胺酮的滴定剂量不超过 0.3mg/(kg·h) 和丙泊酚 0.3mg/kg 以达到预期镇静深度。有 83% 的儿童为口腔操作达到了一个可行的环境，能够按计划执行所有的口腔手术，并表明在儿童中推注给药是安全有效的。这项研究表明，当由经过特定镇静培训的镇静医师给药时，联合用药可安全用于儿童镇静、镇痛[26]。

- Ketofol 由 50mg 氯胺酮与 90mg 丙泊酚在 10ml 注射器中混合组成，是用于短小和疼痛诊疗中镇静的有效组合[4]。然后根据需要滴定所需的静脉镇静剂量，氯胺酮最大剂量为 0.3mg/kg，丙泊酚最大剂量为 0.5mg/kg（表 31-1）。这种组合具有重要价值，通常用于短小的诊疗和口腔手术。对于儿童 TCI，氯胺酮 20mg 与丙泊酚 200mg 在 20ml 注射器中混合；0.6～2μg/ml 溶液用于更长时间诊疗操作的输注。

- 舒芬太尼常作为多药输注方法的成分之一，尤其适用于口腔手术持续时间＞30min 的儿童。

将丙泊酚（100mg）、氯胺酮（25mg）和舒芬太尼（2.5μg）混合在同一注射器中，并以 1～4mg/(kg·h)（剂量根据丙泊酚浓度计算）的速率输注至起效。在一项针对 202 名接受该联合治疗的儿童研究中，未观察到明显的不良事件；78.5% 的儿童无须镇静医生提供任何辅助而保持气道通畅。

- 对于疼痛的诊疗操作，在术前 30min 开始、在 20min 内静脉输注 15mg/kg 对乙酰氨基酚。术前即刻可静脉推注酮咯酸 0.5mg/kg。对于时间更长的诊疗操作，酮咯酸可以 0.17mg/(kg·h) 输注速率给药，并根据需要追加氯胺酮 0.5mg/kg[27]。

七、行为和非药物学方法

任何成功镇静最重要的一个方面就是获得孩子的信任。赢得孩子信任通常并不容易的，特别是如果过去有过全身麻醉或镇静的创伤经历。所有镇静方法必须包括计划行为管理策略、同理心、理解和耐心。成功的行为管理方案必须包含两种策略：如何"读心术"和如何使用具体的实践指南[28]。

在与孩子互动时，我们强调要记住的五个要点是。

1. 想象一下，你和你正在处理的孩子年龄一样。
2. 使用孩子能够理解的词语。
3. 不要对孩子撒谎（这并不意味着需要披露所有细节）。
4. 鼓励他/她，告诉他/她非常棒，很勇敢，确保孩子感到自豪。

表 31-1　Ketofol 给药量表				
剂　量	起　效	作用持续时间	重复给药	滴定间隔
0.05ml/kg[a]	30～90s	5～10min	0.05ml/kg	1～5min

经 Reed[32] 许可转载
Ketofol. 5mg/ml 氯胺酮和 9mg/ml 丙泊酚
a. 0.25mg/kg 氯胺酮和 0.045mg/kg 丙泊酚

5. 用你从孩子那里反馈得到的信息玩智力游戏。

八、非洲的镇静培训机会

自 2017 年以来，南非自由州立大学麻醉学科为医疗和口腔手术的镇静和疼痛管理提供了为期一年的兼职简短学习项目。这是南非第三个大学认可的镇静课程，詹姆斯·罗洛夫教授担任课程主任，在斯特伦博斯大学、西开普敦大学和伦敦大学学院开设了类似课程。教学分两个阶段进行。在这些阶段之间，学生在布隆方丹或同等机构进行临床 / 实践培训。该课程通过讲座、临床技能研讨会、基于问题的学习及直接监督的镇静患者临床课程进行。

适当气道技能的认证——即高级成人生命支持和儿童高级生命支持是所有镇静培训学员的先决条件，必须定期更新。进入课程还要求有麻醉经验；其中许多人已经取得了麻醉学毕业后教育文凭，成为"全科麻醉医师"，这在许多国家都很常见。通过资格考试后，持有镇静和疼痛管理文凭的学生可以继续攻读硕士学位。

由于其他地方很少有系统化的镇静培训课程，文凭和硕士课程吸引了来自整个非洲和其他地区的学员。大多数学员均不是麻醉医师，通常是对镇静实践有特殊兴趣的执业医师。随后，在非洲其他地区也制订了其他类似的镇静方案。此后，作者在肯尼亚内罗毕的大学和其他非洲国家的机构开展了镇静培训。

为了支持口腔医师作为诊疗操作 / 镇静医师的培训，南非口腔学院批准了镇静和疼痛管理（Dip Dent）文凭的申请。这将为口腔医师提供一个机会，让他们在有需要的领域参与镇静治疗。

南非镇静医师协会（South African Society of Sedation Practitioners，SOSPOSA）是南非麻醉医师协会（South African Society of Anesthesiologists，SASA）的一个特别利益集团，致力于提高非洲的镇静培训水平。每年都会举办镇静学习班，进行理论和实践培训。SOSPOSA 在 SASA 的年会上举办了镇静专题讨论会和学习班。南部非洲的镇静培训得到了进一步发展。自 2012 年以来，作为南非儿科麻醉大会（Pediatric Anesthesia Congress of South Africa，PACSA）的一部分，举办了由国家和国际发言人参加的儿童镇静培训研讨会，并在随后几年中成功整合。

随着人们对建立正规的镇静培训课程的兴趣增加，发达国家的医学中心正在启动镇静培训计划。南非镇静毕业后教育文凭创始人詹姆斯·罗洛夫博士与英国伦敦大学学院建立了合作关系，并由其指导和授课。现由伦敦颁发镇静和疼痛管理毕业后教育证书。自 2011 年以来，挪威奥斯陆大学的讲师也参与了西开普敦大学的镇静培训课程。

未来的倡议和发展必须设计将模拟融入镇静技能的培训、认证和维护。建立从南非向其他非洲国家提供的内部和外部培训奖学金，将是一个很好的机会，可以向各个专业的初级医生传授，并继续形成"培训讲师"的概念，即向经验丰富的专家传授新技能，让他们能够回到工作环境中任教。为这些倡议提供资金始终是一项挑战。

九、供应商和诊所的认证

目前，对镇静医师的评估是南非的一个自愿过程。镇静医师评定阶段由南非镇静医师协会监督，为期 2 年。符合安全镇静要求的镇静医生将获得 SOSPOSA 颁发的评定证书。

实践检查方案旨在确保检查员 SOSPOSA 满足经评估的诊所、实践或机构可以根据良好实践提供安全有效的镇静。该检查调查了基本领域，如管理、组织、建筑和设备，以及政策和程序，包括火灾、安全、药物、紧急情况、人员配备、培训和意外的患者转移，以确保患者安全并降低镇静医师的风险和责任。当诊所 / 设施 / 房间 / 实践的评估符合安全实践要求时，将颁发良好信誉证书。然而，在场所工作的镇静医师必须接受 SOSPOSA 的评价。

十、南非的临床治理

最新的南非麻醉医师协会指南强调临床治理是助建安全镇静实践的关键因素。有如下建议。

• 设备每 2 年进行一次定期检查，以符合质量保证政策和规程（SASA 指南）。

• 保存参与镇静给药人员的镇静培训记录，包括气道认证证据（基础生命支持）。

• 镇静执业医师培训和气道认证（高级生命支持）证明。

• 不良事件记录的保存。

• 未来的倡议和发展必须包括模拟培训、认证和镇静技能的维持。模拟为镇静执业医师提供了医疗紧急情况管理方面的亲身体验。

十一、儿童患者满意度

患者满意度涉及多维度方面，包括护理和安全的临床方面，以及患者自己对满意结果的看法[29]。患者不仅希望醒来时的状态与刚入睡时的状态相同，而且希望疼痛和不良反应最小，并能尽快恢复正常生活。

在西开普敦大学的一项研究中，评估了 100 名 3—10 岁的儿童在镇静下接受口腔术后的患者满意度[30]。要求家长们使用 1～10 分的视觉模拟量表来评定他们对镇静体验的总体满意度。大多数家长（94%）在 1～10 分视觉模拟量表上给出 7～10 分的满意度评级，其中 1 分等于差，10 分等于优。这项研究的结果鼓励利用提供整体服务的这一部分，使儿童及其照顾者能够满意地体验这一过程。

小结

患者群体认知的改变、门诊手术及生理监测的发展均对不断变化的镇静环境提出了挑战。镇静医生对任何紧急情况的最佳准备状态是培训和更新技能、对反应做出预判和应对准备、在监测中保持警惕及继续教育。方案、指南和培训仍然是手术室外程序化镇静的基石。

儿童患者诊疗操作的镇静对非洲手术室外诊疗操作的安全和具有成本效益的医疗保健管理做出了重大贡献。

十二、病例研究

病例 1

一名 19 月龄的女孩、体重 13kg，4 周前热水致 46% 全身面积烧伤，目前正在重症监护室（intensive care unit，ICU）接受高流量氧疗。本次住院，她还被诊断为类似谷胱甘肽还原酶缺乏的一种临床代谢性疾病，每次她因全身麻醉而饥饿和紧张时都会出现失代偿。她需要定期清洗伤口，每周更换两次敷料。ICU 和烧伤团队要求其在手术室完成；多学科团队建议采用程序化镇静以避免全身麻醉。她还接受了败血症治疗，在住院期间培养出多重耐药病原体。

这在三级转诊中心并不罕见，麻醉团队经常遇见这类罕见病。

1. 拟实施诊疗——手术室内烧伤伤口清洗和更换敷料

• 该诊疗操作将需要持续处理、抬起、坐起和以侧俯卧转动患者。

• 可能需要血制品，以清除特定区域的血痂。

2. 镇静医生面临的问题

• 在烧伤手术室里，孩子暴露在空气环境中，可能会迅速失去身体热量。

• 在手术前和手术过程中都会要求患者禁食，这使其面临代谢不稳定的风险。由于本身罹患代谢性疾病，为保证持续营养，她需尽可能减少禁食时间。

工作人员的衣物和手术室在暴露于耐药病原体后需要更换 / 清洁。

• 她可能随时面临失代偿，需要正性肌力药物支持和气道通畅。

• 她患有败血症伴血小板减少，可能需要血液制品。

• 应停用所有可能干扰谷胱甘肽合酶的药物。

3. 程序化镇静

· 镇静医生在开始转诊前需要对患者、代谢状态、血液结果，以及血流动力学和呼吸状态进行全面的术前评估，确保血液制品可从血库获得。

· 在把患者从 ICU 接出来之前，手术室 / 手术区域需要准备好药物，到达后团队将尽快开始手术。

· 需要对手术室区域进行预热，以防止体温过低。

· 通过中心静脉管路建立静脉通道，并在原位行有创血流动力学监测。

· ICU 转送由麻醉团队用监护仪和便携吸氧设备完成，然后连接到麻醉机进行监测。

· 使用作为与麻醉机连接的微流二氧化碳分析仪的鼻导管进行呼吸监测。带有 CO_2 描记图端口的鼻导管：当不想置入气道工具时，这是理想的选择。在置入鼻导管之前，每侧鼻孔可用羟甲唑啉滴鼻液清除鼻腔分泌物。CO_2 描记图仪监测呼吸和心输出量。

· 在将患者从 ICU 病床转移到手术台之前，应以 1μg/kg 缓慢推注右美托咪定。

· 开始氯胺酮输注。氯胺酮输注：4～12mg/(kg·h)[200mg 溶于 50ml 生理盐水中，置于 50ml 注射器中，并根据儿童体重以 4mg/(kg·h) 输注]。以 12mg/(kg·h) 开始输注，然后在 20min 后减至 8mg/(kg·h)，再 20min 后减至 4mg/(kg·h)，并以此维持（换算成 3 倍、2 倍，然后按儿童体重，浓度为 4 mg/ml）[31]。

· 以上剂量仅在医院使用。

病例 2

您被要求为以下病例提供镇静和镇痛：1 名 7 岁女孩，体重 24kg，预约超声引导下左腿复发性腘窝囊肿抽吸术。关节炎的风湿病检查结果呈阴性。抽出液体送去做进一步的诊断。她将于手术当天早晨从家来医院，并在手术后出院回家。

1. 拟施诊疗操作

· 超声引导下囊肿抽吸术。

· 患者处于侧卧位。

2. 镇静医生面临的问题

· 放射科一般不设镇静室，辅助专业护士一般没有接受过镇静和气道管理培训。

· 快速康复将加速出院，对门诊诊疗操作尤为重要。

· 可能没有辅助人员。

· 吸引和氧气可能不可用（以及所有紧急药物和设备，特别是特定尺寸的设备）。

3. 诊疗镇静

· 镇静医生需要对患者进行全面的术前评估，并确定患者是否符合远程位置的手术镇静标准。

· 不同单位，镇静可能不需要经常在放射科 MRI 外进行，因此有必要与放射科工作人员就支持、恢复和可用药物，以及监测设备和紧急设备进行沟通。

· 如果这是日间手术，患者回家，必须完全康复且由医师进行检查，以确定能否准备好出院接受负责任的成年人照顾。

· 患者在家中无静脉通路。

· 在对儿童进行评估后，选择预用药。镇静前 30min 可口服咪达唑仑 0.2～0.3mg/kg。

· 要告知照料者关注孩子，鼓励孩子安静地玩耍，或一起看书，尤其是开始给予镇静药后。

· 将利多卡因 / 丙胺卡因共晶混合物（EmlA®，阿斯利康，新南威尔士州，澳大利亚）涂抹在手或脚部静脉置入留置针处。EmlA 贴纸也可在大多数药店买到，可由家长在术前 60～90min 应用，作为替代方案。

· 照料者最好将孩子带至镇静区域。

· 手部静脉置入黄色 24 号套管针，置入时分散孩子的注意力的方法较有价值；当医生忙碌时，应鼓励使用带有儿歌、游戏和互动游戏的电子设备以分散患者的注意力。对于照料者和患者来说，这可能是一个很好的破冰器！鼓励照料者与孩子一起玩耍。

· 开始静脉给予氯胺酮 0.5mg/kg 滴定镇静。其次是丙泊酚，通过稀释的丙泊酚推注 0.3mg/kg 缓慢滴定。诱导时间和反应各不相同，因此，最好在 5min 内缓慢给予小剂量直至达预期效果。根据任何疼痛刺激的需要，每隔 10min 重复滴定氯胺酮 0.25mg/kg。通过输液泵以 2～4mg/(kg·h) 的速度输注低剂量丙泊酚。

- 在某些国家，允许使用靶控输注（TCI），南非就是如此；然而，许多单位没有这类微泵或必要的软件编程。

- 如果需要更多的镇痛，可在开始针吸前 90s 给予小剂量的阿芬太尼。总剂量为 5μg/kg，但理想情况下以较小剂量滴定。

- 在南非，可静脉注射对乙酰氨基酚；或术后可口服对乙酰氨基酚和布洛芬（如无禁忌证）。

- 头颈部在小枕头上稍伸展，保持气道通畅。在这个过程中，儿童可能需要侧卧以便于进行诊疗操作，从而确保患儿气道始终保持通畅。

- 脉搏血氧饱和度和心电图监测至关重要；应鼓励使用。

- 接受多种药物（尤其是阿片类物质）的儿童，康复时间可能更长，镇静医师必须留在儿童身边，直到符合出院标准。

病例 3

一名患有孤独症谱系障碍（ASD）的 4 岁儿童（18kg）因癫痫控制良好，预约在门诊听力学诊室进行听觉脑干反应（auditory brainstem response，ABR）测试。作为医院负责手术室外麻醉服务的工作，需要对儿童实施镇静。

1. 拟施诊疗操作

- 听觉脑干反应（ABR）测试是一种用于识别听力损失的客观电生理测试。在许多中心是在全身麻醉下进行的，然而在资源匮乏的环境中，有限的可用手术室时间根本不允许此类诊疗操作。

- ABR 测试对于年龄太小或身体状况不允许通过传统行为方法进行测试的儿童非常重要。

- ABR 检查无痛，持续 1～3h。

- 一旦孩子睡着了，听力学家会在前额放置记录传感器。

2. 镇静医生面临的问题

- 如果 ASD 儿童的日常或重复行为被打断，则更易变得焦虑，并发展出其他不必要的行为。

- 使用简单清晰的言语、视觉辅助工具和社交故事（甚至可以在诊疗前回家），并鼓励在电子设备上提供舒适的物品或喜爱的游戏。

- 与照料者交流，毕竟他们是专家，知道什么会让他们的孩子激动和安静。

- 换衣服可能会带来压力；避免任何引发挑战行为的事情。

- 明亮的荧光灯可能对孤独症儿童特别有压力。如果可能的话，将患者收治在半黑暗的安静房间，并在同房间安静且噪音小的环境中恢复。

- ASD 儿童常伴有癫痫。

- 工作人员信息和行为管理临床指南也可能改善服务。

3. 诊疗镇静

- 镇静医生应全面询问患者病史并进行术前评估，包括行为问题，如愤怒爆发等。如果存在癫痫，请说明癫痫的控制水平。

- 如果不是绝对必要，请勿更换为医院服装。

- 如果外用镇痛膏会给患者带来痛苦，应避免使用。

- 允许携带舒适物品，并尝试将患者排在列表的首位。

- 口服氯胺酮作为咪达唑仑的替代药，不配合的智力受损儿童可能会从中获益。由于其良好的安全性，可以口服氯胺酮 10mg/kg，尽管手术本身并没有疼痛。

- 通过鼻雾化器装置给予右美托咪定是一种新技术。可使用 3～4μg/kg 的剂量，需要 20～30min 才能达到最佳效果。

- 另一种选择是单独口服水合氯醛。该药无镇痛作用，通常口服剂量为 20～75mg/kg。

- 在镇静记录表上记录血氧饱和度、呼出末二氧化碳（如有指征）、心率和其他参数。

- 如果可能，在一个单独、黑暗和安静的房间中复苏。

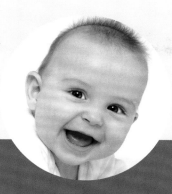

第三篇　镇静的安全性
Safety in Sedation

第32章 儿童镇静药与美国食品药品管理局的挑战、局限和药物研发

Pediatric Sedatives and the Food and Drug Administration (FDA): Challenges, Limitations, and Drugs in Development

Lisa L. Bollinger　Lynne P. Yao　著

朱　宝　魏　嵘　译

一、新药上市

新药在美国上市前必须要获得《食品、药品和化妆品法案》批准。美国食品药品管理局（FDA）依据化学、生产数据、毒理学和药理学研究及从临床试验中获得的数据来审查药品。申办者在申请上市时向 FDA 交相关数据①。根据《食品、药品和化妆品法案》，药品制造商必须进行充分研究来证明其药物的安全性和有效性，以获得上市批准[1]。在审查申请期间，FDA 必须评估药物在使用期间是否安全有效，以及药物的收益是否大于风险。FDA 还要确定药物制造方法和药物质量是否可以保持药物特点、效力、质量和纯度。最后，FDA 必须审查药物标签，以确保其信息完整且准确，既不是夸张宣传，也不是虚假或存在误导性内容。

随着在手术室外对儿科患者行影像学、侵入性诊断和小型手术的增多，需要在儿科人群中对镇静药进行适当评估以确定其适应证。本章将回顾获得 FDA 批准用于儿科患者的药物或生物制品的过程，重点是药物镇静。

免责声明

本文表达的观点仅代表笔者本人，不一定代表笔者雇主或任何他方的观点或做法。没有提供或推断出 FDA 的官方支持或认可。L. Yao 与制药公司之间不存在商业利益或其他利益冲突。L. Bollinger 受雇 Amgen 公司。

二、一般药物的研发

根据目前的美国法规，使用以前未被批准上市的药物或生物制剂都需要向 FDA 提交研究性新药（investigational new drug，IND）申请。在 IND 阶段（化学分析、动物研究和人体临床试验）收集的数据成为营销程序的一部分。镇静药物的研发是一个逐步过程，涉及对化学、非临床（即动物）和临床信息（即剂量、功效和安全性）的评估。人体初步研究（第一阶段试验）是人体试验的第一阶段。通常，在这个研发阶段中，一小部分（如 20～50 名）健康成年志愿者将评估首

---

① 在本章下文提到的"药物"词将包括药物和生物制品。

次用于人体安全性、耐受性、功效性和药代动力学的试验测试。虽然某些产品的儿科研究可能是在 IND 段开始，但对于许多药品，包括用于镇静的药品，大多数临床试验可能会在确定成人疗效和安全性之后开始（图 32-1）。

药代动力学（pharmacokinetics，PK）参数通常在 Ⅱ 期研究中进行评估。PK 研究提供了给药后药物全身暴露的信息。重要的 PK 测量值包括曲线下面积（area under the curve，AUC）最大浓度（maximum concentration，Cmax）、清除率（clearance，C）、半衰期（half-life，$T_{1/2}$）和分布容积（volume of distribution，Vd）。这些参数都用于表明药物的吸收（absorption，A）、分布（distribution，D）、代谢（metabolism，M）和消除（elimination，E）。整个过程（ADME）最终控制了药物及其代谢物在给药后的全身暴露情况。在确定药物的合适剂量时必须考虑药代动力学参数。

一旦完成第一次人体暴露并评估了一些 PK 参数，通常会对更多参与者（如 20～300 名患者）进行额外的研究（Ⅱ 期研究），以评估治疗效果，提供安全性数据，并在更多的志愿者和患者群体中测试对不同剂量的反应。从 Ⅱ 期研究中获得的信息通常对设计最终的 Ⅲ 期研究至关重要。

Ⅲ 期研究应利用所有其他非临床和临床研究的数据来确定安全性和有效性的合适剂量和终点指标，并根据预期的治疗效果来估计需要证明疗效的患者数量。临床试验还必须包括足够数量的患者和足够长的暴露时间，以充分评估药品在其预期用途中的安全性。Ⅲ 期研究旨在提供产品安全性和有效性的实质性证据[2]。

向 FDA 提交上市申请或新药申请（new drug application，NDA）①，其中包括来自所有研发阶段的信息，以支持新药上市。可以提交补充 NDA（supplement NDA，sNDA）以更新已获批准药品的适应证或人群。申请必须包含销售产品所需的所有信息，包括以下信息。

• 所用方法的技术说明和药物质量数据（支持药物的特性、效力、稳定性和纯度）。

• 来自非临床和临床研究的完整数据，以支持药物在其拟定用途中的安全性和有效性。

• 药物的标签（包装说明书）。

总而言之，当一种药物被 FDA 批准使用时，已经产生了大量数据，并对其预期用途的收益和风险进行详细评估，而且要有足够的科学数据支持这一决定。药物标签提供了推荐药物的重要信息，包括批准的使用适应证、剂量、主要不良反应及用于支持批准使用的临床数据信息。

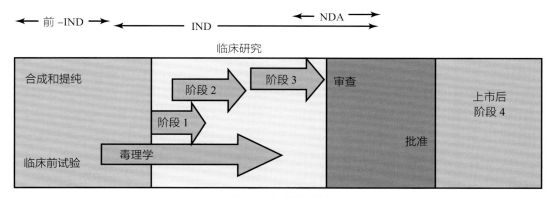

▲ 图 32-1　药物研发
IND. 研究性新药；NDA. 新药申请

---

① 生物制品许可申请和补充生物制品许可申请是针对生物制品提交的。

三、儿科立法

从历史上看，包括镇静药物在内的许多药物都没有在儿科患者中进行研究，因此儿科实践中使用的大多数药物都没有专门用于儿科患者。在实施鼓励和要求对儿童进行药物研究的立法前，美国批准的药物中约有 75% 未被批准用于儿童 [3]。尽管在此过程中有儿科标签信息的药物数量有所增加，但大多数常用镇静药仍然缺乏特定的儿科标签或儿童中可靠的疗效和安全性数据（表 32-1）。

在重要的儿科立法通过之前，由于伦理挑战、可行性问题，以及试验设计和实施方面的困难，许多制药商不愿研究儿童药物 [4]。此外，儿科人群占美国人口的 25%，因此是药品研发过程中必须考虑的群体 [5]。

由于历史上缺乏充分严格对照的临床试验数据，因此通常根据批准的成人剂量来估计儿童用量，假设他们是"成人缩小版"。这种简单且经常错误的假设导致儿科剂量建议仅作为成人剂量的一部分得出，而不是基于已知的生长和发育差异（如分布容积和代谢途径的成熟度）等内在因素。安全性和有效性也被假设在儿科和成人群体中是相同的，并且没有考虑到可能存在成长和发育中患儿已知和潜在的安全性和有效性差异。

1997 年《食品和药物现代化法案》（Food and Drug Modernization Act，FDAMA）建立儿科专属的激励计划。该计划允许 FDA 发出正式申请，称为书面申请，针对一种或多种疾病药物的研究概述。书面申请包括研究设计的详细信息、需要的患者数量及要测量的重要安全性和有效性的终点。FDA 可以授予依据良好科学原则完成儿科研究的赞助商 6 个月的独家营销权，阻止整个产品线和所有已批准的适应证的仿制药的批准，为进行研究的赞助商提供经济激励 [6]。尽管 FDAMA 将于 2002 年 1 月 1 日终止，但该激励措施在 2002 年、2007 年和 2012 年再次获得《儿童最佳药品法》（Best Pharmaceuticals for Children Act，BPCA）的重新授权。最近对 BPCA 的重新授权是永久性的。

一种药物的专利到期后，儿科专有权不会刺激药物制造商研究该药物。此外，还会出现以下情况：FDA 已经发出了一份针对现有患者保护药物的书面申请，但申办方拒绝了该书面申请。为了获得这些药物的重要儿科剂量、疗效和安全性信息，纳入了 BPCA 的一个重要部分来解决这些情况。BPCA 的这一部分允许美国国立卫生研究院（National Institutes of Health，NIH）、美国国家儿童健康与人类发展研究所（National Institute of Child Health and Human Development，NICHD）优先考虑治疗领域，并资助在儿童中需要进一步研究的非专利药品的临床试验。

一项对 1997—2007 年间根据 BPCA 研究药物的综述中，重要的儿科特定信息被纳入产品标签，包括 26 种具有新安全信息的药品。在这些安全信息中发现，罕见的报道了儿科患者癫痫发作的病例与使用七氟烷进行全身麻醉的诱导、维持有关。大多数病例发生在儿童和年轻人中，其中大多数没有癫痫病史 [7]。

《儿科研究公平法案》（Pediatric Research Equity Act，PREA）于 2003 年首次颁布，如果上市申请包括新的活性成分、适应证、剂型、给药方案和（或）给药途径，则要求对新药进行儿科评估。儿科评估必须包括药品在所有相关儿科亚群中适应证的剂量、安全性和有效性的数据。PREA 与 BPCA 协同工作，但与 BPCA 不同的是，PREA 只适用于针对成人和儿童人群中同时发生的疾病和（或）病症开发的药物。某些已被授予孤儿药资格（即用于治疗罕见疾病）的药物可免于 PREA①。和 BPCA 一样，PREA 也获得了

---

① 根据国会 2017 年通过的《儿童加速治愈和公平法案研究》（RACE for Children Act），PREA 被修订，取消了对正在开发的治疗成人癌症的孤儿指定药物的豁免，其分子靶点与儿科癌症基本相关。

表 32-1　美国食品药品管理局对常用镇静药的标签说明

药　剂	批准的适应证 [a]	儿科信息
水合氯醛 [b]	2012 年停止生产水合氯醛口服液	FDA 未批准的药物
右美托咪定	• 重症监护室治疗期间对插管和机械呼吸的患者进行镇静 • 在手术之前和（或）期间对未插管的患者进行镇静	• 本品对 <18 岁患者的疗效、安全性和药代动力学尚未确定。因此，本品不应使用于这一群体
地西泮注射剂	• 缓解因局部病变引起的骨骼肌痉挛的辅助治疗（如肌肉或关节发炎或继发于外伤） • 上运动神经元疾病引起的痉挛（如脑瘫、截瘫）；手足徐动症；僵人综合征和破伤风 • 癫痫持续状态和严重复发性惊厥发作的辅助药物 • 用于缓解患者术前焦虑和紧张的预处理（肌内注射）在心脏复律前进行静脉注射，以缓解焦虑和刺激，并减少患者对手术的记忆	• 尽管抗焦虑适应证出现在成人标签中，但儿科批准和剂量信息仅限于用于破伤风和癫痫持续状态及复发性惊厥发作 • 出生后 30 天以内未被批准使用
依托咪酯	• 全身麻醉诱导	• 没有足够数据给出对 <10 岁患者进行麻醉诱导的建议剂量。因此，不建议使用
枸橼酸芬太尼注射剂	• 用于麻醉期、用药前、诱导和维持及术后初期（恢复室）所需的短时镇痛作用 • 在全身或局部麻醉中用作麻醉性镇痛药补充剂 • 在选定的高风险患者中用作含氧麻醉药，如接受心脏直视手术或某些复杂的神经或骨科手术的患者	• 枸橼酸芬太尼对 <2 岁儿童的安全性和有效性尚未确定。在接受紧急麻醉和手术（包括芬太尼、泮库溴铵和阿托品的联合使用）的早产新生儿中，有罕见原因不明临床意义上的高铁血红蛋白血症的报道。尚未确定这些药物的联合使用与报道的高铁血红蛋白血症病例之间的直接因果关系
磷丙泊酚二钠	• 一种镇静催眠药，适用于诊断或治疗手术成年患者的麻醉监测管理（monitored anesthesia care, MAC）	• 该药于 2017 年退出市场，不再销售。需要进行儿科研究，但从未完成
氯胺酮	• 对肌肉松弛要求不高的诊断和外科手术，唯一具有很强镇痛作用的麻醉药 • 在使用其他全身麻醉药之前进行诱导麻醉 • 作为抵消药物如氧化亚氮的补充	• 尚未确定 ≤16 岁儿科患者的安全性和有效性
劳拉西泮	• 癫痫持续状态的治疗 • 成人患者中麻醉前药物治疗，产生镇静（嗜睡或困倦），缓解焦虑，以及回忆与手术当天相关事件的能力下降	• 一项针对儿科患者的随机对照试验未能达到其主要终点 • 没有足够的数据支持注射劳拉西泮作为麻醉前药物对 <18 岁患者有疗效 • 标签信息提示劳拉西泮注射液成分中的苯甲醇、聚乙二醇和丙二醇与"哮喘"相关

（续表）

药　剂	批准的适应证 [a]	儿科信息
美索比妥	• 成年人：在使用其他全身麻醉药之前进行静脉诱导静脉麻醉诱导和作为短时间外科手术中辅助吸入麻醉药与其他药物（通常是麻醉性镇痛药）一起补充麻醉性能较弱的麻醉药，以延长手术时间 • 对与疼痛刺激有关的短小手术、诊断或治疗过程进行静脉麻醉 • 作为诱导催眠的药物	美索比妥可用于＞1 月龄的儿科患者，如下所示： • 用于在使用其他全身麻醉药之前进行直肠或肌内麻醉诱导 • 用于直肠或肌内麻醉诱导，并作麻醉效能较弱的吸入麻醉药的辅助剂，用于短小外科手术 • 尚未确定＜1 月龄儿科患者使用美索比妥的安全性和有效性 • 已发表的文献报道了在儿科患者中静脉注射美索比妥的研究 • 文献不足以确定儿科患者的安全性和有效性 • 标签中包含儿科剂量信息
咪达唑仑	• 肌内注射或静脉用于术前镇静 / 抗焦虑 / 顺行性遗忘 • 在诊断、治疗或内镜手术（如支气管镜检查、胃镜检查、膀胱镜检查、冠状动脉造影、心导管术、肿瘤手术、介入手术、撕裂缝合和其他手术）之前或期间，静脉注射作为镇静药 / 抗焦虑症 / 健忘症药物单独或与其他中枢神经系统抑制药联合用于全身麻醉诱导，在使用其他麻醉药之前。静脉注射咪达唑仑也可作为氧化亚氮和氧气静脉补充的成分（复合麻醉） • 作为麻醉的一个组成部分或在重症监护环境中的治疗期间，用于对插管和机械通气患者进行镇静的持续静脉输注	• 在儿科和新生儿患者中，咪达唑仑单次肌内注射、间歇性静脉注射和连续输注后用于镇静 / 抗焦虑 / 顺行性遗忘的安全性和有效性已得到证实 • 咪达唑仑不应在新生儿群体中快速注射给药。据报道，快速静脉注射后出现严重的低血压和癫痫发作，特别是同时使用芬太尼时
氧化亚氮 [b]	• 该药尚未被 FDA 发现安全有效，该标签尚未获得 FDA 批准在儿童中的安全性和有效性不明确	• 未经 FDA 批准的药物
戊巴比妥注射剂	• 镇静药、催眠药，用于失眠症的短期治疗，因为它们在 2 周后似乎失去了诱导睡眠和维持睡眠的有效性 • 麻醉前 • 抗惊厥药，麻醉剂量用于紧急控制某些急性惊厥发作，例如与癫痫持续状态、霍乱、子痫、脑膜炎、破伤风和士的宁的毒性反应或局部麻醉药有关的惊厥发作	• 尚未在儿科患者中进行充分的对照研究。然而，戊巴比妥在儿科患者中的安全性和有效性得到了许多人的支持 • 文献中引用的研究和案例报告推荐的儿科剂量范围为 2～6mg/kg，单次肌内注射≤100mg
丙泊酚	• 静脉镇静催眠药，可用于诱导和（或）维持麻醉，作为住院和门诊手术复合麻醉的一部分	• 批准用于＜3 岁诱导麻醉和＜2 月龄维持麻醉 • 不建议用于＜3 岁麻醉诱导或＜2 月龄的麻醉维持，因为其安全性和有效性尚未在这些人群中得到证实 • 不适用于小儿 ICU 镇静，因为该方案的安全性尚未确定
硫喷妥钠	• 2012 年停止生产硫喷妥钠	• 没有儿科用途或剂量信息

a. 基于截至 2019 年 12 月的最新标签

b. 未经批准的药物：《食品、药物和化妆品法》通常要求在美国上市的药物在上市和在普通人群中广泛使用之前证明是安全和有效的。美国食品药品管理局循证药物审批系统和非处方药监测系统在确保药品安全和有效方面发挥了重要作用。由于各种历史原因，一些药物，主要是较早的产品，没有得到 FDA 的批准，继续在美国非法销售

2012 年 FDA 安全与创新法案的永久授权。

BPCA 和 PREA 的颁布使 800 多个药品标签中添加了特定的儿科信息（1997—2019 年）。尽管 BPCA 和 PREA 取得了成功，但很少有儿童镇静产品获得批准（表 32-1）。咪达唑仑于 1998 年被批准用于镇静 / 抗焦虑 / 遗忘。右美托咪定最初被批准在成人中用于重症监护室插管和机械通气的患者，以及用于非插管患者在术前和（或）术中的镇静。然而，右美托咪定的标签指出，根据一项儿科患者的盲法试验和两项新生儿的开放性研究，尚未确定用于儿童患者手术或重症监护室（intensive care unit，ICU）镇静的安全性和有效性数据，因为这些研究没有达到其主要疗效的终点。

在获得支持批准儿童镇静药品的数据方面一直存在困难。劳拉西泮治疗小儿癫痫持续状态的随机对照试验未能达到其主要终点，并且尚未被批准用于癫痫持续状态或小儿麻醉前给药。一项在消化道内镜检查的青少年患者（12—18 岁）中使用磷丙泊酚二钠注射液进行的随机、双盲的临床试验，以及一项在接受腰穿和（或）MRI 等镇静治疗的婴儿和幼儿(1 月龄至 3 岁)中进行随机、双盲临床试验尚未完成，因为该药物已于 2017 年被制造商从市场上撤回 [8]。

四、儿童药物研发

合理的药物研发取决于在开始儿科研究之前对所有可用数据的全面评估，包括非临床和临床研究。对这些数据的评估为儿科患者的研究设计提供数据，以支持药物剂量的安全性和有效性。

考虑到在儿科群体中进行试验的时间取决于对该药品的了解以及临床的使用情况。一旦有证据表明可能对儿科群体有益，儿科研究计划应尽早开始。针对儿科群体的药物研发必须对化学、生产、非临床和临床数据进行全面审查，以评估儿科人群特有的潜在影响。根据 2012 年签署的 FDA 安全和创新法案，药品制造商必须在初步儿科研究计划中提交儿科药物研发计划 [9]。该法律的目的是鼓励药物研发商在可行的情况下尽快评估用于儿科群体的药物，可以更快地将儿科特定使用信息纳入药物标签。

五、化学、制造和监督

虽然大多数化学、制造和监督（chemistry, manufacturing, and control，CMC）问题都包含在成人药物研发计划中，但如果研发用于儿童的药物，则必须解决儿科独立的 CMC 问题。许多口服药物最初以片剂或胶囊形式销售。并非所有儿童都能吞咽片剂或胶囊，尤其是幼儿或身体有认知障碍的儿童。一般来说，≥6 岁的儿童能够吞咽片剂或胶囊，但高达 10% 的 6—12 岁患儿难以成功吞咽此类剂型。PREA 要求研发适合年龄的制剂，除非申办方能够证明生产制剂的合理尝试已经失败。适合年龄制剂包括但不限于口服混悬剂和溶液，药丸，可溶性条、片剂和胶囊，以及静脉 / 肌内注射。为了避免推迟对需要进行制剂研发的患儿进行试验，应该尽早进行。

除了需要研发特定的儿科制剂外，给药途径可能还需要针对特定年龄的考虑。例如，由于胃排空的不稳定和延迟、胃 pH 改变，以及肠道和胆汁分泌减少，婴儿对口服药物的吸收可能无法预测 [10]。因此，口服给药可能需要在低龄组中招募更多的患者。

不仅适当的制剂研发对儿科很重要，灵活剂型也很重要。与成人不同，用于儿科患者的许多药物需要基于体重，因此，剂型必须足够灵活才能实现这一点。此外，似乎可以在所有人群中使用的制剂（静脉注射或口服溶液）可能含有对特定儿科人群有害的添加剂。例如，苯甲醇（一种用于静脉给药的某些产品中的防腐剂）可导致早产儿哮喘，导致该药品在此人群中存在隐患 [11]。

六、非临床研究

所有药物和生物制品的批准都需要进行非临床研究；可能需要进行额外的毒理学测试。用于儿科药物的非临床安全性评价应重点关注对生长和发育的潜在影响，这些影响在以前的非临床和（或）临床研究中尚未研究或确定。幼年动物试验可能有助于评估潜在发育年龄特异性的毒性，以及成年和幼年动物之间的敏感性差异。

应考虑该药物相对于拟定患者群体的已知药理学和毒理学特性。当已知的靶器官毒性发生在已发育的成年人（如神经系统）时，幼年动物研究尤其重要。这与镇静药种类相关，因为作用机制是对中枢神经系统有影响。

使用幼年动物数据的重要性是，在使用某些麻醉和镇静药物时，发现发育中的大脑有潜在神经退行性变化的风险。啮齿类动物和灵长类动物的研究都表明，当给予氯胺酮等麻醉药时，发育中的大脑存在潜在的细胞凋亡风险[12-14]。充当 N– 甲基 –D– 天冬氨酸（N-methyl-D-aspartate，NMDA）受体拮抗药的药物和充当氨基丁酸（GABA）受体激动药的药物会在幼年啮齿类动物的大脑中诱导神经元损伤和死亡[15]。对一种或两种受体发挥作用的药物包括苯二氮䓬类、吸入性麻醉药、水合氯醛、依托咪酯、丙泊酚、氯胺酮和氧化亚氮等。虽然神经元易受神经毒性损伤的证据来自最近的研究，但这些数据也证明了基于发育、剂量和暴露持续时间的毒性易感性。FDA 已经发布了与这种潜在安全问题相关的药物安全信息，并更新了药物标签[16]。SmartTots 是 FDA 和国际麻醉研究协会之间的合作项目，旨在协调和资助儿童可以安全使用麻醉药的研究。

在药物研发过程中，不仅需要将毒理学评估集中在活性化学成分上，而且测试临床配方中的非活性成分也很重要，尤其是当药物的 ADME 曲线被非活性成分改变或存在非特征性添加剂时。

（一）临床试验

为了在儿科人群中采集药品有效性和安全性的真实数据，通常需要进行临床试验。此类研究时机和类型取决于研究的治疗条件。设计成功的儿科临床试验时必须考虑许多重要因素，包括保护参与者、确定正确的剂量和研究终点、招募和保留足够数量的患儿、对照组的选择和适当的安全评估。

（二）伦理

对儿科患者的研究必须要遵循伦理。这些原则在联邦法规 21 CFR 第 50 部分 D 部分"对参与研究的儿童进行额外保护"和 FDA 指南中都有描述[17]。如果没有从实验性干预或在手术中获得临床益处，参与者面临的可预见风险必须很低。还应尽量减少手术或预期干预的风险。因此，只有当足够的临床收益前景来证明儿科群体面临这种风险时，儿童才有可能参与较高风险的实验性干预或手术。同样，风险和预期收益的平衡至少应与现有的替代疗法相当。这一原则适用于药代动力学和药效学研究，以及评估安全性和有效性的研究。因此，可以在健康成人中进行研究（如生物利用度研究），应在可能受益的儿童（即患有该疾病或病症的儿童）而不是健康儿童中进行。

七、药代动力学和药效学

由于器官发育、体重和体表面积等内在因素，儿科药代动力学可能与成人药代动力学不同。例如，维持全身麻醉所需的七氟烷浓度与年龄有关，当与氧化亚氮联合使用时，应降低患儿七氟烷的最低肺泡有效浓度（minimum alveolar concentration，MAC）[18]。生长和发育也可以导致药代动力学参数的变化。儿童生长发育迅速，因此，在治疗期间调整患者的剂量对于维持稳定的全身暴露以进行适当的安全性和有效性评估很重要。

虽然传统的成人 PK 研究经常频繁地抽血，但有一些替代方法可以最大限度地减少抽血次数和数量。在儿科群体中获得足够 P 大信息的策略是进行群体 PK 研究。对许多患者进行较低少的采样（稀疏 PK 采样），并使用数据建模来得出药物的 PK 曲线。如果群体 PK 研究设计得当，就可以获得群体和个体均值的估计值，以及个体内和个体间变异性的估计值。与传统 PK 研究相比，通常需要更多的患者，当儿科患者数量有限的情况下（如罕见疾病）可能是一个挑战。此外，如上所述，成人 PK 研究通常可以在健康志愿者中进行，但在儿科中并非如此。在大多数情况下，由于根据 21CFR 第 50 部分 D 部分为特殊人群提供的特殊保护，如上所述，只有患有相关疾病的儿童才能参加临床试验。

儿童 PK 研究的设计应确保能够为整个相关儿童群体确定安全有效的剂量，这可能需要研究多个剂量。例如，罗库溴铵的书面申请（用于麻醉期间）要求研究三个剂量。药代动力学研究中使用的剂量应参考所有相关策略，包括文献、当前医疗实践、建模和模拟方法的使用，以及相关成人或其他儿童群体的数据。如果在某些儿科群体（青少年）中有足够的成人数据可用，则可能不需要专门的 PK 研究来确定要研究的剂量[19]。

药效学（pharmacodynamics，PD）一词是指对药物的预期和不良反应的效果。在采集血液和（或）尿液样本时，还应测量药效学终点，以了解药效和安全性的浓度 – 反应关系。如有可能，应收集和分析儿科试验中的药代动力学 / 药效学（PK/PD）数据，以确定两者之间的联系，即 PK/PD（或暴露 – 反应）关系。对于评估儿童镇静药物的研究，Ⅱ期和Ⅲ期研究必须使用适合年龄的镇静量表。由于这些研究可能是多中心的，因此在每个研究地点必须使用相同的适合年龄的仪器。

虽然需要额外的验证，但可以考虑将几种量表用于非语言儿童，特别是舒适 / 舒适行为量表和密歇根大学镇静量表（university of Michigan sedation scale，UMSS）。NIH/NICHD 针 对 FDA 发出书面申请的研究，在使用劳拉西泮镇静时使用 COMFORT 量表来测试镇静深度。脑电双谱指数（bispectral index，BIS）是一种源自脑电图记录的客观测量，也可用于监测镇静深度。此外，CO_2 描记图和脉搏血氧仪用来监测通气不足。

应仔细审查来自Ⅱ期研究的数据，以便为Ⅲ期研究提供适当的研究设计和统计分析。此外，从Ⅱ期研究中收集的数据可参考对照充分且良好的成人试验，进而推断疗效的额外支持（见下文）。

八、儿童外推法

儿童外推法的定义是：当假设疾病的过程和对药物的预期反应在儿童和参考（成人或其他儿童）群体中足够相似时，为支持药物在儿童群体中有效和安全使用而提供证据的方法[17]。当使用儿童外推法时，支持批准儿童群体所需的数据量可能会减少。然而，与儿童相比，任何药物在成人中的安全性可能不同，因此通常需要收集额外的儿童安全性数据。

一般来说，镇静药物的疗效不能从成人或老年患者外推到儿童患者。然而，在某些情况下，可以评估成人患者的数据（如剂量 / 暴露反应），以及来自先前成人和儿童临床试验的信息，并提供支持使用儿童外推法的证据。根据可用数据的强度，可能会减少总体研究负担。

九、Ⅲ期安全性和有效性研究

为了批准用于 ICU 镇静或成人手术镇静的药物，通常需要至少两项充分且可控性良好的Ⅲ期临床试验才能提供有效的证据，除非有足够的数据支持儿童外推法。此外，当有足够的安全信息例如，来自当前或以前的成人和（或）儿童药物开发计划允许这样做时，通常可以接受将青少年患者（≥12 岁）纳入成人镇静试验。然而，当对青少年患者的安全入组存在担忧时（例如，已知或怀疑与青少年群体相关的安全问题），可能需要推迟入组时间。

如果该药物获得批准，预计将在使用该药物的同一群体中进行危重人群的Ⅲ期试验。因此，应设计研究以纳入临床实践中可能遇到的具有代表性患儿人口统计和疾病范围。评估手术镇静的临床试验应招募患者进行特定手术，并包括具有代表性的儿童患者。正在研发的用于腰椎穿刺镇静或造影手术的药品研究应包括新生儿，包括早产儿，而不仅仅是≥12 岁的患者。

对于正在研发的用于镇静治疗的药物，许多与儿童有关的疗效指标与成人相同，包括镇静时间、恢复和（或）出院的时间及手术成功（表现条件）。评估儿童的镇静深度至关重要，因为意外的深度镇静会导致呼吸抑制和其他并发症的风险增加[20]。另一方面，镇静药过少可能会增加术中知晓或妨碍手术成功完成[21]。关于评估幼儿镇静的"金标准"尚未达成共识[22]。

招募足够数量的患者以检测具有统计意义、具有临床意义的治疗效果是儿童药物研发中的常见挑战。必须经常通过多个中心来招募足够数量的患者。一些提高入组率的策略包括进行跨国试验（其他国际监管机构，如欧洲药品管理局也要求研发儿童药品），进行常见的镇静试验（例如，急诊科繁忙的大型儿童医院，新生儿重症监护室），和（或）利用儿童临床试验网络。

除了选择适当的儿童群体和剂量进行研究，以及选择适当的临床终点指标外，还必须仔细考虑选择适当的对照组。不使用基本治疗的安慰剂对照试验是不符合伦理的，因为不应要求儿科患者放弃标准的镇静治疗。但是，可以考虑进行旨在评估某种药物作为附加治疗或替代标准治疗的试验。还应利用统计学仔细审查临床试验设计和统计分析计划，以避免进行最终无法解释的试验。

一般来说，临床试验的急性安全监测预计将与成人所需的监测相似。安全性评估必须考虑与成熟和发育相关的生理变化。例如，由于儿童患者（尤其是婴儿和新生儿）的血压对心率变化很敏感，因此在给予新斯的明之前应观察抗胆碱能药物（如阿托品）的作用，以减少心动过缓和低血压的可能性[23]。与成人相比，儿科患者可能会出现新的不良事件或更严重的毒性反应。可能需要延长随访时间，以评估在神经元扩张和相互连接期间使用镇静药患者的发育进展。行为异常的证据可能是由神经元快速凋亡导致的。因此，在服用可疑药物后，可能需要对此类临床发现进行随访。研究方案的安全考虑包括监测生命体征，特别是气道是否通畅、通气、氧合和血流动力学变量。监测必须由高年资有经验的医生评估，及时发现处理并发症（包括镇静过度或镇静不足）。需要进行实验室评估，如生化、肝功能和血常规。需要仔细监测早产等特殊儿科亚群的早产合并症，如脑室内出血、坏死性小肠结肠炎、败血症和动脉导管未闭，并判断任何不良事件与使用研究药物之间的关系。参与研究的所有患者必须在麻醉后护理环境或同等条件下由经过培训的医生进行监测，直到满足出院标准。

在患者离开临床研究场所后，必须将患者的评估和研究药物的残余效应纳入临床方案。例如，方案必须评估患者何时可以再次安全地操作机动车辆（仅限青少年）或执行认知密集型任务。一些患者可能需要多次镇静治疗。可能需要药代动力学和其他实验室数据来确定可以安全地进行重复镇静的时间间隔。研究方案必须说明如何对不良事件进行适当分类、裁定和随访直至解决。此外，只要超过了安全实验室研究的正常限度，并且需要使用拮抗药或其他干预措施来预防或治疗不良事件，应将其记录为不良事件。关于临床试验中不良事件的报告要求，有相关的指导意见[24]。

评估儿童患者的镇静深度在儿童镇静试验中至关重要。<6 岁的儿科患者和发育迟缓的患者可能需要深度镇静以达到所需合适的镇静。此外，幼儿更容易受到镇静药物对呼吸动力、气道通畅性和保护性反射的影响[18]。由于孩子配合手术的能力取决于孩子的实际年龄和发育年龄，因此制订和验证适合患者年龄和发育状态的评估指标非常重要，包括语言和非语言测量。因此，可能需要对儿童亚群有不同的衡量标准，以全面研究临床实践中可能接触该药物的患儿年龄范围。应考虑用于年轻患者或非语言患者的镇静量表或

评分是否合适。理想情况下，在儿童镇静试验中应使用经过验证的量表和评分系统。

随着通过历史性的儿科立法和在儿科群体中研究经验的增加，在获得可控性良好的婴儿和儿童药物研究方面取得了重大进展。此外，在评估镇静药对发育中儿童的短期和长期安全性方面也取得了进展。尽管有这些发现，大多数用于小儿镇静的药品还没有被 FDA 批准。因此，未来的临床研发计划应侧重于缩小这些药品在成人和儿童中使用这些药品的专业知识差距。

第33章 静脉麻醉药对细胞和神经的影响
Apoptosis and Neurocognitive Effects of Intravenous Anesthetics

Sulpicio G. Soriano　Laszlo Vutskits　著
朱　宝　魏　嵘　译

一、镇静药与中枢神经系统

在实验室动物模型中，暴露于镇静药物后已经明确出现了异常中枢神经系统发育和神经认知障碍 [1, 2]。随后，这些药物对≤3 岁患儿的潜在神经毒性作用引起了儿科护理团队的关注 [3, 4]。在接受麻醉药和镇静药的儿童中，历史上曾记录到出现过人格改变 [5]。尽管有这样的早期观察，但麻醉药和镇静药已常规用于缓解婴儿和儿童手术带来的痛苦，并且是护理的标准之一。已经发表了两篇关于镇静药在新生儿和儿科重症监护室中神经毒性的综述 [6, 7]。此外，最近回顾了一家儿科四级护理机构提供的镇静操作，表明有相当多的人有可能出现这种情况 [8]。鉴于这一现象对公共卫生的影响，我们将讨论儿科患者接受诊断和手术，以及长期机械通气和循环支持时静脉注射镇静药相关的一系列问题。

镇静和麻醉药物是中枢神经系统的有效调节剂，并且可逆地使患者对疼痛和刺激的操作不敏感 [9]。虽然造成镇静、镇痛和遗忘的确切分子机制尚不清楚，但大多数是 GABA 受体激动药、N- 甲基 -D- 天冬氨酸（N-methyl-D-aspartate，NMDA）谷氨酸受体拮抗药或两者的结合。大多数静脉注射药物分别是 GABA 或 NMDA 受体的特异性激动药或拮抗药，而挥发性麻醉药具有多个分子靶点。主要由静脉注射药物产生镇静作用。

二、镇静药诱导的发育性神经毒性特征

大脑发育受环境因素的调节，而环境塑造神经认知功能。神经元和胶质细胞产生过量，消除超过 50%～70% 的细胞对于实现正常的大脑形态和功能至关重要 [10]。这是通过消除前体细胞，以及神经元和支持神经胶质细胞有丝分裂后程序性细胞凋亡来实现的 [11]。冗余的神经元细胞和不能正常迁移或产生突触的神经元通过凋亡进行生理性修剪，这是神经发育的一个重要组成部分 [12]。

发育中的中枢神经系统对其内部环境极为敏感，大脑发育过程中可塑性的关键时期受环境因素的影响 [13]，并与感觉发育有关。同样，围术期环境也有可能影响大脑发育。突触发生高峰出现在大鼠出生后第 3 周至第 7 周 [14]。这相当于人类胎龄 25 周到 1 岁之间。然而，从围产期到成年，神经发育和神经可塑性均受环境影响。不同大脑区域的神经发生率按年龄划分，其中大部分主要发生在围产期，较少发生在成年期。因此，在这个关键期，非生理性接触应激源（疼痛刺激、母

爱剥夺、低血糖、缺氧和缺血）可能会影响神经发育。这些发现提出了一个问题，即该过程中是否涉及其他混杂变量[15]。鉴于用镇静药物的潜在神经毒性作用，必须考虑现存的医疗条件和未确诊的遗传综合征对神经发育的潜在作用[16]。

镇静药物是神经元回路的重要调节剂，对健康和疾病状态下中枢神经系统发育和重塑有影响[9]。似乎新生神经元最容易受到麻醉和镇静药物神经细胞凋亡作用的影响[17, 18]。由于神经发育贯穿一生，从胎儿到老年人，这些神经元细胞很容易受到麻醉药和镇静药物的毒性作用。例如，异氟醚已被证明在神经元细胞所在的大脑区域诱导神经元细胞凋亡[17]。因此，对麻醉药诱导发育性神经毒性（anesthetic-induced developmental neurotoxicity，AIDN）的易感性从胎儿期延伸到成年后期。在围产期接触麻醉药和镇静药会导致实验室啮齿动物和猴子模型中的神经细胞凋亡（细胞死亡）、发生异常形态和随后的神经认知缺陷[19, 20]。

病理性凋亡是 AIDN 的主要标志[21, 22]。虽然它是调节神经发育的重要过程，但细胞应激也会激活细胞凋亡途径[23]。引起这种情况的刺激包括糖皮质激素、热、辐射、饥饿、感染、缺氧、疼痛，以及镇静药和麻醉药。在大脑发育过程中接触镇静药物不仅会诱导神经元细胞死亡，还会以年龄依赖性方式损害神经发育和突触产生。围产期暴露于麻醉药和镇静药会导致神经细胞凋亡和学习障碍[24, 25]。值得注意的是，促凋亡作用取决于发育阶段：在出生后第 7 天最明显，而 15 天的大型啮齿动物中不存在。产后大鼠幼崽的神经元细胞增殖减少，海马功能持续缺陷，而年长大鼠的祖细胞增殖和神经元分化增加，这与记忆功能改善有关[26]。给幼年大鼠静脉注射镇静药导致树突形成和突触密度增加；这一发现的临床意义尚不清楚[27]。然而，在精神疾病和神经系统疾病中也观察到了类似的树突形态[28]。

镇静药物主要是 N- 甲基 -D- 天冬氨酸（N-methyl-D-aspartate，NMDA）拮抗药（氯胺酮）和 GABA 受体激动药（咪达唑仑、丙泊酚、戊巴比妥和水合氯醛）（表 33-1）。用非竞争性拮抗药 MK801、苯环素或氯胺酮对 NMDA 受体进行短暂的药理阻断，诱导发育中的大脑出现发育阶段性的广泛凋亡[21]。使用类似的实验，同一实验室小组在使用 GABA 激动药、地西泮和戊巴比妥处理的大鼠幼崽中出现了更多的神经变性[29]。此外，亚麻醉剂量的咪达唑仑或丙泊酚可诱导新生小鼠的神经细胞凋亡[30, 31]。丙泊酚通过诱导 17 天而不是 11 天的新生神经元树突成熟和存活显著下降，以阶段发育的方式减少海马神经元的存活和成熟[18]。同样，暴露于丙泊酚 5h 会导致胎儿和新生的非人灵长类动物的神经元和少突胶质细胞的凋亡[32]。水合氯醛已被证明可诱导新生大鼠的神经细胞凋亡[33]。

已经报道了镇静和镇痛类药物的神经毒性作用。阿片类物质是机械通气和体外循环支持中最常用的镇痛药物。给出生后 7 天的幼鼠单剂量注射吗啡不会增加神经细胞凋亡[34]。然而，吗啡重复给药超过 7 天与新生大鼠感觉皮质和杏仁核凋亡增加相关[35]。连续 9 天使用吗啡并没有发现树突形态改变。大脑的这些区域并不受挥发性和静脉麻醉药的影响，这些麻醉药优先影响大脑的学习和记忆区域（海马体）。右美托咪定是一种选择性 α$_2$ 受体激动药，具有抗交感活性、镇静、遗忘和镇痛作用。当作为挥发性麻醉药的佐剂使用时，它会降低最低肺泡有效浓度（minimum alveolar concentration，MAC)[36]，并已被证明可以降低新生大鼠异氟醚和氯胺酮诱导的神经毒性[37-40]。右美托咪定是唯一具有神经保护作用的药物[37]。然而，高剂量的右美托咪定可诱导神经细胞凋亡[41]。随后的研究并未显示出神经保护作用[42, 43]。

这些实验是在没有同时进行有害刺激的情况下进行的，不考虑镇静和刺激/疼痛的相互作用。最近有报道称，新生大鼠在有害刺激时使用氯胺酮，会导致神经元细胞死亡减少[44, 45]。这些实验并未反映与儿科患者镇静治疗相关的临床状况[46]。综上所述，这些临床前研究表明，在易受

表 33-1　镇静药物主要是 N- 甲基 -D- 天冬氨酸（NMDA）拮抗药（氯胺酮）和 GABA 受体激动药（咪达唑仑、丙泊酚、戊巴比妥和水合氯醛）

药　物	神经毒性 / 可塑性改变	参考文献
丙泊酚	是	[27, 31, 32, 47, 96, 97]
咪达唑仑	是	[27, 30]
戊巴比妥	是	[47]
水合氯醛	是	[33, 78]
氯胺酮	是	[20, 21, 27, 50, 51, 55]
右美托咪定	否	[37]

影响的发育期，麻醉药暴露与突触建立和可塑性之间存在因果关系。

已在实验动物中研究了围产期暴露于静脉麻醉药的行为影响。接受氯胺酮、丙泊酚和硫喷妥钠的新生小鼠不仅在脑切片中出现凋亡和变性细胞水平升高，而且成年后出现自发活动减少和学习能力受损[47]。反复暴露于氯胺酮 - 甲苯噻嗪的幼鼠在今后的生活中出现运动和学习依赖性树突棘的可塑性受损[48]。对新生大鼠使用丙泊酚超过 6h 后，丘脑样本中细胞凋亡增加，但在青春期的行为和学习活动减少[49]。与幼鼠相比，右美托咪定对恐惧调节没有不同的反应，实际上减轻了异氟醚治疗组的缺陷[37]。氯胺酮诱导胎儿和新生恒河猴的神经元凋亡，具有剂量和时间依赖性[32, 50, 51]。3h 的氯胺酮暴露似乎不会影响细胞凋亡，而 5h 的暴露已显示在胎儿和出生后早期的大脑中诱导细胞凋亡。这种实验模式导致由操作性测试组评估的持续性认知缺陷[20]。在出生后第 5 天接受 24h 氯胺酮麻醉的猴子表现出运动和学习能力受损，但在暴露后长达 3.5 年的测试中，短期记忆没有问题。这些研究清楚地表明，静脉注射镇静药对成年的认知和行为有影响。

三、镇静药物导致神经元异常发育的机制

尽管 NMDA 拮抗药和 GABA 激动药的作用机制不同，但在动物模型中均能明显诱导神经退行性和神经认知变化[19]。当前研究清楚地表明，儿科患者常用的镇静药物具有神经毒性。

几项研究涉及其他神经元细胞凋亡机制，如兴奋性毒性、线粒体功能障碍、异常细胞周期折返、营养因子失调和细胞骨架组装中断[52-58]。这些和其他神经退行性途径的组合可能介导麻醉药物的神经毒性作用。

镇静药兴奋性毒性的概念可以说是一种矛盾的说法。然而，因氯离子通道的发育变异，GABA 激动药会刺激未成熟的神经元[59]。虽然 GABA 在成熟大脑中具有抑制作用，但在许多研究中发现它在大脑发育的早期阶段是一种兴奋剂[60, 61]。未成熟的 Na/K/2Cl 转运蛋白 NKCC1 产生氯化物流入，导致神经元去极化。因此，GABA 保持兴奋状态，直到 GABA 神经元在成熟氯化物转运蛋白 KCC2 主动将氯化物转运出细胞时转换为正常的抑制模式[53]。这种转变在足月婴儿出生后第 15 周左右开始，但直到 1 岁左右才完成。最近的实验数据表明，KCC2 的表达决定了丙泊酚麻醉对大脑生长发育阶段的依赖性影响[62]。有关 GABA 能诱导新生大鼠癫痫发作机制的相关报告显示，NKCC1 氯离子通道阻滞药布美他尼可减弱神经细胞凋亡和癫痫样活动[53]。在未成熟的新皮质器官切片模型中，地西泮增加了癫痫样活动[63]。长时间暴露于氯胺酮等 NMDA 拮抗药会

导致 NMDA 受体上调，从而导致兴奋性毒性细胞内钙的积累增加[52]。兴奋性毒性损伤也与神经元的线粒体功能障碍有关，长期接触镇静药物可能会引发类似的反应[54]。右美托咪啶有神经保护性是由促存活激酶、磷酸化细胞外信号调节蛋白激酶 1 和 2（pERK1/2）和蛋白激酶 B（AKT）- 糖原合酶激酶 -3β（GSK-3β）的表达增加所致[64-66]。

总之，这三个因素似乎在实验室模型中诱导 AIDN：①突触形成过程中的发育易感性；②高剂量的麻醉药；③暴露时间延长。鉴于给予低剂量和短暂的药物暴露，AIDN 在镇静操作中的相关性可能是多余的。然而，使用镇静药物延长呼吸机和循环支持可能会增加危重新生儿和婴儿对这种现象的易感性。

四、镇静药引起神经系统后遗症的临床证据

临床前证据表明，在易受伤害的年龄长期和反复接触镇静药会导致大多数神经细胞凋亡和随后发育迟缓。大多数研究麻醉药暴露对神经认知功能影响的临床报告都是基于对接受手术和全身麻醉患儿的回顾性观察。这些报告没有具体确定所使用的麻醉和镇静药物类别。尽管大多数研究都试图控制明显的混杂因素，但这些回顾性调查无法控制所有已知和未知的混杂因素。

一些回顾性报告表明手术和麻醉与今后的学习和行为障碍有相关性。在一系列的回顾性报告中，梅奥诊所小组调查了 1976—1982 年出生的学习障碍人群。在 <4 岁接受手术和麻醉的患者在 19 岁时学习障碍的发生率增加[67]。危险因素包括超过一次的麻醉暴露和持续超过 2h 的全身麻醉。一项类似的研究使用匹配队列进行，揭示了 <2 岁使用一种以上麻醉药的儿童比只使用一种麻醉药或不使用麻醉药的儿童患语言障碍的可能性几乎高 1 倍[68]。相反，自出生登记处的队列研究报告称，即使在 3 岁前接受过一次全身麻醉，也与 10 岁时语言表达及认知测试的表现下降有关[69]。来自爱荷华州的一份类似回顾性报告

显示，手术 / 麻醉持续时间与学业成绩测试分数之间存在负相关[70]。来自 Medicaid 数据库的数据分析表明，即使在调整了潜在的混杂因素后，在 3 岁之前接受疝气修复的儿童后来被诊断为发育或行为障碍的可能性是对照组儿童的 2 倍[71]。当此群体被控制性别和出生体重时，这些问题仍然增加了近 2 倍。一项将患者与未接受麻醉的兄弟姐妹相匹配的后续研究发现，前者接触麻醉药与后续神经系统和发育之间的相关性增加了 60%[72]。

与此同时，其他研究人员报告称，没有证据表明年轻时暴露于全身麻醉和后来的学业问题之间有关联。对荷兰双胞胎登记处的一项分析比较了同卵双胞胎的教育成就，结果显示，接受全身麻醉双胞胎的教育成就低于未暴露的双胞胎[73]。然而，当一个双胞胎被暴露而另一个没有时，教育成就没有差异。这些发现表明，全身麻醉与教育成就受损无关。丹麦的出生队列比较了接受腹股沟疝的婴儿九年级时的平均测试分数，并报告在调整已知混杂因素后与幼稚队列没有统计学上的显著差异[74]。对接受幽门肌切开术的婴儿进行类似的分析显示，他们的教育成就与未接受过手术的队列没有差异[75]。由于这些回顾性报告是基于接受手术和可能是全身麻醉的患者的，因此它们在镇静治疗的情况下可能没有相关性。

已经发表了几篇关于重症监护的患者镇静对神经认知参数影响的报告。在对接受机械通气镇静的早产儿回顾中发现，长期镇静与不良神经系统预后无关[76]。一项类似的研究表明，在小儿心脏手术中，围术期使用镇静药的影响，发现这些药物的剂量和持续时间与 18—24 月龄的不良神经发育结果之间没有联系[77]。在幼儿期对这些儿童进行重新评估，表明水合氯醛的使用天数与较低的智商相关，苯二氮䓬类药物的累积剂量与较低的视觉运动整合（visual motor integration，VMI）评分相关[78]。Beery-Buktenica VMI 分数反映了整合视觉和运动的能力，并筛选出可能存在学习、神经心理和行为问题[79]。这些在重症监护

室进行的镇静研究可能揭示了 GABA 激动药与神经发育缺陷之间的轻微联系。然而，严重疾病和长期服用镇静药物的巨大影响也不容忽视[80]。

回顾性研究的局限性是众所周知的，并促使人们需要将镇静药和麻醉药对人类神经认知发展的影响进行前瞻性调查。一项随机对照试验（GAS 研究）比较了 2 岁和 5 岁儿童的神经发育结果，这些儿童在 6 月龄或更小月龄因腹股沟疝修补术被随机接受区域麻醉或全身麻醉[81]。2 年和 5 年的神经认知评估显示，接受全身麻醉或区域麻醉的婴儿之间没有差异[82, 83]。PANDA 研究是对兄弟姐妹匹配队列的双向比较，其中 1 名患儿在 3 岁之前接受了腹股沟疝修补术的全身麻醉。分析显示整体智商、表现或语言智商得分没有差异[84]。May 儿童麻醉安全性研究前瞻性地证明了单次麻醉暴露患者的缺陷可以忽略不计。然而，多次接受麻醉和手术的儿童在处理速度和精细运动能力等方面略有下降，但他们的智商没有显著降低[85]。对一组多次暴露患者的二次分析揭示了几种神经心理学测试中的缺陷模式[86]。EUROPAIN 研究联盟报告了一项关于新生儿重症监护室镇静和镇痛的前瞻性队列研究[87]。他们观察到参与中心的做法有很大差异，这突出了混杂因素作为改变神经认知原因的可能性。

已有镇静药急性作用的相关研究。对接受镇静治疗的早产儿和足月儿进行的前瞻性比较显示，前者不良事件的风险增加了 2 倍[88]。包括早产患者氧饱和度下降和呼吸暂停的发生率增加。在接受丙泊酚镇静治疗的普通儿科患者中，氧饱和度下降和呼吸暂停 / 上气道阻塞的总体发生率分别为 154‰ 和 575‰[89]。静脉推注丙泊酚对接受短暂疼痛干预的新生儿进行镇静治疗会导致长达 60min 的低血压，同时脑组织氧合指数短暂降低[90]。机械通气的早产儿吗啡输注和推注与低血压有关[91]。这些短暂事件对神经认知的影响尚不清楚，但有可能影响神经认知功能。

五、临床前和临床研究的结论

将这些临床前和临床研究延伸到儿科患者的镇静治疗是有异议的。由于全世界每年有数以百万计的儿童接受镇静治疗，如果存在镇静药引起的神经毒性，那么对公共卫生的影响是重大的。已发表临床报告的性质可能有不明的混杂因素，可能导致神经系统的缺陷[92]，并且研究无法将镇静作用与并存的病情、手术或住院压力分开[93, 94]。也就是说，大多数临床报告的负面结果表明"令人欣慰的事实是……在生命早期的常规外科手术中，可能不存在发育性麻醉神经中毒的可能性"[95]。显然，需要严格的临床研究来解决这个问题。对儿科患者使用镇静药是正常做法且不可避免，临床医生应了解 AIDN 的研究进展，并了解最佳临床实践。

第 34 章　不良事件的风险因素、预测工具和结果

Adverse Events: Risk Factors, Predictors, and Outcomes

Kevin G. Couloures　James H. Hertzog　著
朱　宝　魏　嵘　译

儿科程序化镇静存在一定风险，医生必须要不断评估镇静的风险与获益。许多因素相互作用会影响镇静固有风险，但首先要考虑的是患者本身因素。早产史、患儿年龄、遗传或代谢紊乱、是否有孤独症及孩子近期是否进食，这些都可以帮助选择最合适的镇静方法。

确定镇静相关风险的另一个因素是手术类型。该手术是否像口腔手术或支气管镜检查那样在气道附近进行操作？或者是对腹部等身体部位进行成像检查，而患者需要在磁共振成像过程中非常安静地躺着以获得最佳图像。或者，患者需要俯卧位还是仰卧位？这些因素及操作是否会带来疼痛，在筛选患者及镇静管理方法方面都发挥重要的作用。

另一个需要考虑的问题是由谁在哪里进行镇静。麻醉医生在手术室进行镇静与儿科医生在治疗室进行镇静有所不同，两者都不同于独立的影像中心或口腔诊所。这些医生和机构都可以安全地使用镇静药，但在进行镇静之前，需要考虑患者情况及相互合作的团队成员。

最后一个要考虑的因素是医生可以使用哪些药物。较早的镇静药，如戊巴比妥和水合氯醛，由于其半衰期长，恢复时间长及对镇静后事件的担忧已不再受到青睐 [1-5]。然而，它们的使用历史悠久，许多机构和医生在手术室外使用感觉很方便，而且价格相对便宜。地方法规也可能限制机构和医生使用右美托咪定、氯胺酮、氧化亚氮和丙泊酚等药物 [6]。

在下文中，我们将回顾每个因素的现有资料，并给出最佳方法的建议。在本章的最后，我们将提供 3 个病例，强调识别这些风险方面的许多挑战，并且我们就如何为有效和安全的镇静做好适当准备提出建议。

一、患者特征

（一）年龄 / 早产

纠正胎龄＜50 周的婴儿可能在镇静 / 麻醉数小时后面临呼吸暂停的风险，因此需要留院观察或长期监护 [7]。使用右美托咪定等新药物的几项研究表明，在婴儿和早产儿中，它们可能比老药具有更好的安全性 [8]。

早产也会增加镇静期间不良事件的风险，这种不良事件会持续存在于整个儿童生长发育时期 [9]。目前还不清楚这种风险是来自于早产本身和器官发育的后续影响，还是来自合并症和干预措施，如长时间的呼吸支持和反复的气道操作。

在大龄儿童中，年龄仍然是镇静期间不良事件的危险因素。一项回顾性研究中，≤5 岁儿童的不良事件发生率几乎翻了一番（7.8% vs. ≥5 岁的 4%，表 34-1）。其中大部分是低氧血症和气道阻塞，经验丰富的医生应该很容易识别和管理，但这也确实强调了在实施幼儿镇静时需提高警惕。低龄儿童相对较小的气道、气道前移和更少的呼吸储备能导致这些事件发生率增加[10]；其他可能使事件发生率增加的因素是较高的基础代谢率和较大的头部尺寸，这可能导致镇静期间颈部倾向于向前弯曲。

（二）体重 / 肥胖 / 低体重

体重或 BMI 在术前评估中起重要作用。肥胖患者（依据年龄和性别的 BMI≥95%）发生不良事件的风险增加，尤其是呼吸道事件（气道阻塞、低氧血症、分泌物和喉痉挛）。他们也更有可能无法完成相关的手术，并且恢复时间更长。在 Scherrer 对 5000 多名患者的多变量分析中发现，肥胖与轻微和中度不良事件独立相关，但与重大事件无关（表 34-2）[11]。此外，Hirsch[12] 表明，肥胖儿童发生镇静相关低氧血症事件的可能性几乎是非肥胖儿童的 2 倍。Chidambaran 的研究表明，这些儿的镇静药物需求往往被高估，这或许是事件发生率更高的原因。他们建议根据脑电双谱指数（bispectral index，BIS）水平进行滴定，因为基于当前体重剂量不准确[13]。低体重的患者（定义为低于年龄的第 5 百分位数）也存在风险；一项针对肿瘤患者的研究表明，他们发生不良事件的风险增加[14]。

（三）遗传 /21- 三体综合征 / 代谢

21- 三体综合征是难以独立评估的人群，因为这些患者中多数具有较高的 BMI 和阻塞性睡眠呼吸暂停（obstructive sleep apnea，OSA）发生率。右美托咪定已被证明是有益的，因为在其镇静期间上气道反射能够保持活跃状态，患者可以补偿气道阻塞，类似于自然睡眠[15]。值得注意的是，21- 三体综合征的儿童经常同时会有 OSA 和肥胖这两种镇静失败的危险因素[16]。

（四）孤独症谱系障碍

孤独症谱系患者尽管生理反应正常，但仍需镇静团队特别关注。这些措施包括减少等待时间、避免使用苯二氮䓬类药物、增加工作人员数量和术前访视以使患者熟悉环境。一项调查显示机构之间存在显著差异[17]，尽管在诱导前需要额外的工作人员，但不良事件的发生频率没有增加。在另一项研究中，10% 的患者需要 4 名或更多工作人员来确保患者和从业者的安全[18]。关于这一人群的首选治疗方案，最近的一项研究表明，使用丙泊酚时恢复和出院时间显著缩短，而使用右美托咪定可保持血流动力学稳定。丙泊酚和右美托咪定均被证明是足够安全的[19]。接受 MRI 镇静的孤独症患者使用右美托咪定剂量显著降低，而并发症没有增加[20]。因此，照顾这些患者的医疗机构需要有足够的人员来照顾这些儿童，并注意应使用较低剂量的药物。

（五）脑瘫

在一项关于镇静失败的单中心研究中，未被确定为不良事件增加的因素[16]，在一项多变量回归分析中，脑瘫与不良事件的增加无关[21]。另一项单中心研究考察了肌内注射 A 型肉毒杆菌以帮助缓解这些患者的挛缩情况。他们发现使用氯胺酮、丙泊酚是安全的，但也提示说，应该对影响气道或呼吸力学的肌肉骨骼畸形进行评估，密切监测气道必不可少[22]。

（六）先天性心脏病 / 肺动脉高压

对患有先天性心脏病的儿童行镇静治疗会有独特的挑战性。在大型学术中心，患有发绀的儿童最好由心脏麻醉医生诊治。然而，在心脏麻醉医生有限的情况下，使用右美托咪定和丙泊酚等药物可能会更好。尽管丙泊酚对血压有负面影响，但对 32 名患者的研究中并未显示脑组织氧合降低。作者推测，这是由于镇静的大脑耗氧量减少，而大脑的自动调节功能是完好的[23]。尽管使用右美托咪定已被证明对在心脏手术[24] 和重症监护室（ICU）中镇静的心脏病患者[25] 是安全和有效的[24, 25]，但在这一群体中进行程序化镇

表 34-1　按患者手术特征分类的不良事件优势比		
变　量	优势比（95%CI）	**P** 值
年龄（岁）		
≤1	4.16（2.65～6.54）	＜0.000 1
1—5	2.17（1.62～2.92）	＜0.000 1
5—10	1.11（0.83～1.49）	0.49
10—15	1.08（0.81～1.43）	0.50
＞15	参考	
性　别		
男性	1.07（0.90～1.27）	0.43
女性	参考	
ASA-PS 分级		
ASA-PS Ⅱ	1.33（1.06～1.67）	0.01
ASA-PS ≥Ⅲ	3.02（2.22～4.10）	＜0.000 1
ASA-PS Ⅰ	参考	
手　术		
仅内镜检查	1.90（1.35～2.66）	0.000 2
结肠镜检查和内镜检查	2.27（1.57～3.26）	＜0.000 1
仅结肠镜检查	参考	
负责医生		
监护医生、麻醉医师	0.62（0.31～1.22）	0.16
其他人员	0.44（0.18～1.07）	0.007
监护医生：儿科或亚专科	参考	
共存疾病		
循环系统	1.40（0.86～2.28）	0.17
消化系统	1.18（0.87～1.61）	0.29
代谢／遗传（肥胖）	2.34（1.66～3.30）	＜0.000 1
神经系统	1.18（0.89～1.56）	0.24
呼吸系统：下呼吸道	1.32（1.01～1.72）	0.04
呼吸系统：上呼吸道	0.77（0.51～1.17）	0.23
计划外干预[a]		
是	0.80（0.29～2.21）	0.67
否	参考	

改编自 Biber 等 [10]

ASA. 美国麻醉医师协会；PS. 身体状况

a. 根据需要进行计划外的干预，以防止严重并发症

类　别	非肥胖者 (n=23 639)		肥胖者 (n= 5153)		优势比	95%CI
	n	%	n	%		
各种不良事件	**983**	**4.16**	**313**	**6.07**	**1.49**	**1.31～1.70**
气道阻塞	**253**	**1.07**	**106**	**2.06**	**1.94**	**1.54～2.44**
预料到的 BVM	**188**	**0.80**	**72**	**1.40**	**1.77**	**1.34～2.32**
低氧饱和度	**165**	**0.70**	**71**	**1.38**	**1.99**	**1.50～2.63**
咳嗽	162	0.69	40	0.78	1.13	0.80～1.60
分泌物	**112**	**0.47**	**36**	**0.70**	**1.48**	**1.01～2.15**
其他	79	0.33	18	0.35	1.05	0.63～1.75
躁动	59	0.25	18	0.35	1.40	0.83～2.38
心率 / 血压 / 呼吸的改变	80	0.34	23	0.45	1.32	0.83～2.10
呼吸暂停＞15s	66	0.28	17	0.33	1.18	0.69～2.20
IV 相关	58	0.25	16	0.31	1.27	0.73～2.20
未能完成	**47**	**0.20**	**20**	**0.39**	**1.96**	**1.16～3.30**
呕吐	37	0.16	8	0.16	0.99	0.46～2.13
喉痉挛	**36**	**0.15**	**18**	**0.35**	**2.30**	**1.30～4.05**
喘鸣	20	0.08	7	0.14	1.61	0.68～3.80
恢复延迟	**19**	**0.08**	**11**	**0.21**	**2.66**	**1.26～5.59**
哮喘	12	0.05	0	0		
长期镇静	13	0.05	7	0.14	2.47	0.99～6.20
过敏反应	6	0.03	0	0		
非计划住院	6	0.03	3	0.06	2.29	0.57～9.18
非计划插管	7	0.03	2	0.04	1.31	0.27～6.31
使用拮抗药	5	0.02	0	0		
肌阵挛	5	0.02	1	0.02	0.92	0.11～7.85
癫痫发作	6	0.03	0	0		
意外深度镇静	5	0.02	1	0.02	0.92	0.11～7.85
紧急麻醉会诊	3	0.01	1	0.02	1.53	0.16～14.70
低体温	2	0.01	0	0		
误吸	1	＜0.01	0	0		
心脏停搏	0	0	0	0		
死亡	0	0	0	0		

表 34-2　不良事件的优势比

改编自 Scherer 等 [11]

粗体显示的事件在两组之间有统计学差异

CI. 置信区间；BVM. 球囊面罩通气；IV. 静脉注射

静缺乏证据。在一项研究中，不能将先天性心脏病评估为镇静失败的预测因子，因为这些患者已被归为 ASA Ⅲ 级[16]。此外，由于右美托咪定会抑制心脏窦房结功能[26, 27]，所以应尽可能在心脏病患者用药前行心电图检查。右美托咪定不应用于房室传导阻滞和 QT 间期延长或使用地高辛的患者。

肺动脉高压患者围术期发病率和手术期间死亡率增加，在程序化镇静期间可能有类似风险。水合氯醛已被用于儿科心脏重症监护室的镇静[28]。然而，在大多数程序化镇静中，这种设置中的资源和监护很难复制。因此，如果存在需要持续治疗的肺动脉高压患儿，应转诊到熟悉这些儿童治疗的麻醉团队去管理。

（七）癌症 / 纵隔肿物

肿瘤患者需要多种与疾病治疗和监测有关的镇静操作。这些患者通常会在一次镇静中进行多个操作，尽管一项回顾性研究表明，这些联合操作需要更多的丙泊酚，并且有更高但可控的不良事件风险[29]。在这一群体中，一项随机交叉试验显示氯胺酮优于哌替啶[30]，另一项随机试验显示，丙泊酚和氯胺酮联合用药优于单独使用氯胺酮[31]。另一项随机对照试验（randomized control trial，RCT）比较了丙泊酚与氯胺酮 – 咪达唑仑的组合；作者得出结论，氯胺酮 – 咪达唑仑组合更安全、更有效。丙泊酚起效和恢复更快，更平稳，尽管其在推荐的初始剂量下效果不佳[32]。值得注意的是，氯胺酮与喉痉挛有关[33]，只能由那些做好准备去处理这种罕见事件的人员使用。

疑似纵隔肿物的患者在任何程序化镇静前都应复查直立位胸部 X 线片，因为纵隔肿瘤患者由于气道或大血管受压可能有突发低氧血症或心衰的风险。一系列病例报道了儿童在 CT 检查时使用右美托咪定镇静是安全的[34]。然而，由于这些儿童在镇静期间或之后可能会发生不良事件，因此需要在重症监护室或麻醉恢复室对他们进行密切监测[35]。

（八）术前禁食状况

ASA 指南建议全身麻醉和程序化镇静要禁食（nil per os，NPO）8h（不包括母乳和清液体）。这些指南已用于程序化镇静，因为任何镇静可能都涉及气道操作，但这并不是一种询证实践。Beach 等的回顾性研究，没有发现不同 NPO 状态患者之间并发症的显著差异[36]（表 34-3）。另一项回顾性研究允许儿童饮用清液体，直到被送入手术室。在超过 10 000 名患者[37]中发现误吸率为 0.03%。一项单中心前瞻性研究未能发现缩短禁食时间与呕吐率增加之间存在联系[38]，而其他研究未显示并发症发生率存在差异[39, 40]。缩短禁食时间可能是取消和重新安排手术的安全替代方案，但需要进一步研究。其他可能影响 NPO 适当时长因素是镇静药的种类，因为氯胺酮和氧化亚氮会增加呕吐的风险，特别是当同时使用阿片类物质，以及在术前 2h 内摄入了清液体[41]。

（九）上呼吸道感染状态

儿童最常见的疾病是上呼吸道感染（upper respiratory infection，URI）。这些事件与麻醉相关不良事件（如屏气和低血氧饱和度）的增加密切相关，但与喉痉挛或支气管痉挛无关[42]。对镇静失败风险因素的单中心研究确定 URI 增加了镇静失败的比例[16]。最近对进行程序化镇静的患者进行的一项观察性研究显示气道不良事件的发生率增加，但总体风险仍然很低；无论 URI 状态如何，如喉痉挛、误吸、紧急气道干预、非计划入院治疗和紧急麻醉会诊等主要不良事件的发生率均保持在 <1%。近期 URI 和浓稠的分泌物（与清亮的分泌物相比）增加了不良事件的发生频率。未发现 URI 状态与非气道不良事件（adverse event，AE）之间的关系[43]。我们认为重要的是区分单纯的气道分泌物增加（可能需要增加吸引频率）与咳嗽的出现；当咳嗽的孩子被镇静后并失去咳嗽能力时，可以假设误吸风险和气道不良事件会增加。URI 本身并不妨碍患者接受镇静，但需要对手术的时长和紧迫性进行风险 – 收益分析。

（十）当前发热

发热可能发生在 URI 或其他感染期间，通常

类　别	每万人比率（95%CI）	事　件	*n*	优势比（95%CI）	*P* 值
表 34–3　NPO 优势比					
主要并发症[a]					
NPO	5.57（4.08～7.43）	46	82 546	参考	
非 NPO[b]	5.91（3.31～9.74）	15	25 401	1.06（0.55～1.93）	0.88
非液体 NPO[c]	0.00（0～79.2）	0	464	0.00（0.00～14.86）	1.00
误　吸					
NPO	0.97（0.42～1.91）	8	82 546	参考	
非 NPO[b]	0.79（0.10～2.84）	2	25 401	0.81（0.08～4.08）	0.79
非液体 NPO[c]	0.00（0～79.2）	0	464	0.00（0.00～85.57）	0.83

改编自 Beach 等 [36]
NPO. 术前禁食
a. 定义为死亡、误吸、心脏停搏或计划外入院
b. 定义为固体＜8h 或非清液体 6h 或液体＜2h
c. 定义为固体和非清液体的 NPO，但不定义为液体的 NPO（＜2h）

是并发症的征兆。因此，应该评估发热源以及发热将如何影响镇静期间的呼吸和心血管状态。一篇综述建议将需要麻醉的择期手术推迟到接种疫苗后 1～3 周进行 [44]。然而，目前尚无关于发热儿童镇静的公认标准或指南，但大多数医生会推迟镇静直至患者退热，以避免镇静期间出现任何血流动力学并发症。

（十一）过敏

在对患者术前评估时常规询问药物（和不太常见的食物）产生过敏反应的风险。在镇静过程中发生过敏反应可能从轻微的不便到手术取消，再到发展为危及生命的过敏反应。在手术室全身麻醉期间，Murat[45] 认为儿童过敏反应的发生率为 1/7741。这项研究是在医疗器械中普遍使用乳胶的情况下进行的，其中 76% 的反应被确定为

继发于乳胶暴露，因此与当今无乳胶环境中的操作无关。Hertzog 等 [46] 评估了儿童镇静研究联盟数据库中的 227 833 名病例，确定变态反应的发生率为 1∶4219，过敏反应的发生率为 1∶7972。过敏反应与咪达唑仑、氯胺酮、美索比妥和吗啡的使用有关。

基于这些药物的早期成分，许多医生仍然担心对鸡蛋、大豆和花生过敏的患者使用丙泊酚。尽管确实存在对丙泊酚本身过敏的情况，但已不再支持这些食物过敏患者的过敏反应发展与丙泊酚的使用之间的联系 [47]。

放射性对比剂也是导致过敏反应的重要病因。碘基静脉对比剂用于 CT 和血管造影，一些肠内对比剂也含有碘。较早的静脉注射对比剂通常与不良事件有关，其渗透压很高，现在已不再

使用。低渗透压对比剂与不良事件相关的可能性要小得多，此类事件可能很少发生。此类事件的最佳预测指标是既往发生过类似事件。用于 MRI 的钆基对比剂与含碘对比剂不同，与不良事件相关的可能性更小，尽管此类事件已有报道。

进一步研究儿科程序化镇静期间过敏和过敏反应的性质是有必要的。

二、手术特征

（一）气道操作：口腔、支气管镜检查和食管胃十二指肠镜

气道附近的手术有两个相互竞争的问题：保护气道以避免误吸和（或）喉痉挛以及成功完成手术。口腔手术靠近气道，并且有牙齿和（或）组织碎片落入气道的可能。一些作者已经提出了适当人员配置比例[48] 和确保足够抢救力量的指南[49]，但帮助指导最佳口腔镇静操作的数据质量相当低[50]。加利福尼亚州出台的 AB2235（Caleb's Law）规定，要求牙医必须报告所有死亡病例，这可能有助于提高数据的总体数量和质量。然而，极低的死亡率将使识别风险因素变得具有挑战性，需要收集更全面的数据以确定最佳和最安全的做法。

支气管镜检查涉及将仪器直接放在气道中，与 CT 等非侵入性操作相比，发生不良事件的相对风险更高[21]。然而，一些作者报道了在重症监护和门诊环境中成功使用各种方案进行支气管镜检查[51, 52]。这两组都报告了一过性的低氧血症和低血压，但没有发现有统计学意义。另一组作者发现，与全身麻醉相比，中度镇静的成本和并发症发生率更低，但在诱导前需要更多时间[53]。这些研究表明，经验丰富的医生可以在应对这些已知不良事件的前提下，为支气管镜检查进行镇静。

食管胃十二指肠镜检查（esophagogastroduo-denoscopy，EGD）涉及气道附近的操作，这需要对幼儿进行镇静或麻醉。Biber 等的一项回顾性研究评估了接受食管胃十二指肠镜检查和（或）

结肠镜检查的儿童，结果显示总体不良事件发生率<5%，但 EGD 是不良事件的独立预测因子[10]。持续低氧血症的主要不良事件很好处理，没有出现死亡或需要心肺复苏的病例。他们确实发现<1 岁的儿童和患有下呼吸道疾病的儿童发生不良事件的可能性显著增加。一项单中心研究回顾了超过 6 年 3435 名儿童的麻醉记录，发现并存呼吸道合并症和<2 岁儿童更容易发生不良事件[54]。因此，为 EGD 提供镇静或监护麻醉的医生应意识到幼儿和有呼吸系统合并症的人群发生并发症的风险更高。

（二）侵入性与非侵入性

高侵入性手术或外科手术（如肾活检）可以在手术室外安全进行。在 Kamat 等的一项包括 174 名患者活检的研究中，他们成功地进行了活检术，没有任何并发症（如接受更高级别的护理或紧急插管）。他们确实注意到这些患者在治疗中，30% 需要吸氧，12% 需要持续气道正压通气（CPAP）。他们还发现，与其他药物联合相比，芬太尼与丙泊酚联用的成功率明显更高[55]。对镇静期间接受氯胺酮的患者进行回顾性分析发现，一种被认为会疼痛的侵入性手术发生不良事件的比值比<1[33]。对 22 645 名儿童（其中 70% 经历了痛苦的手术）进行了同样分析的报告称，532 名儿童发生了严重的不良事件，其中 4 名儿童因喉痉挛或误吸而需要紧急插管。

上述研究中插管率低于麻醉医生对接受 MRI 镇静儿童进行的单中心研究报告[56]。这项研究中，2% 的儿童因呼吸暂停或气道阻塞需要紧急插管。有早产、先天性心脏病或胃食管反流病史的儿童可能更需要紧急插管。

目前的证据表明，与非疼痛手术相比，侵入性/疼痛手术的不良事件发生率较低，这可能是由于该操作的生理刺激小和患者可以少量活动，这与非疼痛性操作如 MRI 相反，后者要求患者制动。

（三）定位：仰卧 vs. 俯卧

大多数影像学研究和许多诊断性手术都是在

仰卧位进行的。记录患者体位并不是儿童镇静研究联盟等数据库的常规操作；因此，任何建议都是从通常的做法中推断出来的。腰椎穿刺和大多数骨髓活检通常在左侧卧位进行，这些操作的不良事件发生率较低。在透视下行肾活检和腰椎穿刺通常在俯卧位进行。Grunwell 和 Cravero 报道的数据并未发现不良事件与这些手术类型之间存在联系[33, 57]。然而，当患者的位置或与距离不允许近距离观察呼吸周期时，使用听诊器或呼气末二氧化碳监测变得至关重要[58]。我们建议任何接受俯卧位手术的患者行此监测，尤其是存在阻塞性睡眠呼吸暂停或肥胖的情况下。

（四）镇静时长

文献中尚未报道镇静时间作为危险因素，但在计划长期镇静或麻醉事件之前应考虑这些因素。如果<3 岁的儿童进行多个操作，如何才能最大限度地减少镇静 / 麻醉的时间[59]？此外，是否有任何呼吸道合并症或并发疾病会导致咳嗽，从而引起多次觉醒或因呼吸驱动力低下而导致低氧血症？学龄前儿童和学龄儿童的另一个实际问题是在镇静前要排空膀胱，以防止在手术过程中输液引起排尿冲动。此外，对于接受长时间镇静治疗的婴儿和幼儿，尤其在需要患者暴露的情况下，注意体温调节是必要的。

（五）紧急、急诊、择期

急诊科就诊的儿童中，由于其操作的紧急性或紧迫性、手术的侵入性和痛苦性、最近摄入的液体和食物及不同的生理状态，使得镇静变得更加复杂。急诊科医生必须熟悉这种情况下不良事件的风险因素。加拿大儿科急诊研究镇静安全研究组的 Bhatt 及其同事[60]进行了一项多中心观察性队列研究来评估这些问题。根据魁北克指南[61]的定义，6295 名患者中有 11.7% 的患者发生不良事件（主要是氧饱和度下降和呕吐），1.1% 发生严重不良事件（主要是呼吸暂停、喉痉挛、低血压和心动过缓）。严重不良事件和重要干预的发生率在患者单独使用氯胺酮镇静时最低，而在患者接受包括氯胺酮 – 丙泊酚和氯胺酮 – 芬太尼联合用药时最高。

三、环境特征

（一）间接影响患者：CT、MRI 和射线

CT、MRI 和放射治疗等操作要求麻醉医生在其进行期间与患者保持距离。这限制了针对生理变化的直接监测和对患者相关情况的及时处理。尽管有这些限制，当准备好所有用品和监测设备时，这些操作也可以在手术室外安全进行（表 34-4）。Cravero 等研究了近 50 000 个关于 CT 和 MRI 成像的镇静事件[57]。他们发现诸如误吸或心肺复苏（cardiopulmonary resuscitation, CPR）等严重不良反应极为罕见（在 49 836 次镇静药使用中分别发生 4 次和 2 次）（表 34-5）。这些严重不良事件的发生率低于两项有关接受全身麻醉（general anesthesia, GA）儿童的研究中的

表 34-4 推荐的术前设备清单	
S	吸引器：可使用的和适当尺寸的导管（Yankauer, little sucker, etc.）
O	氧气：2 个带功能流量计的可用设备（或用 Y 形管分开）
A	气道：适合患者大小的球囊面罩。气道辅助工具和插管用品随时可用（喉镜、气管导管、管芯、喉罩）
P	药物准备：拟定所需药物并贴上正确的标签。拮抗药和插管用药随时可用
M	监测器：脉搏血氧仪，与年龄相符合的心电图导联，特定尺寸的血压袖带，呼气末二氧化碳监测，听诊器
E	设备（特殊）：除颤器、托板和其他必要的操作用品（如输液泵）

表 34-5　不良事件发生率		
不良事件	每万人发生率	95%CI
麻醉过浅	85.0	76.8～93.8
气道阻塞	93.2	84.6～102.3
过敏反应	3.0	1.7～5.1
呼吸暂停	30.8	26.0～36.3
误吸	0.9	0.2～2.2
心脏停搏	0.4	0.1～1.6
咳嗽（中断操作）	76.8	69.0～85.2
死亡	0.0	0.0～0.8
低血氧（<90% 30s）	154.4	143.4～166.1
紧急镇静 / 麻醉会诊	1.5	0.6～3.1
低体温	1.3	0.5～2.8
IV 并发症	24.4	20.1～29.3
喉痉挛	20.7	16.8～25.3
肌阵挛（中断操作）	2.4	1.2～4.2
恢复时间延长	9.1	6.5～12.2
长期镇静	6.5	4.4～9.2
分泌物（需要吸引和中断操作）	73.6	66.0～81.8
癫痫发作——中断操作	2.4	1.2～4.2
窒息——中断操作	10.8	8.0～14.2
心率、血压、呼吸频率变化 30%	60.8	53.9～68.3
意外深度镇静	0.9	0.2～2.2
意外收入院	7.1	4.9～10.0
需要拮抗药	0.4	0.1～1.6
镇静期间呕吐	10.6	7.8～14.0
哮喘——中断操作	9.5	6.9～2.7

改编自 Cravero 等 [57]

CI. 置信区间；IV. 静脉注射

严重不良事件的发生率。Zgleszewski 等在他们的单中心回顾性研究中发现，每 10 000 次 GA 事件发生 5.1 次心脏停搏 [62]。另外，Kelly 和 Walker 报告了每 10 000 名行 GA 的择期手术中 2 名出现误吸 [63]。这些罕见但严重不良事件，以及之前 Kim 等 [56] 报告的意外插管率强调了呼气末二氧化碳密切监测通气的必要性，特别是在直视有限的情况下，以尽早发现气道阻塞或呼吸暂停。早期识别将有足够的时间在更严重的并发症发生之前进行干预。定期模拟练习如何安全地将患者移出磁共振室也至关重要[64]。

（二）医院内的偏远区域

随着医院的扩建和新服务的增加，对镇静的需求已经从手术室转移到其他急救人员可能不容易到达的地方。值得注意的是，磁共振成像过程中非计划插管和氯胺酮引起喉痉挛的发生率都低2%[33, 56]。这些研究强调了，虽然严重的不良事件发生率很低，但镇静团队必须对所有可能的并发症有充分认识和准备。此外，他们需要了解那些不太严重的并发症（如静脉注射不畅或过敏反应），这是最有可能会发生的，并做好处理这些并发症的准备[65]。任何在手术室外镇静团队都应该定期安排模拟场景。这些场景应让所有团队成员参与这些低频 / 高敏事件的排练和练习。定期练习处理这些事件已被证明可以提高患者的安全性和镇静团队的整体表现[66]。

（三）卫星站点

卫星站点通常是与较大学术中心相关的中小型医院。这些站点可能有一个中小型儿科重症监护室（pediatric intensive care unit，PICU）和大型中心提供的许多服务，但其中一些服务可能仅在特定日期或时间开放。医院内远程站点的许多问题都适用于卫星站点，但有一个限制，即镇静医生需要与护理人员和其他部门密切协调，以确保有足够并且合适的医生才安排镇静治疗。使用患者死亡或严重伤害作为衡量安全的标准，可能会错过改善机会。当工作人员不太熟悉潜在并发症，以及如何应对这些并发症时，低频 / 高风险情景演练也变得更加重要。

（四）独立式镇静地点

为儿童提供医疗服务的独立中心正越来越普遍。此类中心可能包括进行 CT、MRI 和其他放射学研究的成像中心和质子放射治疗中心。这些中心离医院的位置很远，可以为患者提供更好的

便利条件。然而，这种模式的缺陷是缺乏医院资源，包括专门的设备和人员，以及可用于紧急情况的规章制度。Owusu-Agyemang 等[67]证明，在由麻醉医生指导的模式中，为接受质子放射治疗的儿童进行保留自主呼吸的全凭静脉麻醉（主要是丙泊酚）时，不良事件的发生率很低。在 340 名儿童的 9328 次麻醉中，1 名癫痫的儿童在治疗过程中出现了癫痫发作，需要插管并转院治疗；有 1 次支气管痉挛的记录；2 名患者因氧饱和度低而出现心动过缓，接受了阿托品治疗；1 名患者出现喉痉挛，用正压通气处理。Emrat 及其同事[68]评估了他们在独立成像中心使用非麻醉医生提供镇静药（主要是丙泊酚）的单中心研究。10.2% 的患者需要干预（主要涉及气道），并且没有发现严重的不良事件，没有患者需要转移到更高级别的医疗机构。

针对这一实践的进一步研究将是有益的，但应该注意的是，上述研究涉及包括高技能从业者在内的医疗系统、可提供适当的药物和设备，以及必要时的患者转运系统，这些特点对于降低独立中心的镇静固有风险至关重要。

（五）从业者特征

各种从业人员为接受诊断或成像的儿童提供了安全和有效的镇静。在急诊医生、儿科医生、麻醉医生、儿科重症医生和其他从业者使用镇静药的多变量回归分析中，发现调整和未调整模式并发症的发生率没有显著差异[69]。Monroe 等对儿科医生镇静操作的描述性分析中，发现儿科医生的不良事件发生率较低，并且倾向于对年幼患者实施无痛操作，这些患者中的大多数被归为 ASA-PS Ⅰ级或 Ⅱ级患者[70]。Tsze 等关于使用氧化亚氮的研究延续了主要为 ASA-PS Ⅰ级或 Ⅱ级患者提供镇静的趋势[41]。他们发现，高级执业护士和医师助理最有可能使用氧化亚氮。严重事件非常罕见（0.2%），呕吐是最常见的不良事件，患者的不良事件发生率总体较低（6.5%）。Sacchetti 等回顾了一项由社区医院急诊医学机构提供的儿童镇静数据库，发现 99.4% 的镇静操作

可以完成，在 1028 次镇静操作中，有 2 例并发症。其中 1 例需要拮抗药，另 1 例需要吸氧[71]。所以镇静群体中严重不良事件的发生率都很低，操作完成率也很高，这表明来自各种背景的组织良好的镇静提供者可以提供安全的镇静。

（六）药物

Coté 及其同事[5, 72]对儿童镇静期间的不良事件进行了里程碑式的研究。利用来自美国食品药品管理局的不良药物事件报告系统、美国药典和儿科专家的调查信息，确定了与不良镇静事件和不良结果相关的几个特征。与这些不良事件密切相关的两个特征是药物过量和药物相互作用，尤其是在使用三种或更多药物时。

药物联合使用被认为是镇静操作中发生不良事件的一个风险因素，因为它们可能比单独用药有更大的不良反应。例如，麻醉药和苯二氮䓬类药物合用时，由于对低氧或缺氧的反应能力减弱而导致呼吸抑制的程度比单独使用时更强[73]。Grunwell 等还发现，与仅使用氯胺酮或联合应用咪达唑仑相比，使用格隆溴铵来抑制氯胺酮引起的唾液分泌增多，会导致更多和更严重的不良事件[33]。然而，使用低剂量氯胺酮或咪达唑仑可以减少镇静期间所需丙泊酚的剂量，不良事件没有显著变化[74]。这些发现强调了持续比较药物治疗

方案有助于确定最佳和最安全的做法。

另一个需要考虑的因素是，用于镇静的药物随着时间的推移已经发生了变化。在 Coté 及其同事发表他们的研究成果时，两种主要使用的镇静药是水合氯醛和戊巴比妥，它们起效慢，半衰期长。研究发现，右美托咪定的疗效优于上述两种药物，在疗效相当的情况下，诱导速度更快，恢复时间更短，被限制使用氯胺酮和丙泊酚的医师可以选择右美托咪定提供镇静，且没有持续镇静的风险[1-4]。

四、预测工具

（一）ASA 身体状况分类

1941 年，ASA 身体状况评分被认为是全身麻醉成人死亡率的预测指标，判断患者是否适合手术和预测死亡风险。2014 年，对该评分进行了修订，针对评分者可靠性较差的情况增加了一些内容，不过都不包括儿科。Aplin 等发现，当儿科麻醉师评估 15 名患者的场景时，他们中的许多人修改了评分以更适合他们的实践，而其一致性很差[75]。Tollinche 和他的同事还发现，在评估癌症患儿时，评分者之间的可靠性较差，而评分者自身的可靠性尚可（表 34-6）[76]。尽管存在这些限制，但大多数机构都要求在镇静前

评分者 1	评分者 2				
分　级	ASA-PS I级	ASA-PS II级	ASA-PS III级	ASA-PS IV级	总　数
ASA-PS I 级	0	0	1	0	1
ASA-PS II 级	0	27	51	1	79
ASA-PS III 级	1	49	50	7	107
ASA-PS IV 级	0	1	5	0	6
总数	1	77	107	8	193

表 34-6　患者评分者间可靠性

改编自 Tollinche 等[76]

加权 x = −0.042（95%CI −0.17～0.09）

未加权 x = −0.14（95%CI −0.26～−0.015）

行 ASA-PS 评分，因此它已成为临床的分级工具。Grunwell、Mason 和 Biber 的研究都表明，较高的 ASA-PS 分数与不良事件发生率的增加有关[10, 16, 77]。Couloures 等未发现 ASA-PS 评分与严重不良事件之间存在联系[21]。所有这些工作都表明，ASA-PS 分数由于简单性而取得了成功，但基于评分的规则和策略受制于评分应用的多变性。

（二）结果研究

Grunwell 及其同事[16] 评估了他们机构 5 年内镇静失败的病例，并将其与成功镇静的患者样本进行了比较。被认为造成镇静失败可能性增加的风险因素包括上呼吸道感染、阻塞性睡眠呼吸暂停或打鼾的病史、ASA-PS Ⅲ级或更高、肥胖和年龄较大。Mason 及其同事使用网络不良事件报告工具，评估患者年龄、ASA-PS 评分、护理时间和用于识别风险因素的药物之间的联系[77]。他们发现，ASA-PS 评分为 Ⅲ 级或更高，在下午 6 点后使用镇静药，年龄在 50—80 岁的患者发生不良事件风险更高。有趣的是，他们没有观察到幼儿或＞80 岁患者的不良事件报告有增加。Couloures 及其同事对风险因素进行了多变量回归分析，发现年龄＜6 月龄、21- 三体综合征、发育不良、肥胖、ASA-PS≥Ⅲ级、EGD 和支气管镜检查都会增加不良事件的风险，但不能确定严重不良事件的风险因素[21]。这一领域的未来重点放在是否可以确定预测不良事件的因素，以及是否可以完全预防已经很罕见的严重不良事件。

五、病例研究

病例 1

一名 6 岁的男孩因新出现的瘀伤和血液学检查提示为急性白血病而入院治疗。他现在计划行骨髓穿刺、活检和腰椎穿刺以进一步明确确诊。孩子既往体健，从未使用过镇静药或麻醉药。家族中无任何麻醉或镇静的不良事件。无药物过敏史。除了新出现的瘀伤和近期易感疲劳外，近 2 周内没有出现其他新症状，无发热、鼻塞或咳嗽。体格检查时，虽然很合作，但有些烦躁不安。心电图提示为轻度心动过速，体重为 22kg。除了散在的瘀伤外，皮肤是完好的。患儿不配合行 Mallampati 评分，但张口度和颈椎活动度良好。心肺检查无异常。经评估 ASA-PS 评分为 Ⅲ 级。回顾实验室检验结果，发现血红蛋白为 8.2mg/dl，血小板计数为（44×10⁹）/L。患儿在 8h 内没有进食固体食物和液体，且有外周静脉通路。行心电监护，包括心电图、间歇性无创血压和连续脉搏血氧饱和度。依次静脉推注氯胺酮、丙泊酚。随后开始持续输注丙泊酚。当孩子进入深度镇静状态时，使用呼气末 CO_2 描记图仪并吸氧。患者左侧卧位进行手术。站在患儿头部位置观察患者，并根据需要间歇推注氯胺酮和丙泊酚以保持深度镇静。完成这些操作后，停止输注丙泊酚并继续监测，直到患者从深度镇静中恢复。在患者达到规定的镇静出院标准后，被送回常规住院护理区。

分析

骨髓穿刺、活检和腰椎穿刺是治疗儿童恶性肿瘤的常见操作。在进行这些操作时，患者能够从镇静或麻醉中获益。与考虑提供镇静或麻醉的所有操作一样，必须对操作中与镇静或麻醉相关的风险和获益进行评估。鉴于肿瘤诊断的意义，及时确诊非常重要。此外，肿瘤治疗是高度规范的，因此诊断和治疗干预的时间偏差可能会影响疗效。因此，完成这些操作的必要性将在我们的评估中发挥重要作用，我们必须有效地进行评估并降低潜在的风险。

风险评估从重点病史、体格检查和现有的实验室检查结果开始。初步诊断和了解相关合并症很必要。了解潜在的病理学将有助于确定镇静风险并指导治疗。以肿瘤进程为例，了解脑肿瘤是否伴有脑水肿或梗阻性脑积水，由此导致的颅内高压可能会导致患者每分通气量减少。此外，纵隔肿瘤可能会导致气道阻塞，在镇静的情况下气道肌肉张力会降低，这将影响对患者的治疗。在明确患者的风险时，评估除主要诊断问题外的其他合并症也是必要的。患者既往镇静或麻醉经验对于制订镇静计划非常有用。就我们的患者来说，因新发白血病，我们希望能够确保患者的代谢状态良好，肿瘤溶解综合征不存在或很轻微。此外，我们希望在镇静之前确保有足够的血红蛋白水平以在镇静期间运载氧气。

体格检查也为镇静的危险因素提供重要线索。由于大多数人使用镇静药物后会松弛维持气道通畅的肌肉，也可能影响呼吸中枢，因此评估气道通畅和是否能行人工通气很重要。评估张口程度、扁桃体是否肥大、下颌骨大小和颈部活动度是否受限是成功管理气道的标志。与直接喉镜下对声门的观察能力有关的 Mallampat 评分可能会带来帮助，但在不合作的儿童中可能无法获取。评估肺功能也很重要，是否存在干啰音、喘息、湿啰音或低血氧饱和度，将影响患者对镇静的耐受能力。认识到血流动力学稳定很重要，因为使用镇静药物会影响心脏功能。最后，患者的神经状态可以说明所需的镇静剂量。我们通常使用 ASA 身体状况评分来评估镇静前患者的总体印象。虽然有助于对患者进行分类，但也要意识到 ASA-PS 评分是用来预测全身麻醉患者的死亡指标，其在评估镇静相关风险方面的适用性尚不清楚。此外，在评价 ASA-PS 分数时，评分者之间的可靠性被认为是次优的。

对我们的患者说，病史、体格检查和实验室结果尚且满意，由镇静提供者在保留自主呼吸下行深度镇静，风险最小。然而，这一结论只有在医疗机构的镇静团队高效运作且配备适当医师，熟练掌握镇静的方法、识别与镇静相关事件（如气道阻塞和通气不足），以及能够对发生不良事件进行有效干预的情况下才能得出。一些镇静系统会将 ASA-PS 为 Ⅲ 级或更高的患者介绍给麻醉提供者，尽管其他镇静系统通常使用非麻醉提供者来诊治这些患者。该操作的特点允许镇静医生靠近患者气道，进行持续监测，提供干预措施以缓解气道阻塞并确保通气顺畅。由于是有痛感的侵入性操作，加上这些操作需要多次进行，因此

有效遗忘和镇痛很重要。许多药物可用于实现这一目标，如何选择将取决于患者耐受药物预期不良反应的能力及医生的偏好。手术完成后对患者持续监测至关重要，因为在患者镇静阶段仍可能发生不良事件，并且在去除手术刺激后更有可能发生。使用制订好的出院标准还可以降低在监测恢复区之外发生迟发镇静并发症的风险。

病例 2

您在医院的独立成像中心提供镇静服务。该中心位于距离医院 10 英里的商业区。CT 和 MRI 检查在该中心进行。除了您作为镇静医生外，中心还配备了 1 名放射科医生、3 名具有儿童高级生命支持（pediatric advanced life support，PALS）认证并接受过镇静培训的注册护士和两名文员。您被安排对 1 名 7 岁的女性进行大脑磁共振成像检查，作为疑似癫痫发作评估的一部分。这个孩子是在孕 34 周时出生的，尽管她在学校没有接受个性化的教育方案，但父母对她的发育有些担忧。除此之外，她的健康状况一直很好。7 月龄时在全身麻醉下行腹股沟疝气修复术，没有出现并发症。她原定于 3 周前行磁共振成像检查，由于低热和鼻塞取消了检查。体格检查时发现有发热，生命体征未见明显异常。她很好动，对检查有抵触。有少量清鼻涕，但肺部听诊清晰。其余体格检查无异常。选择口服咪达唑仑和局部麻醉药膏，以方便放置外周静脉。成功放置静脉后，使用丙泊酚进行深度镇静诱导。当患者进入镇静状态时，持续监测。当把患者移到磁共振台上时，她出现了咳嗽，血氧饱和度下降，轻微三凹征并伴有呼气末二氧化碳分压下降。予托下颌、给氧改善了患者血氧饱和度，再次推注丙泊酚后，放置了口咽通气道，情况持续改善。扫描在 40min 后完成，停止丙泊酚输注，将患者带到恢复区并取出口咽通气道。然后继续评估下一位患者，同时镇静护士对患者持续监测。

分析

儿科医学成像越来越多地在独立成像中心进行。这样的中心对家庭来说往往更方便，他们可

以更及时地完成检查。这种模式的固有风险是它远离于其他医疗资源。独立影像中心无法获得与医院环境相同的资源，如用于气道和应急反应及管理的额外人员和资源配备。然而，通过适当的准备，在这些环境中的镇静操作可以在没有明显不良反应的情况下完成（尽管已发表的证据有限）。

在这种情况下，可以采取几个步骤来降低风险。也许最重要的是在独立中心仔细筛选镇静患者。理想情况下，筛查过程应仔细，选择与镇静相关的严重并发症低风险的患者。这种筛查将参考以下特征：年轻、早产史和相关后遗症、肥胖、阻塞性睡眠呼吸暂停、气道异常、遗传异常、孤独症谱系障碍、心脏病、肺动脉高压、活动性感染、对镇静药或对比剂过敏，或者既往有镇静或麻醉不良事件，因为这些患者发生不良事件的风险更大或需要额外配备资源。一些中心会利用 ASA-PS 评分来帮助识别高风险因素的患者，在独立中心行影像检查的患者限制在 ASA-PS Ⅰ级或Ⅱ级，不过如前所述，应认识到 ASA-PS 评分的局限性。

按照各种协会指南的规定，独立镇静单元适当配备合格的执业人员也至关重要。必须有足够的人员来满足患者需求，因为大多数机构是 1 名患者接受镇静的同时，另 1 名患者正处于恢复阶段。独立中心镇静单元的设备和药物配置应和医院镇静单元一样。最后，必须结合当地紧急医疗服务（emergency medical service，EMS）体系制订应急方案，以便有效转移需要高级别护理的患者。所有工作人员都应定期进行演习。

对于我们的患者来说，早产史可能会引起我们担忧该患者是否适合在独立中心接受镇静治疗，因为这类患者的不良事件发生率确实会增加。近期无合并 URI 且当前无肺部发热的病史不会增加不良事件的风险。充分的监测和专业的医生可以及时识别部分气道阻塞，适当的药物和设备可以提供及时的干预。独立中心配备充足人员，即使在进行连续镇静时，也可以有足量的医

护人员在场进行镇静诱导、维持和恢复。

病例 3

一名 14 岁的男性在足球比赛中被扑倒后，左上肢畸形被送往急诊科。评估显示，左侧桡骨和尺骨骨折，有成角，没有其他损伤。骨科医生建议紧急闭合复位术并请求您协助为患者提供镇静治疗。复查患者病史无明显异常；他身体健康，没有其他健康问题。既往没有麻醉或镇静的经历，也没有麻醉相关并发症的家族史。既往无过敏。他在受伤前，大约 90min 前喝了一杯运动饮料，在 4h 前吃了一顿饱饭。他的体格检查发现有轻度心动过速和高血压，但其他生命体征正常。身高和体重用于计算体重指数（BMI），结果是年龄的第 90 个百分位。患者的 Mallampati 评分为 2 分，颈部活动度良好。双侧扁桃体 2+。心肺检查在正常范围内。他左上肢是畸形的。患者清醒，神经系统完好，在服用麻醉药后疼痛减轻。要进行心肺监测，包括连续的脉搏血氧仪、心电图、阻抗体积描计和呼气末二氧化监测，以及间歇性无创血压测量。间歇性静脉推注氯胺酮，直到达到分离麻醉。予以吸氧。骨科操作和随后的 X 线片在 20min 内完成，允许患者在急诊室恢复。

分析

在急诊科，通常必须在紧急或急诊的基础上进行手术。因此，可能需要修改择期手术的做法。当考虑到患者的 NPO 状态时尤其如此。ASA 认可的 NPO 指南建议患者术前禁食时间为清液体 2h，母乳 4h，婴儿配方奶或清淡（无脂肪）食物 6h，全餐 8h，当保护性气道反射减弱或消失时，可降低胃反流和肺误吸的风险。必须对风险和收益进行评估。如果有可能尽量推迟手术以帮助胃排空（尽管疼痛和麻醉药会进一步推迟胃排空）。如果必须进行手术，则必须考虑胃反流和误吸的风险。最近的研究表明，在儿科急诊室镇静操作中，误吸的发生极其罕见，并且禁食时间与不良事件的发生之间没有明显相关性。因此，大多数儿科急诊医生将在不符合 ASA 指

南要求的 NPO 状态的情况下进行紧急镇静治疗，尤其是没有诸如年幼、ASA-PS Ⅲ 级或更高级、阻塞性睡眠呼吸暂停或需要进行气道手术等风险因素的情况下。或者，可以考虑由麻醉医生插管控制气道以预防胃反流误吸。当使用保留自主呼吸的镇静时，通常使用氯胺酮，因为氯胺酮除了遗忘和镇痛作用外能够保留保护性气道反射。然而，识别和管理喉痉挛的能力对于使用氯胺酮的医生来说是很重要的。

肥胖是儿科的一个普遍问题，它可能与多种合并症有关，例如全身性高血压、代谢综合征和阻塞性睡眠呼吸暂停（OSA）。由于儿童在成长发育，因此肥胖最好定义为 BMI＞年龄的第 95 个百分位，而不是固定值。关于儿科程序化镇静，肥胖与中度但不严重的不良事件的发生相关，主要涉及气道。OSA 患者在镇静期间发生气道不良事件的风险更高，因此在镇静之前有效识别很重要。可能患有阻塞性睡眠呼吸暂停综合征的患者很少会完成睡眠检查来确诊。相反，仔细回顾是否存在大声或频繁打鼾、睡眠中呼吸中断、睡眠不安、白天嗜睡或其他行为变化的病史，将提示诊断。

同样重要的是要注意，与非疼痛操作相比，疼痛操作与儿科手术镇静期间较少的不良事件有关。然而，对因手术疼痛而接受镇静的患者进行密切监测是必要的，尤其是在手术完成和手术刺激停止后。

对于我们的患者来说，手术不能推迟。患者的病史和体格检查总体上是令人满意的。患者的体重指数没有达到肥胖的定义，但要评估与肥胖相关的合并症，特别是 OSA，并为相关并发症做准备。关注患者的 NPO 状态，选择氯胺酮有助于保护气道反射，同时提供有效的镇痛和遗忘。医生密切监控患者的气道和任何胃反流的迹象，并随时进行吸引。如果出现喉痉挛，也应做好准备以应对喉痉挛的发生。

第 35 章　禁食状态、误吸风险和镇静结果
Fasting Status, Aspiration Risk, and Sedation Outcomes

Maala Bhatt　著

李红云　魏嵘　译

一、历史回顾

误吸，定义为将口咽或胃内容物吸入喉及下呼吸道，可以说是最令人恐惧的可能危及生命的镇静相关不良事件[1]。临床上明显的误吸与新出现的咳嗽、痰鸣音、呼吸音减弱、呼吸急促、喘鸣、干啰音或新近增加的需氧量，以及胸部 X 线片上新的局灶性浸润、实变或肺不张有关[2-4]。由此导致的肺损伤，称为吸入性肺炎，吸入物为酸性并含有颗粒（固体）物质时最为严重[1]。目前认为"饱胃"患者在深度镇静时有误吸的风险，因为在这种条件下，食管下段括约肌和气道保护性反射的能力减弱或食管下括约肌关闭不全[5-7]。

过去几十年来，我们对误吸及其风险因素的理解不断发展。过去认为误吸的风险与固体和液体禁食的持续时间直接相关，目标是将胃容量减少到<0.4ml/kg，并确保接受手术（全身）麻醉的患者胃 pH>2.5[8-13]。很明显，基于一个在猴子身上的实验来定这些准则是武断的[14]。临床研究已经表明，误吸所需的最小胃容积明显更大。然而，将患者置于误吸风险中的精确胃容积尚不清楚[15, 16]。最近，我们逐渐认识到空腹时间和胃容积不是误吸的独立危险因素[17]。已经发现其他影响误吸的因素，如患者年龄、合并症、镇静深度

和持续时间及手术类型[18, 19]。此外，据了解，儿童长期禁食有负面影响[20-23]。

虽然这些年来我们对误吸危险因素的理解有所增加，但是减少误吸风险仍然主要集中在空腹状态而非胃容量。无论患者特异性因素、镇静深度和环境如何，美国麻醉医师协会（ASA）、英国国家卫生与临床优化研究所（National Institute of Health and Clinical Excellence，NICE）和美国儿科学会（AAP）继续推荐所有患者统一禁食时间[24-26]。目前尚不清楚坚持既往的禁食指导方针对维护所有镇静患者的安全是否是必要的。

本章将回顾儿童镇静中误吸的发生率和危险因素，术前禁食指南的证据，提供国际专业指南概述，并提出减少患者风险的策略。

二、误吸的发生率和临床表现的严重程度

误吸是儿童程序化镇静中的罕见事件，发生率约为 0.7‰[18]。这种风险大约相当于全身麻醉的 1/3~1/2。最近一项对 1985—2016 年间发表的文献的综合回顾显示总共有 32 名儿童发生误吸[27]。这些儿童中有 7 名（22%）是接受内镜检查，所有儿童都非低风险，ASA-PS 分级为 Ⅰ 级或 Ⅱ 级（表 35-1）。在程序化镇静过程中，没有儿童因误吸而死亡。

三、程序化镇静与全身麻醉的误吸危险性比较

与接受全身麻醉的患者相比，接受程序化镇静的患者发生误吸的风险明显较低，因为患者在手术室外镇静时，通常不存在发生误吸的必要条件。程序化镇静的目标是中度、深度和解离性镇静状态（表 35-2），通常保留气道保护性反射。患者的反应性通常被用作肌肉张力和反射的参考指标；然而，氯胺酮镇静的独特之处在于它会产生一种解离状态，使患者对深度疼痛的刺激没有反应。气道保护性反射与解离性镇静状态保持一致[28]。此外，镇静患者的误吸几乎只发生在存在明显合并症的情况下[18, 27, 29, 30]。在程序化镇静中，筛选的患者大多数是健康的，ASA-PS 分级为 Ⅰ级或 Ⅱ级（表 35-1）。最后，大多数操作都很简单、暴露于误吸风险的时间短[31-33]。

在全身麻醉中，大多数患者的误吸事件发生在插管和拔管期间，而这些事件在程序化镇静中并不是常规进行的[34-36]。全身麻醉通常使用致呕性吸入剂，延长面罩通气时间、使用肌肉松弛药，这些都是全身麻醉所特有的，进一步增加了患者误吸的风险[37]。

四、禁食状态是误吸的危险因素

术前禁食指南建立在这样的假设之上：在镇静之前，在进食或饮水后等待一段时间，通过最大限度地减少胃容积和胃酸来降低误吸风险[38]。最初的指南是为接受择期麻醉的健康患者制订的；然而，根据 ASA、NICE 和 AAP 的建议，它们已经被广泛推广到所有的镇静场合[25, 26, 39]。这些指南规定清液体的禁食时间至少为 2h，母乳的禁食时间为 4h，婴儿配方奶粉和固体食物的禁食时间为 6~8h（表 35-3）。虽然我们不知道使胃排空所需的精确禁食时间，但目前推荐的禁食时间是基于胃生理学和专家意见给出的。研究表明，清液体和胃分泌物遵循一级动力学，无论液体成分如何，都会在 90min 内迅速从胃中排出[40]。碳水化合物液体和牛奶也遵循混合的一级和零级动力学模式，并在摄入后 4h 排空[41, 42]。固体食物在 1h 的滞后时间后以零级（线性）动力学清空胃[40, 43]（图 35-1）。

虽然根据已知的胃生理学，大多数患者的胃是空的，但 MRI 和胃超声的研究表明，在建议的禁食持续时间内并不能保证所有人都能排空胃[44-46]。事实上，在最近的一项研究中，探讨了手术室外镇静的禁食状态与主要并发症之间的关系，有 10 名儿童发生了误吸事件，所有这些儿童都满足禁食固体食物 6h 或更长时间[18]。这项针对手术室外 139 000 名选择性儿童镇静的前瞻性多中心研究是最好的证据，证明禁食不是误吸的独立预测

分　级	定　义	举　例
Ⅰ级	身体正常、健康	健康、不吸烟者
Ⅱ级	轻度全身性疾病，无实质性功能限制	轻度间歇性哮喘，控制良好的 1 型糖尿病，轻度 / 中度肥胖
Ⅲ级	重度全身性疾病伴有实质性功能限制	病态肥胖、哮喘控制不佳、心肌炎、维持化学药物治疗的恶性肿瘤
Ⅳ级	患有严重全身性疾病的患者，对生命构成持续威胁	糖尿病酮症酸中毒、终末期肾病、脓毒性休克
Ⅴ级	奄奄一息的患者，预计不做手术就无法存活	严重创伤，颅内出血伴占位

表 35-1　ASA-PS 分级

类　别	轻度镇静	中度镇静	深度镇静	全身麻醉
反应性	对语言刺激正常反应	对语言或触觉模拟有目的的反应	重复或痛苦模拟后有目的的反应	即使受到痛苦的刺激也无法唤醒
气道	无影响	不需要干预	可能需要干预	通常需要干预
自主通气	无影响	足够	可能不足	经常不足
心血管功能	无影响	通常正常	通常正常	可能受损

表 35–2　ASA-PS 与连续镇静深度

类　别	AAP ASA	NICE	APAGBI, ESPA, ADARPEF, SPANZA	ACEP
清液体 [a]	2h	2h	1h（最大容积 3ml/kg）	不要仅仅因为禁食时间而延迟镇静
母乳	4h	4h	4h	
婴儿配方奶粉、非人奶、轻餐	6h	6h	6h	
油炸食品、高脂肪食品、肉类	8h	未规定	未规定	

表 35–3　专业协会对术前禁食的建议

a. 清液体包括水、不含果肉的果汁、透明的非碳酸饮料、透明茶和黑咖啡

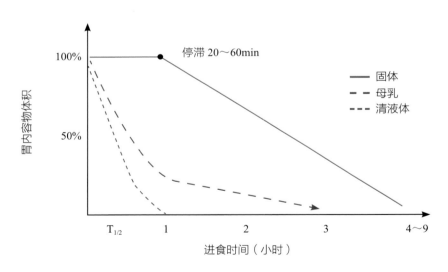

▲ 图 35–1　胃排空清液体、奶和固体的时间
经 Wolters Kluwer Health, Inc. 授权，转载自 Andersson 等 [40]

因子（OR=0.8，95%CI 0.1～1.4）。因此，严格遵循禁食指南是否能提高患者安全性并防止误吸尚不清楚。

目前还不清楚是否所有在手术室外接受镇静的儿童均应遵循与全身麻醉相同的禁食时间。如前所述，不同患者的基线风险是不同的。然而，也有一些独特的人群和环境，如急诊科（emergency department，ED），患者似乎具有不

同的风险[47]。在急诊室，患者通常不能遵守禁食指南，然而在这种情况下只有一例误吸报告[48]，这名健康的孩子在氧化亚氮镇静下进行了简单的撕裂修复术，并在入院一夜后恢复，没有发生后期并发症。迄今为止，还没有报道过急诊室儿童因注射肠外镇静药而发生误吸的病例[49-54]。在大约 6200 次镇静的最大儿科 ED 队列中（一半不符合固体食物禁食指南），禁食时间与任何类型的不良事件之间没有关联（OR=1.00，95% CI 0.98～1.02）（图 35-2）。急诊室是独一无二的地方，不能按计划进行操作，要求患者履行禁食指南会消耗有限的人力和物力资源。美国急诊医师学会（American College of Emergency Physicians，ACEP）对此表示支持，并建议从业者不要仅仅因为禁食时间而延迟镇静[55]。他们的建议是基于目前没有证据表明 ED 镇静之前的禁食可以降低

患者呕吐或误吸的风险。

（一）禁食指南的缺点

大多数儿童报告指出，当他们在建议的禁食时间后进行手术时，会感到极度饥饿或口渴[56]。我们知道，由于糖原储存量较小，禁食可以促使幼儿脱水和低血糖，并且延长禁食与应激性、镇静功效降低和镇静失败有关[20-23, 57]。

这些以患者为中心的结果和证据表明，缩短清液体的禁食时间并不会显著增加健康患者的误吸风险[58, 59]，大不列颠和爱尔兰儿科麻醉师协会（Association of Paediatric Anaesthetists of Great Britain and Ireland，APAGBI），欧洲儿科麻醉学会（European Society for Paediatric Anaesthesiology，ESPA），儿科麻醉协会 – 复苏医师协会（L'Association Des Anesthesistes-Reanimateurs Pediatriques d'Expression Francaise，ADARPEF）和新西兰和澳大利亚儿科

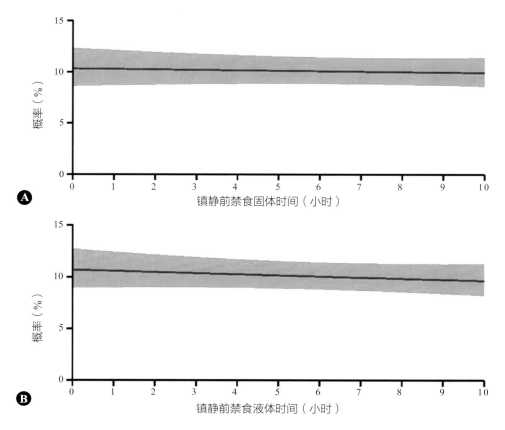

▲ 图 35-2　固体（A）和液体（B）的术前禁食时间与任何镇静相关不良事件概率之间的关系
转载自 Bhatt 等，经美国医学协会许可

麻醉学会（Society for Paediatric Anaesthesia of New Zealand and Australia，SPANZA）建议在全身麻醉前 1h 内不限制清液体[60, 61]。

也许禁食指南最大的问题在于，儿童禁食的时间通常远远超过固体食物、牛奶和清液体分别建议的 6h、4h、2h。在某些情况下，为了确保不会误解，通常会告知家长不要让孩子在午夜后进食或饮水，并确保当他们做手术时，孩子已经充分禁食[62]。意外的手术延迟也可能导致患者等待的时间比预期的要长，无意中延长了他们的禁食时间[44, 63]。研究表明，选择性治疗的儿童禁食时间中位数为固体食物 12h，液体食物 8h[56, 64]。即使在要求禁食 1h 清液体的机构中，大多数儿童禁食的时间也超过规定的时间[65]。在一家机构，需要一个专门的多年质量改进倡议，以减少患者禁食清液体的时间来进行择期手术。在这项研究中，最大的不同是当孩子们到达医院接受手术时，医院工作人员能够为他们提供饮料[66, 67]。

实际上，对于在手术室外进行择期手术的患者来说，遵循禁食指南几乎没有什么坏处。然而，应当做出更多努力，以确保减少不合理地超过建议的固体和液体禁食时间。明确和详细地指导家长，区分固体和液体的禁食要求及减少教条的方法可以帮助患者减少延长禁食时间。临床医生应该意识到遵守禁食指南并不能消除误吸的可能性，应该继续考虑其他风险因素（在后面的章节中讨论）。

（二）专业协会推荐程序化镇静前禁食

表 35-3 按国家和专业列出了禁食时间建议。ACEP 和国际程序化镇静促进委员会（International Committee for the Advancement of Procedural Sedation，ICAPS）是唯一不建议程序化镇静与择期全身麻醉[19, 55]相同的禁食时间的组织。

根据 ASA、AAP 和 NICE，当深度镇静或适度镇静但无法保持口头交流时，无论环境如何，患者应遵循禁食指南。他们建议遵循与全身麻醉相同的禁食要求。这些组织支持对单独接受氧化

亚氮治疗的患者，以及那些能够在适度镇静时保持口头交流的患者（例如，用鼻内药物镇静，单独使用苯二氮䓬类药物等）无禁食要求。指南并没有特别提到解离性镇静，与深度镇静相比，解离性镇静引起误吸的风险更低[26, 39, 55]。

如上所述，大不列颠及爱尔兰儿科麻醉师协会（APAGBI），欧洲儿科麻醉学会（ESPA），法国小儿麻醉复苏协会（ADARPEF）和新西兰和澳大利亚儿科麻醉学会（SPANZA）最近都提出了将清液体禁食时间缩短至 1h[60, 61]。清液体包括水、不含果肉的果汁、清澈的非碳酸饮料、清澈的茶和黑咖啡，最大容量为 3ml/kg。尽管他们没有具体说明对高脂肪、油炸或含有肉类的固体食物需要额外禁食时间的可能性（ASA 建议）[60]，但对固体食物和牛奶禁食时间的建议与 ASA，AAP 和 NICE 相同。

ACEP 建议，对于典型的急诊手术，不能仅仅因为禁食状态而延迟镇静，如骨折复位、脓肿切开引流和异物取出[55]。这些手术通常非常简短，患者几乎总是健康的，很少（即使有的话）有合并症，降低了这一人群的误吸风险。

ICAPS 是一个由镇静研究人员组成的独立多学科共识委员会，其专业知识涵盖了年龄、镇静环境和操作类型。他们在回顾所有可用证据和专家共识[19]的基础上，首次提出了针对程序化镇静的禁食建议。这些建议更加细致入微，根据患者的误吸风险提供液体和固体的分级禁食要求（图 35-3）。对于有轻微或可忽略的误吸危险因素的患者（如严重全身性疾病、BMI 为 30～39kg/m²、年龄<12 月龄、气道异常、肠梗阻或预期需要机械通气或高级气道管理），他们建议对择期手术进行标准禁食，如果可能的话，对紧急手术进行麻醉护理。如果这些患者无法进行麻醉治疗，他们建议使用氯胺酮作为唯一的镇静药，以保持气道保护性反射。尽管氯胺酮可能引起呕吐，但几乎所有这些事件都发生在患者清醒时的恢复阶段，因此不会使患者面临额外的误吸风险[51, 68]。这些指南基于最佳可用证据（不包括

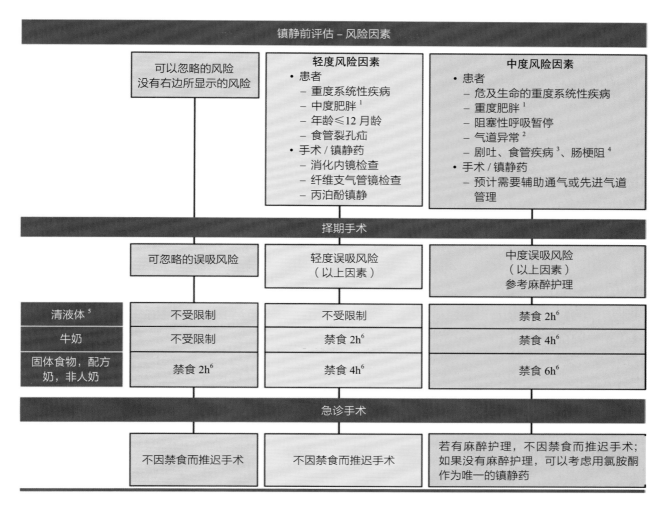

1. 中度肥胖定义：成人 BMI 为 30～39；儿童根据年龄 / 性别，从 BMI 第 85 至第 90 百分位。重度肥胖定义：成人 BMI≥40，儿童 BMI≥第 90 百分位
2. 包括小下颌、巨舌、喉软化
3. 胃轻瘫、贲门失弛缓、肠闭锁、肠狭窄、食管气管瘘
4. 肠闭锁、假性肠梗阻、幽门梗阻、肠套叠
5. 清液体包括水、不含果肉果汁、清茶、黑咖、特制的含碳水化合物的液体
6. 禁食时间不是绝对的，当口服量很小时，或禁食时间相当接近时是允许例外的

▲ 图 35-3　**ICAPS** 对所有年龄患者的程序化镇静禁食建议
经国际促进程序化镇静委员会许可转载

任何随机对照试验），没有任何证据表明单独禁食是误吸的独立危险因素，也许更重要的是，遵守禁食指南尚未显示出改善患者的结果。这是一个大胆的、也是迫切需要的、背离了目前其他专业小组的指南，这些指南在他们的建议中没有考虑重要的因素，如镇静环境、深度和患者风险。

五、误吸的其他危险因素

目前已经很清楚，单纯禁食本身并不是误吸的独立危险因素。然而，关于程序化镇静的其他危险因素的研究非常有限。我们对手术室外儿童镇静误吸风险及其危险因素的理解大部分来自对最近 30 年期间所有误吸事件的全面回顾，以及儿童镇静研究联盟（Pediatric Sedation Research

Consortium，PSRC），这是一个多中心、多学科的大型注册中心，自 2003 年成立以来包含超过 30 万例镇静案例 [18, 27, 69]。还有一些较小的案例有助于我们的理解 [70-73]。

最大的 139 142 名镇静病例系列来自 PSRC，是报道误吸和患者 / 手术因素之间关系的最佳可用研究 [18]。在这个队列中，在镇静时，有 107 947 名患者禁食，25 401 名（23.5%）患者没有禁食；在这个队列中有 10 个误吸事件。所有这 10 名患者都有明显的潜在疾病（40% 为恶性肿瘤）；约一半的患者在放射科接受镇静治疗，另一半在镇静室接受镇静治疗，9 名患者由重症监护医师注射镇静药。在对罕见事件的严格多变量分析中，作者能够识别包括误吸在内的主要并发症的危险因素。本研究考虑的危险因素包括年龄、ASA 分级、患者合并症、镇静药使用的紧急程度、用药者专业、丙泊酚使用情况和手术类型。他们发现支气管镜检查（OR=9.4，95% CI 3.3～21.5）、内镜检查（OR=2.6，95% CI 1.4～4.6），年龄小（<12 月龄，OR=3.0，95% CI 1.5～6.5）、有胃肠道疾病（如 GERD、IBD、呕吐、便秘）（OR=3.0，95% CI 1.7～4.9）和 ASA Ⅲ级或Ⅳ级（OR=2.0，95% CI 1.3～3.3）是主要并发症的重要预测因子。紧急镇静、丙泊酚的使用和用药者专业在这个分析中无显著性差异。在解释和概括这些研究结果时，应考虑以下因素：①该队列中的镇静是由高频镇静团队实施的，由于团队的数量和经验，结果可能更好；②该队列有更高比例的合并症患者（17% 为 ASA Ⅲ级或更高级别），60% 的队列接受了用于诊断成像的镇静，通常需要比其他情况下更长的镇静时间和更深的靶向镇静。

尽管在 Beach 等的研究中没有发现丙泊酚镇静与主要并发症有关，但它是误吸患者最常用的镇静药。目前尚不清楚这仅仅是因为它的广泛使用，还是因为它很容易超过目标镇静深度。相比之下，氯胺酮单剂镇静维持气道保护性反射，与新生儿期以外儿童误吸的报告无关，即使在内镜检查等高风险手术中也是如此。代表麻醉医师的专业协会经常声称，由麻醉医师使用镇静药是最安全的；然而，已经证明，儿科医生、急诊医生、重症监护医师和影像科医师使用镇静药同样是安全的 [31, 71, 74-81]。提供镇静的医生在气道管理和患者抢救方面都非常熟练，而跨专业使用镇静药的安全性更有可能不是由于专业本身，而是由于在日常工作中提供镇静的医生（急诊和重症监护医生）和那些将提供镇静作为其执业一部分的医生（儿科医生、影像科医生）的培训和能力有关。

传统上认为肥胖患者由于胃动力减弱、胃液量和酸度增加、食管裂孔疝发生率较高而导致误吸的风险较高。然而，目前关于程序化镇静的研究并未证实这一观点 [82-84]。PSRC 研究了 28 792 名患者的队列，检查了 5153 名 BMI≥第 95 百分位年龄和性别患者 [85] 的预后差异。在这个队列中只有 1 例误吸发生在一个非肥胖儿童身上 [35, 86]。从这个队列中不能得出明确的结论，因为误吸的发生非常罕见，这可能是因为这个队列数量不够大，不足以检测组间的差异。全身麻醉的研究在儿童肥胖和误吸的相关性上提出了相互矛盾的结果。

从理论上讲，较长的镇静时间使患者有更长的误吸"危险"期。然而，尚未建立任何明确的联系。MRI 是在镇静状态下进行的时间较长程序之一，在前面讨论的大型 PSRC 研究中，10 名误吸中只有 2 名发生在 MRI 镇静期间。

最近来自欧洲和英国的多中心数据并不支持这一普遍观点，即急诊手术与误吸发生率较高有关 [83, 87]。也有很好的证据表明，急诊室计划外镇静不是误吸的危险因素 [49-52]。

组胺阻滞药、抗酸药和胃肠道刺激药的药物预处理已被广泛研究，但没有令人信服的证据表明它们能降低误吸的风险。ASA 不建议在没有任何其他危险因素的患者中，将这些药物作为降低误吸风险的常规给药策略 [39]。

六、降低误吸风险的策略

对于有误吸风险的患者 [基于禁食状态、患者和（或）手术因素]，可以采用以下策略来减少误吸的可能性。

（一）胃超声

虽然我们知道单独的胃液体积和酸度不能预测程序化镇静中误吸的发生，但是如果发生误吸，胃中没有颗粒物质时肺损伤的严重程度将会降低。

胃超声是一种有效的、非侵入性的工具，用于床边评估胃内容物的性质和体积[88-90]。它可以

准确地显示空胃（胃窦内无内容物），清液体（胃窦膨大，低回声内容物）或固体内容物（胃窦膨大，内容物不均）[91]。图 35-4A 至 D 分别展示了空胃、含清液体、含固体早期、含固体晚期的超声图像。虽然我们不推荐对程序化镇静的患者常规进行胃超声检查，但是当患者病情严重或存在手术风险因素时，它可以作为评估患者风险的额外工具。对于有多种危险因素且胃内有固体内容物的患者，应权衡手术的紧迫性和患者因素，并考虑药物选择和目标镇静深度。

像其他床旁超声（point-of-care ultrasound，POCUS）技术一样，胃超声需要经验丰富的操作

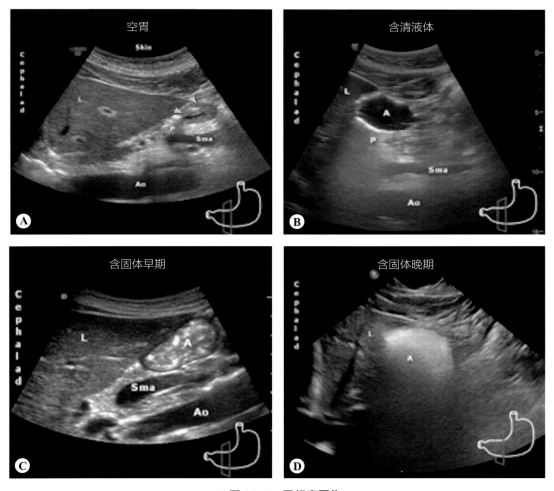

▲ 图 35-4 胃超声图像

黄箭头 . 胃窦；A. 胃窦；Ao. 主动脉；L. 肝脏；Sma. 肠系膜上动脉；P. 胰腺

转载自 gastricultrasound.org，经多伦多大学 Anahi Perlas 博士许可

人员进行培训，但这项技术对于新手来说很容易掌握和理解。经过 25 次成功扫描后，操作者都会变得熟练。一个完整的胃超声检查时间短，可以在 5min 内完成。

（二）镇静药物的选择

对于有误吸风险的患者，应考虑氯胺酮单药治疗。尽管对疼痛刺激[28] 呈现类似昏迷的无反应状态，但氯胺酮可以维持保护性气道反射。5%～10% 的儿童在服用氯胺酮后会呕吐；然而，几乎所有的呕吐都发生在恢复期，此时患者处于警觉状态[92-94]。呕吐最常见于≥5 岁的儿童，其发生率大约是≤5 岁儿童的 5 倍。在所有年龄组的儿童中[31, 93]，镇静前使用昂丹司琼可降低 50% 的呕吐率。

（三）镇静的持续时间和深度

与较短时间的镇静（10～20min）相比，延长镇静时间（>20min）和较深的镇静深度一样被认为会使患者面临更高的潜在误吸风险。在可能的情况下，应以最小可接受的镇静深度为目标。如果认为长时间手术会使患者暴露在不可接受的高误吸风险中，则应考虑麻醉科转诊。

（四）麻醉科转诊

在极少数情况下，由于患者或手术（类型或扩展性质）因素可能不适合进行程序化镇静。推迟手术并不一定会降低风险。有时，为了确保手术安全进行，患者可能需要转到麻醉科以确保气道管理。在手术室外进行镇静的高危患者手术的风险和益处应该与患者和家属讨论，达成共识。

（五）ICAPS 策略

ICAPS 提出的算法（图 35-2）为误吸风险提供了一种细致入微的循证方法[19]。本指南适用于手术室外的所有镇静环境，也适用于急诊和择期手术。这是第一个除了禁食状态，同时考虑患者和手术因素的指南，并为镇静时间提供了实用的分级建议。

七、未来方向

长期以来，麻醉医师一直认为术前禁食要求是无可争议的。近年来，随着对误吸的理解超越了禁食时间与误吸风险之间的简单关联，专业内部出现了越来越多的争议，质疑这些教条条件的有效性。根据令人信服的证据，欧洲、澳大利亚和新西兰已经放宽了在择期手术之前摄入清液体的指导方针，我们希望北美的建议能够很快跟进。我们也更充分地了解遵循禁食指南的缺点，许多儿童在手术前经历较长时间的禁食，导致意外的继发性后果，如脱水、低血糖和易激惹。

在确定镇静的时间时，除了禁食时间外，还应考虑患者、手术和镇静因素。30 年来，在所有情况下，要求所有患者都要禁食固体食物 6h、母乳 4h，清液体 2h，要突破这一现状，医院、镇静团队和个人需要做出相当大的努力，以确保患者根据其个人和手术相关的风险进行评估，而不是简单地根据他们最后一次进食或饮水的时间。具有多学科代表和支持的专门的质量改进举措对于成功实施方案变更至关重要。持续监测镇静登记或不良事件报告系统将确保改变既往的政策不会额外增加患者的风险。

八、病例研究

病例 1

一名患有全身发育迟缓和癫痫的 18 月龄的女孩将在镇静状态下接受选择性的大脑磁共振成像检查。她的癫痫发作得到了很好的控制，最近一次癫痫发作大约发生在 6 个月前。除了左乙拉西坦，她不服用其他药物。

大约在磁共振成像前 1 个月，她的家人收到了一个包裹，里面有关于做检查的信息。要求家属在磁共振成像当天早上 9 点到医院，这比预定的手术时间提前 1h。

他们还提供了禁食指示，指出患者在术前 6h 内不应该吃任何固体食物，术前 4h 内不吃母乳（如适用），术前 2h 内不进食清液体。根据这些信息，父母计划让患者在手术前一晚的晚餐时间吃一顿有牛奶的正餐。他们不打算在她做磁共振的当天给她任何食物或液体。手术前两天，家属接到镇静小组的电话，他们将负责患者磁共振成像当天的工作。护士与家属一起回顾患者病史和当前的用药情况。他们还审查了禁食指导的细节，向父母提供建议，让孩子在接近镇静药使用时间的时候吃饭和喝水，而不是父母原先计划的时间。护士帮助父母制订了一个计划，允许孩子在早上6点之前喝牛奶或吃零食，并鼓励孩子在早上到住院期间喝清液体。

在磁共振成像检查当天，家属按计划在上午9点到达医院。在入院过程中，镇静小组核实了禁食时间：患者在前一天晚上7点吃了一顿丰盛的晚餐，在凌晨2点喝了240ml（8盎司）的牛奶，在早上7点喝了120ml（4盎司）的苹果汁。患者很爱玩，对父母很满意。到达医院时，她得到一杯果汁或水。MRI按计划在上午10点进行，在丙泊酚镇静下顺利完成，没有任何不良反应。

分析

关于误吸风险的决定除了禁食时间外，还要考虑患者、手术和镇静因素。病例中描述的患者病情控制良好，情况稳定，评估ASA Ⅱ级，不会造成额外的误吸风险。操作本身，虽然延长了镇静药的使用时间，但并没有增加患者的风险。然而，该患者MRI的镇静计划包括使用丙泊酚，使用ICAPS算法将该患者置于轻度误吸风险中（图35-2）。根据这个算法，患者在镇静后4h内不应该食用牛奶或固体食物，并且在镇静之前应该可以不受限制地喝清液体。已经证明清液体能够迅速从胃中排空，如果是因摄入清液体造成的肺损伤是可以忽略不计的。ICAPS的指导方针是新的，尚未被广泛采用。更传统的指导方针是禁食固体食物6h，清液体1~2h（取决于地理位置）。所有指导方针的目标是尽可能安全地提供镇静。专业学会和国家之间存在差异的原因是，没有明确的证据以随机对照试验的形式表明绝对正确的行动方针。

通过电话、电子邮件或其他信息直接联系患者和家属，帮助他们正确理解术前禁食的要求和

宽限是重要的，并帮助家属计划足够但不过长的禁食时间。建立这种联系需要资源、组织和对镇静小组重要性的认识。研究表明，如果让患者自己计划禁食或指示不够具体时，他们通常会比要求的禁食时间多好几小时。长时间禁食有意外后果——较小的患者可能出现脱水和低血糖，有些人会变得易激惹，大多数人在镇静的时候会感到非常饥饿。这些行为的改变会使他们更难镇静，从而导致一系列不必要的事件：可能不得不推迟随后的病例，使其他儿童不得不等待和禁食更长时间，甚至可能需要在另一天重新返回医院进行第二次尝试，以完成检查。

病例2

一名11岁男孩需要在急诊科（ED）行程序化镇静，对其移位成角的右侧桡骨和尺骨骨折进行闭合复位。他以前身体健康，有轻微的间歇性哮喘，最后一次服药是1个月前。患者从单杠上摔下来后直接从学校来到医院。事件发生前，他刚吃过午饭，其中包括一个肉三明治、一个苹果、两块饼干和水。在患者最后一次进食和饮水约90min后，团队准备进行镇静和手术。患者被带到手术室，在镇静前给予昂丹司琼口服溶解片，静脉注射氯胺酮1.5mg/kg后处于镇静解离状态，对疼痛的刺激没有反应。在整个镇静过程中他的生命体征都保持正常，骨折复位完成，无并发症。患者镇静苏醒后感到轻微恶心，但没有呕吐，可以出院回家，在急诊科的总住院时间为3.5h。

分析

这个男孩很健康（因其伴有控制良好的哮喘诊断为ASA Ⅱ级），适合ED镇静。除了最近口服过食物，没有任何误吸的危险因素。急诊室是一个独特的环境，在这里接受程序化镇静的患者几乎都是健康的（99% ASA Ⅰ级或Ⅱ级），手术非常短暂但很痛苦，氯胺酮是镇静最常用的单一药物。基于ED镇静研究的令人信服的证据，美国急诊医师学会不建议延迟镇静来满足禁食指南的要求。在反复的研究中，没有发现任何类型的不

良事件与禁食状态（根据指南，适当或不充分的禁食时间）之间的关联。最近的一项研究检查了禁食时间和不良结果之间的关系（图 35-2），发现固体和液体禁食时间的不良事件发生率没有变化。然而，所有这些研究的局限性在于，相对较少的患者禁食时间很短（<2h）。这可能是因为在急诊室安排镇静需要一些时间；然而不管是什么原因，研究结果应该谨慎地推广到在非常接近镇静时间内进食大量固体食物的患者。最后，应该指出的是，从来没有报道过儿童在急诊室接受肠外镇静时发生误吸的病例。

对可能饱腹的患者使用氯胺酮单一疗法是一种明智的方法。氯胺酮能保持气道保护性反射，所以即使发生胃内容物反流，患者也不会吸入反流的内容物。氯胺酮与 5%～10% 的患者呕吐有关，这取决于患者的年龄，然而几乎所有的呕吐都发生在恢复期，这时患者更加警觉。在一项超过 6200 名 ED 镇静患儿的大型研究中，328 名儿童出现呕吐，然而，只有 6 名（2%）发生在镇静期间。所有镇静期呕吐的患儿均接受氯胺酮治疗，无 1 名出现临床上明显的误吸。已显示昂丹司琼预处理在各年龄组中呕吐均减少 50%，但鉴于小年龄儿童氯胺酮相关呕吐的发生率较低，建议仅在年龄较大的儿童(≥5 岁)术前使用镇吐药。

病例 3

一名 6 岁男童需要在镇静下行超声心动图和脑电图检查。他患有结节性硬化症、癫痫和孤独症。他的癫痫在服用丙戊酸和氯巴占后得到了很好的控制。他的心脏没有横纹肌瘤。他在熟悉的环境中可与父母合作，但在医院环境中很容易激动。在过去，在服用最小剂量的镇静药时他非常不安，并且无法完成影像学检查。这次的计划是静脉注射右美托咪定，安排他当天早上 8 点做超声心动图，随即做脑电图。家长根据指示，在手术前 1h 饮用清液体，但在凌晨 2 点（镇静前 6h）后，不进食固体食物。

手术前一天，患者在下午 6 点吃完晚餐，晚上 7 点 30 分喝一杯牛奶。早上醒来时，喝了 120ml 苹果汁。早上 7 点到达医院时，家长忙于登记工作，患者找到他父亲袋子里的零食，开始吃鱼饼干。他只吃了不到一把就被家长发现了。将这一事件告知镇静小组后，他们决定继续按计划进行镇静和操作。顺利完成两个检查后没有发生任何不良事件。

分析

这个小男孩患有全身性疾病和稳定的癫痫，但是他们不会造成任何额外的误吸风险（ASA Ⅱ 级）。就像这位患者一样，孤独症儿童在不熟悉的环境中经常变得焦躁不安，如果禁食时间过长，焦躁不安可能升级。考虑到这一点，并知道不安或易激惹的儿童镇静失败的发生率较高，安排该患者当天第一个检查。如果安排在一天的早些时候，操作就有更高的概率准时开始，住院的总时间也更短、更可预测，这对孤独症儿童及其家人是有帮助的。

虽然患者已经按照指示禁食固体食物，但在镇静前 1h 吃了少量饼干，最终违反了禁食要求。研究小组认为该患者误吸的风险并不高，决定继续进行镇静治疗。无论是对患者、家庭还是镇静团队，对禁食要求不那么教条是有帮助的。这名患者无须重新安排检查时间，从而使孩子避免了额外的、过度的焦虑，也避免了家属再次入院而带来的不便。在医院环境中，患者和家庭环境/便利性没有得到足够的重视。当然，患者的安全是我们的首要目标，只有在认为不会增加患者风险的前提下，才应该做出让步。由于禁食的文献没有强有力的证据，不那么教条的方法是有价值的。ICAPS 提供了这样一种方法，根据他们的算法，这个患者可以在镇静后 2h 内食用固体食物。他们还谨慎地声明："禁食时间不是绝对的，只有在口服摄入量很少或禁食时间相当接近的情况下才允许有例外。"每个患者、手术和镇静药都应该单独评估，关于误吸风险的决策应该基于这种个性化评估。

第36章 程序化镇静结果的基准

Outcomes of Procedural Sedation: What Are the Benchmarks?

Mark G. Roback 著

李红云 魏 嵘 译

一、背景

在全球范围内，每天都有成千上万的儿童在手术室外接受镇静治疗[1-8]。需要程序化镇静的儿童数量正在以超过手术室空间和麻醉人员等有限可用资源的速度增长。此外，为儿童实施的择期和急诊镇静的范围也明显扩大，这就需要越来越多的手术室外镇静提供者[9,10]。许多社会和组织提出了程序化镇静的指导方针和建议[11-14]。此外，已经发表了关于如何定义、记录和报告镇静的结果和质量的指导和建议[15-23]。虽然大量研究报道了与程序化镇静相关的不良事件，但镇静相关不良事件发生率的基准尚未正式建立[1-9, 24, 25]。本章的目的是回顾在手术室外进行的儿童程序化镇静现有的、重要的、不断增多的文献，检查镇静的重要质量措施，并确定镇静的标准和相关不良事件，以及镇静结果的可接受情况。在提供以患者为中心的护理[26]背景下，医学研究所的医疗保健质量目标专注于患者的安全和护理的有效性。先前关于镇静疗效的报告主要关注镇静的不良事件和安全性[20]，本章也将强调镇静的有效性和患者/家庭的体验。我们的目标是仔细检查镇静的安全性和有效性，并批判性地评估不同的定义、报告方法和镇静提供者、患者及其家属的期望。

程序化镇静镇痛，通常称为"镇静"，是使用抗焦虑药、镇静药、镇痛药或解离性药物来减少疼痛、焦虑和"体动"，以促进必要的诊断或治疗程序的执行，提供适当程度的遗忘或意识下降，并确保患者安全[16]。美国急诊医师学会将程序化镇静镇痛定义为"一种使用镇静药或分离剂（含或不含镇痛药）以诱导患者意识状态的技术，使患者能够忍受不愉快的程序，同时维持心肺功能正常"[11]。总的来说，我们希望通过为儿童提供舒适、镇静、镇痛的程序，使患者遗忘不愉快的方面，同时保持心肺功能和安全。

患者所经历的镇静深度是连续的，取决于多种因素，包括药物类型、给药剂量、给药途径和给药速率及接受镇静的儿童特征[27, 28]。儿童可以很容易地从一个镇静水平到更深的镇静水平[29]。不管镇静的目标深度如何，一部分儿童的镇静程度会超过预期，一些儿童在镇静期间至少会在很短一段时间内会失去反应，并经历气道保护性反射（全身麻醉时）的丧失。由于用于确定镇静深度工具的主观性，基于镇静深度的镇静相关不良事件的风险分层是不完善的。一篇相关的社论承认使用对语言和（或）触觉刺激的反应来确定镇静深度的局限性，并提出开发客观机制来预测严重不良事件的持续风险，而不是目前使用的镇静量表或评分[30]。

无论确定镇静深度的机制如何，实现镇静目标水平的不确定性是我们认为儿童是风险最高和容错率最低的患者亚组的原因之一[31, 32]。重要的是，与儿童镇静相关的严重不良事件，如心脏停搏、呼吸暂停、喉痉挛和误吸，尽管这些事件并不常见，但许多镇静提供者报告了在各种环境下使用多种镇静药物的情况[2-5, 7, 8, 33]。镇静提供者有责任认识到不良事件并采取适当的干预措施——实施抢救——以防止发生不良结果[31]。

不同科室的人都可以为儿童提供镇静，包括镇静室、急诊室、口腔科和胃肠学科、放射科 / 影像科、医院病房和门诊医生[1-4, 34, 35]。我们应该预料到，麻醉医师、儿科重症专科医生、医院内科医生、口腔科医生、消化内科医生、儿科医生、急诊科和儿科急诊科医生、认证注册麻醉护士、高级执业护士、儿科护士执业医师、注册护士、医师助理、儿科医生和放射科医生提供的镇静会有内在的差异[1-4, 36-43]。不同镇静提供者治疗的患者类型不同，接受镇静的类型也不同。根据镇静的深度不同，所用的药物和给药途径也不同[1, 2, 4]。同样，不同的镇静方法也可能影响不良事件的情况。由儿科急诊医生为疼痛的操作提供的镇静与由放射科为同一个人做磁共振成像（MRI）扫描所提供的镇静是不同的，因为 MRI 扫描并不疼，但要求儿童保持不动。

当我们提出"可接受的"不良事件发生率时，我们不仅要考虑患者和镇静提供者的特征，还要考虑所进行的操作的性质和环境（即择期、急诊、疼痛、不动），以及镇静药物的选择、剂量和给药途径[44]。关于镇静相关不良事件的风险是否与镇静提供者的培训相关，仍存在相当大的争议。然而，在一项由各类儿科专家（14% 的麻醉师）在一个大型镇静联盟中实施的超过 13 万例儿童程序化镇静病例的研究中，并没有发现主要并发症的发生率与镇静提供者相关[9]。

我们在本章中介绍现有的镇静文献时，我们将研究可能影响不良事件发生率和结果的镇静事件的具体特征。我们还必须认识到，不同的镇静提供者会根据其培训和经验对不良事件做出不同的定义和报告。无论确定可接受的不良事件发生率所涉及的变量如何，儿童镇静的最终结果必须始终相同：提供安全有效的镇静，促进那些必要的、通常是痛苦的操作顺利进行[16, 27, 28]。

二、制订安全标准

由于不良事件对患者整体安全存在潜在影响，因此确定与镇静相关的不良事件的可接受率很重要。关于手术室外儿童镇静安全性的大部分知识来自小型、单中心研究，这些研究对不良事件进行评论，但不足以就不良事件的安全性或特定风险因素得出明确的结论[45]。因此，以前的镇静实践指南很大程度上是基于不完整数据集而产生的共识意见[46-49]。

关键事件分析是一种克服缺乏大型数据集所需的战略，大数据集是确定程序化镇静相关的不常见的不良事件和结果所必需的。20 多年前，通过对国家报告系统的回顾性评估[31]，进行了一项关键事件分析，以确定与手术室外儿童镇静相关的不良事件和风险因素。在 27 年的研究期间，作者确定了与不良结果（即永久性神经损伤和死亡）相关的因素。确定的危险因素包括：①在非医院环境中进行的镇静；②在生理监测不充分或不一致的情况下进行的镇静；③在没有足够的预处理医学评估的情况下进行的镇静；④在没有独立观察员的情况下进行的镇静恢复不足时；⑤用药错误。药物过量和药物相互作用，特别是当使用三种或三种以上药物时，不良事件更常见[32]。重要的是，所有给药途径和镇静药物类别都与严重的不良事件相关。这项工作有助于修改镇静指南，该指南强调镇静护理的安全性取决于适当的镇静前评估，以及必须存在必要的生理监护和人员监护。得出的最重要的结论可能是，与镇静相关的不良后果主要与未能及时处理镇静相关不良事件（如气道阻塞、呼吸暂停和长时间的氧饱和度降低）有关。

尽管通过严格遵守监护准则、及时干预或处

理不良事件，手术室外镇静的安全性有所改善，但要取得进一步进展，还需要更多的工作。此外，为儿童提供镇静护理的环境是否实现了改进？对所有的镇静，需要描述周围环境和条件（有无并发症）的数据来进行关键性比较。从这些数据中，可以确定可接受的不良事件发生率，从而实现制订旨在消除不良结果的最佳实践指南的目标。理想情况下，通过确定不良事件的发生率及其预测因素，有可能设计出降低风险的策略。Green 和 Mason 提出了镇静客观风险评估工具（objective risk assessment tool for sedation，ORATS）（见第 47 章，表 47-1）。ORATS 将提示特定的变量、生理参数和阈值，以预测在镇静深度不断增加的情况下发生严重不良事件的风险[30]。

除了 ORATS，其他团队也提出了评估风险和确定程序化镇静的质量和安全性的策略。2015 年，儿童镇静学会（Society for Pediatric Sedation，SPS）发表了"远大的期望——定义儿童镇静的质量：多学科共识会议的结果"，为确定和实现儿科程序化镇静的质量迈出了关键的一步[18]。最近，由镇痛、麻醉和成瘾临床试验翻译、创新、机会和网络（Analgesic, Anesthetic and Addiction Clinical Trial Translations, Innovations, Opportunities, and Networks，ACTTION）与美国食品药品管理局（Food and Drug Administration，FDA）公司合作建立的治疗结局和程序、教育和探索镇静联盟（Sedation Consortium on Endpoints and Procedures for Treatment, Education, and Research，SCEPTER）发布了他们对镇静临床试验结果的建议，包括安全性、有效性、以患者和家庭为中心的护理和效率[21, 22]。这些作品代表了为程序化镇静的结果设定标准的重要步骤。

此外，过去 5 年已经发表了几项大型的多中心镇静研究，提供了更大的数据集来检查不良事件并确定危险因素[3-5, 7, 8, 50, 51]。这些研究不仅需要为镇静实践的循证指南和建议的发展提供基础，还需要确定镇静护理的安全和有效性结果基准和最佳实践[12, 52]，这将在本章后面讨论。

三、安全性：不良事件发生率的差异报告

在儿童的单中心研究中，与急诊科镇静相关的各种不良事件发生率报告的差异很大，为 2%～26%[53-57]。三项最大规模的，关于急诊科镇静的前瞻性单中心研究为接受各种镇静 / 镇痛药物的儿童提供了一个很好的例子，说明报告的不良事件率的可变性。尽管在三个相似的大型城市儿童医院急诊科进行了研究，但这些研究报告的常见不良事件发生率明显不同，如氧饱和度降低（8.6% vs. 13.9% vs. 0.8%）、呕吐（7.2% vs. 1.1% vs. 0.3%）及总不良事件发生率（17.0% vs. 17.8% vs. 2.3%）[53-55]。对这些研究的仔细审查提供了一些关于不良事件发生率报告差异的见解，各中心在药物、给药途径、补充氧气的使用及低氧饱和度定义方面有所不同。这些因素中的任何一个或所有因素都可能影响报告的不良事件发生率。此外，这些研究中最大的病例数只有 2500[53]，需要更大规模的研究来确定不太常见的镇静相关并发症，如呼吸暂停、喉痉挛、误吸和心脏停搏。

丙泊酚所报告的不良事件率是另一个例子，说明尽管使用了一种常见的药物，但在不良事件报告方面仍存在差异。使用丙泊酚时报告的不良事件发生率的差异性，如氧饱和度降低（0%～30%）、需要使用正压通气的呼吸暂停（0%～2.5%），可能是由于镇静提供者（儿科重症监护医师与急诊医师）、环境（镇静病房、急诊科或放射科）、手术类型（疼痛与不疼痛、急诊与择期），以及是否同时使用芬太尼等镇痛药所致[24, 58-67]。鉴于这些单中心研究比较时观察到的不良事件发生率的高度变异性，不可能得出关于镇静的有效性、安全性或可接受结果的结论。

本节列举了不良事件发生率的例子，以强调在任何特定环境下，多种因素会影响不良事件的发生率。为了理解这些相互作用，我们必须确保对尽可能多的因素进行控制。造成不良事件报告差异的进一步原因可能与我们如何定义和报告不良事件的基准不一样。

四、安全性：定义和报告不良事件的建议

除了上一节描述的临床参数之外，与手术室外镇静相关的不良事件报告率的变异性可能归因于不良事件定义和报告实践方面的广泛差异。总的不良事件发生率取决于不良事件的定义，以及镇静提供者将哪些事件定义为重要事件。例如，麻醉医师可能认为因异常的呼吸导致血氧饱和度下降到 87%（通过托下颌可缓解）是丙泊酚镇静所固有的，并且不认为是不良事件。相比之下，儿科急诊医生可能会对相同的事件做出相同的处理，结果也相似，但报告为部分气道阻塞和氧饱和度降低。在另一个例子中，如果低氧血症定义为在室内空气中血氧饱和度 <90% 超过 30s，那么在镇静过程中氧饱和度 100% 降低到 90%，且对气道操作和给氧有积极反应的儿童不会被报告为经历了不良事件。目前的挑战首先是制订不良事件的标准化定义，其次是对值得跟踪和报告的不良事件达成一致。

由于无法综合现有研究的不良事件结果，制订旨在预防不良事件发生的循证实践指南的努力受到限制。如前所述，镇静实践差异很大，报告的不良事件发生率也不一致。这种差异的一个重要原因是，直到最近调查人员也没有一套标准化的定义和报告指南来遵循[53-55, 65, 68]。为了便于研究之间的比较和多项研究数据的汇总，必须制订描述镇静操作、干预措施和不良事件的定义并常规使用。只有在采用明确的不良事件定义和报告建议，并在对大量接受镇静治疗的患者的研究中始终遵循之后，才能确定有意义的不良事件发生率。一旦建立了标准的不良事件发生率，镇静提供者和项目就可以准确、严格地评估他们的工作，并将其结果与其他人进行比较。

为了解决不良事件报告中存在的广泛差异，在儿科急诊医生和儿科麻醉师专家小组[16]的共识下，制订了在紧急情况下提供给儿童镇静的魁北克指南。选择了以干预为基础的不良事件定义[16]。

使用这种方法的定义需要有特定的临床标准（如低氧血症），并且为了治疗或管理该事件而执行一种或多种干预（如触觉刺激或氧气吸入）。专家小组认为，临床医生和研究人员对短暂的、能够自我恢复的事件不感兴趣，而是希望集中研究那些导致需要进行干预的事件上。不良事件的严重程度将取决于所进行的干预（例如，对呼吸暂停的儿童进行触觉刺激或正压通气）。据推测，该框架将使统一收集临床重要事件的数据变得可能。表 36-1 列出了根据魁北克指南建议的应该记录和报告的不良事件，以及针对这些事件可能采取的干预措施的例子。

魁北克指南旨在为研究人员提供一个模板，以便一致记录和报告不良事件，目的是持续收集数据，以便统一数据集和对镇静研究进行有意义的比较。尽管这些指南是为急诊科接受镇静治疗的儿童制订的，但随附的社论指出，魁北克指南广泛适用于所有形式的镇静研究或不良事件监测[69]。更直接地说，尽管这个指南的对象是儿童，但每个定义和建议都适用于成年人，这种方法和提出的原则也可外推到在适当的人员和监护下进行的任何镇静[27, 28, 69]。

一旦使用标准化的定义和报告方案从大量患者的多中心研究中获得数据，就可以确定有意义的不良事件发生率，并设计出明确的临床护理指南，以提高我们在手术室外为儿童提供镇静的安全性和有效性的能力。

五、镇静疗效

在过去，充分或成功的镇静被定义为成功镇静过程，这个定义代表了疗效的最低标准，因为它没有考虑到患者的经历。对于一个在整个镇静过程中哭泣、激烈扭动、需要身体约束的孩子，"成功" 修复撕裂伤的效果能有多好？以前的作者曾尝试使用量表来评估镇静的效果，以评估疼痛、痛苦、满意度和镇静深度，并取得不同程度的成功[59, 70-73]。SPS、SCEPTER 和其他机构进一步认识到，需要为儿童程序化镇静临床试验开发

表 36-1　对镇静相关不良事件的干预措施

不良事件	对此采取的干预措施
1. 血氧饱和度下降	强烈的触觉刺激
	重置气管插管位置
	吸痰
	放置口咽或鼻咽通气道
	使用拮抗药
2. 呼吸暂停：中枢性 vs. 阻塞性（部分 vs. 完全性）	补充 / 增加氧气
	袋式面罩正压通气的应用
	气管插管
3. 临床症状明显的误吸	延长观察时间或住院
4. 恶心 / 呕吐	给镇吐药
5. 心血管事件	胸外按压
− 心动过缓	药物管理
− 低血压	静脉输液
6. 刺激性体动	手术延迟、中断或未完成
7. 对镇静药的矛盾反应	使用拮抗药
	镇静药物的使用
− 不满意的恢复反应	分配额外的人员来照顾患者
	延迟出院或处理
8. 永久性并发症（神经损伤或死亡）	

转载自 Bhatt 等 [16]

标准化的疗效结果衡量标准，强调患者舒适度和患者 / 家庭体验感 [15, 18, 19, 74]。

达特茅斯手术条件量表（Dartmouth Operative Conditions Scale，DOCS）专门用于评估和记录医疗过程中的情况，这将有助于比较不同镇静提供者和不同技术的有效性和安全性 [15]。DOCS 可以比较手术过程中发生的疼痛、镇静、运动和镇静不良反应等情况。儿童镇静状态量表（Pediatric Sedation State Scale，PSSS）是一个经过验证的量表，是在 DOC 随访中通过 Delphi 法开发的，

采用了领先的儿童镇静专家和儿童程序化镇静指南 [19]。PSSS 描述了与充分和不充分镇静相关的六种谨慎的镇静状态及与过度镇静相关的不良事件。重要的是，PSSS 识别出一些与镇静不充分相关的行为，如有目的的动作、哭泣 / 抽搐、疼痛或焦虑的表达。

魁北克指南将镇静的功效定义为"通过减轻疼痛、焦虑和遗忘或意识下降，为安全完成手术创造必要的条件" [16]。满足以下所有标准才被认为是有效的镇静。

(1) 患者对手术没有不愉快的回忆。

(2) 患者未发生导致放弃手术或永久性并发症、意外入院或延长急诊观察时间的镇静相关不良事件。

(3) 患者在完成手术过程中没有主动抵抗或身体约束。

出现上述任何一种情况则被认为镇静失败。

仅成功完成手术并不足以衡量镇静的效果。本节描述的工作为定义镇静疗效设定了很高的标准，强调以患者 / 家庭为中心的结果与促进手术成功完成的最佳条件相一致。

六、跟踪和报告程序化镇静的结果

魁北克指南和 SCEPTER 小组为研究人员和临床试验提供了关于程序化镇静的安全性和有效性的定义和建议。下一步，由世界静脉麻醉学会（World Society of Intravenous Anesthesia，World SIVA）、国际镇静工作组（International Sedation Task Force，ISTF）[17] 提出的设计一个不良事件报告工具，旨在标准化镇静结果。世界 SIVA 不良事件报告工具定义了不良事件和结果，其最重要的贡献是开发了严重性评级系统。根据解决问题所进行的干预措施对结果进行了严重程度分级：风险从轻度（包括重新定位气管插管或补充供氧）到中度（正压通气）到重点干预（如气管插管或胸外按压）。

世界 SIVA 不良事件报告工具有一些重要的局限性，妨碍了该工具的广泛采用。该工具需要

一个多步骤的过程，这对于提供者在镇静时使用是一个挑战。该工具没有按照临床医生直觉认为的器官系统事件来组织，而且，对于大多数镇静提供者来说，跟踪最小风险项目是不值得的。

为了解决世界 SIVA 不良事件报告工具的缺点，国际程序化镇静促进委员会（International Committee for the Advancement of Procedural Sedation，ICAPS）发布了他们的标准化工具，旨在记录日常镇静相关不良事件，干预措施和结果 [23]。ICAPS 是一个多学科、国际性、独立的共识委员会，由来自 9 个国家的 20 名著名镇静研究人员和临床医生组成，他们分别代表麻醉、急诊科、儿科、危重病监护、医院医疗、口腔科和胃肠科。

程序化镇静的追踪和报告结果（Tracking and Reporting Outcomes of Procedural Sedation，TROOPS）工具是根据医学研究 [75] 所设定的原则开发的，以世界 SIVA 不良事件报告工具 [17] 和魁北克指南 [16] 为基础。该系统设计用于手术室外所有地点的所有类型的镇静提供者，适用于所有年龄段的患者，并可随时纳入电子健康记录（http://proceduralsedation. org/troops-overview/）。TROOPS 是由器官系统组织起来的，用来模拟医生如何组织临床信息。除了不良事件和安全性之外，还强调了其他结果，如患者体验感（舒适度和事件回忆）。结果按严重程度排序，"哨点"结果和干预是危及生命的，需要在镇静护理系统内立即报告。如果不及时管理或反映不理想的镇静质量或患者体验，那么"中度"结果和干预足以危及患者生命，需要及时报告（图 36-1）。"轻微"结果和干预的记录是可选的，用于日常使用，保留用于研究和特殊情况（图 36-2）。

七、多中心调查

如前所述，程序化镇静最重要的不良事件和结果（如呼吸暂停、喉痉挛、误吸、神经功能缺损和死亡），以及重要的干预措施（如气管插管、胸外按压或血管活性药物使用）都很少见 [2-4]。

为了发现和确定这些事件在不同患者、镇静提供者、药物和手术背景下的风险因素，需要对更大的患者队列进行研究。一旦标准化定义不良事件和结果（包括镇静疗效和质量），就可以开始在多中心临床试验中招募大量受试者。

儿童镇静研究联盟（Pediatric Sedation Research Consortium，PSRC）是一个由 38 个机构组成的多中心网络，其研究人员主要为接受一系列手术的儿童进行选择性镇静。PSRC 发表了一系列观察性安全监测研究，记录了不良事件发生率并确定与这些事件相关的风险因素，同时考虑了患者的类型（例如，ASA 分级是否存在上呼吸道感染）、使用的药物、执行程序和镇静提供者类型等重要变量 [1-3, 7-9, 24, 76, 77]。

加拿大儿科急救研究中心（Pediatric Emergency Research Canada，PERC）是一个多中心的研究网络，由加拿大各地的儿科急诊部组成。PERC 研究人员还发表了一系列观察性安全监测研究，记录了不良事件发生率并确定了危险因素 [4, 50, 51]。表 36-4 比较了 PSRC 研究和 PERC 镇静的结果。尽管在患者、程序和药物方面存在差异，但两组严重不良事件发生率和干预率都非常低。

在另一项 PSRC 研究中，按镇静提供者的类型比较了主要并发症的发生率，主要并发症定义为误吸、死亡、心脏停搏、非计划住院，或者需增加护理水平或紧急麻醉咨询等 [9]。在 131 751 名程序化镇静病例中 122 名发生了主要并发症，在调整年龄、药物、手术类型和 ASA 状态等潜在混杂变量之前和之后，镇静提供者与并发症发生率之间没有统计学差异（$P > 0.05$）。在这种专业环境下，训练有素和经验丰富的镇静提供者也有类似的结果。这项研究表明，一系列经过适当培训的镇静提供者为儿童提供了安全有效的镇静。此外，决定最佳镇静实践标准的是结果，而不是镇静提供者类型。

在 PERC 研究中，使用魁北克指南定义的"有效和成功的镇静"检查了镇静的功效 [4]。在这项多中心的急诊科研究中，95% 的镇静是符合镇静

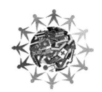

程序化镇静的追踪和报告结果
（TROOPS）

国际程序化镇静促进委员会的标准质量改进。
工具 www.ProceduralSedation.org

☐ 不，是镇静或恢复期间的不良事件（完成）
☐ 是的，出现了计划外的干预或结果（请勾选下面所有适用的选项）

	中度	哨点	可疑病因
气道 / 呼吸	☐ 正压通气 b ☐ 纳洛酮或氟马西尼 ☐ 口腔呼吸道	☐ 气管插管 ☐ 神经肌肉阻断 ☐ 误吸 c	☐ 窒息 d ☐ 呼吸抑制 e ☐ 上气道阻塞 f ☐ 喉痉挛 g ☐ 低血压 ☐ 心动过缓
循环	☐ 静脉输液	☐ 胸外按压 ☐ 血管活性药物给药 ☐ 死亡	☐ 心脏停搏
神经	☐ 抗惊厥治疗	☐ 神经功能缺损	☐ 癫痫或癫痫样运动 ☐ 患者主动抵抗或需要约束 i
镇静质量和患者经验	☐ 镇静不足 ☐ 护理升级或住院治疗 h ☐ 镇静提供者不满意 ☐ 患者 / 家属不满意		☐ 镇静并发症 ☐ 矛盾的反应 j ☐ 不愉快的恢复反应 / 躁动 k ☐ 不愉快的回忆

☐ 其他：_____ ☐ 其他：_____

_____

中度：如果不及时处理，这些项目可能会危及患者，或者反映出次优的镇静质量或患者体验，需要及时报告并接受同行审查。

哨点：危及生命的，需要立即报告并接受最高水平的同行审查。

▲ 图 36-1 程序化镇静的追踪和报告结果（TROOPS）

a. 程序化镇静的追踪和报告结果（TROOPS）表格的目的是为日常使用提供一个标准化的实用工具，以记录与患者安全和护理质量持续评估相关的程序化镇静不良事件、干预措施和结果。该工具适用于所有地点的所有类型的镇静提供者和所有年龄的患者。它是由国际程序化镇静促进委员会（www.proceduralsedation.org）的多学科共识开发的。它的内容可以很容易地整合到电子病历中

TROOPS 有意排除定时事件持续时间和特定阈值（如生命体征、血氧饱和度下降、二氧化碳监测），以支持更客观、临床相关性更强、记录更可靠的干预措施和结果

b. 正压通气（PPV）包括气囊面罩通气（BMV）、双水平气道正压通气（BPAP）、持续气道正压通气（CPAP）和喉罩通气（LMA）

c. 误吸是指在镇静或恢复期间将口咽或胃内容物吸入气管，并出现新的呼吸体征和症状

d. 呼吸暂停是指换气停止

e. 呼吸抑制是通气减少的结果

f. 上气道阻塞是上气道部分或完全梗阻，对气管重新定位或口 / 鼻咽通气道的放置有反应

g. 喉痉挛是声带的部分或完全闭合，对气管重新定位或口 / 鼻咽通气道的放置没有反应

h. 护理升级包括由于镇静因素而显著延长临床护理或住院时间，包括转为更高级别的护理

i. 需要约束：在不止一个短暂的场合下需要轻微的身体约束

j. 矛盾反应是对镇静药反应中出现的一种意料之外的不安或躁动

k. 不愉快的恢复反应 / 躁动是镇静恢复阶段的异常行为（如躁动、谵妄、幻觉），使患者或镇静提供者感到痛苦

转载自 Roback 等 [23]，经 Elsevier 和 ICAPS 的许可

TROOPS 的设计目的是为个体和镇静机构使用，以汇编对临床医生、患者及其家属重要的不良事件和结果的客观记录。该工具旨在收集评估镇静实践所需的数据，并比较机构、服务部门和个人之间的结果，最终促进制订最佳镇静实践的绩效衡量标准

TROOPS 综合研究工具

国际程序化镇静促进委员会 [a]
www.ProceduralSedation.org

□ 不，镇静或恢复期间无不良事件（完成）

□ 是的，出现了计划外的干预或结果（勾选下面所有适用的选项）

	轻度	中度	哨点	可疑病因
气道 / 呼吸	□ 增加或充氧 □ 气道重新定位 □ 触觉刺激 □ 吸出分泌物 □ 抗胆碱药物 □ 鼻导管吸氧	□ 正压通气 [b] □ 纳洛酮或氟马西尼 □ 经口吸氧	□ 气管插管 □ 神经肌肉阻滞 □ 误吸 [c]	□ 呼吸暂停 [d] □ 呼吸抑制 [e] □ 上气道阻塞 [f] □ 喉痉挛 [g] □ 血氧饱和度下降 □ 异常 CO_2 描记图
循环		□ 静脉输液	□ 胸外按压 □ 血管活性药物给药 □ 死亡	□ 低血压 □ 高血压 □ 心动过缓 □ 心动过速 □ 心脏停搏
胃肠	□ 镇吐药 □ 吸引			□ 恶心 □ 呕吐
神经	□ 用于肌阵挛 □ 强直镇静药	□ 抗惊厥给药	□ 神经功能缺损	□ 癫痫或癫痫样运动 □ 肌阵挛 / 肌肉僵直
过敏	□ 抗组胺药	□ 吸入 β 受体激动药 □ 给肾上腺素		□ 过敏反应 □ 速发型过敏反应 [i]
镇静质量和患者经验		□ 镇静不足 □ 护理升级或住院治疗 [h] □ 镇静提供者不满意 □ 患者 / 家属不满意		□ 镇静并发症 □ 矛盾的反应 □ 不愉快的恢复反应 / 躁动 [k] □ 不愉快的回忆

□ 其他：_____   □ 其他：_____

轻度：只要镇静提供者有合适的技能和监护，造成的风险很小。	中度：如果不及时处理，这些项目可能会危及患者，或者反映出次优的镇静质量或患者体验，需要及时报告并接受同行审查。	哨点：危及生命的，需要立即报告并接受最高水平的同行审查。

▲ 图 36-2 TROOPS 综合研究工具

a. 程序化镇静的跟踪和报告结果（TROOPS）表格的目的是为日常使用提供一个标准化的实用工具，以记录与患者安全和护理质量持续评估相关的程序化镇静不良事件、干预措施和结果。该工具适用于所有地点的所有类型的镇静提供者和所有年龄的患者。它是由国际程序化镇静促进委员会（www.proceduralsedation.org）的多学科共识开发的。它的内容可以很容易地整合到电子病历中。TROOPS 有意排除定时事件持续时间和特定阈值（如生命体征、血氧饱和度下降、二氧化碳监测），以支持更客观、临床相关性更强、记录更可靠的干预措施和结果

b. 正压通气（PPV）包括气囊面罩通气（BMV）、双水平气道正压通气（BPAP）、持续气道正压通气（CPAP）和喉罩通气（LMA）

c. 误吸是指在镇静或恢复期间将口咽或胃内容物吸入气管，并出现新的呼吸体征和症状

d. 呼吸暂停是指换气停止

e. 呼吸抑制是通气减少的结果

f. 上气道阻塞是上气道部分或完全梗阻，对气管重新定位或口 / 鼻咽通气道的放置有反应

g. 喉痉挛是声带的部分或完全闭合，对气管重新定位或口 / 鼻咽通气道的放置没有反应

h. 护理升级包括由于镇静因素而显著延长临床护理或住院时间，包括转为更高级别的护理

i. 需要约束：在不止一个短暂的场合下需要轻微的身体约束

j. 矛盾反应是对镇静药的反应中出现的一种意料之外的不安或躁动

k. 不愉快的恢复反应 / 躁动是镇静恢复阶段的异常行为（如躁动、谵妄、幻觉），使患者或镇静提供者感到痛苦

转载自 Roback 等 [23]，经 Elsevier 和 ICAPS 许可

表 36-4　程序化镇静疗效比较

Cravero. Anesth Analg 2009	研　究	Bhatt.JAMA Pediatrics 2017
37	中心数量	6
49 836	项目数量	6295
17% ASA Ⅲ、Ⅳ级	患者的复杂性	99.7% ASA Ⅰ、Ⅱ级
• 择期 • 多数无痛 / 不动 • 时间长	操作	• 急诊 • 多数痛苦 • 时间短
100% 丙泊酚	药物应用	83% 氯胺酮（30% 丙泊酚）[a]
0.5%	呼吸暂停或喉痉挛	1%
0.9‰	误吸	0
0.4‰	心脏停搏	0
0	死亡 / 神经功能缺陷	0
1.1%	正压通气	1.4%
1‰	气管插管	0

a. 13.5% 同时接受氯胺酮和丙泊酚治疗

成功标准的，而 0.9% 的操作不能完成，4% 的患者对操作表现出抵抗。

从这些大型队列、多中心的研究结果中，我们可以确定儿童程序化镇静结果的基准。这些研究中没有出现死亡或神经功能缺损，如心脏停搏和误吸这种严重并发症非常罕见，且仅发生在有严重基础疾病的儿童中。任何接受深度镇静或解离性镇静的患者都可能出现呼吸暂停、喉痉挛或需要正压通气的情况；然而，发生率似乎只有 1% 或更低。值得注意的是，这些研究是在儿童医院进行的，由训练有素和经验丰富的医生进行镇静。不同情况下的结果可能有所不同；然而，这些数据代表了最佳的不良事件发生率和结果，应被视为所有镇静提供者应遵守的最佳实践和护理标准。

由来自 11 个国家的 10 个专业的医生组成的国际镇静工作组（ISTF）最近的一份报告报告了他们的发现[5]，他们负责护理所有年龄段的患者。ISTF 使用镇静相关不良事件的标准化定义和术语，描述了不同群体的镇静实践并报告了结果。他们发现，在患有活动性基础疾病（ASA Ⅲ 或更高）的患者、中老年患者，以及在晚间或在医院之外进行镇静治疗的患者发生不良事件的风险增加。

八、未来方向

既然镇静相关不良事件和以患者为中心的结果的标准化定义，以及追踪和报告镇静结果的建议已经确立，那么检验大量患者结果的工作就可以开始了。像 PSRC，PERC 和 ISTF 等组织已经认识到需要进行非常大规模的队列研究，以严格审查在许多修正因素（如患者年龄和类型、服用的药物、执行的程序，以及镇静提供者和环境）的影响下与镇静相关的不常见的、轻度和哨点事件。

为了进一步了解在手术室外进行程序化镇静

的风险和改善结果，必须进行进一步的多中心研究，严格遵守本章描述的标准化定义和报告机制。将需要进一步的国家和国际多专业合作，以开发具有足够患者数量和临床数据的数据库，根据患者人群和镇静提供者、执行的程序和药物来开发和评估镇静实践。这种研究的范围必须广泛，但又足够灵活，能够考虑到镇静技术和监护方面的新发展，以及现有不断出现的新型镇静药物的使用情况。这种合作努力的可行性不仅需要使用尖端数据收集技术的多个专业合作，还需要迄今为止尚未实现的资金水平。

结论

通过对文献的回顾，我们可以得出这样的结论：在医院环境下，由技术娴熟和有经验的医生在手术室外进行镇静是非常安全的。虽然与镇静相关的严重不良事件很少见，但由不擅长心肺抢救的镇静提供者在非结构化的环境中进行镇静时，仍然会出现不良结果 [31, 32]。考虑到镇静的潜在风险，无论环境或镇静提供者如何，要优先考虑对镇静实践的监督和对结果的严格审查。随着标准化定义、严重程度指定和报告结构的发展，如果我们要确定和建立安全有效的程序化镇静的"最佳实践"基准，就必须继续追踪、汇总和比较镇静的效果。

这里讨论的大型队列、多中心研究为我们提供了一个确定镇静基准和性能的良好开端。这些研究提供了足够大的数据集，可以可靠地检测大多数很少发生的镇静严重不良事件和结果。呼吸暂停、误吸和心脏停搏的低发生率应被认为是镇静治疗的标准。同样显而易见的是，对健康的儿童，程序化镇静不应导致死亡或永久性神经损伤。这些破坏性的结果将不可避免地只发生在罕见的高风险患者（即有严重潜在疾病的儿童）身上，他们需要镇静来进行高风险、可能挽救生命的干预。

第 37 章　镇静的医疗法律风险和结果

Medicolegal Risks and Outcomes of Sedation

Steven M. Selbst　Stewart L. Cohen　著

李红云　魏　嵘　译

一、概述及背景

大多数在手术室外接受镇静治疗的儿童都有很好的效果，并且能减轻手术过程中的疼痛和焦虑[1, 2]。然而，在门诊给予儿童镇静药或镇痛药总会给患者带来一些风险[1-5]。最近的前瞻性多中心研究发现，与手术室外镇静相关的不良事件发生率为 7.3%～11.7%[6, 7]。血氧饱和度下降和呕吐是最常见的不良事件。严重不良事件罕见（1.1%～1.77%）[6, 7]，在一项研究中，只有 1.4% 的患者在急诊科进行了重要干预（正压通气、气管内插管、血管活性药物治疗、神经肌肉阻滞或胸外按压）[6]。曾有心脏停搏需要复苏的报道[7]。

当使用两种或两种以上镇静药时，不良事件发生率增加[5, 7]。显然，在给儿童注射镇静药时需要非常谨慎。

如果儿童在镇静后出现不良后果，并且有证据表明护理不合格，那么就有可能对镇静提供者和（或）设施提出专业责任（"医疗事故"）索赔。在美国很难可靠地追踪到所有这些索赔的实际结果，部分原因是没有统一的国家系统来报告陪审团裁决和那些没有上诉的州法院的判决[①]。

此外，如果医疗事故案件在陪审团裁决之前和解，通常应医疗提供者或其保险公司的要求会对和解细节进行保密[8]。此外，许多索赔现在是

[①] 美国联邦法律要求所有保险公司向美国联邦政府报告每次医疗事故赔付的细节 42U.S.C. § 11131。然而，这一信息并不向公众开放。具体来说，法律要求如下。

（a）一般情况下，每个实体（包括保险公司）在保险政策、自我保险或为医疗事故诉讼或索赔的和解（或部分和解）或判决的履行做出付款时，应根据第 424 条 [42 USCS § 11134] 报告有关付款及其情况的信息。

（b）应报告的资料包括根据第（a）款须呈报的资料。

• 其利益付款的任何医生或持证医疗保健从业人员的姓名。

• 支付的金额。

• 该医生或从业员所附属或关联的任何医院的名称（如已知）。

• 诉讼或索赔所依据的作为或不作为、伤害或疾病的描述。

• 文书确定的其他信息，用于正确解释根据本节报告的信息。

（c）任何实体如未就根据本条规定须报告的付款提供资料，每笔有关付款应处以不超过 10 000 美元的民事罚款。该等罚金的征收方式应与《社会保障法》（42 USCS § 1320a-7a）第 1128A 条第（a）款规定的民事罚金的征收方式相同。

代表机构单独解决，而不是医生个人解决，从而避免向国家执业医师数据库报告 [9]。对公开报告的审查确定了几个儿童镇静指控的疏忽。在这些医疗事故案件中，指控是专业人员 [和（或）机构] 提供的护理低于既定的护理标准，或者违反了该标准，并且对患者造成了伤害（见本章末尾的案例研究）。护理标准的定义是在类似的情况下，一个合格的临床医生在一个特定的专业应给予类似的患者的护理。因为大多数临床医生都有类似的获取信息和知识的途径，所以不管个人在多远的地方行医都必须遵守国家护理标准 [10]。

大多数医疗事故诉讼在审判前就解决了。只有不到 10% 的案件能得到陪审团裁决 [11-13]。尽管如此，这些法律诉讼对于专业人士、患者及其家属来说仍然是相当繁重、昂贵和耗费精力的。平均而言，一起医疗事故索赔的辩护费用至少为2.3 万美元，诉讼费用通常更高 [11]。平均赔款（支付给原告的钱）约为 35.3 万美元，儿科为 41.3万美元 [9]。

即使提供了良好的护理，也可能出现不良后果（例如，当发生已知的手术风险时）。当诉讼发生时，医院 / 设施，以及医生和护士都可能在诉讼中被点名。许多州要求，在提出任何职业过失索赔之前，受害方的律师需提交某种类型的案情证明，以证实有执照的专业人员已经审查了索赔事项，并同意对不标准的护理和因果关系的指控是有道理的 [14]。针对医疗机构的索赔可基于以下理由：雇主 / 雇员关系 [15]，机构的直接过失 [16] 和（或）未能根据联邦法律和（或）州许可要求建立适当的书面政策和程序 [17]。医院或门诊机构可能会因为麻醉医师在该机构执业而被起诉，即使该医生不是其直接雇员；因为麻醉医师

在该机构提供护理，这意味着他是雇员或所谓的"表面"上的雇员 [18]。

二、防止诉讼

职业过失诉讼是医疗行为的一种风险。合法的诉讼是基于违反公认的护理标准。如果医务人员和医疗机构致力于"良好"医疗，与家属和其他医院工作人员进行良好沟通，并记录所提供的"良好"护理，那么医疗事故索赔就可以最小化，或者至少减少 [10]。遵守护理标准和建立并严格遵守既定的政策和程序是"最佳做法"。

三、做一名好医生

医疗事故索赔源于不良后果。如果没有伤害，就没有理由提出索赔。因此，防止医疗事故诉讼的最有效方法是防止不良结果（表 37-1）。

镇静提供者必须具备资格、资质和经验。资格和证书可以通过背景调查进行核实 [4, 5, 19, 20]。然而，对经验的了解是有限的。例如，1 名照顾镇静恢复期儿童的护士，她受过教育，有资格进行儿科复苏，但没有实际复苏婴儿的经验。如果在她照料下的儿童由于照料不足而遭受灾难性伤害，索赔的一个理由是这名护士缺乏经验，她须要独自承担责任；以及她的雇主没有制订、执行和实施政策和程序，为设施配备有经验的专业人员，因此没有防止这种情况发生。

医院和医疗机构需要制订书面政策和程序，以雇用、培训和留住有经验的、合格的和有资质的镇静提供者 [21]。这一责任是根据联邦法规和联合委员会认证标准规定的。如果医院保留提供这些服务的全部责任和权力，它甚至可能对其在不属于自己的"独立"设施中提供的服务负责 ①[22]。

---

① 根据适用的联邦法规，只要医院接受医疗保险和医疗补助计划资金，医院的管理机构必须确保，在院外提供紧急服务的情况下，医务人员具有用于评估紧急情况、初步治疗和适时转诊的书面政策和程序。42 C.F.R. § 482.12（f）（2）根据认可医疗保健组织联合委员会的标准，医院必须确保通过合同安排提供的服务是安全有效的。根据这些标准，医院"对根据合同提供的服务保留全面责任和权力"标准 LD.3.50（2007 年）。

表 37-1　预防不良结果
• 镇静提供者必须有资格和证书
• 医护人员必须具备抢救患者的技能
• 镇静提供者必须了解药物的潜在并发症
• 镇静提供者必须准备比预期剂量更大的镇静剂量
• 进行镇静前评估
• 高危病例咨询麻醉医师
• 用药前检查药物和剂量
• 观察患者直至恢复基础水平
• 制订并遵守医院政策和程序

关于认证过程必须包含哪些内容，并没有通用的规则 [23]。例如，一些机构要求临床医生获得儿童高级生命支持（PALS）和基础生命支持（BLS）认证，可能还需要参加课程或完成在线镇静模块。其他机构则建议对非麻醉医师进行基于模拟的培训，以提高儿童镇静期间患者的安全性 [24, 25]。尽管在认证、培训、政策和程序方面没有国际或国家标准，但存在"假定的"能力。

1. 虽然不同机构的培训可能有所不同，但是临床医生必须对镇静药、使用方法及潜在的并发症有充分的了解。

2. 临床医生必须认识到，在持续镇静过程中，可能会出现更深程度的镇静。

3. 临床医生和工作人员必须具备适当的抢救相关并发症的技能。

4. 机构有责任确保政策、程序和工作人员到位，以支持这种救援。

在独立机构（如口腔诊所或胃肠诊所）工作的临床医生必须谨慎操作，并准备在需要时启动紧急医疗服务（emergency medical service，EMS）。在等待帮助的时候，他们必须要有适当的装备和必要的技能来适当地使用这些装备 [5]。他们还必须具备迅速获得帮助的知识和计划。如果出现不良后果，在远离医院的工作环境中的镇静提供者可能会被要求达到与在医院操作的人相同的标准。

在家里，父母不在场的情况下，应该避免将镇静药作为抗焦虑药物服用，这种做法与在家或在运输途中气道阻塞的风险增加有关 [5, 21, 26]。此外，临床医生必须选择合适的镇静药和剂量，以达到预期的镇静深度 [5, 27]。例如，如果镇静药在焦虑症的病例中达到深度镇静，这可能导致基于违反护理标准的诉讼 [28]。

四、镇静过程

儿童的镇静甚至在儿童到达医院之前就开始了。它涉及一个过程：从患者的预先筛查开始，持续到接受镇静治疗，然后从镇静到恢复室到出院，以及出院后 24h 的家庭随访。本章将回顾镇静的医学和法律影响，并在镇静过程的每个步骤中为镇静提供者提供建议。

五、镇静前评估 / 决策

镇静提供者负责在给予镇静之前对儿童进行最终评估。已经发现，镇静前评估不足是许多不良事件的一个因素 [29]。镇静前的健康评估至少应包括患者的年龄、体重、过敏情况、药物史、生命体征、相关家族史和既往病史（包括身体异常、打鼾史和可能增加气道阻塞的神经系统损伤）。上呼吸道感染也与儿科程序化镇静期间气道不良事件和气道干预频率增加有关 [30]。对气道进行集中检查和评估至关重要，应注意增大的扁桃体或解剖学上的气道异常，因为它们可能增加气道阻塞的风险 [5, 27, 31, 32]。

非麻醉镇静提供者应为高危患者或预期的困难气道患者进行麻醉咨询 [31]。一般来说，高危患者包括打鼾、喘鸣、颅面异常、慢性肺病、气道异常、呕吐、胃食管反流病、肠梗阻、哮喘恶化、活动性呼吸系统疾病（如肺炎）、复杂的医疗问题（如纵隔肿物、早产、心脏病）、低血容量或神经肌肉障碍的患者。对于 <1 岁儿童或 ASA Ⅳ级或Ⅳ级以上的儿童也建议进行麻醉会诊 [31, 33]。

用药前应反复检查用药剂量，所有复苏设备和药物均应备妥。SOAPME——吸引器、氧气、气道装备（适当大小的设备）、药物（需要的药物）、监护仪、设备（可能是除颤器），检查清单是一个有用且容易记住的用于镇静准备清单 [5, 32]。在给药前必须进行"术前暂停确认"（time-out），以核对患者、操作部位和药物信息 [34]。预见并准备好应对并发症（如喉痉挛）是很重要的 [35]。临床医生和机构工作人员必须在镇静期间和镇静后为抢救患者做好充分准备 [5, 20]。

六、用药错误

每次使用镇静药或镇痛药，总会有出错的可能。1%～2% 的住院患者因用药错误而受到伤害。每年，有多达 7000 人死于可避免的用药错误 [36, 37]。条形码的使用大大减少了用药错误 [38]。然而，用药错误仍然是一个麻烦，而且许多是潜在的严重问题。这在一定程度上是因为药物的外观和形状都很相似。医院和临床医生必须小心地将这些外观和形状相似的药物区分开来，并明确标注。

许多用药错误是由于计算不正确造成的。其中一些错误可以通过基于计算机的命令集来预防，这些命令集具有限制药物剂量的处方限制。此外，小数点错位的用药错误可能导致 10 倍的错误。因此，建议在小数点前加一个零来表示＜1 的任何数字（如 0.5ml）。或者，不应在小数点最后使用零（如 5.0），因为如果未注意到这个小数点可能会导致 10 倍的过量。避免使用缩略语（cc，μ，ml，MSO₄，N₂O），因为这些词不是普遍理解的，可能会被误解。同样，电子排序有助于减少这些与转录有关的错误。此外，当无法获得足够的食物或药物过敏史时，就会发生可预防的错误。最后，适当监督镇静学员是重要的。实习生经常给孩子开镇静药。缺乏对实习生的监督是医疗差错和由此产生的医疗事故诉讼的一个常见因素 [39]。

七、镇静后 / 出院情况

在镇静后和恢复期对患者进行适当时间的观

察是至关重要的。操作完成后，镇静患者仍有危险。操作完成后刺激减少，非静脉注射药物后药物吸收延迟、药物消除缓慢可能导致恢复期呼吸抑制 [31]。虽然制订书面的出院标准很重要，但从管理和政策的角度看，确定由谁来决定何时达到出院标准也很重要。例如，护士是否仅仅根据既定的书面标准做出出院决定，医生是否应该在出院前进行最后检查，每个接受镇静治疗的儿童都必须接受观察和监护，直到患者恢复到与年龄相适应的基线状态 [4, 5]。恢复最低限度地心血管功能，完整的呕吐反射，通畅的气道，充足的液体和基础呼吸状态是至关重要的。孩子应该很容易被唤醒，对语言和触觉刺激的反应和镇静之前一样。年龄较小的儿童或有神经功能障碍的儿童应在出院前恢复到镇静前的功能水平。如果陪同和负责任的监护人独自一人（开车），或者孩子有严重的潜在医疗问题（神经功能障碍、呼吸系统疾病、镇静相关并发症史），应考虑延长恢复期 [5]。是否符合标准，以及如何实施和执行这些规定和程序，由从业人员和机构自行决定。适当行使这种自由裁量权可能会引起关于护理标准的问题。为确保患者在服用镇静药后在家中安全，必须给予监护人足够的指示，避免进行某些活动（如驾驶、骑单车、攀爬、游泳）。如果不能就限制活动和适当的饮食预防措施提供充分的指示和咨询意见，以及过早出院，可能造成灾难性的后果。应该为每个孩子提供一个 24h 的电话号码，家长可以打电话询问任何有关孩子的镇静或行为问题 [33]。

八、政策和程序

根据联邦法律和联合委员会的标准，医院必须制订、公布、教授、执行和演练镇静政策和程序。书面政策在联合委员会标准中被定义为"如何定义、组织和执行、管理或临床过程的正式的、经过批准的描述"。简单地说，政策是强制性的，应该与咨询准则区分开来。没有书面政策不仅违反了法律，而且也违反了联邦医疗保险的资金要求。没有书面政策可能导致对设施、机构和负责任的行政部门进行违反护理标准的索赔。虽然非联合委员会机构的镇静提供者可能不需要有这种书面政策和程序，但没有或不遵守这些政策 / 程序可能是偏离护理标准的证据。医院的方案和政策应该是合理的，以便临床医生理解并遵守。例如，在 AAP 和 ASA 指南中，对于一些镇静的儿童推荐使用二氧化碳浓度监测[5, 31]。然而，如果医院不常规使用或为镇静患者提供呼气末二氧化碳监测，则在医院的政策和程序手册中不应要求二氧化碳浓度监测。

联合委员会要求每个机构为镇静期间有可能失去保护性气道反射的任何患者制订个体化方案[34]。不管在哪里实施镇静（急诊科、诊所、放射科等），医院的护理标准必须是一致的[34]。该机构必须将病史、体格检查和事件的记录过程标准化。整个机构对手术的知情同意准则必须保持一致。监测指南和镇静提供者的必要技能在机构内必须统一[34]。儿童镇静前的禁食标准必须是一致的。医院必须建立、维护和更新这些政策。因为缺乏有关结果的公开验证，禁食指导方针最近受到挑战。手术室择期手术的禁食指南不直接适用于急诊室[20]。然而，即使在急诊科，使用镇静药之前也必须对食物和液体的摄入进行彻底的评估。医院的政策应该反映出，在紧急情况下，当不能确保适当的禁食时间时，必须权衡镇静的利弊，并且选择合适有效的镇静药[5]。

医院政策应该明确哪些临床医生可以开具或使用特定的镇静药物。例如，许多医院允许非麻醉医师在经过专门培训后使用丙泊酚或氯胺酮等药物，其他人则禁止使用。这些政策通常由各个医院自行决定，因为护理标准允许非麻醉医师在适当的指导方针下使用这些药物[5, 20, 23]。此外，药物说明书也很重要，但不一定决定临床实践。特别是对于美国的儿童，许多药物没有得到 FDA 的批准，而是在"超说明"使用，因此，一些镇静药（如丙泊酚）的超说明使用已被纳入专业指南 [美国急诊医师学会（ACEP）和美国胃肠学

会]。在涉及镇静药的医疗事故诉讼中，需要考虑基于证据的研究和临床使用方案。如果这些证据表明使用药物的安全和有效性，临床医生可以提供这些证据来为丙泊酚等药物的使用和管理进行辩护。

医院政策应明确规定护理人员可以或不可以使用哪些药物。在许多州，某些镇静药是不允许护士使用的。护士必须遵守国家、地方和医院的规章制度。在镇静作用出现意外不良结果时，将对这些偏离规则的情况进行严格审查。

最后，医院的政策应该解决镇静过程中患者的照片和视频记录的问题。一般来说，患者在接受治疗期间的图像会成为患者永久病历的一部分。它们与本章末尾的"术语"部分一样，要接受同样的法律审查。医疗记录可以在医疗事故诉讼中用作证据。治疗医师为了医疗护理以外的目的（例如，在出版物、讲座或临床试验中使用）而获得的图像是一个例外。

九、临床指南

一些专业组织已经发布了镇静指南来指导卫生保健专业人员。美国儿科学会（AAP）在 2019 年发布了镇静指南[5]，ACEP 在 2017 年发布了镇静指南[19]，美国麻醉医师协会（ASA）在 2018 年发布了镇静指南[31]，所有使用镇静药的人都应该熟悉已出版的临床护理指南，特别是专业的指导方针。重要的是，一个专家坚持他自己的专业指导方针或记录偏离指南的理由是很重要的。AAP 等主要组织的指导方针在法庭上有很大影响。一般来说，指导方针支持的标准可能被法院和陪审团视为"交通规则"。令人惊讶的是，一项研究表明，在分析的儿科病例中，只有大约一半的病例遵循了 ACEP、AAP 和 ASA 建议的非麻醉师的监测指南[40]。不遵守准则可能是对镇静提供者提出偏离护理和赔偿责任标准的主要依据。

镇静前禁食、水指南是以共识为基础的，而不是以证据为基础的，因此它们是有争议的。无论如何，不应忽视患者的禁食状态[5, 20, 27, 31, 32, 39–42]。

记录最后一次进食时间是一个良好的做法，也是联合委员会的要求 [34]。当禁食状态不符合指导方针，且必须用镇静药时，文档记录至关重要的。考虑并记录风险收益比，衡量禁食状态和手术的紧迫性。这将有助于防止不良事件，并将有助于捍卫所提供的护理。

十、与患者 / 家属保持良好沟通

对于使用镇静药的人来说，与家属有效地沟通并表现出同情心是非常重要的 [38]。临床医生应该认真倾听、说话清晰。告诉家属应该做什么，并将镇静的进展随时通知他们，培养家属的信任感。临床医生的着装、姿势和举止可以影响培养家属信任感的能力。一个具有良好沟通技巧的医生的医疗事故诉讼可能会比较少，被患者投诉过的医生更有可能被起诉 [43]。如果患者和家属认为医护人员具有关怀的态度、开放性、专业性、诚信和卓越的标准，即使结果不好，诉讼也是可以避免的。

失败的沟通往往是医疗事故诉讼的一个因素。多达 70% 的诉讼可能涉及患者和（或）家属对临床医生沟通方式或态度的担忧 [44]。据报道，提起诉讼的患者认为医生没有充分地向家属解释诊断或治疗情况，没有进行有效的沟通，没有理解他们的观点，而且经常对他们的观点不屑一顾或贬低。在许多情况下，家人感到不知所措。在一项研究中，13% 的人表示医生不愿意倾听，32% 的人表示医生没有开诚布公地交谈，48% 的人表示医生试图误导他们，70% 的人表示医生没有提前告知他们相关风险 [45]。

十一、知情同意书

知情同意不仅仅是获得父母在一张纸上的签名 [46]。接受镇静治疗的儿童家庭有权获得和了解有关治疗过程和所使用药物的相关信息。父母有权知道治疗的风险和益处及可替代方案。在使用任何镇静药之前，通常必须征得家属的同意。抵达门诊时签署的一般同意书通常并不意味着同意

镇静。强烈建议单独签署同意使用镇静药。同意书是以书面形式还是口头形式取决于当地、州和机构的要求。在许多州，对多数急诊手术口头同意是足够的。然而，在随后的诉讼中，最佳证据是签署的书面同意书。书面同意书对监护人进行手术方面的教育，并通过记录为通知家属所采取的步骤向医护提供某种保护。然而，签署表格并不一定等同于知情同意 [46, 47]。监护人仍然可以声称没有充分解释风险和益处。如果没有使用特定的同意书，应该清楚地记录父母被告知的事情，以及他们的口头同意和理解。在真正的紧急情况下是不需要知情同意的，这是假定一个合理的父母会希望对患儿立即进行必要的治疗 [46, 48]。

例如，宾夕法尼亚州法律将知情同意定义为向监护人描述手术过程、风险和替代方案，使他们能够就是否进行手术做出决定。大多数州都遵循这种以患者为中心的知情同意概念。可以想象，如果不告知他们治疗的风险和替代方法，父母可以对医生提起诉讼，因为没有获得他们的知情同意。如果孩子因镇静而受到伤害，父母必须证明，理智的人在适当的建议和充分的知情下不会同意这个操作 [10]。家长应该知情，提供的信息应包括治疗的目标和替代方案，镇静的目标和镇静期间及镇静后行为的预期变化。应该告知家长替代方案，如使用局部麻醉，区域阻滞，全身麻醉和其他给药途径。一项研究发现，父母最希望获得关于诱导、不良事件、紧急情况和疼痛缓解情况的信息 [49]。

信息应以清晰直接的方式提供。镇静提供者应确保监护人理解所提供的信息。让父母重复或解释他们被告知的内容可能是有用的。如果治疗可能导致严重的并发症，那么护理人员应该告知家属除了最轻微的风险之外的所有风险。相反，如果潜在的伤害是轻微的，只需告知监护人常见的风险。一般来说，不应该强迫父母为孩子做出特殊的治疗决定 [27, 50]。大多数父母希望得到有经验的人的意见和建议，以便合理地决定什么对孩子是最好的。表 37-2 总结了知情同意的

表 37-2　知情同意的重要事项
• 提供清晰的解释
• 描述镇静的风险和益处
• 概述用药效果、预期的行为变化、可能的紧急反应、疼痛缓解情况
• 列出所有潜在的严重并发症
• 列出潜在的常见、轻微并发症
• 讨论替代方案——局部麻醉或全身麻醉
• 确保家人理解这些信息

重要特征。

十二、与同事的良好沟通

与镇静有关的所有工作人员之间的良好沟通是必不可少的。据联合委员会估计，80% 的医疗差错与缺乏沟通有关[51]。许多医疗事故都与责任人之间医疗信息传递不当有关。换班是比较危险的，因为在交班过程中，并不总是能充分传达相关的医疗信息[52, 53]。标准的交接班方法可以减少医疗差错[54]。最后，不要在家长面前贬低其他工作人员。相反，最好在家属面前表扬其他员工。避免开玩笑或随意评论，因为家长可能会误认为员工没有把注意力集中在孩子身上。

十三、仔细记录文档

仔细记录镇静药和镇痛药的使用是非常重要的。在任何医疗过失案件中，医疗记录将由律师和咨询专家进行审查，以确定伤害是否由疏忽造成。各州的护理标准和法规规定，医疗记录必须包含最低限度的充分和准确的信息。这些信息应该识别患者、支持诊断、证明治疗的正确性、记录医疗过程和结果，并促进护理的连续性。医疗记录可能是你最好的辩护理由也可能是原告最好的证据。如果医疗记录中没有描述为案件辩护所依赖的医疗护理，患者/监护人或他们的律师可以认为"这并没有发生"。虽然一份完整的医疗记录并不一定能阻止诉讼，但它可能有助于镇静提供者为索赔进行辩护。通常情况下，从患者遭遇不良结果到随后的医疗事故诉讼之间有一段较长的时间。当记忆不清时，一份完整的、准备充分的文档可能会有所帮助。图表应反映出整洁、专业的外观，并应该像公共文件一样维护[10, 47]。

充分的文档资料很重要。如果住院或门诊病历已经存在，就不需要重复以前记录的信息。然而，建议在使用镇静药之前对孩子的信息进行确认，明确孩子镇静前的状态。要注意确保从入院到最后一次检查记录[5]时，患者的情况没有发生改变。

病史应包括儿童的年龄和气道异常情况（打鼾、睡眠呼吸暂停）或其他相关疾病。值得注意的是对既往住院史和相关家族史的回顾。记录任何过敏史或药物不良反应、镇静前使用的药物及患者的禁食时间[5, 31, 33]。

体格检查应仔细记录，重点关注患者的气道和心血管系统。正确记录患者的体重（以 kg 为单位）。当然，在特定的时间间隔记录生命体征和氧饱和度也很重要[5, 31, 33]。

一个设计良好、基于时间的记录将更容易查找和记录基本信息。体重和过敏信息应放在明显的位置，以便在开药时容易注意到。记录中的检查清单可以提醒护理人员提出特定的问题或体格检查[33]。以时间为基础的记录应该包括药物管理的细节和患者的姓名（给药途径、部位、用药时间、剂量和效果）。定期记录不良反应及必要的生命体征。记录孩子在手术过程中的意识水平（对语言命令或触觉刺激的反应）[5, 31]。

不仅在镇静前和镇静期间，而且在恢复阶段仔细的记录都很重要。在患者离开镇静室前，记录其意识水平和用药量。出院说明可以预先打印，在出院前必须与监护人一起审查。出院说明应提醒家长，出院后 24h 内孩子不应参与需要平衡的游戏，如骑自行车或滑板；建议有成年人在家监督；至少 8h 内不得在无人监督的情况下洗澡、使用电气设备或其他危险物品；应该告诉家属如果有问题或担心应打电话给谁；提供并鼓励家长使用 24h 电话号码打电话咨询；与监护人讨

论安全回家的问题 [5, 33]。

十四、永远不要更改医疗记录

在不良事件发生后更改医疗记录或延迟记录都是不明智的。更改、丢失或"错放"的记录会造成"掩盖事实"的印象，可能导致制裁。所有参与儿童护理者都有责任保持和确保医疗记录的安全。使用电子病历（electronic medical record，EMR），所有后续的和非顺序的条目都是显而易见的。对原数据的分析将说明谁访问了医疗记录，查看了哪些信息，以及文档是如何及何时被修改的 [55]。

即使是手写的笔记也可以由法医专家进行分析，以发现后来的记录。若要修改手写的笔记，在错误处画一条线，写上首字母并写上日期。不要试图通过涂掉单词或短语来掩盖错误。诉讼随之而来，解释遗漏的事实或不良记录将比为被篡改的记录辩护更容易 [56]。

十五、不良事件中的医疗差错管理

当出现镇静相关的并发症时，需要进行全面的调查。一旦发生医院相关事件，立即与医院风险管理办公室联系。这是医院管理不良结果的部门，旨在通过对医院"系统"的仔细监控来预防不良后果，风险管理人员通常会通过记录事件来指导和支持医院工作人员，并在适用的情况下建议进一步的行动。对患者的后续治疗应记录在病历中。一些人建议，不要在记录中讨论任何可能的医疗差错的冗长细节，而是应该记录在事故报告中。事故报告应在不良事件发生后尽快写好，医院风险管理办公室应收到唯一的副本。事件报告应包含对事件的描述：所有涉及者的全名、事件发生的日期、时间、问题的临床影响及所采取的行动。记住，事故报告可能会被审查。绝对不要写道歉信或结论来指责某个人。不建议在医疗

记录中做出自私或自卫的陈述 [57]。

当发生错误时，建议向家属全面披露。向家属进行真诚的道歉可能会化解愤怒，避免医疗事故诉讼。研究表明，如果家属认为医生隐瞒了真相，他们更有可能提起诉讼。信息披露可以保持良好的医患关系，从而降低诉讼风险。家属往往会聘请律师，以获得信息和更好地了解发生在他们孩子身上的事情。错误之后的公开沟通可能会阻止聘请律师的行为 [58-60]。

十六、何时与律师联系

在发生不良事件或结果（即使没有涉及不合格的护理）后，最好通知医院风险管理办公室。在某些情况下，即使医生没有想到会遭到诉讼，他 / 她也可能收到书面的法律诉讼通知，即所谓的"民事诉讼"或"投诉"。即使你不同意投诉中的所有内容（指控可能会被夸大），也应该认真对待这个问题。不要忽视民事诉讼或投诉。投诉可能会列出令人沮丧或侮辱性的言论；请记住，这些都是无可争议的指控。投诉可能会错误陈述或忽视事实。

一旦收到投诉，被投诉的人应通知医院风险管理人员和医疗事故保险公司，以确认将指派 1 名辩护律师。辩护律师① 一旦被指派处理该案件，将与被指派的"客户"讨论此事，并在一定的时间范围内对投诉（通常是否认指控）做出"答复" [10, 61]。临床医生有权聘请"私人"律师，但费用通常是由临床医生支付的。有些情况可能需要聘请私人律师，例如，当保险公司希望和解或继续为案件辩护时，当临床医生不同意医疗事故保险公司的意见时，或者当同 1 名辩护律师代表多个当事人时。当保险资金可能不足以支付任何潜在的赔偿要求时，一个律师代表多个当事人可能会引起辩护律师的利益冲突问题。有医生向他们的医疗事故保险公司指派的律师提出索赔。如

---

① 请参考本章的"术语"部分。

果医生不同意或不确定保险公司律师[61]建议的方案（如不和解立场），谨慎的做法是征求私人律师的第二意见。

在医疗事故诉讼中被点名并不意味着医生是一个"坏"的临床医生，或者做错了什么。向你的律师推荐一位专家证人为你辩护。不要与同事讨论案件的事实。不要打电话给患者家属讨论此事[10, 61]。告诉你的律师所有你知道的事件，以帮助他/她处理案件。在许多情况下，在诉讼的早期，承认医疗过失（或缺乏医疗过失）案件很容易解决。只有当涉及的临床医生愿意接受并承认自己的责任时，这种早期解决方案才有可能实现。

十七、改善质量

联合委员会要求每个机构对镇静操作质量进行改进审查。每个机构都应该跟踪不良事件，其中应包括需要气道干预、呼吸暂停、氧饱和度降低、镇静时间过长或家属不满意，检查这些事件以发现系统缺陷并降低未来的风险[4, 5, 33]。

十八、家庭成员出现在操作现场

没有研究评估家庭成员在场对诉讼的影响。然而，研究确实表明，大多数见证手术过程的家庭成员表示了对手术过程的赞同意见[62]。在心肺复苏，甚至在患者死亡的情况下家属也持这种赞同意见。在一项研究中，71%的受访家庭成员认为他们在复苏过程中的出现会安慰他们的孩子，67%的受访家庭成员认为他们通过目睹复苏过程更好地适应了失去孩子的痛苦，63%的受访家庭成员建议出现在复苏过程现场[63]。迄今为止，没有文献支持家庭成员在镇静现场会增加临床医生的法律风险。父母的满意可能会降低发生诉讼的可能性，因为对医疗满意的家庭成员通常不太可能提起诉讼[64]。

十九、病例研究

病例 1

亚利桑那州急诊室的一名患者主诉有剧烈的腹痛、呕吐和血尿[65]。他被诊断患有肾结石，最初的治疗包括静脉注射 4mg 吗啡加酮咯酸镇痛。在接受这些药物治疗 2h 后，告知患者肾结石将会排出，患者从急诊室出院。患者打电话给家人去急诊室接他。他走出医院，当他走在离医院大门 200～300 码的人行道上时，他看到了家人的车，他试图穿过马路去接近那辆汽车，然后跨过一个中央分隔带，从车道下方 4.6～9.2m（15～30英尺）的地方掉了下去。患者在跌倒时脊柱受伤，现在截瘫了。

患者指控急诊室疏忽大意。他声称由于服用了镇痛药，他的身体受到了损伤。他还声称出院计划应该包括离院的安全途径。因吗啡已经代谢，被告医院否认患者在出院时身体受损。医院还声称，它只有责任制订出院计划，而不是确保出院计划得到执行。陪审团做出了有利于患者的裁决，赔偿金额不得而知。

病例 2

北卡罗来纳州的一名患者说他对口腔手术感到紧张，牙医给他注射了劳拉西泮[66]。据称，牙医没有告诉患者服药后开车会有危险。在口腔手术完成后，患者离开了办公室，开着他的卡车离开，他很快就失去了知觉，卡车翻了，撞上了其他车辆。患者受伤后被送往创伤中心，住院9天。

患者起诉了实施手术和使用劳拉西泮的牙医。他辩称，在药效消退之前，他不应该离开办公室。案件以 48 万美元和解。

要点

这个案例提醒我们，临床医生和医院在给予患者镇静或镇痛药物后必须观察患者，提前出院会带来灾难性的后果。上述患者出院时的精神状态未知。接受镇痛或镇静药物治疗的患者在完全清醒和功能正常之前不应出院。必须向患者或监护人提供关于家庭活动的适当指导。当然，这些患者在接受这些药物治疗后不应该开车。在病历中记录患者的出院检查和出院指导是非常重要的。

病例 3

一位宾夕法尼亚州的母亲带着她 11 月龄的儿子去看医生，睡眠监测显示患儿有严重的睡眠呼吸暂停[67]。进行了扁桃体和腺样体切除术后将患儿送入普通儿科病房进行观察。据称，患儿进入病房后取走了脉搏血氧仪，换了一个记录心率和呼吸频率的监护仪。在凌晨 4 点测过血氧饱和度后的 100min 内都没有再次记录。他在早上 6：40 停止呼吸，进行复苏，随后的磁共振成像显示缺氧性脑损伤。

这家人起诉了医院和主治医师：尽管医生已知晓孩子有严重的睡眠呼吸暂停，却疏忽大意，把他送到普通儿科病房（而不是 ICU）每 4h 观察一次。医生坚持认为重症监护是没有必要的，护士没有发现任何呼吸窘迫的迹象。医生还声称，婴儿是由于低血糖和（或）急性误吸引起的，血氧饱和度监测器也无法识别。陪审团做出了有利于患者及其家属的裁决，判给他们 120 万美元。

> **要点**
>
> 这个案例说明了需要对镇静后的儿童进行适当的监护。很可能是对这个孩子监护不力导致了不良的结果。手术完成后，使用镇静药的患者仍有危险。手术后刺激减少、非静脉注射药物后药物吸收延迟、药物代谢缓慢可能导致恢复期肺换气不足[31]。虽然护理人员通常监护这类患者，医生往往负责整个护理计划。医生必须确保患者被转移到一个能够管理镇静罕见并发症的病房。

病例 4

夏威夷的一名牙医对 1 名 3 岁女孩进行了全面口腔检查[68]。经诊断，她需要进行四个根管治疗和多个龋齿填充。为了准备手术，孩子服用了几种药物，包括哌替啶、羟嗪、水合氯醛、氧化亚氮，注射混有肾上腺素的利多卡因。注射利多卡因后，儿童失去反应，并出现心脏停搏。之后她再也没有完全恢复意识，1 个月后

死亡。尸检结果表明，她"很可能是死于口腔手术时服用的镇静药和局部麻醉药。"尸检报告还包括了这样的描述："口腔内的原生牙列修复良好。"

孩子的家人起诉了口腔诊所，并指控他们使用过量镇静药，未能对心脏停搏做好准备或做出适当反应。他们声称（医生）在 26min 内没有检查孩子的生命体征。最后达成了秘密协议。

> **要点**
>
> 目前还不清楚这个孩子的心脏停搏是否是由用药错误造成。从表面上看，她似乎接受了很多药物，而且现在也并不推荐使用这些药物。此外，口腔工作人员没有充分做好应对镇静相关的罕见但严重的并发症的准备。与口腔麻醉（包括氧化亚氮）相关的死亡已有报道[69]。口腔诊所必须有合适的抢救计划及设备来帮助儿童，工作人员必须接受适当的培训，模拟和（或）模拟演习有助于获得和熟悉镇静相关的应急方案。在独立机构工作的口腔工作人员必须特别谨慎，必须知道如何迅速获得帮助，将处于困境的患者转移到适当的机构。显然，本案的尸检表明患者可能一开始就不需要口腔治疗。

病例 5

马萨诸塞州一名有阻塞性睡眠呼吸暂停病史的患者，因严重的下背痛就诊于当地急诊室[70]。在 4h 的急诊就诊期间，他接受了几次注射镇静药和多次注射镇痛药。在他住院期间，一名医生来到急诊室，向急诊科医生表达了她对患者服用的麻醉药和镇静药数量的担忧，特别是病史。然后医生离开急诊室去看另一名患者。据称，急诊医生没有重新评估患者。急诊室的一名护士观察到了患者呼吸抑制的迹象，但没有提醒任何人。家属后来注意到患者没有反应，而且脸色发紫，患者从呼吸骤停发展到心脏停搏，随后死亡。

患者的家属起诉急诊室，最终达成了 225 万美元的和解协议。

要点

这个案子缺少很多细节。然而，这位高风险患者在服用多种镇静药和镇痛药后似乎没有得到仔细的监护。这个案例也说明了急诊科工作人员之间需要良好的沟通。照顾患者的护士注意到他有问题，但显然她没有与医生沟通。这个案子在法庭上很难辩护。

病例 6

在伊利诺伊州，一名被指控醉酒的患者因肩关节脱臼而被送进了急诊室[71]。急诊医生给患者注射阿片类物质控制疼痛，随后给患者注射丙泊酚镇静以进行肩关节脱位复位。患者在接受药物治疗后不到 1min 就停止了呼吸，随后插管，但出现了脑死亡，并在 4 天后脱离生命支持。

患者家属起诉急诊科和急诊医生。他们认为，急诊医生没有进行镇静前的评估，也没有在使用丙泊酚镇静之前气管插管。陪审团做出了有利于这家人的裁决，判给他们 250 万美元。

要点

这是一个悲剧。目前还不清楚患者为什么在使用丙泊酚后出现心脏停搏。可能是酒精中毒，或者镇静前给予患者的阿片类物质导致了气道阻塞，从而导致了不良后果。也许他在镇静前的精神状态就已经发生了变化，所以家属才声称患者在镇静前应该气管插管（不是标准程序）。

丙泊酚一般是急诊手术镇静安全有效的选择。潜在的不良反应包括低血压和呼吸抑制。丙泊酚与其他镇静药或镇痛药一起使用可能加重呼吸系统并发症。然而，通过面罩通气，通常会很快恢复。在程序化镇静过程中，由于丙泊酚导致的呼吸抑制而需要气管插管的情况极为罕见[72]。

给急诊科的患者使用镇静药总是有一些固有

的风险，急诊科的工作人员有责任为并发症做好准备。虽然与丙泊酚相关的长时间呼吸暂停是一种非常罕见的并发症，但这个案例提醒我们始终需要仔细监护。一般来说，委员会认证的急诊医生有资格使用这种药物。临床医生必须充分了解镇静药的使用和潜在的并发症。尚不清楚该案例中的临床医生是否进行了预评估。也不知道工作人员是否仔细检查了药物剂量和他们在紧急情况下可能需要的设备。此外，不知道工作人员是否知道在发生这样的意外事件时，需要向谁求助（如麻醉科）。虽然这个案例缺少很多细节，但是看起来急诊室并没有做好抢救这个患者的准备。目前还不清楚这位医生是太忙了，还是心不在焉，还是太漫不经心了。最后，临床医生必须仔细记录所采取的预防措施和丙泊酚给药后发生的事情。在没有记录镇静前气道评估的情况下，很难为这样的案件进行辩护[72]。

结论

大多数在手术室外接受镇静和镇痛治疗的儿童都有良好的结果，并减少了手术过程中的疼痛和焦虑。有时候，由于治疗不当而导致的并发症是可以预防的。那些照顾镇静儿童的工作人员必须警惕地评估、制订计划并监护，以尽量减少潜在的不良后果。制订并遵循书面政策和程序来指导护理。合理地操作，高质量地护理，并为抢救患者做好准备。与患者、家属和员工进行良好的沟通。最后，仔细记录所提供的良好护理对任何诉讼的辩护都很重要（表 37-3）。

二十、术语①

违反：违反义务、约定或责任的行为。

案情证明：医疗事故诉讼中的证明。根据法庭规则，它由原告的律师连同诉状（开始诉讼并包含原告指控的文件）一起转移。在案情证明中，

① 以下是刑法和民法实践中常见术语的一般定义。根据各州的法律和实践，一些精确的定义因州而异。

表 37–3　预防镇静相关的医疗事故诉讼
做一名好医生
• 采取预防措施，防止不良后果
• 需要时及时寻求帮助
认真沟通
• 与家庭成员沟通，听取家庭成员的意见
• 使用通俗易懂的话语与家属沟通
• 获取家庭成员的信任感
• 与科室其他成员认真沟通
• 认真交班
认真记录文档
• 认真记录基础数据
• 保持病历外观整洁、记录专业
• 说明先前获得的信息经过了审查
• 患者出院后绝不修改病历
适当纠正错误
• 提供书面出院指导
• 记录口头指导
适当控制错误
• 遵守医院规定
• 联系风险管理办公室
• 不要企图掩盖事实
• 彻底调查错误
• 向家属披露错误
• 适当的时候道歉

原告律师证明他 / 她审查了案件事实，并向医学专家进行了咨询，得出结论认为原告的诉讼具有案情依据。

民事诉讼：代表一个人（原告）对另一个人或实体（被告）提起的法律诉讼，因被告的疏忽行为（低于某种谨慎标准）而对原告造成伤害。本案旨在为了原告所遭受的损失而提起的金钱赔偿。在民事诉讼中，原告的举证责任通常取决于证据的优势，这比刑事诉讼中的举证责任要轻。胜诉的民事诉讼通常会赔偿原告所遭受的损失。

过失犯罪：极其疏忽的行为。通常，这涉及对死亡或严重伤害的已知风险的有意疏忽。

辩护人：在刑事案件或民事诉讼中代表被告的人。被告方没有证明无罪或无过错的责任。

杀人：非法夺取他人生命。杀人罪的范围从一级谋杀，即故意或恶意杀人，到过失杀人罪，即意外杀人，被告的行为是无意的，没有恶意，但有刑事过失。

赔偿：一种保险协议，保险人同意赔偿被保险人因预期行为（如职业过失）而引起的损失或索赔。

知情同意：患者对医生的同意，允许医生进行某种程序或进行某种治疗的同意，这种同意是"知情的"，因为医生已经向患者解释了手术或治疗的细节，包括风险和替代方案，然后患者就是否继续治疗做出了知情的决定。

过失杀人罪：无故意杀害或伤害，无恶意，但因过失犯罪而非法夺取他人生命的行为。

陪审团裁决：陪审团就提交给陪审团审议和

决定的事实问题向法院做出的明确答复。根据管辖权的不同，民事诉讼的判决可能不需要一致同意。

医疗事故：职业过失是医生、律师、工程师等专业人员在其专业范围内行事时所犯的过失行为。过失行为的衡量标准是在该专业的专业做法。一个医生如果犯了过失，就会被认为。

疏忽：未能以合理的谨慎方式行事。

起诉：指控个人（被告）违反刑法，收集针对该被告的证据，向法院或陪审团出示证据，如果定罪，对该个人进行量刑。检察官代表犯罪发生地的人民，严格来说不是犯罪的受害者，尽管检察官经常代表受害者发言。公诉人有责任在排除合理怀疑的情况下证明有罪。如果被定罪，被告将面临监禁。

护理标准：在特定情况下确定过失的标准。谨慎行事，一般普通谨慎的人在类似情况下会采取的谨慎态度。

第 38 章 儿童镇静的风险因素：人为错误、技术和临床微系统问题
Improving the Safety of Pediatric Sedation: Human Error, Technology, and Clinical Microsystems

Craig S. Webster　Brian J. Anderson　Michael J. Stabile　Simon Mitchell　Richard Harris　Alan F. Merry　著

邹天笑　魏　嵘　译

一、儿童镇静不良事件研究

接受诊疗的儿童有与成人不同的特殊需求，比如需要减轻令人恐惧或痛苦的诊疗所带来的痛苦和焦虑。虽然父母的陪伴、安慰和其他方法都很重要，但也经常需要药物镇静，这样就会有风险。此外，随着影像学检查和诊断技术的多样化，需要诊疗镇静（特别是手术室外镇静）的儿童日益增多[1, 2]。

随着 2000 年医学研究所（Institute of Medicine，IOM）报告的发表，改善医疗安全的措施获得了巨大的动力，该报告呼吁所有医疗保健机构的不良事件减少 50%[3]。我们对医疗保健中不良事件发生率的了解，大部分仍然来源于 IOM 报告本身或随后几年发表的研究。表 38-1 总结了十项对住院普通患者群体的大规模回顾性研究[4-15]。在这些研究中，将不良事件（adverse event, AE）定义为因医疗管理而非潜在疾病造成的伤害从而导致住院时间延长或在出院时造成残疾或同时发生[4, 5]。报告的不良事件发生率从 2.9%~16.6%不等。令人失望的是，尽管这一系列研究采用了对比的方法，但在过去的 20 年内，不良事件的总体发生率或事件的可预防性程度没有明显的下降趋势（表 38-1）。这些研究大多数与成人有关，对儿童的分析研究较少[16]。

有三项针对儿科人群的大规模不良事件研究。第一项研究于 2005 年发表，对犹他州和科罗拉多州研究（表 38-1）中相同的回顾数据集进行了再分析，比较了 3719 名 0—20 岁和 7528 名 21—65 岁的出院患者[16]，发现儿科患者的不良事件总发生率为 1%，认为其中 60% 的事件是可预防的。这项研究还表明，婴儿和青少年中可预防的不良事件比例高于成人（分别为 78% 和 79% vs. 41%），儿童在诊疗过程（手术室外镇静儿童的最常见指征）中发生可预防不良事件的可能性是成人的 1.35 倍[7, 16]。第二项研究于 2009 年由儿童镇静研究联合联盟（Pediatric Sedation Research Consortium，PSRC）报道，纳入了 37 家以丙泊酚为主要镇静药物的机构，分析了 49 836 名儿童手术室外镇静期间并发症的发生率[1]。参与的临床医生需使用结构化网络工具预先提交每个病例的数据。需要镇静的最常见的手术类型是放射检查占 60.4%。其中约 98% 使用镇静药物的患者进行了磁共振成像（magnetic resonance

表 **38-1**　住院期间预期不良事件发生率的研究总结

研　究	样本量	样本时间（年）	不良事件发生率	可预防的百分比
哈佛医学实践研究	30 121 名 51 家医院	1984	3.7%	大多数
澳大利亚医疗质量研究	14 179 名 28 家医院	1992	16.6%	48%
犹他州和科罗拉多州研究	15 000 名 13 家医院	1992	2.9%	–
伦敦研究	500 名 2 家医院	1998	10.8%	48%
新西兰研究	15 000 名 13 家医院	1998	12.9%	35%
加拿大研究	1527 名 4 家医院	2000	7.5%	37%
荷兰研究	7926 名 21 家医院	2004	5.7%	40%
英国国家卫生服务研究	1006 名 1 家医院	2004	8.7%	31%
瑞典研究	1967 名 28 家医院	2004	12.3%	70%
西班牙研究	5624 名 24 家医院	2005	9.3%	43%

imaging，MRI）或 CT 检查，虽然这些检查是无痛的，但仍会让人不适。总体而言，6.4%（3182名）的病例发生了某种不良事件或并发症。最常见的不良事件是血氧饱和度降至＜90% 且持续时间＞30s（ *n*=716，23%）。更多值得关注的并发症包括心脏停搏（2 名）、误吸（4 名）、喉痉挛（96 名）、过敏反应（14 名）、镇静时间过长（30名）、复苏延迟（42 名）、呕吐（49 名）和气道

阻塞（432 名）。这些数据与住院成人患者的数据无法直接比较，部分原因是成人镇静更多用于侵入性手术（表 38-1）。但让人担忧的是，镇静下接受轻微或非侵入性手术的儿童并发症发生率与先前对住院成人患者不良事件的评估结果相似或更高（表 38-1），即使排除了氧饱和度＜90% 的事件，情况仍然如此。第三篇记录在案的论文是 APRICOT 研究报告，于 2017 年发表，包括了来自 33 个欧洲国家 261 个中心的数据，发现31 127 名麻醉和镇静儿童的严重围术期危急事件发生率为 5.2%[17]。

儿童容错率较低，这些发现表明目前尚未完全解决儿童护理的风险和复杂性[1, 18, 19]。此外，手术室外镇静还有许多挑战（表 38-2）。即使按照规范，也会经常遇到困难[20]。

各国的研究均发现，用药差错是使患者受到伤害的最主要原因。根据前瞻性、便利性的简报，一般患者群体（主要为成人）在麻醉期间的用药差错发生率为 0.22%～0.75%[21-25]。在观察性研究中，报道的发生率会更高[26, 27]。英国的第 5 次国家审计项目（The 5th National Audit Project,

NAP5）报告的麻醉术中知晓发生率为 1/19 600，其中 7% 是用药差错造成的[28]。澳大利亚和新西兰的研究数据与此相似[29]。许多差错造成的伤害很小或不造成伤害，但有些错误会对患者甚至对医护人员造成灾难性的后果[25, 30-32]。即便用药差错没有对患者造成伤害，也可能会给麻醉医护人员带来睡眠障碍等不良后果[33]。在围术期[34-36]和区域麻醉[37]中，用药差错也时有发生。区域麻醉技术最常见的两种并发症是用药差错和局部皮肤感染[38]，且近 25 年来一直如此[39]。分析2009—2012 年期间儿科重症监护室报告的事件类型及结局分析，发现儿童的用药问题仍然突出：2850 名儿童共报告 69 起事件（2.4%），其中 59 起（86%）涉及药物治疗[40]。APRICOT 研究报告了用药差错（如剂量、药物或给药方式差错）的发生率为 0.2%[17]。

最近，美国统计分析了 32 家机构儿科麻醉中的药物差错的发生率数据[41]。在 2 316 635 名麻醉期间，发生了 276 起用药差错。其中 30 起事件发生在准备期间，67 起发生在开医嘱期间，179 起发生在给药期间。最常见的错误类型是意

表 38-2　可能增加儿童镇静风险的因素（特别是手术室外镇静）

- 基于体重和超说明书的药物使用 [a]
- 使用浓度适合成人而非儿童的药物 [a]
- 复杂的药物剂量计算和药物编程错误 [a]
- 随着年龄的增长，生理、疾病过程、剂量和药物效应发生变化 [a]
- 镇静监测系统和评分随年龄变化而变化 [a]
- 在放射检查（如 MRI）期间难以评估观察的镇静评分 [a]
- 对剂量不准确的耐受储备有限 [a]
- 药物选择不当（例如，类阿片作为镇静药）或使用镇静药组合 [a]
- 由于体型小和生理学不成熟，难以维持体内平衡 [a]
- 先天性疾病和合并症 [a]
- 儿童镇静的数量和复杂性不断增加 [a]
- 紧急情况下进行镇静
- 在没有标准化安全设备的情况下，在不同地点进行镇静
- 由不同工作人员进行镇静，包括麻醉医生、急诊室工作人员、心脏病学家、护士和病房管理员
- 镇静目标深度和镇静培训中的差异缺乏培训、质量保证、效果监测或药物交付设备的国家标准 [a]
- [a] 特别适用于儿科患者

a. 特别适用于儿科患者

外注射错误剂量（84 名），其次是意外使用错误的注射器（49 名）。57 名（21%）报告的用药差错为静脉推注药物误作输液使用。所有年资的麻醉医护都有过用药差错经历，年资高的麻醉人员较学生更易发生用药差错。在超过 80% 的案例中，患儿都使用过药物，其中一半以上的事件对患者造成了伤害，15 起（5%）事件需要生命支持。几乎所有案例（97%）都被判定为可能或确定可以预防的事件[41]。然而，2018 年对 13 项小儿麻醉药物错误研究的最新 Meta 分析报告得出结论，目前的数据仍然低估了儿童真实的用药差错发生率[42]。

二、转变模式的必要性

美国医学研究中心在 2000 年称，"医疗诊疗在保障基本安全方面落后于其他高风险行业 10 年或更长时间"，并呼吁转变患者诊疗模式[3]。作为回应，系统性的改善医疗安全在某些方面表现出了益处[43-47]。但安全方面的改善是不平衡的，在许多方面几乎没有改善。儿童镇静就是如此，可预防的不良事件仍时有发生[18, 48-53]。用药差错是儿科患者不良事件的主要原因。这些都会导致镇静过浅和镇静过深，从而导致气道并发症、心血管不稳定和复苏时间延长。多数时候可以通过吸氧和托下颌等方法常规处理这些并发症，使得这些并发症没有受到足够的重视[54]。但同时，这种快速、简便的处理也凸显了各系统、监测、培训和围术期沟通的重要性，这对于儿童的安全镇静至关重要。

改善儿童镇静的努力方向集中在表 38-2 中的许多问题上，通常使用替代指标作为安全性或风险的衡量标准。替代指标是与感兴趣的罕见结果相关但发生频率更高的指标。他们倾向于关注结构和过程，而不是结果，因此更容易衡量[55]。这种镇静安全性的标志包括记录禁食禁水时间、体重、过敏反应、知情同意、风险评估和正常的生命体征（包括镇静深度、工作人员在场情况、书面处方和出院标准[56]。

三、错误和违规

错误定义为"无意的"，它涉及使用有缺陷的决策或计划来实现目标，或未能按预期执行计划的行动，可解释为，错误是指试图做正确的事情[57]，但实际上做了错误的事情[58]。违规行为涉及"有意的，但不一定应受谴责的，偏离个人认可的规范，或者是在维护设备或系统的安全和持续运行的同时实现适当目标所必需或可取的做法"[31]。本质上的区别是，违规行为涉及选择因素，而错误则不涉及。因此，错误本身并不应被指责[57]。然而，违规行为往往容易导致错误，即使相关错误并非如此，违规行为也可能是应受指责的。违规行为的严重程度取决于环境和程度。

药物不良事件可定义为与药物使用相关的任何伤害。应包括与遗漏指定药物相关的任何伤害[59]。因此部分药物不良事件是可以预防的。一些可预防的药物不良事件仅由错误引起，但在其他情况下，违规也可能起到部分作用[18, 60]。

四、儿童用药错误的本质

用药错误可能是由于差错或疏忽造成的。差错包括错误的药物、无意中重复使用正确的药物、错误的剂量、错误的途径或错误的时间。出现差错时，可能会由于错误行为的意外影响而造成伤害（例如，使用右美托咪定而不是地塞米松治疗恶心）。发生遗漏时，可能会由于偏离预期效果而造成伤害（例如，不使用预防性抗生素后发生院内感染[61]，或者术中知晓[28]）。此外，未正确记录用药也可能被视为错误，因其对患者的后续治疗至关重要[60, 62]。针对这些已发现的错误类型，制订了"六项核查"：患者、剂量、药物、时间、用药途径和管理记录[60]。

大型儿科麻醉结果研究发现了与风险增加相关的因素，如年龄<1 岁[63]。针对该年龄组工作人员的培训和设施的改善，使死亡率下降[64, 65]。近期警示工具在误差测量中的作用得到了认可[66]。

涉及输液的药物错误通常是由于计算错误造成的。41 名麻醉医生中只有 6 名正确计算出了从标准小瓶中取出相应的量（ml），并加入 50ml 注射器中，以达到 1ml/h 对应于 1μg/(kg·min) 的输液速率所需的药物重量。错误的计算结果的药物浓度从低 50 倍到高 56 倍不等 [67]。因此，与输液相关的用药错误不出意外地在报告中占据重要地位 [41]。

儿童不良药物事件最常涉及阿片类物质、镇静药或催眠药 [41]。吗啡被认为是最常见的导致患者受到伤害需要紧急治疗和干预的阿片类物质，尽管报道的最严重事件是错误使用可待因或氢吗啡酮造成的 [68]。在重症监护室或加护病房中，开药或给药错误都时有发生 [32]。此外，镇静药和镇痛药引起的不良呼吸事件通常反映出药物选择不当，以及对药理学的理解和应用不足，尤其是在使用药物组合时 [69]。例如，芬太尼/氯胺酮组合的呼吸不良事件比单独使用氯胺酮更常见 [70]。

儿童通常需要的剂量比成年人小。由于药物包装剂量是适用于成人的，所以在儿童麻醉时通常需要稀释，这就容易导致剂量误差 [5, 71]，通常表现为 10 倍的过量剂量 [72]。这种类型的错误在静脉配药、纸张配药和微量泵 [73] 中常见，药物错误真实发生率可能高于报道 [25, 74] 的 0.2%～0.75%。

五、儿童中出现错误的其他原因

儿童生长、发育和体格是儿童用药剂量的关键决定因素。清除率是决定维持药物剂量的药代动力学参数，其在出生后的前几年里逐渐成熟 [75]。布比卡因在连续区域神经阻滞的婴儿中的毒性反应是由于对不成熟的清除率的错误理解 [76]。新生儿给予吗啡后癫痫发作是因其代谢产物吗啡 -3- 葡萄糖醛酸在不成熟的肾脏系统中很难清除的结果 [77, 78]。

清除率与体重呈非线性关系 [79]：当使用线性函数 [如 L/(kg·h)] 表示清除率时，在 1—2 岁年龄段的清除率最高，在整个儿童期逐渐下降，直到青春期后期达到成人水平 [80]。直接从成人剂量（mg/kg）换算的药物剂量通常是不够的。例如，儿童的丙泊酚输注速度 [81] 比成人高 [82]。对清除的错误认识导致英国感染艾滋病毒的儿童使用的抗逆转录病毒药物的剂量不足 [83]。

由于儿童静脉镇静的综合药代动力学 / 药效学（PK/PD）相关研究很少，尤其是多种药物的镇静，容易导致药物剂量不足或过量。当镇静药物合用时，药物间可能发生相互作用，但也可能与其他长期使用的治疗的药物有关。例如，用于控制癫痫发作的苯巴比妥可诱导产生 CYP3A4 这种负责清除氯胺酮的酶。因此，在接受长期苯巴比妥治疗的儿童中，由 CYP3A4 代谢的氯胺酮的镇静作用会降低 [84, 85]。

近期药物基因组学的作用及其剂量误差的作用受到了关注。可待因通过细胞色素 P_{450}、CYP2D6 代谢为吗啡。儿童具有的单核多态性导致代谢更快，血浆吗啡浓度更高，因此容易发生呼吸暂停，甚至死亡，特别是那些对慢性阻塞性气道疾病敏感的儿童 [86]。在给予可待因之前识别这些儿童可能会有助于减少不良事件的发生 [87]。儿童中禁用可待因有助于减少这些不良事件。除了药物基因学之外，还有许多其他的变量会导致与药物药理学相关的多变性，如药物相互作用、环境影响、器官功能障碍、昼夜节律、种族。儿童口服吗啡后，血药浓度差异很大 [88]。目前仍没有儿童吗啡血药浓度的模型，因此阿片类物质需滴定使用。这造成了临床上达到有效的镇痛血药浓度时也会造成呼吸抑制 [89]。

婴儿不能吞咽药片，但大多数市售药物都没有儿童口服制剂。当没有口服液体制剂时，通常会口服静脉制剂如咪达唑仑、心得安，由于缺乏其肝脏摄取率或可以改善口味的稀释剂等，这可能导致剂量错误 [90]。相反，成人口服制剂可能不适用于儿童。使用成人口服曲马多滴剂（100mg/ml）可导致儿童服用过量，因其父母不清楚单位是滴还是毫升 [91]。使用小儿制剂（10mg/ml）可减少这种错误 [92]。

在给幼儿和婴儿口服药物时，给药操作技术

尤为重要。部分药物容易残留在静脉给药装置或注射器的死腔中，造成没有达到预期治疗效果。或者可能意外额外输入死腔内的药物，造成药效过强，甚至危及生命[93]。静脉通路死腔中的肌肉松弛药可能会在出恢复室后输入体内并导致呼吸停止[94]。据报道，1 名体重 1.6kg 的早产儿因注射过量吗啡而导致呼吸暂停、心动过缓、低血压和张力减退，这是由注射器死腔中的额外药物引起的[95]。药物需经过必要的稀释，以维持足够低的渗透压（<600mOsmol/l）以防止发生静脉炎。喷他脒和更昔洛韦等药物所需的稀释液量增加了危重患儿心力衰竭的风险[96, 97]。

尽管药量通常以体重为基础（如 mg/kg），但儿童常缺少体重数据。一项对急诊室 100 名儿童的病例进行的调查显示，只有 2% 的儿童在开药前进行过称重[98]。29% 的医生、40% 的护士和 16% 的父母估算的体重与实际体重相差超过 15%[99]。估算体重方法的准确性也各不相同[100, 101]。儿童肥胖率的增加是剂量误差的另一个原因[102]。确定儿童剂量所需的矩阵大小仍然不确定，并且每种药物似乎不同[103]。神经肌肉阻滞药与净体重成比例，但丙泊酚与总体重更成比例并且异速增长[102, 104]。因此药量的计算充满了不确定性，并且容易出错。

受试者对剂量的反应有很大的变异性。对儿童尤其是婴儿的药效学研究较少。因此依赖剂量不足以可靠地判断效果，必须监测镇静。但这对幼儿来说是困难的，部分原因是缺少适用于该年龄的脑电图等客观评价指标。因此需要依赖于观察和镇静评分等观察评价指标。但对正在接受磁共振等放射学检查的儿童可能难于观察。对于存在脑部病变[105, 106]或行为障碍[107]或年幼儿童进行镇静评价则更加困难[108]。

许多因素都易造成幼儿用药错误（表 38-2），因此镇静评分等监测的重要性显而易见。还应重视治疗方案（如测量体重）和培训（如儿童和成人之间 PK/PD 药理学的差异）。最后，指南、技术和设备需要适合儿童，而不是简单地从成人应用改编而来。接受镇静治疗的儿童的威胁包括设备和环境因素、已知的患者风险、糟糕的团队表现、药物组合问题及严重的违规行为。需要系统的措施以提高安全性。医务人员、药剂师、管理人员、护理人员和其他相关人员需要共同参与以减少儿童药物剂量错误和其他各种形式的药物不良事件。需要在区域乃至国家层面制订更加合理和标准的规范。如世界卫生组织手术安全检查表等一些措施应在国际上进行推广[109, 110]。

六、作为分析单元的临床微系统

临床微系统是一组临床医生和工作人员，为了共同的临床目的，为患者群体提供诊疗的系统[111, 112]。了解儿童镇静的临床微系统的运作是确定如何改进的关键。该微系统的成员包括患者、临床医生、支持人员、信息技术、后勤、设备和护理流程，这些成员可以分布于机构内的各个位置，也可能分布在机构之外。某些角色，如注射镇静药的人，可能由不同的专业人员担任。这些人员的培训，以及他们所用的方法和标准可能有所不同。此外，不同地点的镇静导致了实施镇静的人员、使用的设备，以及可用的安全和备用设备的差异。在手术室等固定位置由固定的工作人员实施镇静时不存在这种差异。在手术室内，团队各角色通常有特定数量的人员组成，由指定的专业团队（如护士、麻醉医生和外科医生）担任。设备配置合理标准化，团队成员履行职责和相互交流的方式相对规范。

要了解一个临床微系统的运作，首先要确定组成微系统的人员和其他组成部分，然后描绘出每个组成部分与其他组成部分的功能关系。这样的图谱可以作为收集微系统运行信息的指南，并确定微系统的运行方式和实际运行方式之间的差距。优势和劣势都应该被识别出来。"积极偏差"的概念是在任何领域，少数面临风险的个人会遵循"不常见的、有益的做法"，因此会比他们的同行有更好的结果[113]。一旦被识别出来，这些积极的偏差优势就可以被正式化、更广泛地推广。最终目标是找到改善微系统各要素之间联系的方法，提高其性能，并促进更好的结果 [114-116]。

虽然临床微系统似乎是一个有用的分析单位，以提高小儿镇静期间的临床安全性，但也有必要考虑其组成部分的性质，即人类和技术，以及它们相互作用的方式。当今医疗保健中使用的技术的复杂性和人类错误的心理决定因素仍然是造成不良临床结果的重要和不被重视的因素。

七、人员与系统

传统上，医学安全在很大程度上取决于临床医生个人的能力和警惕性，以预防和避免危险的结果。这种安全方法被称为以人为中心的方法，因为所有安全责任都依赖于员工个人 [117-119]。一般情况下，在多数机构内以人为中心的方法都相当有效。即使在容易出错的情况下，熟练的员工通常也能表现得足够好，甚至非常好。即便在技术和组织方面存在缺陷的情况下，也能找到创造性的方法以维持正常运转 [120]。不应期待人们可以像机器一样，没有错误地执行重复的相同的任务。事实上，从意外事件或偏离常规的事件中恢复，是人类智能的强项之一（也是机器的弱点），也是在复杂事件中避免不利事件的关键特征 [121]。然而仅依靠个人避免不良结果是不够的，仅仅决定避免错误本身就注定要失败。在每次都需要完美表现、错误可能导致灾难性后果的工作环境中，以人为中心的方法无法长期保证安全。

以人为中心的方法的一个重要后果是，对事故发生原因的调查通常不会比直接参与事故的人员更深入。无论采取何种预防措施，所有的临床医生迟早都会出现错误，因为在统计学上人是不可避免会犯错的 [117, 122]。以人为中心的情况下，当临床医生不可避免地出现错误时，他们通常会被指责粗心，并被告知要尽力避免错误。通常情况下，很少或根本不努力来识别（容易）导致错误的系统特征，这使得在未来仍有可能发生同样的错误。心理学家 James Reason 称这些特点为"被动错误" [117] 或"潜在因素" [123]。在最终的以人为中心的反应中，通过解雇等办法淘汰、替换出现错误的人员以防止错误再次发生。所有医疗系统都包含许多必然发生的事故，医疗技术和治疗复杂性的不断增加意味着单靠意志和警惕性越来越不足以确保患者的安全 [124-127]。

八、规则和遵循规则：波音 MAX 飞机和泰国洞穴救援

我们区分了错误和违规行为，强调支持临床医生执行任务的工作系统的必要性，同时允许为患者提供医疗保健所需的灵活性。例如，治疗方案经常发生冲突或需要个体化调整。在这两种情况下，都需要违反技术规定才能继续进行诊疗，在医疗系统中保持这种一定程度的灵活性非常重要 [128]。随着信息技术和人工智能（artifcial intelligence，AI）引入医疗保健，规则、治疗方案和临床系统可能变得不那么灵活，从而导致系统迫使临床医生以某种方式行事，即使常识或专家意见明确表明这是不适当的 [19, 129]。在这种情况下，最好的结果是采取变通方法——由于系统设计不当，临床医生必须通过一系列间接步骤来实现其目标（然而这本身就浪费时间并且容易出错）。最糟糕的结果是发生了不理想的诊疗或患者受到伤害 [19, 130]。尽管目前对医疗保健中的人工智能系统大肆宣传和推广，但事实上，所有这些系统都是不顾及前后情况的规则——规则要么被编程到人工智能中，要么人工智能只学习了非常狭窄的领域，例如，通过扫描一个特定身体部位的数百万诊断图像 [131]。AI 不会理解其规则或决策造成的前后影响。最近发生的两架波音 737 MAX 飞机坠毁事件就是一个悲剧性的例子，其中一个自动安全系统超越了飞行员对飞机的控制，使飞机坠入地面，造成 346 名乘客和机组人员死亡 [132]。在重新设计期间，波音 737 MAX 飞机安装了更重、更省油的发动机。这改变了飞机的空气动力学，使飞机的机头在飞行过程中倾向于向上倾斜，从而增加了失速的风险。波音公司使用操纵特性增强系统（Manoeuvring Characteristics

Augmentation System，MCAS）的智能软件解决了这一问题，该系统是一种基于规则的安全系统，目的是为检测飞机向上抬头，并通过向下下压飞机机头来自动纠正，从而恢复正常飞行。在狮子航空公司和埃塞俄比亚航空公司的飞机坠毁事件中，由于飞机传感器的读数不正确，MCAS 在起飞后不久后被错误触发，导致高度下降。两次飞行的飞行员随后断开 MCAS，并试图手动将飞机恢复到正常高度。然而 MCAS 随后重新接通，飞行员发现自己与飞机安全系统处于一种拔河状态，这最终导致飞机进入俯冲状态，飞行员无法从中恢复，导致机上所有人员遇难[132]。这个例子表明，MCAS 中没有额外的核查措施，即其规则仅在当时的环境中是适用的。要求这些系统以类似人类的思考"意识到"目前的环境或可能造成的后果是不现实的，这超出了当前技术的范畴，而且在可预见的未来仍是如此。然而，目前可行的是 MCAS 中加入简单的检查，以在采取行动之前缓冲其基于规则的行为。例如，检查触发 MCAS 规则的传感器数据是否正确或与其他飞行数据不一致，或者飞机是否处于飞行高度或有接近地面的危险。归根结底，这样的系统应该总是能够被操作员更改或关闭[133]。在泰国鲁昂洞成功营救一支足球队的事件中，可以看到一个根据环境决策的对比范例，涉及在非常困难的情况下对儿童进行镇静。此类救援没有公认的规则，事实上同样面临巨大的技术挑战，以至于一开始甚至连专家都不清楚如何进行救援。即使制订了计划，预计也不会完全成功，洞穴中的一些男孩会在救援过程中死亡（框 38-1）。提供有效、安全和适当的医疗保健需要在遵循规则和专家意见之间取得微妙的平衡。标准化是安全的一个重要因素，但我们的医疗系统必须保持为个体患者量身定制护理所需的灵活性，因此必须支持和指导临床医生，而不是要求严格遵守规则。

九、了解不常见的不良事件

即使是一个安全的活动，只要重复的次数足够多，最终也会产生事故，这种现象被称为大数法则[142, 143]。一个简单的认识是，事故或故障的概率不可能绝对为零，这是研究高科技系统的核心思想之一，包括航空、核电和太空探索[127, 144, 145]。医疗保健是一个高度发达的技术系统，患者的数量和复杂性在逐年增加。

由此可见，考虑到基本的伤害风险不变甚至缓慢下降，因诊疗而受到伤害的患者数量在持续增多。因此，尽管从相对风险的角度来看，至少在高收入国家，现在的医疗保健几乎肯定比以往任何时候都更加安全，但它对患者造成的伤害却是创纪录的数量。然而，当许多人需要解释此类不良事件的发生时，相对风险估计或贝叶斯推理对许多人来说并不是直观的[146]。人类倾向于只关注分子，而不是分子与分母的比例[147-149]。关注不良结果的总数，而不考虑相关的无问题结果的数量。我们倾向于有一个固定的想法，即每年有多少次飞机失事或医疗事故是可以容忍的，而不考虑天空中的飞机总数或治疗的患者总数。目前对医疗安全的担忧表明，每年受到伤害的患者数量可能已经接近固定水平，超过这个水平，很多人就不再认为医疗是安全的（图 38-2）。大数据法则的另一个后果是，任何特定类型的不良事件都不会被任何特定的临床医生经常看到，或者根本不会被看到。因此，临床印象与不良事件的真实比率和重要性相比，可能会有很大的偏差[150]。这种偏差可以导致低估（如果从未遇到过不良事件，临床医生可能会认为这是因为他 / 她的能力比平均水平高）或高估（如果临床医生不幸地有过两三次不良事件的经历）不良事件。量化任何不常发生的不良事件的真实比率需要一个系统的方法。从统计学上估计对任何特定的低发生率现象进行合理估计所需的样本量是微不足道的：这样的研究往往需要从成千上万的患者身上收集数据，这可能是令人望而却步的。这些都是大数法则的后果，即不考虑分母和临床印象中存在的偏见。阻碍了处理罕见不良事件的有效算法的发展，并对循证医疗保健提出了重大挑战。为了确

框 38-1　手术室外镇静：泰国洞穴救援

2018 年 6 月 23 日，一支由 12 名 11—16 岁的男孩组成的足球队和 25 岁的教练进入泰国北部的鲁昂洞进行团建。据悉，该洞穴在季风季节容易发生洪水，而雨季在 1 周后"正式"开始。当孩子们在地下洞穴时，一场倾盆大雨迫使他们进一步后退到洞穴内以躲避上升的水，然后他们仍困在这条被淹没的洞穴通道内。

这些男孩的失踪引发了泰国当局的搜救行动，但很快就有一支由军事潜水员和民间洞穴潜水专家组成的国际团队参与。男孩们失踪 9 天后，英国洞穴潜水员 Richard Stanton 和 John Volanthen 发现了他们。它们在从入口到干燥洞穴约 2.6km 的位置，位于 6 个水淹段后，中间间隔着未被水淹的区域，水下总距离约 1.1km。最长的水淹段长 350m，最大水下深度为 4.5m[134]。当发现这些男孩时，他们营养不良，身体状况欠佳，但没有出现严重的健康问题。

人们的注意力立刻转向如何救出洞穴中的孩子们。人们试图找到靠近男孩所在位置的其他入口，但没有成功。也有部分成功的尝试，加速将水从洞穴内向下游排出。水流量的减少使潜水更加容易，但仍需要潜水通过水淹段。一些建议避免潜水的方案都被否决了。然而，很明显让未经训练的孩子们在能见度几乎为零的情况下潜水通过一个空间狭窄、曲折和有许多死路的洞穴将是一项极其危险的任务。

Stanton 首先提议让孩子们安静下来潜水。原因是受到了搜索初期一件事的影响，当时他们发现 4 名成年男性被困在第一个水淹段。孩子们失踪后，这些人很早就进入洞穴，但被上涨的水流困住了，在混乱中他们的失踪并没有人注意到。Stanton 和 Volanthen 带领这些人通过潜水穿过了一个较短的水淹段，但他们中的几个人刚开始出现了恐慌。当发现孩子们位于更深的洞穴时，Stanton 意识到他们面临的挑战要大得多，很可能害怕和恐慌，惊慌失措的孩子可能会溺水而死并危及潜水员的生命。

7 月 5 日，在孩子们进入洞穴第 12 天和被发现 3 天后，Stanton 联系了来自澳大利亚阿德莱德的洞穴潜水专家和麻醉医生 Richard Harris，讨论为孩子们的潜水提供镇静的可能性。Harris 最初强调的答复是，不应使用镇静药。这一立场反映了专家对试图管理水下无意识的潜水者的消极观点。事实上，一项已发表的国际共识指出，"任何这样做的尝试都可能导致溺水"[135]，并认为在大多数合理的情况下，这比直接将无意识的潜水员带到水面所带来的任何威胁（如减压病）都要大[135]。即使在使用专门为加强水下气道保护而设计的设备的情况下，同一指南也给出了同样保守的态度，指出如下内容。

显然，在某些情况下，气道可以得到充分的保护，以便在理想的条件下进行减压，如遇险者使用全面罩或通过适当的设计固定口鼻。任何试图这样做的决定将完全取决于具体情况，并重申在大多数情况下，风险最小的途径是将遇险者直接带到地面[135]。

全面罩覆盖了眼睛、嘴巴和鼻子，与普通的水肺设备不同，它不需要有意识的潜水员用嘴咬住水肺咬口。一般来说，它有助于防止水进入气道，同时允许无意识的潜水员通过压缩气体进行呼吸。但是，在泰国的救援中，没有数据或公布的轶事来证实这种观点。

Harris 到泰国与 Stanton 一起亲自评估情况。Harris 和来自西澳大利亚的兽医和洞穴潜水专家 Craig Challen 于 7 月 6 日抵达洞穴并探望了男孩们。他们对情况的评估与 Stanton 的评估一致：孩子们需要潜水出去，尽管有明显的风险，但最好给他们注射镇静药并尝试使用全面罩保护他们的呼吸道。然而，有一种极其令人不安的看法是，一些男孩在这样的救援中不会幸存下来，而且值得注意的是，Harris 和 Challen 都获得了外交豁免权，以便在法律上保护他们免受这种诉讼的影响。

在接下来的 48h 内，多条战线上的活动非常激烈。继续试图将洞内的水位保持在尽可能低的水平。在当地的一个游泳池里，利用学龄儿童对几种全面罩的适用性和实用性进行了评估。所选择的全面罩是具有"安全压力"功能的 Interspiro Divator 全面罩。制造商称，当连接到压缩气体接口时，在整个呼吸周期内，相对于周围的水压，它可以在面罩内保持一定程度的正压。这一说法后来在独立测试中得到验证[134]。这一功能旨在帮助在污染环境中用于潜水时防止面罩进水，但其性质 [在医学上有效的持续气道正压通气（continuous positive airway pressure，CPAP）] 被认为具有潜在的好处，不仅可以防止进水，还可以保持通畅的气道，优化无意识主体的功能残余能力。

此外，还正在进行一项行动，在水箱之间的干燥区域放置气瓶，为紧凑的救援过程做准备。在这个过程的早期（7 月 6 日，就在 Harris 和 Challen 到达之前），发生了泰国海军海豹突击队前队员 Saman Gunan 溺水身亡的悲剧，导致情况更加复杂。目前还不能确定这一事件的确切原因，但它使行动的危险性更大。

Harris 正在考虑一种没有公开的镇静、麻醉。将在一个没有监护设备的洞穴内进行镇静，而且在救援过程中可能需要再次注射药物。基于氯胺酮的特殊药代学和药效学特性，决定使用其作为主要的镇静药物。

首先，氯胺酮肌内注射是有效的，这种途径适合非医疗人员（救援潜水员）在恶劣的洞穴环境中多次给药。其次，肌内注射给药时，生物利用度 > 93%，约 5min 就可以达到血浆浓度峰值和药效[136]，静脉输注即时半衰期长[137-139]。再次，氯胺酮可以保留自主呼吸和气道保护性反射[140]，这是在无法进行呼吸支持和气道可能被水污染的情况下需要考虑的关键因素。最后，氯胺酮具有拟交感作用，可以维持空腹患者的血压，并通过血管收缩减少麻醉对热量的重新分配[141]。预计这将减少在 23℃ 的水中长时间浸泡期间的热损失。

救援工作进行了 3 天（7 月 8 日至 10 日）。每天选中被救援的男孩都禁食 6h。0.5mg 阿普唑仑用于抗焦虑，并减少与氯胺酮合用时可能出现的意识障碍或谵妄。他们穿上了潜水服，然后在水边与潜水员会合。Harris 医生在男孩大腿上注射氯胺酮 5mg/kg，在对侧注射阿托品 20mg/kg 以减少唾液分泌。正如预期的那样，最初的剂量使男孩在大约 5min 内进入无反应的分离状态，更准确地说是深度镇静或全身麻醉[134]。Harris 和 1 名英国洞穴潜水员随后将全面罩置于在男孩的脸上，在他的前面固定一个水肺瓶（80% 的氧气，20% 的氮气），并将双手固定在背后，双脚交拢。男孩以俯卧姿势向前翻入水中，然后恢复直立，重复 3 次，以确保面罩不漏气。通过定期将气体通过全面罩的水肺调节器呼入水中，确认维持呼吸。偶尔必要时通过使用水肺调节净化按钮短暂增加面罩中的压力来重新刺激呼吸[134]。

一旦男孩情况稳定，护送的英国洞穴潜水员将把男孩放在他的身下或旁边，然后开始在水下 350m 的范围内穿越第一个水淹段（图 38-1）。根据 Stanton 和 Volanthen 最初制订的洞穴救援方案，在能见度接近零的情况下进行潜水是非常困难的。在水淹段间的干燥区域进行转运须经过周密安排，支持团队在每个干燥区域，协助救援潜水员将男孩运送到下一个水淹段。如果男孩有有意识动作的征象，则会被再次麻醉，所有男孩都需要重复 3～5 次 2.5mg/kg 的肌内注射氯胺酮。为了简单起见，男孩的实际体重为 29～65kg，他们被分为小体重（约 40kg）注射 100mg 氯胺酮，或大体重（约 50kg）注射 125mg 氯胺酮[134]。Challen 在一个洞穴负责监督，但其中许多男孩此前从未使用过此药物。

据历史记载，这一大胆的非常规行动成功地将每个男孩和教练都安然无恙地送回了洞口。所有男孩不记得这次救援。这一成功可以归功于在其他地方详细讨论过的多种因素[134, 142]，但它在很大程度上说明了氯胺酮作为一种镇静药物的独特药效学及其广泛的治疗指数（图 38-1）。

626

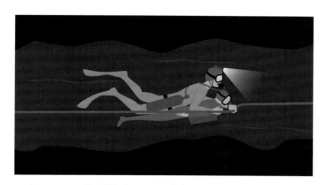

▲ 图 38-1 救援潜水员和无意识的潜水员在通过洞穴的水淹区时的示意

经 Simon Mitchell, MB ChB, PhD，编辑许可，转载自 van Waart 等 [134]

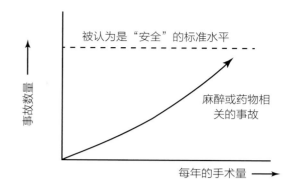

▲ 图 38-2 被认为是安全的东西一般被认为是任何特定技术的固定事故水平

转载自 Webster [151]，经 John Wiley and Sons 许可

保安全，所有技术都应该随着越来越广泛的使用而变得越来越安全。到目前为止，医疗技术的许多方面都未能实现这一点。

改善医疗安全的最有前途的方法之一是采用所谓的系统方法 [119, 125, 151-153]。这与以人为本的方法不同，它将安全措施的焦点从个人扩大到包括个人工作的"系统"，强调消除设备、程序、工作环境和组织的不安全因素。有很好的例子表明，对系统特定方面的改变显著提高了安全性，例如，在现代麻醉机中加入防缺氧装置，以防止缺氧事件 [154]。然而，已经抓住了许多通过工程创新进行简单改进的机会，而系统方法在医疗卫生领域进一步实施将越来越多地取决于对人类错误的本质、促使人类改变行为的因素，以及特定医疗卫生系统失败方式的深入理解。重要的是，这种更好的理解将需要通过重新设计医疗保健系统内的具体不安全功能来实现。

十、人类错误的本质

人为错误不是随机事件。它们在任何特定情况下的性质，甚至它们发生的频率，在很大程度上都可以通过对人类心理学的基本机制的理解来预测 [58, 117, 155-158]。虽然我们对我们在世界上的行动背景有普遍的了解，但与我们的自动化系统不同，我们的认知能力是有限且不完善的。我们在任何时候都只能吸收、储存和处理世界上一小部分的信息或刺激。我们经常在"自动驾驶"行动，而不自觉地意识到我们行动的许多细节，但仍然心不在焉。此外，我们的记忆是有选择性的、动态的。我们对某些事件的记忆要好于其他事件，其依据是这些事件对我们个人的意义，我们最近的类似经历，或者我们当时从事的任务。即使被记住，我们头脑中的信息也会随着时间的推移而改变，回忆可能是部分的和缓慢的。这些限制中的大多数，远不是缺点，实际上是人类数百万年的进化过程中磨炼出来的应对机制 [57, 159, 160]。同样，能够以自动的方式执行一系列的行为，而不自觉地意识到个人的构成每个动作的行动，使我们能够在同一时间执行一个以上的行动，并释放出有限的认知资源来监测环境中威胁生命或其他重要事件。例如，当我们全神贯注地阅读一本书时，我们仍然能够对周围的情况做出适当的反应，比如注意到房子着火了。我们认知能力的本质好处是，我们的反应很快，而且经常是创造性的，这通常在绝大多数时间里都很好 [133, 161]；缺点是，在某些情况下，我们可能会倾向于犯特定类型的错误 [117, 157]。

十一、错误类型

心理学家 James Reason 特别借鉴了 Jens Rasmussen 的研究成果，定义了一个被称为通用错误建模系统（generic error-modeling system,

GEMS）的理论框架，通过该框架可以对人类行为和错误进行分类 [117, 123, 162, 163]。在 GEMS 中，人类行为被视为由有意识或自动过程或这两种控制模式的混合体（图 38-3）。这种控制模式导致了人类行为的三种相对不同的形式。人类行为的三种形式也导致了三大类的人为错误。

（一）基于知识的错误（或审慎的错误）

在最高的意识水平上，有意识的控制模式是缓慢、容易出错，需要努力、并按顺序操作的（即一次处理一件事）[117, 123]。然而，它可以处理完全新颖和复杂的问题（见框 38-1），是人类知识的主要来源。学习一项新任务时需要增加的认知努力似乎直接反映在大脑的生理活动上。新奇的事物需要"全脑"有意识的反应，导致大脑活动大幅增加 [164]。相反，在熟悉的情况下，可以应用现有的技能或规则，大脑活动增加很少，但会使每次行为表现更流畅。通常情况下，只有当我们的现有规则储备已经耗尽时，我们才会诉诸有意识的控制模式。这并不是因为我们在思想上懒惰，而是因为在大多数情况下，使用意识控制

模式从第一原理进行推理，会花费太多时间。此外，有意识的控制模式的操作（或商议过程 [57]）可能是最容易出错的人类控制模式。此外，这个过程往往是基于一个不完整或不准确的"知识库"；其中一些知识可能存在于我们的头脑中，可以进行训练，但大部分知识是在世界中，包括在其他人的头脑中 [165]。因此，错误的决定往往反映了与现实微妙脱节的心理模型。这是"基于知识的错误"这一术语的来源，但事实上这一现象也会促进基于规则的错误。此外，人类的思想还会受到一些已知偏见的影响，包括确认偏见（得出结论，然后调整事实以适应它）、频率偏见（使用最先想到的信息）和相似性偏见（试图以同样的方式解决两个表面上相似但不同的问题）[57, 117]。人们试图消除或减轻这种偏见，最近的做法是通过一个称为认知去偏见的过程，它提出了一套旨在"重新校准"思想的教育和心理反思的举措，以改善临床工作 [166-168]。这些技术并非没有批评者 [169, 170]。然而，所有这些举措都始于对人类心理的更好理解。

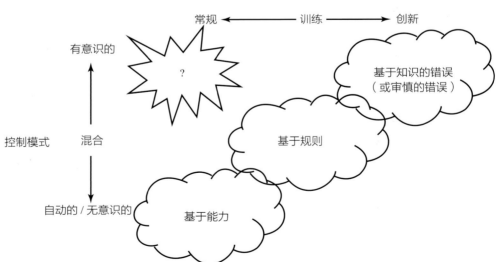

▲ 图 38-3　人类表现的三种模式（在云端），以及它们与控制模式的关系和它们被采用的情况
许多改善医疗安全的尝试只是要求临床医生更加关注他们的工作，但完全有意识地控制常规工作是一种在人性中不可持续的表现模式（人类表现中的这一想象区域由问号表示）我们必须从其他地方寻找更好、更有效的安全改进方法
经许可转载，改编自 Reason[117, 123]

（二）基于规则的错误

就执行行为所需的意识程度而言，基于规则的行为是下一个层次——使用中介或混合控制模式（图38-3）[117, 123]。以基于规则的方式行事，通常涉及有意识地识别一组熟悉的环境，并应用学到的规则。应用现有的规则要比推理快得多，也省力得多，医疗卫生领域的大多数决策都是以这种方式应用或规则调整。适当地，医疗保健领域的大部分教育都集中在获得一个非常大的规则库上。基于规则的错误通常涉及对一系列情况的误解，因此在错误的情况下应用了一个好的规则，或者应用了一个坏的或不适当的规则，而误认为是足够的。随着个人规则储备的增加，随着不断的教育和经验，他或她变得更加专业，能够在更多的情况下应用适当的规则。因此，专家很可能比新手[57]拥有更多、更可靠的规则资源，并更少地需要深思熟虑（积极地从第一原则中推理）。

（三）基于技能的错误

无意识的控制模式是快速（通常是反射式的）、有效的，但同样是死板的。它是一种控制系统，允许人类的"自动化"或基于技能的行为，包括一系列高度学习的、经常使用的程序或技能。基于技能的行为往往是经过良好学习的，一旦开始，通常会持续完成一连串的行为，例如，系鞋带或签名字。此外，专家对细微的线索和模式的识别往往是在无意识的水平上完成的，从而导致熟练和快速的表现，除非通过直觉，个人往往在事后很难解释，简单地说，"他们只是知道"[158]。

专家拥有大量基于技能的行为，这使他们比新手有更高的执行效率。基于技能的表现允许多任务处理，同时在任何形式的人类表现中需要最少的认知努力。新手往往会费力地完成一个专家几秒就能完成的任务，（专家）并能同时完成其他任务，这只是因为新手还没有获得在基于技能的水平上执行该任务的能力[117, 123]。

如果没有基于技能的行为，我们中很少有人能够完成哪怕是最简单的日常任务，然而具有讽刺意味的是，基于技能的专业知识也会使我们倾向于犯某些错误[171]。按照习惯的路线开车去上班，同时在头脑中计划早晨的活动，这种能力通常是有利的。然而，如果你的工作地点最近发生了变化，你有可能在到达熟悉的旧地址的一半时才意识到你走的方向完全错误。像这样的错误通常并不重要，因为在正常情况下，有时间来弥补它们——从错误中恢复是人类智能的最大优势之一[161, 172]。然而，在某些不能容忍错误的环境中（如医疗保健），典型的日常错误会导致灾难性后果，以至于没有时间预防后果。在紧急情况下，临床医生能在给患者用药的同时，给助手发出进一步的治疗指令，这种基于技能的行为的优势可能会决定生死。然而，如果药物的标签不全，并且在没有充分保障的环境下使用，这种情况也可能使临床医生用错药物。新手犯这种药物错误的可能性较小，因为他们不具备在无意识状态下进行许多操作的技能基础。然而，新手可能反应太慢，无法在生死攸关的紧急情况下提供有效的患者护理。

基于技能的错误有两种最常见的类型，一种是疏忽，即专家在不正确的情况下正确地执行了一项学习良好的技能（例如，注射了错误的药物）。另一种是失误，即由于环境或同时进行的任务的短暂中断（例如，忙碌的临床医生未能记录给药过程），专家错过了一项学习良好且正确执行的技能序列中的一个步骤[57, 171, 173]。这两种错误的发生是因为专家能够在很大程度上无意识地执行基于技能的行为。因此，与基于规则的行为不同，更多的专业知识并不能减少基于技能行为出错的机会。人们很少意识到，事实上，仅仅因为专家有更大的技能基础可以支配，他们就会比新手犯更多的错误和失误[117]。

（四）技术错误

Runciman和他的同事将医疗保健中常见的另一种基于技能的错误描述为技术错误[174]。技术性错误可能发生在采用了正确的规则，没有发生失误或疏忽，但由于所需的技术技能与应用的技术不匹配而没有达到预期的结果。例如，在放置硬膜外导管时，可能进针过深，导致硬膜外出血的并发症，或者根本没有进入硬膜外间隙，导致没有麻醉效果。造成这种技术错误的主要因素是患者和医生的差异性。在置入硬膜外导管的过程中，一些患者的解剖结构可能使置管工作比其他患者更难，而一些医生比其他医生更熟练。医生也有好坏之分。如果某位患者的困难超出了某位医生当天的技术水平，就可能发生硬膜外穿刺或置管失败。这是否错误，是一个规范的问题。如果硬膜外麻醉是一个合格的医生可以做到的，那么，可以说这是一个技术错误。然而，医学上的一些任务，包括一些硬膜外置管，对于绝大多数使用当代设备和技术的从业者来说，在技术上是不可能的。这些情况下将失败称为错误似乎是不合理的。判断错误不应主要看结果，而应看其发生的过程。许多麻醉医生在意识到他们进行了硬脑膜穿刺（在这个例子中）时，都会有这种感觉，他们不知何故只是弄错了，因为他们犯了技术错误。高尔夫就是一个很好的例子。现在，没有一个高尔夫球手会把不能从 150m 远的地方一杆进洞归类为技术性错误，但许多人容易将把球开入草丛的操作当作是技术性错误。

不应低估患者差异性的挑战。与许多可以实现大量标准化的高科技工作不同，医疗保健显然必须与个体存在的微妙的身体变化和异常的解剖结构相抗衡——这些差异往往在手术开始之前是未知的，也是不可预知的。这与人造设备（如飞机）的情况完全不同，可以知道飞机确切的结构和功能，而且这些细节也有记录。正如 Atul Gawande 所说，"一项对宾夕法尼亚州 41 000 名创伤患者的研究——仅仅是创伤患者——发现他们有 1224 种与伤害有关的诊断，有 32 261 种独特的组合，这就像有 32 261 种飞机降落一样"[175, 176]。此外，与飞机不同的是，这 32 261 个独特的创伤病例中没有一个附带说明书。

十二、劝诫和协议

尽管有这些复杂的因素，在医疗卫生事业中，通常很少提供关于错误心理或人类行为本质的培训或教育。旨在减少医疗差错的努力往往涉及在最坏的情况下要更加小心，或者在最好的情况下，要建立新的安全程序和协议[118, 177]。这两种减少错误的方法都侧重于临床医生个人，与以人为本的方法一致。这种观点认为，所有的错误都是由于遗忘、不注意、动力不足、粗心、疏忽和鲁莽造成的[178]。因此，多加注意或遵循冗长的安全协议有望阻止错误。仅仅告诫自己要更加小心，特别是在基于技能的表现方面，就相当于要求临床医生以有意识的控制模式履行所有职责。然而，完全有意识地控制日常行为是一种人类的表现模式，这种模式只能维持很短的时间，特别是当个人被要求拥有与他们被要求执行的任务相关的技能基础时。在图 38-3 中，人类表现的这个假想区用问号表示。

（一）疲劳的影响

身体和精神上的疲劳会随着睡眠的不足而增加，而疲劳的增加会增加前面提到的错误类型的发生[179, 180]。人类在一天 24h 内也会有正常的昼夜周期，在下午（从下午 2 点到 6 点）和清晨（从凌晨 2 点到 6 点）睡意会增加，这时的表现会受到影响[181, 182]。例如，人类表现的昼夜节律低点与一些臭名昭著的工业事故有关，如 1984 年的博帕尔化工厂事故，造成 3787 人死亡；1986 年的切尔诺贝利核反应堆事故，估计有 27 000 人死于癌症；1979 年的三里岛核反应堆事故（后面有更详细的讨论）[145]。

对疲劳影响的研究大多涉及测试任务，特别是精神运动警觉性任务，在没有干扰的安静房间里进行短时间的测试，这些条件与麻醉医生的工作几乎没有共同之处。此外，脑力劳动的增加和肾上腺素的作用可能会抵消疲劳的影响（至少是暂时的），因此，对于麻醉期间的错误风险是否一定会因适度的睡眠剥夺而增加，仍有一些疑问[179, 183, 184]。疲劳会影响手术效果的证据也不太明确[185]。在一项基于模拟的麻醉人员研究中，一些参与者会短暂地睡着[186]，在对注册麻醉医师的调查中，48.8%的受访者曾目睹同事在手术中睡着[187]——这些事件似乎很难辩护。医疗保健方面的其他研究表明，重大医疗错误、不良事件的风险增加与疲劳有关的注意力缺失[184, 188-190]。例如，根据5888h的直接观察，发现在传统的工作计划中，每月多次延长轮班（≥24h）的实习生比没有延长轮班的实习生多出20.8%的严重医疗错误和5.6倍的严重诊断错误[191]。与此相关的是，Dawson表明，16h或更长时间的轮班与绩效的降低有关，这相当于法律定义的酒精中毒的影响[192]。然而，人类疲劳的原因并不局限于工作场所，也不清楚所有建议的疲劳对策是否能有效改善患者护理。例如，减少住院医师的工作时间导致了更多的护理交接，而这些交接本身就是由于沟通失败而导致患者风险的原因[193, 194]。各国都试图减少临床医生的工作时间，但在许多国家，目前的工作时间仍然高于航空工业等其他安全关键行业[190, 195]。此外，限制住院医生的工作时间比限制资深医生不时被要求工作的时间更为普遍[196]。不过一般来说，对工作时间的合理限制是合理的。战略性打盹也可以有效地缓解疲劳[182, 195]，应提供相应的设施。

（二）人为因素和安全文化

近年来，人们对在麻醉中采用航空业的"安全文化"越来越感兴趣，麻醉医生作为患者的"飞行员"的比喻也变得众所周知[197-199]。美国的航空业在20世纪20年代开始采用系统的方法来提高安全，当时通过了第一批法律，要求对飞机进行检查，给飞行员颁发执照，并对事故进行适当调查。随后，引入第一批安全规则和导航辅助设备。1935年波音299型飞机坠毁，5名机组人员中的2人死亡，包括飞行员Ployer Hill，此后，引入第一份航空检查表[175, 200]。299型飞机是一种新的、比以前的机型更复杂的飞机，在更复杂的飞行准备过程中，Hill遗漏了一个关键步骤，他忘记了释放一个抓扣，这个抓扣在地面上锁定了飞机的控制杆。一旦到了空中，这个错误就使飞机失去了控制。坠机调查人员意识到，可能没有人比Hill更有资格驾驶这架飞机，尽管如此，致命的错误还是发生了。一些人最初认为，这种新飞机太过复杂，不可能在短时间内可靠地飞行。鉴于该事故的情况，调查人员得出结论，进一步的培训不是防止此类事件再次发生的有效对策。因此，检查清单的想法出现了：一个简单的提醒清单，列出了飞机离开地面前必须执行的关键步骤。有了这个检查表，299型飞机（以及后来的版本）多年来一直处于安全运行状态。

20世纪80年代初，继检查清单之后，一个被称为机组资源管理（crew resource management）的团队工作改进系统，主要关注非技术性技能，如驾驶舱内的交流，它遵循了航空领域的核对表[200, 201]。随后，又引入了更多的航空检查清单，应用于飞机操作的许多日常和紧急方面，现在是分层次的，比如在一次平稳的飞行中，只需要最上面的检查清单。然而，如果运行条件偏离了常规，检查单的层次结构就会形成一个决策树，通过这个决策树，附加的相关检查表将对每一组异常条件产生影响，例如，管理发动机故障[175, 202]。在现代飞机上，这样的检查表层次被整合到飞机的计算机系统中。通过这种方式，检查清单协调了驾驶舱内人员之间的行动，以及更广泛的飞机运行微观系统的成员，包括机舱内的成员、飞机交通管制人员及通过交通管制的其他飞机。然而，应该强调的是，检查清单不能代替培训和专业知识；它们只是一种辅助记忆的形式，使培训和专业知识更加有效。飞行员的持续培训本身就是一种安全改进的模式，医疗机构最近才开始采用，尤其是基于团队的模拟培训[203]。

今天的航空业，许多技术和非技术的飞行训练都是在复杂的沉浸式飞行模拟器中进行的。这种持续进行的与飞行有关的人类因素的培训的结果是航空业令人羡慕的安全记录。商业航空旅行是迄今为止最安全的远距离交通方式——每10

亿公里只有 0.05 人死亡，而汽车和摩托车每 10 亿公里分别有 3.1 和 108 人死亡[200]。值得注意的是，即使是后者的风险也比麻醉的风险低得多。如果假设麻醉死亡风险为 20 万分之一（我们认为这是一个乐观的估计）[204]，并将这一比率和公路运输的比率都转换为时间基础，就可以看出这一点。一般来说，人们死于道路事故的可能性要比在麻醉过程中死亡的可能性大得多，但这是由于这些风险的相对暴露，而不是风险率本身。

（三）仿真模拟与安全

20 世纪 60 年代，现代人体模拟装置被首次引入医疗领域，此后主要用于气道管理和生命支持等技术技能培训。在 20 世纪 80 年代，开发了包括此类人体模拟装置在内的更多沉浸式模拟环境，培训内容开始包括罕见事件中的危机管理和护理安全[205]。20 世纪 90 年代初，首次在麻醉领域提出成员资源管理，但令人意外的是对包括外科人员在内的整个临床团队的非技术技能培训是最近才有的创新[203, 206, 207]。模拟技术在医疗保健领域的普及较慢，这可能反映了人体模拟及其对医疗干预的各种反应所面临的巨大技术挑战。如今可以实现相当大的真实感[208-210]，但麻醉模拟的关键缺点在于需要人操作模拟装置。尽管一些生理学模型本身就令人印象深刻，但还有很长的路才能实现模拟健康患者对麻醉的干预做出自动反应，更不用说合并各种疾病的患者。这也反映了一个事实，即麻醉比航空要复杂得多。在航空中飞行员期望在标准化的、功能齐全的飞机上工作。虽然天气可能有变化，但有安全隐患时就会推迟飞行。对于许多急诊患者来说，风险是不可能完全避免的。此外虽然有新的证据表明，临床模拟器中的学习可以应用于现实，但要评估医学模拟的有效性上还有很多工作要做[209-211]。虽然多年来飞行模拟器已经具有足够的沉浸感和逼真度，完全在模拟器中训练的飞行员无须进一步训练就可以驾驶真实的飞机，但医学领域的模拟装置还需要很多年才能达到这种先进水平。基于虚拟现实的模拟开始作为一种新的、有前景的医学

培训工具[212, 213]。然而，在这种模拟过程中的物理反馈仍然存在技术难度，而且很少有研究评估与临床医生可用的其他培训方法比较成本效益。

（四）团队合作与沟通

现代医疗的另一个挑战是，不同专业的文化差异增加了不良团队合作和沟通障碍的风险[214-216]。医院工作人员使用的沟通方法几十年来几乎没有任何变化，不能跟上日益复杂的临床工作。一个临床团队通常是由来自不同学科、拥有不同技能和世界观的人员组成的，他们必须以某种方式合作，为具有独特表现的患者带来成功的结果。在手术室外的镇静时，这种情况可能更为明显。因此，对医疗卫生领域的观察研究表明，团队合作和沟通失效是普遍的，特别是当患者从一个医疗团队移交给另一个时，以及当患者同时接受多学科共同治疗时[214, 216, 217]。此外，在多学科治疗过程中发生的沟通往往是在孤立进行的，即在专业小组内而不是小组之间。专业孤立表现为不愿意挑战他人，缺乏对团队决策的参与，以及对共同目标的认同度低[214, 218]。这种沟通失效与患者安全受到影响、程序错误率增加、患者受到伤害、大量的额外费用和工作场所的不满有关[115, 219]。然而，团队流程是可以改善的。对 28 篇报告团队互动过程（如沟通、协调、领导力和非技术技能）的论文进行了系统回顾，结论是在 66 个团队过程变量与绩效变量的比较中，发现 40 个（61%）显著相关[220]。在报告团队过程干预的 11 项研究中，有 7 项（66%）在干预后显示出显著的改善。

Salas 等[221] 根据不同组织团队的经验证据，提出了一个团队合作的模型，对改善小儿镇静的团队合作有参考价值。它描述了有效团队工作的五个维度：团队导向、团队领导、相互之间的绩效监测、后备行为和适应性。这些维度由三个协调因素支撑：相互信任、闭环沟通和团队内共同的心理模式。

团队导向可能是最重要的因素。如果为儿童的各种手术提供镇静的人，以及与他们一起工作

的不同手术专家，甚至不把他们视为同为一个团队，那么相互信任和共同的心理模式就不可能发生。缺乏团队导向是进步的一大障碍，而将所有相关的从业人员聚集在一起，并达成一致意见，认为对接受镇静治疗的儿童患者的护理实际上需要组建一个明确的团队，共同规范和改善他们的设备和流程，这将具有很大的价值[222]。

在这种情况下，领导力很有趣。在临床环境中，领导将需要根据所讨论的问题和相关从业人员的培训和经验而动态变化。如果麻醉医生在场，他们将是处理危机时的领导，但关于手术本身的决定更可能由手术医生提出。为了确保做出最好的决定，需要有一个一致的方法，这需要抛开管理者的需求进行讨论和建立共识。这就提出了一个重要问题，即团队的整体领导。显然，在关注到其他许多重要的实践方面的同时，还需要定期召开团队成员会议，讨论方法，设定期望值，商讨所需设备，采纳指导意见。没有特别的理由让这样的领导成为麻醉医生、外科医生或任何其他团体的成员，因为领导的实际作用是协调和建立共识。

建立团队合作的一个有效方法是为整个团队提供沟通和其他非技术技能的培训[203]。如前所述，模拟是实现这一目标的有效工具。在每次临床治疗开始时，整个团队的简报会非常有助于规划一天，并确保在预期问题和处理问题的计划方面确实分享了心理模型。这样的会议不仅能提高安全性，还能大大改善一天的工作流程和效率。每次工作结束时的汇报也很有价值。汇报可以非常简短，应该集中在哪些方面做得好，以及团队所有成员应该如何改进。

如果手术结束后常规转入麻醉后复苏室、加护病房，甚至是病房，就应该注意交接过程的标准化。Leval 和他的小组在将患者从手术室带到重症监护室的过程中的安全性和效率研究方面取得了重要进展[223]。在儿童镇静方面也可能取得类似的结果。

可以通过采用流程工具来加强一些团队流程

的改进。世界卫生组织的安全手术检查表是专门为促进更好地沟通和加强团队合作而设计的。使用它的一些好处是在检查表项目没有特别针对的类别中发现的[44]。检查表的作者推测，这些额外的好处可能是由于执行检查表步骤本身所产生的更好的团队沟通的更全面的影响，包括团队成员的自我介绍[175]。这有两个好处。第一，在这种沟通中，人们直呼姓名，促进了定向的沟通。第二，激活了成员说话的积极性，可能会多次发言。这就增加了发现错误时，将它说出来的可能性。

（五）系统故障的性质

系统的复杂性和设计也是造成人为错误的一个重要因素。复杂性理论认为，一些系统的行为方式仅凭对系统各个组成部分的了解是无法解释的——也就是说，整体的行为不仅仅取决于对其各部分知识的了解[116, 224]。这种复杂系统的典型例子是生物体、股票市场和天气。社会技术系统在其日常功能中包含了人类操作者或工人的重要组成部分，因此与能够进行基本自动操作的纯技术系统有所区别[3, 157, 225, 226]。在这个意义上，特定的工作环境、临床微系统或大规模的技术系统都可以被理解为复杂的社会技术系统。尽管如此，卫生保健仍然是最后一个采用系统性安全方法的行业之一，这种方法已经在许多其他高科技领域证明是成功的[127, 144, 145, 227–229]。

十三、安全和不安全系统的特征

在 Charles Perrow 的"正常事故理论"中，"正常事故"是指在一个复杂的系统中，通过多个故障的意外相互作用而发生的事故。系统的复杂性既预示着同时发生的多种故障，又掩盖了这种单个故障可能以危险方式相互作用的许多潜在方式[127]。Perrow 还提出，任何系统的功能都可以沿着两个维度进行分类：互动和耦合。如果一个任务或过程在其完成的任何时候都有许多可供选择的子任务，或者如果它是由一组固定的步骤按严格的顺序进行的，就可以说它在各部分之间有复杂的互动。耦合程度描述了任务或过程中的一个动作与其结果的相关程度。如果一个结果在动作之后立即发生，那么这个系统就是紧密耦合的。因此，紧密耦合的系统会导致更多的事故，因为小的错误、疏忽或失误在被纠正之前就会变成严重的事故。一个松散耦合的系统对错误容忍度更高，有更多的机会及时纠正错误以避免严重后果 [230]。这两个维度构成了 Perrow 的交互 / 耦合空间，人类活动可以用它来分类 [127]。

例如，航空公司的行李处理是一种相对安全的组织活动，因为它既是松散的耦合，又有各部分之间的线性互动（图 38-4 左下）。也就是说，一个行李在交付给主人的过程中，要经过固定数量的独立步骤，在这个过程中有很多机会可以纠正错误。此外，失败的后果通常是令人烦恼和可纠正的，而不是灾难性的。相比之下，在交互 / 耦合空间的另一边，核电站是潜在的危险，因为它在部件或子系统之间既有复杂的交互作用又具有紧密耦合（图 38-4 右上）。核电站运行中的错误可能很快导致危险的后果。此外，复杂的相互作用使系统本质上更难控制，因为这种复杂性增加了未预料的系统相互作用可能导致系统自发地偏离预期的运行路径的机会。虽然人们普遍理解核电站是复杂和紧密耦合的，但人们不太了解医疗保健系统也属于交互 / 耦合空间中最危险的象限（图 38-4 右上），并具有类似的特征 [231, 232]。事实上，医疗保健可能比核电站更具有挑战性，因为它将紧密耦合的元素和松散耦合的元素结合起来，从简单到复杂，甚至是混乱或动态的变化。另一方面，对于核电站来说，真正大规模的灾难性后果的可能性更大。人类是复杂的生理和心理系统，因此出现在复杂性维度的最高端。由于身体的稳态和自我调节系统，正常清醒的患者位于耦合维度中线的松弛侧。然而，与完全清醒的人相比，正在接受麻醉或镇静的人是一个明显更紧密的耦合系统，需要密切监测和一系列技术来维护患者的安全。因此，镇静的患者会迁移到交互 / 耦合空间内的一个位置，明显地接近最潜在的危险顶角（图 38-4），一个比飞机更靠近核电站的区域。

系统故障的障碍

即使在紧密耦合的复杂系统中，也存在着阻止错误或故障导致灾难性后果的屏障，且大多数时候，这些屏障能成功发挥作用。诸如良好的设计、有效的安全装置、容忍限度和推荐的操作程序等因素都可以被看作是系统对事故或系统故障的防御措施。当以示意图表示时，这些防御措施形成了重叠的层次，保护系统不发生事故（图 38-5）。不可避免地，这些防御措施是不完善的。设计上的缺陷、供应上的意外、违反公认程序的潜在危险、对任何特定情况下的最佳方法缺乏共识、缺乏适当的维护、团队沟通不畅或简单的人为错误，都可以成为防御层上的漏洞。这些漏洞或潜在因素的大小取决于设计问题的严重程度或从业人员的风险承担行为。这些因素处于休眠状态，或者说是潜伏状态，因为它们存在于组织内部，通常不被发现，直到发生一系列事件，通过

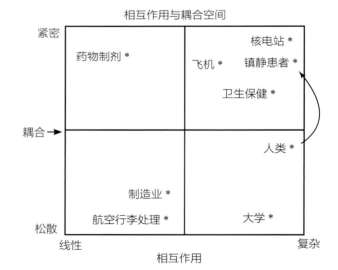

▲ 图 38-4 互动 / 耦合空间

经许可转载，改编自 Perrow[127]

人类活动和组织可以用它来分类，请注意，卫生保健属于最有潜在危险的右上角象限，在这个象限中，组织和活动都是紧密耦合的，并有复杂的相互作用。人类是一个复杂的（生理）系统，当他们成为镇静药患者时，他们会在人类空间内迁移

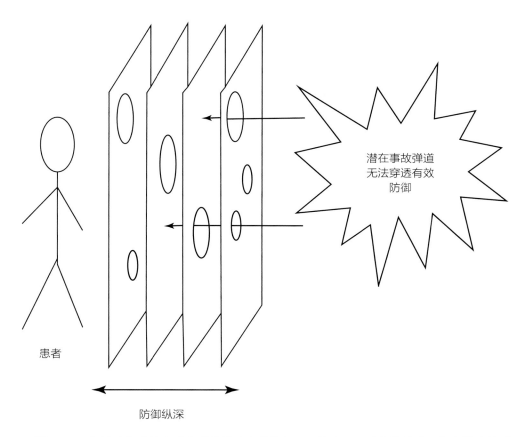

▲ 图 38-5　多层防御系统在防止系统故障中的作用。尽管有不可避免的缺陷，但多层次的系统防御措施有效地保护了患者
改编自 Reason 的"瑞士奶酪"模型[117]

它们对事故的相互作用才被发现。系统中某一层防御系统的缺陷通常会被另一层完整的屏障所弥补。然而，当一系列缺陷同时出现时，一个事故轨迹就会通过系统的所有防御层产生，系统故障或事故就会发生[117, 123]。较少的系统防御层会增加事故发生的机会，因为这意味着潜在因素更有可能重合。相反，增加防御层的数量会减少潜伏因素重合的机会，前提是假设每一层都是独立的。系统方法认识到，在所有情况下（包括系统中的人类），没有任何防御或安全机制是完美的。然而，如果有足够的防御层，即使存在不完善的地方，也可以实现良好的系统保护（图 38-5）。系统方法并没有消除人类操作者作为最后的系统防御而监测程序安全的需要，但它确实消除了这项任务的一些负担，促进了他或她有效监测和安全运作的能力。

在工业环境中，与预防卫生保健中的伤害和损害的努力相比，预防工业事故的系统方法有相对较长的历史。在 1959 年出版的《工业事故预防》一书的第 4 版中，Heinrich 指出，"工业事故预防已经成熟"，"安全始于安全的工具、安全的机器、安全的过程和安全的环境"[233]。然而，在卫生保健方面，有一种挥之不去的信念，即医生真正需要的是适当的决心和警惕——意识到情况并非如此，所以一直很缓慢[199, 229, 234]。没有人会宣称，在医疗保健中预防医源性伤害已经成熟。

由于事故比险情少，而且不是所有的事故都会造成伤害，这些事件的比例构成通常以金字塔的形式表示[152, 233]。Heinrich 用他的 300∶29∶1 的比例描述了工业环境中的金字塔，即每一个大的伤害，平均会有 29 个小的伤害和 300 个无伤害的事故[233]。尽管比例可能不同，而且因实例而异，类似的等级安排肯定存在于卫生保健行业中。例如，据估计，在医疗卫生领域，事故的发生率是事故的 3300 倍，只有大约 1% 的给药错误会对患者造成伤害[235, 236]。潜在的系统问题或缺陷可以加入到层次结构中，在乎失误之下的最低层，在金字塔中预示着其上面的事件[119]（图 38-6）。

金字塔的顶点代表系统的尖端，是任何组织中最明显的部分，因为它是事故和患者伤害发生的地方，通常是人类操作员或临床医生作为防止系统失效的最后屏障的地方。然而，金字塔最大的部分是其底部，它包含了设备、程序和组织的不安全方面。这些潜在的缺陷导致了绝大多数的事故，但在它们导致事故发生之前通常是不为人知的。通过采用旨在消除潜在系统缺陷的安全策略来解决金字塔底部的问题，可以获得最大和最持久的安全收益[155]。这种方法将在金字塔的顶端产生巨大的连锁反应，并且比告诫处于顶端的个人更加谨慎更有效和持久[126, 237]。

十四、穿越事件金字塔

（一）根源分析

根源分析（root cause analysis，RCA）是在其他可靠性高的组织中发展起来的一种形式化分析方法，它从事故或不良事件开始倒推，以确定事件的根本原因和诱发因素，从而消除或重新设计这些因素，防止事故在未来再次发生。RCA 可以在任何事故发生后进行，但许多组织的政策是在发生预先确定的一系列相关事件或所谓的预警事件后启动 RCA。联合委员会将警戒事件定义为医疗机构中任何导致患者死亡或严重身体或心理伤害的意外事件，与患者疾病的自然进程无关。对 139 个退伍军人事务中心进行的一项为期 3 年的研究支持了 RCA 方法在医疗保健中的有效性。这项研究表明，平均每年进行 4.8 次 RCA 的中心比每年完成少于 4.0 次 RCA 的中心术后并发症发

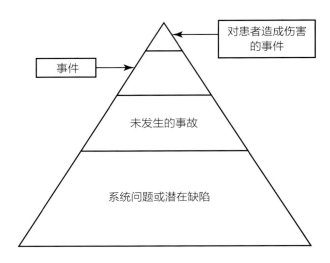

▲ 图 38-6　事件金字塔
金字塔的最大部分是由系统问题或潜在因素构成的。金字塔的顶点或"尖角"由伤害患者的事故组成，是最明显的部分，尤其是因为这里通常是操作者或临床医生作为主动故障发生的最终触发者的地方

生率低[238]。然而，作为一种来自工业环境的方法，根本原因分析可能无法充分处理医疗保健中固有的复杂性，例如，在某机构中治疗无效的根本原因不是单一的[239]。《伦敦协议》作为卫生保健领域的一种替代分析方法，更符合对复杂系统故障的理解[240]。我们认为，在现实中，各种分析警戒事件的方法在理论上或实践上没有什么区别。然而，在进行此类审查的彻底性方面存在很大的差异。我们认为，其有效性更多地取决于过程的后一个方面，包括机构对其投入多少资源，以及高级管理层对审查结果采取行动的意愿，而不是采用的精确方法。

RCA 和基于伦敦协议的审查的优点包括：这些方法是以系统为基础的，因此扩大了事故调查的范围，从事故现场的人扩大到人员工作的更广泛的系统，从而可以确定更可持续和有效的纠正行动。然而，尽管它们是有用的，在进行审查之前需要发生事故或警戒事件。从这个意义上说，这些审查工作是从事故的顶点到底部，这意味着在调查过程中可能只发现潜在的因果因素的一个子集。

（二）失效模式和影响分析

失效模式和影响分析（failure mode and effect

analysis，FMEA）在 20 世纪 50 年代首次用于军事系统[241, 242]。它是一种标准化的方法，首先确定一个组织中具有造成伤害风险的因素，然后对确定的因素进行优先排序，并对最危险的元素进行补救。这种方法的优点是，它是一种主动的和基于系统的方法，在安全关键系统中，它可以在事故或严重事件发生之前进行，从而有助于确保组织持续无事故的运行。虽然 FMEA 可以在患者受到伤害之前对医疗系统进行改进，但其缺点是该方法在时间和资源上的成本相对较高。然而，任何安全举措的成本都需要与患者在医疗过程中继续受到伤害和死亡的非常大的人力和财力成本进行权衡[122]。由于 FMEA 从组织中容易发生事故的因素（通常称为事故前兆）开始，这种方法可以被视为从事故金字塔的底部到顶部发挥作用。最近在一家拥有 213 张床位的大学医院的儿科进行的 FMEA 发现，药品管理过程中没有一个步骤是没有潜在的失效模式的。在所有的儿科部门中，发现风险最高的故障模式是药物剂量的计算，尤其是输液管理[241]。

（三）核电行业安全发展的经验教训

与医疗行业相比，美国核电行业在安全方面花费了更多的时间和资金，包括及早利用事故报告、模拟培训和系统重新设计[145, 243-245]。此外，考虑到镇静的患者和核电站在 Perrow 描述的互动/耦合空间的距离很近（图 38-4），考虑核工业在面对美国历史上研究最多的重大核电站事故时的安全反应是很有启发的。

（四）三里岛核电站事故

与医疗卫生领域一样，核电站构成了一个复杂的社会技术工作环境，在这个环境中，人们日常的错误或轻微的系统故障会导致一连串的事件，最终导致灾难性或严重事故。上文讨论的 Charles Perrow 颇具影响力的"正常事故理论"已被广泛用于分析医疗卫生方面的事故，它起源于对 1979 年三里岛二号（TMI-2）核电站事故的分析。事故发生在 3 月 28 日凌晨 4 点多的例行维护期间，对正常条件的轻微偏离引发了一系列事件，导致一个先导式溢流阀（pilot-operated relief valve，PORV）发生故障。在事故发生的大约 2min 后，PORV 未能关闭。这导致了在接下来的 3h 内，反应堆堆芯失去了急需的冷却剂[127, 144, 145]。操作员们忙着了解和控制快速发展的危机，但没有意识到 PORV 仍然是开放的，这一信息被淹没在混乱的警报信号中。一系列特殊的故障导致反应堆的行为超出了操作人员以往的经验和反应堆的标准操作程序。尽管对反应堆的状态感到困惑，操作人员在这种情况下遵循了他们认为是标准的程序。然而，由于 PORV 仍然开着，这些行动实际上加剧了危机，反应堆芯开始融化。大约 2h 后，反应堆操作员 Brian Mehler 以"新的视角"进入了房间，他根据第一原则推理，关闭了 PORV 的手动阀门。这重新获得了对反应堆的控制，但那时它已被损坏得无法修复。随后的分析表明，该反应堆可能还有不到半小时就会完全熔化，这可能导致反应堆容器破裂，并可能大面积释放放射性物质[127]。

疲劳似乎损害了操作员诊断反应堆正确状态并采取适当和及时行动的能力。他们在解释工厂的仪器时也更有可能出现确认偏差：尽管一些控制面板显示是相反的，但这组专家认为 PORV 是关闭的。因此，他们继续采取与他们现有的错误诊断一致的行动，这些行动实际上使事情变得更糟。当 Mehler 以"新的视角"进入房间时，他不太可能受到确认偏见的影响，因为他在事故发生的过程中并不在场，也没有对反应堆进行一成不变的诊断。

从临床灾难的报告中，我们知道，临床医生也会像 TMI-2 的操作者一样，存在同样的确认偏差，他们对临床危机的专业理解往往是不完整的。结果是，新的视角有利于解决临床危机[57, 232, 246]。此外，在临床治疗过程中，规则也可能会失效，临床医生可能无法吸收快速演变的复杂情况的重要信息，尽管其表现形式明显[247]。不常见的事件、团队缺乏有效沟通，以及来自患者的矛盾或不完整监护信息会大大增加患者发生不良事件的风险。例如，尽管在手术室已使用多年，但在其他地方对患者进行镇静时往往不使用 CO_2 描记图仪。这可能会延迟发现低通气和低氧饱和度，甚至用脉搏血氧仪监测患者时也是如此。在这种情况下，常规补充氧可能会掩盖不断下降的氧饱和度水平，直到它们急剧下降。这是一种危险的情况，可能需要数分钟才能发现[2, 248]。因此，使用镇静药的临床医生可能没有意识到患者的状态，也没有机会在后遗症发生之前采取行动纠正血氧饱和度下降，结果是一旦发现，必须采取更积极的纠正措施。

（五）用状态空间法处理复杂系统的故障

状态空间方法是一种允许系统故障和事件报告的价值被可视化的方法[232]。在任何复杂的系统中，所有可能的系统状态集都是非常大的，比已知状态的子集大得多（图 38-7）。期望状态（例如，患者被安全地注射镇静药）是已知系统状态集合中的一个子集。一些已知的状态会导致灾难性后果——只有这个相对较小的状态子集或"可信的事故"可以通过使用安全系统和程序来专门防范（图 38-7 中的阴影区域）。然而，一个可能更大的未知系统状态的子集也会导致到灾难性后果——这些途径更难防范，因为其涉及的因果机制是未知的，这代表了系统安全的一个盲点。

例如，将状态空间方法应用于 TMI-2 事故，我们可以看到，尽管夜班人员知道反应堆不正常，但他们认为其状态仍在已知状态的范围内，也就是说，他们认为反应堆的状态已经从图 38-7 中的 A 迁移到了 B。因此，他们试图回到所需的状态时利用了标准程序。事实上，反应器的状态已经一直迁移到了 C 点，并可能在 30min 内达到 D 状态（熔毁）。在任何复杂的系统中，从 A 或 B 迁移到 D 在设计上是很困难的（例如，因为有一个细心的医疗团队和在镇静期间使用有效的监测，或由于核电站的安全子系统）。然而，从 C 到 D 的迁移是通过绕过已知安全系统的系统安全盲点进行的。将系统从未知状态集合中的任何位置移回所需状态至少需要某种程度的基于知识的

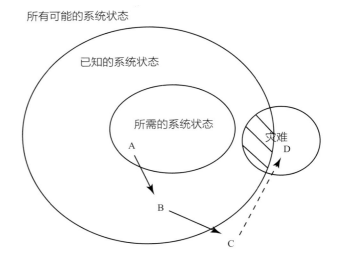

所有可能的系统状态

▲ 图 38-7　一个通用复杂系统中的事故状态空间图
已知的系统状态是所有可能的系统状态大集合的一个子集。一些已知的状态会导致灾难，只有这些状态可以用安全系统和程序来专门防范（阴影区域）。然而，一个可能更大的未知系统状态集也会导致灾难，但由于涉及到的因果机制是未知的，所以这些状态不能被特别防范
转载自 Webster[232]，经 John Wiley and Sons 许可

或深思熟虑的推理，因为不可能有处理未知状态的特定细则。当一个人疲惫不堪或面临危机压力时，从第一原则出发思考是特别困难的。

（六）事故报告的作用

状态空间方法也显示了事件报告的价值。事故报告以未知状态为代价增加了已知的系统状态集，从而扩大了已知状态圈（如图 38-8 中的新实线）。这就可以为以前意想不到的系统行为制订更好、更全面的程序——因此，将不太需要费力的、容易出错的基于知识的或深思熟虑的推理。表 38-3 列出了针对 TMI-2 事故采取的安全举措，所有这些举措都增加了已知状态集。值得注意的是，这些措施远远超出了医疗机构在灾难发生时采取的常规措施。尽管医疗机构中因可预见的不良事件而死亡的患者数量大大超过了因任何种类的核事故而死亡的人数[245]。卫生保健领域的安全响应差，几乎可以肯定以人为本分析故障的方法系统化较低。尽管卫生保健领域的灾难同样悲惨，但每次都只有一个患者死亡，因此影响较小。

表 38-3　美国核工业对 1979 年三里岛事故的安全整改

- 对标准程序进行广泛的修订，同时考虑到新的已知故障模式，如开放式 PORV 事件
- 为 TMI-1 人员扩大培训计划，其中大部分是在一个价值 1800 万美元的工厂控制室全尺寸模拟器中进行的 [a]
- 建立一个更积极的事故报告计划，降低事故报告的门槛，其中大部分将是事故的前兆
- 对 TMI-1 反应堆进行 100 多项安全改造，耗资 9500 万美元 [a]
- 为未来建设开发更安全的反应堆设计

[a]. 美元数额未按通货膨胀调整

（七）基于事件的康复路径的价值

图 38-8 显示了一个通用复杂系统中成功恢复路径的执行情况。事故报告使已知状态的集合得到了扩展。从 A 到 C 的事故路径与图 38-7 中的路径相同，但是现在，C 点被包括在已知状态的集合中，对于这些状态，已经开发了一个标准的、基于规则的程序。新程序的及时实施允许执行恢复路径（从 C 到 A），以便在灾难或伤害发生之前将系统恢复到理想状态。恢复路径在复杂的社会技术系统中是非常重要的，比如医疗卫生系统。Cooper 在其具有里程碑意义的论文中发现，在超过 1089 个报告的麻醉期间的关键事件中，93% 可以在不伤害患者的情况下恢复，这强调了手术室中有效使用恢复路径的重要性 [246]。相比之下，在更偏远的地方进行的麻醉和镇静，如急诊科和非医院内的患者结果较差，这表明在这些地方没有同等程度的设施或熟练人员。

（八）手术室外案件的结案理赔

美国麻醉医师协会收集的已结案的索赔案例是对患者造成了不良结果，从而对相关临床医生或组织提起诉讼的事件。这些数据提供了对发生不良事件金字塔尖端事件的洞察（图 38-6）[249]。表 38-4 显示了数据库中 10 年内与在手术室外使用磁共振成像或镇静有关的所有案例。虽然这些数据不太可能代表小儿镇静期间造成的伤害的深

度和广度，或与之相关的系统问题，但值得注意的是，表 38-4 中的 6 个案例中有 5 个涉及通气问题，或后遗症，都是灾难性事件。这些报告中也存在许多已知的儿童镇静的危险因素，包括年龄小、先天性疾病、合并症和超说明书用药。表 38-4 中的病例 6 涉及一个严重躁动的患者，他产生了大量的分泌物，但没有及时吸引清除。这反映了镇静团队中责任界定不清，缺乏有效的沟通。案例 3 表明氧饱和度监测不佳，最后一次 SpO_2 读数是在心动过缓发生前数分钟进行的。这些报告表明，在手术开始前对风险进行更好的评估可以防止镇静患者受到伤害。此外，更好的全程监测可以及早发现潜在的问题，并在患者受到伤害之前快速应用恢复途径 [252, 253]（图 38-8）。

（九）程序化镇静最佳实践指南的价值

上述基于已结案的索赔案例的观察得到了一些经验性结论的支持。对 118 名与儿童镇静相关的应申报药品不良事件的分析得出结论，患者的

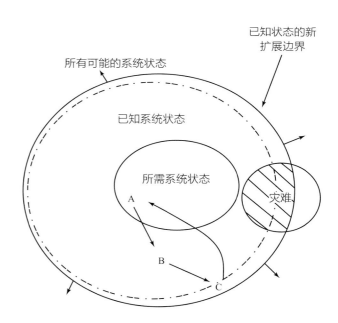

▲ 图 38-8　在一个通用的复杂系统中成功实施恢复路径（C 到 A）的状态空间

事故报告使得已知的系统状态的数量增加。这使得更好的程序被开发出来，从而防止了更多的已知灾难状态——这反映在增加的阴影部分（与图 38-7 比较）

转载自 Webster[232]，经 John Wiley and Sons 许可

表 38-4 从 1995 年起的 10 年中涉及 MRI 或手术室外镇静的已结案索赔案件

病例	年龄	ASA 分级	检查	麻醉管理	麻醉的合理性	影响因素	后果	赔偿（美元）[a]	伤害的严重程度[b]
1	21 月龄	II	上消化道内镜	SpO₂、血压、心电图、鼻导管吸氧，60~80mg 丙泊酚镇静	较合理	免疫球蛋白缺乏、先天性心脏病、移除监护后发绀、呼叫紧急代码、气管插管移位	氧合低/通气不足	$275 620 麻醉医生	9
2	19 月龄	III~V	MRI	丙泊酚全凭静脉麻醉镇静	合理	法洛四联症/肺动脉闭锁、严重的合并症、MRI 前多次心导管后癫痫发作、超说明书使用丙泊酚、呼吸道梗阻、多器官衰竭	氧合低/通气不足	$3 119 480	9
3	8 岁	II	食管胃肠镜	SpO₂、芬太尼、咪达唑仑、丙泊酚镇静	不能判断	脆性 X 染色体综合征、智力低下、可能未发现的呼吸停止、在心动过缓前几分钟进行了最后一次 SpO₂ 读数、对格隆溴铵/阿托品无反应	心搏骤停	$7 798 710（$1 250 000 麻醉团队）	8
4	13 月龄	III	MRI	氧化亚氮、七氟烷和丙泊酚的全身麻醉	较合理	镰状细胞贫血病史、喉痉挛、血氧导致心搏骤停、插管延误	气道阻塞	$328 170	9
5	9 月龄	II~III	MRI	全身麻醉	合理	早产 6 周、癫痫病发作、成后出现呼吸困难、吸入性肺炎可能	患者状况不佳	$18 619	4
6	6 月龄	III	MRI	丙泊酚镇静	较合理	心脏杂音、因脑膜炎造成癫痫发作、患者情绪激动和大量分泌物、MRI 技术员吸引延迟	呼吸系统事件	$18 633	4

a. 付款金额以 2012 年通货膨胀调整后的美元计算

b. 严重伤害：9= 患者死亡；8= 严重永久性损伤（严重脑损伤、四肢瘫痪、终身护理或致命预后）；4= 严重暂时性损伤（脑损伤、神经损伤、无法工作、住院时间延长）

不良后果不是由患者的特征决定的，而是因为没有对患者进行及时抢救，从而使其发生不良事件 [250]。Hoffman 及其同事对儿科程序化镇静最佳实践指南的价值进行了研究，得出了类似的结论 [252]。作者以美国儿科学会（American Academy of Pediatrics，AAP）和美国麻醉医师协会（American Society of Anesthesiologists，ASA）的指南为蓝本，为非麻醉医生制订了一个程序化镇静方案，包括监测标准、指导性的镇静前风险评估、禁食指南、镇静评分系统、基于时间的镇静状态记录、监测复苏直至清醒，以及评估出院时的适应性。前瞻性地收集了 960 名患者的 3 个月的数据，得出的总并发症发生率为 4.2%。进行镇静前的风险评估使并发症发生率总体降低了 50%（P=0.041），这种降低在接受目标深度镇静的患者中最为明显，并发症发生率降低了 90%（P＜0.018）。

（十）儿童镇静安全的前景

任何机构现在都应该做一些实际的事情来提高儿童镇静的安全性 [222, 254]（表 38-5）。识别可改善临床镇静微系统安全的其他机会可能涉及对其他医疗领域的成功安全举措的调整。

也许令人惊讶的是，自航空业使用核查表以来，70 多年后核查表才在医疗领域得到普及 [175]。核查表的价值在于确保容易出错或经常被遗忘的临床程序中的关键步骤得到执行，医疗过程得到了许多显著改善。Pronovost 及其同事在一项对密歇根州中心静脉导管使用总天数为 375 757 天的患者群体的研究表明，使用中心静脉导管有关的

血液感染减少了 66%，这样的减少可以挽救大约 2000 条生命，每年可避免 2 亿美元的感染后治疗费用 [255]。Haynes 和同事在一项国际研究中发现，使用 WHO 手术安全检查表，3733 名接受各种手术的患者术后并发症减少 36% [44, 256]。

这样的核查表是一种认知安全网，确保在临床医疗过程中避免错误或遗漏 [19]。世卫组织检查表的采用情况参差不齐。在儿童镇静过程中，常规使用该核查表是目前最有效的、低成本的提高患者安全性的措施之一。除了提供检查外，镇静前风险评估（如 Hoffman 对程序的研究）本质上是一份核查表，以确保在用药前不会忽视风险，而且这种检查表技术似乎可以在儿童镇静中更广泛地应用 [252]。他们的实施也可能涉及系统的重新设计。例如，Pronovost 的研究发现，确保遵守中心静脉导管置管核查表的最好方法是有一个专用的手推车，上面备用所有需要的材料 [255]。同样，设备和药物的标准化，以及这些设备和药物的摆放方式的标准化将提高儿科患者镇静期间的安全性。

在我们自己研究小组的安全倡议中，采用了更广泛的系统重新设计，采取了一种多模式的方法来减少麻醉期间的用药错误。这种方法涉及颜色编码、条形码、改进的布局、语音提示和预填充注射器。与传统方法相比，在对 74 478 名麻醉患者进行的事件监测研究中，用重新设计的系统使用药错误减少了 35%，在对 1075 名病例进行的观察研究中，用药记录和用药错误减少

表 38-5　改善儿童手术镇静安全的一些实用建议

- 团队合作：创建确定的团队并就治疗方法达成共识
- 标准化：使每个机构内使用的设备和药物标准化
- 指南：采用现有的程序化镇静的最佳实践指南，并在有差别的地方制订针对机构内的指南
- 培训：为整个团队开设定期的模拟培训课程，重点在沟通等非技术性能力
- 核查表：有效使用世界卫生组织的手术安全核查表
- 药物治疗：采用 APSF 药物管理新模式 [142]
- 简报和汇报：每次会议开始时，都要进行团队简报，以分享当天的计划和照护患者的设想。在每次会议结束时，进行简短的汇报，以确定哪些方面做得很好，哪些方面可以改进

了 21%[45, 47]。其他可能与儿童镇静相关的安全研究领域包括计算机化供方（或医生）的命令输入（CPOE）系统和患者交接过程。CPOE 系统涉及两个主要的安全策略：强制功能，通常涉及从预定的电子清单中选择患者将接受的药物，从而消除输入错误；以及对已知禁忌证的自动提醒，如过敏和药物相互作用。在各种研究中，包括在儿科患者群体中，使用这类系统已使药物处方错误减少了约 50% 或更多[257-259]。正在或已经接受镇静治疗的儿童的交接工作可能是发生错误或信息丢失的关键点，因为在这里，实施镇静治疗的临床团队与其他地方的更广泛的临床微系统的其他部分相连接[193]。临床微系统图在这里可能特别有用，可以确定交接是否按计划进行，以及出现问题的点[111]。一家儿童医院的一项研究确定了患者进出手术室和 MRI 的四个交接点，并为每个交接制订了正式的交接清单[260]。在此后的 12 个月里，手术室和 MRI 通道都没有发生过错误，每次检查表的执行时间都不超过 10s。在教学和评估沟通技能、确定镇静指南和安全程序的合规性及评估新方法的潜在效用方面，模拟的使用也可能会发挥越来越重要的作用[261, 262]。

（十一）安全监测和改进的新方法

虽然事故报告广泛应用于麻醉领域，但事件报告的门槛至少比核电行业高一个等级[232, 243]。高的报告门槛意味着在麻醉领域报告的事故和事件往往来自事故金字塔的顶端，因此对于如何在更广泛的系统中消除错误的易感因素的信息较少。这种报告阈值的差异是医疗保健行业从非常安全到超安全行业过渡的障碍之一[263]。它还表明，在医疗系统绩效数据的数量和质量方面存在相当大的改进空间——在儿童镇静等高风险领域，这种缺陷尤其值得关注[19, 264]。改善医疗安全的另一个障碍是关于危险及其补救措施的信息共享相对较少。相比之下，飞机或核电站中任何已确定的关键系统故障在这些行业中都是共享的，因此故障可以迅速消除，或者飞行员和操作人员可以统一采用处理故障的程序[145]。

最近，允许降低报告门槛的系统已被引入麻醉领域。2010 年 10 月，澳大利亚和新西兰推出了一个基于网络的系统，允许报告事故和事故前兆[265]。2011 年，麻醉质量协会在美国推出了一个类似的网络系统[266]。世界静脉麻醉协会（World Society for Intravenous Anesthesia，World SIVA）和国际镇静工作组开发了一个基于网络的不良事件报告工具，专门用于程序化镇静，目前也可以报告镇静相关的不良事件和事故先兆[267]（见第 36 章，表 36-2）。重要的是，世界 SIVA 工具是以一套标准化的定义为基础的，这套定义是作为一个共识文件的一部分而制订的，它借鉴了美国医学会、世界卫生大会、欧洲药品管理局和美国食品药品管理局的定义[268, 269]。这种报告工具与其他高科技行业的报告系统有类似的好处，可以在国际上收集可比的数据，从而为政策、临床指南和安全倡议提供信息。一旦这些系统识别了危险，就可以向所有参与者发出警告。因此，这些系统可以潜在地解决医疗卫生领域事故报告的两个历史问题，即信息报告不足和缺乏信息共享。

事故报告提供了对许多风险的洞察力，随着时间的推移，模式的变化可以提供进展的证据[45, 46]。然而，当对已知风险的有效补救措施被开发出来后，还有其他更有力的方法来量化使用该方法所实现的安全水平的变化。例如，健康改善研究所（Institute For Health Improvement）提出了所谓的打包护理策略[270]。"一个包"是三到五个相对独立的护理干预措施的集合，具有很强的临床一致性（内容可能包括检查清单），并在特定的患者群体中使用。打包护理的合规性是以"全或无"的方式来衡量的，并使用综合过程和结果指标定期报告。使用综合指标监测安全水平的目的是为了保持对改善结果这一目标的关注，同时跟踪实现结果的关键过程。这种方法减少了博弈的可能性。因此，对使用捆绑式护理实现的安全水平的数据收集成为临床实践的一个组成部分。护理捆绑已经显示出好处的领域包括中心静脉管的使用、手部卫生和呼吸机相关肺炎的预防[271-273]，但在特定的患者群体或地点，可以采用类似的有效策略来改善和维持小儿镇静的安全性。

最近在医疗安全和质量方面的许多发展，包括上述的发展，已促进采取更积极的方法，而不是在出错时只依靠反应性的方法。例如，降低事故报告的门槛，定期收集过程和结果测量的打包护理，更多地使用模拟培训来发展非技术操作和团队合作技能，以及简报和汇报策略。向更积极主动的安全和质量方法的转变与现代安全理论相一致，该理论定义了两大类安全方法——即安全–Ⅰ和安全–Ⅱ[121]。安全–Ⅰ定义为包括任何旨在消除特定的已知问题领域的方法[121]。虽然安全–Ⅰ方法可能是非常有效的，但它们通常是反应性的，仅限于解决那些已报告的不良事件。相反，安全–Ⅱ方法的目的是从成功的案例中学习，从而使活动在未来进行得更好——因此，重点是提高每天大部分案例的质量和安全性，这些案例的护理最终都是成功的结果。安全–Ⅱ通常使用从未发生不良事件的常规病例中提取的数据，这些数据可能构成许多不同的潜在措施，但通常包括程序或质量措施，如操作持续时间或住院时间。安全–Ⅱ认识到，在诸如医疗保健等复杂的活动中，其步骤和过程必须动态调整，以满足操作和患者本身固有的正常变化，这种调整对事情的顺利进行至关重要。安全-Ⅱ的另一个好处是，它不把系统中的临床医生看作是容易出错的责任人，而实际上是使系统运作的重要资源[121, 221]。在这个意义上，我们在表38-5中的许多建议都可以被视为与安全–Ⅱ相符。然而，最有力的安全和质量方法是同时使用安全–Ⅰ和安全–Ⅱ方法，以消除现有和新的问题领域，并不断提高日常患者护理的质量和安全。

总结

我们可能正处于一个基于证据的患者安全的新时代的开始。几十年来，相对简单的干预措施首次被证明在减少医疗服务治疗中引起的伤害方面有令人惊讶的巨大效果。我们开始了解如何改变医疗机构的运作，使其更好地提高质量和安全性，减少伤害、死亡和成本。鉴于在特定领域所取得的伤害减少的幅度，医学研究所提出的将错误全面减少50%的目标不再显得过于雄心勃勃了。然而，仍有许多工作要做。我们需要更好地了解错误发生的原因，包括犯错者的心理和容易导致错误的系统因素。我们需要扩大事故调查的重点，从处于尖锐位置的个体临床医生扩大到包括许多临床医生的临床微观系统。将这种系统观点与事故报告的低门槛结合起来，这样事故的前兆也会被报告，将使我们更好地了解事情发生的原因，并确定护理过程中的风险，从而采取干预措施来管理这种风险。在出错之前采取积极主动的方法来改善流程，也可以使好的结果变得更好。在这个过程中询问如何和为什么的问题也很重要，以便更好地理解如何将安全倡议从一个医疗领域推广到另一个医疗领域，并避免将资源浪费在无效的方法上。基于其他复杂行业的类似努力，有许多提高安全的有效方法，其中有许多已经被应用于医疗卫生领域。在使用这些安全举措的过程中，成功和失败的经验应该被分享，这样其他人就可以推广成功的经验，避免失败的教训。风险管理需要对风险进行预先筛查，并适当调整护理，同时还要预测可能需要的恢复途径，并确保所有的资源可用。最后，确实有效的方法需要制度化，监测其持续使用所需的数据收集也需要制度化。临床医生因改善患者的生活感到非常自豪和满意，这是理所当然的。我们需要的是至少有类似程度的兴趣来改善系统，以确保接受此类治疗的患者的安全。

声明　我们要感谢 Karen Domino 博士、Karen Posner 博士和美国麻醉医师协会已结案索赔项目提供的表38-4中的数据。

作者 Craig S. Webster、Michael Stabile 和 Alan F. Merry 拥有 Safer Sleep Limited 的股份，这是

一家旨在提高医疗安全的公司。Alan F. Merry 创立了 Safer Sleep Limited，并担任该公司的董事。

Alan F. Merry 是新西兰卫生质量和安全委员会董事会的基金会主席。他是奥克兰大学医学和健康科学学院的副院长，该学院设立了患者安全模拟中心（本章中提到的一些研究就是在该中心进行的）。他是制订世界卫生组织手术安全核查表的麻醉负责人。

其余作者没有竞争性利益需要声明。

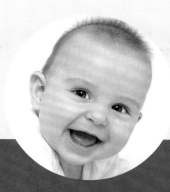

第四篇　展望 22 世纪的镇静

Sedation into the Twenty-Second Century

第 39 章　静脉镇静的基本原理、技术现状和未来趋势

Intravenous Infusions for Sedation: Rationale, State of the Art, and Future Trends

Anthony R. Absalom　著

丛旭辉　牛鹏飞　张加强　译

一、静脉给药

（一）静脉给药的益处

在手术室外进行镇静时，镇静和镇痛的给药途径包括吸入、口服、经鼻、肌内注射和静脉给药。

吸入小剂量的挥发性麻醉药可以提供足够的镇静（同时复合吸入氧化亚氮可产生镇痛作用），但由于药品、氧气、氧化亚氮和废气需要大型的设备，使得吸入麻醉镇静在手术室外的可行性受到限制。此外，由于面罩和挥发性麻醉药的特殊气味，患儿可能无法充分配合。

口服、经鼻、直肠或肌内注射等给药途径下药物吸收缓慢并可能造成蓄积。口服或肠内给药具有显著的首过效应，肌内注射可以避免首过效应，但疼痛显著，因此也较少使用。药物进入体循环的速度除与给药途径有关外，还受到胃排空、肠蠕动、局部 pH、肠内容物、心输出量、黏膜或肌肉血流量等因素影响，通过不同途径给药，个体间和个体内的生物利用度存在较大差异。在疼痛或不适的患者中，口服给药的吸收和系统分布可能微乎其微。通过这些途径给予标准剂量的镇静药会导致不同的血药浓度和临床效果，因此难以预判所需的剂量。

静脉给药能使所有药物进入体循环，避免不稳定的吸收和首过效应。在给药剂量和血药浓度曲线（即药代动力学）之间的关系中，个体间和个体内仍然存在较大的差异，但这种差异远小于其他给药途径。

镇静药物产生足够镇静作用所需的血药浓度和效应部位浓度取决于患者对药物的敏感性（药效学），这可能随着时间而改变或受到联合使用镇痛药和其他药物而产生不可预测的影响；还取决于有害刺激的性质和严重程度。任何干预措施产生的刺激都会随着时间的推移而变化，患者对药物的敏感性也会随时间而改变，因此最佳镇静所需效应部位的浓度也会随着时间而改变。

吸入给药的方式可根据临床效果进行剂量滴定，但同时也存在前面提及的缺点。在这些给药途径中仅静脉给药能够精确控制血药浓度和临床效果，尤其是对于具有"快速"动力学的新药，如丙泊酚。单次给药时，丙泊酚具有快速起效和快速消除的特点。快速起效是因为药物可迅速通过血脑屏障，而快速消除是因为广泛重新分布至

灌注良好的组织而导致血药浓度迅速下降，从而降低作用部位的药物浓度。当反复注射或输注时，药物能够广泛地重新分布到不同的组织中，且不产生显著的蓄积；停止给药后血药浓度迅速下降，因为与外周组织的重吸收相比，肝脏对药物的代谢速度更快。

若丙泊酚的镇静作用不够充分，可以通过单次、多次注射或持续输注来迅速增加血液和作用部位的浓度。相反，如果镇静过度，停药即能够使血液浓度和临床效应迅速下降。静脉给药的优点是能够快速、准确地调整镇静深度。

几乎所有的静脉麻醉药，固定速率输注会导致血液浓度随时间显著增加，但瑞芬太尼是个例外，以固定速率输注约 15min 后可达到稳态血药浓度。因为输注速度和临床效应之间的关系会随着时间的推移而改变，尽管输液速度未增加，最初安全且充分镇静的患者也可能出现过度镇静，或引起呼吸抑制，所以在恒定输注速度下会增加血药浓度的问题需特别注意。靶控输注（target-controlled infusion，TCI）系统实现了维持稳态的血药浓度曲线，从而有助于将血药浓度维持在产生临床效果的范围内，本章稍后将对此进行详细讨论。

静脉注射的缺点是需要静脉穿刺。许多患儿难以接受穿刺的疼痛刺激，特别是肥胖或提前服用刺激性药物导致静脉闭塞而难以穿刺的患儿。可以采取一些措施来避免和缓解静脉穿刺的疼痛和不适，例如，提前使用局部麻醉药，家长或游戏治疗师分散患儿注意力，使用细穿刺针或由经验丰富、技术熟练的医生快速完成操作。

（二）药物的选择

药代动力学和药效学因素影响对药物的选择。药代动力学描述药物剂量与血药浓度之间的关系，而药效学是针对临床效应本身，以及血药浓度与临床效应之间关系的研究。目前大多数镇静药缺乏镇痛作用，而大多数强效镇痛药只有微弱的镇静作用。创伤大的手术通常使用镇静药和阿片类物质的组合，但这些组合会导致药代动力

学和药效学相互作用（它们通常具有强烈的协同作用，见下文）。

理想的镇静药应具有快速起效和快速消除的作用特点。这需要药物具有良好的药代动力学特性和药效学特性，例如，输注过程中快速达到稳态血药浓度，血液 – 效应部位平衡速度快、无蓄积，停止输注后血药浓度迅速下降和理想的输注即时半衰期（context-insensitive half-time，CSHT）。根据定义，药物通过持续输注必须能够提供快速、可滴定和可控镇静的作用。芬太尼是一个很好的示例，在单剂量或短时间输注后，芬太尼具有快速的药代动力学，重复给药或持续 1h 以上，其药物代谢变慢，CSHT 显著增加，因此不适合在手术室（operating room，OR）外或重症监护室（ICU）外使用。其他静脉药物如吗啡、咪达唑仑和硫喷妥钠蓄积显著，同样不适合在 ICU 外输注或多次给药。在药代动力学方面，最适宜的药物是瑞马唑仑，它由非特异性组织酯酶代谢，具有起效快、消除快的特点 [1, 2]。目前该药物处于 Ⅲ 期临床的评估研究阶段。

在目前的药物中，具有适合药代动力学的输注药物包括氯胺酮、依托咪酯、丙泊酚和右美托咪定。虽然瑞芬太尼是一种弱镇静药，但具有理想的输注特性 [3]，通常在镇静期间与丙泊酚联合使用进行低剂量输注。

尽管氯胺酮有许多优势特性，如保持心肺稳定、支气管扩张和强效镇痛，但可导致精神症状。在成人的亚镇静剂量下，已被证实具有引起精神分裂症的不良反应 [4, 5]，且单独使用氯胺酮在镇静和麻醉剂量即可引上述不良反应。这些症状在儿童中并不严重，可通过同时服用苯二氮䓬类缓解。急诊儿童单次应用氯胺酮进行程序化镇静已被证明是安全的，且较少出现并发症 [6]。

依托咪酯通常会引起注射疼痛、恶心和呕吐，持续输注时会显著抑制肾上腺功能 [7]。在非健康成年人中，即使单次使用依托咪酯也会干扰 24h 内的肾上腺功能 [8]。

另一种适合输注的药物是美索比妥，但已不

再被广泛使用，其他较为适合输注的药物是丙泊酚和右美托咪定。

二、常用药物的药效学

（一）丙泊酚

静脉催眠药丙泊酚是一种 GABA_A 激动药，应用于临床后使得全凭静脉麻醉技术（total intravenous anaesthesia，TIVA）在世界范围迅速普及 [9, 10]。TIVA 是静脉麻醉诱导和维持的专用方式。严格地说，静脉输注复合氧化亚氮吸入的方式不是 TIVA，因为丙泊酚和大多数其他静脉催眠药在较低剂量下具有缓解焦虑和镇静作用，因此静脉注射的镇静作用是 TIVA 的自然延续。

丙泊酚流行的原因是其良好的药代动力学特征和合适的输注设备，如"计量"输液泵和 TCI 系统，能够精准地控制给药。"计量"输液泵是较为简单的系统，可以根据患者的体重进行编程，方便用户输入基于体重的剂量，例如以 μg/kg 为单位的输注剂量或以 μg/(kg·min) 为单位的输注速率。TIVA 受欢迎的另一个原因是丙泊酚的快速药效学的特性，在镇静剂量下丙泊酚能够缓解焦虑和健忘 [11, 12]。

如果患儿对手术过程和环境感到不适，有必要进行一定程度的缓解。丙泊酚不仅能够缓解焦虑，还能够产生一种幸福感，且恶心和呕吐的发生率极低 [13]。已经证实亚镇静剂量丙泊酚具有镇吐的作用 [14]。阿片类镇痛药可导致恶心呕吐，丙泊酚能够缓解恶心呕吐。随着剂量的增加，丙泊酚可产生剂量依赖的镇静作用，并逐渐丧失高级认知功能。例如，功能性影像研究表明，在非常轻微的镇静水平下，患者会丢失处理复杂句子相关的神经生理反应 [12]，但在失去对命令的反应后，对单词的基本听觉感知仍会持续一段时间 [15]。丙泊酚可导致一些不良的药效学反应症状，包括静脉注射时的疼痛和与剂量相关的心肺抑制。注射痛可以通过许多方法缓解，例如，含有中链甘油三酯和添加利多卡因的新配方丙泊酚可以有效减少注射痛 [16]。

呼吸和心血管抑制与剂量有关，在身体状况不佳的患者中反应尤为明显，但其预测存在一定的难度。丙泊酚引起心肌收缩力适度降低，对全身血管阻力有明显的影响。在低剂量下，呼吸频率和潮气量减少，呼吸道反射消失，对高碳酸血症和低氧血症的反应消失，麻醉诱导剂量通常会导致短暂的呼吸暂停。此外，与其他药物联合使用时，会出现明显的协同作用，特别是阿片类物质。研究表明，适度剂量的丙泊酚和瑞芬太尼能够提高呼吸暂停阈值，显著抑制对高碳酸血症的呼吸反应 [17]。由于其不良心肺反应，通常仅由麻醉医生实施丙泊酚的镇静 [18]。

ASA 关于安全镇静的指南没有禁止非麻醉科医生使用丙泊酚，只是规定使用丙泊酚的从业者应当具有将患者从任何程度的镇静中唤醒的能力，其中包括全身麻醉 [19]。

（二）右美托咪定

右美托咪定是一种有效的镇静药，可产生独特的镇静状态，即在相对较深的镇静状态下，患者仍可被唤醒。与其他静脉镇静药发挥临床效果的机制的不同引起了这种差异（GABA_A 受体对丘脑等区抑制性神经元的激动药作用），而右美托咪定作为一种高度选择性的 α_2 肾上腺素能激动药（即对 α_1 受体亚型影响最小），导致非快速眼动（non-rapid eye movement，NREM）睡眠，促进通路的活动增强 [20]。

α_2 受体的激动作用抑制蓝斑，蓝斑是抑制视前外侧核（ventrolateral preoptic，VLPO），使视前外侧核神经元释放的 GABA 增加，导致小管乳头状核（tubo-mammillary nucleus，TMN）的活动降低。自然的 NREM 睡眠也与 VLPO 神经元的放电增加有关。由于 TMN 是组胺的唯一神经元来源，组胺会引起觉醒，因此，α_2 肾上腺素能激动药对 TMN 的作用会导致组胺释放减少、睡眠或镇静。

促进自然睡眠除了带来舒适的感受，还具有其他好处，比如使身体修复的功能。众所周知，自然睡眠受干扰会导致认知和情绪的变化，并对免疫力产生影响。此外，最近的研究表明，右美托咪定可能参与调节危重患者和败血症动物的炎症反应[21, 22]。

右美托咪定（和其他 α_2 肾上腺素能受体激动药）还具有其他良性作用，包括在疼痛的过程中延长镇痛和阿片类物质作用时间，减缓心率和防止心肌缺血（在成年人中），使用大剂量的右美托咪定会引起血管收缩，但低剂量时引起轻微的血管扩张，能保留自主呼吸，对血压的影响小。在 ICU 成人患者中，右美托咪定镇静与其他药物相比较少引起谵妄[23]。

这些药效学的优点，加上其适合输注的药代动力学特性[24]，使很多医生选择使用右美托咪定进行镇静。当用于 CT 和 MRI 检查时，右美托咪定能够产生可靠有效的镇静作用，且具有稳定的血流动力学表现，并对呼吸参数无不良反应[25, 28]。

（三）氯胺酮

氯胺酮是一种 NMDA 拮抗药，具有两种光学异构体 S（+）型和 R（-）型。在大多数国家，氯胺酮作为外消旋混合物出售，而在欧洲部分地区，销售的是纯化的、更昂贵的 S(+) 异构体（S-氯胺酮）。S- 异构体的效力被普遍认为是外消旋混合物的 2～4 倍[29, 30]。

氯胺酮是目前唯一可用的具有镇痛特性的镇静催眠药。在中等剂量下，可产生特有的分离状态[31]。在这种状态下，患者眼睛持续睁开，但茫然凝视，对有害刺激没有反应，或者出现紧张过度。氯胺酮的拟交感神经作用可导致心率、血压、心肌收缩力、心输出量和全身血管阻力增加。氯胺酮对呼吸几乎无影响，可使支气管扩张（通过肾上腺素能机制），使口腔和呼吸道分泌物增加，但不抑制呼吸道反射。对于儿童和无法建立静脉通路的患者，肌内注射氯胺酮是一种有效的麻醉方法，且几乎无注射痛。除 ICU 外，氯胺酮很少输注，而对于诊疗镇静，单次注射更常见，可单独使用或与其他药物联合使用（如丙泊酚、苯二氮䓬类药物或镇痛药）[32]。

（四）瑞芬太尼

瑞芬太尼是一种纯 μ- 阿片受体拮抗药，临床效果与其他阿片类物质相似[33]。它是一种强效的镇痛药，也是一种温和的抗焦虑药，可引起恶心和呕吐。瑞芬太尼具有迷走神经效应，导致心率降低，但对血压影响较小。瑞芬太尼和其他阿片类物质均可引起缩瞳、呼吸抑制、低氧和高碳酸血症等不良反应。在较高剂量下，可抑制咳嗽，防止对疼痛刺激产生的运动反应，但过量会导致胸壁僵硬和通气困难。

三、药代动力学模型及其推导方式

药代动力学模型是一种数学模型，用于预测给药剂量或输注不同持续时间后药物的血药浓度分布。某些类型的模型（如再循环模型）是通过估计血容量、心输出量和不同器官的血流量来模拟人体生理[34, 35]。

最常用的模型是哺乳动物房室模型，如图 39-1 所示。要理解这些模型，必须对数学中的指数过程有所了解（见下文）。最重要的是，房室模型是数学结构，通常是通过测量一组患者 / 志愿者在给药或输液后的动脉或静脉血药浓度，然后通过使用 NONMEM® （Globomax LLC, Hanover，MD，USA）软件进行非线性混合效应建模来估计被研究药物的药代动力学参数而得出的。在这个过程中，研究人员通常从一个简单的模型开始，然后逐步增加模型的复杂性，如果复杂性的增加不会显著提高模型预测血药浓度的能力，则应当选择更简单的模型。

四、药代动力学模型的重要数学概念

许多生理过程依赖于浓度梯度，表现出一级动力学（图 39-1）。对于大多数麻醉药物来说，参与新陈代谢的酶在临床浓度下是不饱和的，因此在任何单位时间内的药物代谢量取决于当时的血药浓度。同样，大多数麻醉药的再分配是一个被动的过程，在这个过程中，再分配的速度和方向取决于血液和其他组织之间的浓度梯度。

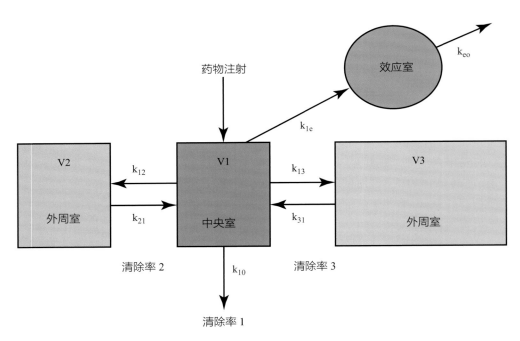

▲ 图 39-1　三室药代动力学模型通过效应室扩大
经许可转载，引自 Absalom 和 Struys[36]

对于任一阶过程，变量以指数方式变化。不同的过程，变量会以指数形式增加或减少。当变量是一个定值时（如药物的质量或药物的毫摩尔数），该变量随时间的变化可以用以下公式来描述（该公式同样适用于其他指数过程，如人口增长或舒张期动脉血压的变化）。

$$A(t)=A(0) \times e^{k.t}$$

其中，$A(0)$ 是在时间 0 时的量，t 是自该过程开始以来的时间，$A(t)$ 是在时间 t 时的量，k 是速率常数（以时间的倒数为单位，通常为 min^{-1}），e 是约等于 2.7182 的无理常数。速率常数 k 描述了单位时间内的比例变化，如果 $k=1$，则 $A(t)$ 在每个单位时间内增加 e^1 的倍数，即 $A(t)$ 在每个单位时间内增加 271.8%。另一方面，如果 $k=-1$，则 $A(t)$ 在单位时间内以系数 $e^{-1}(=1/e=0.367)$ 变化，这意味着 $A(t)$ 在单位时间内下降 63.3%。

$A(t)$ 在时间 t 的变化率可以计算为 $A(t)$ 的微分，如下所示。

$$\frac{dA(t)}{dt} = k \times A(0) \times e^{k.t}= k \times A(t)$$

因此，虽然比例变化是恒定的，但单位时间内的绝对变化会根据该时间单位内出现的 $A(t)$ 的量而变化。

在药理学中，我们通常更关注浓度而不是数量，通常浓度梯度随着时间的推移而下降。对于这些情况，适用以下公式。

$$C(t) = C(0) \times e^{-k.t}$$

其中 $C(0)$ 是在时间 0 时的浓度，t 是自该过程开始以来的时间（如自给药以来的时间），$C(t)$ 是在时间 t 时的浓度，k 是速率常数。

（一）半衰期、时间常数和速率常数

时间常数 τ（tau）是另一个带时间单位的速率描述符。数学上讲，它是速率常数的倒数（即 $1/k$），表示按系数 e 进行改变所需的时间（即增加 271% 或减少 63%）。

速率和时间常数难以直观的理解，因此药理

学文献经常使用半衰期来描述指数过程的时间阶段。简单地说，半衰期描述了变化 2 倍所需的时间，即数量变化到初始值的两倍或一半所需的时间。根据定义，半衰期比时间常数短。从数学上讲，半衰期可以计算如下。

$$t\,\frac{1}{2} = \tau\,(\text{tau}) \times \ln 2 = \tau\,(\text{tau}) \times 0.693 = \frac{1}{k} \times 0.693$$

（二）分布容积

如果进行药物浓度的连续测量，通过已知给药的时间进程和使用专业的数学技术，就可以计算出分布容积（药物分布的表观体积）。全身均匀分布的药物极少，大多数药物以不同的速率分布在不同的组织中。在这些情况下，通常描述为："初始分布容积"（V1 或 Vc）。其计算方法如下。

$$\text{Vd} = \frac{Dose}{C\,(0)}$$

由于药物在注射时不会瞬间混合，因此通过将时间 – 浓度曲线外推到时间 0 来计算 C（0）。如果分布容积 Vd 大于循环血容量，那么药物很可能已经在血液和细胞外液中迅速混合。

稳定状态下的分布容积 Vd_{ss} 是指药物在所有组织中完全平衡足够时间后的表观分布容积。在多室模型中，Vd_{ss} 是模型中所有房室体积的数学总和。对于具有广泛的蛋白质结合力和（或）高脂溶性的药物，周围组织也具有较大的吸收药物的能力，导致 Vd_{ss} 大于全身的体积。

五、一室药代动力学模型

未发生再分配的药物可用一室数学模型来描述。注射时，药物在单个体积内均匀分布，该室中的药物浓度与血浆浓度相同。单次推注或输液后，药物浓度会因新陈代谢或消除而下降，如下式所示。

$$C_p\,(t) = C_p\,(0) \times e^{-kel.t}$$

其中，C_p（t）是 t 时的血药浓度，C_p（0）是初始血药浓度，k_{el} 是消除速率常数，$t = 0$ 为推注时间或停止输液时间。清除率（ml/h）可以由 k_{el} 计算如下。

$$\text{清除率，} C1 = k_{el} \times V$$

如果药物浓度和时间之间是线性关系，那么指数下降的结果是曲线图（图 39-2）。然而，如果使用半对数图（即绘制浓度的对数），将会产生一条直线。图 39-3 显示了 $\log_e C_p$（t）与时间的关系。

如图 39-3 所示，消除速率常数可以从直线的斜率计算出来。如果用药物浓度的自然对数（$\log_e$ 或 $\ln$）与时间作图，那么斜率就是 k_{el}。由于只有一个速率常数影响药物浓度的下降速度，所以血浆浓度的下降有一个恒定常数 $t_{1/2}$，可以根据前面提到的 ke_1 来计算。

六、三室模型

大多数麻醉药物的药代动力学可用三室模型描述。每个模型描述了室的数量及其容积、药物代谢或消除的速率及不同室之间的药物转移速率。这个概念总结在图 39-1 中。

通常注射药物的室被称为中央室（V1 或 Vc），尽管它可以大于血容量，仍认为近似血容量，有时也叫作初始分配量。该室通过代谢消除药物活性（如肝或肾代谢）。清除率由速率常数（k_{10}）和中央室计算得出（Cl= k_{10} × V1）。第二个室 V2 称为"快速再分配"室，因为 V2 中的药物浓度与中央室中的药物浓度迅速平衡。速率常数 k_{12} 和 k_{21} 分别用于描述药物从 V1 至 V2 和从 V2 至 V1 的转移速率。快速再分配率（"清除率 2"）的计算公式。

$$\text{清除率 } 2 = k_{12} \times V1 = k_{21} \times V2$$

第三个室，V3，通常被称为"慢"室（因为 V1 至 V3 之间的药物分配相当缓慢）。这里，速

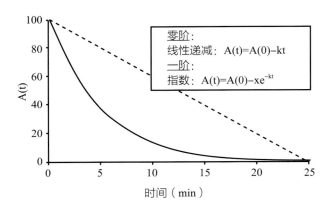

▲ 图 39-2　指数衰减与线性衰减。直线（虚线）表示线性衰变，其中在时间 t 的药量是初始量的线性函数。该曲线（实线）说明了指数衰减，其中在时间 t 的药量是初始药量的指数函数

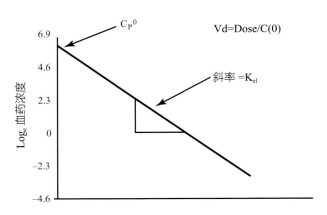

▲ 图 39-3　单次给药后的药物浓度对数与时间的关系，符合一室动力学。消除曲线的斜率是恒定的

率常数 k_{13} 和 k_{31} 分别用于描述药物从 V1 至 V3 和从 V3 至 V1 的转移速度。慢速再分布率（"清除率 3"）的计算公式为：

$$清除率 3 = k_{13} \times V1 = k_{31} \times V3$$

　　第二个和第三个室有时分别称为"富含血管的"和"缺乏血管的"室，但这会使人们形成一种错误的认识，即这些室代表不同的解剖或生理实体，所以尽量避免使用这些术语。V1、V2 和 V3 的总和得出"稳态分布容积"Vd_{ss}。

　　麻醉药物的作用部位不在血管系统中，而在大脑中一个模糊定义的"效应部位"。因此，许多模型现在还把效应部位作为第四个室，速率常数 k_{eo} 用来描述中央室和效应室之间的平衡率。

　　对于呈现三室动力学的药物（如丙泊酚），推注或输注后的浓度变化不能用单一的速率常数或半衰期来描述。血浆浓度的下降更为复杂，因为它受到几个同时发生的指数过程的影响，每个过程都有不同的速率常数，因此浓度下降 50%（或任何其他比例）所需的时间会随着时间的推移而变化。图 39-4 显示了单次注射麻醉药后血药浓度与时间关系的典型曲线，血浆浓度变化的时间过程可以描述为三个指数过程的总和，如下所示。

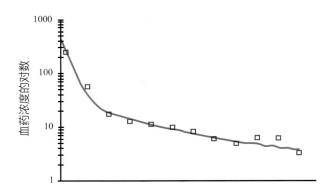

▲ 图 39-4　经典麻醉药物的血药浓度（给药后）与时间之间的关系，表现为三室动力学。方块表示标准测量浓度，红线表示由三个指数之和生成的曲线

$$C_p(t) = A \cdot e^{-\alpha t} + B \cdot e^{-\beta t} + C \cdot e^{-\gamma t}$$

　　其中 A、B、C、α、β 和 γ 为常量。如图 39-4 所示，在推注后的早期阶段，血浆浓度迅速下降，主要受快速再分配的影响（由速率常数 α 描述）。后面血浆浓度的下降速度主要受再分布到血流不充分的组织的影响（由速率常数 β[1] 描述）。最终，主要因素是清除率（速率常数 γ）。从这些参数可以计算出再分配量和消除半衰期重复给药后药物浓度的变化是复杂的，同时受到几个指数过程的影响。对于大多数麻醉药物来说，不同过程的相对作用随着输注时间的增加而变化。如果没有计算机程序的帮助，这些因素使得预测药物浓度变得较为困难。

（一）输注即时半衰期

"输注即时半衰期"（context-sensitive half-time，CSHT）的概念被引入，作为一种简单的衡量标准，它概括了时间和输注后不同半衰期的相互作用[37]。

CSHT 是指在停止持续输注一段时间后，药物的血液浓度下降 50% 所需的时间。输注时间对 CSHT 的影响反映了药物蓄积的程度和再分配与代谢/消除之间的平衡。此指标仅描述了第一次下降 50% 所需的时间——随后下降 50% 所需的时间有所不同。此外，它不能准确预测临床效果何时消失，因为这些取决于初始浓度和药效学因素，如患者对药物的敏感性。然而，它为医生提供了一个有用的指标，表明了输注后药物浓度下降的速度，并显示了持续输注时间的影响。

（二）丙泊酚的药代动力学模型

在 20 世纪 90 年代早期，一项"Marsh"成人丙泊酚模型在 20 名儿童中预测准确性的研究表明：该模型严重高估了儿童的血药浓度（即测量的血药浓度低于预期）[38]。这与其他研究结果相一致，即丙泊酚在儿童中的药代动力学不同于成人[39, 40]。

研究者对 Marsh 模型进行了修改，形成一个专门针对儿童的模型（中央室体积增加，但仍然是体重的线性函数），当进行前瞻性测试时，预测能力比成人模型有所改善。

随后又建立了几个专门针对儿童的模型。2000 年 Schüttler 在综合分析其他几项研究数据的基础上，建立了一个复杂的模型[41]。该模型包含多个协变量，并根据给药方式（单次给药与输注）和穿刺部位（动脉与静脉）进行调整，设计用于包括儿童在内的所有患者。另一方面，Short 模型是专门为儿童设计的[42]，但跟 Schüttler 模型一样，它很少用于临床实践。

Kataria 和 Paedfusor 是目前最常用的模型，在世界上大多数国家（除了美国）的商业 TCI 系统中都可以买到。尽管这些模型是以不同的方式

开发的，并且在每个模型中以不同的方式合并权重，但总体模型参数基本相似。图 39-5 显示了当使用 Kataria 和 Paedfusor 模型给药的目标血药浓度为 2.5µg/ml 时，体重为 14kg 和 20kg 的儿童的丙泊酚累积剂量的比较。

Kataria 等在一组 3—11 岁的儿童中使用了三种不同的药代动力学建模技术，发现丙泊酚的药代动力学可用三室模型描述[43]。研究发现，重量比例模型的表现明显好于固定体积和速率常数的模型。根据年龄调整 V2（影响 k_{12} 和 k_{21}）会产生进一步的改善。虽然 Kataria 建议使用重量比例模型，但研究人员还是使用了年龄调整的权重比例模型。如果使用依据年龄调整 V2 的公式，<3 岁的儿童可能会产生异常（负）V2，因此根据年龄调整的重量比例模型不应用于<3 岁的儿童。

Paedfusor 模型[44]改编自 Schüttler 在其最终模型发布之前开发的一个初步模型[41]，并被纳入 Glasgow 儿科 TCI 泵的研发和应用中。在 Paedfusor 模型中，中央室体积和清除率与体重呈非线性相关，而在最终的 Schüttler 模型中，所有变量都与年龄和体重呈非线性相关。

最近的一项研究调查了 8 种现有儿童丙泊酚模型对 3—26 月龄儿童的预测性能[45]。大多数模型都可以接受，其中 Short 模型的预测性能最好。

随着儿童体型的增大，药代动力学参数呈现复杂的非线性变化趋势，对于幼儿和体型较小的儿童，上述模型中的量度技术无法很好反映与体型相关的变化。学者们逐渐认识到，类比法最能说明清除率和体型之间的关系[46]。利用已有丙泊酚药代动力学和药效学的数据，Eleveld 等建立了统一的丙泊酚药代动力学模型。该模型针对群体从 6 月龄儿童到老年人，并利用类比法测量体型大小，使用调制函数来模拟处理几个月儿童体内器官和酶功能的变化[47]。在内部测试中，该模型表现良好，甚至优于专门为儿童开发的专业模型。最近，Eleveld 制作了一个适用于儿童和成

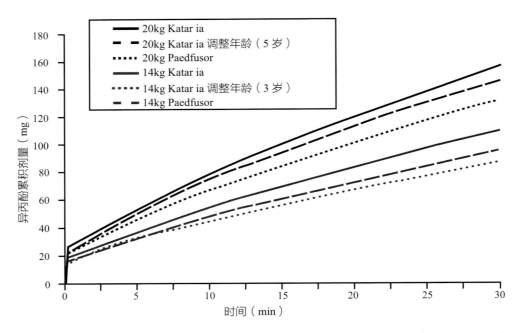

▲ 图 39-5　通过使用 Kataria 或 Paedfusor 药代动力学模型编程的 TCI 系统对体重 14kg 或 20kg 的儿童使用丙泊酚的累积剂量（目标浓度 2.5μg/ml）

人的通用丙泊酚药代动力学和药效学动态组合模型[48]。目前正在进行前瞻性研究验证。

最近报道了一篇关于上述丙泊酚模型参数的研究总结[36]。

七、小儿丙泊酚输注方案、反复用药的弊端及剂量管理

通过反复静脉注射镇静药可以维持镇静或麻醉状态，但存在许多问题。首先，稳定的镇静水平难以维持，因为血液和作用部位的浓度会不断变化，如果推注剂量过大，患儿的状态会在过度镇静 / 麻醉（伴随风险）和镇静不足之间波动；其次，计算出达到合适血药浓度所需的剂量非常困难；最后，判断各剂量之间的必要时间间隔也是难题。图 39-6 显示对一个 20kg 的儿童反复注射 40mg 丙泊酚所产生的预计血液浓度曲线。在该模型中，当预计浓度下降至 2μg/ml 时，即要进行一次注射。可以看出，随着药物在外周血管中的蓄积，连续用药后血药浓度下降的速度逐渐降低，导致用药间隔时间的延长。

八、常用方案

一般来说，儿童镇静需要的血药浓度范围为 2～3μg/ml，同时也会受到同时使用的药物等多种因素影响。Murray 发现，心脏手术后达到意识恢复的平均丙泊酚浓度仅为 0.97μg/ml[49]，而 Rigouzzo 等发现健康儿童意识丧失时的 EC_{50}（稳定状态下测量的血液丙泊酚浓度）为 4.0μg/ml[50]。

儿童常用的深度镇静方案是初始剂量 2mg/kg，以 10mg/(kg·h) 的速度输注（1 岁儿童可能需要更高的剂量，如初始剂量 3mg/kg 和更快的初始输注速率）。图 39-7 显示了用 Paedfusor 模型估计浓度的区域模拟。可以看到，在首次给药 10min 后，血药浓度达到 2.5μg/ml 的最低点。如果滴注速度恒定为 10mg/(kg·h)，血药浓度和临床效应会逐渐增加（数小时后达到 5μg/ml），这就是通常需要下调滴注速度的原因。在最近的一项研究中，Koroglu 等对 30 名 1—7 岁的儿童进行 MRI，同时给予丙泊酚 3mg/kg 静脉注射，然后以 10～15μg/(kg·min)[即 6～9mg/(kg·h)] 进行丙泊酚镇静[25]。在该方案下，30 名患儿中有

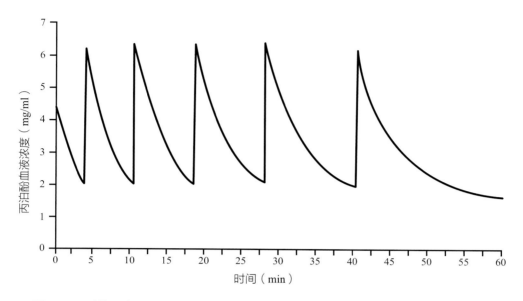

▲ 图 39-6 对某儿童（体重 20kg）重复注射 40mg 丙泊酚后血药浓度变化曲线。该模型中，预计浓度下降至 2μg/ml 时需重复给药。注意在连续用药后浓度下降的速度逐渐降低，因而给药的间隔时间随之增加

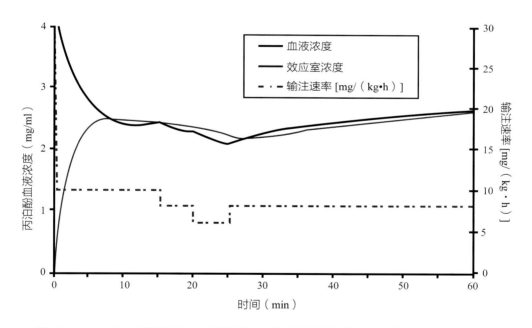

▲ 图 39-7 Paedfusor 模型估计的血液（实线）和效应室（虚线）的浓度变化曲线。k_{eo} 为 0.91/min，初始剂量 2mg/kg，以 10mg/(kg·h) 的速度输注。在 15min、20min 和 25min 内，输注速度发生阶梯式变化后，血液和效应室的浓度变化缓慢。当输注速度保持不变时，浓度继续上升

27 名镇静充分且心肺稳定，平均恢复和出院时间分别为 18min 和 27min。

（一）右美托咪定的药代动力学模型

近期，不同研究通过单次推注[51]、短时间输注[52]和长时间输注[53]实施术后镇静，建立了儿童右美托咪定的药代动力学模型。但有必要通过进一步研究来比较这些模型的预测准确性，以确定最适合于临床的最佳模型。

右美托咪定输注方案

尽管右美托咪定的 α_1 亲和力很低，但快速给药会导致心动过缓和血压升高。因此，典型的输液方案通常包括 10min 内快速输注的初始负荷剂量及持续输注。Mason 的研究中，62 名患儿平均年龄为 2.8 岁、平均体重为 15kg，在接受 CT 成像过程中采用 10min 内 2μg/kg 的初始剂量（如果 Ramsay 镇静评分[54] 未达到 4 分则重复使用），随后以 1μg/(kg·min) 的速度持续输注[26]。在这些患儿中，10% 的患儿能够在初始负荷剂量期间完成扫描，16% 的患儿需要第二次负荷剂量，90% 的患儿需要维持输注。两名患儿在增加剂量期间出现躁动，因此追加注射其他镇静药。

随后，Mason 报告了 700 名患儿使用大剂量右美托咪定进行 MRI 的研究结果。由于 MRI 刺激较大，若患儿活动则会影响扫描结果中图像的显影[27]。随着时间的推移，他们的治疗方案从最初的 2～3μg/kg，1μg/(kg·h) 的输注速度发展到 1.5μg/(kg·h) 和 2μg/(kg·h)。在 97.6% 的患儿中，成功镇静并获取图像与最高剂量相关，且具有心肺安全性。

Koroglu 的研究中，对 30 名平均年龄为 4 岁、平均体重为 14kg 的患儿采用较小镇静剂量进行 MRI，初始剂量为 1.0μg/kg，持续 10min，随后以 0.5μg/(kg·h) 的速度输注，若 25min 内 Ramsay 评分未达到 5 分，则增加至 0.7μg/(kg·h)[25]。在此方案下，16% 的患儿需要咪达唑仑辅助来完成扫描。

（二）氯胺酮药代动力学模型

氯胺酮是一种对映体，可以外消旋混合物或仅含有 S- 氯胺酮对映体的单纯制剂出售。氯胺酮的药代动力学已在成人[55]、接受单剂量镇静的患儿[56] 和 ICU 长期镇静的患儿[57] 中进行了报道。

氯胺酮输注方案

对于单次镇静，通常初始剂量为 0.25～0.5mg/kg，连续输注速率为 0.25～0.5mg/(kg·h) 但较少使用。

（三）瑞芬太尼药代动力学模型

瑞芬太尼最常用的成人药代动力学（pharmacokinetics，PK）模型是 Minto 模型，可用于 >12 岁的儿童[58, 59]。瑞芬太尼在低龄儿童中的药代动力学数据有限。Rigby-Jones 等研究了 26 名新生儿和儿童在心脏手术后接受咪达唑仑和瑞芬太尼输注镇静[60]。结果发现，二室模型能够更好地描述药物代谢和分布清除率与体重的正相关。Ross 研究了 42 名 5 日龄至 17 岁的患儿[61]。每个儿童单次注射 5μg/kg 瑞芬太尼超过 1min。该研究虽然只报告了非房室参数，但显示了与年龄相关的分布容积和清除率的影响。利用这些数据和其他数据，Eleveld 建立了一个通用的适用于儿童和成人的瑞芬太尼药代动力学和药效学组合模型[3]。该模型还未在儿童身上进行正式的前瞻性研究。

瑞芬太尼输注方案

瑞芬太尼可引起突发性呼吸暂停、心动过缓和胸壁僵硬，应尽量避免此不良反应或谨慎使用。如果需要快速镇痛，需在充分监测和呼吸机设备可用的情况下，考虑在 1min 内给予 0.1～0.25μg/kg 的剂量。对自主呼吸患儿输注时，输注速率通常为 0.03～0.06μg/(kg·min)。

九、靶控输注

（一）定义

靶控输注（TCI）是由计算机或微处理器控制的输液泵进行的药物输注，按照编程计算后的注射速率给药以达到理想血液或效应室浓度。简单地说，在这些系统中，用户输入所需的"目标"浓度，系统使用该药物的药代动力学模型参数和作为协变量的患儿参数来计算实现该浓度所需的输注速率[36]。

（二）基本原理

如前所述，用于镇静的静脉药物初始剂量一般只适合于短程手术。尽管输液能够提供更稳定的条件，但无法提供稳定的血药浓度。即使是丙泊酚此类具有快速动力学的药物，在使用高速输注时，血药浓度也会持续上升数小时（图39-7）。因此，输注速度和临床效果之间的关联性较差。在任何手术过程中，适当镇静所需的效应室浓度会因其他因素产生较大差异，如联合用药（尤其是阿片类镇痛药）的影响、自然睡眠的开始、环境的变化及任何有害刺激的严重程度。输注速度和效应室浓度之间的变化关系，以及血液-效应室浓度平衡的延迟，使得合理、精确和快速的输注滴定变得非常困难。从图39-7可以看出，逐步改变2mg/(kg·h)的输注速度后血液和效应室浓度变化非常缓慢，因此很难评估对输注速度调整的反应。这些难题构成了TCI原理的重要理论基础，在TCI中，采用计算机或微处理器来实现维持稳态血药浓度所需的输注速度。由于稳态血药浓度出现的相当快，TCI系统允许用户判断血药浓度的临床效果，然后相应调整目标血药浓度，而不是相应调整输注速度。类比一个汽车司机在有速度表和巡航控制系统进行车速控制，与只有一个油门踏板进行车速控制的情况。

当k_{eo}值已经得到验证且儿童效应室靶向治疗的应用已充分开发，就需要增加细化改进措施，以便用户能够根据观察到的患者反应滴定效应点浓度。

对于血浆浓度和效应室浓度的靶向输注，药代动力学模型的绝对准确性并不重要。因为稳态浓度上升得非常快，而且不同患儿对给定血液和效应室浓度的药效学敏感性存在较大差异。因此，即使有精确的模型和系统，也需要根据药效学反应进行滴定。

（三）原则

通过TCI，用户能够设置和改变所需的"目标"药物浓度。该目标通常指血药浓度（尽管针对效应室部位浓度的算法确实存在[62]，并已在成人的丙泊酚、瑞芬太尼和舒芬太尼输注中使用）。TCI系统为计算和实施达到目标浓度所需的输注率，使用了含复杂数学算法的分区药代动力学模型。每10s系统软件会计算一次房室间的药物量，同时考虑到前10s的输液量、药物通过再分配进

入和离开中央室的运动，以及活性药物通过代谢或消除从中央室移除的速度。然后，计算随后的10s内维持目标浓度所需的输液速度并实施。

Kruger-Thiemer[63]于1968年奠定了用于维持和实现稳态血液浓度的系统的理论基础，随后Vaughan、Tucker[64, 65]及Schwilden[66]对其进行了发展和改进（他们开发了这一理论的第一个临床应用："计算机辅助全凭静脉麻醉系统"）。这些先驱者为符合两室模型的药物制订的方案被称为BET（bolus，elimination, transfer）方案，之所以称为BET，是因为它们包括一个填充中央室的初始剂量（初始剂量＝目标浓度×V1），随后是两次叠加输注：一次用于补充因消除而损失的药物，一次用于补充因再分配而损失的药物。现代TCI系统继续使用基于这种方案的方法，只是大多数现代模型属于三室模型。在第一次给药后，计算三次叠加输注。当靶控浓度恒定时，由于中央室中药物总量的固定比例在每个单位时间内被消除，通过消除而损失的药物被恒定速率的输注所取代。相反，随着中央室和外周室之间梯度的降低，分配到外周组织的药物量呈指数下降。因此，需要以指数下降的速度进行两次输注，以补充因快速和慢速再分布而从中央室"流失"的药物。这三次输注的总和是一个递减的输注速率。

当用户降低目标浓度时，输注系统就会停止输注，直到计算出血药浓度已经下降到目标浓度时才会重新开始（图39-8）。

最早的商业化TCI系统包含Diprifusor®，自1996年，多个制造商（除美国外的多个国家）在出售的静脉输液泵中嵌入这种微处理器。学者详细描述了Diprifusor®的发展[10]。由它控制的TCI泵仅能用于丙泊酚TCI，而且只有在微处理器检测到阿斯利康专用1%或2%丙泊酚一次性玻璃注射器时才可使用。这些注射器的边缘有一个可编程的金属条，可以通过程序化磁共振的复杂过程进行检测。

在第一代TCI系统发布后的几年里，丙泊酚的专利已经过期，现已经可以买到价格低廉

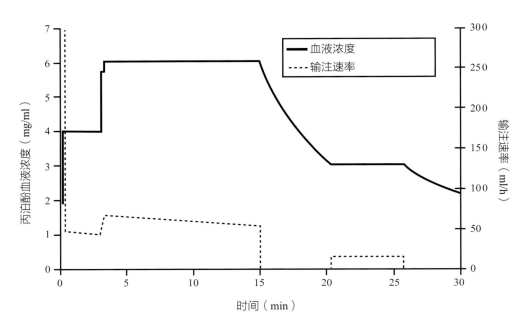

▲ 图 39-8 靶控 TCI 的血液浓度变化，显示了 Paedfusor 模型用于一个体重 20kg 的儿童所要求的输液速度。在零点时，目标设定为 4μ/ml，3min 时增加至 6μg/ml，15min 时，目标降低至 3μg/ml

的普通丙泊酚。这促进了第二代 TCI 系统的开发和推出，即开放式 TCI 系统。除了使用普通丙泊酚外，还可用于各种类型和尺寸注射器和多种药物。两种常用的商用系统是 Alaris Asena PK®（BD，Wokingham，英国）和 Base Primea（Fresenius，Brezins，法国）。

十、丙泊酚靶控输注浓度的选择

通常儿童镇静需要 2～3μg/ml 的血液浓度。但需要注意，重要的是使用 TCI 系统也要根据临床反应滴定目标浓度的要求，因为存在广泛的个体内和个体间药效学的差异。目前关于镇静期间所需目标浓度的数据较少，有关学者研究了关于意识消失所需的浓度。如 Hammer 等调查了 12 名 3—11 岁儿童[67]在接受食管胃十二指肠镜检查时进行 TCI 丙泊酚，以防止运动或血流动力学反应。使用 Dixon 的升降法[67]计算时，该组的 EC_{50}（即由年龄调整的 Kataria 模型估计的丙泊酚浓度，在该浓度下 50% 的患儿对刺激无反应）为 3.55μg/ml，使用 Logistic 回归重新计算时为 3.7μg/ml[68]。在

45 名 6—13 岁的儿童中，Rigouzzo 发现，与脑电双谱指数（bispectral index, BIS）50（即手术麻醉）相关的丙泊酚平均目标浓度（Kataria 年龄调整模型）为 3.0μg/ml，与 BIS 50 相关的丙酚平均测量浓度为 4.3μg/ml[50]。

十一、TCI 中 PK 模型的预测效果

大多数有关 TCI 模型有效性和准确性的研究，均使用 Varvel 推荐的参数评估 TCI 期间模型的预测性能：偏差、不精确度、摆动和发散[69]。一般来说，偏差<20% 和不精确度<40% 是可以接受的[70, 71]。尽管临床实践尚未普及，但越来越多的儿童接受了 TCI 丙泊酚。一些研究探索了儿童麻醉时 TCI 系统的预测效果。Absalom 等对 29 名 1—15 岁正在接受心脏手术或心导管置入术的儿童，评估了 Paedfusor 模型的预测效果[44]。结果显示，预测效果在可接受范围内，偏差为 4.1%，表明测定的血液浓度平均比预测值高 4%，不精密度为 9.7%，表明 50% 的测定的血液浓度样品在目标浓度的 90.3%～109.7%。

Engelhardt 等使用了一种简单的手动输注方案，旨在手动针对儿童体内三种不同浓度的丙泊酚评估 Kataria 模型预测测量浓度的能力[72]。该研究的偏差为 6.98%，不精确度为 17.3%。Rigouzzo 等使用年龄调整 Kataria 模型进行丙泊酚靶控浓度在 2～6μg/ml 的 TCI 给药[50]，但未分析预测性能，结果显示 Kataria 模型普遍低估了实际测量浓度；靶控浓度为 2、3 和 6μg/ml 时的平均测定浓度分别为 2.4、4.7 和 12.2μg/ml。

迄今为止，尚未发现关于右美托咪定在儿童中的 PK 模型的预测性能的研究，以及关于丙泊酚在镇静儿童中的药代动力学模型的预测性能的专门研究。

十二、右美托咪定和瑞芬太尼靶控浓度的选择

与所有镇静和镇痛药物的给药方式一样，TCI 给药时需要对患儿密切观察和精确滴定。最安全的方法是"从低剂量开始，缓慢给药"。目前 TCI 右美托咪定在临床上还未能使用。如果能够实施，0.5～1.0ng/ml 的目标浓度可提供有效的抗焦虑和镇静。对于瑞芬太尼，单次镇静的目标浓度为 0.5～2.0ng/ml，但当与丙泊酚联合使用时，较高的目标浓度会导致不可预测的强效相互作用进而造成呼吸抑制。

十三、未来方向

（一）模型开发与开放 TCI 倡议 ①

在 100 多个国家，TCI 系统普遍用于成人和儿童的丙泊酚镇静和麻醉。目前关于不同环境和患者群体中验证有效性和准确性的数据较为缺乏，这是限制该技术在儿童人群中的使用的一个因素。最近建立的"开放 TCI 倡议"的目标之一是建立多中心合作以调查模型在极端年龄下的表现。该小组开发了通用型丙泊酚 Eleveld 模型[48]，

希望通过这种"通用"模型的可用性，可以更多地使 TCI 技术用于儿童镇静和麻醉。

（二）药物的相互作用

在过去 20 年的成年人群体研究中，不同种类麻醉药物之间的相互作用已取得了进展。这些相互作用包括药代动力学相互作用（一种药物的存在导致另一种药物的测量浓度与预期浓度不同）和药效学相互作用（一种药物的存在改变了另一种药物的临床效果）。很明显，在成年人群体中麻醉药物之间的药代动力学相互作用较常见，通常导致高于预期的浓度，催眠药和阿片类物质之间的药代动力学相互作用导致催眠药在镇静、麻醉、呼吸和心血管作用方面的强大协同作用[73-77]。已经开发最新一代的监测器[78, 79]，其中包括关于成人药效学相互作用强度的实时信息。

Drover 研究了在接受内镜检查的儿童中，丙泊酚和中等剂量瑞芬太尼的药效学相互作用，发现瑞芬太尼将内镜耐受所需的丙泊酚靶控浓度（Kataria 年龄调整模型）从 3.7μg/ml 降低到 2.8μg/ml[68]。

目前，尚缺乏儿童麻醉药物相互作用和意义的相关数据，此类研究对于麻醉医师更加安全地实现麻醉镇静，并利用药物的相互作用维护患儿的利益具有重要意义。因此，对此需要进一步深入研究，从而实现儿童输液和监测系统根据药物相互作用的实时估计来提供信息。

（三）效应室靶向 TCI 系统

迄今为止，血液靶向 TCI 系统试图达到用户设定的目标血液浓度，而效应位点浓度存在一个由血液效应位点平衡率决定的时间延迟。当特定药物、药代动力学模型和人群存在合适的 k_{eo} 时，就可以将其与药代动力学参数结合，直接"靶向"作用于效应室而不再通过血药浓度实现。因为麻醉药物的作用机制是在大脑而不是血液，因而效应位点靶向可以更快速、更精确地控制镇静或麻

醉，因此比血液浓度靶向更具有吸引力。

效应室靶控模式下的 TCI 系统，通过使用者增加效应室靶控浓度时操作血药浓度的骤升，以及使用者降低效应室靶控浓度时实现血药浓度的下调，尽快地控制血药浓度达到靶（效应室）浓度。对于效应室靶控浓度，k_{eo} 值决定所需的上调或下调的程度，其选择至关重要。如果 k_{eo} 对患儿和模型来说过低，则大幅度的上下波动均可能发生，会危及患儿的安全。商用 TCI 系统已经实现效应室靶向控制，该系统采用了适合成人丙泊酚和瑞芬太尼联合应用的药物协同动力学模型。但 Schnider 模型的效应点靶向在不同泵中实现的方式存在差异，导致同一模型在某些患儿组[80]中的输注效果不同。随着 Eleveld 通用模型的广泛采用，这个问题有望能够得到解决。

虽然市售 TCI 设备通常存在一种或多种儿童丙泊酚模型，但这些泵尚未对患儿实施效应室靶控。Eleveld 模型包含药效学[48]，因此当其应用于 TCI 泵时可以实现效应室靶向。但在该技术广泛应用于儿科实践之前，可能需要进一步的研究来证明效应室靶向在儿童中的安全性和优点。

十四、闭环控制

自动控制系统在现代生活中随处可见且为人们所认可。它们可控制家用电器，驾驶飞机，控制公路和火车的交通流量。目前已经开发了能够自动控制麻醉和镇静的计算机系统，并在成人中进行了测试[81-85]。

最近，Liu 等开发了一个能够对丙泊酚和瑞芬太尼输注进行双重控制的系统，并对数百名患儿进行了测试[86, 87]。该系统能够提高麻醉的稳定性和控制力并减少麻醉医生的工作量[88]。在一项针对成人重症监护的镇静研究中显示，该系统实现了对镇静的更精确控制，丙泊酚的需求量减少了一半，同时减少了血管活性药物的使用[89]。另一项针对接受硬质支气管镜检查的成人研究也证明该系统的效果与手动控制的 TCI 输注相当（但不优于）[89]。

由于镇静和麻醉的剂量滴定问题同时涉及儿童和成人，这项技术将很快能够提升儿童镇静用药的准确性。事实上，针对儿童的闭环控制系统的研究正在逐步展开[90, 91]。

第40章 非药物补充与整合医学在儿童镇静中的应用

Usage of Nonpharmacological Complementary and Integrative Medicine in Pediatric Sedation

Yuan-Chi Lin 著

陶 渊 张加强 译

一、历史回顾

在过去的几十年中，人们对非药物补充与整合医学治疗的重视和应用大大增加。据报道，大约33.2%成年人[1]和11.6%儿童[2]的治疗采用了补充性保健方案。美国用于补充保健性方案的自付费用，在成人及儿童中分别超过300亿及19亿美元。"替代医学"一词是指应用非主流医学疗法代替传统医学疗法[3]。补充医学是将非主流医学和传统医学相结合。根据美国国立卫生研究院（National Institutes of Health，NIH）国家补充与整合健康中心（National Center for Complementary and Integrative Health，NCCIH）的定义，整合医学将补充医学同等纳入主流医学[4]。国家补充与整合医学中心将补充医学治疗分为几个领域（表40-1），由基础和实践的完整医疗体系组成，包括生命科学、顺势疗法、自然疗法、中医和藏医。

非药物补充与整合医学治疗还包括生物实践、心身医学、推拿及身体疗法，以及能量医学。生物实践取自自然界的物质，包括药草、营养物、维生素和膳食补充剂。心身医学涉及多种

技术，旨在增强大脑影响身体功能和症状的能力，包括冥想、生物反馈、放松、意象引导、祈祷和音乐疗法。推拿疗法基于身体的操控和运动，包括按摩、脊椎推拿或整骨手法。能源医学利用能量场，包括针灸、气功、灵气和触摸治疗。

非药物补充与整合医学治疗在儿科人群中越来越受欢迎[5]。与成人相比，儿科患者在接受医疗操作时对镇静需求更高，发生呼吸抑制和严重缺氧的风险也更高，围术期焦虑与恐惧、陌生环境和失控直接相关。补充与整合医学治疗可以作为一种无创疗法来减少患者焦虑和辅助镇静。

二、意象引导

接受镇静治疗的患者常会对医学操作过程产生恐惧和担忧。心理干预对于降低焦虑和恐惧、减少镇静的需求[6]非常有效。意象引导是一种简单、低成本的治疗方式，有助于抵消上述感觉。一项随机对照试验中，130名接受择期结直肠手术的患者分为常规围术期管理组、术前3天、术中和术后6天内收听意象引导磁带组。结果表明意象引导组[7]患者术前及术后焦虑和疼痛明显降

表 40-1　补充和整合医疗的主要类型
• 整体医疗系统
• 生命科学（阿耶维达疗法）
• 顺势疗法
• 美洲原住民疗法
• 自然疗法
• 藏医
• 中医
• 生物实践
• 膳食补充剂
• 中草药产品
• 营养补充剂
• 维生素
• 身心医学
• 生物反馈
• 意象引导疗法
• 冥想
• 音乐
• 祈祷
• 放松疗法
• 太极拳
• 推拿疗法
• 脊椎按摩疗法
• 按摩
• 生物能量医学
• 针灸
• 气功
• 灵气
• 治疗性触摸

改编 NCCIH, National Institutes of Health, Bethesda, Maryland

低，麻醉药物用量减少了 50%。

意象引导成功运用于 56 名接受放射介入操作的患者。这些患者参加了一个标准化的方案，即通过剧本引导想象达到自我催眠的放松状态，并进入想象场景。虽然这些患者选择的想象剧本有共同趋势，如自然、旅行、家庭、住所和个人技能，但其选择的主题具有高度个性化。这使预先录制磁带或定向提供图像难以达到同样的效果[8]。

意象镇痛技术包括条件性放松、出神状态诱导和内心画面引导等。一项研究纳入了 100 名接受介入放射操作的患者，该研究表明意象镇痛可缓解患者焦虑和恐惧，减少介入放射操作过程中咪达唑仑和芬太尼用量，提高手术安全性，加速患者康复[9]。在一项 60 名儿童的研究中，全身麻醉诱导前进行放松性意象引导可减轻术前焦虑和术后疼痛[10]。意象引导技术可以产生镇痛和抗焦虑作用，有可能整合到儿童镇静中。

三、针灸及相关技术

针灸作为中国传统医学的一部分，已有两千多年的历史。它是世界上最古老的医学之一。自 20 世纪 70 年代初再次引入美国以来，针灸已成为一种广泛使用的补充医学疗法。将细如毛发的针刺入皮肤并刺激穴位，达到保持和恢复健康的效果。传统医学认为疾病是由体内能量失衡所引起，这称之为"气"[11]。"气"创造于天地之间，流动于生物体内，针灸可促进和疏通"气"的流动。中枢神经系统内源性阿片肽在介导针灸效应中起到重要作用[12]。针刺镇痛已被国际科学界所接受，且针刺辅助麻醉或针麻复合麻醉已用于某些类型的外科手术[13]。针灸治疗的并发症发生率较低，与针灸相关的技术，包括电针、艾灸、拔火罐、穴位按摩和耳穴疗法均得到了广泛应用。

针灸可以用于辅助上消化道内镜和结肠镜检查。在一项 106 名患者的研究中，与接受针灸治疗组相比，咪达唑仑治疗组的患者体验较好，但血氧饱和度、血压和心率显著降低。在另一项随机对照试验中，55 名行结肠镜检查的患者接受了电针或哌替啶镇痛，结果表明两组的镇痛效果相当，但电针组不良反应，尤其是头晕发生率较低[14]。两组患者[15]血清 β- 内啡肽、血清肾上腺素、去甲肾上腺素、多巴胺、皮质醇和 β- 内啡肽浓度变化趋势均相似。另一项研究将 30 名接受结肠镜检查的患者随机分为针灸组、假针灸组或无针灸组，三组均使用咪达唑仑镇静，结果显示针灸组疼痛发生率更低、咪达唑仑需要量更少。针灸缓解了患者[16]的不适和焦虑，从而降低了结肠镜检查中镇静药物的需求。

　　在一项纳入 56 名患者接受碎石术的研究中，患者被分为针灸组或假针灸组，该研究结果显示采用耳针和体针相结合的方法可减少患者的术前焦虑和术中镇痛需求 [17]。另一项纳入 35 名患者行碎石术的研究表明，电针是一种有效镇静镇痛、无显著不良反应的方法 [18]。

　　针刺或按压印堂穴可产生有效的镇静。印堂穴位于额头，两个眉毛之间的中点（图 40-1）。

　　在一项前瞻性、随机、单盲、对照研究中，52 名患者分为印堂穴针灸组或假针灸组，其结果表明针灸组脑电双谱指数（bispectral index，BIS）值明显低于假针灸组 [19]。另一项研究将 50 名患者随机分为印堂穴针灸组和对照组，结果表明与对照组 [20] 相比，印堂穴针灸组 BIS 值明显降低。按压印堂穴可产生镇痛和镇静作用。一项研究将 52 名接受内镜操作的儿童随机分成两组，分别在印堂穴或假穴位接受指压珠疗法，操作中采用标准化麻醉技术并通过静脉输注丙泊酚维持麻醉。接受印堂穴指压按摩的儿童焦虑程度有所降低，两组之间的 BIS 值无显著差异，术中丙泊酚的总需求量无差异，表明使用按摩珠按压印堂穴可降低内镜操作患儿的术前焦虑 [21]。在一项涉及 22 名健康女性志愿者的研究中，受试者随机分为印堂穴指压组和假穴位指压组，该研究发现与假穴位指压相比，印堂穴指压可显著减轻针刺痛。印堂穴位按压显著降低了心率变异性对针刺反应的低频 / 高频比，这意味着交感神经系统的兴奋性降低 [22]。

　　一项志愿者交叉研究表明，按压印堂穴可以显著降低 BIS 值和言语应激评分 [23, 24]。在一项纳入 48 名志愿者的随机对照试验中，印堂穴按压 5min 显著降低了脑电频谱熵值 [22]。一项对 61 名家长的随机试验表明，术前父母在等待区接受印堂穴按压可起到缓解焦虑及镇静的作用 [25]。10 名镇静状态下的健康儿童在接受太冲穴刺激时，同时应用脑功能磁共振成像（fMRI）进行脑扫描，结果发现两个穴位的 fMRI 模式不同，这可能解

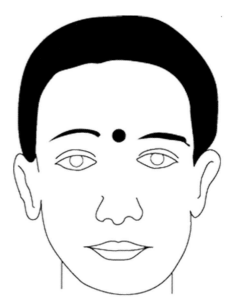

▲ 图 40-1　印堂穴（EX-HN3）位于额头，在眉毛之间的中点

释了针灸治疗的部分效果 [26]。

　　耳针疗法以中医原理为基础（图 40-2）。它可以单独应用或与体针治疗结合，有效治疗急性焦虑。耳针疗法可以降低门诊成人手术患者 [27] 的术前焦虑。在一项纳入 67 名拔牙患者的研究中，患者被随机分为耳针、咪达唑仑滴鼻、假针灸和无干预 4 组，并比较了以上 4 种方法对焦虑的影响，分别于干预前、干预后 30min、拔牙后进行焦虑评定。该研究发现与假针灸组相比，耳针组和咪达唑仑组患者在干预后 30min 焦虑程度显著降低，由口腔医生评估的患者依从性也显著改善 [28]。

　　耳穴压丸或耳钉可以长时间地刺激耳穴。耳穴压丸取自干燥麦蓝菜属植物的小种子或不锈钢，并用小块胶带固定于耳朵上（图 40-3）。耳穴按压是救护车转运过程中治疗焦虑的有效方法。在一项需救护车转运至医疗机构的研究中，36 名患者被随机分成两组，分别在耳穴或假穴位进行按压。耳穴按压组患者在到达医院 [29] 时的焦虑程度明显低于假穴位按压组。另一项针对 38 名急性髋部骨折患者进行的随机对照试验中，患者在救护车转运过程中接受双侧耳穴按压或假穴

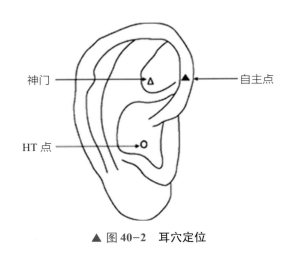

神门

自主点

HT 点

▲ 图 40-2　耳穴定位

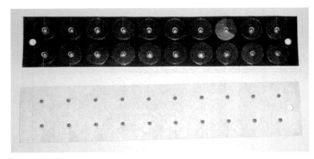

▲ 图 40-3　耳穴按压微丸，不锈钢材质直径 **1.2mm** 的刺激压丸

位按压，结果表明耳穴按压组患者到达医院[30]时疼痛和焦虑较轻、心率较慢。

　　在儿童和青少年的经皮肾活检操作过程中，低强度激光针灸可以用于辅助镇痛。选择 42J/cm 的激光分别照射 10 个穴位。患儿和父母在术中、术后分别进行疼痛评分，并记录患儿的疼痛评分变化。结果表明辅助激光针灸可有效减轻儿童经皮肾活检[31]后的疼痛和焦虑。

　　穴位按压是用手指按压穴位，以达到显著的临床效果。在一项纳入 60 名轻伤患者的双盲研究中，患者被随机分为三组：真按压组、假按压组和无按压组。结果表明接受真穴位按压患者的疼痛和焦虑程度较低，心率也相对较慢，满意度显著高于其他两组[32]。

　　恶心呕吐是镇静后监测治疗室内常见的问题，可导致电解质紊乱、延迟出室和其他并发症。在接受斜视手术的儿童中使用低强度的激光刺激内关穴（图 40-4）可以显著减少术后呕吐[33]。Chu 等[34]在斜视手术患儿的天柱穴（BL-10）、大杼穴（BL-11）和阳陵泉穴（GB-34）进行针刺穴位预防术后呕吐。研究人员将 65 名年龄在 3—14 岁的儿童随机分为安慰剂组和针刺穴位组。他们发现在术后 24h 内，针刺穴位组的呕吐发生率显著低于安慰剂组。

　　Schlager 等[35]将穴位按压应用于一组接受斜视手术的儿童，研究者在诱导前 30min 行手部穴位按压并保持 24h，发现与安慰剂组相比，穴位按压组的儿童呕吐发生率显著降低。Somri[36]比较了内关穴针灸（P6）、昂丹司琼和安慰剂在口腔外科手术儿童中的镇吐效果。结果显示与安慰剂组相比，两个治疗组的呕吐患者数量和呕吐总次数显著减少，针灸和昂丹司琼两组之间则没有差异。

　　电刺激内关穴可预防儿童扁桃体摘除术（无论是否联合腺样体摘除术）后恶心呕吐。研究人员还发现，接受内关穴位电刺激的儿童术后恶心和呕吐[37]明显减少。Butkovic 等[38]比较了激光针灸与胃复安预防术后恶心呕吐的效果。研究人员发现，双侧内关穴激光针灸与胃复安在预防儿童术后恶心和呕吐同样有效。Yeh 等对癌症化学

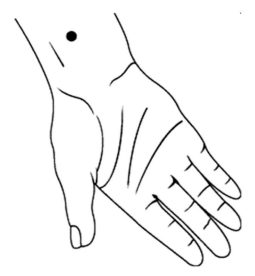

▲ 图 40-4　内关穴（P6）位于前臂前部，腕横纹近端三指宽，掌长肌腱和桡侧腕屈肌腱之间

药物治疗引起恶心和呕吐的儿童进行了交叉随机耳穴疗法研究，他们将小种子和胶带贴在耳穴上进行耳穴刺激防止恶心和呕吐[39]。

Kabalak[40]发现利用皮肤表面电极对内关穴施加20Hz和10mA经皮穴位电刺激5min，对于预防儿童扁桃体切除术后的呕吐，与昂丹司琼同样有效。一项关于穴位刺激对儿童术后恶心呕吐影响的Meta分析表明，与药物相比穴位按摩和针灸在减少儿童术后呕吐[41]方面同样有效。

大多数现有研究主要集中于成年人群。循证医学研究表明，针灸及其相关技术可用于镇痛、抗焦虑及镇静，且对于预防和治疗围术期恶心呕吐[42]非常有效。针灸在儿童中的应用越来越广泛，经过正规培训的医生[43]可安全地实施针灸治疗。据估计，美国有2万多名持有执照的针灸医生，其中有3000名医生将针灸作为其医疗实践的一部分[44]。儿科针灸通过疏通气滞、促进阴阳平衡，为各种疼痛和非疼痛性疾病提供了一种特异、安全、有效的治疗方法，通过培训临床医生和家长对儿童进行穴位按摩，从而到达良好的效果[45]。针灸和相关技术可以与传统医学疗法结合应用于儿童镇静，达到预防及缓解术后不适的效果。

四、音乐

音乐作为人类社会的重要组成部分有着悠久的历史。人们对整合音乐疗法支持医疗程序越来越感兴趣，它被公认为一种医疗程序中安全、便宜、有效的辅助抗焦虑工具。音乐疗法通过欣赏或制作音乐来达到治疗目的，它可以作为危重患者的辅助治疗。在一项随机对照试验中，10名危重患者被分配为音乐组和无音乐组。音乐组从莫扎特的钢琴奏鸣曲中特别挑选了一组具有放松作用的慢节奏音乐。试验组通过耳机播放音乐1h，而对照组佩戴无音乐的耳机。该研究表明，音乐疗法可以显著减少达到同等镇静程度所需的镇静剂量。接受音乐干预的患者中血浆生长激素浓度增加，而白细胞介素6和肾上腺素的浓度下降，

全身应激激素水平的降低引起血压和心率的显著降低。音乐可能通过神经体液途径发挥其镇静作用，这与非特异性免疫系统[46]介导下丘脑-垂体轴与肾上腺髓质之间的相互作用有关。一项多中心随机对照试验采用音乐疗法，帮助373名因急性呼吸衰竭接受机械通气的患者降低了焦虑，并产生了镇静作用。音乐干预组（126名）可自由选择喜欢的音乐片段，该研究表明与常规治疗[47]相比，以患者为导向的音乐组在焦虑、所需镇静强度和镇静频率减少了约36%。一项研究还探讨了音乐疗法对脊柱手术后患者康复的影响，其结果表明音乐疗法可以作为一种综合治疗方式，在脊柱疼痛的治疗[48]中影响患者的结局。

清醒患者术中应用音乐疗法可减少患者自控镇静和镇痛的需求。在一项随机对照研究中，35名泌尿外科成人患者，在腰麻复合自控丙泊酚静脉镇静下实施手术。患者被随机分配至音乐组（术中佩戴耳机）和无音乐组。结果表明音乐组患者使用丙泊酚镇静的次数显著低于对照组[49]。另一项对200名接受冲击波碎石术患者的随机对照研究表明，音乐作为一种辅助治疗方式，可降低手术相关的焦虑和痛觉[50]。一项研究采用行为和生理焦虑自评量表，对93名成人患者进行了术前、术中、术后的评估，结果表明术前聆听自选音乐焦虑程度更低[51]。一项纳入835名患者的研究，将音乐疗法辅助用于癫痫诊断测试和治疗的视频脑电图检查，结果表明音乐是儿童患者社会心理治疗的重要组成部分[52]。音乐可用于气管插管患者的镇静。一项重症医师调查显示，94%的患者使用床头播放的音乐，43%使用音乐治疗师播放的音乐，41%使用耳机播放的音乐[53]。一项系统性回顾表明，近一半的音乐疗法受试者（48%）表示音乐减少了焦虑[54]；约36%受试者表示音乐降低了疼痛。

一项纳入70名患儿的随机对照试验表明，在昏暗安静的手术室里播放背景音乐时，患儿独自接受麻醉诱导时的焦虑程度较低，并表现出更高的依从性[55]。在另一项研究中，123名儿童被

随机分配为互动音乐组、口服咪达唑仑和对照组。结果表明咪达唑仑组儿童在麻醉诱导期间的焦虑程度明显低于音乐治疗组和对照组，音乐治疗组与对照组在麻醉诱导过程中的焦虑情绪无明显差异。音乐疗法在与父母分离和进入手术室时可能会有所帮助，具体取决于治疗师；然而在麻醉诱导期间，音乐疗法似乎并不能缓解焦虑[56]。

对于正在接受诊断评估、治疗试验和疼痛治疗的儿科患者来说，音乐疗法可降低风险且经济有效。60 名儿科患者接受水合氯醛或音乐疗法进行脑电检查，结果表明音乐疗法可能是一种代替药物镇静[57]的高性价比、无风险的疗法。有报道称，接受计算机断层扫描、超声心动图、静脉置管和脑电检查（EEG）的儿科患者使用音乐疗法的成功率很高。对于大多数儿科机构来说，音乐疗法是一种经济有效的干预手段[58]，可作为儿童镇静的辅助措施。

五、催眠疗法

催眠疗法是指诱导出精神恍惚的状态，以促进意识思维的放松。它能够使儿童应对疼痛和刺激，探索提升自信心及自我控制力。催眠状态既不是睡眠状态，也不是无意识状态。催眠是在一种意识改变的状态下，排除其他事情，将注意力集中在某件事情上。在催眠过程中，经常会出现放松、静止、改变或消除疼痛刺激的情况。在运用医学催眠对 30 名患者 49 次栓塞术的研究中，45 名在催眠中成功完成[59]。

Faymonville 等利用正电子发射断层扫描对 11 名健康志愿者进行了研究，以确定催眠调节大脑对有害刺激反应的区域。催眠可以减少痛感和有害刺激的不适感，伤害性刺激导致丘脑核团、前扣带回和岛叶皮质局部脑血流量增加。催眠状态引起右侧纹状体外区和前扣带回皮质显著激活。交互作用分析表明，催眠状态下前扣带回皮质的活动与痛觉和不适的关系与对照组有所不同[60]。在催眠状态下，有害刺激的强度和不适感都会降低。Landry 等认为催眠与舌回的激活有关，它将涉及更高级别的视觉处理和心理意象[61]。

Lang 的随机研究中，236 名女性接受粗针乳腺活检，在操作过程中接受标准化治疗、结构化共情关注或自我催眠放松。这项研究证明催眠可以成功地与粗针穿刺活检相结合用于乳腺癌的诊断。与常规治疗和共情协助这两种随机情况相比，训练有素的手术团队成员辅助性运用催眠显著减少了患者的焦虑和疼痛。1 小时后，催眠镇痛明显优于标准治疗或共情协助[62]。

Elkins 等在 6 名结肠镜检查患者中探讨了催眠在疼痛和焦虑管理中的应用，他们在结肠镜检查当天接受了自我催眠的诱导和指导，并与 10 名连续接受标准治疗的患者进行了对比。结果表明催眠可降低结肠镜检查过程中的焦虑和疼痛，减少镇静的需要和血管迷走神经事件，缩短恢复时间[63]。

一项纳入 60 名患者的随机对照试验，评估了催眠指令录音带对患者围术期结局的有效性。催眠组在手术前一周每天收听一盘录音带，对照组不收听录音带。结果表明术前收听含有催眠指令的录音带减轻了术前焦虑，但呕吐的发生率[64]却不明原因的增加。Baglini 等对 46 名接受经皮左前降支冠状动脉腔内成形术的患者进行了研究，患者在手术过程中随机接受药物或催眠镇静。结果表明，在经皮左前降支冠状动脉腔内成形术中，可通过催眠而非药物镇静[65]，选择性地消除球囊充气和心肌缺血相关的心脏交感神经活动增加。

一项纳入了 18 项对照试验的 Meta 分析表明，催眠极大地提高了治疗效果。接受认知行为催眠治疗的患者，比至少 70% 非催眠治疗患者的效果更佳。催眠疗法增强了认知行为心理疗法的效果，包括焦虑、失眠、疼痛和肥胖[66]。

催眠是最古老的心理疗法之一。它鼓励患者发挥想象力来改善健康和行为。虽然目前大多数研究都集中于催眠在成人中的应用，但催眠疗法也可能会整合到儿童镇静中[67]。

六、婴儿吸吮蔗糖

甜味剂已被推荐用于新生儿的疼痛管理程序。在免疫接种前给予 12%～30% 蔗糖溶液的婴儿，其哭闹发生率和持续时间可相应的减少[68]。在一项随机研究中，113 名健康足月新生儿被分为四组，并刺破其脚跟行 Guthrie 试验以检测苯丙酮尿症。第一组给予 30% 蔗糖 2ml，第二组给予 10% 葡萄糖 2ml，第三组给予 30% 葡萄糖 2ml，第四组给予蒸馏水 2ml。该研究表明，30% 的蔗糖在镇痛[69]方面优于 10% 和 30% 的葡萄糖溶液。

Johnston 等研究了 85 名矫正胎龄在 25 周到 34 周之间的早产儿，患儿在常规脚跟采血前 15min 被随机分配至口服蔗糖组或模拟摇晃组。他们发现在采血前将 24% 蔗糖 0.05ml 放在舌头前端表面，可减轻这种微小刺激引起的疼痛[70]。一项单盲随机交叉研究中，90 名早产新生儿在脚跟处采血。结果表明，来自皮肤接触产生的感官刺激，比如母亲的触觉及嗅觉，均能够减少早产儿的疼痛反应。其他刺激，如摇晃、吮吸和音乐对新生儿镇静[71]同样有效。

一项纳入 64 名婴儿的随机对照研究，评估了早产儿视网膜病变筛查期间应用蔗糖的效果。所有婴儿在眼科检查前 30s 使用丙美卡因行表面麻醉。与对照组相比，干预组婴儿在检查过程中经奶嘴给予 0.5ml/kg 24% 蔗糖后，其平均早产儿疼痛量表评分显著降低[72]。强有力的证据支持了蔗糖在微创手术的应用[73]。虽然最佳剂量尚未确定，但提前 1～2min 给予蔗糖已被证明可有效减少早产儿和足月儿因单一事件所引起的疼痛[67]，如刺破脚跟、静脉穿刺和肌内注射[74]。

结论

儿科操作的镇静对儿童及其家人均具有挑战性。尽管非药物补充和整合医疗相关的研究主要在成人中开展，但结果表明非药物方法可减少焦虑、改善合作、避免镇静的不良反应。一项 Cochrane 综述评估了 17 项非药物干预，这些非药物干预被用于帮助儿童减少焦虑和痛苦、加强合作、辅助麻醉诱导。有 5 项研究表明，麻醉诱导时父母在场不能减少儿童的焦虑。与咪达唑仑相比，诱导过程接受催眠的儿童其焦虑程度并无显著降低。在诱导过程中，由父母实施针灸的儿童较假针灸的儿童较少出现焦虑，配合度也更好。此外，还有一些其他具有潜在可行性的非药物干预措施，包括父母穴位按压、小丑玩偶、小丑医生和掌上游戏机[75]。

许多医疗操作可引起恐惧和焦虑，其中绝大多数可通过镇静药物来缓解。镇痛及抗焦虑不足会导致心血管系统应激及兴奋性增高，这可能会影响操作的成功率。药物镇静过度可能会影响呼吸和心血管系统功能，从而增加手术风险，延缓患者的康复。儿童镇静应满足每个患者的个性化需求。非药物补充与整合医疗干预可纳入儿童镇静程序。这些技术可以与传统的医学疗法结合使用来辅助镇静，减轻患者的疼痛和焦虑。

七、病例研究

病例 1

Olivia 是一名儿科注册护士，也是紧急转运小组的成员。焦虑是转运途中常见的问题。她关注有哪些措施可以缓解孩子在转运途中的焦虑？

建议

Olivia 可以在患者被送往急诊室之前，对患者施加耳穴按压，以缓解焦虑和疼痛。使用耳穴压丸或耳钉可更长时间地刺激耳穴。耳穴压丸可取自干燥麦蓝菜属植物的小种子或不锈钢，用一小块胶带固定在耳朵上。耳穴按压是救护车转运途中治疗焦虑的有效方法。在一项对 36 名需要救护车转运至医疗机构患者的研究中，患者被随机分成两组，分别在耳穴或假穴进行耳穴按压。耳穴按压组患者在到达医院时的焦虑程度明显低于假穴位按压组[29]。另一项对 38 名急性髋部骨折患者进行的随机对照试验，患者在救护车运送过程中接受双侧耳穴按压或假穴按压，结果表明耳穴按压组患者在到达医院时疼痛和焦虑程度更轻，心率更慢[30]。这些研究表明耳穴按压可以成功地整合到儿童镇静中。

病例 2

Emma 是一名 10 岁的严重烧伤患儿，每天更换衣服给她的生活带来了巨大的挑战。她的母亲担心吗啡会让使其疲惫困倦，而其他阿片类物质也会引起皮肤瘙痒。

日常更换衣服过程中有无其他治疗方案？

建议

在儿科人群中，催眠、意象引导、音乐疗法、冥想或针灸可以用于治疗术后疼痛。催眠和意象引导特别适合儿童，因为与成年人相比，儿童通常更容易受到催眠和意象引导的影响，更愿意接纳和参与进"幻觉"。创意艺术，包括音乐疗法、艺术疗法、运动疗法，也可用于儿科人群。年龄较大的孩子可以学习自我冥想，以缓解各种痛苦和创伤性的操作。针灸是缓解操作相关疼痛的最佳选择，而且很少有不良反应。

病例 3

Eric 是一名 12 岁、体重 38kg 的男孩，他患有急性淋巴细胞白血病，正在接受鞘内药物等持续化学药物治疗。他在腰穿过程中的镇静用药为咪达唑仑 4mg 和芬太尼 200μg。在术后恢复室，他出现了严重的恶心和呕吐。尽管给予静脉输液、昂丹司琼、胃复安和东莨菪碱贴片等措施，仍无法消除顽固性恶心和呕吐。接下来该如何治疗？

建议

镇静后恶心呕吐是镇静后监测治疗室中常见的严重问题。恶心呕吐会导致电解质失衡、延迟出室和其他并发症。Eric 在术后恢复室接受了针灸治疗后，他的症状得到了改善并出院回家。美国麻醉医师协会术后恶心和呕吐处理共识指南[42]指出，针灸、穴位按压和穴位刺激的镇吐效果与药物疗法基本相当。针灸疗法可用于预防和治疗恶心呕吐。

第41章　面向整合的程序化舒适护理："非药物学"的重新定义和拓展

Towards Integrated Procedural Comfort Care: Redefining and Expanding "Non-pharmacology"

Cyril Sahyoun　Giorgio Cozzi　Piet L. J. M. Leroy　Egidio Barbi　著

刘好攀　张加强　译

一、程序的舒适度

痛苦和（或）紧张的医疗程序对儿科患者来说是一种巨大的负担。但由于缺乏专业知识、活动和（或）环境受限，以及操作流程中的障碍均使得程序性疼痛和恐惧得不到缓解[1-3]。有充分证据证明，程序相关疼痛和痛苦会导致后续治疗的痛感加剧和镇痛效果下降、产生创伤后应激症状及对未来医疗保健的依从性降低[4-10]。

幸运的是，程序舒适度可以通过全面的舒适化导向策略进行优化，该策略包含以下要素：①任何情况下均可采用的非药物学治疗方案（non-pharmacological strategies，NPS）；②如果存在疼痛，及时采取有效的程序化镇痛（procedural analgesia，PA）；③即使采用了前两种方案，仍出现程序性疼痛和（或）需要患儿制动时，则需要进行程序化镇静（procedural sedation，PS）。NPS不仅应被视为PS的可能替代品，更应被视为PS的重要辅助手段。为什么说没有NPS的PS是不可接受的，是"违背"了最佳治疗的初衷[11]，有以下几个重要原因。

首先，众所周知，术前焦虑和疼痛敏感性可能是预测麻醉药需求的重要因素[12, 13]。在麻醉中，需要根据患者个人的术前焦虑度和疼痛敏感性来调整麻醉和镇痛药物的剂量。但在PS中，为了保持气道和呼吸通畅，谨慎地滴定镇静药物的剂量至关重要。因此，持续进行焦虑控制对于有效和安全的PS至关重要。

其次，缓慢的诱导和全身麻醉镇静深度的变化可能与不可预知的意识和（或）记忆水平有关[14]。特别是在一个痛苦的、多种诱因的环境中，可能导致一些不愉快的体验，包括精神错乱、焦虑、失控行为或苏醒期谵妄[15]。在轻度镇静（如氧化亚氮镇静）期间，NPS对于引导儿童成功度过浅睡眠状态或意识状态的转变至关重要[16]。最近的证据表明，有相当一部分在急诊科接受程序化镇静的儿童，可能存在严重的程序前焦虑。这种焦虑被证明是出院后2周内发生负面行为的重要预测因素，说明NPS对程序化镇静的效果具有重要的辅助价值[17]。

因此，个性化滴定的NPS（无论是否同时使用镇静药）是实现舒适体验的关键。目前，保证儿童及其家人在（围）术期全程的心理安全，被认为是高质量手术镇静最重要的作用[18]（表41-1）。

表 41-1　镇静研究的内容及定义 [根据治疗结局和程序、教育和探索镇静联盟（SCEPTER）]	
内　容	SCEPTER 相关的益处
安全性	避免生理或心理伤害
有效性	手术医生对镇静感到满意，包括患者配合度（手术中无肢动）、镇静下成功完成手术
从患者和家庭出发	患者、家属或委托人均对镇静效果满意，包括充分的镇痛、无不良记忆、无恶心呕吐、无不良心理后遗症
效率	从患者、机构和社会层面看，实施镇静具有经济价值

最佳的手术护理取决于专业人员与儿童及其看护人建立人际关系，并取得其信任的能力。

在本章中，我们试图从儿童最佳程序舒适度的角度出发，对 NPS 进行实践性的概述。作者认为 NPS 并不是一种独立的策略，而是应将其看作整合的舒适化程序护理的重要组成部分。对儿童进行程序化镇静的专业护理人员应接受与年龄相适应的 NPS 技术的全面培训。同样，主要使用 NPS 的专业人员（如儿童生活专家）应充分了解其技术的局限性，以及何时应该在策略中加入程序化镇静。NPS 可以被看作是手术舒适化护理的跨学科层面之间的黏合剂[18]。

二、非药物学的模糊性与复杂性

（一）非药物学与药物学

"非药物学"一词是一个比较含糊的概念，其缺乏一致性，包括大量不同的方法和技术，甚至可能带有贬义。然而，在针对儿童的恐惧心理进行干预时，该术语经常被看作是药物学的天然对手。通常意义上的观念认为非药物学与药物学是互斥的概念，一个是另一个的替代。

药物学一词是一个统称，具有很多一致性的内容。在影响大多数儿童的意识和（或）疼痛时，根据一定的药代动力学和药效学特点，不同的镇静药和镇痛药，或多或少具有相同的剂量依赖效应，而与儿童的年龄、发育水平和个性无关。虽然不同镇静药和镇痛药的个体特征肯定会有所不

同，但它们都遵循这一基本原则。另外，药物的效果可以通过意识水平和疼痛程度来评价。因此，舒适化手术护理的药物学部分非常清晰，其适应证、禁忌证、给药剂量、需要的监测和潜在不良反应都比较明确。因此，从传播知识的角度来看，培训、学习和研究药物学是相当简单的。并且，在该领域进行高质量的研究（如随机对照试验）难度不大，因此，可以构建高水平的证据。

（二）非药物学：一个存在质疑的概念

非药物学的第一个质疑是缺乏一致性。非药物学方面的技术是多种多样的，包括告知、准备、脱敏、呼吸训练、分散注意力、父母陪伴、认知行为疗法、行为学方法、引导想象、讲故事、放松训练、暗示性语言、Comfort-Talk®、催眠疗法、视频影像、电脑游戏、虚拟现实、音乐疗法、幽默、身体接触等，但每种技术潜在的神经生物学、心理学、认知和理论原则可能是高度多样化的。

第二个质疑是缺乏高质量证据。尽管关于 NPS 在不同的临床环境中的研究越来越多，但其中大多数研究设计不佳，可信度低，无法对研究结果进行推广[19]。此外，对于 NPS 如何测量以得到有效结论，以及哪些工具具有足够的有效性和可靠性来衡量这些结论[20]，目前尚未达成统一意见。值得一提的是，最近有两个与此相关的 Cochrane 系统评价发表。一项近期更新的关于对儿童针刺疼痛进行心理干预的随机对照试验

（randomized control trial，RCT）进行的系统评价，结果显示，有证据支持分散注意力、催眠疗法、联合行为认知疗法和呼吸干预措施可以减少儿童针刺相关的疼痛和（或）痛苦。其他措施的证据级别都较低，如准备和（或）告知、父母引导联合分散注意力、心理暗示、虚拟现实等。诸如改变记忆、父母在场转移注意力、呼气、转移注意力联合暗示等干预措施，由于证据来自单一研究，因此无法得出结论。作者特别评论了所纳入试验的质量，并且总结道，总体证据水平仍然是非常低的，作者特别强调需要改进方法的严密性和试验报告[21]。

　　另一项是关于协助儿童进行麻醉诱导的非药物干预 RCT 进行的系统评价，结果显示没有证据表明诱导时父母在场对儿童焦虑[22]有益处。有限的证据支持小丑/小丑医生、在诱导期间播放儿童选择的视频、手持电子游戏、降低感官刺激和针灸减少患儿父母焦虑[23]，对减少儿童的焦虑有效果。而仅观看电影似乎并没有减轻焦虑的作用[24, 25]。

　　NPS 的第三个质疑是证据与（转化为）日常实践[26]之间的差距。尽管相关证据质量不高，但在临床过程中，NPS 潜在地减轻一些疼痛和（或）痛苦的益处通常被认为是支持使用这些干预措施的充分证据。然而，临床医生在临床实践中找到最佳的应用方式却不容易，并很容易"在应用过程中迷失方向"。以下是一些担忧。

　　• 对于所有 NPS 来说，主要挑战是如何在医疗过程中控制、引导和集中儿童的注意力，从而使儿童由害怕转为信任，进而提高合作能力，增加依从性。这就要求实施 NPS 的专业人员能够以儿童为中心，以及可以控制周围环境的动态变化。然而，在儿童的日常手术护理中，这两个先决条件都很难实现（如繁忙的临床科室、患者高周转率）。由于大多数关于分散注意力的研究中，都会有儿童生活专家（child life specialist，CLS）的参与，然而，并非所有急诊室或者所有班次中都有 CLS，因此很难将科学证据外推至日常临床护理中。护士和其他医护人员在儿童医疗过程中如何充分有效地应用 NPS 和以儿童为中心的护理，以及哪些因素影响了其有效的应用，目前还不得而知。

　　• 没有一种 NPS 方法是对所有患者均有效。目前尚无关于如何在个体患者中确定最佳方法的研究。在分诊时，至少应该做到仔细评估儿童的（发育）年龄、儿童的特质和社交能力、既往手术史、父母的担忧/焦虑、医疗卫生环境和手术预期。目前，个性化程序治疗是进一步提高舒适度的最大挑战之一。这一挑战主要是涉及教育方面。参与儿童治疗的专业人员应该参加相关培训，从而能够仔细观察并解读儿童个人的情绪状态，这些信息对于成功（并不断调整）与儿童的进一步接触和互动[27, 28]至关重要。一个特定的 NPS 取得成功很可能取决于最初与儿童接触时所建立的期待感。

　　• NPS 干预对（由特定量表测量的）疼痛或痛苦在统计学意义上的显著影响，可能对于日常工作并无临床意义。疼痛或焦虑的明显减少也并不意味着已经达到了理想的舒适度。我们的主要目标并非仅仅减少程序相关的痛苦，而应该将其完全消除。

　　• 关于不同 NPS 之间的对比研究相当有限，从而无法确定哪种 NPS 方案是最有效的。此外尚未发现关于 NPS 对镇静药疗效或剂量是否存在积极作用的相关研究。

　　• 目前绝大多数与 NPS 相关的研究均采用定量的方法，而定量测量工具的可靠性和有效性仍存在争议。有人认为，可以使用定性或归纳的方法来研究个体的医疗经历，将父母和儿童作为共同研究者[26]，通过考察在自然背景下的复杂现象，纳入对医疗过程中各种遭遇的观点，从而提供更细致和更深入的理解。定性的方法可以揭示潜在的理论框架和行为模式，用于解释哪些 NPS（以及出于什么原因）可能是特定儿童的合理选择。据此可以对 NPS 技术进行精确地分类，更好地识别每种技术的适应证和禁忌证。此外，最重要的是清楚熟练掌握该技术所需要的基本技能，为循证课程的设计和舒适化医疗的培训提供必要的信息。

（三）非药物学，一项特殊的教育挑战

目前，大多数关于儿童程序化镇静的使用手册、综述性文章和专题讨论均对 NPS 重要性给予了一定关注，提倡做好准备、家长参与、照顾儿童的节奏、开展互动、用正确的语言交流（例如，安慰性代替非安慰性语言）、掌握有效的分散注意力技巧等。这些文章经常使用诸如"专业人士应始终……"、"专业人士应精通……"或"非常重要的是……"之类的短语，读者也会在本章中发现这些短语，这些短语代表了专业人士的决心和热情。随着时间的推移，专业人士对 NPS 技术更加得心应手，也（通过培训，或者说是直观上）使得患者更加确信儿科医疗保健的重要性。目前，针对某些 NPS（如催眠），已经存在有专门设计的高质量培训计划。还有一些专门为医疗专业人员制订的关于暗示性语言（如 Comfort-Talk®）或儿童友好技术的培训方案。尽管如此，日常护理过程中实施 NPS 时，仍存在很多不确定性。对 NPS 技术复杂性的低估是造成这种情况的一个重要的原因，这也导致目前许多 NPS 培训效果不佳的因素。

与药物学技术相比，NPS 技术发生不良事件或潜在事故（即缺氧）的风险要低得多，但从教育的角度来看，NPS 技术却复杂得多（表 41-2）。NPS 技术的学习曲线更加漫长，相关的教育方法也应该要考虑到这种复杂性。事实证明，根据良好的教育原则和理论构建课程和培训项目，课程和培训的效果将会得到显著提高。必须认识到 NPS 技术是一项复杂的专业任务，因为涉及大量的行为，包括心理认知行为、心理运动行为及（人际）心理社会行为（如行为、态度、价值观和情境意识），以及这些行为之间的相互作用[29-31]。尽管倡导和分享关于 NPS 技术的知识有助于激发专业人士的兴趣和应用这些知识的意愿，但只有学习者认识到其意义，并学习相关知识、技能，才能真正地掌握 NPS 技术。此外，复杂任务相关的各个专业技能并非单独进行教学，因为它们是相互融合、独特且不可分割的整体[32]。因此，使用部分任务法，即向受训者单独培训复杂任务的各个组成部分（整个任务被划分为更小的任务单元），与整体任务法[33]相比效果较差。

表 41-2　药物学策略（如程序化镇静）与非药物学策略的复杂度比较

类　别	药物学	非药物学
内容	药物镇静的有效性和安全性	安慰、控制、建立信任和构建正面记忆的心理学
认知过程	• 可重复性 • 活动可预测 • 主要由认知规则指导（即"如果—那么"规则；严格的方案）	• 不可重复性 • 活动不可预测 • 主要由认知策略指导（即心智模型、推理和解决问题）
实际操作特征	• 专业技能（客观） • 专业人员参与 • 注重一致性 　– 每次都采取同样的安全预防措施 　– 方案指导下的实践 　– 根据体重计算的剂量 • 最低限度的情景 • 变量少	• 人际交往能力（主观） • 专业人员 + 个人参与 • 注重适应性 　– 每个儿童都应该采取个体化的方法 　– 经验指导下的实践 　– 根据个人进行选择 • 高度的情景化 • 变量多

使用整体任务（即与现实生活中发生的问题高度相似的任务，包括任务的变异性）对于帮助学习者构建和形成自己的专业知识至关重要，这有助于他们认识问题并情境化，将新信息与以往的知识联系起来，理解培训内容的相关性和适用性，并激发协作和解决问题的能力。这种方式也符合人类学习[34]的建构主义认识论。

但是，当学习者突然面对整个任务和复杂问题时，就存在极高的风险使有限的工作记忆容量超负荷，而这也是学习的一个显著障碍。因此，基于整体任务的识别信息应该包括适当的引导和支持。这种支持主要包括建模（即演示如何执行任务）和提供学习者解决任务所需的支持性和及时的程序性信息。在学习的开始阶段，精心的安排任务顺序，从简单到复杂，并提供足够的支持（即提供持续的指导和反馈），然后逐渐减弱这种支持，一步步帮助学习者独立完成，并最终能在现实生活环境中完成任务[35, 36]。

为 NPS 设计的培训计划首先应将现实中的复杂任务仔细分解到基本组成部分（即知识、技能和态度／价值观／道德）。理想情况下，这种解构过程可以产生一个清晰的框架，不仅可以用来指导课程设计者，还可以用来指导学生的整个学习过程。知识部分可以通过网络学习、讲座和互动研讨会的形式提供。但是，必须从一开始就进行整体任务的练习，在这种练习中进行必需的技能和态度的训练。要练习的整体任务应该是专业人员在现实中会遇到的情况，应该是真实的，贴合实际的。对于 NPS 来说，可以从（取自真实事件的）视频演示和模拟环境中的练习开始，在模拟环境中，学员们可以互相练习。能够在实际实践中锻炼，并在现实世界中感受 NPS 的所有变化特点［如不同的（生理）年龄、手术、性格、环境等］，对于能够形成真正的专业知识至关重要。关于这一部分，基于作品集的学习、基于案例的讨论和反馈（通过观察直接获得或通过使用视频反思间接获得），是支持学习过程这一关键部分的可能工具。

三、解构非药物学

（一）避免伤害

事情没有发生时，痛苦是最少的。

近年来，儿科的过度医疗问题受到越来越多的关注[37]。尽管人们通常从经济的角度来考虑过度医疗的问题，但也应该考虑不必要的手术对儿童及其家庭造成的负担。

例如，在大多数发育迟缓且没有局灶性神经异常的儿童中，进行 MRI 检查很难发现有效的证据。因此，进行 MRI 检查的不便（制动、幽闭恐惧症、陌生环境、需要静脉输液、甚至需要镇静或麻醉）与（可能有限的）诊断率的提升之间需要充分的权衡。这一点更适用于预先存在焦虑或孤独症谱系障碍的儿童。任何缺乏深思熟虑的医疗检查都会破坏他们的信任，使未来的医疗护理变得更加困难[38]。

有胃食管反流症状的年幼儿童经常需要进行 pH 监测和（或）胃镜检查，以此作为诊断依据的一部分。但这两种检查对儿童来说都是巨大的负担。并且对于大多数有反流相关主诉的儿童来说，这些诊断性检查的附加价值非常有限[39, 40]。

NPS 的一个重要方面就是要考虑同样的医疗操作对于某些儿童是否有意义。它涉及对矛盾与利益的平衡：一方面是考虑患者的舒适性，另一方面是保证医疗服务的有效性。在为儿童计划或实施痛苦的医疗操作之前，首要应该问自己几个问题：这个操作真的有必要吗，现在就需要吗，以及有没有更舒适化的替代方案？思考之后，我们可能得出这样的答案："不做这个操作"，或者以后在更舒适的条件下做（例如，择期手术近期将要行全身麻醉），或者可以早期进行干预［例如，疾病需要长期（＞5 天）的静脉治疗，在早期可以放置中心静脉导管］。

（二）建立人与人之间的联系

1. 与既往史的相关性

在实施镇静之前，应对患者既往史进行评估，不仅要从医学的角度（疾病史、过敏史、住院记录和手术史），还要从理解、期望、既往疼痛、焦虑和恐惧经历等方面考虑[41, 42]。

既往记忆中关于控制不佳的疼痛经历，会深刻地影响患者及其父母的感受，可能会诱发焦虑、恐惧和消极的情绪。这些可能会加剧他们在未来就医过程中的疼痛和痛苦。已被证实，儿童既往的疼痛经历和记忆是急性手术和术后疼痛的有力预测因素[43, 44]。

从简化的角度来看，疼痛应被视为伤害性感受（介质和通路激活的）与痛苦情绪（与情绪状态和相关感受有关）之间的相互联系和平衡的结果[45]。

额叶皮质结构和大脑其他部分（主要是边缘区域）之间的关系会影响机体对强烈情感状态的控制。这反映为积极的皮质机制（即理解和合理化、恢复能力、转移注意力、归属感、行动的可行性）和消极的边缘影响（如恐惧、焦虑和疼痛的预期）之间的平衡。因此，当患者存在慢性疾病和控制不佳的疼痛经历时，其经历低质量的手术和镇静的风险会更高。此外，认知功能障碍的患者，以及 <7 岁额叶至边缘区域尚未发育完善的儿童，可能会缺乏相应的皮质保护机制。

2. 医疗告知可能造成伤害的概念

手术应该以加强积极的皮质机制为目标。众所周知，医疗告知的意义不仅是强制性的向患者和父母解释手术的风险及获益，而且也是为了促进大脑皮质的保护机制。通过对有关操作和药物进行解释，使患者和父母产生积极的预期，从而减少恐惧和焦虑，产生类似于安慰剂效应[46, 47]。然而在某些情况下，医疗告知可能弊大于利，会增加恐惧和焦虑[28]，比如告知的信息超过患者的理解能力、过多不必要的细节，或者只是令人恐惧。在这种情况下，医疗告知会产生负面预期，并通过胆囊收缩素的作用，在海马体的介导下增加焦虑和恐惧，从而引发反安慰剂效应。所有即使是针对成年人，也应该采用"你现在可能感觉到了什么"之类的开放式陈述，而不是通过"这

是整个过程中最糟糕的部分，就像蜂蜇一样"[48]之类的陈述方式。相比于实际的疼痛，更多的是对操作本身的恐惧，如涂抹 EMLA 乳膏进行静脉穿刺，儿童对于操作的反应差异较大，从轻微或者无痛、到中度疼痛等。合适的方式会降低反安慰剂效应。为此，医生和护士应首先评估患者和父母的焦虑程度，了解他们的预期，其次应鉴定其知识水平和理解能力，以便选择恰当的词语和细节进行告知。

3. 正确的措辞，错误的措辞

一般应避免对年幼的儿童使用可能引起恐惧、焦虑和疼痛的词语，如"针、刺、缝、蜂蜇"等，而应最大限度地关注身体舒适和分散注意力的措施（表 41-3）[48]。事实上一个 4 岁的儿童的认知水平，无法从一个陌生人获得安慰。通过诸如"没有什么好怕的"或"安静点，不会很疼的"这样的话语进行安抚，反而可能起到反作用，因为它会诱发恐惧和焦虑，不仅是对年幼儿，对成年人也是如此。因此在分散患者注意力时应当注意"技巧性谈话"，避免使用安抚性话语[28, 49]。"技巧性谈话"是指在手术过程中与成年患者谈论一些简单的中立话题。有证据表明"技巧性谈话"可以减少患者在手术过程中的焦虑及不适感，并且似乎可以缩短其对手术持续时间的感知。

4. 分散注意力与安抚情绪

"痛苦 – 安抚 – 痛苦"的循环模式会增加儿童的焦虑，已有文献对此进行了详细的描述[46]。有相关试验通过观察父母的语气和面部表情之间的相互关系，研究儿童在手术过程中对父母的安抚和转移注意力的反应，发现在减少恐惧方面，转移注意力比安抚更有优势。一个儿童的陈述可能比任何进一步的解释都更能概括这个概念："如果一个成年人告诉你不要担心，而你之前并不担心，从现在反而开始担心了。"

5. 父母的作用

父母在管理儿童的恐惧、焦虑和疼痛方面起着关键作用[50-52]。与躺在担架上相比，坐在父

表 41–3 操作前和操作过程中需要学习的语言技能	
要避免的语言	**要使用的语言**
你会好起来的；没有什么可担心的（无效安抚）	你今天在学校做了什么？（分散注意力）
将会造成伤害 / 这不会造成伤害（含糊不清；负面关注）	可能感觉像被捏了一下（感官信息）
护士要抽血（信息模糊）	首先，护士会用酒精棉片给你的手臂消毒，你会感觉有点凉，接下来……（操作流程信息和感官信息）
你表现得像个孩子（批评）	让我们忘掉它；告诉我那部电影……（分散注意力）
会觉得像被蜜蜂蜇了一样（消极关注）	告诉我感觉如何（信息交流）
该过程将持续很久……（消极关注点）	过程将比……（电视节目或其他儿童熟悉的时间）更短（操作流程信息；正面关注）
药品会有烧灼感（负面关注点）	一些孩子说他们感到有一种温暖的感觉（感官信息；积极关注）
准备好了就告诉我（控制力太强）	当我数到三时，这种感觉会从你的身体里飘走（辅导应对；分散注意力，有限的控制）
我很抱歉（道歉）	你很勇敢（赞美；鼓励）
不要哭（消极关注点）	这很难；我为你感到骄傲（赞美）
结束了（消极关注点）	你做得很好，深呼吸，保持不动……（贴上赞美标签）

改编自 Cohen[48]

母腿上进行静脉穿刺时，儿童的焦虑感会减少30%[53]。

在到达医院之前，家长的说话方式也应被告知，避免使用一些适得其反的词句，如谈论"小针头"或"短暂的疼痛"，因为这有可能加剧儿童的痛苦。此外，年幼儿童对既往经历的记忆力或定义时间长度的能力非常有限。因此涉及时间概念的话语，像"只持续1min"或"和上次的免疫注射时一样短"，对他们来说几乎没有任何意义。应该将看护人和儿童之间的关系视为一种实时的"蓝牙连接"，从这个角度来说，医生应该能够识别不同程度的焦虑和恐惧，并将两者统一来应对。害怕的父母会将他们的恐惧传递给儿童，这有可能导致患儿对各种医疗手段的抗拒。因此，应该指导家长做好相关准备，积极地参与医疗过程，通过采用适合的短语和句子、使用儿童喜欢的设备（如手机和平板电脑）及身体

防护方式的选择等，减轻儿童的焦虑。我们可以通过"你希望如何为孩子进行手术"这类简单的开放式问题，了解父母的恐惧，并给予可能的干预。

已被证明，父母的灾难化思维是儿童产生术后疼痛[54]的重要预测因素。因此需要采取一定措施来降低父母的焦虑，包括对手术进行充分的解释，在手术过程让他们发挥作用，如抱着孩子坐在腿上、分散注意力和讲故事。这种方法可以起到双重的积极效果，因为父母接受任务后可以转移其注意力，避免他们的焦虑和儿童的恐惧之间形成恶性循环。并且对父母的辅导也能帮助儿童更好地接受各种术前准备，如体格检查、局部麻醉、静脉穿刺和使用面罩等。

6.评估儿童的焦虑程度和探索减少恐惧的方法

针对儿童，特别是低龄儿童进行评估时，由

于其并不能充分的理解并管理焦虑和痛苦，应通过对其语言性和非语言性表达的感知和解读[55]，综合评估其痛苦和焦虑程度。儿童的行为可以通过其眼神、姿势、手势、与父母的关系、反应性和社交距离来评估，从而指导医生预测儿童的焦虑程度，根据不同具体情况具体判断。基本上，儿童与父母越亲密，恐惧程度就越高。

对于护士或医生来说，如果一个两岁的幼儿紧紧地搂着母亲不敢离开，那下一步交流会相当困难。我们已经介绍并推荐了一些实用的技巧，以建立信任，消除恐惧心理，为体格检查或手术提供便利条件，例如，在静脉穿刺前涂抹 EMLA® 乳膏。医生和护士与儿童和父母的互动应该是温和而渐进的，尊重儿童的私人领域，逐步靠近并减少与儿童的人际距离。可以使用不同的策略，以幼儿为例，通过激发其好奇心，采用单一、缓慢、重复、高音调的声音，即婴儿的语调，以及某种手势或物品，来转移幼儿的注意力。匹配是指通过模仿儿童的面部表情、姿势和举止来创造亲和力。脱敏是通过让儿童触摸就诊时要用到的物品并将其当作玩具，如耳镜或听诊器，与儿童建立联系。在学龄前儿童中可以使用启发性的任务来集中其注意力，如画画或选择感兴趣的话题交谈（"技巧性谈话"的模式）。在这个过程中通过观察儿童逐渐放松的姿势和面部表情，逐渐增加的互动，以及在观察 – 参与 – 检查的过程中，逐渐增加与父母的距离来验证这些方法的有效性。

即使是错误的程序最后总结的重要性（人们通常只会记得最后 5min 的内容）：构建积极记忆的概念。

心理学研究的证据表明，在一个事件的记忆中，比如一个 30min 的手术，人们主要倾向于记住最后的部分，大约是最后 5min。尤其是程序中患儿哭闹、恐惧，并需要约束其身体时，这一概念尤其适合，因为它提供了一个"总结"事件的机会。这样做的目的是尽可能给患儿和父母留下美好的记忆，以便减少将来可能发生的手术中

的痛苦。这包括以下方式：对手术进行解释；赞扬儿童的勇敢和坚韧；尝试化解父母的担忧和恐惧；合理解释药物的不良反应；限制父母和患者的灾难化思维，从而防止记忆恶化；表达同情，并尝试建立情感联结和情感关系。

7. 结论

医生应该意识到，整个过程的底线是即使是看来极其平常的事情，对于患者和家属可能是一种特殊的经历，痛苦、恐惧和焦虑混合在一起，交织出的复杂情绪，例如，输注氯胺酮进行手臂骨折复位手术。不能仅仅是"实施镇静"，更应该尽可能减少儿童和家庭经历的痛苦，使其留下美好的记忆。

照顾患者和家属的（不）舒适感不仅在于正确地使用药物，其座右铭应该是"使用你的镜像神经元（学会共情）"。

（三）身体舒适措施和生理性镇痛

皮肤是一种社交器官，通过触摸可以调节心理和情绪状态相关的情感维度[56]。触觉可以让人产生积极快乐的感觉，这种感觉的范围很广，包括安抚、愉悦和镇痛。如前所述，与躺在担架上相比，坐在父母腿上可以使儿童静脉穿刺的焦虑和痛苦减少 30%。

通过亲密的行为和交流及相关通路对皮肤到大脑的情感处理，父母和儿童的身体接触可以产生相互联系的情感维度。

触觉的神经纤维应该同时拥有感觉辨别维度和动机情感维度。事实上，触觉是调节社会互动中非语言性情感交流的关键因素，如促进信任，增加依从性，减少焦虑，并且可以提供一定程度的镇痛效果。

已有广泛研究涉及无髓 C 形触觉纤维的作用（选择性编码情感类触觉刺激的通路），以及它的靶向脑结构，如与眶额皮质相互作用的岛叶（与情感和稳态功能相关）。

任何情况下都应该鼓励和增进父母和儿童之间的身体接触。在使用轻度镇静（如氧化亚氮）进行手术时，包括术前准备期间和手术过程中，

与儿童保持一定程度的身体接触可以产生物理性安慰和分散注意力的作用，这种附加效应可能是手术成功的关键。

关于物理镇痛的研究主要集中在与针刺相关的过程中。理论显示，同时刺激针刺周围的温度和触觉感受器可以减少穿刺时的疼痛感。根据这一理论，有人研发了可以用来冷却和（或）振动针刺点周围的皮肤的相关装置。

在静脉穿刺和外周静脉置管过程中，一种被称为蒸汽冷却剂喷雾（冷喷剂）的有效性存在争议。总的来说，蒸汽冷却剂的效应等级很低，而且报道的研究之间存在很大的差异性[57-59]。

还有一种是名为 Buzzy（MMJ 实验室，美国，佐治亚州，亚特兰大市）的装置，这是一种可以重复使用的 8cm×5cm×2.5cm 的塑料装置，结合了冷却和高频振动技术[60]。研究发现，使用 Buzzy 可以减少儿童在静脉穿刺和外周静脉置管时的疼痛，这一效果对认知健康和认知受损儿童[61, 62]均有效。但仍然缺少 Buzzy 与其他缓解疼痛技术[61]进行比较的数据。

针刺过程中进行物理镇痛对首次尝试的成功率[61]并没有影响。物理镇痛虽然可以单独使用，但是在与其他技术（如心理技术或局部麻醉）联合使用时效果更好。

四、分散注意力技术

分散注意力技术是一种行为干预措施，可以应用于医疗过程中，转移儿童对相关操作的注意力，以减轻疼痛和焦虑。

这些技术的基本原理是所谓的疼痛门控理论，该理论认为，与痛觉传入神经相邻的非痛觉传入神经可能会阻碍痛觉传入中枢神经系统。这些技术的另一个基本原理是注意力控制机制，即集中注意力于积极的思想，远离消极的思想，可能会干扰与痛觉感知和痛觉信息处理[63, 64]相关的神经元活动。

在临床实践中，分散注意力技术可以用于各种门诊、住院和急诊环境下的择期或急诊手术中。分散注意力的方式是多种多样的，可以通过身体性、感官性和认知性刺激来集中患者注意力。分散儿童的注意力可以由父母或使用儿童熟悉的父母的设备。通常情况下，父母知道什么能最有效地转移儿童的注意力，因此父母应该积极地参与，与医护人员一起选择合适的方式转移儿童的注意力。

根据儿童的年龄不同，可以采用不同的策略。因为婴幼儿可以与父母进行身体接触，因此可以用泡泡、玩偶或简单的玩具来转移其注意力。学龄前儿童喜欢看视频，或父母提供的玩具和书籍。学龄儿童和青少年则会更多地被互动游戏或虚拟现实所吸引。

在医疗过程中，通常是由儿童生活专家和医疗服务者来负责分散注意力，也可以由父母来负责。分散注意力的技术往往成本较低，使用方便，并且可以在临床护理中实施，而且也不需要经过复杂专业的培训。因此，即使在资源不足或缺乏专业知识的情况下，也可以应用这些技术。

在应用心理技术来缓解疼痛和焦虑的研究领域中，关于分散注意力技术的临床实验是最多的，并且也有强有力的证据支持其在临床中的应用。目前的研究发现，分散注意力技术从婴儿期到青少年期均可有效[26, 63, 65, 66]。

分散注意力的技术有很多，大多数已被研究过，包括吹泡泡、魔术手套、玩偶、互动玩具、分散注意力卡片、音乐、唱歌、阅读、讲故事、看电视、用平板电脑玩游戏或虚拟现实。

在抽血中心、急诊科、内科或外科病房等不同的医疗环境下进行针刺相关医疗操作时，分散注意力的有效性已被广泛研究。相关的系统性评价证实，分散注意力技术能够减轻儿童产生与针刺相关的疼痛和痛苦。但相关试验的质量参差不齐，证据水平较低。并且在不同的研究中，使用的分散注意力技术存在较大差异，从而难以确定对于特定的患者和环境[63]，如何选择最有效的技术。关于不同的分散注意力技术之间的比较性研究也非常有限[26]。

分散注意力的技术，可以分为主动技术和被动技术，最近的研究开始对其进行区分。主动技术是鼓励儿童去做些事情，如玩电子游戏、互动玩具，或解决问题，这些活动需要儿童利用多重感官反应来积极参与。被动技术则是将儿童的注意力转移到听觉和视觉刺激上，如看视频、听故事或听音乐。有人假设，相比被动技术，主动技术可能更好地分散儿童的注意力，但也有研究发现这个优势并不明显[65]，因此相关证据尚未统一，结论尚不确定。

近年来，越来越多的高科技设备被应用于分散注意力领域，但迄今为止，还未有明确的证据表明它们比普通科技更有效[26, 67-69]。

尽管分散注意力技术的有效性证据主要集中在针刺操作过程中，但在每一个可能导致儿童焦虑和恐惧的医疗过程中都应该考虑分散注意力技术。即使在需要深度镇静或麻醉的情况下，在麻醉诱导阶段使用分散注意力技术也有助于改善儿童的合作能力和感知体验，并可能影响复苏质量[70]。

分散注意力技术的最终目标是将儿童的注意力转移到有吸引力的事物上，从而减少对焦虑和疼痛的感知。每项干预措施都可能受到多种因素的影响，因此参与比技术本身更重要。医护人员应准备好使用不同的技术，并根据需要采用替代方案。

选定最佳技术的关键是在父母的指导下，根据儿童的年龄、个人喜好、性情和能力，对分散注意力的技术进行调整。必要时，医护人员可以将分散注意力技术与药物镇痛和镇静结合起来，这些技术在联合使用时效果会更好[71, 72]。极其重要的是要认识到，由于与过去的负面经历、脾气、认知或感觉障碍有关的高度焦虑水平，或者由于发育迟缓或孤独症谱系障碍，儿童可能很难参与进来。对于这类儿童，应结合父母的帮助和建议，采取更加个体化的方法。在这个过程中，可以尝试使用分散注意力的技术，但也不应该忘记其他方法，即使是通常不需要镇静的医疗操作，也应考虑是否使用镇静药。

五、虚拟现实可能成为新领域

虚拟现实（virtual reality，VR）的定义是：计算机生成的与现实环境高度相似的数字化环境，人们可以通过响应式硬件，如带屏幕的面罩或带传感器的手套[73]，进行人机交互。患者可以同时体验到视觉、听觉和触觉的多重感官刺激，这种交互体验可以帮助他们"沉浸"在计算机创造的现实中，并在虚拟环境中产生存在感。头部跟踪系统可以追踪人们在现实世界中的头部运动，来模拟出虚拟世界的动态变化，通过让环境随着他的动作而变化，以获得存在感，从而感觉到自己是虚拟世界中的积极参与者[74]。虚拟现实可以通过沉浸式体验来分散患者的注意力，并且可以在虚拟环境允许的情况下，通过催眠来改善疼痛和焦虑状态[75]。在一项使用功能性 MRI 对虚拟现实进行的研究中，我们发现在虚拟现实中的体验可以直接调节人类大脑对疼痛的反应，这种效果是通过显著减少前扣带回皮质、初级和次级躯体感觉皮质、岛叶和丘脑中与疼痛相关的大脑活动来实现的[76]。在过去的几年里，医学和口腔文献中出现了大量报道，显示 VR 在镇痛和对抗焦虑方面的辅助作用。同时，增强现实技术也在不断发展，这种技术可以通过设备将数字信息叠加到正在观看的事物的图像上从而获得增强版现实（图 41-1）。

（一）烧伤护理

关于 VR 技术在烧伤护理中的应用，最早是由华盛顿大学的心理学家 Hunter Hoffman 发起的。已有研究发现，一个由冰制成的名为"冰雪世界"场景，用于烧伤患者换药时可以改善治疗效果，用于关节康复锻炼时可以减轻疼痛。2000 年发表的第一份关于该主题的报告，描述了 2 名青少年在使用 VR 进行烧伤治疗时，与使用标准电子游戏相比，所感受到的疼痛和焦虑显著减少[77]。最近，有一项针对 48 名体表烧伤总面积>10% 的儿童进行的研究显示，与对照组相比，VR 组最

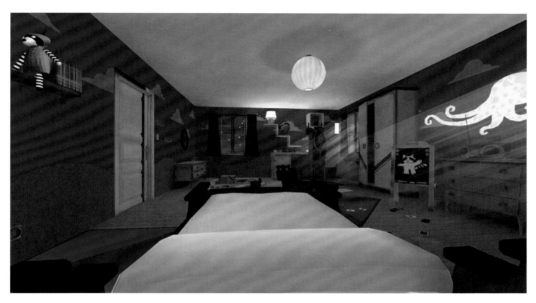

▲ 图 41-1　一位作者和他的合作者正在开发的 VR 场景示例（日内瓦大学的 Yvain Tisser and, phD, David Rudrauf, PhD and Corrado Corradi-dell'Acqua, PhD. 日内瓦儿童医院的 Stephanie Mermet, RN 和 Cyril Sahyoun, MD. 版权所有）。儿童通过探索具有友好氛围的卧室开始 VR 体验，同时熟悉该技术，然后进行一些互动冒险

严重的疼痛、关注疼痛的时间和疼痛的不适感均显著减少（0～10 分制，5.2 vs. 8.43、3.33 vs. 5.86、3.57 vs. 6.26，三组均为 $P < 0.001$ ）[78]。

（二）静脉穿刺

最近发表的多项小型研究描述了 VR 在静脉穿刺中的应用。2019 年澳大利亚一项针对 4—11 岁儿童的研究显示，在急诊科和门诊实验室环境中使用水下互动场景，患者报告的基线疼痛和焦虑评分与家长报告的患者疼痛评分均有所下降，对儿童进行身体约束需要的人员数量也显著减少[69]。2018 年意大利一项小型研究发现，7—17 岁儿童在门诊血液肿瘤科接受静脉穿刺时，VR 组的"最严重的疼痛"、"疼痛不适感"和"关注疼痛的时间"均得到了改善（0～10 分制，1.33 vs. 3.23，2 vs. 3.6，0.93 vs. 3.27，三组 P 均为 0.01～0.05 范围内的值）。这项研究还观察到，与标准治疗组相比，VR 组参与者的恶心程度未增加（0 vs. 0.8，$P=0.25$），且 VR 组的"快乐"指数更高（8.8 vs. 2.93，$P < 0.001$ ）[79]。2018 年波兰的另一项研究，针对在肾脏病诊所接受静脉穿

刺的 7—17 岁儿童，显示与对照组相比，VR 组的疼痛明显减少（15 vs. 37，$P < 0.02$），压力也明显减轻（11 vs. 42，以 0～100 计，$P < 0.02$ ）[80]。但 VR 并不是"灵丹妙药"，2019 年一项研究显示，7—16 岁儿童计划进行静脉置管时，VR 组和标准治疗组（采用其他技术分散注意力）之间的疼痛评分并无差异[81]。

（三）口腔治疗

越来越多的口腔文献报道了虚拟现实技术在口腔手术中的使用情况。2012 年一项针对 4—6 岁儿童接受 3 次初级下颌磨牙修复的研究显示，在虚拟现实中观看动画片，可以降低儿童的疼痛和焦虑评分[82]。2018 年意大利的一项小型研究发现，11—17 岁的青少年在单次拔牙或补牙期间体验沉浸式 VR，可使"最严重的疼痛"、"疼痛不适感"和"关注的疼痛时间"显著减少。在接受虚拟现实的组别中，未出现虚拟现实晕动症（由虚拟现实环境引起的恶心和不适）[83]。2019 年一项针对 120 名 5—8 岁儿童进行活髓治疗的研究表明，使用 VR 分散注意力可以减少儿童的疼痛

和焦虑水平[84]。

（四）技术的局限性

一些生产 VR 设备的公司发表声明认为幼儿不应该使用这项技术，他们认为"＜13 岁的儿童使用尺寸不合适的设备时可能会产生不适感或对健康产生不利影响，且年幼的儿童正处于视觉发育的关键时期"[85]，建议"幼儿（尤其是≤6 岁的幼儿）的视力仍在发育之中，在让幼儿观看 3D 影像或玩 3D 游戏之前，请咨询医生或验光师"[86]。

一家专门从事儿童品牌研究、战略和数字开发的公司与英国利兹大学和谢菲尔德大学的研究人员合作发表的一项小型研究，关注于 VR 对 8—12 岁儿童可能造成的潜在危害。他们发现，短期游戏体验对视力无不良反应，但少数儿童的立体视觉（15 人中有 2 人）和姿势稳定性（15 人中有 1 人）[87]有所恶化。

事实上，只是在最近几年，VR 才开始广泛地进入市场，在撰写本章时，性能较差的廉价型号平均价格为 300 美元，最昂贵的型号则高达 2500 美元。即使无关于该主题的有力研究，但在如此广泛地使用该技术的情况下，也确实应该同意制造商所表达的谨慎态度。但有人认为，在紧张的医疗环境中，20min 的短期体验，可能会大大改善儿童的痛苦和焦虑。短期 VR 不良反应是不确定的，也是可以接受的。这方面的建议是，儿童及其家人在体验 VR 的同时，也应注意儿童长时间使用屏幕产生的不良反应。

设备的接受度是另一个限制性因素。目前加拿大急诊科正在进行一项针对 2—6 岁儿童的临床试验，探索儿童使用虚拟现实技术时，"多小的年龄才算太小"。该试验计划研究儿童佩戴 VR 时的反应，处理 VR 时的情绪 / 行为，以及是否愿意归还 VR 头盔等结果。目前尚不清楚这项试验是否会探讨该技术可能造成的上述潜在不利影响[88]。

总之，VR 是应用于心理和行为干预领域中的一个创新工具，可以改善医疗过程中患者的疼痛和焦虑。不是每个患者都适合使用 VR，因此在使用中，重要的是仔细选择合适的患者，有的患者可能年龄太小，有的患者要求看到他们的手术过程，还有的患者有光敏性癫痫，他们可能会因为闪光环境而产生负面影响[89]。正如上述所有方式一样，最重要的不是方式本身，而是使用哪种方式的决定，应该以患者为中心，以患者和家庭为驱动，并根据临床医生的建议来理智的做出选择。

当儿童需要承受令人焦虑或痛苦的手术时，应该采取多模式的方式来应对。包括儿童在家中咨询，或者需要到医院，或者已经确定手术，总之从儿童进入医院开始就应该采用必要的方法，创造友好的就医环境。从教育父母使用正确的语言，包括到达医疗机构时礼貌地问候儿童及其家人，以及反安慰剂训练，无创地应用和去除局部麻醉药，分散注意力技术和催眠，最后用积极的回忆来结束整个就医过程，作为照顾患者（特别是弱小的儿科患者）的医疗专业人员，有责任建立必要的基础性方案来帮助儿童更好地应对医疗过程。

尽管仍缺乏关于"非药物学"的科学证据，但临床医生非常清楚，这种所谓"软技能"是我们与儿童的关系从恐惧转向信任的重要手段。如上所述，在以具体视频为补充的 2019 年《急诊医学年鉴》的一篇文章中，作者 Baruch Krauss，MD，EdM 提出了一个框架和一套工具，以帮助临床医生更好地理解凭直觉可以与儿童建立信任关系。因此这样的框架成为培训临床医生的基础，包括儿童生活专家、护士、医学生、住院医生、研究员，同时也是有经验的医生所使用的教学框架[27]。如上讨论，通过这些技能可以减少手术相关的痛苦，并可能减少药物干预的需要量。

然而，主要的挑战仍然是培训和教育。教会如何使用镇静药很容易，但困难的是教会如何做或如何说。作者所在的机构，最近实施了一项横向计划，教导全体员工，包括放射科技术员、运输员及高级医生，关于"治疗性沟通"，即使用正确的语言、倾听和学会共情，以创造一个促进信任的环境。该计划的实施导致了一个重大的文化变革，引导临床医生跨学科地交流并相互指导如何以最佳的语言和行为去靠近儿童，以建立信任。

在等待"非药物学"方法更进一步高质量证据的同时，也要求读者承诺继续使用和教授人与人之间的联结，作为所有医疗过程中的基本前提，以此减少儿童与医疗相关的创伤经历。

第 42 章　安全镇静模拟在培训中的作用
The Role of Simulation in Safety and Training

James J. Fehr　Itai M. Pessach　David A. Young　著

张丽媛　李站稳　张加强　译

一、医学模拟的历史

人体模型用于基础生命支持技术的发展标志着模拟进入了医学培训。20 世纪 50 年代，Peter Safar 医生介绍了基础生命支持的原理 [1, 2]，并与 James Elam 医生和 Bjørn Lind 医生一起，将这些技术通过开发"复苏安妮"引入到医学培训中 [3]。1969 年，Denson 发明了一台计算机控制的患者模拟器，代表了当前计算机化人体模型的前身 [4]。现代计算机系统更强大的处理能力和日益精密的设计极大地扩展了模拟应用。现代计算机控制的人体模型可以模拟各种生理学现象，包括瞳孔反射、心音、呼吸音、脉搏和癫痫发作等。这些人体模型可以执行多种操作程序，包括气管插管、除颤、胸部按压、放置髓内输液针，以及用针头对气胸或心包填塞减压等。部分人体模型具有能够提供生理建模的软件，并且可以在计算机显示屏上显示药物干预后生命体征的变化。目前人体模拟模型有从早产儿到成人的各种型号，并且能够模拟各种临床环境（表 42-1）。这些人体模型被广泛用于个人及团队的教学和评估 [5]。

飞行员和医生有许多共同的职业特点，他们都必须应对复杂的状况包括压力、多学科协作、与先进技术的互动及关乎人的生命。这些相似性导致最初为航空发展的许多技术和方法被应用到

表 42-1　高保真人体模型的共同特征和可执行的程序

模型特征	可执行的程序
开放的鼻腔和口腔	气道管理
自主呼吸 / 可见的胸廓起伏	气管插管
瞳孔反射	心脏电除颤
正常及异常的心音	胸腔穿刺术
可自动测量血压及触诊	静脉穿刺置管
全身可活动的关节及四肢	骨髓穿刺置管
人声对答	胸外按压

医学实践中。模拟培训是应用于医学的最重要的技术之一 [6]。20 世纪 20 年代，Edwin Link 设计的"蓝盒"飞行模拟器是用来指导新飞行员如何通过仪表盘飞行。这一历史悠久的机械工程设备是根据飞行员对模拟控制器的操作来提供准确的仪表飞行读数，这被认为是第一个机械飞行模拟器。它具有双重目的，一是训练飞行员，避免了他们在单独实际操作练习中可能遇到的风险，二是节省开支 [7]。

随着计算机科学、机器人技术、虚拟现实技术、游戏技术、教育和成人学习理论的飞速发展，模拟培训已成为机组人员训练中不可或缺的

重要组成部分。事实上，如果飞行员没有完成必要模拟培训的反复认证，任何航空公司或机构都不会允许他们飞行。该标准也被应用于许多其他可能产生灾难性后果的领域（如军事、核能）。

飞机失事是罕见的事件，可导致重大人员伤亡，同时也会将公众置于危险之中。此前有研究表明，超过 70% 的航空事故涉及人为失误。飞行模拟器不仅用于训练飞行技能，还可用于团队合作培训。这种体验旨在训练团队有效地合作，同时提供一个安全的学习环境，探索个人的生理和心理极限[8]。近年来，促进医疗安全和预防医疗事故发生受到越来越多的关注，这进一步推动了模拟培训与日常实践的结合[9]。

GABA 和 Howard 通过引入危机资源管理（crisis resource management，CRM）来改善医疗团队的交流和改革[10]。这是在原本用于飞行员应对分析航空灾难机组资源管理（Crew Resource Management）基础上的改革。CRM 是一项强调人际互动和行为的规范，主要针对医疗危机的管理。团队能力和 CRM 可表现出许多不同的形式。例如，CRM 注重领导力、沟通、团队合作、资源利用和态势感知能力等。从 2005 年开始，儿童高级生命支持课程包括有效生命复苏、沟通和团队合作的章节。许多医学模拟活动也强调 CRM 规范。CRM 在医疗危机期间非常有用，它可通过有组织性的流程来有效管理整个团队及全系统的资源[11]。斯坦福大学麻醉学系已探讨出一个适用于儿童镇静的 CRM 全新版（图 42-1）。

文献中有许多将医学模拟应用于镇静的例子[12]。Rosenberg 等报道了对未实施镇静儿童进行模拟 MRI 扫描的情况[13]。在模拟 MRI 的体验中患儿增快的心率减慢至正常，未诉明显不适。LaPierre 等进行了丙泊酚和丙泊酚联合瑞芬太尼给药用于成人上消化道内镜检查的药理学模拟[14]。这项研究中参与的志愿者模拟接受了不同血药浓度的靶控输注（target-controlled infusion，TCI）（已公布的推荐剂量）。将 42F 探条置入镇静志愿者的食管 40cm 处，以模拟内镜的放置。

此模拟方法侧重于观察镇静的效果，而其他研究侧重于团队合作、交流或技能操作。

医学模拟是指在具有临床相关内容的场景下可谨慎地实践各种操作技能[15]。模拟的改进和日益整合提供了大量的可选项，从局部任务训练到高保真人体模型，从重现心脏停搏到使用标准化患者的医学面谈培训[16]。在模拟场景下，初学者不仅能了解基本概念，也可从评论区里回顾重点原理，与经验丰富者探讨复杂的临床问题。来自多个医疗领域的个人或团队通过模拟能够同时得到培训、测评和改进。模拟不会将真正的患者置于危险中，这对于提高患者的安全性是不可或缺的。模拟不仅能够提供初始培训，可以评估基本能力，还可以实现从初步到精通的蜕变。近年来，以能力为本的医学教育（competency-based medical education，CBME）方法已成为当代许多医学研究生教育计划的基础。因此，模拟培训和测评作为基础培训模式发挥着越来越重要的作用。

成人教育学是成人教育的理论，描述了成年人在学习过程中较为习惯使用的策略。传统学习采用以讲座为中心的教育模式，然而，成年人拥有丰富的经验，他们获取新知识的方式与年轻学生不同。事实证明，成人学习者可以从教育经历中获益，这些经历使他们具有灵活性、思考力、动手实践和团队学习力[17]。成人学习者可分为目标导向型、自主型、实践型和自我导向型。由神经生物学指导的教育方式将提供一个能主动参与、密切协作、可视化和可重复的模式[18]。模拟结合这些教育策略，提供有趣的学习背景，是个人首选的学习方式。

在认知心理学中，学习者在学习新知识和不常用的技能后，记忆会发生衰退。Roediger 等在一项本科生学习新单词的研究中证明了这一点，Larsen 等在儿科住院医师学习新的医学知识后续随访中也证实了这一点[19, 20]。模拟可用于通过评估、再培训、测试和再测试以加强学习的过程来解决这种可预测的记忆衰退[21]。心脏急救教育项

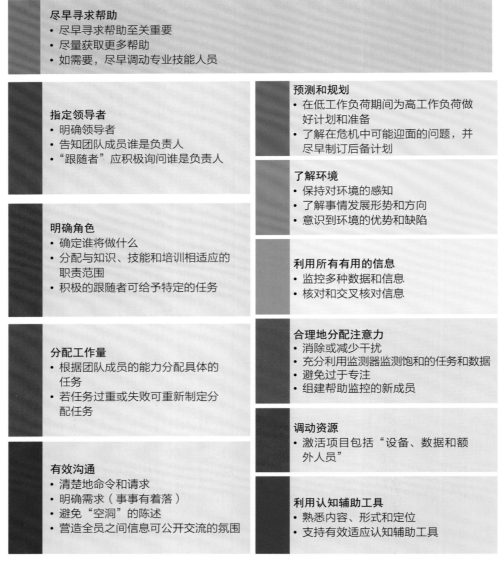

©2008 Diagrams: S.Goldhaber-Fiebert, K.McCowan, K.Harrison, R.Fanning, S.Howard, D.Gobal

▲ 图 42-1 危机资源管理

斯坦福麻醉认知救援组织；应急手册：围术期危急事件的认知求助

最初发表于 Goldhaber-Fiebert 和 Howard[64]. © 2008 图：S. Goldhaber-Fiebert , K. McCowan, K. Harrison, R. Fanning, S. Howard, D. Gaba. 经权利人许可使用，可免费用于教育用途 https://emergencymanual. stanford.edu/

目也正在采取这种方式以缓解学习者这种与时间相关的记忆衰退[22]。

二、镇静模拟在培训中的应用

在 2000 年出版的 *To Err is Human* 中，医学研究所将医学视为高危职业。据估计，美国每年住院期间因不良事件导致的不必要死亡人数为 44 000~98 000[23]。10 年后，这些预计的人数得到了确认甚至更多[24, 25]。一般而言，由训练有素的镇静人员进行儿童镇静时，严重不良事件的发生率较低[26]。儿童镇静研究联盟表明，在手术室外对儿童进行丙泊酚镇静期间，没有死亡且不良事件发生率及非计划住院率低[27]。接受镇静治疗的健康儿童确实会出现严重的不良后果，患者在给药后的意识改变会导致严重不良事件的风险增加[28]。

毕业后医师的培训一般采用学员制。传统的医学教育一直遵循"见一、做一、教一"的模式；对儿童镇静人员的培训往往也采用这种方法。根据美国儿科学会（AAP）[29]、儿科麻醉学会（SPA）和美国麻醉医师协会（ASA）的建议，已经努力组织和规范镇静人员的培训。然而，随着培训对象时间的限制，监管要求的增加，以及对患者安全的日益关注，确保目前培训对象具有足够的镇静经验是具有挑战性的。

AAP指南建议使用患者模型来培训镇静人员处理罕见事件[30]。模拟培训的人员不仅限于医生[31]。2000年Farnsworth报道了使用麻醉模拟器对参与镇静的护士进行教学和评估[32]，结果显示他们在本次培训中成绩有所提高并有较高的满意度。2004年，Babl为澳大利亚的一家学术医院和一家非学术医院开发了一项全面的镇静培训计划。这门课程由护理教育工作者讲授，包括标准化的镇静检查表、教材和多项选择测试。一项6个月后的后续调查显示，参与者认为培训显著改善了患者安全指标。然而，这个优势随着时间的推移而减弱，这使得定期的再培训课程成为关键组成部分。在为期3年的随访中，同一研究显示，两处患者安全指标都出现了下降[33]。最近，在加拿大Schneweiss等将自主学习者和接受4h镇静模拟培训的人员进行了比较，接受镇静培训的人员在理解镇静指南和实践方面均优于自学者[34]。

Tobin等讲授了适度镇静的课程，其中包括在线教学、基本气道管理培训和模拟[35]。他们证明了使用多模式方法培训适度镇静是可行的，但未能证明T3阶段① 的转化研究，例如通过减少不良事件（如严重低氧血症）来衡量临床结果的

改善。使用医学模拟进行镇静培训有几个优势，包括不会对患者造成伤害、可进行专项培训，以及汇报总结客观的观察指标[36]。

三、儿童镇静模拟

模拟教学已纳入成人和儿童镇静的培训中，目前的趋势是将模拟整合到医学院课程、护理教育和医师医学培训中。

迄今为止，尚无研究证明模拟教学能够直接改善患者结局，但因对培训和评价镇静人员有更大的价值，模拟教学已经被理性地接受[37]。模拟教学也被应用于识别实施儿童镇静期间潜在的系统故障[38]。许多研究表明，学员在模拟背景下接受模拟培训后的表现有所改善[39]。

儿童镇静发生在不同的地方，如急诊科、重症监护室、手术室和独立的流动中心。儿童镇静人员的培训和背景是多种多样的。儿童镇静涉及许多专业，包括护理、儿科、麻醉学、重症监护、口腔科、消化科、放射科、外科等。模拟旨在规范镇静初学者的基本技能，强化前期未掌握的概念，并弥补应当具备的技能。此外，儿童镇静培训可用于帮助团队培训和改进，并增加学习者对知识的感知和信心[40]。

危机管理和团队合作演练是模拟培训的关键部分。大多数镇静团队只有1名镇静人员和1名护士。当不良事件发生时，通常会请求紧急救援小组协助管理患者，但镇静人员必须在这个紧要关头起到协调和指挥的作用，直到救援团队到达。模拟培训有助于培养指挥团队所需的管理能力，能够增强镇静人员在紧急状态下的信心、条理清晰力和有效沟通。

Schinasi等报道了一项儿科住院医师在实施镇静期间的需求调查[41]，这些住院医师分别处于不同的模拟培训阶段，以及有着不同程度的模拟培训经验。在模拟儿童在骨折复位术的镇静中，

---

① 译者注：T3是指转化医学的第三阶段：从临床疗效研究到与经济有关的研究和改进医疗服务质量

创建了呼吸暂停和氧饱和度下降等不良事件评估量表。97% 的参与者发现了氧饱和度下降，并在 60s 内予以吸氧（95%）。在通气不足发生后 97s 内，实施正压通气率达 75%。这些数据表明了模拟的价值，即能够反映出操作效果的差别，并通过评估和针对性总结解决这些差别。经过多年培训后，自我评价显示自信心显著提高，但它与模拟场景中的实际表现并无相关性。

Keidan 等还报告了使用患者模型来评估儿科实习生在判断和应对呼吸暂停和通气不足方面的表现。在这项研究中，与未吸氧的患儿相比，儿科住院医师对接受吸氧的患儿做出的反应较慢 [42]。这项研究很好的表明了模拟可识别出提供者的临床漏洞及对于患者存在的潜在风险。

在儿童口腔镇静领域，Tan 将模拟培训应用于当前的口腔住院医师和口腔助理 [43]。他们处理了四种情况：过敏反应、喉痉挛、镇静药过量和心律失常。在模拟培训之后，每个参与者均完成一项询问他们先前临床经验的调查，报道显示只有 29% 参与者曾参与过类似的现实医疗危机。参与调查和模拟培训后的报告显示大多数人不熟悉设备，并认为模拟培训是他们学习 CRM 的好方法。口腔模拟培训计划也被用于口腔研究生教育，获得了学员的一致好评，这不仅增加了学员对医疗急救的知识储备和经验，而且提高了学员在处理医疗紧急情况时的信心 [44]。

模拟是个人和团队参与现实场景的重要教学工具，通常在真实环境或受保护的非患者监护室（如模拟中心）中使用高仿真的人体模型（图 42-2）。如果课程发生在实际环境中，如等候区、镇静后护理室（post-anesthesia care unit，PACU）或餐厅，则该模拟过程被称为"现场"操作。这不仅考虑到对罕见事件的培训和练习，还着重强调了患者安全，如协议的适用性、人体工学（给药空间的设置）、必要设备的位置和可用性，以及许多其他重要细节，这些细节只有在实际环境的紧急事件中才会显得格外重要。现场设置需要高保真，同时也让参与者体验当前相关系统问题

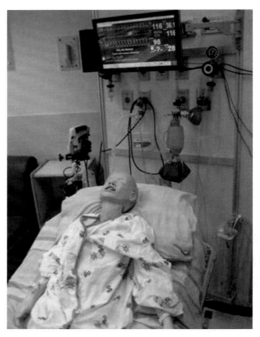

▲ 图 42-2 位于真实 PACU 中的高保真人体模型，用于现场模拟课程

带来的挑战。推进现场模拟课程的困难包括与真实患者的竞争、告知其他人正在进行模拟、模拟的技术限制和后勤问题等 [45]。

四、儿童镇静模拟培训应用实例

（一）初级培训

开发儿童镇静模拟培训的方法与其他能力的培训没有本质区别。这其中有一些前提条件。在大多数情况下需要有儿科护理的经验，以及儿童高级生命支持（PALS）的认证。培训之前通常先通过教学演示和自学教材获取知识，其中包括儿童镇静方面的重要内容，如患者评估和准备、药理学、生理监测、方案、政策和法规。

模拟培训通常是逐步获取技能，从掌握儿童镇静相关的基本技能开始，包括熟练掌握重要的抢救措施，如头部体位的摆放、吸引分泌物、给氧、面罩通气和复苏体位摆放等，还有合理并正确使用拮抗药及判读生理监测值，包括血氧饱和度、心电图和 CO_2 描记图等。这些技能通常是通过演示并在人体模型上练习及教授。这在个性化

培训时最有效，并且对来自不同学科和背景的学员建立共同知识和技能基础有很大的帮助[46]。

学员掌握镇静的基本技能后，下一阶段培训将针对大多数学员进入到现实的镇静情景中。除了有效沟通、危机管理和高级生命支持技能外，这些场景还需要应用实践一体化的基本镇静理念。每个课程之后都会举行一次情况汇报会议，以便进行反省和强化学习。在模拟课程期间进行录像可以为学员和导师在总结中提供客观的参考。录像也有助于学员自我反省，从而最大限度地增加学习机会。在总结汇报期间使用录像带回放有助于丰富学员的经验，改变学员的看法，提升学员的成绩[47]。

2003 年，以色列卫生部对儿童镇静医疗工作者进行了义务性培训，为了满足日益增长的培训需求，以色列医学模拟中心根据上述原则开展了一项模拟儿童镇静的患者安全培训计划（图 42-3）。表42-2是儿童镇静期间患者安全的模拟培训课程示例。

在接下来的 10 年里，数百名镇静人员包括儿科住院医生、研究员、高级医师和儿科护士都使用该平台接受了培训。这种模拟培训显著提高了患者的安全性，并使非麻醉医师在手术室外实施镇静时更好地执行儿童镇静方案[48]。研究表明，在完成模拟培训后，儿科住院医生能够独立且安全地实施镇静，并且与有资质的儿科急诊医师技术相当[49]。Friedman 最近的一项研究纳入了321 名儿科住院医师，他们共参加了 67 次镇静模拟培训课程。这项研究证实了模拟培训不仅增加了正在儿科急诊科独立实施镇静的儿科住院医师的专业知识，也提高了他们的信心。

（二）高级培训

儿科模拟培训和镇静技能并不会随着初级培训的完成而结束。在临床环境中实施手术的现场模拟培训正在迅速开展，近年来许多单位和机构已经具备了现场模拟的资质。现场模拟保证了镇静人员在自己工作的环境中使用自己的设备。这种方法可以识别出难以预测的挑战和不确定性[50, 51]。

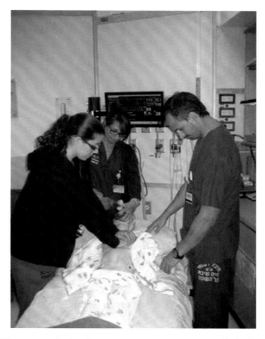

▲ 图 42-3　以色列 Tel-Hashomer Sheba 医疗中心儿科重症监护室进行模拟培训课程

表 42-2　儿科患者镇静安全模拟培训课程

学习目标
- 熟练使用急救药物
- 熟练应用儿童镇静药物及处理患者安全问题
- 具有诊断和处理镇静不良反应的能力
- 识别和使用监测技术，包括血气监测和 CO_2 描记图等
- 熟练掌握必要的急救知识，如气道管理、头及复苏体位的摆放、吸引分泌物、吸氧、面罩通气和拮抗药的使用

课程大纲
- 预先在线学习演示和预测试
- 介绍
- 模拟技能培训：监测技术、体位放置、气道管理和面罩通气
- 模拟儿童镇静的情景实践
- 镇静过度导致的气道阻塞
- 镇静药物过量导致呼吸暂停或心动过缓

完成课程的最低要求
- 学员需要通过书面多项选择测试和模拟安全技能课程，以此评价学员评估和管理气道并发症的能力

现场模拟还可以监测和测试出儿童镇静的各种安全措施和方案的效率、有效性和适用性，如医院急救团队的反应[51-53]。

当代医学面临着不断增加的医疗成本和患者日益增长的安全需求。医疗卫生系统必须在安全高效的护理需求与有限培训成本下保证技能之间取得平衡。诊断方法和新型治疗方案随着技术发展不断增加，同时对儿童镇静的需求也越来越多。与上一代相比，儿童镇静的安全性大大提高。随着儿童镇静变得更安全，除了罕见的医疗情况外，不良事件的风险也逐渐减少。模拟培训使学员能够有机会经历罕见事件，教师和学员通过这种方法接受挑战，超越常规思维，并且提高了他们对实践的复杂性和潜在危险的认识。

模拟教学能够灵活满足不同临床经验的学员，并且能够适应不同的临床领域及社会形势。模拟培训主要局限于经费、专用于培训和方案制订的时间及有限的现场结果数据。经费包括购买和维护人体模型、模拟工作人员的工资和设备的存储。移动模拟车不需要单独的模拟中心，可以以更低的成本提供相同的体验[54]。如果离开临床服务区域，专用的模拟中心实际上可能会让参与者不能体验到真正意义上的镇静。

儿童镇静人员必须获得儿童基本和高级生命支持技术方面的认证。目前的高级心脏生命支持（advanced cardiac life support，ACLS）和 PALS 混合型课程提供了在线模拟课程单元，学员在应用模拟人体模型之前必须顺利地完成这些课程。学生们越来越熟悉这种培训方法，并开始预感到模拟环境的压力和挑战。

五、儿童镇静模拟场景和课程开发的一般原则

儿童镇静的模拟场景可以由最昂贵的计算机控制的人体模型或较普通的模拟装置来创建。设计并提供有意义的模拟体验需要考虑练习的目的[55]：谁是预期的参与者？有哪些可用的资源？课程目标是什么？模拟场景的内容通常被称为学习目标，可以很容易地进行调整，以服务于不同水平的学员。例如，围绕一个正在接受 MRI 的 3 岁儿童进行镇静的场景可能适用于早期学习者练习 MRI 安全和基本镇静技术。它还可以引入更具挑战性的问题，如喉痉挛、过敏反应或气胸等。复杂的因素可能会被同时添加到相同的场景中，以增加它们的难度，使它们更适合高年级学员。这些内容可能包括沟通困难、医疗失误，以及向家人传递坏消息等。文献中也描述了许多类型的儿童镇静主题，可用于指导模拟场景的开发（表42-3）。Chen 等描述了一个在儿童镇静期间进行呼吸抢救的模拟场景。这是 1 名患有急性淋巴细胞性白血病的 2 岁患儿行经外周静脉穿刺的中心静脉导管（peripherally inserted central catheter，PICC）置管时镇静的综合方案，并提供了可参考的模板[56]。

表 42-3 可合并到儿童镇静模拟场景中的学习目标主题示例（也可以组合所有列中的学习目标）

技　能	沟　通	知　识
面罩通气	呼叫帮助	镇静药物剂量
呼吸音的识别	危机管理	拮抗药剂量
胸外按压	团队合作	AHA PALS 指南
心脏除颤	传递坏消息	过敏反应的治疗
建立静脉通路	伦理问题	气道阻塞的处理

AHA. 美国心脏协会；PALS. 儿童高级生命支持

运行场景所需的设备不一定非常昂贵，也不一定需要专用的现场模拟设施。不同的价格、尺寸和功能的人体模型均可从供应商处获得。大多数模型可以进行插管、胸外按压，且具有心音和呼吸音，这些模型通常由计算机控制的，但最近开发的模型是由智能平板电脑控制，具有使用方便和无线便携的优点。生命体征可以显示在计算机屏幕上，并通过控制器或在场景中随着参与者的活动而改变。最终可根据可用资源和培训目的进行设备选择[57]。即使没有电脑显示器，也可以使用基本的儿科心肺复苏训练器，在这种情况下，应提前编写生命体征和情景发展脚本，并在情景展开时告知参与者。

模拟教学越来越被研究生医学教育认证委员会（Accreditation Council for Graduate Medical Education，ACGME）认可，成为一种标志住院医师和主治医师成绩的里程碑。医学生已经熟悉模拟方法，他们自 2004 年开始参加美国医学执业考试（United States Medical Licensing Examination，USMLE）第 2 步临床技能，该考核涉及与模拟患者互动、记录病史、进行临床检查等内容，并负责书写包括鉴别诊断在内的摘要。模拟也被应用到有经验的从业者的重新认证培训。美国麻醉学委员会的麻醉认证维持（Maintenance of Certifcation in Anesthesia，MOCA）计划已将模拟作为实践绩效评估和重新认证改进的一个组成部分。参与者通常利用一天的时间来识别和应对危机情况、成员管理和团队培训[58]。

模拟也能以非正式地研讨会作为国家级会议的组成部分，包括一组人和一个场景，观察者或小组成员在模拟站中轮流互换角色。这种模型已在波士顿儿童医院和哈佛医学院的手术室外儿童镇静会议上使用[59]，该会议在酒店内举行（图 42-4）。模拟中参与者四到八人为一组轮流参与，每个场景进行 1h，五六个场景同时运行，并在一天中重复。可以涵盖一系列主题，包括危机资源管理、喉痉挛、过敏反应、过度镇静、气道阻塞、气道异物、心脏停搏，儿童父母也可以参与

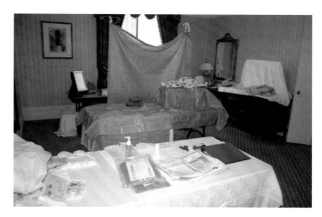

▲ 图 42-4 波士顿手术室外儿童镇静会议（酒店房间内现场进行儿童镇静模拟会议的代表性照片）

训练。每站有 2～4 名教师参加，学生与教师的配比非常合适，这些课程一直受到积极的评价。

六、儿童镇静模拟场景开发

为了有效地说明如何使用模拟进行评估和评价，这里将提供一个模拟场景示例。强烈建议在场景规划期间使用模拟场景模板。杜克大学开发了最全面和易于使用的模板之一，可根据《创造共享协议》使用，（2019 年 12 月 14 日获批）。该模板允许教师设定模拟场景规划中的重要元素，如学员的类型、学习目标、汇报主题、必要的人员和所需的设备。模板中最有用的部分之一是时间表部分。本部分允许教师随着时间推移绘制学习者行为、人体模型动作和医学状态方面的情景图。

七、儿童镇静模拟场景示例

以下是使用杜克大学儿童镇静模拟场景的病例展示。模拟场景将安排 1 名患有 21- 三体综合征的 6 岁女孩，在程序化镇静室进行腰椎穿刺和骨髓活检。患者会出现咳嗽、气道阻塞和屏气，继发低氧血症和心动过缓。图 42-5 是杜克大学情景模板的案例信息部分，其中列出了相关的案例信息，如情景标题、学习群体、教学原理和学习目标，以及一些建议使用的主题。图 42-6 描绘了杜克大学模拟案例场景模板的准备

案例信息

第 1 部分：基本信息

案例题目：腰椎穿刺鞘内化疗和骨髓活检的程序化镇静
情景名称：麻醉指导方案
患者姓名：
模拟开发商：
开发日期：2019 年 2 月 3 日

适用于以下学习小组（选择所有符合项）：	
教师：	继续医学教育
住院医师：	1□ 2☒ 3☒ 4☒ 5☒ 6☒ 7☒
专业：	麻醉科、儿科、急诊科
医学生：	1□ 2□ 3□ 4☒
其他：	护士

第 2 部分：课程信息

教学原则：在各种临床环境和患者群体中为儿童提供程序化镇静，医生和护士需要进行模拟培训，以提高知识、沟通和技术技能。

学习目的：

AOGIE 核心竞争力	
☒医学知识	☒人际交往和沟通技巧
☒患者护理	☒专业精神
□基于实践的学习和提升	□基于系统的实践

1. 确定 21- 三体综合征患儿镇静前评估要点。
2. 制订合并严重疾病的 21- 三体综合征患儿监护镇静计划。
3. 列出患儿在程序化镇静过程中发生气道阻塞的可能原因。
4. 描述缓解患儿气道阻塞的干预措施。

引导性问题 / 汇报主题：
- 在评估合并严重疾病（例如恶性肿瘤）的 21- 三体综合征患儿时，做什么检查是重要的？
- 儿童腰椎穿刺和骨髓活检的镇静目标是什么？

▲ 图 42-5　杜克大学基于病例的情景模板：案例信息页面

部分，如何有效地为该模拟场景准备设备。该图包含几个重要的项目，如所需的监护仪、道具和设备。

接下来需要准备的部分是场景的实际脚本和背景。图 42-7 以简洁的格式为学员和教师说明了场景案例信息。图 42-7 上半部分侧重于案例主干，它给学员提供简要介绍材料，以及给教师的附加信息。

图 42-7 下半部分包含患者的病史和背景。关键组成部分包括系统回顾、既往史、既往手术、用药史、药物过敏、体格检查、实验室和影像学检查结果。

从场景的角度来看，使用杜克时间表可能是最有效的方法。图 42-8 为该儿童腰椎穿刺情境

第3部分：模拟准备

监测要求（⊠＝开始就使用　□＝如果使用）					
⊠	3 导联心电图	□	温度探头	□	
⊠	血氧饱和度	□	A– 线	□	
⊠	呼气末二氧化碳监测	□		□	
⊠	无创血压	□		□	

其他设备（⊠＝开始就使用　□＝如果要求使用）					
⊠	BVM 装置（自动充气麻醉气囊）	⊠	喉镜手柄和镜片	⊠	镇静药物
⊠	紧急事件处理车	⊠	气管导管	□	
⊠	口咽和鼻咽气道	□	胶带	□	
□	压舌板	□	静脉补液装置	□	
□	鼻导管	□	各种空药瓶	□	
⊠	吸引器	□	各种空注射器	□	
⊠	喉罩	□		□	

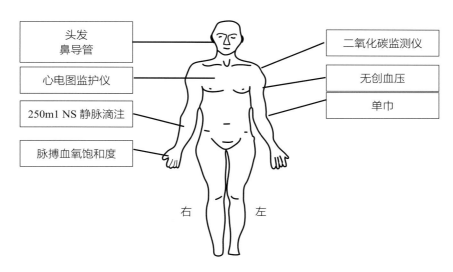

▲ 图 42-6　杜克大学基于病例的情景模板：模拟准备部分
经杜克大学医学中心许可后复制

的时间表。本表允许教员和人体模型操作员按照时间和学员的动作对关键动作进行简要描述，也可以指定要观察（触发）的操作，直接进入时间表的下一部分，以及显示识别并建立高级气道后人体模型恢复至稳定状态。

模拟教学最重要的是汇报部分[60]。在模拟情景之后立即进行汇报，通常持续时间是模拟情景的 2～3 倍。这一部分通常是非正式的小组讨论，教师的主要职能是督促成员进入会议。汇报主要关注情景学习的目标，并讨论进展顺利的模

第 4 部分：模拟教学详细信息

病例主题（主干部分为一至两段描述患者和场景信息，应包括位置、医生或助手、现场的家属等）

Sarah Sales 是一名患有 21– 三体综合征的 6 岁女孩，一般情况良好，直至 1 个月前，父母发现她出现精力不足、睡眠时间过长，一周前，她的上肢和腿无原因出现瘀斑，随后将她送到医院，进行一系列实验室检查，最终诊断为急性淋巴细胞白血病（ALL）。她现在要接受腰椎穿刺和骨髓活检的手术镇静。

背景和主要信息（仅供辅导员参考）

患者已知有房间隔缺损并接受随访，迄今为止尚无干预措施，未服用心脏相关药物。几周前患感冒，伴有轻度发热，一周前症状好转偶有咳嗽。未服用抗生素，无药物过敏史。

可用的联盟角色：无

咨询和协商脚本：无

神经系统：21– 三体综合征引起的发育迟缓

心血管系统：易疲劳、无发绀和心脏用药

呼吸系统：偶有干咳

肾脏 / 肝脏：无病史

内分泌：既往曾患甲状腺功能减退

血液系统：容易出现瘀斑、疑似 ALL、正在进行检查

当前用药和过敏史：无药物过敏。一直服用褪黑素治疗睡眠，已停药 3 周，未服用心脏药物和抗生素

既往手术史：4 岁时斜视修复术、无麻醉并发症

体格检查

一般：白种人女孩、四肢有瘀斑紫癜

体重 / 身高：24kg、100cm

生命体征：HR 96 次 / 分、BP 102/78mmHg、RR26、T37.2℃、SpO$_2$ 96%

气道：舌大、流涎、余无异常

双肺：偶有干啰音、无湿啰音

心脏：RRR 伴 Ⅱ/Ⅵ级收缩期杂音

实验室、放射学和其他相关检查

血常规：WBC25 000/L；Hgb9.8g/dl；Hct28%

电解质：正常

X 线片：肺底片状浸润影

心电图：无异常

其他

▲ 图 42-7　杜克大学基于病例的情景模板：模拟教学详细信息续页

拟操作及从中受益的处理措施。讨论的主题可有差异，但应围绕与知识、操作技能和沟通相关的主题，危机资源管理通常在汇报沟通部分进行讨论。

医学模拟中使用的常见汇报技术类型包括加号 / 减号和倡导 / 询问两种方法[61]。加号 / 减号方法由学员完成，创建一个观察活动列表，进展顺利（加号），进展不佳、应当改进的（减号）。倡导 / 提问是一种更复杂的汇报方法，教师围绕着本次场景的目的灵活地提问[62]。PEARLS 保健报告工具是另一种成熟的辅助工具，允许汇报教师有一个提纲和样本问题[63]。通过汇报总结，预计学员已从模拟情景中学习到了内容，并确定了在未来治疗中采用的一些新观点和实践。

场景事件时间表

状　态	状　况	学员的行动	操作事项
1. 初始交接汇报 TO-T+3min	HR：102 SpO$_2$：96% BP：110/70 呼气末二氧化碳：34 RR：10 体温：37.2（稳定）	□评估儿童的一般情况 □检查可用的监护仪器 □检查可用的设备和药物 教学要点 • 如何将孩子与父母分开 • 如何以及何时使用监护仪	□在手术室的屏幕上播放电影或视频（干扰因素） 提示：时间到，开始镇静给药
2. 镇静开始 T+3-T+7min	HR：110 SpO$_2$：98% BP：96/58 呼气末二氧化碳：38 RR：28 体温：37.2	□判断并快速静注镇静药物 □连接并观察监护仪 教学要点 • 何时开始推注和持续泵注镇静药物 • 如何确定患者达到充分镇静	□团队给予初始镇静药物并观察监护仪 □根据情况回答团队的问题 提示：患者充分镇静，腰椎穿刺开始
3. 腰椎穿刺/骨髓活检开始 T+7-T+10min	HR：120 SpO$_2$：95% BP：100/70 呼气末二氧化碳：28 RR：28 体温：37.2	□继续监测 □调整给药速度或追加药物 教学要点 • 为什么患者会在呼吸窘迫时出现咳嗽	□腰椎穿刺脑脊液流出后，患者突然咳嗽并开始呼吸窘迫 提示：患者咳嗽，胸壁运动过度
4. 腰椎穿刺停止，尝试恢复气道 T+10-T+17min	HR：140 次/分 SpO$_2$：80% BP：100/70mmHg 呼气末二氧化碳：10% RR：8 体温：37.2℃	□应用简单手法开放气道 □增加 FiO$_2$ □应用气道辅助装置 □应用 BVM 设备 □如果没有改善，考虑高级气道支持 教学要点 • 气道阻塞的可能原因是什么 • 可以应用什么手法打开气道恢复有效通气	□呼吸运动、气道噪音和饱和度降低提示气道阻塞 □患者对第一次干预无反应，包括重新摆放头的位置、张口和置入口咽通气道 □托下颌、置入口咽通气道无效，尝试 BVM 通气 提示：患者接近心脏骤停
5. 患者充分而稳定的通气 T+17-T+20min	HR：65 次/分 SpO$_2$：60% BP：118/76mmHg 呼气末二氧化碳：2% RR：0 体温：37.1℃	□尝试放置喉罩或气管插管 □启用高级支持（蓝队或 EMS） 教学要点 • 进入无创高级气道 • 如何确认高级气道通气有效 • 如何确定是否继续手术还是暂停	□应用高级气道装置后患者病情改善 提示：患者稳定，SpO2 和通气可接受

▲ 图 42-8　杜克大学基于病例的情景模板：场景事件时间表第一部分

八、儿科模拟活动评价

模拟活动可以被认为是形成性的或总结性的。大多数模拟活动是形成性的，课程的主要目的是通过学习提高今后的操作能力。形成性模拟活动是在汇报周期之后有一个场景的典型会话脚本。相比之下，总结性模拟活动是使用评估和测试过程及预先建立的准则。儿童高级生命支持认证测试使用的是总结性模拟活动的一个常见示

例。表 42-4 是儿童镇静方案的总结性模拟绩效核查表。核查表基于既定指南和场景的主要学习目的而制订。根据镇静提供者实施患儿镇静的效果填写绩效核查表，使用评分标准对学员进行整体评估（表 42-5）。

九、儿童镇静模拟培训的未来

儿童镇静模拟培训的未来是光明和令人振奋的。相关儿科设备已经开发可用，且模拟培训被

大多数人所接受。但是由于人力资源的限制，训练的开展依然存在挑战。另外也不断涌现虚拟现实平台等替代方案。今后的研究聚焦于制订模拟培训的最佳策略，以及何种强制性方式能够使之发挥最大的价值。

表 42–4 儿童镇静方案绩效核查表			
	学员的观察性操作	是	否
1	在 20s 内识别出患者氧饱和度降低		
2	提醒腰椎穿刺操作者患者氧饱和度降低		
3	要求腰椎穿刺操作者停止操作		
4	将患者转成仰卧位		
5	托下颌		
6	给予 100% 氧气		
7	放置口咽通气道		
8	检查胸廓起伏情况		
9	听诊呼吸音		
10	进行正压通气		
11	考虑进一步的气道管理方案		
12	向其他人寻求帮忙		

表 42–5 儿童镇静方案绩效核查表整体评定量表								
所提供的治疗								
不满意			满 意				极 好	
1	2	3	4	5	6	7	8	9

第43章　刑事案件与医疗事故：迈克尔·杰克逊案和其他案件的教训

Criminal Homicide Versus Medical Malpractice: Lessons from the Michael Jackson Case and Others

Gail A. Van Norman　Joel S. Rosen　著

李陈茜　张加强　译

2009 年 6 月，迈克尔·杰克逊因心脏停搏去世。当时他患有严重的失眠和焦虑症，在准备一次大型世界巡演期间，他的私人医生 Conrad Murray 为治疗其失眠症，在家中为他注射了丙泊酚却忽略了该药致命的风险。

这不是儿科病例，也不是典型的医疗事故。但迈克尔·杰克逊案件说明了许多问题，涉及因过失而导致患者死亡的法律法规，以及关于镇静、专业精神和医生道德的执业规范。在本章中，我们将从法律和专业两个角度讨论杰克逊案件，将本案的要点与其他同样以患者死亡而未被刑事指控的案件进行比较。

一、法律与职业标准和道德

当讨论医学中的道德和专业精神时，几乎无法回避法律问题。法律标准并不等同于医学中的职业或道德标准，尽管它们经常是相互平行的。但实际上，合法的可能不符合道德标准，而符合道德标准的并不总是合法。以注射致死为例，医生参与法院下令的注射致死肯定是合法的，但使用医学技能来执行非医学任务，例如，为国家执行死刑，被西方世界的主要医学协会认为是不道

德的。此外，在萨尔瓦多即使是为了挽救母亲生命而进行堕胎也是非法的[1]，但西方国家的多数医学协会认为这种行为不仅是道德的，甚至是医生的职责。

在医学界，违反刑法的医疗行为是罕见的，一旦出现医疗差错则根据专业标准和医疗技能进行审核判定。不规范的医疗服务造成伤害后可能被指控为民事诉讼中的医疗事故。不专业及不规范的医疗服务还可能被监管部门处罚，例如，吊销行医执照，取消医院员工权利，以及被专业组织开除。在迈克尔·杰克逊一案中，严重和故意的行为疏忽，正是导致杰克逊先生死亡的真正原因，这实际上已经构成了犯罪，应该受到刑事处罚，而且不仅违反了《刑法》，也违反了许多道德和职业标准。

二、迈克尔·杰克逊之死：法律视角

Conrad Murray 医生因与迈克尔·杰克逊的死亡有关而被捕，并被指控过失杀人罪。Murray 医生是 1 名擅长血管成形术的介入心脏病专家，他不是麻醉医生，也不具备麻醉学资质认证。关于 Murray 医生的审判记录如下，主要是开庭和

结案陈述。

Murray 医生在 2006 年经杰克逊的保安介绍而相识。他随后为杰克逊先生治疗了一些小的疾病。杰克逊去世前正在洛杉矶 Staples 中心为世界巡回演唱会做最后的排练，他在 2009 年联系 Murray 医生，请求他在巡回演出期间陪同并提供一般医疗、紧急医疗和合理的服务。双方起草了一份合同，根据合同 Murray 每月将获得 15 万美元的医疗服务费用。合同上有 Murray 医生的签名，但却没有代表杰克逊的签名。在排练期间，Murray 医生暂停了自己的诊所，并按照合同要求为杰克逊提供医疗服务[1]。

2009 年 6 月 25 日，迈克尔·杰克逊死于家中，死因是急性丙泊酚中毒伴苯二氮䓬类效应[2]。案件的事实主要是由现场发现的证据（图 43-1 至图 43-4）以及事发几天后 Murray 医生在其律师陪同下向警方提供的陈述确定。Murray 医生为杰克逊提供了两个多月的医疗服务，他 1 周至少有 6 天待在杰克逊的家中。没有药物的帮助杰克逊根本无法入睡，因此每天晚上 Murray 医生都会给他注射丙泊酚，使其能够入睡[3]。

Murray 医生陈述，在事发当晚他先为杰克逊开放了腿部外周静脉为其补充水分，随后相继使用劳拉西泮和地西泮等催眠药物，但都没有效果。于是他在杰克逊要求下为其注射了 25mg 用利多卡因稀释的丙泊酚，很快杰克逊就睡着了。Murray 医生观察了一会便去了洗手间，留下杰克逊独自一人，大约 2min 后他返回时，发现杰克逊已经停止了呼吸。他立即实施心肺复苏术并呼救帮助，但当救护车赶到时，杰克逊先生已经死亡[4]。

Murray 医生被指控违反加州刑事法典第 192（b）条，非自愿过失杀人罪。根据该法典，非自

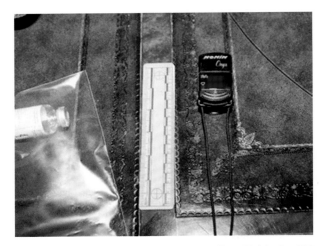

▲ 图 43-1 迈克尔·杰克逊家中的药物和医疗设备（照片来自洛杉矶警察局）

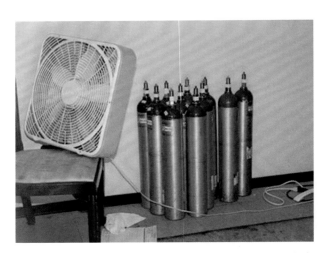

▲ 图 43-2 迈克尔·杰克逊家中的氧气罐（照片来自洛杉矶警察局）

愿过失杀人罪的定义如下。

过失杀人罪是指无预谋的非法杀害他人的过失行为，其中（b）条款如下。

（b）非自愿过失杀人罪：实施未构成重罪的非法行为；或者在实施合法行为时以非法的方式造成他人死亡，或者由于疏忽而导致他人死亡的

---

① David Walgren 和 Ed Chernoff 的开庭陈述。
② 洛杉矶的尸检报告 2009-04415。
③ David Walgren 和 Ed Chernoff 的开庭陈述。
④ Conrad Murray 的采访记录。

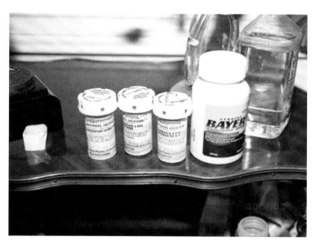

▲ 图 43-3　迈克尔·杰克逊 Carolwood 住宅中发现的药物 1（照片来自洛杉矶警察局）

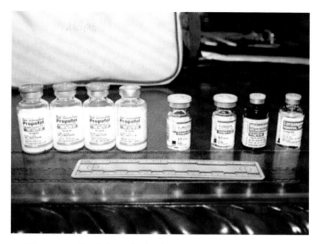

▲ 图 43-4　迈克尔·杰克逊家中发现的药物 2（照片来自洛杉矶警察局）

合法行为。

非自愿过失杀人罪不同于自愿过失杀人罪，而后者也不等同于谋杀。为了充分理解在加州被指控为非自愿过失杀人罪与其他形式的杀人罪的关系，首先需要了解法律如何定义其他形式的杀人罪。过失杀人罪不同于谋杀，后者是有预谋的恶意非法杀害他人[1]。主观恶意是法律中的一个专用术语，它分为两种情况，一种是主观上表现出故意要非法剥夺他人生命的行为；另一种是隐藏恶意，在无任何挑衅的情况下，或怀有恶意的情况下肆意地杀人[2]。过失杀人罪是指无预谋地非法杀害他人的行为，它要么是自愿的，即主动的由突然的争吵或情绪激动引发的杀人；要么是非自愿的，即无意识地杀人，但却造成了刑法上过失杀人的结果[3]。

加州法规中的这些定义具有全国各州对杀人罪定义的代表。谋杀指的恶意的、有预谋的杀人[4]。如果没有主观恶意，那么非法杀人就是过失杀人。过失杀人分为两种，自愿和非自愿。通常情况下，在"情绪激动"或"不合理的自卫"下实施的非法杀人行为是自愿过失杀人，其在实施犯罪行为时并没有恶意的预谋，但是杀人本身是一种有意识的行为。这与因过失犯罪而导致的杀人不同，后者属于非自愿过失杀人，不具有杀害或伤害受害者的意图，其死亡的原因通常是严重疏忽或对生命价值漠视的行为[5]。

---

① 《加州刑事法典》第 187（a）条。

② 《加州刑事法典》第 188 条。

③ 《加州刑事法典》第 192 条。

④ 宾夕法尼亚州 – 联邦诉 Yuknovich 案，第 295 卷第 290 页（1972 年）；弗吉尼亚州 – Moxley 诉联邦法院，第 77 章第 389、393 号（1953 年）（陈述"蓄意是谋杀的本质"）；《佐治亚州法典》第 16-5-1 节，将谋杀定义为有预谋的恶意谋杀。

⑤ 宾夕法尼亚州——《联邦最高法院判例汇编》第 18 卷第 2504 节，严重疏忽或鲁莽的行为，联邦诉 Agnew 案第 398 卷第 209 页（《宾夕法尼亚州最高法院判例》第 1979 年），将过失犯罪定义为严重偏离了诊疗规范，对生命的漠视的行为；得克萨斯州刑法第 19.04 节，将过失杀人罪定义为行为人通过鲁莽行为导致他人死亡，鲁莽定义为有意识却忽视死亡的重大风险。第 19.05 节，将过失犯罪定义为行为人因过失犯罪导致他人死亡发生，进一步定义为行为人应当意识到自己的行为会引起重大死亡发生的风险；弗吉尼亚——Gallimore 诉联邦案，《联邦法院判例汇编》第 436 卷第 421、445 页（弗吉尼亚州，1993 年），指出非自愿过失杀人罪的重大过失是在合理预判伤害前提下，对他人权利的轻率或漠视；《佐治亚州法典》第 16-5-3 节，将非自愿过失杀人罪定义为在实施除重罪以外的非法行为或以可能导致死亡或严重身体伤害的非法方式实施合法行为时导致他人死亡；《伊利诺伊州法典》第 720 卷第 5/9-3 节，将非自愿过失杀人罪定义为鲁莽地实施可能导致死亡或严重身体伤害而致人死亡的行为。

根据加州刑事法典的规定，唯一适用于医生因过失行为的杀人指控是非自愿过失杀人罪。起诉的理论依据是，医生的行为超出了公认的医疗标准的界限，而构成过失犯罪或重大过失。过失犯罪的概念通常将潜在的刑事诉讼与民事诉讼区分开来。显然，在医疗背景下，除非发生极其恶劣的事件才有可能引起刑事诉讼。

例如，美国海军陆战队军事审查法庭推翻了对 1 名心胸外科医生的两项非自愿过失杀人罪及玩忽职守罪的判决，该外科医生被指控与一系列心脏直视手术并导致多名患者死亡有关。上诉法院陈述如下。

由于工作的关键性和复杂性，外科医生面临复杂艰巨的手术时，考虑的不是他们的过失将会引起检察官的指控。这些无心之过远远未构成严重、恶劣和故意的过失行为，后者才真正应该受到惩罚 [1]。

根据《加州刑事法典》，有两种行为可构成非自愿过失杀人罪。一种是当事人正在实施一项非法行为，该行为不属于刑事法典中"本质上危险"的重罪；另一种情况是当事人正在实施合法的行为但已经构成了过失杀人罪。

"公诉 Stanley Burroughs"一案提供了一些加州法院如何将刑法应用于医疗的观点，尽管该案件的情况并不完全符合合法行医。该案中的被告自称是 1 名治疗师，他"治疗"了 1 名 24 岁确诊白血病的男性 [2]。该男性患者曾就诊于正规医生，治疗失败后求助于被告。被告声称曾经通过使用某些饮料、光线照射和按摩疗法成功治愈了许多癌症患者。受害者经过他的治疗后，症状急剧加重，腹部产生剧烈疼痛。被告首先说服该男性推迟骨髓检查，随后连续两天对其腹部进行深度按摩。这种"治疗"引发了抽搐和剧烈疼痛，

肠系膜大出血导致受害者死亡。庭审中证据显示，出血是由于被告的按摩造成的。

显然，起初被告并不打算杀害或伤害受害者。然而，陪审团认为被告从事无证行医而指控其为二级重罪谋杀罪，这是一项重罪。加州最高法院的质疑是，该罪行是否"本身就对人类生命具有危险"。如果有，被告将被判定为二级谋杀罪，也称为重罪谋杀罪。如果指控的罪行本身对人类生命不具有危险，那么被告仅因其非法行为导致他人死亡而犯有非自愿过失杀人罪。最高法院认为，就其本质而言无证行医并不具有危险性，本身不造成杀人的重大风险也就构不成犯罪 [3]。然而，被告的行为确实是非自愿的过失杀人，因为这些是导致受害者死亡的不法行为。

显然"Stanley Burroughs"案件处于常识经验的边缘，这不是合法的医疗范畴，也不是医生提供的治疗。关于 Conrad Murray 案件也属于一种极端的情况。此案中，1 名具有行医执照的内科医生，在医院、治疗中心甚至医生办公室反复使用一种强效镇静药，这种药物通常由麻醉医生使用，因此这种行为超出了其执业范围，而且还是在特殊的情况下实施。

在"Stanley Burroughs"案件判决的补充说明中，最高法院也提到了过失杀人罪。最高法院将其定义如下。

在相同情况下，偏离了谨慎或认真的行为准则，不符合对人类生命应有的尊重，或者无视人类生命的后果 [4]。

这种非自愿过失杀人罪的双重定义适用于对 Murray 医生的起诉。尽管只被指控一项非自愿过失杀人罪，但原告根据该法规提出了两种有罪理论。首先，他认为 Murray 医生的行为虽然是合法的，但其过失行为导致了迈克尔·杰克逊的死

---

[1] 美国诉 Billing 案，《最高法院判例汇编》第 26 卷第 744 页，第 760～761 页（1988 年）。

[2] 公诉 Stanley Burroughs 案，加州第 35 卷第 824 页（1984 年）。

[3] 公诉 Stanley Burroughs 案，第 833 页。

[4] 公诉 Stanley Burroughs 案，第 833 页。

亡。如下所述，原告列举了 Murray 医生在对迈克尔·杰克逊进行治疗过程中诸多异常行为，这些行为已构成犯罪或重大过失。其次，原告认为，Murray 医生对迈克尔·杰克逊负有法律责任，而他未能履行法律责任，这一失职又构成过失犯罪，导致了迈克尔·杰克逊的死亡。原告所要求的，且法院认可的职责是医生对患者的法定义务。正如审判法官在审判中对陪审团所述，承担治疗和护理患者的医生有法律义务对其治疗和护理[1]。根据法律，法官赋予陪审团法律义务，由他们来判定 Murray 医生是否未能治疗和护理他的患者，以及这一过失是否构成过失犯罪。

任何有经验的庭审律师都知道，法官在案件结束时将对陪审团提出的具体指控，结合证据和陪审团应遵守的法律来进行调整，Murray 医生案也不例外。原告律师的开场辩论从一开始就强调了他的论点，他告诉陪审团，Murray 医生的行为有重大过失（证明有非自愿过失杀人的必要条件）；Murray 医生一再拒绝给予他的患者适当的治疗（未能履行法律义务）；而且他一再实施不专业和不熟练的治疗（以犯罪或玩忽职守的方式）。原告律师认为，规范治疗存在不同程度的偏差，包括轻微偏差、严重偏差或过分/极端偏差。他认为，正是与规范治疗的极端偏差证明了 Murray 医生的严重过失，并支持了非自愿过失杀人的定罪。

随后他列举了几个事实，证明了本案中对于规范治疗的极端偏差。首先也是最重要的，Murray 医生在非正规环境下使用丙泊酚。

丙泊酚应该在密切监测的环境中使用，如医院的手术室。在某个人的私人住宅、卧室里使用该药，是极端违反规范治疗的行为。他认为这种行为构成了刑事过失。在审判中提出的以下论点和证据证实了严重违反规范治疗的指控，这些指控单独或共同构成刑事过失。

原告律师认为在给迈克尔·杰克逊使用丙泊酚时，没有进行持续监测而留下他独自一人，这相当于对患者的遗弃。

丙泊酚不应该用于治疗失眠或使人入睡，而应当用于全身麻醉的诱导和维持及手术镇静。

使用丙泊酚期间没有标准的心肺复苏设备和药物。

在这种特殊的环境和条件下联合使用丙泊酚和苯二氮䓬类药物。

应该注意的是，本案中有一个疑点，Murray 医生签署的合同中显示双方不是医患关系，而是雇员与雇主的关系，而 Murray 医生也没有以专业医生的身份去做出正确的医学判断。相反，这位医生利用自己的医学培训和行医执照之便，忽略了迈克尔·杰克逊先生的生命安全，为他提供不限量使用丙泊酚。原告律师在庭审中陈述，Murray 医生有法律义务凭借其医疗判断而"不伤害"患者。相反，他给患者注射了"大量"丙泊酚，关注的只是合同而不是患者（图 43-5）。

另外值得注意的是，这次被告的辩护律师没有为 Murray 医生的行为进行辩解。他没有声称 Murray 医生是一名训练有素的麻醉医师，或者为他在那种情况下使用丙泊酚的目的而辩解。相反，被告辩护律师认为并不是医生的行为导致杰克逊先生的死亡。Murray 医生给杰克逊注射的丙泊酚剂量很小，而且很快就会代谢，因此杰克逊不得不自己注射更多的药物，Murray 医生不在房间里，使他死于丙泊酚中毒。因此，尽管 Murray 医生可能存在过失犯罪行为，但他的行为并未导致死亡[2]。当然，原告能够证明 Murray 医生给迈克尔·杰克逊先生使用的丙泊酚剂量远超过了他承认的 25mg，因此陪审团彻底驳回了这一辩护。

---

① Conrad Murray 的审判——法官对陪审团的指示。
② Conrad Murray 的审判——Ed Chernoff 的开庭和结案陈词。

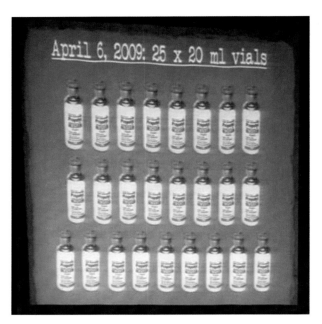

▲ 图 43-5　法庭上播放的幻灯片投影，展示了 **Conrad Murray** 医生制作的丙泊酚
照片来自美联社 Al Seib，经美联社许可使用

通过调查事实和证据，Murray 医生的行为不仅符合过失杀人罪的定义，而且与常规治疗和麻醉药物使用相比，他的做法属于严重极端行为。回到过失犯罪的法律定义，陪审团面临的问题是案件的事实和关于 Murray 医生治疗的事实，是否和一个正常谨慎的医生在相同情况下的诊疗行为相偏离，以至于做出对生命无视的行为。初审法官在指控中向陪审团界定了过失犯罪，告诉他们这种鲁莽的行为造成了死亡或严重的身体伤害，一个理智的人应该知道这种行事方式会造成高风险伤害。他还特别告诉陪审团，过失犯罪涉及的不仅仅是普通的粗心大意、疏忽或判断失误，换句话说，医生的行为不仅是不计后果，而且还是明知故犯。

三、迈克尔·杰克逊之死：专业精神和医德

法律的定义很简单：制裁犯罪的法则。什么是专业精神呢？"专业精神"是指从事某种工作的人的行为、品质和目标。在医疗专业中，不仅要求医生要胜任操作和治疗，而且要求在公认的专业目标范围内完成这些任务，即以具有医学意义的方式减轻患者痛苦从而改善其生活质量。此外，这些任务必须在医学专业和伦理范畴内完成。例如，仅在少数国家，在极少数情况下安乐死才是符合医学专业精神和伦理的行为，而多数人认为其根本不符合医学道德。因此，专业精神和道德操守不仅仅涉及具体任务的技术层面，还需考虑执行这些任务的背景。这种行为标准的依据在于医生所持有的"社会契约"。医学实践涉及社会对特殊行业的期望，以换取诸如声望、经济发展和社会地位等特权。

"专业"一词通俗来讲，是指任何能够获得报酬的工作。"专业"的反义词是"业余"。在本次讨论中，"专业"和"专业精神"的含义不同。过去数年西方社会认可的"真正"职业只有三种：医生、神职人员和法律工作者[2]。这三种职业具有共同的特征，即在任何情况下，从业者所拥有信息和技能，能够深刻地影响他们所服务的人：医生掌握着健康的钥匙，神职人员掌握着救赎的钥匙，法律工作者掌握着自由的钥匙。这些职业均要求从业者为了被服务者的利益谨慎尽责，每个人在胜任自己专业的同时还需要有敬业精神，并且需要积极参与该行业的未来发展。从事这些职业后会被灌输"普遍"的哲学，即为了追求职业价值观和目标而要牺牲个人的利益，并以"宣誓"的形式对职业哲学、博爱、价值观和职业标准做出郑重承诺。

违反这些职业的行为标准，可能会给被服务的人带来可怕的后果：剥夺患者的健康，剥夺教民的救赎，剥夺合法人的自由。因此这些职业的失信将会带来严重的社会后果。根据法律规定的保密特权，这些职业都享有特权，除了极端特殊的情况外，即使是在宣誓下，医生、牧师和律师通常不能透露客户的隐私。维持专业精神和道德标准不仅是维护客户的利益，也是维护专业人员自身的利益。如果不能以社会期望的能力和保密性履行他们的职责，从业者将面临丧失其个人或

集体社会特权的风险。在大多数情况下，不符合专业标准可能不会受到法律制裁，但往往会导致被执业限制、吊销执照、取消医院特权及被专业协会开除。

在调查迈克尔·杰克逊死亡事件时，出现了许多与职业和道德标准相关的问题：Murray 医生的治疗根本上是否属于正常的医疗行为，还是出于其他目的滥用医生的特权和技能？迈克尔·杰克逊和 Murray 医生之间是否存在合法的医患关系？如果是，Murray 医生在与患者的关系中是否遵循专业原则？如果他的治疗属于医疗范畴，那么这些治疗是否在医学标准内进行，或者是属于管理不善，甚至是疏忽大意？

四、Murray 医生是在行医吗

Murray 医生的行为是否属于医疗行为这个问题至关重要。他的许多操作看起来像是医疗行为，因为这些操作通常是由医生执行的，但他的行为又与本职业的目标和价值不一致，因此实际上不应当属于医疗行为。是否是医疗行为不仅取决于行为本身，还应当取决于行为发生时的背景。将针头或导管置入静脉给感染的患者注射抗生素是医疗操作，以娱乐为目的的注射海洛因而放置针头或导管则不属于医疗行为。医疗行为具有某些必要的因素：行为必须服务于某些有益的医疗目的，包括诊断和评估健康问题，治疗必须基于对当前病情的正确认识，并有理论、临床或实验依据的支持，从而得出合理的结论，即该治疗有能够以积极的方式改变疾病进程。例如，在绝症等极端情况下，医疗护理仅仅是满足舒适化的基础，但如果能够有效地对因治疗，那么仅仅对症治疗显然是不够的。简单地给一个吸毒者"打"一针他们最喜欢的药物来减轻戒断的痛苦而不是关注真正的痛苦（成瘾），这不是行医而是贩毒。

有关 Murray 医生为杰克逊先生治疗这件事，该如何评价呢？迈克尔·杰克逊患有严重的失眠和焦虑症，长期不恰当地使用苯二氮䓬类药物来帮助睡眠，但逐步增加药物剂量甚至使用超大剂量仍无法入睡。他的痛苦和行为具有典型的药物成瘾、滥用特征，或者至少是严重不规范用药的特征。在他紧张筹备一场大型世界巡演期间，自我医治失眠无效遂与 Murray 医生签订了协议，以满足他对睡眠药物的需求。名义上 Murray 医生还为他提供其他紧急和常规医疗服务，但从公开记录中并没有显示提供此类服务。但是对于这项服务，杰克逊开出了每月 15 万美元的高价。据说 Murray 医生负债累累，他放弃了自己的医疗工作，以便仅为杰克逊先生提供服务。

失眠这种疾病是有完善的诊断标准和治疗方法的，但在 Murray 医生对杰克逊先生的"治疗"中似乎没有遵循这些标准和方法。Murray 医生没有接受过睡眠障碍或神经学方面的专业培训，他也未向专业医生咨询或给杰克逊先生推荐这些专家。实际上，似乎是杰克逊先生自己要求使用丙泊酚，而 Murray 医生听从并储存了大量的药物，在这位歌手卧室中未实施严密监护下进行治疗。

众所周知，丙泊酚是一种成瘾性药物，越来越多的吸毒者和医护人员均在使用。使用丙泊酚治疗失眠症是致瘾的最常见原因[3]。使用丙泊酚最大的风险是呼吸抑制，特别是协同应用大剂量苯二氮䓬类药物，这与本案的情况类似。仅有一项小型研究调查了丙泊酚治疗失眠的情况，其背景是在严密监护下小剂量输注丙泊酚而不是慢性重复使用[4]。

综上所述，Murray 医生并未对杰克逊进行合法行医，因为他未曾采取标准的方式来评估和诊断这位歌手的病情，而是实施了禁忌性的"治疗"。Murray 医生仅根据合同，利用他的处方权为第三方私自获得限制性药物，并在非医疗环境中使用。医生利用职业赋予他的特权和技能从事非医疗活动，是严重违反职业道德的罪行。

五、是否存在合法的医患关系

医患关系是一种不平等的关系。医生拥有医疗护理的专业技能和知识，患者的病情取决于医生是否熟练有效地运用这些技能。医患关系中的每个成员都有权利和责任，患者应该真实地告诉医生自己的身体状况，因为如果没有准确的信息，医生的诊断和治疗将是不合理的。由于这种真实性可能会暴露出患者的隐私，医生应对这些信息严格保密。医疗目标的合法化需要患者和医生共同努力，这些目标应包括患者的需求和医生的临床判断。至高无上的医生很容易腐败，弱势群体的患者容易受到强迫。因此，医生必须按照规定收费，费用不能高昂到阻碍患者寻求帮助或腐蚀医生，也不能提出"不正常的要求"，例如，医生不能要求性服务或奴役患者为他们服务。

在 Murray 和杰克逊的关系中，很难断定是否存在真正的医患关系。在该案件中，患者而不是医生"开具"处方，并为此支付了一笔高额费用，诱使医生进行无医学理论依据的治疗。Murray 医生的腐败可能是因为巨额收益可以偿还他的个人债务，也可能由于渴望给著名明星看病而名利双收。

（一）医学伦理的原则

假设他们之间存在真正的医患关系，当 Murray 医生为杰克逊先生注射丙泊酚时，我们仍然要确定这种做法是否符合医学伦理的最低标准。尽管医学中有许多伦理概念，但在西方医学中，医患关系的主要伦理理论由几个核心原则组成：尊重患者自主权、有利（行善）和安全（不伤害）[1]。

（二）尊重患者自主权

在所有涉及杰克逊案的原则中，尊重患者自主权可能会引起最大的质疑，因为有些人可能会把它解读为医生有义务做患者想让他做的事情。如果杰克逊先生希望使用丙泊酚让自己入睡，那么按照尊重患者自主权的原则，医生是否就应该提供丙泊酚？答案当然是否定的。职业精神决定了医生必须在该职业价值观和行为定义的界限范围内行医。杰克逊先生不能要求他的医生为他提供超出界限范围的操作和治疗。医生不需要，也不应该提供无用或荒诞的治疗，以及低于专业能力标准的治疗。医生不需要提供非医疗目的的操作或药物。尊重患者自主权的原则是要求医生理解和尊重患者的价值观，并尽可能在专业范围内提供患者需要的治疗和护理。杰克逊先生可以对他的治疗提出任何要求，但是他的医生有义务坚持选择那些在专业范围内合规的治疗和护理。不仅在慢性失眠症的治疗中禁忌使用丙泊酚，在无监控的非医疗环境下将丙泊酚作为一种普通的睡眠辅助药物使用，均不符合专业标准。

（三）有利

Murray 医生导致杰克逊先生死亡的行为不一定违反了有利原则（行善）。尽管对于杰克逊先生来说是一种巨大的伤害，但医学诊疗行为往往伴随着意外和未预料的并发症，而且结果并不总是我们所预期和希望的。是否符合有利的原则首要看医生所预期的结果是什么，其次看采取何种手段得到结果，最后才是看实际结果。其原因是什么？在伦理学中，一种主导的理论是道义论或"基于规则"的伦理学。在道义论中，所谓"好"取决于当事人的意图和行为，而不是结果，即良好的意图需要有能力去实现，医生不能为了满足有利的原则随意而为却希望得到好的结果。相反，他必须尽最大努力让患者好转，这就意味着需要拥有适当的知识，制订出合理有效的治疗方案，并以最安全和最规范的方式进行治疗。道义论认为，即使医生付出最大努力，无法掌控的外因仍可能导致糟糕的结果。医生对患者青霉素过敏并不知情，而使用了青霉素治疗其牙周脓肿，导致患者死亡。医生出于好的意愿，且有恰当的理论支撑，选择了合理有效的治疗方法，并以规范的方式给药，但却造成了不好的结果。医生在

---

[1] 有关医学伦理学基本原则的进一步阅读，请参见 Beachamp T，Childress JF.《生物医学伦理学原理》，第 7 版。牛津大学出版社，英国牛津。

有利的原则下给予患者恰当的治疗，但由于一个潜在的、未知的因素导致了不好的结局。

然而，在 Murray 医生对杰克逊的治疗中，存在几个违反有利原则的行为。如前所述，Murray 的"治疗"是禁忌证，他忽略了根本问题（失眠可能是由于成瘾或需要治疗的潜在神经系统疾病引起），对杰克逊造成了公认的极端伤害。

丙泊酚的使用有许多标准：建议只有在全身麻醉管理方面有经验的医生，且在严密监测的环境（如重症监护室）和（或）插管患者中使用。任何不具有"全身麻醉管理"资格和培训的医生或从业者均不能采用丙泊酚镇静。FDA 警告过使用该药物有呼吸道阻塞的风险[5]。有许多关于该药引起呼吸抑制和死亡的报道，尤其是与苯二氮䓬类药物联合使用，或者在没有持续监测生命体征和呼吸状态下使用。而 Murray 医生不是受过专业训练的麻醉医生或麻醉护士。

或许 Murray 医生不知晓，或者在使用丙泊酚时忽视了监测和安全的基本原则，他在注射丙泊酚一段时间后，独自留下他的"患者"，无论时间长短，足以导致杰克逊先生死亡。很难在 Murray 医生的治疗中找到一个符合有利的原则。

（四）安全

避免伤害的原则是有利的另一面。医生不仅有义务为患者治病，还必须运用自己的专业知识和临床技能选择诊疗方案，并尽量减少对患者的潜在伤害。比如说，医生知道患者有青霉素过敏史，但忽略了可能出现的过敏反应而未进行预处理，并且没有选择其他合适的药物进行治疗。那么从逻辑上讲，他们违反了安全原则，因为他们明知道患者有过敏史，并具有可以避免青霉素反应的专业知识，但仍选择了高风险的不规范治疗。

尽管 Murray 医生选择为杰克逊使用高风险的违规药品，但他仍然有机会通过安全有效的诊疗操作来避免进一步的伤害。例如，在适当的环境下，医疗设备齐全的镇静室，有专业的心脏、血压、血氧和呼吸监测设备，并有合格的麻醉医

生在场，杰克逊先生可能就不会死于注射丙泊酚（图 43-6）。尽管 Murray 医生会因为对禁忌证患者使用该药物的严重失职或有意违反诊疗操作标准被定罪，但杰克逊却为此付出了惨痛的代价。

一个重要的问题仍然存在：如果 Murray 医生导致杰克逊先生死亡的故意行为不属于行医，如果他与杰克逊先生并没有合法的医患关系，那么应该如何判别他的行为并评估对该行为的可能处罚？该案件应该在哪个法庭审理？由于 Murray 医生所做的很多事情似乎都超出了医疗专业的实践、价值观、伦理原则和背景的范畴，因此刑事诉讼确实比医疗事故民事诉讼更有利于审查案件细节。

（五）案件结果

杰克逊案件的陪审团裁定 Murray 医生犯有一项过失杀人罪。2011 年 11 月 29 日，本案主审法官 Michael Pastor 判处 Murray 4 年监禁。根据加州过失杀人罪的法定方案，这是可以判处的最高刑期。Michael Pastor 法官详细阐述了他做出这一判决的原因，其中一些反映了审判中提出的证据和论点。他说，Murray 医生抛弃了他的患者杰克逊先生，他治疗杰克逊先生的行为违背了医学界和患者的信任。法官还关注了 Murray 医生在杰克逊先生去世后的行为，指出 Murray 医

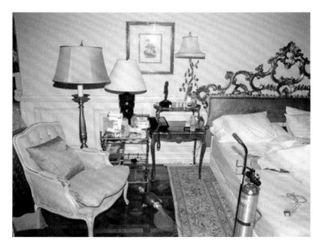

▲ 图 43-6 迈克尔·杰克逊 Carolwood 住宅中的主卧室（照片来自洛杉矶警察局）

生多次撒谎并有欺骗行为，并且没有悔意且声称自己没有过错。Michael Pastor 法官还指出，如果 Murray 医生继续逍遥法外并行医，他仍然很危险。

法官没有提及 Murray 医生的行医执照，因为这不在法院的职权范围内。在被判刑一个月后，2011 年 12 月 29 日其加州行医执照暂停使用，并于 2012 年被吊销。他在夏威夷的行医执照也即将到期，内华达州的行医执照因与迈克尔·杰克逊死亡无关的原因（未能支付子女抚养费）而被暂停使用，并于 2011 年到期。他在得克萨斯州的行医执照于 2012 年 2 月被暂停使用，并于 2013 年 8 月 30 日被吊销。但 Murray 医生的律师提出申诉，要求恢复他在得克萨斯州的执照。

2013 年 10 月 28 日，Murray 医生在服刑 2 年后提前获释出狱。他的刑期缩短是由于监狱人满为患，以及他是非暴力重罪犯，这是他的律师就过失杀人罪向加州法院提出上诉的结果。

六、另一个镇静药案例

从法律和专业角度对迈克尔·杰克逊案件的分析是具有启发性的，但却是对规范诊疗的讽刺。当患者出现灾难性结果时，这些原则如何适用于主流的案件？让我们思考另一个涉及"镇静"手术后死亡的案例。

在需要麻醉医师及护士指导的情况下，一位 58 岁的男性到消化科医生那里做常规结肠镜检查。消化科医生将他安排在一个独立的内镜中心进行手术，他在该中心拥有控股权，镇静药由他雇佣的麻醉护士提供并进行指导使用。该患者有病态肥胖、高血压病史，并具有高度符合睡眠呼吸暂停的症状和体征（男性、睡觉发出巨大的鼾声、白天嗜睡、BMI 为 60kg/m^2、颈围增加、高血压、年龄 > 50 岁）。麻醉护士在手术室的监护条件下为患者提供"镇静"，给予面罩通气，全程观察血压、脉搏和动脉血氧饱和度。患者在静脉注射芬太尼 100μg 和咪达唑仑 2mg 后入睡，并开始大声打鼾。当手术开始时，患者开始呻吟并伴有肢体活动，消化科医生要求增加镇静药用量。随后的手术过程中，又分别给予患者静脉注射 3 次 50mg 的丙泊酚，以消除打鼾及肢体活动。在这期间，监测到的动脉血氧饱和度始终保持在 92% 以上。在恢复室内患者没有苏醒，并伴有打鼾及"喘息样"呼吸。氧饱和度监测间歇性无法读取数值，间断显示氧饱和度 > 92%。大约 1h 后，患者仍未苏醒，对疼痛刺激无明显反应。随即在未插管的情况下将患者送往约 20min 车程外的一家医院，到达医院时他仍然没有苏醒并伴有打鼾。急诊医师在插管时未获得初始动脉血气，尽管插管后 1h 动脉血气基本正常。患者意识始终未恢复，约 4 周后死亡。在他死后 30 天，他的家人对手术医生和麻醉护士提起了渎职诉讼。

（一）法律分析

根据与过失杀人罪相关的典型美国州法定方案，对此案潜在的刑事指控进行分析。需要指出两个问题，麻醉护士的行为是否在某种程度上违反了法律？如果没有，该行为是否远远超出规范的诊疗标准，构成了犯罪或重大过失？

第一个问题的答案是简单的"否"，即在此案中没有潜在的犯罪行为。与上面提到的 Burroughs 案相比，没有关于无证行医或任何与这种治疗有关的接近违法的指控[①]。

第二个问题较为复杂，但仍然是清晰的。虽然这种行为可能被认为违反了民事过失索赔所设立的诊疗标准，但与刑事过失的违法类型差异较大。可以依据 Burroughs 案的标准，来判断是否有证据表明某些行为不尊重人类生命或忽视对受害者的伤害。可以根据法院在杰克逊一案中提出

---

① 情况分析起来可能更困难，法律规定在操作过程中要有执业麻醉医师在场，违反了这个规定而且患者死于不符合标准的麻醉管理。在刑事指控的背景下，将会出现关于护理质量，实施麻醉违反护理标准的程度，以及是否有证据表明没有执业医生是导致死亡的主要原因等不同问题。

的法律指控，判定这是属于普通的疏忽大意或判断错误的案件，或是一起行为恶劣、造成死亡或严重人身伤害的案件。或者像杰克逊案中检方所做的，对案件的行为进行分析，并确定是否存在多次严重违反诊疗标准而导致重大过失的行为。

每个案件给予的答案都是相同的，就是必须在医疗机构（可能不是医院）内，由持有行医执照、训练有素的专业人员在其专业知识和经验范围内进行诊疗活动，这是一种被普遍认同的诊疗方式。其中如果存在违反规范诊疗标准的行为，但不是极端恶劣、反复、极端的违规，或者属于合法的鲁莽行为，这些行为是不受刑事指控的。在医疗方面对医生或护士提出刑事指控是罕见的，需要有充分理由。在可能有医疗事故的诉讼中，这类行为最多将根据民法而不是刑法进行审查。

（二）专业精神和道德

当我们从专业精神和医德的角度将该病例与迈克尔·杰克逊的病例进行比较时，可以发现几个明显的差异。这个病例具备专业的医疗诊治及护理条件，也存在真正的医患关系。开具麻醉处方及密切监测生命体征等诊疗行为的麻醉护士经过包括丙泊酚在内的麻醉相关药物管理的培训，具有相应的专业资格，这种医疗行为是专业且符合医学理论的。医生依据"处方诊疗"方式，而不是简单的按需提供药物，并且诊疗方案适合正在进行的手术。显然他们遵守诊疗标准：选择了适当的药物种类和剂量，并且根据几个专业机构制订的标准进行监测。

未遵守医学专业精神和医德的其他重要因素。众所周知，某些患者（病情严重或是患有特殊疾病）的手术和麻醉风险很高，因此他们不应在任何医院以外的环境中进行侵入性操作。目前已经制订了患者在独立手术中心接受治疗的准则[6]。该患者存在多种疾病，医护人员应当意识到需要在医院内进行治疗，而目前的环境并不适合进行结肠镜检查。病态肥胖及其他多种风险因素表明，患者可能患有中重度阻塞性睡眠呼吸

暂停，这种情况通常需要在手术镇静后长时间观察，甚至可能存在困难气道而需要紧急气道干预[7]。根据既定的指导原则，该患者应该在医院内进行手术，一旦出现气道问题，医院可以提供更多的医疗资源。

既定的国家标准规定，当受过培训的麻醉护士或其他从业者在非麻醉医生的督导下工作时，该医生必须"获得全身麻醉常识和急救的资格和培训"[8]。从案件的审查来看，显然没有遵守这一标准。虽然标准中并没有规定禁止消化科医生监督麻醉护士给药，但从病例回顾中可以清楚地看到，这不是普通用药而是全身麻醉用药。全身麻醉使人失去意识，丧失疼痛感，应激反应消失[9]。麻醉护士在医疗文书中记录了术中应用足量的药物以抑制运动和刺激反应。这超出了消化科医生的执业范围，因为他没有接受过全身麻醉管理的培训。这个严重问题导致患者未能从全身麻醉中苏醒，因此其他问题接踵而至。

在全身麻醉的管理中，个别医疗行为未达到标准[10]。当实施全身麻醉时，必须全程监测氧合和通气。在这种情况下，虽然监测了血氧饱和度，但没有监测呼气末二氧化碳，也没有记录任何其他通气的定量指标。这点尤为重要，因为患者存在明显气道阻塞的临床表现（打鼾、喘息样呼吸运动）。

医护人员的专业能力和判断令人质疑，因为他们似乎没有认识到，也没有及时治疗已经出现的明显气道阻塞症状，而导致了一系列超出诊疗标准行为预期内的医疗事件（高碳酸血症、嗜睡、可能的系统性酸中毒），这些可能导致了患者的死亡。

造成这种情况的一个潜在因素是经济利益冲突：麻醉护士因为担心失去工作而接受该案件的医疗行为；消化科医生也许因为经济问题，忽略了该手术不应该在独立的手术中心进行。

从伦理上讲，由于故意无视已公布的诊疗标准，或者更可能是由于无知或无能而未能在临床环境下达到已公布的镇静诊疗标准，以及对消化

科医生培训和知识不足的监督不力，违反了有利和安全原则。不管患者的最终结果如何，医护人员在医学专业精神和医德方面都是不合格的。

总之，违反法律、道德和专业标准可能会会导致麻醉和镇静护理中的意外事故。虽然法律、道德和专业标准不是同义词，但它们通常是相辅相成的。采取民事或刑事责任的法律行动通常是因为医疗案件中发生了不良后果。界定民事责任还是刑事责任在于是否存在违反医学、道德和专业标准的行为，这种行为是有意还是无意的，以及这种行为是否极端到表现出对人类生命的漠视。判断是否违反了专业精神和医德，并非取决于医疗结果，尽管是因为不良结果而引起我们对这种行为的关注。更确切地说，医德和医疗专业标准确立了相关从业者的素质和特征、医生的行医准则及定义医疗实践的背景。

七、专业术语

以下是民法和刑法常见术语的定义，根据美国各州的法律和实践，其确切的定义因州而异。

起诉：指控某人（被告）违反刑法并收集证据，向法院或陪审团提交证据，如果获得定罪，则对该被告进行宣判。尽管检察官常代表受害者发言，但检察官代表的是所在地区的公民，公民不等同于受害者。检察官担负着排除嫌疑、明确犯罪的责任。如果被告被判有罪，将面临监禁。

民事诉讼：代表一个人（原告）起诉另一个人或实体（被告）的法律案件，这些人或实体因疏忽（低于某种标准）而造成伤害。案件的目的是赔偿原告所遭受的损失。在民事诉讼中，原告的举证责任通常是证据占优势，比刑事诉讼中的举证责任要轻。一场胜诉的民事诉讼通常需要赔偿原告遭受的损失。

辩护人：在刑事案件或民事诉讼中代表被告的人。辩护目的是证明无罪或无责任过错。

杀人罪：非法夺取他人的生命。杀人罪的范围从一级谋杀到过失杀人罪，一级谋杀指的是有明确的杀人企图和恶意夺取人的生命，而过失杀人罪则是一种意外杀人，被告的行为是非故意的、没有恶意的、但有过失的犯罪。

非自愿过失杀人罪：属于过失犯罪，指无意去伤害或杀害他人但却非法夺取他人生命的行为。

疏忽：未能谨慎地行事。

过失犯罪：这是一种故意忽视死亡或重伤风险的严重忽视行为。

玩忽职守：这是由医生、律师、工程师等专业人员在从事自己的职业时犯下的专业疏忽行为。过失行为的衡量标准是该专业和专业实践中所遵从的标准。医生的玩忽职守行为则是违反了医疗专业领域的标准。

知情同意：患者同意医生对自己进行特定的手术或特殊的治疗。这种同意是"知情的"，因为医生已经向患者解释了手术或治疗的细节，包括风险和替代方案，然后患者决定是否继续进行。

第44章 关于镇静和大麻①的思考

Considerations for the Intersection of Sedation and Marijuana

Brian E. McGeeney　Rachael Rzasa Lynn　著

代　山　周　军　译

一、大麻

Cannabis，通常称为 marijuana（毒品大麻），是所有大麻类植物的泛称。大麻及其浓缩提取物在医疗和娱乐中的作用一直备受争议。大麻素普遍用于医疗和娱乐，而且不仅限于成年人使用。2018 年，加拿大允许成年人合法拥有和消费大麻。截至 2019 年底，美国的 33 个州和华盛顿特区已经将医用大麻合法化，10 个州使用大麻娱乐合法化。尽管如此，联邦法律对大麻进行了分类，并将其列入《1970 年管控物质法案》（*Controlled Substances Act 1970*）的附表 1，这意味着大麻缺乏医学价值，且易成瘾。青少年的自我体验行为一直很普遍，大麻在儿童中的医学应用也越来越常见，特别是大麻二酚（cannabidiol，CBD）是一种无精神活性的大麻素可用于治疗儿童难治性癫痫发作。近年来随着大麻获得性和安全性的增加，在治疗中的应用也明显增多。在宽松的法律环境中，越来越多的人可以获得大麻产品，<12 岁的儿童接触到大麻大多数是无意的，因此这也代表了日益严重的问题：大麻合法化的立法趋势产生的一个主要问题是对儿童群体的影响。

监测未来研究每年均会对超过 42 000 名青少年学生进行调查，2020 年调查结果显示：在过去 10 年里，8～12 年级学生在过去 1 年中的大麻使用率（23%～25%）处于相对稳定的趋势，但大麻和大麻电子烟的日消耗量正趋于上升[1]。自 21 世纪初以来，该年龄组对使用大麻的相关风险认知逐步下降。一项关于 2002—2017 年全国吸毒与健康调查（National Survey on Drug Use and Health，NSDUH）的数据表明，孕妇自我反馈近 1 个月内大麻总使用率经过校正后从 3.4% 增加至 7.0%，每天 / 几乎每天的使用率校正后从 0.9% 增加到 3.4%[2]。鉴于自我反馈的质量，该数据可能代表性不足。有迹象表明，母亲使用大麻与新生儿体重下降有关，但宫内接触大麻的风险尚未得到深入的研究。

大麻植物含有100多种已知的大麻素成分，这些成分具有多变的、有时甚至完全相反的效果[3]。最著名也是植物中含量最丰富的大麻素是四氢大麻酚（delta-9-tetrahydrocannabinol，THC）和大麻二酚。通常认为大麻二酚具有"非精神活性"

---

① 译者注：世界各国对大麻类物质的管制有所不同，本章内容仅代表原著者学术观点。目前国内尚未见"医用大麻"报道。2021 年 5 月 11 日起，我国已对合成大麻素类物质进行整类列管。

707

或"非成瘾性"。此外，在大麻植物中还发现了许多萜烯，已经多次报道其效果具有重要的临床作用。"工业大麻"是指 THC 含量<0.3% 的大麻属植物，可用于服装和其他材料的纤维来源等工业用途。

早在个人使用流行之前，大麻的工业用途就已经普遍存在。临床医师有义务熟悉大麻的基本药理作用、临床效果、潜在用途及其危害。大麻素历来作为禁药的角色阻碍了对其临床作用的探索，导致可用于医学指导的高质量数据相对缺乏。尽管如此，现在仍有许多小型对照研究针对大麻治疗各种症状和疾病。

二、大麻的药理学

大麻素具有高度亲脂性，分布容积大，长期使用可在脂肪组织中蓄积，可通过胎盘和从母乳排出。最具代表性的大麻素是 THC，其次是CBD。大麻素受体 CB1，主要存在于中枢神经系统中，也存在于许多其他多个器官中。CB2 则主要分布于免疫系统中，神经系统中数量较少[3]。THC 是经典的受体激动药，但 CBD 对 CB1 和CB2 的亲和力均非常低。据报道，CBD 的终末半衰期为 28～32h[4]，不仅是辣椒素受体 TRPV1和五羟色胺 1A（5-HT1A）受体激动药，而且具有许多其他作用。CBD 临床效果的机制目前尚不清楚。大麻素主要通过多种 CYP_{450} 酶在肝脏中代谢，经粪便和尿液排出。与烟草一样，大麻素可诱导 CYP1A2。已观察到大麻素和一些抗血栓药物之间，以及 CBD[5]与抗惊厥药或酮康唑之间可能存在显著的药物相互作用。在 Epidiolex（高纯度大麻二酚，一种新靶点抗癫痫药物）研发试验中，CBD 对 CYP_{450} 酶（2C19 和 3A4）的抑制，导致氯巴占（抗惊厥药）的代谢产物去甲氯巴占的血清水平大幅增加，从而引起镇静作用[6, 7]。

吸入大麻可避免广泛的首过消除，医生应尽量避免患者吸食任何药物。大麻可以通过蒸馏器被吸入，蒸馏（加热至燃点以下）吸入可避免接触燃烧产生的有毒物质，但可能吸入其他有毒化合物，包括醛、致癌亚硝胺、多环芳烃和铅等重金属[4]。外用大麻化合物也比较普遍，尽管大麻素的极度疏水性抑制了其在皮肤上的扩散，但可以实现全身吸收，尤其是 CBD，体外研究表明CBD 的皮肤渗透性是 THC 的 10 倍。

人体存在一个内源性大麻素系统，包括大麻素受体、内源性大麻素和参与合成及降解这些内源性大麻素的酶。研究最多的两种内源性大麻素是花生四烯酸乙醇酰胺（arachidonoylethanolamide，AEA，也称为大麻酰胺）和 2- 花生四烯酸甘油（2-arachidonoylglycerol，2-AG）。它们是由神经元和神经胶质细胞制造，由于它们是按需合成，因此短暂存在于体内。大麻素受体激动后诱导下游与 G 蛋白相关的信号传导通路。内源性大麻素参与调节胎儿大脑的发育过程，并可能影响青少年大脑的成熟。

除大麻素外，大麻含有的萜烯（已鉴定出150 多种），可与大麻素发生协同作用[8]。据推测，萜烯参与了"伴随效应"，这表明萜烯和大麻素之间存在协同的药理作用。大麻萜烯对人类唯一的影响是其气味，其他许多医疗作用尚不明确。许多萜烯对瞬时受体电位（transient receptor potential，TRP）通道、多巴胺能受体和 GABA能受体均表现出高度选择性，并具有广泛的医疗用途。例如，取自 Pacific 紫杉树皮的二萜，是一种非大麻萜烯，即广为人知的抗肿瘤药"紫杉醇"。大麻浓缩物通常会去除萜烯，但目前许多产品正在尝试将其添加回成品中。

三、医用大麻

（一）适应证

不同程度的证据显示，大麻具有镇痛、镇吐、抗炎、抗惊厥、抗焦虑、免疫调节和神经保护作用[3]。目前的证据有力支持了大麻可用于多发性硬化症的抗痉挛、儿童的抗癫痫（CBD）、镇吐和抗神经性疼痛。尽管大麻广泛应用于治疗行为和精神障碍（焦虑、抑郁、睡眠障碍、注意缺陷多动障碍），但目前尚无证据支持这种用途。

除镇静作用外，大麻素可减少睡眠潜伏期，增加第 4 阶段睡眠时间，同时减少快速眼动睡眠时间（rapid eye movement，REM），而戒断大麻会引起失眠和快速眼动反弹[9]。大量证据表明，至少在短期内，每晚服用大麻可以改善睡眠。

多项关于医用大麻使用情况的调查表明，超过 90% 的人使用过医用大麻镇痛。在过去几年中，关于大麻镇痛的研究在重要期刊至少刊登了 6 篇大型 Meta 分析，主要包括神经性疼痛和非癌症疼痛，但相似的试验在不同文章中却得到不同的结论。尽管多数研究的结果是积极的，但其影响较小且受试者数量较少[10-15]。大麻用于治疗慢性疼痛可能弊大于利，目前尚无证据支持大麻可用于治疗急性疼痛[16]。

虽然成瘾性一直是使用大麻的风险，但不应将娱乐使用者的人群与医用大麻人群混为一谈。患有严重精神病、心血管疾病、肝肾疾病的人应避免或谨慎使用大麻，建议孕妇禁用大麻。

（二）剂型

大麻的使用途径有多种，最常见的是口服（酊剂、食品添加），或者通过蒸馏器或香烟吸入，而较少局部外用。两种合成 THC 产品已上市多年：一种是屈大麻酚 / 马力诺 C Ⅲ，用于治疗艾滋病患者化学药物治疗引起的恶心、呕吐和神经性厌食症；另一种是大麻隆胶囊，用于治疗化学药物治疗引起的恶心、呕吐。2018 年，EpidiolexC Ⅴ（纯大麻二酚）被批准用于治疗与 Lennox-Gastaut 综合征或 Dravet 综合征相关的癫痫发作。在许多美国以外的市场上，Sativex（在美国称为 nabiximols，在欧盟称为 delta-9– 四氢大麻酚和大麻二酚）作为口黏膜喷雾剂被用于治疗多发性硬化症痉挛[17]。

大麻可以作为植物"花卉"，或者以浓缩物或提取物形式被购买。浓缩物中包含高浓度的 THC（在一些产品中＞80%），包括口服酊剂（滴入食物或舌下服用）、蜡状和其他通过烟雾或蒸馏被吸食的固体成分。"大麻油"和"夏洛特网"等含有 CBD 的产品和提取物呈爆炸式增加，这些产品可以从许多线上供应商处获得。此类产品的合法性很复杂。CBD 的无成瘾性推动了它的普及，并增加了父母对儿童使用 CBD 的接受度。纯 CBD 不会导致 THC 毒理学筛查阳性，但是 CBD 的许多非药物制剂可能含有大量 THC，这将导致 THC 检测呈阳性[18]。黑市合成大麻素，通常称为 K2 或 Spice，于 2008 年在美国首次被发现，是全大麻素激动药，可能对临床产生深远的影响，并引起包括脑卒中在内等严重并发症的高发生率。临床医生应该意识到，这些非法合成的大麻素不会被常规检测出阳性。

四、急性大麻素效应和戒断

大麻中毒，确切地说是 THC 中毒，会导致一系列生理和行为症状。轻度表现为行为异常、幻觉、情绪失常、伴有瞳孔收缩的镇静作用、震颤和共济失调；严重的中毒导致记忆受损和妄想的欣快感。妄想症在焦虑和精神错乱中很常见。单独使用 CBD 不会导致中毒状态。事实上大麻二酚有多重作用，可以抵抗 THC 引起的焦虑。

儿童可能意外摄入大麻，并且随着大麻法律的逐步放宽，这种情况会更加严重[19]。与自制的含低浓度 THC 的植物材料食品相比，日益普及的大麻浓缩物和商业销售食品可能导致摄入更多大麻素。年轻人大麻中毒的迹象包括嗜睡、共济失调、肌张力减退、心动过速、瞳孔散大和需要呼吸机支持的通气功能障碍[19]。大龄儿童表现出与成人相似的临床表现，包括欣快、焦虑、妄想甚至精神症状。有人认为大麻可能引起低体温，但目前尚未有确凿的证据支持。在科罗拉多州儿童医院 2014—2015 年收治的大麻中毒病例中，无意摄入娱乐大麻约占一半[20]。Noble 等[21] 对因大麻中毒送入俄勒冈州急诊室的人群进行了一项研究：在 48 名＜12 岁的儿童中，68% 摄入了可食用的大麻产品（而非植物材料），73% 摄入了家庭成员或看护人的产品；在 12—17 岁青少年中，7.3% 的人使用了家庭成员或看护人拥有的产品；在大麻中毒的未成年人中有 4.4% 出现癫痫发作，这不常见但并不罕见。THC 降低了癫痫发作阈值。

摄入 THC 与 CB1 受体介导的交感神经张力增加相关，可导致心动过速、室上性和室性心律失常的风险增加、心脏收缩力增加、仰卧位高血压、直立性低血压和全身性儿茶酚胺释放导致的冠状动脉血流减少 [22, 23]、心肌做功和耗氧量增加。使用高剂量的 THC 时，交感神经张力的增加会导致心动过缓。尽管实际风险很难量化，但大麻可导致健康的青少年和年轻人群心脏事件（心律失常、栓塞）发生。大麻导致最常见的血管事件是缺血性脑卒中，也可导致可逆性脑血管收缩综合征（reversible cerebral vasodilation syndrome，RCVS）发生。目前仍无充分的证据来制订血管疾病患者使用指南。

轻度中毒的治疗是在安静的环境中进行液体治疗和监测支持，重度中毒则需要苯二氮䓬类药物和抗精神病药物。合成大麻素 K2 和 Spice 可引起严重的不良反应，包括缺血性脑卒中、心肌梗死、癫痫、横纹肌溶解和肾衰竭。大麻的急性效应包括类似精神病的症状，通常认为它可能会引起有精神病倾向人群的精神病发作。大麻与慢性精神病之间的因果关系较为复杂，它们之间的影响可能是双向的。然而大麻的使用与精神疾病的早发有关，而且在高频率使用大麻产品的地区，精神错乱病例的数量比预期的要多 [24, 25]。大麻的使用与自杀意念、自杀企图和实施自杀的增长之间似乎也有明显的关系 [12, 26]。

经常使用大麻可增加其作用的广泛耐受性。停用大麻素会导致一系列戒断综合征。关于大麻戒断的研究很少，普遍认为戒断症状是轻微的，包括易怒、焦虑、不安和出汗，不需特殊治疗。停止 THC 实验性给药后，观察到血压有轻微升高 [27]。偶尔摄入大麻并不会导致戒断症状。

（一）心血管作用

急性用药可引起心血管系统发生改变，包括心动过速或心动过缓、高血压或低血压，这取决于剂量、给药途径、频率和使用时间。急性使用

大麻数小时内心肌梗死风险增加 [28]。大麻暴露也与 Takotsubo 心肌病的发生有关 [29, 30]。长期使用大麻可能影响围术期的心脏预后。Goel 等 [31] 对 2006—2015 年在美国接受普通择期外科手术的患者进行了回顾性研究：在 4 186 622 名患者的样本中，27 206 人有大麻滥用史。两类人群的综合围术期结局在统计学上无显著差异。然而大麻滥用者术后心肌梗死的发生率为无大麻滥用者的 1.88 倍。由于该项研究是观察性研究，因此对于未测量的混杂变量可能存在不完全控制的固有风险。

（二）肺部作用

经常吸烟可导致支气管炎症状，如咳嗽和咯痰。经常吸食大麻的人可出现类似的典型气道高敏症状。研究证实，吸入或摄入 THC 可以扩张支气管，降低气道阻力 [32]。由于烟雾含有致癌物，人们担心吸食大麻与肺癌和其他癌症有关，但这一观点尚未得到证明。现有证据表明，中 / 高剂量使用大麻可能是肺癌的一个危险因素。有人担心，被烟曲霉和细菌污染的大麻可能是免疫缺陷患者出现严重曲霉菌感染的原因。回顾性研究发现，经常使用大麻与哮喘、慢性阻塞性肺病和肺炎等呼吸道疾病之间存在关联 [33]。在青少年中，使用雾化器或电子烟是一种越来越常见的大麻给药形式，这可能与该人群的哮喘有关 [34, 35]。和吸烟者一样，吸食大麻者体内的碳氧血红蛋白水平也会升高。有报道称在使用大麻后可出现坏死性细支气管炎和弥漫性肺泡出血，后者在 1 名 16 岁的儿童腹腔镜手术常规麻醉后出现 [36, 37]。还有报道称，1 名 17 岁患者在手术前数小时吸食大麻，拔管后出现悬雍垂水肿 [38]。

从 2019 年 8 月起，在美国全国范围内爆发了与电子烟或蒸汽烟产品使用相关的肺损伤（e-cigarette or vaping product use-associated lung injury，EVALI），并在 2019 年 9 月达到顶峰，至 2020 年 1 月，住院人数为 2600 多人。少数人仅接触了尼古丁烟筒，但大多数患者使用大麻烟筒和电子烟，并出现了呼吸窘迫和肺影像证实的实

变。据推测，维生素 E 添加剂是罪魁祸首。然而，许多雾化器气溶胶含有有毒化合物，即使是那些被认为可以安全食用的添加剂（如维生素 E），也可能对肺组织有损害作用。但长期使用含有或不含大麻素的电子烟是否产生有害影响尚不清楚。因此，建议在镇静前评估中询问电子烟或雾化器及大麻的使用情况。

（三）胃肠道作用

内源性大麻素和植物源大麻素均为有效的镇吐药，并由此产生两种合成 THC 的商业产品[10]。由于其不良反应发生率较高[39]，目前尚未发现 THC 能够有效预防恶心呕吐。尽管大麻素具有镇吐作用，但在经常使用大麻的人群中，可能会出现一种矛盾的效应：大麻剧吐综合征（cannabis hyperemesis syndrome，CHS）[40]。这种综合征表现为慢性恶心，频繁呕吐，可能还有腹痛，通常可以通过洗热水澡来缓解症状。这种表现应与周期性呕吐综合征相区分。通常常用镇吐药是无效的，最有效的干预措施是停用大麻。目前尚不清楚术后恶心、呕吐是否归因于 CHS。肠道 CB1 受体的激活也会抑制乙酰胆碱的释放，从而减少肠道蠕动[41]。使用大麻可能导致胃排空[42]延迟。在使用 CBD 治疗小儿癫痫的患儿中有研究观察到转氨酶水平的升高[43,44]。

（四）大麻和程序化镇静

关于大麻素与麻醉药物相互作用的研究有限。大多数可用的证据来自于动物的临床前研究，有关人类的数据相对较少。动物研究表明，联合使用大麻素可能会延长麻醉时间[45]。但是对小鼠急性 THC 给药后，丙泊酚和硫喷妥钠的镇静作用减弱[46]。在一项人类的小型研究中，与安慰剂相比，麻醉前给予高剂量萘比昔莫，术中脑电双谱指数（bispectral index，BIS）值更高，表明麻醉深度更浅[47]。自述定期长期使用大麻的患者在麻醉诱导时需要更高剂量的丙泊酚，以达到耐受置入喉罩的麻醉深度；但大麻使用者和非使用者相比，BIS 值<60 所需要的丙泊酚量无差异[48]。一项对内镜手术中镇静作用的回顾性研究

发现，长期使用大麻的患者的丙泊酚平均需要剂量是不使用大麻患者[49]的 2 倍以上。研究发现，丙泊酚通过间接激活 CB1 受体发挥作用；因此，长期使用大麻可能会改变对这种镇静催眠药的效果[50]。与未使用大麻的患者相比，使用大麻的患者术后疼痛较严重，且需要使用更高剂量的镇痛药[51-53]。欧洲疼痛联合会在一份关于大麻治疗疼痛的意见书中指出，在围术期使用大麻类药物治疗需要特别注意。但目前几乎无证据支持经常使用大麻的患者可以使用药物大麻素作为辅助镇痛药，因此不推荐。

鉴于接触大麻后可能发生潜在的心血管和肺部不良事件，以及可能与镇静药物的相互作用，建议在择期手术前至少停止使用娱乐性大麻 72h，手术镇静亦是如此。但药用大麻素几乎无这种严重的相互作用，可以在整个围术期持续使用[54]。尿液中存在 THC 并不能证实近几天接触了大麻，因为在长期频繁吸食大麻的人的尿液中 THC 可能在数天甚至数周内保持阳性。此外，使用非甾体抗炎药（包括布洛芬和萘普生）和质子泵抑制药（泮托拉唑）也会使 THC 尿液毒理学筛查出现假阳性可能[55]。

总之，无论是娱乐还是医疗原因，每天或定期食用大麻素的现象非常普遍且不断增加，大麻素越来越多地用于治疗临床症状和疾病，包括用于儿科人群。意外摄入对幼儿来说仍然是一个严重的问题。大麻素的临床研究一直落后于其使用，因此，只能根据有限的数据提出一般性建议。关键在于临床医师必须熟悉目前已知大麻素的临床和药理作用。

五、病例分析

病例 1

一名 16 岁的男孩在和父母度假期间，因摔倒后出现急性腿部骨折。摔倒之前他有明显的焦虑和思维混乱等精神异常。家人承认儿子及所有人当天都以糖果的形式食用了大麻。男孩主诉头晕、恶心、嗜睡、视觉模糊和思维混乱。查体主

要表现为注意力不集中、焦虑、心动过速、瞳孔散大、呼吸急促、恶心和呕吐。血液化验显示白细胞增多，尿 THC 检出阳性。经输液治疗和观察后患者逐渐恢复，12h 后出院回家。

思考

关键点在于，儿童表现出急性精神错乱综合征或精神状态异常时应考虑到大麻中毒可能。那些不常使用大麻的人口服大麻后尤其容易中毒，因为达到峰值的临床效果的时间为 2～3h，比吸入时间长得多。因此受试者滴定剂量的能力降低，当因中毒症状而停止摄入时，症状只会恶化。大麻中毒后，儿童比成人更容易出现嗜睡、昏睡和恶心的症状。还常可见乳酸水平升高和白细胞增多。与吸入相比，除了达到毒性作用峰值的潜伏期更长之外，口服摄入的总中毒时间更长。

病例 2

一名患有顽固性癫痫的 9 岁女孩正在接受托吡酯、丙戊酸和 CBD 的治疗，剂量位 60mg 每日 3 次，她数周内逐渐出现注意力不集中、共济失调、情绪不稳定，准备在镇静下进行 MRI 检查。患儿检查前表现焦虑，在静脉开放前给予咪达唑仑，镇静过程中使用了高于预期剂量的丙泊酚，在镇静后护理室（post-anesthesia care unit, PACU）一直处于嗜睡状态。丙戊酸水平是治疗性的，肝功能检查提示肝脏酶轻度升高，毒理学检测 THC 呈阳性。

注意事项

在评估了苏醒延迟的标准原因后，应考虑进行癫痫患者的毒理学筛查和抗惊厥药物水平评估。目前 CBD 的使用急剧增加，其中包括儿童，儿童用药的主要目的是抗癫痫，其次是催眠和抗焦虑治疗。患者可能无法得到获批的纯 CBD 商业产品，只能通过其他监管较少的渠道获取，通常 CBD 制剂同时含有少量 THC，可能足以导致中毒。2017 年的一项研究调查了来自 31 个供应商的 84 种 CBD 产品，发现 18 种产品中含有 THC，CBD 的含量也有相当大的差异。本案例患者使用的 CBD 中含有的 THC 剂量足以引起急性不良反应，应用纯度更高的 CBD 制剂可以解决这些临床问题。使用丙戊酸和 CBD 的患者发生肝酶升高的概率增加。

病例 3

一名 18 岁女性因哮喘发作到急诊科就诊。近年来她的哮喘得到了较好控制，但自述平时不规律吸入药物。患者在室内空气条件下中缺氧明显、呼吸急促、心动过速、三凹征明显。胸部 X 线检查发现双肺浸润，有肺炎的可能。她的主要问题不是气喘而是异常焦虑。医生给予抗生素，但不确定是否选择普通病房床位住院。因此向麻醉科咨询了呼吸方面的支持建议。最终选择通过鼻导管给予高流量氧气，但她的病情很快恶化，需要紧急气管插管。经检验支气管肺泡灌洗液无明显出血迹象，心脏超声正常。她的朋友告诉医生，她连续几周每天吸食大麻。感染和炎症相关检查为阴性，她接受了类固醇激素治疗后病情逐渐好转，推测病因是电子烟相关的肺损伤。

注意事项

如果早期了解到患者存在与电子烟相关的肺损伤，也许能够预测出病情迅速恶化的可能。这种综合征与黑市上的电子烟有关，特别是大麻素的使用。这种症状很容易被认为是肺炎，白细胞计数升高在电子烟相关疾病中也很常见，典型的双侧肺浸润影像也常见于间质性肺疾病或心力衰竭。

第 45 章　儿童姑息性治疗中的适度镇静
Proportionate Sedation in Pediatric Palliative Care

Jason Reynolds 著

侯铁柱　周　军　译

本章共分两部分。第一部分对儿童姑息治疗（pediatric palliative care，PPC）中适度镇静的原则进行描述，讨论内容包括重要的定义、伦理原则和特殊因素（如提供者的特权、处境和关爱）。第二部分对适度镇静的实践进行描述，根据儿童姑息治疗过程中可能出现的症状进行分别阐述，并回顾分析有助于镇静实施的非标准镇静药物。

一、适度镇静的原则

儿童姑息治疗中的镇静通常被称为姑息性镇静，但是由于此概念过于宽泛，而且常常不同提供者面临着不同的情况，所以这个概念也未被提倡。终末期镇静也曾被使用，但容易被误解为镇静是导致终末期的原因而并非反应状态。更专业的术语可以描述为适度镇静，是指根据症状程度提供相应的镇静，遵循传统的适度性原则，即根据需求实施治疗[1]。

适度的原则应用于儿童姑息治疗中的症状管理，就是根据患者的症状程度滴定镇静药物剂量，提供适度镇静，以达到缓解症状的目标。当症状无法缓解时，则应将镇静药剂量滴定至症状能够耐受的水平。根据症状严重程度及对特定药物的反应，所需镇静水平可能为轻度镇静至深度镇静范围内的任意值[2]（图 45-1）。

绝大多数情况下，通过浅镇静至中度镇静即

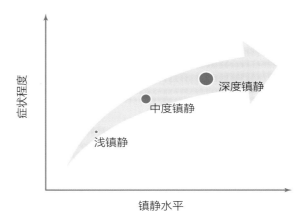

▲ 图 45-1　镇静水平与症状程度的关系

可控制症状。通常首先选择较低镇静水平，以便有最大的清醒时间和有效的反馈结果。只有在极少数情况下无法实现（如弥漫性广泛骨转移性疾病），可考虑采用深度持续镇静（deep continuous sedation，DCS），这种镇静方法需特别关注，详见本书其他章介绍。

目前提倡将用于儿童姑息治疗的药物分为标准和非标准两大类（表 45-1）。标准药物并不意味着具有优势，而是指通常被作为一线或"标准治疗"的药物，此类药物包括多种阿片类物质和苯二氮䓬类药物。每个章节均有标准类药物深入研究和详细介绍，但仍需重视选择非标准药物更合适的可能性。

症　状	标准药物	非标准药物
疼痛	吗啡、非甾体抗炎药、芬太尼、对乙酰氨基酚	右美托咪定、氯胺酮、丙泊酚
呼吸困难	吗啡、芬太尼、劳拉西泮、咪达唑仑	右美托咪定
谵妄	氟哌啶醇、奥氮平、利培酮	右美托咪定

表 45-1　用于疼痛症状管理的标准药物和非标准药物分类

在儿童姑息治疗的症状管理中，有许多非标准镇静药物和麻醉药物可以选择，通常我们会选择有循证依据支持的药物，但在儿童姑息治疗中往往缺乏相关的证据。理想情况下，针对绝症儿童的复杂症状需要进行随机双盲研究，但实际上在此类特殊群体中进行相应研究是相当困难的，仅能通过成人研究结果和儿童的病例报告进行推断，不过越来越多文献资料为进一步开展相关实践提供了基础条件。

本文将探讨非标准镇静药物和麻醉药物，包括右美托咪定、氯胺酮和丙泊酚等。这并非是全部的非标准类用药，而是研究资料最全以及医疗机构推荐最多的药物。本文对以上药物的药理特性不作全面回顾，仅对常见症状的作用机制进行阐述。

在优化镇静治疗时，要求医务人员熟知镇静药物并具有镇静药物处方权，尤其是当阿片类物质和苯二氮䓬类药物等标准药物无法控制症状时，可能需要多专业合作。此类情况下，可考虑使用非标准药物如右美托咪定、氯胺酮和丙泊酚。虽然姑息治疗的医生可能精通临终症状管理的理论，但他们遇到需用非标准药物治疗的情况较少，这与经常使用镇静或麻醉药物的医生形成鲜明对比。如图示：重叠部分是建立在两种医生群体的优势和经验之上（图 45-2）。此外，在许多医疗机构中，麻醉药物和深度镇静药物使用权限对医务人员有特殊要求。

由于使用此类药物需要特定的设备和条件，因此治疗场所也是适度镇静中的重要因素。例如丙泊酚、氯胺酮和右美托咪定通常被限定在医院

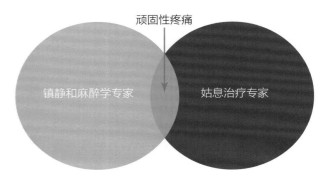

▲ 图 45-2　难治性症状管理的多专业合作

内的更高规格安全区域使用。在医院内转运患者可能增加患者的痛苦，这似乎不符合以患者为中心理念，但须加以考虑医院内众多因素（如药物使用和治疗实施范围），而不仅开展某种治疗。

姑息治疗的本质是"姑息"或减轻痛苦[3]，重要的是建立一套有关"痛苦"的分析系统。关于痛苦的众多书籍，权威人士将痛苦分为身体、情感/社会心理和生存三种类别。虽然已对处理身体痛苦的镇静药物有共识，但对关于治疗另外两类痛苦的镇静药物共识仍有分歧。对于此类复杂问题，需要更多不同专业领域全面讨论，本文不再阐述，在其他出版物和优秀文献中已有报道[1]。

在进行症状讨论时，评估其严重程度的过程是很有意义的。大多数身体症状均有已验证的多种量表、评分和清单等评估工具，这些评估工具对评估严重程度和所选治疗方法及反应方面具有特别重要的作用。最为关键的是要了解所在医院系统内使用的评估工具，因为不同医院和科室所选工具不同。定期进行详细的一致性评估对于有

效管理症状至关重要。

对标准药物难治的症状给予明确限定也尤为重要。难治性症状分为三类。

1. 不能充分缓解症状。

2. 不可避免药物起效时间的延迟。

3. 无法忍受的不良反应。

当遇到上述任一情况，就应该认定为标准疗法难治的症状。对此需要考虑选择合适的非标准疗法。但终极目标是不确定的，可能随着时间推移，曾经的标准治疗方法将被更优的方法所代替。

临床医生须知悉临终（end-of-life，EOL）镇静时的伦理原则，但往往即使优秀的医疗服务者及患者亲属也并不知晓这些原则。如果不充分理解和详细解释，很容易将适度镇静与安乐死混为一谈，尤其是在患者接近临终时。

虽然指导临终关怀的所有伦理原则不在本文范畴，但有必要回顾一下双重效应原则[4]。在满足以下四条准则下，这一原则允许采取缩短生命的治疗方法。

1. 行为本身必须是向善的，或者至少保持中立态度。

2. 好的动机不得依靠不良措施实施。

3. 不能故意实施不良措施，而是顺其发展。

4. 必须有适当理由来解释不良措施。

应用于难治性症状的临终镇静的运行框架。

1. 镇静的行为（好）是为了减轻痛苦。

2. 尽可能在不造成死亡（坏的效果）的情况下完成目标。

3. 不希望造成死亡，但一旦发生能够被允许或接受。

4. 症状已经非常严重，其持续症状（或缓解症状）都已近接近死亡。

不能因为缺乏对某些药物的了解或经验而掩盖其双重效果[5]。在治疗顽固性症状时，镇静和麻醉药物的剂量、起效时间和作用时间与手术镇静有很大区别。通常须考虑多种合并症和药物的协同作用，一旦用药过量，后果难以挽回。因此，与儿童程序化镇静一样，缓慢滴定和多次评估仍是儿童姑息治疗中的原则。

最后，应当详细了解病程进展、预后以及总体临床预期，同时也应当考虑到不确定的效果，为此众多儿科机构制订了适度镇静指南，随着症状进展到标准药物无效或需深度持续镇静时，这一点尤为重要。欧洲姑息治疗协会（European Association for Palliative Care，EAPC）提出的十条系列建议，可能对制订指南有所帮助（表45-2）。相关的优秀系列病例、评论和评估方法可以在相关文献中检索到[6]。

二、适度镇静的实践

儿童姑息治疗中的症状管理通常较为复杂，涉及多专业协作治疗。针对病因治疗始终是探讨的必要部分，其原因可能是一个器质性病变如骨转移性病变。

通常社会心理因素能够影响感知和症状的严重程度，全身疼痛是一个典型的例子，因为疼痛是多种复杂因素相互作用和影响的结果，有些属于器质性因素，有些属于社会心理因素。虽然镇痛药物通常是缓解和管理疼痛的关键因素，但解决社会心理因素可能是治疗甚至消除症状的最有效方法。

正如儿童适度镇静的实践一样，在症状管理

表45-2 欧洲姑息治疗协会（EAPC）提出了姑息镇静指南的十条建议
1. 建议提前探讨镇静在终末期治疗的潜在作用，制订应急预案
2. 阐述可以或应考虑镇静的临床指征
3. 阐述必要的评估和咨询程序
4. 签署知情同意书
5. 指出需要患者家属参与讨论决策的过程
6. 镇静方法的选择方向
7. 剂量滴定、患者监测和护理的方向
8. 关于液体、营养和使用药物的决策指南
9. 患者家属对治疗和信息的知情权
10. 关注医疗人员

中考虑的一线治疗是非药物疗法。展开对非药物疗法的全面讨论则超出了本文的范围。与各种症状相关的注意事项随后将予以介绍。

在儿童姑息治疗实践中许多症状均可使用有效的一线和二线治疗方法，这些治疗方法在镇静过程中保留意识状态。但许多使用药物的不良反应是轻度镇静，这可能与最小或中度镇静符合。值得注意的是，这些疗法与治疗症状的镇静 / 麻醉药物之间存在潜在的协同作用。

明确目标在儿童姑息治疗过程中是至关重要的。充分控制症状和减轻痛苦通常是主要目标，次要目标则是保持良好清醒状态的时间。通常情况下，两者均可实现，但随着症状加剧，可能无法实现这些目标。在这种情况下可以考虑实施深度持续镇静将至关重要。家庭和医疗团队为实现主要和次要目标所做的充分准备，对于管理和体恤患者痛苦至关重要。目前已经有出色的儿科权威报道，可以用于指导临终艰难状况 [6]。

许多研究针对限制性疾病患儿的整个治疗过程及终末期症状进行了报道 [7]。其中 PEDIQUEST 研究所提供的佐证信息具有较高价值，报告描述了不同限制性疾病患儿的生命状态 [8]，分析了痛苦的症状与使用非标准镇静 / 麻醉药物进行症状管理的现有证据，汇总整理关于疼痛、呼吸困难和谵妄等常见症状，具体回顾如下。

（一）疼痛

疼痛是一种令人不快的感觉和情绪上的主观感受，伴有实质或潜在的组织损伤，或类似描述的伤害 [9]。广义上可将其分为伤害性、神经病理性或两者兼有，亦可分急性疼痛和慢性疼痛。通常情况下，疼痛是对组织损伤的应激反应。随着时间推移，疼痛传递神经通路可能会重组，因而疼痛不再是对组织损伤的反应。疼痛自始至终是一种主观感受，我们一直尝试用各种量表转化为客观数字化进行评价。

疼痛的管理是一个复杂并远超书本范畴的医学领域。通常在实施儿童姑息治疗中的疼痛管理时，仍采用世界卫生组织的疼痛三阶梯原则 [9]。该原则建议对疼痛管理采取渐进方式，即从非药物干预和低风险类药物（如非甾体抗炎药和对乙酰氨基酚）开始。随着疼痛加重或对阶梯中弱效药物产生耐药时，可考虑使用阿片类物质。患者产生阿片类物质抗药性的原因很多，例如，耐药性或出现严重瘙痒、谵妄等难以缓解的不良反应。此种情况下，首要措施是更换阿片类物质。但疼痛一旦进展到阿片类物质难以控制，则可能要考虑使用非标准药物。

1. 右美托咪定

右美托咪定是一种高选择性 α_2 受体激动药，作用于脊髓背角神经节，调控疼痛反应。右美托咪定镇痛作用机制尚不清楚，可能有直接镇痛作用或作用域疼痛信号传导通路的某种组合。右美托咪定与阿片类镇痛药物具有良好的协同作用，并能减少后者的用量，这可能与右美托咪定能够减少不愉快的感觉情绪和疼痛有关 [10]。

采用右美托咪定管理儿童疼痛的两个重要研究如下。第一项研究的背景是镰形细胞病患儿在住院期间出现血管闭塞发作，导致剧烈疼痛，且对阿片类物质和氯胺酮产生耐药 [11]。对于该类难治性疼痛初始可采用输注右美托咪定，减少每天口服吗啡摄入量，最终达到降低疼痛评分，无不良反应和减少血流动力学波动的临床效果。该研究证实右美托咪定作为一种辅助镇痛药物，在儿童难治性极重度疼痛中可能发挥重要的作用。

第二项重要的研究是关于右美托咪定对标准药物治疗无效的晚期恶性肿瘤、晚期心脏病或干细胞移植后临终患儿镇痛的作用 [12]。该研究中，接受右美托咪定输注的患者疼痛评分显著降低，吗啡摄入量呈下降趋势，未使用血管活性药物及抗胆碱类药物干预。

根据临床经验，右美托咪定作为辅助药物在难治性疼痛中具有积极作用。用药阈值通常在诱导时呈现浅镇静至中度镇静的范围。右美托咪定的主要优点是，改善疼痛症状，同时能够保持患者意识清醒，或能够被唤醒并与家属和陪护者进行有效的沟通。

与许多症状管理的药物一样，右美托咪定存在封顶效应。据临床经验显示，当输注速度超过 $1.0\mu g/(kg \cdot h)$ 后，效应结果与剂量增加不呈正相关，这种情况往往是疼痛已经进展到无法忍受的严重程度，右美托咪定的优势（唤醒和与外界沟通能力）可能已无法发挥作用，而应须考虑深度持续镇静。尽管右美托咪定属于深度持续镇静的备选药物，但大剂量已无法增加其药效，因此需要考虑其他药物。

2. 氯胺酮

氯胺酮是一种非特异性 N- 甲基 -D- 天冬氨酸（N-methyl-D-aspartate，NMDA）受体阻断剂，具有直接镇痛作用，可减缓阿片类物质耐受性的进展。氯胺酮符合剂量 – 反应曲线，极小量即可发挥镇痛作用，随着剂量增加，表现出可预测的镇静深度，直至出现分离麻醉状态[13]。

关于氯胺酮作为一种静脉辅助镇痛药的优势，文献报道不一。Cochrane 充分阐述了氯胺酮作为阿片类物质的辅助药物治疗癌痛[14]。其评价结论是"目前的证据不足以评价氯胺酮作为阿片类辅助药物在缓解难治性癌痛方面的利弊"。另一项关于氯胺酮用于儿童围术期疼痛管理的 Meta 分析显示，镇静后护理室（post-anesthesia care unit，PACU）疼痛评分和非阿片类镇痛药使用均减少，但未反馈术后阿片类物质的积极作用[15]。尽管无充分证据，但仍有大量循证依据表明小剂量氯胺酮耐受性好、严重不良事件风险极低，在难治性疼痛方面具有治疗优势[16, 17]。

根据经验推荐的氯胺酮静脉注射有效剂量为 $0.1 \sim 0.5 mg/(kg \cdot h)$。儿童使用氯胺酮最常见不良反应是精神障碍，常表现为精神异常或暂时性失明。对于可耐受不良反应的大龄儿童和青少年来说，疼痛症状得到有效控制；而低龄儿童则难以承受其不良反应。

口服氯胺酮作为镇痛辅助药亦有报道[18]，具体用法和作用机制尚未见文献介绍。由于首关代谢，氯胺酮的活性代谢产物及其比例不同。因此，给药途径的差异造成其活性作用机制的差异。即使获得了一定的临床效果，仍需谨慎选择相关依据文献和适合的患者，并在多学科会诊协助下使用。

3. 丙泊酚

在临床实践中，当阿片类物质到达使用极限量之前，右美托咪定和氯胺酮可能是最好的选择。当症状逐渐发展至难以控制时，可选择非标准药物治疗，尽量推迟不可控状态出现。多数情况下，充分控制患者症状和维持其意识清醒的临床目标是可以在一定的时期内实现的。

一些患者顽固性疼痛症状进展较快，比严重的终末期器官功能障碍和死亡更早出现。当上述所有的治疗方法均优化使用但仍存在难以忍受的持续疼痛时，深度持续镇静成为最终的治疗方式，丙泊酚常用于此类情况。尽管丙泊酚无镇痛作用，但其起效快、作用时间短且快速达到睡眠状态的优势备受欢迎。使用丙泊酚时需要重点关注其双重效应。

丙泊酚的使用仍存在争议，即使允许使用但由于管控严格使其不易获得。因此建议，若所在医疗机构允许使用丙泊酚作为深度持续镇静及终末期难治性疼痛的最终治疗方式（图 45–3），则需进行翔实的描述和评估，尤其是在制订深度持续镇静计划之前要慎重考虑。

（二）呼吸困难

呼吸困难是指主观上感到呼吸费力且不适，保留意识对确保患者主观描述症状尤为重要。许多患者由于年龄或伴随有神经认知功能障碍而失去表达的意识，可能需借助于他人进行交流。能够描述呼吸困难的患者，通常将其描述为"气短"或无法呼吸[19]。

在生理学上，呼吸困难通常是指气体交换不足或酸中毒的结果。然而，它也可能有许多类似于疼痛的非生理性反应，这些反应都需要解决，以缓解呼吸困难。应首先考虑可逆或可治疗的症状。焦虑、疼痛和其他生理和心理症状都可能伴随呼吸困难并使之加重。所有这些通常必须同时

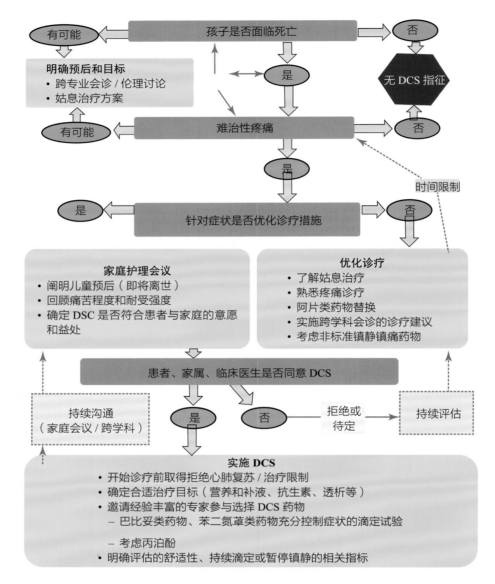

▲ 图 45-3 开展适度镇静至深度持续镇静（DCS）的流程

处理 [20]。

在诊疗过程中，呼吸困难和气体交换不足可通过呼吸支持来改善，可逐步从无创过渡到有创模式，直至更完善的机械通气来支持呼吸管理。在考虑提高治疗手段来缓解症状时，需要明确制订有关诊疗措施及限制，且最好在患者出现呼吸困难之前就考虑完善。

基于治疗的局限性，支持治疗达到最大限度后，若呼吸困难未得到充分缓解，应考虑非药物干预。如开窗、通风或吸氧，均有助于缓解患者

呼吸困难的症状 [21]。吸氧虽然有重要生理意义，但多项研究表明，无论是室内空气或高浓度吸氧，缓解呼吸困难最重要的是保持空气流通 [22]。

1. 阿片类物质

当潜在或合并症的治疗和非药物干预已经得到优化时，用于治疗呼吸困难的标准药物仍应首选阿片类物质 [23]。其中吗啡最常用，其他阿片类物质也同样有效。用量通常为镇痛治疗的一半，可采取缓慢滴定方法达到临床效果。其作用机制可能与调节呼吸困难的中枢感知相关 [24]。

通常人们误认为阿片类物质可抑制呼吸中枢从而危及生命[25]。事实上阿片类物质作用于机体可产生镇痛、镇静、呼吸减弱、呼吸暂停等一系列可预知反应。使用该类药物治疗呼吸困难时，详细了解药物起效时间和持续时间至关重要。此外阿片类物质也可减少心肺衰竭患者对氧气的需求。因此，酌情滴定阿片类物质可延长生存时间[26]。

2. 右美托咪定

对于大多数儿童来说，逐步增加阿片类物质足以改善呼吸困难症状。但在某些呼吸困难情况下，使用阿片类物质未能达到预期作用，此时可考虑使用右美托咪定。尽管右美托咪定的作用机制尚不完全清楚，但可能在调节机体对呼吸困难的感知方面发挥重要作用[27]。

关于右美托咪定用于处理成人重症监护室患者呼吸困难的积极作用已被早期研究证实[28]。研究显示，成人重症监护室患者在无创通气期间输注小剂量右美托咪定，均能够有效消除患者躁动，并可避免气管插管。更重要的是，使用右美托咪定后，通过血气分析评估的呼吸生理学得到改善。这些均可作为右美托咪定在呼吸困难管理中发挥重要作用的佐证。

一项回顾性研究纳入了 40 名无创通气伴躁动的儿童[29]，在实施右美托咪定镇静后仅 4 名儿童进展为需要气管插管，其余均成功脱离无创通气，最终所有患儿均康复出院。作者认为，右美托咪啶在婴儿和儿童中的应用是安全的，并能够改善无创通气。

基于以上研究，右美托咪定在姑息治疗中处理呼吸困难的相关病例和报告相继发表[30]。根据临床经验显示，右美托咪定可以有效缓解呼吸困难症状。通常从最小剂量 $0.2\mu g/(kg\cdot h)$ 开始滴定，直至达到临床效果。对于难治性疼痛，推荐最大剂量是 $1\mu g/(kg\cdot h)$，超出最大剂量则需要联合其他药物或采取深度持续镇静。

最后，通常在临终过程中呼吸管理至关重要。呼吸运动常伴有呼吸困难，但呼吸困难不一定伴随有效呼吸运动。有些患者尤其是接近终末期时，无呼吸困难却增加了呼吸做功。对于终末状态无意识或症状控制较好的患者，通过药物减少呼吸做功通常无效。良好的症状管理不仅要治疗晚期疾病的痛苦，更重要在于缓解患者对极度痛苦症状的感受和意识，这也需要通过慎重指导和充分完善措施解决相关人员顾虑。

（三）谵妄

谵妄是一种神经认知功能障碍，通常急性发作，及时去除刺激因素，在大多数情况下，它是可逆的。谵妄的病因较多，常见的有感染、代谢紊乱、药物作用及长期睡眠紊乱导致疲惫等。

积极寻找可逆的原因是至关重要。同样一系列非药物干预也是一线首选。此类干预包括建立一个正常的生理睡眠 - 觉醒周期，并重新引入熟悉的事物，如朋友、照护者、最喜欢的舒适物品或日常活动[31]。

当非药物治疗无效或谵妄已经造成患者严重的痛苦，并构成自身/他人的危险或影响正常的护理时，可能需要药物治疗。其药物治疗标准是使用典型或非典型抗精神病药物。最典型抗精神病药物是氟哌啶醇。随着非典型抗精神病药物引入临床，氟哌啶醇逐步应用较少，但适时适量使用仍可发挥重要作用，与其他控制症状及适度镇静的药物协同使用时，氟哌啶醇可增强其镇静作用[32]。

数代非典型药物可能在治疗谵妄方面发挥着作用。非典型药物可以通过许多不同的途径给药，甚至有口服溶解片，这可能比较适合儿童使用。非典型药物的不良反应一般不同于典型药物。通常非典型药物能够有助于睡眠、增强食欲和缓解恶心/呕吐，因此此类药物具备"一药两治"的神奇疗效。

右美托咪定

当谵妄难以治愈时，右美托咪定是重要的选择，尤其是当阿片类物质和苯二氮䓬类药物治疗其他症状时，剂量增加所致的谵妄。这种情况下右美托咪定发挥作用的机制可能涉及多重因素，可能与中枢神经系统直接 α_2 受体活性有关，也可能与阿片类物质和苯二氮䓬类药物的减量或取消有关[33]。

右美托咪啶不仅已经普遍应用于围术期，也可被用于预防和治疗儿童谵妄，同时被证明可减少重症监护室谵妄的发生。有病例报道，右美托咪定可帮助处理急诊中毒患者的谵妄[34-36]。

一项可靠的研究报道，右美托咪定有助于治疗重症监护室非插管成年患者单纯氟哌啶醇难以控制的躁动性谵妄[37]，该研究共纳入132名患者，其中46名为氟哌啶醇治疗无效。主要结局以Richmond躁动-镇静量表（Richmond Agitation-Sedation Scale，RASS）的镇静评分评估。所有氟哌啶醇无效的患者经过右美托咪定治疗后获得满意的RASS评分，且接受右美托咪定治疗的患者可减少阿片类物质用量、降低整体镇静深度、减轻呼吸并发症。

值得关注的是，右美托咪定与睡眠相关。众所周知长期睡眠紊乱可能导致谵妄。与其他镇静/催眠药物相比，右美托咪定的独特之处在于具有剂量-反应关系，可以促进正常睡眠周期的进展[38]。这也提示右美托咪定治疗或预防谵妄的作用机制之一可能是促进恢复睡眠，而非药物本身诱导的镇静作用。

依据经验，右美托咪定非常适合应用于谵妄的症状综合体治疗。疼痛、呼吸困难和谵妄作为综合体可能出现在终末期，右美托咪定由于在这三种症状的治疗中都有作用，可作为良好的辅助用药。

结论

医疗工作者有职业和道德义务去关注患者的痛苦。终末期患者所经历的痛苦可能非常复杂。在大多数情况下，当患者走向生命终点时，可采用标准治疗方法缓解其痛苦，使他们能够平稳自然地度过临终期。但使用标准治疗方法可能难以控制症状，此时具备良好专业能力的医务人员可能无能为力，这不仅导致患者遭受不必要的痛苦，而且也会削弱我们自身的情感和职业健康。

虽然部分医生接受过临终关怀和姑息治疗方面的亚专业培训，但姑息治疗措施更多的是由提供"初级姑息治疗"的一线医护人员来实施，并致力于探索药物和非药物干预巨大领域中的所有可能。熟悉绝症患者临终镇静至关重要的伦理原则，分清想象和现实，避免毫无依据的恐惧造成的不必要痛苦。积极制订最优的治疗原则和指导措施，以应对终末期的复杂情况和难治性症状。面对困难积极应对。正是在这个领域，我们才可能探究医学的本质，当治疗不再成为可能，或许有更重要的事情去做。

三、病例分析

病例1

一名患有横纹肌肉瘤广泛转移的7岁男孩，其病变没有治愈且对化学药物治疗可能不敏感，他只能接受姑息性放射治疗，以缓解疾病带来的骨质疼痛。

患儿的疼痛症状一直采用对乙酰氨基酚、塞来昔布和阿片类物质联合控制。由于对阿片类物质非常敏感，患儿用药量难以把控，易出现疼痛控制不完善或过量引起嗜睡。最大的困扰是，患儿持续接受不同阿片类物质治疗的同时，家属希望能保证患儿有充足的清醒时间。主治团队考虑氯胺酮作为控制疼痛的更好选择。

思考

考虑该患儿在治疗难治性疼痛时出现难以忍受的镇静不良反应。大多数家庭都期望实现充分控制疼痛症状的同时，能够保留高质量的清醒时间，一般情况下可以实现。非标准药物的优势之一可能会为家属和患儿提供额外希望，既能保持高质量的清醒时间，又能很好地控制症状。

右美托咪定和氯胺酮都可满足较好的疼痛控制。但氯胺酮可优先被选择，因为在小剂量下，其通常会产生极小的镇静作用和完善的镇痛效果。镇痛的剂量范围一般为$0.1\sim0.5\text{mg}/(\text{kg}\cdot\text{h})$。由于该患儿对阿片类物质敏感，可以从0.1mg/

(kg·h) 开始使用。

输注约 30min 后，患儿开始抱怨"事情看起来很古怪""感觉很奇怪"。不过患儿不再哭诉疼痛了。在停止输液 30min 后，重新以 0.05mg/(kg·h) 的速度输注。再次输注 1h 后，在病房看到患儿的疼痛症状已得到很好控制，患儿正在愉快地玩耍。可见使用氯胺酮能够满足父母的两个要求。

这是一部分患儿使用氯胺酮的典型过程。年长患儿可以忍受氯胺酮相关的"精神异常"，但多数年幼患儿不能忍受。但这并不意味着氯胺酮不能使用。多种非标准治疗药物的优势之一，在于可以通过上下调整滴定剂量达到临床效果。在终末期症状质量管理方面，没有统一的标准。相反，重要的是依靠经验和指南来选择合适点。但更为重要的是，根据患者的个体需求和反应，需经常进行重新评估和调整，以便及时调整治疗方案。

不幸的是，症状控制良好且患者有高质量清醒时间的这种状态可能较少。为患儿和家属提供治疗的一个关键方面是帮助他们为以后的预期做好准备。对于转移性骨质病变，疼痛逐渐加重非常普遍。虽然仍有一些控制疼痛的治疗策略，但为了控制疼痛症状，可能不得已要牺牲清醒时间。

病例 2

拟为一名难治性透明细胞肉瘤伴广泛转移的 16 岁女孩制订诊疗方案。对于肿瘤她别无选择，并立下放弃抢救的遗嘱。她一直以来都与疼痛、间歇性呼吸困难和焦虑作抗争，现在正处于谵妄期。

通过阿片类物质输注女孩的疼痛已经得到了控制，但即使不断改变阿片类物质种类和增加剂量，疼痛症状仍在加重进展。通过鼻导管吸氧缓解了呼吸困难并静脉注射苯二氮䓬类药物改善了焦虑症状。然而家属时常担忧女孩睡眠时间短，多处于清醒状态，只要看不到房间的人和相关物品，就会焦虑不安，甚至产生幻觉。

由于她有顽固性疼痛、呼吸困难、谵妄和睡眠紊乱的一系列相关症状，拟于在她的治疗方案中增加输注右美托咪定。并以起始剂量 0.2μg/(kg·h) 开始输注。在接下来 1h 里，女孩的疼痛似乎也得到了很好控制，这点从镇痛药物剂量的减少可以得到印证，女孩也渐渐进入睡梦状态。整晚她没有再增加额外的苯二氮䓬类药物治疗焦虑。呼吸症状也变得舒畅。第二天早上，她每次醒来 5~10min 后便可自然地再入睡。她的幻觉已经终止，在清醒的时候，女孩能够与家属进行有意义和亲切的沟通，她显得很自然舒适。

思考

这是透明细胞肉瘤伴广泛转移终末期的典型表现。一旦转移肺部，疼痛往往更重，并伴有呼吸困难。这种情况下，出现谵妄是多因素的，至少部分归因于睡眠不足，以及阿片类物质和苯二氮䓬类药物对神经认知的不良反应。虽然在患者趋向生命终点时，保持清醒状态和有效沟通始终是要考虑的一个目标，但如果与令人不安的症状和痛苦相比时，这点将显得不重要。

在这类情况下，右美托咪定是一个很好的非标准药物，因为其在管理疼痛、呼吸困难和谵妄方面都有积极作用。另外，右美托咪定能够促进正常睡眠，这可能是减少或消除谵妄的最好方法之一。右美托咪定额外作用，可为极度疲惫的治疗人员提供一些喘息机会（和睡眠）。最后，我们经常发现，一旦增加右美托咪定，阿片类物质和苯二氮䓬类药物的每日总剂量可能就会减少，正如本病例中所体现。仅凭此点其就有助于改善或消除谵妄的复发。

右美托咪定有助于睡眠这也很重要。睡眠通常是属于正常模式，主要包括 I 期和 II 期的睡眠。当患者正处于轻度恢复性睡眠时，通常可以自己醒来，并可唤醒到正常意识水平，这对治疗人员和终末期患者来说可能很重要。

不幸的是，在这些情况下，患者症状程度会继续加重进展。起初增加右美托咪定的剂量可能是有效的。在本病例中，女孩 48h 内的疼痛症状控制得非常好，没有发生呼吸困难和谵妄。然而，随着疼痛程度进展。接下来的 48h 内，右美托咪定的剂量从 0.4µg/(kg·h) 逐渐增加到 1.0µg/(kg·h)。此时，即使使用右美托咪定，女孩的疼痛、呼吸困难和焦虑也再难以控制，她清醒时间内充满了痛苦和焦虑。根据之前商酌讨论的决定，如果女孩无法在充分控制症状的情况下保持清醒，那就用镇静药物维持到无意识状态。这一目标可以通过不断增加劳拉西泮的剂量并最终输注劳拉西泮注射液来实现。女孩去世时并没有意识到基础疾病所带来的严重症状和负担。

病例 3

一名 17 岁女孩，患有难治性急性髓系白血病，目前正在接受 CAR-T 治疗，过去的 3 个月一直处于中性粒细胞减少和不断依靠输血来维持的状态。最近出现了梗阻性脑积水的症状，磁共振显示：第三脑室内有多处小病灶。她进行了脑室切开引流术，并抽取脑脊液化验以评估感染和白血病是否有复发。尽管实施了创伤巨大的手术和给予广谱抗生素治疗，她的脑积水症状仍在进展。家属决定希望采取安慰措施，从而放弃创伤大和复杂的治疗干预措施。

在接下来的几天里，她出现了进行性呼吸困难和疼痛。输注治疗的氢吗啡酮改为芬太尼，并按需给予劳拉西泮。最后，氯胺酮和右美托咪定也纳入她的姑息治疗方案中。所用药物根据症状进展并逐步升级，她大部分时间是舒适和无意识的状态。会诊被告知，由于伴有持续的呻吟和皱眉，家属和护理人员担忧她现在仍有痛苦感。虽然增加了药物剂量，她仍能感受到痛苦。

她体重 75kg。无法确认她是否仍有疼痛感觉，尝试每次给予芬太尼 50µg，5min 达药峰值，再重复给予 1 次。同时将劳拉西泮剂量从 1mg 增加到 2mg。但症状仍无改善。最后，决定给予咪达唑仑，剂量 1mg。紧接着 3min 内，她的症状开始放松，呼吸变慢，随后停止。评估脉搏和听诊心音，两者均消失。使用咪达唑仑 5min 后，她生命终止。

思考

这是一例极其复杂的病例，采用图 45-3 中建议的多学科方法进行处理。家属、护理人员和医疗团队均认为她即将离世。大家还一致认为，在本例中她虽接受了标准药物氢吗啡酮直到芬太尼及劳拉西泮的治疗，仍存在痛苦折磨。为了优化她的症状管理，增加了两种非标准药物：氯胺酮和右美托咪定，一段时间内使她的症状得到了缓解。然而，即使用了非标准药物，但她的症状最终再次恶化。

大家认为无法出现高质量的清醒时间，是因她的镇静药物作用达到了无意识的水平。在使用最后一剂药物咪达唑仑后，她出现了心肺骤停。最后一剂药物与死亡之间有明显的时间关系。然而，咪达唑仑是致死的原因吗？如果是，这结果在道德和伦理上是否可以接受？

首先，我认为这可能是一个"两个真实但不相关"的病例。真实的是她接受了一剂咪达唑仑，真实的是她出现了心肺骤停。然而，仔细回顾她的病程，可得出以下结论，她伴有梗阻性脑积水，且有可能已发展到脑疝和濒临心肺骤停的危险境地。同时，她的终末期症状，包括进行性肾衰竭、难治性血小板减少、进展性脑膜炎和败血症最终都将致心肺骤停发生。因此，本病例中，可以肯定的是，她的死亡与其晚期疾病症状不无关系。

即使咪达唑仑确实通过减慢她的呼吸频率，导致心脏停搏，从而缩短了她的生命，但根据双重效应原则，这在道德和伦理上仍然是允许的。

- 给予咪达唑仑的（好）动机是为了减轻痛苦。
- 尽可能在不造成死亡（坏的效果）的情况下使用合理剂量咪达唑仑达到目标。
- 不希望造成死亡，但一旦发生能够被允许或接受。
- 症状已经非常严重，其持续症状（或缓解症状）都已近接近死亡。

虽然这个病例非常复杂，但有一个难治性症状的管理指南建议至关重要。肿瘤医生、麻醉医生和姑息治疗医生，以及健康保健人员、护理人员和家属的合作也至关重要。正是通过这种积极主动的商议共识制订决策，在涉及终末期难以承受痛苦治疗的关键情况下，以尽可能避免做出错误判断。

第 46 章 临终儿童姑息性镇静的伦理和临床现状

Ethical and Clinical Aspects of Palliative Sedation in the Terminally Ill Child

Gail A. Van Norman **著**

伍晓莹 张景亮 周 军 **译**

一、临终镇静

美国每年有 5 万多名儿童死亡。儿童死亡的原因与成人明显不同，所以一些适用于成人临终时的姑息治疗指南和做法可能并不适用于儿童。

对于患有绝症的儿童，生命最后阶段是指从父母意识到孩子无法治愈到死亡这段时间，一般平均为 9 周[1]。医生会比父母提前平均 100 天意识到孩子无法救治[2]。在最后的 63 天内，医疗决策从以治疗和治愈为目标转变为以舒适和缓解痛苦为目标。孩子死亡所带来的悲痛会严重影响父母的身心健康，并长达 9 年以上[3]，这种悲痛的时间与他们对孩子临终时痛苦的感知相关[4]。有证据表明，有效的姑息治疗不仅可缓解患儿的痛苦，而且对父母未来的幸福非常重要（见第19 章）。

姑息治疗的重点是缓解躯体症状（如疼痛、呼吸困难、恶心、厌食），以及改善生存状况（如孤独、绝望、漠然、沮丧、恐惧），使儿童能够体验和享受良好的生活质量。但目前的状况不容乐观，针对癌症疼痛和其他症状的姑息性治疗，尚缺乏对照研究。正如 Mercandante 和

Giarratano 在一项关于癌痛药物管理的研究中发现的，2004—2013 年这 10 年中，仅有 13 项纳入对象人数为 10 名患儿的研究，而且无对照性研究[5]。大多数研究仅涉及阿片类物质（如丁丙诺啡、芬太尼和吗啡）的使用，未对其他辅助治疗进行调查。仅有一项研究考察了氯胺酮的使用情况，另一项回顾性研究分析了硬膜外镇痛或周围神经阻滞镇痛。截至 2014 年，儿童癌痛管理的相关策略仍缺乏科学依据，临床推荐也只是基于有限的临床经验和药物应用。

但无论成人还是儿童，终末期症状的治疗都普遍缺乏。Costantini 等[5]报道，多达 82.3% 的癌症晚期成年患者经历疼痛，其中 61% 的患者承受了剧烈的疼痛，而只有 59.5% 的患者在中重度疼痛时接受了阿片类物质的治疗。54% 的患者在经历剧烈疼痛的时候，疼痛"仅部分"缓解甚至"完全没有"缓解。对于儿童患者临终的情况也同样不容乐观。在一项研究中[8]，根据父母的陈述发现，2/3 的濒死儿童普遍伴随非常痛苦的症状（如疼痛、恶心、疲惫等[6,7]）。出现这些症状的儿童有 1/3 未得到完善的治疗。患儿精神和心理方面的问题则更少被提及，只有不到一半的父

母会描述孩子临终前出现心理问题，其中也仅有 25% 的孩子得到了充分治疗[9]。

面对全球阿片类物质的滥用，社会和政治的作用至关重要，其轻微变动就会使癌性疼痛等终末期症状的处理措施实施起来更加复杂，因为这些措施原本就缺乏循证依据。自 2000 年以来，在美国与阿片类物质相关的死亡率增加了 200%[10]。1999—2007 年间，因药物过量而死亡的儿童增长了 1 倍，其中大多数与阿片类物质有关[11]。阿片类物质常常是儿童肿瘤疼痛及临终治疗的一线药物，但缺乏相关临床和政策的使用指南[12]。越来越多的人在治疗中拒绝使用阿片类物质镇痛，这可能会影响到临终护理和临床指南中的疼痛治疗，导致对终末期症状的治疗不足[13]。许多作者建议，迫切需要"重新评估"儿童镇痛中阿片类物质的风险[14]。

无论儿童还是成人的临终时期，除了疼痛是治疗中的主要问题外，呼吸困难也是一个突出的、极其痛苦的症状。研究表明，临终期儿童呼吸困难的发生率达到 21%[15]，癌症患儿发生率甚至高达 80%[16, 17]。在多达 58% 的患者中，呼吸困难造成极度的痛苦[17]。尽管呼吸困难给临终期儿童造成痛苦，但仍缺乏预防和治疗的相关研究[17]。

随着生命接近尾声，传统疗法无法缓解痛苦时，医生更多地会应用镇静疗法，以减少或消除患者对躯体、心理及精神的不愉快感知。医生普遍接受"姑息性镇静"或"临终镇静"作为成人临终照护的适宜辅助方法。尽管这种缺乏充足循证依据的治疗方法被普遍接受，但存在伦理问题。就如许多社会哲学和实践（如种族主义和奴隶制度），虽然一度被广泛接受，但现在也认为是不道德的。因其在伦理上仍然存在争议，所以姑息性镇静还有很多问题亟待解决。

临终镇静的实施存在各种问题：不明确不规范的术语、缺乏对结果的考察、医生协助自杀（physician-assisted suicide，PAS）和安乐死间的特殊联系、对双重伦理原则的误解、关于苦难和

超越的人生意义及其所代表的不统一且多变的哲学等等。一些作者认为，作为姑息性镇静的一种方式，深度持续镇静（deep continuous sedation，DCS）实际上是为了规避法律制裁和道德谴责而伪装的安乐死。当患者是绝症儿童时，我们更需要考虑他们的处境：他们或许在认知和情感上尚未完全发育成熟，可能还无法理解和承受痛苦，而且他们的健康和幸福完全依赖于委托人或监护人，而委托人或者监护人自身往往也在承受着痛苦。

无论针对成年患者还是儿童患者，任何考虑将姑息性镇静作为临终辅助治疗手段的医生，其临床技能和医德两方面都应当接受良好的培训。姑息性镇静的方法在医学文献中很容易找到，在本章末尾提供的参考文献中也能找到。但本章讨论的主要目的不是为了提供关于姑息性镇静的药理学实践指导，而是要考虑姑息性镇静伦理方面的问题，尤其是用于儿童临终治疗时。

二、姑息性镇静：我们到底在谈论什么

尽管临终关怀的最终结局是患者的死亡，但包括成年患者在内，临终镇静重要的结局仍未得到充分研究。这些结局包括评价患者痛苦的客观指标、家属对患者舒适度的感知、家属对镇静过程的满意度、家属对镇静的了解和期望，以及这些期望的实现情况。相对成人来说，儿童的临终镇静关注较少。制订临床指南和评估标准的主要障碍是，缺乏统一的临终镇静专用术语。不同作者经常以个人的理解定义术语，或者使用不同的术语，导致很难从较少的研究中得出统一的结论。

用于描述生命末期镇静的常用术语包括姑息性镇静（目前首选但不准确的术语，可指许多不同的镇静做法）、临终镇静（由于人们认为它与安乐死有关联，因此不再受欢迎）、"完全"镇静、DCS、顽固性症状镇静、临终患者顽固性痛苦的镇静，以及（不恰当地）"缓慢的安乐死"。

临终镇静在临床上分为两种，一种是应用

对意识影响较小的抗焦虑药减轻焦虑；另一种是"深度持续镇静"，目的是让患者一直完全失去意识，直到死亡。从伦理上讲，这些做法是不同的，需区别对待。抗焦虑治疗，不会明显改变患者的意识、能力或与他人互动的能力，但患者参与正在进行的医疗决策的能力可能会受影响，所以会产生一些伦理问题。但"深度持续镇静"故意使患者无意识则存在更多伦理问题。正如 Sinclair 和 Stephenson 指出的那样，"将镇静药（如苯二氮䓬类药物、巴比妥类药物）或可能引起镇静的药物（如三环类抗抑郁药、抗精神病药、抗惊厥药、阿片类物质）用于基本症状控制的常见做法不是姑息性镇静，而是基本的临终治疗"[18]。

本章将集中讨论为控制难治性痛苦而使患者失去意识直至死亡的伦理问题。作者倾向于使用深度持续镇静（DCS）这一术语，因为它准确地描述了临床治疗的意图和结果，并准确地将其与其他姑息性镇静区分开来。

三、深度持续镇静的定义

无论如何命名，在医学文献中，刻意使用镇静药物诱导和维持深睡眠直至死亡，均统称为深度持续镇静（deep continuous sedation,DCS），DCS 不刻意导致死亡[19, 20]。死亡应该是患者疾病的自然过程，而不是特意加速它的到来。DCS 不是常规的临终治疗，事实上它是一种"激进"的做法，因为直到死亡，它都使患者的意识处于较低的水平[21]。

虽然 DCS 的定义表面上看起来很简单，但仍存在几个方面的问题。首先，围绕 DCS 的争议重新引发了关于死亡和人格丧失的辩论，一些作者认为 DCS 永久剥夺了患者的"人格"，因此是一种杀人形式。另外一些作者认为，实施 DCS 时会使患者处于饥饿、脱水和误吸等高风险之中，很难确保 DCS 不会加速死亡，因为以上情况确实都可能会引起死亡。正如我们所见，许多作者用"双重效应"原则来证明这种风险的合理性，但可能根本不符合伦理。因为在理论上，医

生不应该有意通过 DCS 来加速死亡，但通过对实施 DCS 的医生调查发现，实际上许多医生确实有意加速患者死亡[22, 23]。

（一）DCS 的流行病学

当临终患者的痛苦不能得到充分缓解时，医生会增加使用 DCS。最近的一项研究显示，在所有死亡人数中，比利时、英国、荷兰与 DCS 相关的死亡人数分别为 15%、17% 和 8%[23, 24]。在美国，有 3%～52% 的绝症患者因各种顽固性症状而接受 DCS 治疗[25, 26]（表 46-1 和表 46-2）。然而，关于姑息性镇静的定义和术语缺乏共识，所以 DCS 的确切情况尚不清楚。

尽管内科医生和其他医疗人员广泛使用 DCS 来缓解顽固性症状，甚至一些心理症状（如焦虑、烦躁），但他们却不太相信 DCS 能够来缓解精神的折磨和生存的苦难[26, 27]。事实上精神折磨和生存苦难普遍存在（表 46-3），甚至可能比躯体症状更难受。许多医疗人员认为，患者经历这些痛苦可以实现自我超越和精神成长，因此不愿使用药物手段来减轻其痛苦[18]。

（二）痛苦是什么

这里所指的痛苦应当与躯体对不良刺激的应

表 46-1 终末期常见症状的发生率	
症　状	发生率（%）
疲惫	83
呼吸困难	50～63
萎靡 / 躁动	40
疼痛	25～48
意识混乱	36
焦虑	31
抑郁	28
易怒	21
恶性 / 呕吐	6～25
上述症状＞1 个	54

表 46-2	癌症患儿姑息治疗阶段各种症状的发生率
症　状	发生率（%）
疼痛	75
厌食	75
疲惫	72
缺乏活动能力	66
呕吐	53
呼吸困难	41

表 46-3	癌症患儿姑息治疗阶段各种心理问题的发生率
症　状	发生率（%）
伤心	65
无法表达自我感受	41
害怕孤独	37
迷茫	36
缺乏独立性	32
生气	30
恐惧死亡	16
负罪感	12
抑郁	3

激反应区分开。"痛苦"是一种对不愉快的躯体体验所产生的意识反馈。痛苦意味着患者在某种程度上感知和（或）预见到不适（无论是躯体、精神还是心灵的），而这种感知和（或）预见是极其不愉快的。每个麻醉医生都知道，即使在全身麻醉下，躯体也可对疼痛刺激做出反应，即通过流泪、出汗、血压上升、脉搏上升或呼吸增加等方式表现出的应激反应。疼痛刺激也会生理性引起"应激激素"（如皮质醇和肾上腺素）的释放。但是在全身麻醉下，尽管躯体对疼痛产生反应，但除非患者意识到了刺激，否则大多数麻醉医

不会把患者的这种经历描述为"痛苦"。

对临终患者采用 DCS 的主要理由是：对于难以缓解的症状，通过使用 DCS 使患者意识不到这些症状，从而避免其痛苦[28]。DCS 不适用于对周围环境或躯体已丧失知觉的患者，因为即使患者表现出躯体症状，但自己意识不到，那么"痛苦"是不存在的，这种情况下使用 DCS 减轻其痛苦是不符合伦理的。但许多研究表明，即使在患者意识微弱或丧失的情况下，仍会被要求和使用 DCS，而且医生也会试图加速其死亡[22]，甚至某些情况下促进了非终末期患者的死亡[23]。

（三）生存的苦难和超越

在医学教科书中讨论超越的概念似乎不合适，但是在 DCS 的话题中它起着关键作用。医生历来不认同临终时精神和心理会影响死亡的进程，并且也不会将这种理念融入濒死患者的治疗中。这种"科学"与意念的分离可以追溯到文艺复兴时期和笛卡尔的二元论概念，也就是身体和思维的分离，在这种概念中，科学解释物质世界，神职人员负责管理精神世界[29, 30]。在现代医学中，人们对"痛苦"的理解很粗略，只从身体层面考虑。

但在 20 世纪早期，一些医生开始在濒死患者中认识到非身体体验，称为超越现象。1907年，James Hyslop 讨论了濒死患者的"临终"幻象，这种幻象对患者具有安慰作用，故此与"谵妄"不同。其主题是患者在死亡过渡期受到已故亲友的问候、鼓励和欢迎[31, 32]。他强烈鼓励人们在这一领域开展研究，以便了解和改善临终患者的福祉。

越来越多的人认识到意念是患者福祉的基础。用赖特和纽伯格的话说："意念并非一个愉快轻松的小话题。它是所有人类幸福不可或缺的组成部分，它是我们找寻自我位置、建立关系、爱的意义、建立联系的终身过程"[33]。

关于意念、宗教虔诚和超越现象对临终成年患者影响的研究越来越多，但几乎没有针对临终儿童的研究资料。因此设想这些成人的研究，可

能适用于多数年龄较大的儿童或年龄较小的儿童。Hyslop 在他文章中描述了两个儿童超越现象的病例 [31]。

那我们所说的超越是什么意思呢？虽然有许多不同的定义，但在临终患者中可以这样认为，患者不只从身体层面而是从更广泛的层面理解死亡并得到慰藉。超然，通过过往的经历及对过往的感悟，最终超越现在。对于临终患者，心理、精神、宗教上的解脱和安慰可能比躯体痛苦的缓解更重要。"超越"的体验或现象包括从去世的亲人那里获得欢迎和安慰，体验到美丽的光和景色，感受到深深的平静和相连，除此之外还存在其他形式。无论患者睡眠还是清醒，都可能发生超越，在不同文化中类似，且与患者的宗教信仰无关 [32]。因为超越很清晰，没有恐惧、焦虑、激动或混乱，所以很容易将其与谵妄或幻觉区别开来。超越可以显著减少患者对抗焦虑药和镇痛药的需求，不仅为患者带来极大的安慰作用，而且分享给家人和医务工作者时，也会给他们带来莫大的慰藉。93% 的患者在临终前会出现超越现象 [33-35]。尽管这种情况极为常见，但患者出于尴尬和担心被嘲笑常常不会告知医务工作者 [32]。此外，尽管这些经历对临终患者具有积极的影响，但医务工作者常将其解释为"幻觉"，并试图用药物治疗来消除。DCS 通过减少或消除意识，可能会使患者体验不到这个重要而令人安慰的经历。所以应用 DCS 时，必须充分权衡超越和 DCS 的优势，且在任何时候讨论临终关怀都应当认识到这一点。

Kellehear 在临终患者姑息治疗的精神需求理论模型中，制订了一套体系来理解濒死患者的意念和宗教信仰 [36]。"意念"指的是一种与宇宙相连的感觉，以及对生命意义的探索，这可能与任何宗教人物有关，也可能与任何宗教人物都无关。"宗教信仰"是一种有组织的信仰和仪式，其目标是与更高的力量（如神）建立连接 [37, 38]。在 Kellehear 的模型中，精神意义来自于三种类型的需求：环境需求、道德需求和生平需求 [36]。环

境需求是由于不同个体和社会经历，导致不同患者的需求不同，患者在自己的疾病经历中寻找意义、目的和希望。道德需求和生平需求是想要寻找走出过去的困境，得到他人的宽恕、和好的需求。患者可能会设法对他们的生命和死亡过程进行道德和社会分析。宗教需求是通过宗教仪式、朝拜和宗教作品，对永生和希望的讨论，寻求神的谅解和宽恕来满足。在 Kellehear 的模型中，对成年患者进行研究，以确定生命结束时精神和（或）宗教对福祉的影响。结果表明，知情和意识到死亡迫近的患者通常在精神福祉量表上的得分明显高于那些情况被隐瞒的患者 [39]。

意识到自己病危的患者可能会利用剩下的时间来重新定位和评估自己，专注于解决自身的精神需求。正如 de Benedetto 等评论的那样，在倾听患者临终时，我们要允许他们把混乱的故事变成探索的故事，其中他们的疾病成为所有参与者的教学工具，探索故事就是关于超越的故事 [40]。

许多医生与濒死患者进行精神和体验上的讨论时会感到不舒服，可能会认为忽略或减少这种谈话是减轻患者痛苦的一种手段——而事实可能恰恰相反。过早实施 DCS，表面上是缓解了患者寻求精神安慰的"焦虑"，但实际上可能会阻碍患者临终重要精神满足的需求。

精神体验在濒死患者中很常见。Renz 等 [41] 报道，在 251 名患者中有 135 名描述了精神体验。这些体验包括和平、自由、感知或意识改变、在痛苦或不痛苦时感应到了上帝，以及看到神圣之光带来精神和能量的体验。研究还显示，患者表明他们的疼痛和焦虑减少了，身体意识增强了，对疾病、生命和死亡的态度也发生了变化。其他研究也表明，相当比例的绝症患者经历了精神和超越的现象 [42]，多数经历发生在死亡来临之前。正如一位患者所述："简单、优雅、美丽，我用我所拥有的一切来留住它。[42]"向平静和满足的明显转变是这些体验的一个标志，它似乎可以永久地消除患者在死亡来临之际的恐惧、担心和焦虑。

一些医疗服务人员质疑在临终时使用 DCS，因为一些小型研究证明精神体验具有重要的、安慰的、转变性的作用，可以减轻患者和家人双方的痛苦，而且许多体验发生在患者接近死亡并准备使用 DCS 的时候。但这种"超然的体验"对患者，特别是对儿童患者，是否具有实际价值?

这种超越体验对濒死患儿的影响尚未得到完全研究，但意念在临终儿童的舒适度和幸福感中起着重要作用已得到认可 [43, 44]。尽管幼儿的临终精神体验尚未被广泛描述，但它们确实存在于儿童临终经历的报告中，这是一种临终精神事件 [45]。因此，即便是为幼儿患者实施 DCS 也可能剥夺他们在生命意义和精神慰藉方面的重要体验，尤其是当 DCS 用于治疗"焦虑"，而不是缓解其难以控制的生理疼痛，或者更糟糕的是缓解其他人的焦虑时（如父母、家人或陪护），因为以这种目的实施 DCS 可能对孩子没有任何帮助。当我们对患者实施 DCS 时，至少明确应用的原因和目的，并考虑 DCS 可能消除或改善的重要体验。

四、深度持续镇静与安乐死：永久性的意识丧失是否为死亡的一种形式

在对患者实施 DCS 时人们会注意一个问题，DCS 是否在伦理方面就是一种形式微妙的安乐死方式? 这种微妙的形式只是用来掩盖医生行为的真实性质，以达到绕过法律制裁和避免违背不伤害患者的医学誓言。为了研究这一问题，我们需要考虑何种因素决定了一种行为是否为安乐死，又是什么定义为死亡，以及在 DCS 实施过程中临床应用目的和双效原则所起的作用。

（一）什么是安乐死

安乐死是一个源自希腊语词根 Eu 和 thanatos 的通用术语。Eu 的意思是好，thanatos 的意思是死亡。在现代的用法中，安乐死总是与杀人行为相关，但同时必须满足某些特定条件。并不是每一次杀戮都符合安乐死的定义，但每一个安乐死都是一次杀戮，因为每次安乐死的实施最终都会

导致死亡。此外，"安乐死"一词本身没有任何内在的、独立的道德或法律价值，各种不同安乐死行为可能是道德的，也可能是不道德的，也可能是合法的或者非法的。

实施的意图、预期和动机是决定安乐死的关键因素。安乐死首先是一种主观上的故意行为，具有明确的将行为对象杀害的意图。安乐死所导致的死亡既不是一场事故的不良反应，也不是被认可的非致死为目的的冒险行为。因此，如果仅为了缓解疼痛服用镇痛药物，并非故意利用该药物具有呼吸抑制而致死的不良反应，即使最终导致了死亡，这种行为也不属于安乐死。如果不按照这样定义，那么任何试图通过静脉注射抗生素来治疗危重症患者的治疗措施均可被定义为安乐死，因为这种治疗方式有可能无意中导致患者过敏而死亡，尽管这种风险很小。个人的主观目的很难独立验证，因此很难准确的断定某些致死的行为是安乐死还是其他善意行为的意外作用。

在安乐死的法律和医学概念中，意图和预期是两个重要的概念。意图是指对一种行为的具体目标和期望结果。预期是指对可能出现后果的设想。我们可能会认为许多行为的"次要后果"带来的风险是巨大的，尽管其并不是我们所期望的。近期的一篇新闻报道了 1 名猎人在试图杀死攻击他的熊时，意外地枪杀了他的狩猎伙伴。当时熊和同伴均在他的视野内，很可能猎人预见到了风险甚至是重大的风险，就是他开枪时可能会击中他的同伴，但他的真正意图是杀死熊。尽管预见到了可能的结果，并不意味着该结果就是行动的意图。

最后，具备特殊的动机是定义安乐死的必要核心。动机不同于意图，动机涉及了行为意图背后的原因。动机会激励并导致一种行为，而意图则是这个被激励的行为所产生的预期结果。实施安乐死行为的核心是以仁慈为动机，以利他主义为本质。在这一点上，安乐死与 DCS 是相同的，实施 DCS 的根本意图也是出于对患者的仁慈，DCS 的本质也是利他的。曾有一位英国

医生 Harold Shipman，给他的患者服用致死性药物，因为他可以从这些患者的遗产中继承大笔财产。尽管他导致的这些死亡很多都是快速、无痛的，而且其中的一些患者自身很痛苦并希望结束生命，但很明显这种行为本身就是谋杀而非安乐死。因为这位医生的起始动机并非是出于仁慈或为了他人，只是纯粹的自私目的 [46]。

"安乐死"一词既不要求也不暗示对方始终会理解、同意或请求"善终"。这一点在涉及并非人类的动物安乐死时最为明显，因为这种安乐死总是在未经对方同意的情况下发生。而接受安乐死的人可能包括有完全自主行为能力和完全不具备行为能力的人（如婴儿）。至于让这类人接受安乐死是否合法、是否道德、当事者是否自愿，这本身是一个复杂的话题，超出了本章的讨论范围。"心怀仁慈"，是把对患者的致死行为视为安乐死的核心要求。对于任何年龄段有完全自主行为能力的患者，因为他们自己能够判断安乐死对于自身是否是一种善终，所以这类患者的安乐死需要获得本人的同意。

为什么我们会担心医生实施安乐死？古老的医学誓言强调医生的角色是治愈，而对于那些可能导致或加速患者死亡的行为是禁止的。这些禁令确立了医生是治愈者而非杀人犯的身份，这份社会契约也使医生有保护生命的义务。同时作为回报，他们获取了患者的隐私和信任，并被赋予了前所未有的权力来影响患者的生活质量和寿命持续时间。自古以来，医学誓言就禁止医师参与任何对人类生命的杀戮行为。但在 20 世纪末，生命的生理和道德形势都在不断的变化，人们开始严肃的反思当死亡无可避免时医生究竟该是何种角色。即使经历了激烈的辩论，PAS 和安乐死至今仍然只在世界上少数几个地方被允许。因此，DCS 是否如一些人所言，是一种变相的安乐死需要被慎重考虑。

（二）定义死亡

针对以上观点，DCS 的支持者认为 DCS 与安乐死不同，因为 DCS 对患者的影响可以逆转，而安乐死则是不可逆的。

死亡，对于人类来说其实是一个很难被严格定义的概念。在 1968 年哈佛医学院的特设委员会定义脑死亡时，曾考虑过用"人格死亡"作为另一种方式的死亡定义 [47]。委员会将脑死亡定义为无法逆转的整个大脑功能停止。虽较轻微，但永久性的脑功能障碍也可被视为脑死亡（如永久性昏迷），虽然有不同程度的大脑皮质功能的障碍，但脑干功能基本完好。这些关于死亡的"人格"定义的支持者认为，一旦人类越过认知功能障碍的临界水平，他们将无法参与生活中的社会环境，这实质上已导致他们"死亡"，因此此类昏迷患者可以被宣布死亡 [48]。例如，一些作者探讨了关于使用此类昏迷患者在未授权的情况下进行重要器官捐献所涉及的伦理问题 [49]。

不论如何定义死亡，一个公认的事实是死亡是一个永久的状态。例如，心脏停止跳动后又恢复跳动的患者，我们就不会从医学上说他们已经生理性死亡。我们只能说"复苏"了他们，而不是"复活"了他们。当然，心跳停止会使生命遭受死亡的徘徊，长时间的心脏停搏会很快从"可复苏"发展为"不可逆转"，最后变成永久性的心跳停止。同样，脑功能的丧失也会从可恢复进展到不可逆转。这些功能的永久性丧失是宣布死亡的关键要素。

因为 DCS 是可逆的（镇静药物停止后，患者恢复意识状态），所以很多医师并不认为 DCS 与死亡有关，也不认为这是另一种形式的安乐死 [50]。麻醉医生通常会为了手术使患者深度失去意识，但没人会认为全身麻醉等同于谋杀。不过反对者认为 DCS 会使患者长期的失去意识，导致其永久性的失去"人格"。既然死亡可以被定义为永久性的失去意识和融入社会的能力，那么 DCS 当然可以被定义为死亡的一种形式 [51]。

事实证明，由于在这种定义下，"死亡"可以被认为是认知功能障碍的范围，以及人格丧失的潜在暂时性，特设委员会也难以界定这种"社会性死亡"的性质。有学者担心，"滑坡效应"可能会默许医生和家人杀死因认知功能障碍而致残的弱势人群。此外，后续的一些研究证实许多被认为是永久性的"昏迷"并因此"失去了人格"的患者其实还有高度的意识存在，只是因为脑部的损伤导致他们失去了表达自己意识，以及和他人交流的能力[52]。出于上述及其他的原因，在美国所谓的人格丧失在法律和伦理层面从来不可以被定义为死亡的一种形式，同样 DCS 构成安乐死的伦理观点也缺乏说服力。

五、深度持续镇静与加速死亡

双效原则与 DCS

许多人认为，即使 DCS 可能导致或加速死亡，但基于双效伦理原则是可以在道德层面被允许的。双效原则是指如果一种行为同时产生有益和有害两种结果，只要产生这个行为的动机是为了单纯追求有益的一面，那么这个行为就是道德的。双重效应原则植根于天主教的神学，并在圣托马斯·阿奎那的著作中首次提到自卫这种单纯个人行为所具备的"结果二元性"[53]。在自卫的过程中，防守者为了抵御攻击可能会在不打算杀人的情况下杀死侵略者。而自卫者因此也不会对结果承担多少责罚，尽管他们并不一定是完全无罪的。

双重效应只有符合以下条件才能确定：①该行为可能产生好和坏两种结果；②该行为本身不属于不道德的；③即使该行为的坏效应可以被预见，但实施该行为的目的是为了追求好的结果；④好的效果并非借助于不良途径实现；⑤该行为是出于相应严重的理由[54]。为了引用双效原则来证明 DCS 的合理性，我们假设 DCS 可能会在某些情况下加速患者的死亡。在我们暂时接受这个假设的情况下，在 DCS 背景下回顾双重效应的五个条件，可以明确其符合以下两个条件：DCS 确实同时具有好和坏两种结果，即使它有加速患者死亡的可能（①）；DCS 出于情理的原因，目的是为了缓解濒临死亡患者的痛苦，而其他途径无法达到此目的（⑤）。但在②③④条件中，我们遇到了问题。

DCS 是否如上述条件②所要求的那样，在道德层面中立呢？当一个患者因为接受 DCS 治疗而禁食水时，这种治疗不是中立的，除非人为给予该患者营养和其他生命所需物质，否则会直接、必然和可预见地对其造成伤害。在实施 DCS 的同时不给予患者各种营养必需物会导致 DCS 在道德层面的中立出现特殊问题。DCS 的实施增加了患者窒息等并发症发生的风险，可能会加速患者的死亡，使患者处于更危险的境地。这使得人们对 DCS 是否符合条件④产生了疑问。

DCS 符合条件③吗？即采取行动是为了产生好的结果。许多作者认为 DCS 的潜在动机是一种根本性的伤害：为了加速死亡[54, 55]。研究表明，在相当一部分病例中，医生实际上有意加速患者死亡。在安乐死合法的荷兰，一项对医生的调查表明，17% 的 DCS 病例中加速死亡实际上是一种明确的意图，47% 的病例中加速死亡是部分意图[56]。一项对英国医生的研究也表明，相当数量的病例中，DCS 在某种程度上是为了加速死亡[57]。美国内科医师和外科医师协会的调查发现，16% 的美国内科医师表示，他们掌握着在美国的医院里进行"终末期镇静"且拒绝接受液体和营养的患者的第一手资料，他们认为这些患者可能通过积极治疗而康复[58]。因此实际上在某些情况下，在医生和（或）家属观念中，通过这种蓄意的死亡实现"良好效果"，违反了双重效应的条件④。

研究表明，当绝症患者是儿童时，情况同样糟糕。相当大比例（13%）的父母表示，他们考虑过要求加速其绝症孩子的死亡，并在 9% 的病例中，实际上也讨论了这种可能性[59]。如果患儿的主要症状与疼痛有关，这种意愿就会增加。一项回顾性研究发现，约 34% 父母表示，如果孩子经历了无法控制的疼痛，他们会考虑加快孩子的死亡，15% 父母因为孩子承受着难治性心理痛苦，也会考虑这样选择。当孩子在疾病晚期无法交流时，母亲有可能认为死亡对孩子更好，而当孩子经历 6 年或更长时间的疾病时，父亲更可能选择孩子的死亡[60]。

六、深度持续镇静与终止液体和营养

当 DCS 启动时，停止营养和液体合乎伦理吗？或者像一些人认定的，这是一种"缓慢安乐死"的形式？

根据联邦法律和宪法，美国成年患者及其委托人有权拒绝甚至是挽救生命的医学治疗[61]。法院一再认定，停止提供营养和液体与停止其他维持生命的医学治疗并无区别，而且对于有能力的患者或其委托人的要求可以予以拒绝[62, 63]。然而，关于儿童撤销或停止治疗的问题尚无明确原则，尤其是非常年幼的儿童，他们无法完全理解这些问题，也无法表达自己的偏好或拥有真正的自主决策权。例如，法院无视父母和儿童的强烈反对，规定对未成年儿童进行癌症治疗，这种情况并不罕见。

研究表明，姑息性镇静本身不会缩短生命——很大程度上是因为它是在晚期疾病的最后阶段开始的[64]（表 46-4）。在开始姑息性镇静时，因停止人为补液和（或）营养而导致的脱水通常会导致患者 2 周内死亡[65]。根据欧洲的一项调查发现，在 DCS 开始时撤回或停止人为营养和液体的做法很普遍[66]，在接受 DCS 患者中发生比例高达 64%[67]。

由于 DCS 是通过使患者永久失去意识来治疗难处理的症状，而不是故意加速死亡，因此当这两种伦理上不同的决策合并在一个事件中时，需要谨慎。

停用液体和营养的决策与启动 DCS 的决策，应当单独且明确地做出，并向患者、家属和有关医护人员明确每一决策的意图。一些作者指出，在决定启动 DCS 之前[68]，患儿或其父母应该明确对人为营养和液体的选择。如果预计基础疾病

表 46-4　深度持续镇静（DCS）至死亡的时间	
时　间	患者（%）
≤24h	47
1~7 天	47
2 周	4
>2 周	2

在两周内导致患者死亡，那么是否停止营养和液体的决定在道德上可能是没有意义的。

七、关于深度持续镇静的法律案例和医生的态度

尽管有些人认为 DCS 和安乐死或 PAS 在伦理上是相似的，但法律案例和医生的观点却明确区分了两者。

1997 年，在 Washington 诉 Gucksberg 一案中，美国最高法院认为华盛顿州（当时）对 PAS 的禁令① 并未违反宪法[69]。法官 Sandra Day O"Connor 不仅将 DCS 的做法与安乐死区分开来，而且指出"对于一个患有绝症的正在经历巨大痛苦的患者，没有法律能阻碍患者从医生那里获得减轻痛苦的药物，即使该药物会导致患者失去意识和加速死亡"。毫无疑问，DCS 在美国是合法的临终关怀。

在一项调查中，大约 78% 的医生支持在临终关怀中使用 DCS，但几乎一半支持 DCS 的医生反对 PAS 和安乐死[70]。这可能表明，要么这些医生未意识到将这些行为置于同一条道德底线引起的伦理质疑，要么他们利用这些行为中的差异来为 DCS 辩护，减轻自己的罪责，即使他们的意图确实是加速死亡。在一项对荷兰医生的调查中，许多医生指出，与 PAS 或安乐死不同，医生将 DCS 后患者的死亡视为"自然死亡"，与主动

---

① 2008 年，华盛顿州通过了一项允许医生协助自杀的法律。

协助患者死亡有着完全不同的情感背景[70, 71]。然而，这种感觉绝不是普遍的，一些医生在调查报告中说，他们在 DCS 开始时经历了患者的"社会性死亡"和患者的最后告别，类似于 PAS 或安乐死的死亡。

八、关于深度持续镇静的专业学会和意见

美国医学协会发布了一份伦理和司法事务委员会的意见，该意见支持 DCS 用于治疗患有难治的身体症状（疼痛、恶心和呕吐、呼吸短促和躁动性谵妄）及严重心理痛苦的绝症患者[72]，排除了纯粹的生存性痛苦作为 DCS 的指征，例如，孤独和孤立应通过更广泛的社会和精神支持予以治疗。这种排除假设了此类干预措施对难治的生存性痛苦是有效的，而此前从未证实过这种有效性。并提醒，适度治疗是 DCS 的关键——镇静应该只使用到缓解患者痛苦症状所需的水平。在意见中，他们提出了实施姑息性镇静的临床指南（表 46-5）。

九、深度持续镇静相关指南

关于 DCS 的使用，有一些权威的声明和指南。基本上所有这些都表明，患者必须处于生命终末期，只有当症状无法忍受和难以治愈时，才能实施 DCS。所有的声明和指南都认同，预期生存期应该非常短，从几天到大约 2 周。大多数专

表 46-5　美国医学协会关于姑息性镇静的建议
• 患者必须处于绝症的最后阶段，必须在图表中记录姑息治疗的基本依据
• 当对积极的、针对症状的治疗无效时，可考虑 DCS
• 对于 DCS 应获得患者和（或）其代理人的知情同意
• 医生应咨询多学科团队，包括姑息治疗方面的专家，以确保针对症状的治疗已经充分采用，DCS 是目前最适当的治疗方法
• 医生应当讨论并详述患者的 DCS 治疗方案，包括程度和时间、间断或持续，以及继续、撤回或停止未来的生命维持治疗
• 一旦开始姑息性镇静，必须采取措施监测治疗
• 姑息性镇静不适用于纯粹的生存性痛苦
• 姑息性镇静绝对不能用于故意造成患者死亡

DCS. 深度持续镇静

业协会关于处理姑息性镇静问题的方法与美国医学协会类似，其建议概述见表 46-5。

指南和声明的不同之处在于是否允许 DCS 治疗生存性痛苦[21, 72-76]（表 46-6）。

十、实施深度持续镇静：目标、监测和有效性评估

DCS 常用的镇静药物包括咪达唑仑、劳拉西泮、氟哌啶醇、戊巴比妥、苯巴比妥和丙泊酚。大多数是连续静脉注射或皮下给药，目标是达到足够深度的镇静剂量，以缓解患者的痛苦症状。在很多文献中，都有标准的给药剂量，但其范围

表 46-6　关于使用 DCS 治疗生存性痛苦的指导声明	
社会组织	DCS 是否允许治疗生存性痛苦
美国临终关怀与姑息医学学会[73]	未指定
美国内科学会 – 美国内科医学会共识学组[74]	没有具体说明，但只针对身体症状
美国医学会伦理及司法事务委员会[72]	无
荷兰皇家医学会[21]	有
哈佛大学社区伦理委员会[75]	有
退伍军人健康管理局[76]	没有在最终的建议中明确排除，而是在讨论中权衡

较广，最终取决于能否达到终末期意识减弱或消失的预期结果[18]。以咪达唑仑为例，成人患者的常规静脉输注维持剂量为20～120mg/d[18]。

通常情况下，阿片类物质在开始DCS时被错误地停用，误认为全程只需镇静即可。应继续使用对因治疗的药物（如治疗疼痛的阿片类物质），并使用镇静药来加强这些治疗，以减轻或消除残留的不适感。在开始镇静时减少镇痛药物可能导致阿片类物质戒断症状，并随着患者表达能力下降而增加其痛苦或疼痛。

对症状的监测应包括临床观察，定期监测生命体征，与家属和其他观察人员沟通，以此了解患者的舒适度，如果未打算或未达到完全无意识，则可以与患者沟通。通常用于评估镇静深度的方法，如物理刺激产生疼痛来判断觉醒，在DCS中是禁止的。

十一、对儿科患者启动深度持续镇静的建议[77]

DCS的启动应遵循某些规定的步骤，如下所述。

第1步：一旦确定患者处于疾病终末期，考虑到晚期预后，制订一般姑息治疗方案时应包括讨论患者（或其委托人）的目标。关于复苏和治疗（如人为液体和营养）的愿望应在讨论DCS之前，并分开讨论。

第2步：在考虑DCS之前，应优化针对症状的治疗。只有在症状导向治疗优化后仍存在难治性疼痛时，才应考虑姑息性镇静治疗。应将治疗的预期结果告知患者和（或）其父母，包括在开始DCS时同时停止输液和营养不会加速死亡这一事实。应根据患儿的状况，将其纳入这些措施的讨论中。

第3步：患者、家属和医务人员应该对治疗目标有清晰的认识，并设立明确的指标，用于评估患者舒适度和进一步镇静的必要性。这些事项应包括观察点和时间，以及各个人员的分工。整个过程中医生每天至少应亲自评估一次。需要特别关注可能会出现的新症状。

第4步：姑息性镇静治疗应从滴定镇静试验开始，以充分控制症状。如果镇静程度低于DCS能充分缓解症状，则不需要DCS，通常也不应追求永久性意识丧失。在DCS开始时，主治医师应始终在场[21]。这是一种"情绪化"的场面，家属在情感上可能感觉相当于患者的死亡。仅以DCS为目的使用阿片类物质是明确禁忌的，在某些指南中被特别称为"不良做法"[21]。阿片类物质（如吗啡），可能不会降低意识，但其不良反应包括可能增加患者痛苦（如谵妄和肌阵挛）。但若阿片类物质用于治疗疼痛或呼吸困难，则应继续使用。

一项研究发现，经过验证，两个镇静评估量表能够可靠用于姑息性镇静[78]：荷兰皇家医学会镇静指南（Guide for Sedation of the Royal Dutch Medical Association，KNMG）（表46-7）和Richmond躁动-镇静量表（Richmond Agitation-Sedation Scale，RASS）[79]（表46-8）。

总之，姑息治疗从以治愈为目标转变为以舒适和控制终末期症状为目标。当生命末期的痛苦变得难以控制时，许多医生转向使用DCS来处理难治性症状。已被证明，在绝症儿童死亡后多年，姑息治疗的质量仍对父母的身心情感产生影响。

旨在睡眠和舒缓的镇静，会对患者参与临终决策产生伦理影响，但DCS在伦理上更具争议，而且在所有的病例中DCS都被认为是一种"极端的医学治疗"。虽然人们普遍同意DCS应该用于治疗难处理的身体症状，但对于使用DCS治疗生存性痛苦仍存在很大的分歧，尽管这些症状对患者来说可能比身体症状更难以解决。作为选择，DCS有可能剥夺患者的超越性体验，而这种体验可能会减轻患者的痛苦，并为家庭成员和照护人员提供安慰。对于晚期患者生存痛苦的本质研究甚少，尤其是对于儿童特别是年幼的儿童。

关于DCS的重大争议集中在DCS是否绕过了常规法律和道德对杀人的制裁，构成了另一种

表 46-7　KNMG 镇静量表	
镇静级别	临床表现
1 级	清醒，有方向感
	昏昏欲睡
	紧闭双眼，对口头指令可做出反应
	紧闭双眼，只对物理刺激有反应
2 级	对物理刺激无反应
3 级	无觉醒，大脑基本功能受到影响（如呼吸困难）

KNMG. 荷兰皇家医学会镇静指南

表 46-8　Richmond 躁动 - 镇静量表 [79]	
镇静评分	临床表现
+4	具有攻击性：情绪激动、对工作人员具有伤害性
+3	非常激动：拉扯管路、攻击工作人员
+2	激动的：频繁无目的活动、呼吸不规律
+1	不安的；焦虑，但动作无力
0	警觉、平静
−1	昏昏欲睡：不完全清醒，但在语言指令下可保持对视＞10s
−2	轻度镇静：言语指令下可保持眼神交流但＜10s
−3	中度镇静：对声音有反应（但无法保持眼神对视）
−4	深度镇静：对声音无反应，但对物理刺激有反应
−5	无觉醒：对声音或身体刺激无反应

形式的安乐死。这些担忧重新引发了关于生命结束时"人格丧失"是否代表死亡的另一种合法定义的辩论。

用双重效应原则为 DCS 辩护可能不是伦理理论的恰当应用，而 DCS 加速身体死亡的论断本身已经被医学研究基本上推翻。

关于 DCS 的临床研究总体上很少，在儿科患者中几乎没有。错误的临床实践很常见，例如，在启动 DCS 时停用阿片类物质，或者将阿片类物质作为 DCS 的主要药物。医生需要在 DCS 的临床和伦理方面进行更多的研究和更好的培训，以疗护所有年龄段的患者。

十二、病例研究

病例 1

一名 10 岁男孩，患有肝转移性血管肉瘤伴广泛骨转移，不能进食，通过静脉补液和全肠外营养维持生命。尽管加用了大剂量的芬太尼，患儿仍存在肝区疼痛、弥漫性严重腹痛和全身骨痛，并出现严重的躁动和焦虑。即使将麻醉药物升级为舒芬太尼进行患者自控性镇痛（patient-controlled analgesia，PCA），疼痛仍然存在。患儿有时会自控 PCA 给药，但经常因为躁动而无法执行，而患儿的母亲会在其认为是痛苦的迹象时给予 PCA。除了大剂量麻醉药外，患者还在接受咪达唑仑治疗严重的躁动和焦虑，并已开始使用右美托咪定，但舒芬太尼 PCA 的基础和需求设置需要频繁调整和升级。在过去的 24h 内，阿片类物质的消耗量几乎翻了一番，然而其呻吟、呜咽和偶尔的尖叫证明了疼痛和痛苦仍持续存在。在讨论了 DCS 之后，他的母亲越来越沮丧和绝望，要求增加药物剂量使他永久失去意识，并要求停止全肠外营养和静脉输液，从而"不延长他的痛苦"。

思考

尽管有合理的、不懈的努力来控制孩子的疼痛，但明显的痛苦仍然存在。患儿有时意识清醒可以自行给药，有时由于神志不清而无法这样。然而，他的行为显示出持续的剧烈疼痛，而且他有时可以清楚地意识到自己的疼痛。尽管治疗药物大幅增加，但痛苦仍持续存在，由于在持续有意识的情况下充分缓解症状似乎不太可能，因此考虑 DCS 是合适的。然而，要求停止静脉补液和营养的做法是有问题的。

如果实施 DCS 并成功使患者失去意识，那么患者将定义为不再痛苦，停止补液和营养一般不会产生任何额外的姑息作用。为了加速死亡而停止这些治疗的观点是有问题的，应该谨慎进行。除了在疾病终末期实施 DCS 外，是否还有其他伦理医学上的理由来终止液体和营养？答案是肯定的。例如，这些理由可能包括对患者尊严的伦理关怀。如果患者或其委托人认为静脉输注管路（而非姑息治疗所需的管路）对该患儿希望的治疗方式构成侮辱或不尊重，例如，静脉输液管路总是让这个男孩感到害怕，那么医学伦理很可能支持停止这些措施，以维护他的尊严。有同情心的医护人员会认同，继续静脉输注对患者尊严的伤害可能大于补液和营养的益处，尤其是在患者即将死亡的情况下。此外，为了维持液体和营养的静脉输液通路，需要采取措施保持注射部位清洁和无污染，及时更换堵塞或渗液的管路，以及在这种情况下被视为最终伤害的其他措施。最后，在美国如果患者或其委托人决定放弃补液和营养等生命维持治疗，使患者因基础疾病"自然"死亡，这是符合伦理也是符合法律的。

在此病例中，母亲表明希望取消这些治疗，其明确目的是加速儿子的死亡，这引发了这种做法是否必要和道德的问题。母亲自己的痛苦和悲痛可能是促使她渴望加速儿子死亡的原因。母亲的痛苦与儿子的痛苦交织在一起也是极其复杂的，完全将其分割开并非完全合适。在许多伦理框架中，"患者"不仅仅是儿子，而是母亲和儿子，因为同一疾病过程会导致双方的严重创伤和痛苦。

由于同时执行这两项治疗决策（实施 DCS 和停止维持生命的液体和营养）的动机在伦理上是复杂的，因此应将它们分别作为单独的决策来处理，并且每一个决策（在可能的程度上）都是彼此独立做出的。应该让母亲消除疑虑，她的儿子在实行 DCS 后不会再遭受痛苦，并且没有必要为了让他在生命的最后阶段感到舒适而停止输

液和营养。每一个决定的缘由都应该详细探讨。治疗团队应提供一个开放的座谈会，可以不加评判地讨论每个决定。由于上述治疗方案变化的复杂性，咨询伦理委员会或会诊可能会有所帮助。

病例 2

一名 14 岁的女孩正进入转移性骨肉瘤的生命末期。由于成骨细胞病变和几处溶骨性骨折，造成患者弥漫性骨痛。此外，由于几个较大的肺部转移病变，她的呼吸愈发急促。目前，其症状通过麻醉药物得到了充分控制，但她及其父母想知道，如果这些症状越来越难以治疗，下一步的方案是什么。实际上患者及其家属一直难以面对她的临终治疗，因为他们最近才意识到治愈甚至显著延长生命是不现实的。医护人员担心，在接近疾病晚期时，患者及其父母均不能就临终治疗做出明确决定。此外，父母担心告知女儿临终信息会增加她的焦虑。

思考

癌症晚期照护的临终计划涉及患者、家庭成员和照护者之间多次的、情感沉重的沟通。直到疾病晚期，患者及其家属都在努力控制诊断对情绪的影响，同时试图努力保持希望和现实的治疗目标。平均超过 3 个月，医生和其他照护人员较患者及其父母更早意识到，治疗或显著延长生命是不可能的。因此，虽然医护人员已经过渡到接受这个事实，但许多患者和家属在病程晚期才意识到这一点，而且是在症状变得非常严重之后。患者和父母的文化和偏好使讨论临终关怀这本已困难的抉择变得更加复杂，并极大地影响了患者和父母希望获得的信息量、他们将如何接受这些信息以及将做出何种决定。这些讨论不仅对患者在生命临终阶段的福祉至关重要，而且对生存家庭成员持续的、长期的福祉也至关重要。

以一种开放的、不加评判的方式来进行这些讨论是很重要的：对于患者的临终体验，患者及其家属的目标很可能与她的医务人员不同，而且目标也不同于其他"标准"患者。事实上，在这种情况下，任何患者或家属都不应该被认为是

"标准的"，因为生命的临终体验是非常个体化和独特的。与许多医疗决策一样，讨论照护计划的最佳时间是在患者进入危急状态之前。此类讨论应包括对所有进一步治疗的目标、益处和风险（包括生命末期的液体和营养）及DCS的可能性进行评估。照护者应做好准备，在患者病情严重到无法参与之前，有机会进行有意义的讨论。虽然该患者为14岁的未成年人，但她已经"够年龄"参与自己的医疗决策，并且应该在她存在意识和警觉的情况下以与年龄适当的方式参与其中。

DCS的讨论应包括以下所有内容。

• 对患者的一般情况和症状及症状的原因进行讨论，应该包括明确承认治愈性治疗无法实现，且治疗无法显著延长生命。

• 关于预后和生存期的预测，以及讨论患者可能出现的潜在体验和如何管理这些体验，包括疼痛加剧、呼吸困难和焦虑管理。

• 如果症状变得越来越难以处理，DCS的目标和方法应包括镇静深度（从保留意识的抗焦虑治疗到永久失去意识）、如何监测，就提高照护条件达成一致，以及计划撤机和停用镇静药的可能性（尽管可能性不大）。

• 替代疗法及其缓解或减轻痛苦的可能性，以及每种疗法的预计生存期。

• 不同程度的镇静对认知功能、意识、与家属沟通和互动的能力，以及维持经口摄入液体和营养的能力的预期影响。

• 伴随的风险，包括反常的躁动、延迟或无法通过较低镇静水平充分缓解的症状。

• 加速死亡的可能性，如由于误吸、呼吸抑制和其他的原因。

患者和家属有时要求不提供信息，如疾病的各种身体方面和死亡的具体细节。父母可以要求对患者隐瞒某些信息，特别是如果患者还很年轻。尊重减少知情的意愿（有时被称为"必要的串通"）可能是合乎道德的，但也有代价：决定放弃完整信息的患者或父母，完全知情后做出选择的能力必然会减弱，尽管他们自己可以决定是

否获得充分的知情。因此，尽管无法真正获得传统的知情同意（也无法签署传统的知情同意书），但应记录患者和（或）父母在信息减少的情况下允许继续治疗的"同意"，并应包括对此的证明：①向患者和（或）家属提供了有关治疗方案的信息；②向患者和（或）父母提供了他们想要了解的所有信息，包括病情、治疗方案，以及风险和获益；③患者父母已经要求或委托医师（或其他人）在适当的时间做出治疗决策或选择治疗方案[80]。

最后，"同意"或赞成并非一成不变或已解决问题。随着疾病和症状的进展，患者或父母将对疾病过程产生新的和不同的理解是正常的可预见的，并根据他们的经历改变对症状、治疗、获益和风险的耐受性，也可能在生命末期临近前改变他们的同意和期望。照护者应继续征求患者和（或）父母的任何新的关注点、感受和重新思考。通常保持持续的、富有同情心的和开放的沟通是必需的。

病例3

上一例中的14岁女孩出现了严重的难治性症状，呼吸急促和缺氧。麻醉用PCA可在一定程度上控制疼痛，但随着肿瘤的生长，呼吸困难也在加重。为了控制呼吸窘迫的症状和体征，需要增加抗焦虑药物的剂量并联合使用更大剂量的麻醉药。然而，监管患者显示充分镇静，但随之出现呼吸不稳定，周期性呼吸暂停，呼吸急促加重、呼吸困难和提示痛苦的躁动不安。她的家属认为症状未得到充分的治疗，但当家属要求进一步增加抗焦虑药和麻醉药以达到完全失去反应，医护人员不同意这样做，因为他们担心进一步的呼吸抑制会加速她的死亡，并且他们将为杀死她承担道德责任。

思考

生命终末期的治疗方案，实际上所有的医疗方案都伴随着风险和获益。当一种旨在减轻生命末期痛苦的治疗同样加速死亡时，"双重效应"原则经常被引用，作为一种减轻医生道德谴责的方

法。如何将双重效应与在常规医疗过程中也可能产生的不良反应、器质性损伤甚至死亡区分开来？如果我们用抗生素治疗肺炎，患者死于过敏，这不就是双重效应吗？答案是否定的。双重效应原则通常旨在解决以下问题：如果没有好的预期，且将出现可预见的显著伤害，那么即使是有效的治疗也不能实施。就抗生素而言，虽然有可能出现危及生命的反应，但这实际上并不是大多数抗生素使用后预期的或可预见的结果。给予呼吸窘迫加剧的虚弱患者增加呼吸抑制的药物，可以预见和预期对呼吸功能产生一些有害影响，而且这可能是致命的。双重效应的定义和解释各不相同。但用 Joseph Mangan 的话来说，双重效应"并不是一种不可改变的规则或数学公式，而是在解决更困难的病例时，对审慎的道德判断的有效指导"[81]。在经典的解释中，双重效应允许一种可以预见同时产生好和坏结果的行为，只要满足本章前面概述的五个条件。在这种情况下，所寻求的结果是解除缺氧和结束痛苦，这本身是

好的，也是唯一的预期结果。呼吸抑制和死亡等"有害"作用，并非预期，即死亡不是故意造成的结果。最后，可能允许这种"有害"作用存在的相当重要的原因是：难以处理的痛苦。

DCS 是否符合经典的双重效应学说是一个争论的伦理学问题：一方面，在这种情况下，死亡不是有意的，而是治疗痛苦时可预见的结果。另一方面，一些学者认为，为了结束痛苦而使患者永久失去意识，在道德上等同于结束他们的生命，因此，"有害"作用也是实现良好结果的手段 [82]。

目前，DCS 在医疗实践中被普遍接受，其经典解释是：死亡不是预期的结果，而且存在一个相当重要的原因，即允许出现永久性无意识的显著伤害。

声明　作者衷心感谢瑞士 Hermance Brocher 基金会提供了学习临终决策伦理的机会，包括姑息性镇静、医生协助自杀和安乐死。虽然对本章的写作没有提供资金，但在该基金会进行学术工作是一笔无价的资产。

第 47 章　儿童镇静的未来
Future of Pediatric Sedation

James R. Miner　著
赵　宁　刘冰涵　周　军　译

一、历史回顾

在过去的 20 年内，手术室外儿童镇静迅速发展并且已经成为儿童护理的重要部分。手术室外儿童镇静涵盖了兴趣、研究、临床实践等多个专业领域。为了最大限度地提高其安全性和效果，世界各地的专业组织甚至政府机构都制订了相关的政策、规章和指南。临床研究也在陆续开展，以进一步加深我们对镇静和不良反应的预测因素的认识，并提高其安全性。然而，仍然有许多因素可以优化儿童镇静的安全性并提高其实施的效率和效果 [1-3]。

为了促进镇静的发展，我们通常会寻找新的镇静药物。完美的镇静药物可以提供充分的镇痛和遗忘，作用时间精确可控，苏醒迅速且完善，并且无任何不良反应。不幸的是，目前这样的镇静药物尚不存在，我们只能通过调整现有可用的药物尽可能实现这一目标。

本章将总结儿童镇静领域已取得的进展，并持续思考其发展的机会和需求。未来的儿童镇静，将受益于为手术提供的更加精准、靶控的镇静、镇痛和遗忘技术。镇静技术的发展进步需要我们提高主动识别、预测、准备和处理不良事件的能力。我们将会不断回顾这些有待探索和推进的重要领域。

二、镇静的最佳深度

（一）效果评价及不良事件识别和记录的标准化

从患者的角度来看，成功的镇静就是在实现充分的遗忘和镇痛后，能够迅速恢复到手术前的意识状态。为避免浅镇静相关的手术记忆，镇静实施者需要让患者达到足以导致遗忘的镇静深度 [4-7]。为了平衡患者的舒适度与安全性，镇静实施者需要预判深度镇静可能引起并发症的风险。这些风险最容易发生在静脉注射（IV）镇静药物后 3～20min，以及伤害性刺激结束后（手术结束即刻）[4]。

对于患者的风险评估而言，在镇静过程中，任何不良事件的发生及其性质是衡量镇静效果的良好指标。手术室外程序化镇静的不良事件发生率为 2.5%～7.7%[8-13]，但实际发生率取决于对不良事件的定义，在过去的研究中有所不同 [12]。已报道的程序化镇静期间不良事件包括镇静过深、低氧血症、需辅助通气、有临床意义的低血压、误吸和气管插管。

然而，对比和评估镇静效果的指标尚未明确定义和统一，如低氧和低血压的定义。对镇静文献的回顾研究表明，低氧血症的定义为氧饱和度下降 5%～20%，低血压的定义为与患者镇静前的基础血压或已确定的正常血压值相比下降 0%～30%[13-15]。如果不良事件无明确定义和客观的识别标准，很难在文献中去对比和评估镇静效果。

采用客观的、标准化的定义对于程序化镇静未来的发展至关重要[12, 16, 17]。这些定义不仅可以应用于临床研究，而且可以作为质控指标。最近镇静不良事件报告指南已经允许开发不良事件的大型数据库，这些数据库可用于更准确地评估镇静的安全性[17-19]（图 47-1 和图 47-2）。指南推荐"干预"是为了对不良事件的发生提供一个容易识别的客观指标。医生的干预能够有效地发现容易忽视的临床事件，敏锐地察觉监护仪未能捕捉到的事件，并鉴别出手术中需要规避、治疗或解决的复杂事件。这一研究进展可能有助于识别需要干预的高危因素，并最终强调与重大不良事件相关的高危、预测因素和治疗方案。识别需要医生干预的危险因素可以改进儿童镇静技术，并利用临床重要事件进行培训和认证，而不是使用不明确的生命体征变化或罕见的结果。

（二）确定镇静深度

持续镇静是另一个值得关注和拓展的话题[1, 20, 21]。临床结果、政策、指南和推荐通常基于目标镇静深度和与该镇静深度相关的风险。例如，实施深度镇静所需的质量控制是一个有争议的话题。世界各地的专业协会、美国的医疗补助和医疗保健服务中心及政府赞助的国外医疗服务机构都提出了不同的意见和指导方针[1, 4, 22-36]。然而，这一争议的基本原则是建立在一个相对主观的评分系统上：通过评估患者对语言、触觉和疼痛刺激的反应来确定镇静深度。持续镇静的原则是：镇静的深度不是恒定的而是可调节的。这种评价系统具有一定的局限性：通常由实施镇静的医生进行评估，因此评估是主观的、不完全可行的。准确、持续的监测有时无法实现，不适合也不安全，特别是当镇静实施者与患者行 MRI 检查或需消除应激反应的血管造影术时有距离[37]。

使用镇静量表可以减少镇静评价过程中的主观因素（见第五章）。但尚无指标能够完全排除主观因素的影响。相反这些指标与镇静深度和呼吸抑制程度的增加有关，并不能准确识别镇静成功、患者唤醒和不良事件的发生率[7, 38]。因此需要探究更精确的镇静深度测量方法，以便确定合适的镇静深度[39]。

Green 和 Mason 主张重新定义持续镇静[37]。量表不应以主观或半客观的标准为基础，而应以客观的生理监测为基础。重新定义的持续镇静是一种客观的镇静风险评估和分层方法。该量表是镇静客观风险评估工具（objective risk assessment tool for sedation，ORATS）[21]（表 47-1）。ORATS 将与 COMFORT 镇静评估工具（Comfort Assessment Tool for Sedation，CATS）一起使用，重新制订现有的持续镇静，能够更加清晰地反映和随访镇静的舒适程度。这就需要开展针对性的研究来制订一个具有具体变量、阈值和参数的系统。使用这种"基于干预"的手段和新的评估工具对不良事件进行标准化，将是评估镇静深度和相关风险的重要环节。

(1) 需要有针对性的研究来确定这些特定变量、参数和阈值，它们可以预测严重不良事件风险的进展水平。例如，CO_2 描记图的评估包括但不限于对吸气或呼气时的波形、频率、模式和（或）数值的评估。

(2) 在每一级由共识讨论小组确定，包括但不限于关于辅助人员、静脉注射途径、抢救药物的可用性和气道设备的推荐。

（三）"意识"监测作为镇静深度的指征

遗忘和无痛对患者很重要，既然没有"遗忘"监测器，我们倾向于以深度镇静为目标，从而使术中记忆的风险最小化。然而，在程序化镇静过程中镇静深度越深，呼吸抑制的发生率越高，因此不良事件的风险就越高[5]。理想情况下，最佳的镇静效果是确保遗忘和镇痛，同时呼吸抑制和其他不良事件的风险最小。

迄今为止，尚无任何办法能够确保镇静期间不产生记忆[7, 38, 40, 41]。目前，患者的镇静深度主要

程序化镇静的跟踪和报告结果（TROOPS）

一种标准化的质量改进工具，由国际程序化推进委员会提供[3]

www.TROOPS • sedation.com

□ 镇静或恢复期间无不良事件（表格完成）
□ 是，出现了非计划的干预或结果（请勾选下面所有适用项）

	中度	重度（警讯）	疑似病因
气道和呼吸	□ 正压通气[b] □ 纳洛酮、氟马西尼 □ 口咽通气道	□ 气管插管 □ 神经肌肉阻滞 □ 吸入性肺炎[c]	□ 呼吸暂停[d] □ 呼吸抑制[e] □ 上呼吸道梗阻[f] □ 喉痉挛[g]
循环	□ 静脉快速输液	□ 胸部按压 □ 应用血管活性药物 □ 死亡	□ 低血压 □ 心动过缓 □ 心搏骤停
神经	□ 应用抗惊厥药	□ 神经功能受损	□ 癫痫发作或癫痫样运动
镇静质量与患者体验	□ 镇静不足 □ 护理或住院治疗升级[h] □ 医生不满意 □ 患者或家属不满意		□ 患者抵抗或需要约束[i] □ 镇静并发症 □ 反常反应[j] □ 苏醒期不愉快反应/躁动[k] □ 不愉快的记忆

□ 其他 _____ □ 其他 _____

中度不良事件：如果不及时处理，可能会危及患者，或者反映出不佳的镇静质量或患者体验，需要及时上报及同行审查。

重度（警讯）不良事件：有生命危险，需要立即上报并接受最高级别的同行审查。

a. 程序化镇静跟踪和报告结果（TROOPS）表格的目的是提供一种标准化和实用的工具，用于日常使用，以记录程序化镇静的不良事件、干预措施和与持续评估患者安全性和护理质量相关的结果。该工具适用于所有地点、所有类型的镇静实施者和所有年龄的患者。此表是由达成多学科共识以促进程序化镇静的国际委员会（www.ProceduralSedation.org）制订的。其中的内容可以较为容易地并入电子病历。TROOPS 有意排除计时事件持续时间和特定阈值（如生命体征、氧饱和度下降、CO_2 描记图），以支持更客观、更具有临床相关性、更可靠记录的干预和结果

b. 正压通气（positive pressure ventilation，PPV）包括气囊面罩通气（bag-mask ventilation，BMV）、双水平气道正压通气（bilevel positive airway pressure，BPAP）、持续气道正压通气（continuous positive airway pressure，CPAP）和喉罩通气（laryngeal mask airway，LMA）

c. 在镇静或恢复期间，将口咽及胃内容物吸入气道并出现新的呼吸道症状和体征

d. 呼吸暂停是指呼吸运动停止

e. 呼吸抑制是指通气运动减少

f. 上气道梗阻是上气道部分或完全梗阻，对气道定位或口/鼻咽通气道放置有反应

g. 喉痉挛是声带部分或完全闭合，对气道重新定位或口/鼻咽通气道放置无反应

h. 护理升级包括由于镇静因素引起的临床护理（包括出院）或住院时间显著延长，包括转移到更高级别的护理

i. 需要约束是指在多个短暂场合的轻微身体约束

j. 反常反应是对镇静药的反应中出现的一种意料之外的不安或躁动

k. 苏醒期不愉快反应/躁动是镇静恢复阶段的异常行为（如躁动、谵妄、幻觉），这对患者或提供者来说是痛苦的

转载自 Roback 等[17]，获得 Elsevier 及 ICAPS 的许可角标 3 → [a]

▲ 图 47-1 **TROOPS 持续改进质量报告表**

程序化镇静的跟踪和报告结果（TROOPS）

一种标准化的质量改进工具，由国际程序化推进委员会提供 [a]
www. TROOPS • sedation. com

□ 镇静或恢复期间无不良事件（已填写表格）
□ 是，出现了计划外的干预或结果（请勾选下面所有适用项）

	轻度	中度	重度（警讯）	疑似病因
气道和呼吸	□ 增加补氧 □ 气道重新定位 □ 触觉刺激 □ 吸痰 □ 应用抗胆碱能药物减少分泌物 □ 鼻咽通气道	□ 正压通气 [b] □ 纳洛酮或氟马西尼 □ 口咽通气道	□ 气管插管 □ 神经肌肉阻滞 □ 吸入性肺炎 [c]	□ 呼吸暂停 [d] □ 呼吸抑制 [d] □ 上呼吸道梗阻 [e] □ 喉痉挛 [f] □ 氧饱和度下降 □ CO_2 描记图异常
循环		□ 门静脉推注液体	□ 胸部按压 □ 应用血管活性药物 □ 死亡	□ 低血压 □ 高血压 □ 心动过缓 □ 心动过速 □ 心搏骤停 □ 恶心 □ 呕吐
胃肠道	□ 镇吐药用于恶心呕吐 □ 负压吸引			
神经	□ 用于肌阵挛 / 强直的额外镇静药	□ 应用抗惊厥药		□ 癫痫发作或癫痫样运动 □ 肌阵挛 / 肌肉强直 □ 变态反应 □ 过敏反应
变态反应	□ 抗组胺药的使用	□ 吸入 β 受体激动药 □ 肾上腺素治疗过敏反应		
镇静质量与患者体验		□ 镇静不足 □ 护理或住院治疗升级 [h] □ 医生不满意 □ 患者或家属不满意		□ 患者抵抗或需要结束 [I] □ 镇静并发症 □ 反常反应 [j] □ 不愉快的恢复期反应 / 躁动 [k] □ 不愉快的回忆

□其他 _____   □其他 _____

▲ 图 47-2 TROOPS 综合研究工具
转载自 Roback 等 [17]，获得 Elsevier 的许可，并获得 ICAPS 的许可

是通过互动的主观评估来确定，这种评估将生命体征与患者对语言或疼痛刺激的反应结合起来。诸如睁眼、对声音的反应和对疼痛的反应等因素常被用来推断镇静的深度和遗忘的可能。这些因素虽然可能与更深层次的镇静和相关不良事件有关，但不能预测遗忘或镇痛效果。在使用丙泊酚行有疼痛刺激的手术后而表现出警觉的患者实际上可能没有回忆 [38]，在使用阿片类物质进行手术后且意识消失的患者却可能对手术有回忆 [42, 43]。

随着我们对镇静知识更深一步的了解，确定术中遗忘是很重要的，以指导我们在镇静过程的同时将不良后果的风险最小化。

镇静的发展将得益于一种生理监测器，它可以准确地监测镇静的"深度"和遗忘的程度。目前脑电图的监测器有很多种，但没有一种能对儿童完美地发挥作用，而且其效果往往不如成人，特别是对于 <2 岁的儿童 [44]。脑电双谱指数（bispectral index，BIS）最初是用于

表 47-1　镇静客观风险评估工具（ORATS）

新级别（尚未命名）	严重不良事件的风险值	生理监测参数（单项或组合）	推荐的评估者技能设置	推荐资源
1	≤1∶10 000	与正常的苏醒模式和频率一致	有能力观察和解释所测定的生理监测参数	适合风险水平
2	1∶1000	←客观监测预测风险水平	合适的技能维持此风险水平下的镇静，并能够补救下一级风险	适合风险水平
3	1∶100	←客观监测预测风险水平	合适的技能维持此风险水平下的镇静，并能够补救下一级风险	适合风险水平
4	≥1∶10	←客观监测预测风险水平	将患者维持在这种风险水平的适当技能	适合风险水平

初步样本示意图：此处四个级别的选择是任意的，仅用于解释说明；最后的工具将包含具有独立预测值的离散水平的最小值 [21]

监测麻醉深度的仪器。这是一种非侵入性监测器，通过放置在额头上的黏合导线监测脑电图（electroencephalogram，EEG）活动。使用 1～100 的模拟评分，BIS 表示一个旨在反映大脑活动并提供麻醉深度的客观监测数字 [5, 6, 45]。最初，尽管人们希望 BIS 能作为一种实时监测镇静深度的监测工具，能够及时提示患者记忆的发生，但 BIS 对于大多数镇静来说既不准确也不可靠 [45-47]。当镇静患者出现自主活动时，它通常默认为高值，限制了其在儿童镇静中的应用。另一种基于脑电监测的麻醉深度监测仪——Narcotrend [48, 49]，其性能类似于 BIS，但可能在较年幼的儿童中表现更好。虽然这些监测器经常被用来确保麻醉中的镇静深度，但它们作为程序化镇静深度监测器的实际应用是有争议的，而且它们在手术室外镇静方面的使用仍处于研究阶段。

中潜伏期听觉诱发电位（midlatency auditory-evoked potential，MLAEP）被描述为以剂量依赖的方式显示镇静深度，也可能代表潜在的镇静深度测量 [50]。所有这些监测器都可以准确地区分意识和无意识，但总体测量数值的精确度似乎并不一致。因此有待于开发一种客观的监测器，可以量化意识水平并提高实现程序性遗忘的精确度，而不会进展到更深层次的镇静，这将是推进程序化镇静的重要一步。

三、氧合、呼吸的评估和缺氧的鉴定

（一）脉搏氧饱和度

在程序化镇静期间，通常使用脉搏氧饱和度监测患者的血氧饱和度，这是大多数提供镇静专科的监护标准 [1, 4, 51]。然而，它的效用也有一个限制：在出现换气不足或呼吸暂停和氧饱和度变化之间有一段可变的滞后时间，特别是在接受补充氧的患者中，这可能会延迟对患者换气变化的识别 [52-55]。

脉搏氧饱和度测量的是氧合，而不是通气 [54-57]。患者通过呼吸摄入氧气，但可能在呼吸暂停发生几分钟后才表现出氧饱和度的变化，这使其成为换气不足的滞后迹象。在未来，脉搏血氧饱和度有可能被更新的技术取代或补充，这些新技术使用近红外光谱来监测小动脉、毛细血管和小静脉的非脉搏信号，代表组织或大脑的氧合。传统的脉搏血氧饱和度监测反映动脉循环的脉搏信号分量。与传统的脉搏血氧饱和度监测不同，组织血流灌注监测在低灌注状态、休克和心脏停搏情况下是可靠的。最近的研究表明，外周组织灌注的变化与程序化镇静过程中是否与需要支持性气道操作相关[58, 59]。外周组织监测相对于脉搏血氧饱和度或二氧化碳分压监测的有效性尚未确定，还需要进一步的工作来确定其在镇静监测中的效用[44]。

同样，脑血氧饱和度测定在程序化镇静中的作用尚未确定：最近的一项程序化镇静研究表明，脑血氧饱和度测定、脉搏血氧饱和度测定和二氧化碳分压测定之间的相关性很差[60]。在这项研究中，100 名 9 月龄至 18 岁的儿童被注射不同的镇静药物（氯胺酮、芬太尼、戊巴比妥、右美托咪定或丙泊酚）。2.1% 的患者发生了局部组织氧饱和度（rSO_2）的变化，23% 的患者发生了 SpO_2 的变化，29% 的患者发生了呼气末 CO_2 的变化。只有少数缺氧发作导致 rSO_2 降低，而大多数的 rSO_2 变化发生在心肺参数没有变化的情况下。尽管 rSO_2 似乎是一种比脉搏血氧饱和度更敏感的脑氧合测量方法，但在临床上发生显著脑缺氧的 rSO_2 阈值尚不明确[61]。提高检测氧合和灌注变化可能有助于检测即将发生的过度镇静，以确定是否需要干预[62]。

（二）二氧化碳监测

二氧化碳监测可以测量呼气相二氧化碳，用以监测通气的变化。CO_2 描记图显示的波形的变化可以说明通气的变化，而呼气末 CO_2 的变化，即每次呼气结束时的最大 CO_2 浓度，可以用来估计这些变化的严重程度、对干预措施的反应，并量化呼吸抑制的程度[54, 55, 63]。呼气末 CO_2 值和波形的巨大变化与镇静患者的呼吸抑制有关，这可能比血氧饱和度测定更早地发现可能的低通气[15, 54, 55, 63]（见第 6 章）。

CO_2 描记图可以快速发现呼吸暂停、上气道阻塞、喉痉挛、支气管痉挛和呼吸衰竭。在接受补充氧气的患者中，确定即将发生的缺氧，CO_2 描记图比脉搏血氧饱和度测定更敏感[15, 54, 55, 63, 64]。Deitch 等最近的一项研究表明，在镇静期间除了进行标准监测外，使用二氧化碳监测可以降低患者缺氧事件的发生[65]。

关于镇静过程中 CO_2 描记图的研究目前很多，其研究结果是通过观察呼气末 CO_2 的波形和趋势得出的。随着该领域研究的深入和经验的丰富，这些监测器很可能将用于监测呼吸做功和通气量的微小变化，这些与镇静深度相关，并且和不良事件发生前是否需要气道干预相关。已有足够的证据建议在程序化镇静中常规使用 CO_2 描记图监测[54, 55, 66, 67]。

Yu 等在最近一项关于气管声音熵的研究中开发了一种评估镇静患者呼吸暂停的新方法。该研究分析了气管上麦克风记录的声音，能够准确地检测出 15s 或更长时间的呼吸暂停，灵敏度为 95%，特异度为 92%[68]。这种呼吸暂停监测仪可能比脉搏血氧饱和度更可靠、在假阳性检测方面比二氧化碳分压监测更准确。希望进一步的工作可以促进该监测仪的开发，以供经常使用。

其他正在开发中的通气监测仪包括在程序化镇静过程中的每分通气量的测量[69]，当它与二氧化碳监测相结合时，可非常准确地表示通气效果。同样，将二氧化碳监测器与下颌运动监测器相结合可以准确测量气道通畅度和通气量[70]。CO_2 描记图仪还可以与膈肌监测器结合使用，以准确评估程序化镇静期间的通气情况[71]。在开发智能手机应用程序方面已经进行了早期的工作，该应用程序通过分析监测数据来检测呼吸暂停[72]。虽然这些监测器中的任何一个都不太可能比直接交互监测更好，但它们可能是一种增强交互监测的方法，并在直接气道观察失败的情况下提供替代方法。

四、权衡手术的紧迫性和镇静相关的风险评估

对于一个手术可接受的不良事件，患者对程序化镇静需求的紧迫性和患者当前的医疗状况起

着重要作用。美国麻醉医师协会（ASA）的身体状况分类系统是评估患者潜在疾病严重程度的常用工具[73]。在手术室外儿童镇静领域，大多数研究都集中在 ASA 身体状况分级Ⅰ级和Ⅱ级的患者，这些患者发生不良事件的风险是众所周知的。尽管最近的研究表明创伤儿童接受程序化镇静的不良事件发生率相似[76]，但是程序化镇静不良事件的风险在 ASA Ⅲ级和Ⅳ级的患者中可能更高[74, 75]。

患者需要进行镇静治疗的紧急程度，取决于患者疾病的性质。手术的紧急适应证可能包括危及生命的心律失常的心脏复律，伴有软组织或血管受损的骨折或脱位的复位，或顽固性疼痛。然而，并不是所有的手术都是紧急的，其余的必须按紧急、半紧急或择期 / 非紧急分类。紧急程度通常指导程序化镇静不良事件的可接受风险水平。例如，急需镇静的患者，如果他们在手术前进食[30]，就不太可能从手术延迟中受益，而非急需镇静的患者则更有可能从手术延迟中受益。该领域的近期研究表明，基于禁食状态的延迟治疗可能不会给患者带来益处，并且基于不良事件报告的进展制订了相关建议[77-79]（图 47-3）。

除了 ASA 身体状况评分、患者目前的医疗状况、禁食（nil per os，NPO）状态，以及对患者气道和呼吸状态的评估外，对手术开始前可识别的不良事件的风险因素还没有大量的调查。随着我们对程序化镇静认识的加深，针对特殊手术和不同患者发生不良事件的风险需要建立评估。一旦这些数据可用，这些信息及与不同镇静深度相关的不良事件的风险，可以用来决定每个手术程序化镇静的最佳水平和时机，并允许我们根据患者特定的医疗状况和镇静需求，更好地调整镇静。

五、镇痛、预防和避免条件行为

有疼痛感的患者在开始镇静之前可以服用镇痛药物。然而，镇静药物和镇痛药物的联合使用可能会增加不良反应[13, 14, 80-83]。在镇静前和镇静中治疗疼痛的最佳方法，以及它应该减轻的程度尚未确定。接受更多程序化镇痛的患者在镇静过程中更容易发生呼吸抑制。最近的研究表明，在简短的手术过程中，呼吸抑制的生理应激可能比无法回忆的疼痛的应激更明显[83]，致使权衡镇痛与手术风险的决策复杂化。

很难确定疼痛管理和安全之间的最佳平衡，需要全面评估患者的持续性疼痛。今后我们应该努力实现在提供镇痛的同时降低不良事件发生。成功的手术中也会出现疼痛，重要的是通过药物使患者产生遗忘而无法回忆起痛苦的经历，这将是持久、关键的心理影响。

由于疼痛是一种主观体验，我们对孩子疼痛的了解是通过患儿描述来获取。但由于与儿童交流的限制，特别是幼小的儿童语言表达受限，因此对疼痛的评估仅能依靠观察来完成，而且目前存在许多评估方法[84-92]。众多研究发现，医疗保健提供者一贯低估儿童的疼痛，儿童的父母也是如此（尽管父母通常比医疗保健提供者更接近儿童的评分）[93]。此外，最近有研究表明，镇静药物可能会增加疼痛感[94]。根据患者疼痛时的状况，通常很难将孩子的疼痛、躁动与痛苦区分开。

目前仍然不能对疼痛进行生理测量，而且没有血液检测或体征可以准确预测患者所经历的疼痛程度，这使得对儿童疼痛程度的测定比成人更困难。反复经历过痛苦后，儿童会有意识地注意引起疼痛的操作，并形成与疼痛相关的被动的活动习惯。最近一项使用"面罩 - 眼罩"的研究表明，移除手术的视觉刺激可以改善患者的疼痛和焦虑，这证明了环境和儿童的经历在程序化镇静成功中的重要性[95]。确定疼痛反应与未来疼痛行为变化最相关的因素，将指导我们改进镇静技术，以减少儿童对未来手术疼痛敏感的风险。

六、镇静操作者的培训和认证

程序化镇静的数据大多来自镇静量较多的大型学术中心。一些小型中心的研究结果与繁忙的

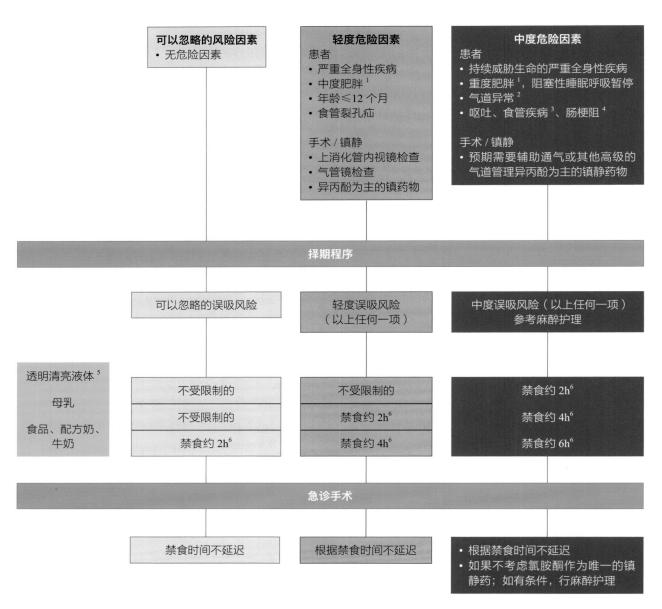

▲ 图 47-3　镇静前评估 - 危险因素

非学术中心相似[96]，两者难以做出结论性的比较。获得安全有效的程序化镇静依赖于操作者的监测、经验和判断能力，例如准确识别镇静深度和通气效果是否充分的能力，因此经验较少的操作者发生不良事件的概率可能相对较高。为了使镇静深度与不良事件风险处于一个安全、有效的平衡，操作者必须具备所需经验的最小底线，否则无法满足这个平衡。确定这个平衡点以满足操作安全，对于确定合适的程序化镇静培训至关重要。在美国国家、州和专业协会层面，医疗保健专业人员对制订镇静指南和标准的兴趣热情持续增加。

在国家层面，联合委员会未授权适度镇静药物的具体认证，而是由各个组织来确定必要的技能和培训。在 2010 年 7 月 7 日的更新中，联合委员会重申："获得实施镇静资质的个人必须具备在任何镇静或麻醉深度下抢救患者的能力，例如，从中度镇静转入深度镇静或从深度镇静转入完全麻醉时。每个组织均拥有自主权判定个人是否胜任执行所需的救援类型。例如，高级心脏生命支持（advanced cardiac life support，ACLS）认证（有麻醉科参与的笔试中成绩合格），或通过麻醉医生评估的模拟救援演习合格。"

医疗保险和医疗补助服务中心（Center for Medicare and Medicaid Services,CMS）的指南规定，深度镇静只能由麻醉医生、具有硕士或博士学位的非麻醉医生、牙医、口腔外科医生、足科医生、注册认证的麻醉护士（Certifed Registered Nurse Anesthetist,CRNA）或麻醉助理（Anesthesia Assistant，AA）实施。针对非麻醉专业人员实施镇静的 CMS 指南于 2011 年 1 月在《PUB100-07 国家手术提供者认证》中进行了修订，修订了 42 CFR 482.52 号关于麻醉服务的各种规定的附录 A（见第 16 章）。这些修订根据从业者的反馈制订，并允许各个医院根据镇痛提供者的资格及麻醉与镇痛的临床情况制订自己的政策和程序。这些政策必须遵循国家公认的指导方针，并且包括一个或多个专业协会的指导方针。

在美国，美国口腔协会（ADA）等一些专业组织已发布政策声明，将认证的责任分配于每个州的口腔委员会。2007 年 10 月，在关于牙医使用镇静和全身麻醉的政策声明中，美国牙医协会将认证责任分配给各个州："强烈建议允许牙医适当使用中度、深度镇静和全身麻醉。州口腔委员会有责任确保仅合格的牙医才能使用镇静药和全身麻醉药。该政策和美国牙医协会《牙医实施镇静和全身麻醉指南》声称，各州委员会为安全、适当地提供镇静和麻醉护理制订了可接受的标准"[26]（见第 24 章）。

ASA 为培训和证书授予提供了具体的建议。他们在 2018 年发布了《2018 年适度程序化镇静镇痛实践指南》：基于美国麻醉医师协会适度程

序化镇静镇痛工作组、美国口腔颌面外科医生协会、美国放射学会、美国口腔协会、美国口腔麻醉医师协会和介入放射学会的报告[23]。指南建议非麻醉专业医师应至少经过 35 名患者的球囊 - 面罩通气、置入口 / 鼻咽通气道、喉罩和气管插管的模拟培训，并能够熟练解读 CO_2 描记图。指南还建议儿童的深度镇静需要儿童高级生命支持（pediatric advanced life support，PALS）和高级心脏生命支持（ACLS）认证，以及中度镇静的教育培训和认证[97]。ASA 评估报告建议，非麻醉专业医师在给予深度镇静时，应首先精通高级气道管理及抢救，这种熟练程度和能力由镇静提供机构的麻醉科主任判定。此外，ASA 还明确规定，只有麻醉科主任才能行使评估和方案改进计划的权限。

非麻醉专业医生的培训、认证和授权过程已成为一个争议性的话题（见第 2、第 6 和第 22 章）。作为对 2011 年 1 月 CMS 更新的指南的回应，美国急诊医师学会于同年 7 月发表了题为"急诊科的程序化镇静镇痛：医生资格认证、特权授予和实践的建议"的政策声明，确定了适合提供深度镇静的人员类型[97]（见第 2 章）。急诊医师、医师助理和执业护士可以获得提供镇静的资格。此外，该政策允许在急诊科特殊情况下（如插管、插管后、插管患者的手术），急诊医生可以实施全身麻醉。它扩大了急诊科医生和急诊科护士的权限，允许有资质的急诊科护士"在有资质的急诊科医生直接监督下使用丙泊酚、氯胺酮和其他镇静药"。急诊医疗环境可能不适合让一位医生管理镇静药物并由另一位医生实施手术，对于这些情况，该政策规定"可以由同一急诊医生同时实施深度镇静和手术"。美国急诊医师学会（American College of Emergency Physicians，ACEP）随后推荐的指南与 ASA 指南相似，但侧重于非计划程序化镇静。这些指南侧重于程序化镇静的专业培训和认证。

一般来说，所有镇静提供者均认可镇静培训、认证和授权的重要性。对于谁应该负责制订

镇静培训计划，以及对提供者进行资格认证，不同的专业之间缺乏共识。然而，识别和处理受损气道的能力是安全实施镇静所需的一项必备技能。这项技能是培训和认证的关键部分，所有镇静提供者将受益于这些标准化方法。

作为教学和实践经验的补充，开展模拟培训可能是促进认证过程并使其标准化的一种方法（见第 42 章）。这些模拟器可以开发出针对不同专科、患者群体和设施类型（基于办公室和医院的设施）的特定场景。它们还可以作为评估不良事件的研究工具：人工建立不良事件模型，再开发出识别影响因素的技术，以及监测、检测和管理这些事件的方法。Tobin 等最近开发了一项镇静模拟课程[98]，与标准的教学培训相比，更加受到参与者的喜爱。仍需进一步研究确定此类培训的影响，以及此类模型在确定镇静能力方面的有效性。为训练开发镇静模拟已迫在眉睫。最近一项针对儿科住院医师的研究描述了一种镇静模拟模型，该模型能够区分住院医师的技能和教育需求，此研究强调了模拟作为评估和认证工具的潜在作用[99]。这种培训模式在航空业由来已久。飞行模拟培训可以追溯到第一次世界大战之前，已被广泛用于训练飞行员提升操作技能，机组人员和空中交通管制员同样受益于此类培训[100]。美国机组资源管理培训可以追溯到 1979 年由美国国家航空航天局（National Aeronautics and Space Administration，NASA）主办的“飞行资源管理”讲习班，这是美国宇航局对航空运输事故原因进行分析的培训会议。研究表明，大多数空难的原因可以归咎为相关人员缺乏良好的人际沟通，以及领导阶层能力缺失导致决策失误。在这次会议上，机组资源管理这一理念被应用到机组人员的培训中，通过更好的综合利用飞行中驾驶舱内部的人力、设备和操作资源来降低飞行员出现错误的概率。

美国联邦航空管理局（Federal Aviation Administration，FAA）和美国国家航空航天局（NASA）已强制要求，只有通过模拟培训后方可

进行资格认证和继续教育。有些低概率事件，飞行员在现实生活中或许从未真正体验过，而模拟培训的优势在于能够为飞行员提供类似的场景。这些“演练”对于确保飞机上乘客的安全，可能与为儿童注射镇静药一样重要。为了达到培训目的[101-105]，已经在各个专业实施了仿真模型和培训。最近，Babl 等探讨了在培训和认证过程中采用镇静导向模拟场景的重要性，他们发现在实施基于模拟的镇静培训课程 3 年后，镇静安全性得到了有效改善[106]。

七、公共教育

最近，随着公众人物（安娜·妮可·史密斯、希斯·莱杰、迈克尔·杰克逊）与镇静药相关的死亡事件陆续曝光，对镇静、镇静药（尤其是丙泊酚）以及多种镇静药混合使用的风险成为公众关注焦点（见第 43 章）。美国国立卫生研究院甚至出版了一本三页的患者教育手册，题为“成人意识（适度）镇静”，目的是针对非专业人员进行镇静培训。截至 2009 年 7 月 14 日，纽约的患者可以搜索 www.nyhealth.gov 参考相关信息，判断在进行外科手术或侵入性检查时，是否使用了超过 OBS 中心认证的最低限度镇静。因此，任何使用超过最低限度镇静和无认证的操作都属于违反职业操守和违规行为。患者对镇静实践的认识和监督，包括药物、医务人员的资质认证和经验、应急预案和结果数据，都将推动儿童镇静领域的发展。

八、发展镇静“安全文化”：落实安全措施

在镇静实践中建立一种“安全文化”至关重要（见第 38 章）。其重要内容包括：认证、标准化不良事件的定义、改进镇静药给药方式和技术、引入新的镇静药物、将模拟训练纳入培训课程、使用更客观的方法确定镇静深度和相关风险[107]。还有其他一些新的方法也可以采用。在采用和探索确保安全的新方法方面，航空业再一

次走在了前列，该行业已经开始使用检查单。自第二次世界大战以前，航空业、美国国家航空航天局（NASA）和美国联邦航空局（FAA）一直在制订检查单。医学界已开始采用核查表作为促进沟通和团队合作的一项措施[108-113]。2009年，一个由8家医院组成的多机构国际团队公布了一组前瞻性数据，采用了19项手术安全核查表前后共纳入7688名患者的信息，这是WHO"安全手术挽救生命"项目的成果。实施后，死亡率（30天）从1.5%下降到0.8%[88]。镇静协会在全球范围内致力于开发安全核查表，以促进团队合作和"安全文化"，这些措施可能有利于改善患者的预后。

使用计算机化医嘱录入系统（computerized provider order entry，CPOE）是提高程序安全性的一种方法。最近的一项研究显示，CPOE将极大可能提高镇静安全性，特别是在剂量误差和辅助用药方面，引入CPOE的医院能够明显降低差错率[111]。电子系统还有一个额外的好处，即可以在手术前、手术中和手术后更加方便地使用安全核查表。

九、收集数据以指导安全和实践：采用镇静相关不良事件的标准化定义

如前所述，儿童镇静研究协会的工作及氯胺酮个体化数据的Meta分析，是评估手术室外儿童镇静数据的重要起步。最近，世界静脉麻醉学会（World SIVA）成立了一个国际镇静工作组（International Sedation Task Force，ISTF），该工作组由来自11个国家的26名成员组成，包括成人和儿童多个专业。ISTF开发了一种报告不良事件的工具，旨在将所收集到的全球镇静数据结果标准化[114]。该工具在网络开放访问[17]，可供全球医务人员使用。收集到的数据可供个人和机构用户使用，并填充全球ISTF镇静数据库[19]（见第36章）。其重要的前提是首先由全球多名专家收集大量数据，进而确定和详细评估影响镇静不良事件发生率的范围。为了推动镇静技术和监测

的新发展，以及使用不断出现的新镇静药物，此类研究的范围必须广泛而灵活[17]。

只有通过严格遵守魁北克指南和ISTF中所描述的标准化不良事件、定义和上报流程，才能汇编标准化数据集，以便进行数据汇总。这一进展可以有意义地比较、研究和分析罕见但重要的不良事件，如气管插管[115]。这就要求国家和国际多专业协作建立具有足够患者数量和临床数据的资料库，以促进和评估基于患者、医务人员、手术和药物的镇静实践。这种多专业合作努力的可行性不仅需要使用尖端数据收集技术，而且需要足够的资金支持（至今尚未实现）。

十、镇静药：探索新的药物和给药方式

理想的程序化镇静药物是可以提供镇痛、遗忘、缓解焦虑、快速催眠且无不良反应。理想情况下，这种药物无呼吸系统不良反应，并确保血流动力学稳定。但迄今为止尚无此类药物。目前，具有儿童使用标签和FDA批准的镇静药数量仍然有限，仅不到50%的药品具备儿童使用说明。2002年《儿童最佳药品法案》和2003年《儿科研究公平法案》主张增加带有儿科标签的药物数量。2014年3月，美国儿科学会及其药物委员会发布了一份关于儿童超说明书用药的政策声明。该政策的结论是："证据不是标签说明书，是医生在为患者做出治疗决定时应依据的黄金标准"。声明对超说明书用药提出建议，提倡超说明书药物的研发和发布。政策声明还建议："机构和支付方不应将说明书作为确定儿童药物处方或报销的唯一标准。同样，适合成人的较便宜的治疗替代方案不一定是适合儿童的一线治疗。最后，在解决各种与药物有关的问题时，如药物短缺，应考虑药物的超说明书使用"（见第32章，表32-1）。

研制出一种完美的镇静药是不太可能的。替代方案包括使用可逆的、作用时间较短的镇静药或使用新的给药方式。此外，现有证据表明，药物遗传学可以影响镇痛药物、镇静药物和局部麻

醉药的作用[116]。μ 阿片受体基因的变异改变了阿片药物的镇痛作用；布洛芬的清除率因人而异；基因型不同，咪达唑仑的代谢和利多卡因的疗效也不相同。药物遗传学未来将有可能会促进个体化镇静的发展（见第 15 章）。

（一）丙泊酚

20 世纪 70 年代首次研发出丙泊酚。自从 1986 年一种稳定的表面活性剂被开发用于静脉输注药物（Diprivan），丙泊酚便成为最常用的麻醉药之一，并迅速发展为程序化镇静中广泛使用的药物。自丙泊酚研发以来，人们一直在寻找输送它的理想载体，以缩短其起效和恢复时间，并减少注射痛[117]。已开发出多种丙泊酚乳剂，包括 Ampofol（大豆油和卵磷脂乳液）、Aquafol（聚乙二醇微乳液）、丙泊酚 IDD-D（中链甘油三酯乳液）、AM149（磷脂乳液）和 Nab- 丙泊酚（白蛋白纳米颗粒），所有这些都在试验阶段因注射痛或有毒代谢产物而停止使用。丙泊酚 – 脂肪醇（一种中长链甘油三酯混合物）已被批准在美国以外地区使用，它的优点是注射痛轻微，具有与标准乳剂相同的药代动力学，且不含抗菌防腐剂[118]。另一种丙泊酚溶剂是环糊精制剂，它是一种具有亲脂性基团的分子，可以溶解药物[117, 118]。但发现这些溶剂与肾脏毒性有关，尚不清楚它们是否会被进一步研发。目前，含有半氟化表面活性剂的纳米乳剂已被用于动物模型，具有类似的药代动力学，且在动物体内无毒性，可用于临床试验[119]。

丙泊酚前体药物和类似物也已开发出来。一种类似物是 2,6 二仲丁基酚（PFO713），它的作用类似于丙泊酚，但起效较慢且作用时间较长，因此未曾开发。磷丙泊酚（GPI15715）是丙泊酚的一种水溶性前体药物，最初打算作为镇静药使用，设想它能够与丙泊酚（起效快、苏醒快）一样具有优势，并具备额外的优点（起效缓慢，呼吸抑制风险小）[116]。它作为镇静药没有获得 FDA 的批准，而是具有与丙泊酚相同的"麻醉药"标签。然而，因其起效缓慢且作用持续时间长，

磷丙泊酚并不适合程序化镇静。此外，磷丙泊酚代谢产生甲醛，但未发现达到致毒水平，且尚无明确的研究结果。目前已发表的研究主要局限于接受胃肠道内镜检查的成年人，需要进一步研究来确定磷丙泊酚的疗效和安全性[116]。丙泊酚的另一种水溶性前体药物是 HX0507。与丙泊酚相比，该药物的呼吸抑制较少，但可能以剂量依赖性的方式导致 QT 间期延长[120]，仍需要就该药的安全性开展进一步试验，以确定是否能够应用于程序化镇静。

类似的水溶性丙泊酚前体药物（HX0969w）是其磷酸酯前体药物，可释放丙泊酚和 γ- 羟基丁酸盐，而不是甲醛[121]。因 γ- 羟基丁酸具有镇静的特性，这种代谢物的改变可能是一个关键优势。然而这一特性可能会使作用时间或累积剂量的镇静效果较为复杂，需要进行详细的工作来确定其安全性、有效性和最佳用法。起效和消除缓慢可以减少手术开始时的并发症，并减少手术后期追加镇静药物的次数和剂量，这些可能是导致其治疗窗比标准丙泊酚更大的原因。

其他正在研发的丙泊酚替代品包括 AZD3043 和 Phaxan（单羟丙酚）。AZD-3043 是丙泊酚的一种脂溶性结构类似物，起效快、恢复快，尽管非水溶性，但无注射痛，该药正处于进一步研发试验中。Alphaxalone 实际上是一种较老的药物，与丙泊酚具有相似的特性，在早期试验中具有较轻的心血管抑制且无注射痛，因此引起广泛关注，但其安全性尚未完全确定[122, 123]。

（二）依托咪酯

依托咪酯是在 1965 年研发新型抗真菌药物时无意中开发出来的。最初是由于其镇静作用和相对于其他镇静药较弱的心血管作用而被使用，但很快就发现它可导致肾上腺皮质功能抑制，其使用仅限于血流动力学不稳定患者的单剂量诱导。因具有对心血管影响较弱的优点，人们一直在寻找具有类似作用而不抑制肾上腺的药物。人们研发出了甲氧羰基依托咪酯，它具有镇静作用且不抑制肾上腺皮质，但其代谢物的作用时间比

母体药物长得多[124]，导致其持续作用时间过长。为了避免这个问题，开发了一种类似的药物环丙基 –MOC– 美托咪酯，但在动物实验中它与癫痫的发作有关，因此没有进一步研发。随后又开发了碳依托咪酯，该药物保持了心血管稳定性较高这一优势，且仅有 1/3 的肾上腺抑制作用，但因为起效缓慢，在早期试验之后并未开发[124]。

（三）α₂ 受体激动药

右美托咪定适用于程序化镇静[125]。除了肠外给药，同样可以口服和鼻内给药[126]。被公认为 ICU 患者的镇静药，但最近的报道对其程序化镇静进行了更详细的描述[127]。其鼻内和口服给药途径代表了程序化镇静的进步。

可乐定和较早的 α₂ 激动药在开发时主要用于治疗高血压，也可作为镇静药使用。最近的研究明确了维持机械通气患者镇静所需的合适剂量，这为进一步确定其是否在程序化镇静中发挥作用开辟了道路[128-130]。

（四）合成的阿片类物质

阿芬太尼[43]、瑞芬太尼[131]和舒芬太尼[132]最近均被用于程序化镇静并取得了一定的成功。这些短效阿片类物质可以单独使用而不是作为补充性阿片类物质，并被证明在程序化镇静中具有一定的用途，但还需要进一步确定该药与其他药物的效果对比，以及在哪些情况下发挥有效的替代作用。最近通过比较右美托咪定与短效阿片类物质，发现短效阿片类物质在清醒插管时镇静效果较差[132, 133]。在无呼吸抑制的剂量下，阿片类物质通常不会引起遗忘，但当单独使用时，在满足手术依从性的剂量下，通常会导致患者产生手术记忆。对比儿童术中遗忘与依从状态回忆的重要性，仍有待确定。回忆造成的影响和儿童的舒适状态将是未来短效阿片类物质程序化镇静的重要研究内容。

（五）苯二氮䓬类药物

另一种正在研发的药物是瑞马唑仑。这是一种超短效苯二氮䓬类药物，目前作为程序化镇静药物正在进行试验。初步研究显示，与咪达唑仑相比，它具有相似的镇静深度，更短的恢复时间[134-136]。该药物未来可能会在手术室外的儿童镇静中发挥作用，具体取决于其相关的呼吸抑制率、起效和恢复时间及对手术回忆的影响。

（六）氯胺酮

氯胺酮是 1969 年开发的苯环己哌啶（phencyclidine，PCP）的短效版本，由于其安全性和血流动力学的稳定性[74]，已成为广泛使用的程序化镇静药物。最近，从该药物的外消旋混合物中分离出氯胺酮的 S– 对映异构体。与 R– 对映异构体相比，氯胺酮的 S– 对映异构体的效力是 R– 对映体的 3 倍，其清除速度更快，半衰期更短，更便于滴定[137]。目前氯胺酮的 S– 对映异构体已被批准用于治疗难治性抑郁症[138]，其在程序化镇静中的作用将很快得到进一步发展。

除了作为一种主要的镇静药外，氯胺酮还经常用于大剂量阿片类物质麻醉中引起的痛觉过敏、手术镇痛并可降低阿片类物质的用量，它还用于血流动力学不稳定患者的镇静和镇痛。由于使用后可引起躁动和致幻作用，因此其使用受到限制，但 S– 氯胺酮的快速消除特性可减少这种不良反应。氯胺酮代谢物去甲氯胺酮的两种酯类 SN 3210 和 KEA 1010 正在研发中，这两种酯类具有与氯胺酮相似的作用，但作用持续时间更短，如果它们用于临床[139, 140]，则可避免氯胺酮的不良反应。

（七）药物局限性

在儿童中使用镇静药治疗精神疾病和焦虑的情况并不多见。最近的研究描述了奥氮平和氯硝西泮作为镇静药物治疗儿童焦虑，并显示其安全和疗效与成人相似[141, 142]。仍需要进一步研究以确定治疗焦虑症儿童的最安全的镇静方法，这类研究有望在该领域取得进一步进展。

（八）用药方法

鉴于开发中的新型镇静药物数量不多，因此探索现有可用的镇静药和镇痛药的替代给药途径是有益处的[143-145]。由于不同的给药途径（肌内注射、舌下、鼻内、口腔、直肠、口服、静脉、皮下）吸收和起效时间不同，其疗效、转归和不良事件的发生率也不相同。非注射镇静药的开发将为静脉注射提供替代方案。这种模式已经存在于一些麻醉药中，如已经研发出的芬太尼经黏膜给药剂型，但尚未用于程序化镇静[146]。舒芬太尼已被开发用于舌下给药，其起效时间与肠外阿片类物质相似[144, 145]。目前肌内注射氯胺酮已被广泛用于儿童，是非静脉注射的一种选择[147, 148]。最近鼻内应用氯胺酮和右美托咪定的对比研究发现，两者对于接受程序化镇静的儿童均为有效的术前用药[126][149]。程序化镇静常用于放射性诊疗程序，由于鼻内给药具有许多优点，因此这些给药途径在此类诊疗中具有广阔的应用前景。

氧化亚氮具有吸入给药的优势，近一个世纪以来一直被用于程序化镇静，特别是口腔和口腔外科手术，并可能继续在儿童镇静中发挥重要作用[147]。目前，氧化亚氮输送方面的进展包括清除系统、呼吸驱动气体输送和动态配气装置的改进。最近一项研究显示，接受输尿管手术的儿童分别采用氧化亚氮复合局部麻醉及全身麻醉进行程序化镇静，两组的并发症发生率相似，但前者作用时间更短[150]。未来氧化亚氮输送系统的进步可以使儿童通过患者控制的输送系统实现自我给药，该系统仅在吸气压力触发时能够输送药物，且具有内置的清除系统，并保证不会输送低氧混合物。

除了探索不同镇静途径外，镇静的未来可能依赖于我们整合和验证新的给药方式的能力。靶控输注（target-controlled infusion，TCI）是更精确给药的另一种选择（见第 39 章）。为达到目标终点，TCI 输注装置使用经过验证的药代动力学模型将药物输送到目标血液浓度（大脑）。TCI 是根据患者生命体征和预测的血浆血清水平来滴定静脉麻醉药物，目前已经在全球麻醉领域内普遍使用。许多药物（氯胺酮、瑞芬太尼、丙泊酚、芬太尼）的成人 TCI 模型已被纳入专门的 TCI 输液泵，这些输液泵在欧洲广泛使用，但在美国尚未使用（Alaris PK 注射泵，Cardinal Health，瑞

士；Master TCI，Fresenius Kabi，德国；Perfusor Space，Braun，德国）。患者自控输注或 TCI 的进展，尤其是儿童 TCI 输注模型的发展，可能使目前使用的镇静、镇痛药物和麻醉药以更精确和安全的方式用于儿童。

在 Guen 的研究中，比较了人工镇静算法与自动滴定系统在 ICU 丙泊酚 / 瑞芬太尼输注中的作用。该研究使用 BIS 监护仪来确定足够的镇静深度，并分别驱动人工算法和自动化系统进行镇静药物输注，结果发现自动化系统在维持深度镇静方面优于手动算法[151]。无论是在减少不良事件还是维持稳定的镇静水平方面，这种自动化系统都为改善镇静提供了很大帮助。

目前已研发出一种成人使用的计算机辅助个性化镇静（computer-assisted personalized sedation，CAPS）装置。SEDASYS（Ethicon Endo Surgery Inc.,Cincinnati, OH）是一种 CAPS 设备，目前已完成一项丙泊酚用于胃肠道内镜检查的多中心 Ⅲ 期试验[152]（见第 39 章）。CAPS 旨在将患者数据整合到计算机程序中，以指导药物输送，其目标是提供适度的镇静，并确保患者能够通过按压手持开关完成口头或触觉指令。在接受胃肠道内镜检查的成人患者中，CAPS 的初步结果令人满意[152]。2009 年 6 月，FDA 麻醉学和呼吸治疗设备咨询委员会建议 FDA 批准 SEDASYS 设备，并提出建议：使用机构应要求医生进行该设备的特殊培训，且至少由 3 名临床人员组成的团队，其中包括 1 名医生或护士。咨询委员会还建议，该系统应仅限于≤70 岁的成年人，并需要进行更多的研究。2013 年 5 月，FDA 批准了 SEDASYS 系统的上市，并于 2014 年开始使用。但很快就发现该设备性能不佳。该设备虽然具有安全功能，可以确保患者不会发生不良事件，并有多种安全防护措施，以防止镇静药物过量使用，然而它没有检测和预防镇静不足的机制，并且机器默认为镇静不足。这导致在使用该装置时经常出现镇静不足的情况，从而限制了它的使用。该设备于 2016 年退出市场[153]。随着人

们逐步认识到这种设备的缺陷，将来可能会开发出类似的产品。

　　儿童镇静的未来很可能取决于 TCI 和 CAPS 的引入和发展（针对那些发育和认知能力良好的儿童）。制药和器械设备行业及临床研究人员之间的合作不仅对 CAPS 的试验，而且对创建儿童 TCI 模型也至关重要。CAPS 在儿科的潜在应用可以为认知能力强的儿童提供自控镇静和镇痛。CAPS 和 TCI 在美国和美国以外儿科的未来取决于儿科试验、行业倡议、财政支持和 FDA 开放的态度。

结论

　　目前取得的许多进展，可能会提高镇静的安全性和有效性。未来儿科程序化镇静的发展将依赖于现有技术、资源的细化和标准化，以及新的监测技术、镇静方案、镇静药物、给药途径和给药方式的进一步开发（表 47-2）。

表 47-2　正在研发的镇静药物示例

现有药物	研发中的药物	优　点	缺　点	现　状
丙泊酚				
前体药物	磷丙泊酚	水溶性、不需要乳化	起效缓慢、恢复时间快、有毒代谢物（甲醛）	用于镇静，没有详细介绍
	HX0507	水溶性、呼吸抑制较丙泊酚小	QT 间期可能延长	等待进一步试验
	HX0969w	水溶性、起效缓慢、分解后产生 γ- 羟基丁酸	由于分解产物逐渐起效、作用时间复杂	等待进一步试验
同类	羟 -5α- 孕烷二酮	与丙泊酚相似，但低血压较少	安全性尚未确定	等待进一步试验
	AZD-3043	快速起效和恢复	安全性尚未确定	等待进一步试验
剂型	Aquafol	稳定的乳液	注射时更痛	停止使用
	丙泊酚 IDD-D	甘油三酯比标准乳剂少	注射疼痛、可能有有毒代谢物	停止使用
	丙泊酚 – 脂肪醇	注射疼痛减轻	不抗菌	在欧洲获得批准
	环糊精丙泊酚	水溶性、无菌、稳定	肾毒性	停止使用
	胶束制剂	水溶性、稳定、无菌	安全性尚未确定	等待进一步试验
依托咪酯				
	甲氧羰基依托咪酯	较少的肾上腺抑制	由于代谢产物具有活性、作用持续时间长	停止使用
	环丙基 -MOC- 美托咪酯	较少的肾上腺抑制	动物试验中代谢产物引起癫痫发作	停止使用
	碳依托咪酯	较少的肾上腺抑制	作用时间长、亲脂性、注射困难	停止使用

（续表）

现有药物	研发中的药物	优　点	缺　点	现　状
氯胺酮				
去甲氯胺酮	S- 对映体氯胺酮	持续时间更短、效力更强		被批准用于抑郁症
	SN 3210	短效	安全性尚未确定	等待进一步试验
	KEA 1010	短效	安全性尚未确定	等待进一步试验
苯二氮䓬类药物				
	瑞马唑仑	短效，恢复时间短	程序化镇静的安全性尚未确定	等待进一步试验

相 关 图 书 推 荐

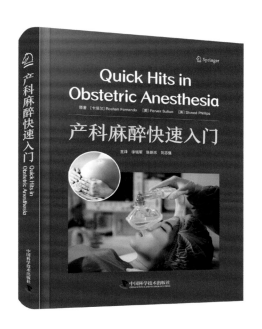

原著：Roshan Fernando等

主译：徐铭军　陈新忠　刘志强

定价：**258.00元**

　　本书引进自 Springer 出版社，由众多国际知名产科麻醉学者联合编写，是一部全面介绍产科麻醉相关知识的实用著作。书中所述涵盖了产科麻醉的大多数内容，对腰硬联合麻醉、硬膜外麻醉和蛛网膜下腔麻醉行剖宫产和分娩镇痛进行了详细介绍，对前置胎盘、产科大出血、围生期心肌病等危重症产妇的围术期管理进行了细致分析，还对椎管内麻醉相关并发症的预防及治疗提出了建议，对相关研究进展进行了更新，并以多学科诊疗为基础，针对产科常见病症和急危重症的相关知识点进行了梳理和解析。本书内容丰富、条理清晰、层次分明、图文并茂，紧紧围绕产科麻醉的临床常用技术，对各级麻醉科医师都有很重要的临床参考，可为从事产科麻醉及相关学科的医生和医学生提供实用参考。